16판

FOX 기본적인 인체생리학

HUMAN PHYSIOLOGY, 16e (Brief Ed.)

16판

FOX 기본적인 인체생리학

Stuart Ira Fox · Krista Rompolski 지음

전용필 감수

김근일 · 김상룡 · 서종배 · 이창중 · 이철상 · 이현태 · 이희두 · 임병우 · 전용필 옮김

McGraw Hill

교문사

Human Physiology, 16th Edition (Brief)

1 2 3 4 5 6 7 8 9 10 GMP 20 22

Original: Human Physiology, 16th Edition © 2022
By S. Fox, K. Rompolski
ISBN 978-1-260-72046-4

This authorized Korean translation edition is jointly published by McGraw Hill Education Korea, Ltd. and GYOMOON Publisher. This edition is authorized for sale in the Republic of Korea.

This book is exclusively distributed by GYOMOON Publisher.

When ordering this title, please use ISBN 978-89-363-2415-5

Printed in Korea

16판

Fox 기본적인 인체생리학

16판 발행 2022년 9월 20일

지은이 Stuart Ira Fox, Krista Rompolski
감 수 전용필
옮긴이 김근일·김상룡·서종배·이창중·이철상·이현태·이희두·임병우·전용필
펴낸이 류원식
펴낸곳 교문사

편집팀장 김경수 | **책임진행** 심승화 | **디자인** 신나리 | **본문편집** 다함

주소 10881, 경기도 파주시 문발로 116
대표전화 031-955-6111 | **팩스** 031-955-0955
홈페이지 www.gyomoon.com | **이메일** genie@gyomoon.com
등록번호 1968.10.28. 제406-2006-000035호

ISBN 978-89-363-2415-5 (93510)
정가 35,000원

역자 소개

감수

전용필 성신여자대학교 자연과학대학 생명과학·화학부

옮긴이

김근일 숙명여자대학교 이과대학 생명시스템학부

김상룡 경북대학교 자연과학대학 생명과학부

서종배 목포대학교 자연과학대학 생명과학과

이창중 인하대학교 자연과학대학 생명과학과

이철상 군산대학교 자연과학대학 생명과학과

이현태 동의대학교 공과대학 바이오응용공학부

이희두 창원대학교 자연과학대학 생물학화학융합학부

임병우 건국대학교 의료생명대학 바이오의약학과

전용필 성신여자대학교 자연과학대학 생명과학·화학부

저자 소개

Stuart Ira Fox는 로스엔젤레스에 위치한 캘리포니아대학교에서 학위를 받은 후, 서던 캘리포니아대학교 의과대학 생리학과에서 인체생리학으로 박사학위를 받았다. 그는 교수로 삶의 대부분을 캘리포니아대학교의 로스엔젤레스(UCLA)와 산타바바라(UCSB) 캠퍼스에서 학생들을 가르치면서 보냈으며, Golden apples을 포함한 많은 교육상을 받았다. Stuart는 전 세계적으로 사용되고 있고 여러 언어로 번역된 7권의 교재와 2권의 소설을 저술한 바 있다. 가르치는 활동에 종사하지 않을 때는 하이킹, 낚시 그리고 네바다 산맥 동부에서 크로스컨트리 스키 타는 것을 좋아한다.

나의 아내 Ellen 그리고 Laura, Jacob, Kayleigh에게,
가장 중요한 이유를 위해!

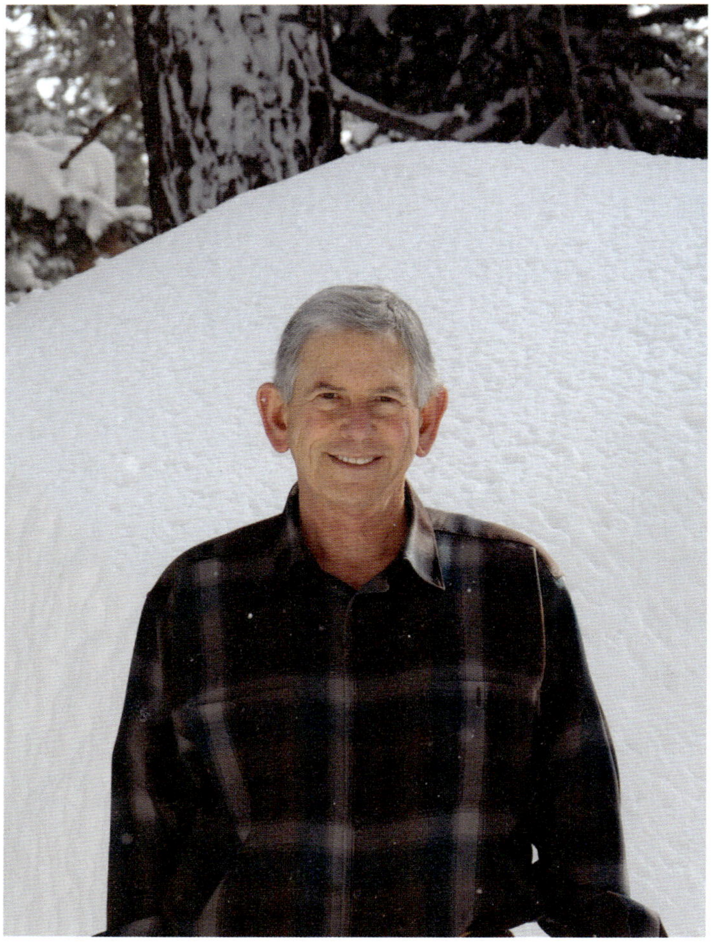

© Ellen Fox

Krista Lee Rompolski는 고향인 펜실베이니아주의 피츠버그대학교에서 학사와 석사 학위를 받은 후, 건강체육학과에서 운동생리학으로 박사학위를 받았다. Krista는 현재 미국 펜실베이니아주 베들레헴에 있는 모라비아대학교의 물리치료학과 부교수로 재직 중이며, 물리치료와 보건과학 전공 학생에게 해부학과 생리학을 가르치고 있다. 모라비아대학교에 재직하기 전, 드렉셀대학교에서 해부학, 생리학, 병리생리학, 임상연구 과정을 7년간 가르쳤다.

내가 아는 가장 용감한 사람인 내 남편 Dan에게,
항상 내게 최선의 것이 무엇인가를 되새기게 함에 감사!

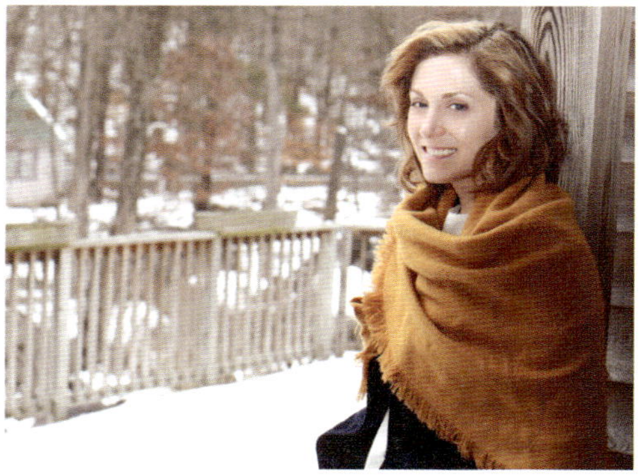

© Katherine Coccagna

저자 서문

16판에 대하여

Stuart Ira Fcx, Ph.D.는 초판(1983년에 출판)에서 인체생리학 개념을 학생들이 이해할 수 있도록 하였고, 이러한 목표는 이후에 출판된 모든 판의 지침으로 삼아 왔다. 초판에서 15판에 이르기까지 가독력, 최신 정보, 표현의 정확성 등에서 높이 평가받아 왔다. 16판은 이러한 전통을 살려서 가장 최신의 내용, 높은 가독력, 학생 중심적인 것을 넣고자 하였다.

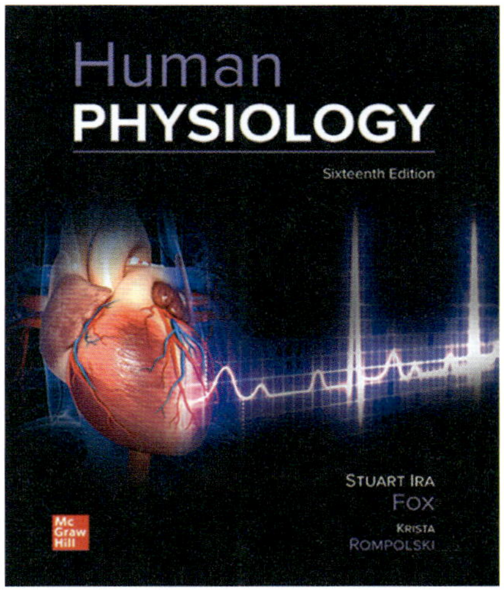

16판에서는 인간생리학에 주된 첨가가 이루어 졌는데 Krista Lee Rompolski Ph.D.가 8장과 18장 변경에 깊이 관여하였다. 매우 활동적인 생리학 교육자인 Krista는 새로운 시각과 그녀 자신의 경험을 바탕으로 그간에 있었던 것 중에서도 뛰어나게 이 장을 수정하였다. 이 책이 읽을 만하고, 이해하기 쉽고, 학생들에게 유용한 책의 전통으로 남을 수 있게 하였다.

기념비적인 16판을 만들기 위해 Stuart는 공동저자로 Krista와 맥그로힐사의 최고 팀의 지원을 받았다. 이 팀은 Matthew Garcia, Melisa Seegmiller, Sherry Kane, Brent Dela Cruz, Joan Weber, Angela FitzPatrick, Valerie Kramer, Jim Connely, Kristine Rellihan, Beth Blech 그리고 Lori Hancock로 구성되어 있다. 각 장을 편집하는데 도와준 많은 분과 고문 파트너들에게 매우 감사하다는 말씀을 드린다.

간단한 차례

차례

3 세포 물질대사와 세포 외 환경 간의 상호작용

4 신경계: 신경세포와 시냅스

5 중추신경계

6 자율신경계

7 감각생리학

8 내분비샘: 호르몬의 분비 및 작용

9 근육: 수축과 신경제어 기작

10 혈액, 심장과 순환

11 심박수, 혈류 및 혈압

12 면역계

13 호흡생리학

14 신장의 생리학

15 소화계

16 물질대사 조절

17 생식

1 생리학

임상연구

미래의 건강 전문가로서 알아야 할 흥미로운 건강 문제에 새로운 지식을 어떻게 적용할 수 있는지 알아야 한다. 이는 공부에 열정을 더하고, 시험을 위해 단순히 사실을 암기하는 것이 아니라 생리학적 개념을 진정으로 이해하려는 동기를 높일 수 있다. 각 장은 의학적 미스터리로 시작하는데 이를 해당 장의 본문에 있는 정보를 사용하여 해결해야 한다.

예를 들어, 린다가 체온을 측정하는 건강검진을 받으러 갔고, 포도당 측정을 위해 공복 혈액 시료를 제공한다고 가정한다. 첫 번째 임상연구 과제는 생리학적 검사의 의학적 중요성을 결정하는 것이다.

개요

1.1 생리학 입문

인간 생리학이란 특정한 원인과 결과의 관계(인과관계)에 중점을 두어 인체가 어떻게 기능하는지 연구하는 학문이다. 이런 지식은 과학적 방법을 적용한 실험으로 얻어졌다.

생리학(physiology, 그리스어 physis=자연, loges=연구)은 생물학적 기능에 관한 연구, 즉 신체가 어떻게 작동하는지, 세포 안 분자의 작동 기작에서부터 조직, 기관, 기관계의 작용에 이르기까지, 그리고 개체가 어떻게 전체로서 삶에 필수적인 특정 작업을 수행하는지에 관한 연구이다. 생리학 연구에서는 어떻게라는 단어로 시작하는 질문과 인과관계를 포함하는 답변과 함께 기작에 강조점이 있다. 연속적 인과관계의 순서는 관련된 구조(해부학)에 대한 설명을 포함하고 화학 및 물리학과도 겹치는 훨씬 더 큰 이야기로 구성될 수 있다.

연속적 인과관계에서 개별 사실과 이들의 상호관계는 실험적 증거를 통해 실증으로 얻어진다. 논리적으로 보이는 설명이 반드시 사실인 것은 아니다. 그것을 기반으로 하는 자료만큼만 유효하며 새로운 기술이 개발되고 추가 실험이 수행됨에 따라 변경될 수 있다. 생리학 연구의 궁극적인 목적은 세포, 기관, 기관계의 정상적인 기능을 이해하는 것이다. 관련 과학인 **병리학**(pathophysiology)은 질병이나 부상에서 생리적 과정이 어떻게 변경되는지에 관한 것이다.

병리학과 정상 생리학 연구는 서로를 보완한다. 예를 들어, 어떤 기관의 기능을 조사하기 위해 실험동물에서 기관을 외과적으로 제거하거나 기능이 특정 방식으로 변경될 때 어떤 일이 발생하는지 관찰한다. 이런 연구는 종종 기관의 기능에 대한 특정 손상을 포함하는 '본질 실험(질병)'의 도움을 받는다. 따라서 질병에 관한 연구는 정상 기능에 대한 우리의 이해를 도왔고, 정상 생리학 연구는 현대 의학의 과학적 기초에 많은 부분을 제공하였다. 이런 관계는 '생리학 또는 의학' 부문에서 상을 수여하는 노벨상 위원회에서도 인정하고 있다.

무척추동물과 척추동물 집단의 생리를 연구하는 학문을 **비교 생리학**(comparative physiology)이라 한다. 비교 생리학에서 얻은 다양한 지식이 인간 생리학 연구에 도움이 되었다. 이는 인간을 포함한 동물이 서로 다르기보다는 더 비슷하기 때문이다. 인간을 다른 포유류와 비교할 때 특히 그렇다. 인간과 다른 포유류 사이의 생리적인 작은 차이는 의약품 개발에서는 결정적으로 중요할 수 있지만(뒷부분에서 논의됨), 생리학에 관한 전반적인 연구에서는 상대적으로 미미하다.

1.2 항상성과 되먹임 조절

신체의 조절 기작은 내부환경을 일정하게 유지하는 기능으로 이해할 수 있다. 내부환경이 상대적으로 일정한 상태를 항상성이라고 하며 음성되먹임회로에 의해 유지된다.

생리학의 역사

그리스 철학자 아리스토텔레스(Aristotle, B.C. 384~322)도 인체의 기능에 대해 추측했지만, 다른 고대 그리스인 이라시스트라투스(Erasistratus, B.C. 304~250)는 인간의 기능을 이해하기 위해 물리법칙을 적용하려고 시도했기에 생리학을 최초로 연구한 것으로 여겨진다. 르네상스 시대까지 최고의 권위자로 여겨진 갈렌(Galen, A.D. 130~210)은 이 주제에 대해 광범위하게 저술했다. 생리학은 심장이 폐쇄 혈관계를 통해 혈액을 펌프질한다는 것을 입증한 영국 의사인 윌리엄 하비(William Harvey, 1578~1657)의 혁명적인 연구로 완전히 실험적인 과학이 되었다.

그러나 현대 생리학의 창시자는 프랑스 생리학자 클로드 베르나르(Claude Bernard, 1813~1878)로, 외부환경의 변화에도 불구하고 내부환경이 거의 일정하다는 점을 관찰했다. 미국 생리학자 월터 캐논(Walter Cannon, 1871~1945)은 1932년에 출판된 《몸의 지혜(The Wisdom of the Body)》라는 책에서 이런 내부 불변성을 설명하기 위해 **항상성**(homeostasis)이라는 용어를 만들었다. 캐논은 생리학적 조절에 관여하는 많은 기작이 내부 불변성 유지라는 단 하나의 목적을 가진다고 제안했다. 1950년대 초 제임스 하딘(James Hardin)은 항상성 기작이 각 생리적 변수를 원하는 값, 즉 **설정값**(set point)과 비교하여 정상 범위 내에서 유지한다고 제안함으로써 캐논의 개념을 확장했다.

음성되먹임회로

항상성의 개념은 생리학 연구에서 엄청난 가치가 있다. 왜냐하면, 다양한 조절 기작이 "왜"와 "어떻게"라는 측면에서 이해될 수 있기 때문이다. 항상성의 개념은 의료 진단 절차에서도 주요 기초를 제공한다. 혈액 측정(표 1.2)과 같이 내부환경의 특정 측정값이 정상 범위에서 크게 벗어나는 경우 항상성이 유지되지 않고 있으며 환자가 아프다는 결론을 내릴 수 있다. 임상 관찰과 다양한 측정값을 결합하여 특정 기작의 결함을 식별할 수 있다.

내부 항상성을 유지하려면 신체의 변화가 **수용체**(receptor)를 자

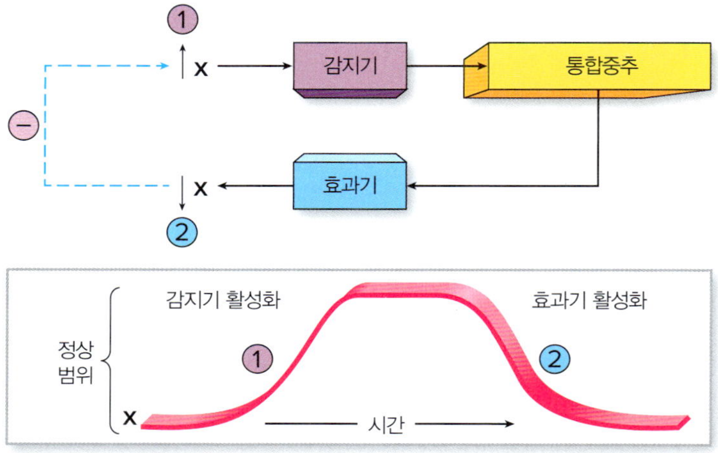

그림 1.1 일부 내부환경 요인의 상승(↑X)이 감지기에 의해 감지된다. 이 정보는 통합중추로 전달되어 효과기가 반대 방향(↓X)으로 변화를 생성(①)하도록 한다. 따라서 초기 편차가 반전(②)되어 음성되먹임 회로가 완성된다(점선 화살표와 음수 기호로 표시됨). 숫자는 변경 순서를 나타낸다.

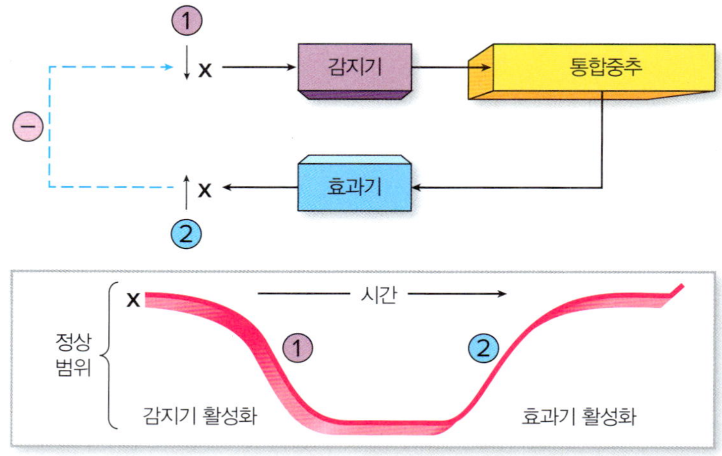

그림 1.2 일부 내부환경 요인의 저하(↓X)가 감지기에 의해 감지된다. 음성되먹임 회로를 그림 1.1에 표시된 회로와 비교하시오.

극해야 하는데, 수용체는 **통합중추**(integrating center)에 정보를 보낼 수 있는 **감지기**(sensor)로 기능한다. 이를 통해 통합중추는 **설정점**(set point)으로부터의 변화를 감지할 수 있다. 설정점은 집의 온도 조절기에 설정된 온도와 유사하다. 유사한 방식으로 체온, 혈당 농도, 힘줄의 장력 등에 대한 설정점이 있다. 통합중추는 종종 뇌와 척수의 특정 영역이지만 내분비샘의 세포 집단일 수도 있다. 다양한 감지기가 특정 통합중추에 정보를 보낼 수 있으며, 이 중추는 정보를 통합하고 **효과기**(effector, 일반적으로 근육 또는 땀샘)의 반응을 일으킬 수 있다. 통합중추는 설정점에 대한 편차에 대응하고 항상성을 유지하기 위해 효과기의 작용을 증가 또는 감소시킬 수 있다.

집의 온도 조절기는 간단한 예가 될 수 있다. 온도 조절기를 21°C의 설정점으로 설정했다고 가정한다. 집 온도가 설정점보다 높아지면 온도 조절기 내의 통합중추에 연결된 감지기가 그 편차를 감지하고 냉방기(이 예에서 효과기)를 켠다. 실내 온도가 떨어지고 온도 조절기가 더 이상 설정 온도에서 편차를 감지하지 못하면 냉방기가 꺼진다.

체온이 37°C의 설정점을 초과하면 뇌에 있는 감지기가 이런 편차를 감지하고 통합중추(뇌에 있음)를 통해 온도를 낮추는 효과기(땀샘 포함)의 활동을 자극한다. 다른 예로 혈당 농도가 정상 이하로 떨어지면 효과기가 혈당을 높이는 작용을 한다. 효과기는 편차에 대해 설정점을 '방어'하는 것으로 생각할 수 있다. 효과기의 활동은 그들이 생성하는 효과에 의해 영향을 받는데, 이 조절이 음의 방향 또는 반대 방향이기에 이런 유형의 조절 체계를 **음성되먹임 회로**(negative feedback loop)라고 한다(그림 1.1). 그림 1.1과 이후의 모든 그림에서 음성되먹임은 점선과 음의 부호로 표시된다.

이런 음성되먹임 회로는 지속적이고 계속 진행되는 과정이라는 것을 인식하는 것이 중요하다. 따라서 효과기 기작의 일부인 특정 신경섬유는 항상 어느 정도 활성을 나타낼 수 있으며, 다른 효과기 기전의 일부인 특정 호르몬은 항상 혈액에 존재할 수 있다. 신경 활동과 호르몬 농도는 한 방향으로의 내부환경 편차에 반응하여 감소할 수 있고(그림 1.1), 반대 방향 편차에 반응하여 증가할 수 있다(그림 1.2). 따라서 어느 방향으로든 정상 범위로부터의 변화는 효과기 활동에 의한 역변화에 의해 보상된다.

음성되먹임 회로는 설정점으로부터의 편차가 감지기를 자극한 후에 응답하기 때문에 내부환경은 절대 일정하지 않다. 항상성은 조건이 설정점 위와 아래에서 안정화되는 **동적 항상성**(dynamic constancy) 상태로 가장 잘 설명된다. 이런 조건은 예를 들어, 체온의 경우 섭씨온도로, 혈당의 경우 데시리터당 밀리그램(리터의 1/10)으로 정량적인 측정을 할 수 있다. 설정값은 정상 측정 범위 내에서 평균값으로 간주할 수 있다(그림 1.3).

길항적 효과기

내부환경 요인의 대부분은 종종 길항 작용을 하는 여러 효과기에 의해 제어된다. 길항적 효과기에 의한 제어는 때때로 하나의 효과기의

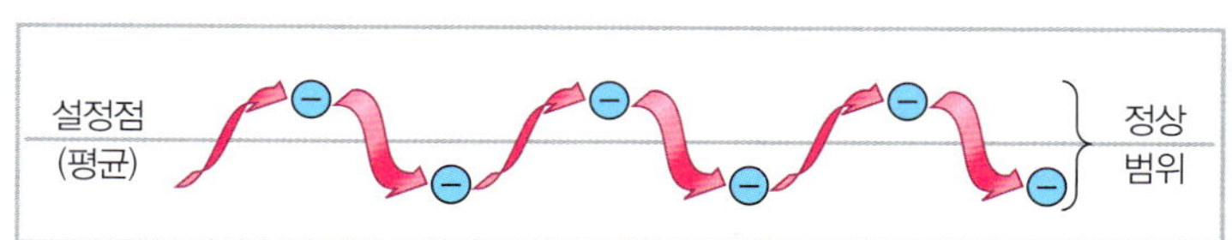

그림 1.3 음성되먹임회로는 내부환경 내에서 동적 항상성 상태를 유지한다. 음성되먹임회로의 완료는 음의 기호(−)로 표시된다.

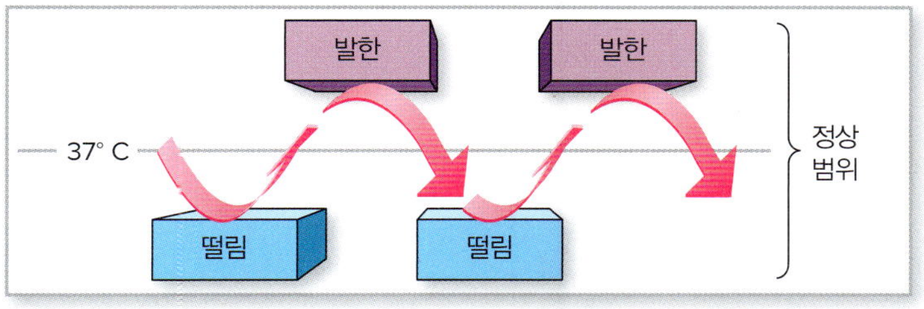

그림 1.4 체온이 정상 범위 내에서 유지되는 방법. 체온은 일반적으로 37℃의 설정점을 가지고 있다. 이것은 부분적으로 두 가지 길항 기작인 떨림과 발한에 의해 유지된다. 체온이 너무 낮아지면 떨림이 유발되고 체온이 올라가면 서서히 가라앉는다. 발한은 체온이 너무 높을 때 발생하고 체온이 떨어지면 감소한다. 내부환경의 대부분 측면은 여러 효과기 기작의 길항 작용에 의해 조절된다.

활성 증가가 길항적 효과기의 활성 감소를 동반하는 "밀고-당기기(push-pull)"로 설명된다. 이는 단순히 하나의 효과기를 켜고 끄는 것보다 훨씬 정밀한 제어를 제공한다. 정상 체온은 발한, 떨림과 다른 기작의 길항 효과에 의해 약 37℃의 설정점으로 유지된다(그림 1.4).

포도당, 칼슘 등 여러 물질의 혈중 농도는 반대 효과를 촉진하는 호르몬과 음성되먹임회로에 의해 조절된다. 예를 들어, 인슐린은 혈당을 낮추고 다른 호르몬은 혈당 농도를 높인다. 마찬가지로 심박수는 반대 효과를 생성하는 신경섬유에 의해 제어된다. 신경섬유의 한 집단을 자극하면 심박수가 증가한다. 다른 집단을 자극하면 심박수를 낮춘다.

양성되먹임

내부환경의 항상성은 음성되먹임회로에 의해 효과기를 활성화하는 자극으로 작용한 변화를 보상하는 역할을 하는 효과기에 의해 유지된다. **양성되먹임**(positive feedback)에서는 반대 현상이 발생한다. 이 경우 효과기의 작용은 효과기를 자극한 변화를 **증폭**시킨다. 항상성은 궁극적으로 양성되먹임이 아니라 음성되먹임에 의해 유지된다는 것이 분명하다. 그러나 일부 음성되먹임회로의 효과는 음성되먹임 반응의 동작을 증폭하는 양성되먹임 기작에 의해 증가된다. 예를 들어, 혈액 응고는 응고인자의 순차적 활성화의 결과로 발생한다. 하나의 응고인자가 활성화되면 양성되먹임의 순차적 과정에서 많은 응고인자가 활성화된다. 이런 방식으로 단일 변화가 증폭되어 혈전이 생성된다.

신체의 양성되먹임의 다른 두 가지 예는 모두 여성의 생식기관과 관련이 있다. 이런 예 중 하나는 난소에서 분비되는 에스트로겐이 여성의 뇌하수체를 자극하여 LH(황체형성호르몬)를 분비할 때 일어난다. 이 양성되먹임의 자극 효과는 배란을 유발하는 "LH 급증"(혈액 LH 농도의 매우 빠른 상승)을 유발한다. 흥미롭게도 배란 후 에스트로겐 분비는 LH 분비에 대해 억제성, 음성되먹임 효과를 보인다. 양성되먹임의 또 다른 예는 출산(분만) 중 자궁수축이다. 자궁수축은 뇌하수체 호르몬인 옥시토신에 의해 자극되고, 분만 중 자궁수축으로 인한 감각 되먹임으로 옥시토신의 분비가 증가한다. 따라서 분만 중 자궁수축의 강도는 양성되먹임을 통해 증가한다.

신경 및 내분비 조절

항상성은 조절 기작의 두 가지 일반적 범주에 의해 유지된다. (1) **내재적**(intrinsic) 조절, 즉 조절되는 기관에 내장된 조절(예, 혈관 확장 또는 수축을 유발하는 혈관 벽에서 생성되는 분자)과 (2) 신경계와 내분비계에 의한 기관 조절과 같은 **외재적**(extrinsic) 조절이다. 내분비계는 신체 과정을 조절 및 통합하고 항상성을 유지하는 데 있어 신경계와 밀접하게 기능한다. 신경계는 많은 내분비샘의 분비를 조절하고 일부 호르몬은 신경계의 기능에 영향을 미친다. 신경계와 내분비계는 함께 다른 신체 체계의 활동을 조절한다.

내분비계에 의한 조절은 **호르몬**(hormone)이라 불리는 화학적 조절자가 혈액으로 분비되어 신체의 모든 기관으로 운반됨으로써 이루어진다. 그러나 특정 기관만이 특정 호르몬에 반응할 수 있다. 이들을 그 호르몬의 **표적기관**(target organ)이라 부른다.

신경섬유는 그들이 조절하는 기관에 **신경을 분포**시킨다. 자극을 받으면 섬유는 전기화학적 신경자극을 생성하며, 이 자극은 섬유의 기원에서 섬유에 의해 신경 지배되는 표적기관으로 전도된다. 이런 표적기관은 항상성 유지에서 효과기로 기능할 수 있는 근육 또는 샘일 수 있다.

예를 들어, 부분적으로 심박수를 조정하여 동맥 혈압의 항상성을 유지하는 데 도움이 되는 음성되먹임회로가 있다. 다른 모든 조건이 같다면 혈압은 심박수 감소로 낮아지고 심박수 증가로 높아진다. 이것은 이후 장에서 논의될 자율신경계의 활동을 조절함으로써 달성된다. 따라서 일상생활에서 누운 자세에서 선 자세로 움직일 때 생성되는 혈압 하락은 더 빠른 심박수에 의해 보상된다(그림 1.5). 이 음성되먹임회로의 결과로 심장박동은 하루를 보내면서 속도가 빨라졌다 느려졌다 달라지므로 혈압의 항상성을 유지하고 한계 내로 유지할 수 있다.

호르몬 분비의 되먹임 조절

특정 화학 자극에 대한 반응으로 호르몬이 분비된다. 예를 들어, 혈장 포도당 농도의 상승은 **랑게르한스섬**으로 알려진 이자 구조물에서

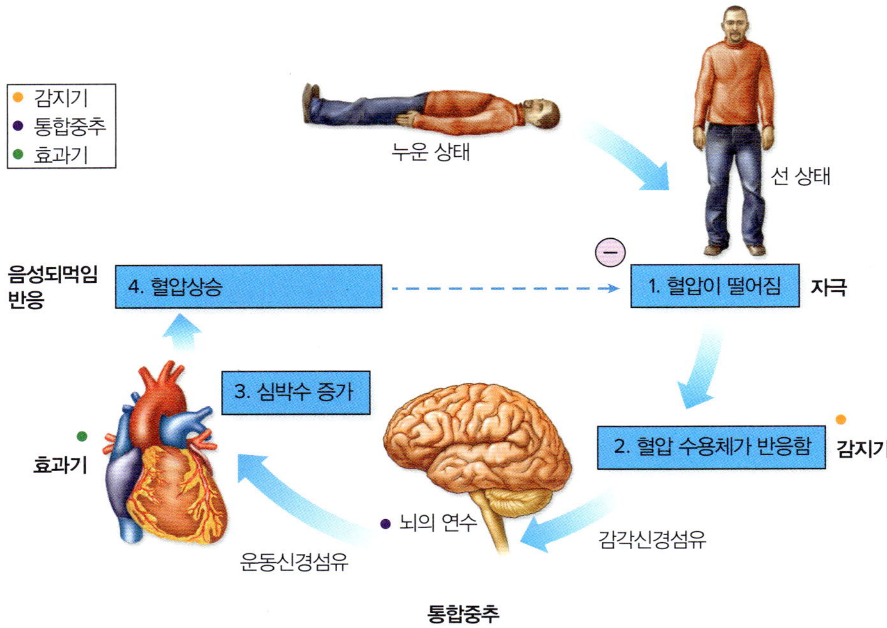

그림 1.5 혈압의 음성되먹임 조절. 혈압은 혈압 수용체(감지기)의 감각신경세포 활동에 영향을 미친다. 압력이 증가하면 신경자극의 발화 속도가 증가하고 압력이 떨어지면 발화 속도가 감소한다. 누운 자세에서 일어서면 순간적으로 혈압이 떨어진다. 결과적으로 감각신경세포에서 신경자극의 발화 속도가 감소하면 뇌의 수질(통합중추)에 영향을 미친다. 이로 인해 심장으로 가는 운동신경(효과기)이 심박수를 증가시켜 혈압을 높이는 데 도움이 된다.

인슐린 분비를 자극한다. 호르몬은 또한 신경자극 및 다른 호르몬 자극에 대한 반응으로 분비된다.

호르몬 분비는 음성되먹임 방식으로 자체 효과에 의해 억제될 수 있다. 인슐린은 앞서 기술한 바와 같이 혈당을 낮추는 역할을 한다. 혈당 상승은 인슐린 분비를 자극하기 때문에 인슐린의 작용으로 혈당이 낮아지면 더 이상의 인슐린 분비가 억제된다. 이 폐쇄회로 제어 체계를 **음성되먹임 억제**(negative feedback inhibition)라 한다(그림 1.6a).

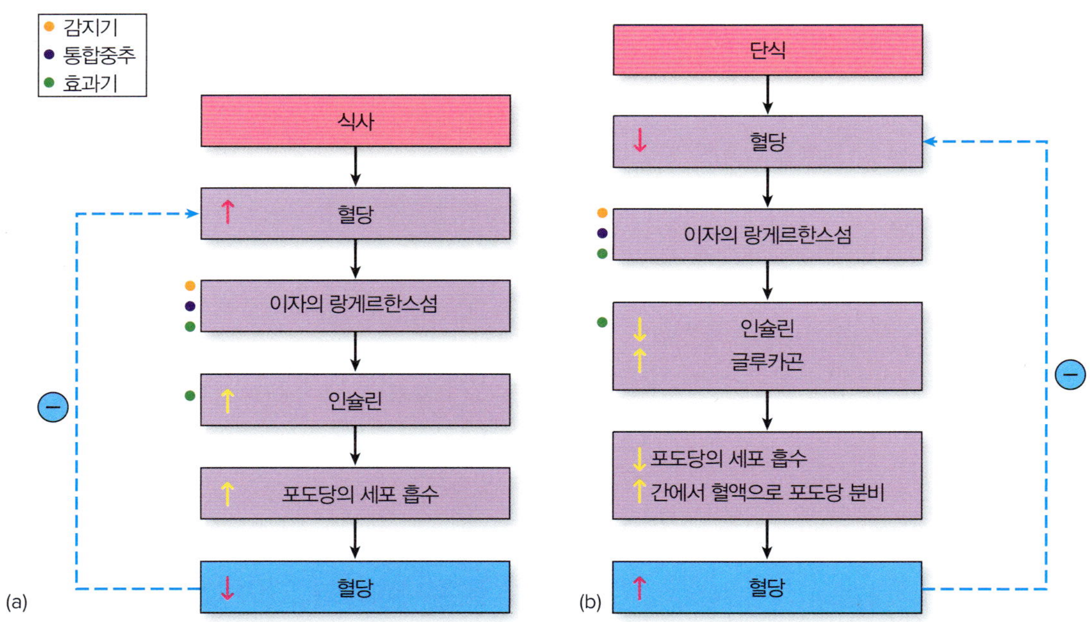

그림 1.6 음성되먹임 혈당 조절. (a) 탄수화물 섭취 후 발생하는 혈당 상승은 인슐린의 작용에 의해 교정되는데, 그때 인슐린은 분비되어 양이 증가한다. (b) 공복시 혈당이 떨어지면 인슐린 분비가 억제되고 길항 호르몬인 글루카곤의 분비가 증가한다. 이것은 간에서 포도당을 혈액으로 분비하도록 자극하여 혈당이 계속해서 떨어지는 것을 방지한다. 이런 방식으로 혈당 농도는 식사 후 및 금식 중에 항상성 범위 내에서 유지된다.

혈당의 항상성은 너무 중요하다. 뇌는 혈당을 주요 에너지원으로 사용한다. 단 하나의 호르몬인 인슐린의 조절에만 맡기기에는 너무 중요하다. 따라서 공복 중에 혈당이 떨어지면 여러 기작으로 혈당이 너무 많이 떨어지는 것을 방지한다(그림 1.6b). 첫째, 인슐린 분비가 감소하여 근육, 간, 지방세포가 혈액에서 너무 많은 포도당을 받아들이는 것을 방지한다. 둘째, **글루카곤**(glucagon)이라는 인슐린에 대한 길항 호르몬의 분비가 증가한다. 글루카곤은 간에서 포도당을 혈액으로 분비하게 하는 과정을 자극한다. 이들 및 다른 길항 작용을 하는 음성되먹임 기작을 통해 혈당은 항상성 범위 내에서 유지된다.

1.3 일차 조직

신체의 기관은 4개의 서로 다른 기본 조직으로 구성되며, 각각은 고유한 구조와 기능을 가진다. 이들 조직의 활동과 상호작용은 장기의 생리를 결정한다.

세포는 신체의 구조와 기능의 기본 단위이다. 유사한 기능을 가진 세포는 **조직**(tissue)이라는 범주로 집단화된다. 몸 전체는 네 가지 주요 유형의 조직으로 구성된다. 이러한 **일차 조직**(primary tissue)은 (1) 근육, (2) 신경, (3) 상피, (4) 결합 조직이다. 이 네 가지 일차 조직을 해부학적 및 기능적 단위로 집단화하는 것을 **기관**(organ)이라 한다. 기관은 다음으로 공통 기능에 따라 **기관계**(system)로 함께 집단화될 수 있다. 신체의 기관계는 전체 유기체를 유지하기 위해 조화로운 방식으로 작용한다.

근육조직

근육조직(muscle tissue)은 수축에 특화되어 있다. 근육조직에는 **골격근**(skeletal muscle), **심근**(cardiac muscle), **평활근**(smooth muscle)의 세 가지 유형이 있다. 골격근은 수축이 의식적으로 제어되기 때문에 **수의근**(voluntary muscle)이라고도 한다. 골격 및 심장 근육조직은 모두 **횡무늬근조직**(striated muscle tissue)이다. 그들은 근육세포의 너비를 가로질러 확장되는 줄무늬가 있다(그림 1.7 및 1.8). 줄무늬는 수축성 단백질의 특징적 배열로 생성되며, 이런 이유로 골격근과 심근은 유사한 수축 기작을 가지고 있다. 평활근(그림 1.9)은 줄무늬가 없고 수축 기작이 다르다.

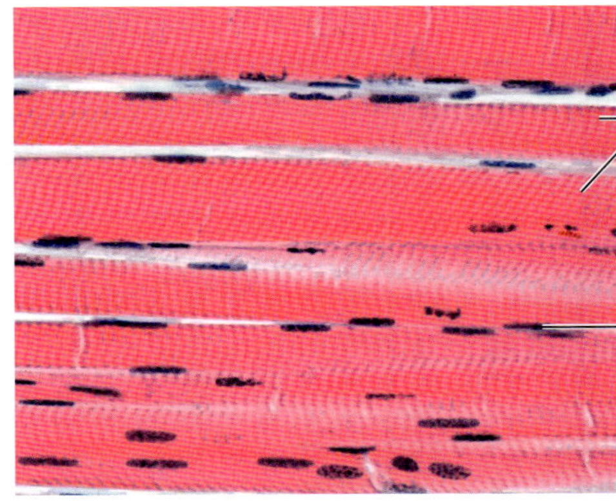

그림 1.7 특징적인 밝고 어두운 가로무늬를 보여주는 골격근섬유. 이 특징 때문에 골격근은 횡무늬근조직이라고도 한다. Al Telser/McGraw-Hill Education

골격근

골격근은 일반적으로 힘줄을 통해 양쪽 끝에서 뼈에 부착된다. 따라서 수축은 골격의 움직임을 생성한다. 그러나 이 유형에는 예외가 있다. 혀, 식도 상부, 항문괄약근, 횡격막도 골격근으로 구성되어 있으나 골격의 움직임을 일으키지는 않는다.

배아 발달 약 4주째에 시작하여 **근모세포**(myoblast)라고 하는 별도의 세포가 함께 융합하여 **골격근섬유**(skeletal muscle fiber) 또는 **근섬유**(myofiber)를 형성한다. 근섬유는 종종 골격근세포라고 불리지만, 각각은 실제로 **합포체**(syncytium), 즉 여러 세포의 결합으로 형성된 다핵 덩어리이다.

골격근 내의 근섬유는 다발로 배열되고, 다발 내에서 근섬유는 다발의 한쪽 끝에서 다른 쪽 끝으로 평행하게 확장된다. 근섬유의 평행 배열(그림 1.7)은 각 섬유의 개별제어가 가능하게 한다. 따라서 근섬유를 더 적게 또는 더 많이 수축하게 할 수 있으며 이런 방식으로 전체 근육의 수축 강도를 변경할 수 있다.

심근

심근은 줄무늬가 있는 근육조직이지만, 외관상 골격근과 확연히 다르다. 심근은 오직 심장에서만 발견되며, **심근세포**(myocardial cell)는 짧고, 분지되어 있으며, 밀접하게 상호연결되어 연속적인 직물(천)을 형성한다. 인접한 세포 사이의 특정 접촉 영역은 어둡게 염색되어 심근의 개재판(사이원판, intercalated disc, 그림 1.8)을 보여준다.

개재판은 심근세포를 기계적으로 전기적으로 함께 연결한다. 그러므로 골격근과는 달리 심장은 수축하도록 자극할 세포 수를 변화시켜 만들어내는 점진적 수축을 일으킬 수 없다. 심장이 구성되는 방식 때문에 하나의 심근세포가 자극되면 덩어리에 있는 다른 모든 세포가 자극되고 "심장 전체가" 수축한다.

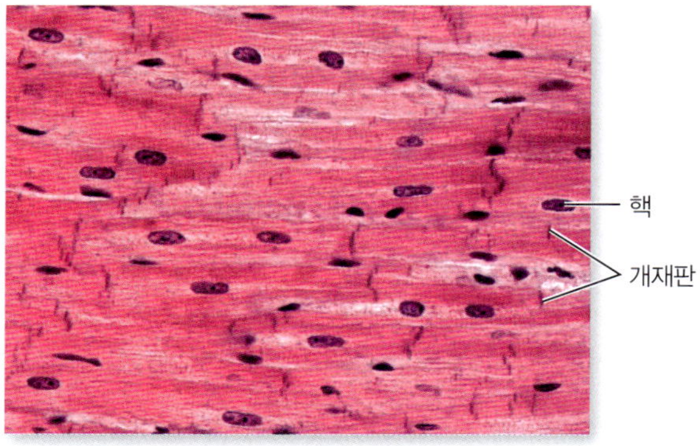

그림 1.8 인간의 심장근. 가로무늬 모양과 어둡게 염색된 개재판을 주의하자. Al Telser/McGraw-Hill Education

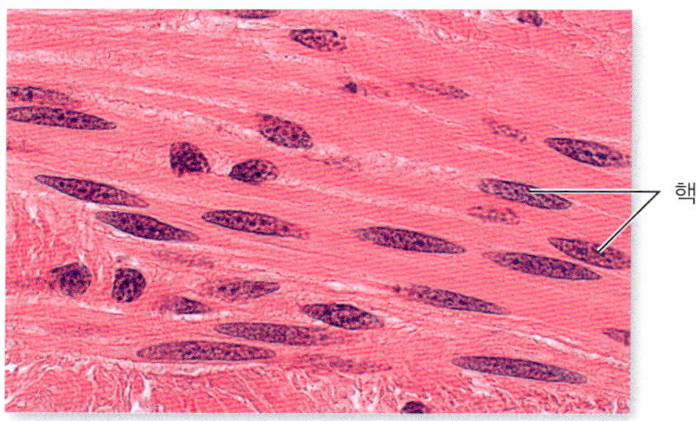

그림 1.9 평활근세포의 현미경 사진. 이 세포에는 중앙에 위치한 단일 핵이 포함되어 있으며 가로무늬가 없다. McGraw-Hill Education/Dennis Strete, photographer

평활근

이름에서 알 수 있듯이 평활근세포(그림 1.9)에는 골격근과 심근의 특징인 줄무늬가 없다. 평활근은 소화관, 혈관, 세기관지(폐의 작은 공기 통로), 비뇨기와 생식기의 관에서 발견된다. 이 기관에 있는 평활근의 원형 배열은 근육세포가 수축할 때 **내강**(lumen)의 수축을 일으킨다. 소화관은 또한 세로로 배열된 평활근 층을 포함한다. **연동운동**(peristalsis)은 원형 및 세로 평활근 층의 수축이 조화되어 일어나는 물결 모양의 수축으로 음식물을 입에서 소화관의 항문 끝까지 밀어낸다.

신경조직

신경조직(nerve tissue)은 전기적 이벤트의 생성 및 전도에 특화된 신경세포(neuron)와 **신경교**(neuroglia)를 구성하는 **신경교세포**(neuroglial cell 또는 glial cell)로 구성된다. 신경교는 신경세포를 구조적으로 지원하고 신경계의 정상 생리에 필요한 다양한 기능을 수행한다.

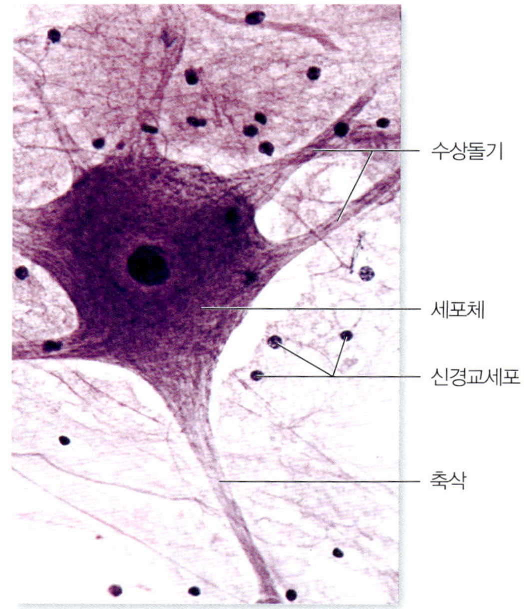

그림 1.10 신경조직의 현미경 사진. 하나의 신경세포와 수많은 더 작은 신경교세포를 볼 수 있다. ©Ed Reschke

각 신경세포는 (1) **세포체**(cell body), (2) **수상돌기**(dendrite), (3) **축삭**(axon)의 세 부분으로 구성된다(그림 1.10). 세포체는 핵을 포함하고 세포 대사의 중심 역할을 한다. 수상돌기(문자 그대로 "가지")는 세포체에서 고도로 분지된 세포질의 확장으로 다른 신경세포나 수용체 세포로부터 입력을 받는 부분이다. 축삭은 세포체의 단일 세포질 확장으로 최대 몇 피트 길이까지 상당히 길 수 있다. 신경 자극을 세포체에서 다른 신경세포나 효과기(근육 또는 분비샘) 세포로 전달하는 데 특화되어 있다.

신경교세포는 자극을 전달하지는 않고, 대신 신경세포를 함께 묶고 신경계의 세포 외 환경을 수정하며 신경세포의 영양 및 전기적 활동에 영향을 미친다. 최근 몇 년 동안 신경교세포는 화학적 신경전달에서 신경세포와 협력하고 뇌와 척수의 정상적인 생리작용(질병 진행뿐 아니라)에서 다른 많은 역할을 하는 것으로 나타났다. 신경교세포는 현재 신경세포만큼 많은 것으로 알려져 있으며 평생 유사분열로 분열할 수 있지만, 성숙한 신경세포는 분열하지 않는다.

상피조직

상피조직(epithelial tissue)은 신체 표면을 덮거나 내벽을 만드는 **막**(membrane)을 형성하는 세포와 이 막에서 파생된 **분비샘**(gland)으로 구성된다. 분비샘에는 두 가지 범주가 있다. **외분비샘**(exocrine gland)은 막의 외부로 연결되는 관을 통해 화학물질을 분비하므로 신체 표면의 의부로 연결된다. **내분비샘**(endocrine gland)은 **호르몬**(hormone)이라는 화학물질을 혈액으로 분비한다.

상피막

상피막은 그 층의 수와 제일 위층에 있는 세포의 모양에 따라 분류된다. 모양이 납작한 상피세포를 **편평**(squamous)하다고 표현하고, 높이와 너비가 비슷한 세포는 **입방**(cuboidal), 너비보다 높이가 큰 것은 **원주**(columnar)라 한다(그림 1.11a~c). 단 하나의 세포층 두께인 상피막을 **단순상피**(simple epithelia)라고 하고, 여러 층으로 구성된 상피를 **중층상피**(stratified epithelia, 다층상피)라 부른다.

상피막은 모든 신체 표면을 덮고 속이 빈 모든 기관의 내강(공동)을 둘러싸고 있다. 따라서 상피막은 신체의 외부환경과 내부환경 사이에 장벽을 제공한다. 중층상피는 보호 기능에 전문화되어 있다. 반대로 단순상피는 거의 보호 기능이 없다. 대신 내부와 외부환경 간의 물질 운송에 특화되어 있다. 물질이 체내에 들어오기 위해서는 상피막을 통과해야 하며, 단순상피는 이 기능에 특화되어 있다. 예를 들어, 폐의 단순편평상피는 공기(외부 환경)와 혈액(내부환경) 사이에서 산소와 이산화탄소가 빠르게 통과하도록 한다. 소장의 단순원주상피는 다른 예로서 소화 산물이 장 내강(외부 환경)에서 혈액(내부환경)으로 전달되도록 한다.

원주상피세포 중에는 **배상세포**(goblet cell)라 불리는 점액을 분비하는, 분산되어 있는 특수 단세포 분비샘이 있다. 여성의 자궁관과 호흡기 통로에 있는 원주상피세포에는 조화롭게 움직여 기관의 기능을 도울 수 있는 수많은 **섬모**(cilia)가 있다.

식도와 질의 상피 내벽은 기관을 보호하는 역할을 하는 다층편평상피로 구성된다(그림 1.12). 이것은 각질화되지 않은 **비각질화**(nonkeratinized) 막이며 모든 층은 살아있는 세포로 구성된다. 반대로 피부의 **표피**(epidermis)는 **각질화**(keratinized 또는 cornified)되어 있다(그림 1.13). 표피는 건조하고 공기의 잠재적인 건조 효과에 노출되기 때문에, 표면은 **케라틴**(keratin)으로 알려진 방수 단백질로 채워진 죽은 세포로 덮여 있다. 이 보호층은 피부 표면에서 지속해서 벗겨지기 때문에 표피의 더 깊은 층에 있는 세포의 분열로 지속해서

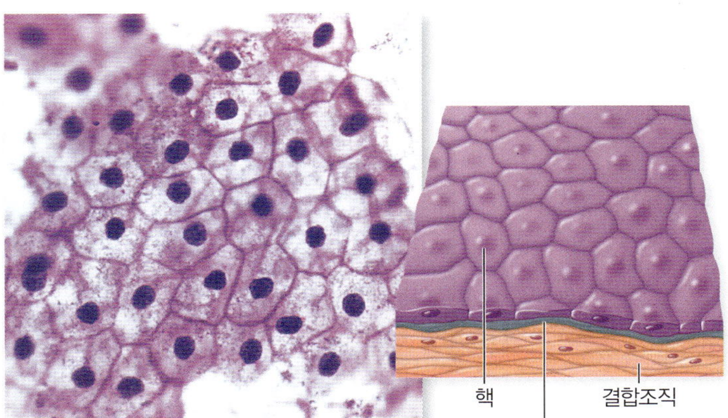

(a)

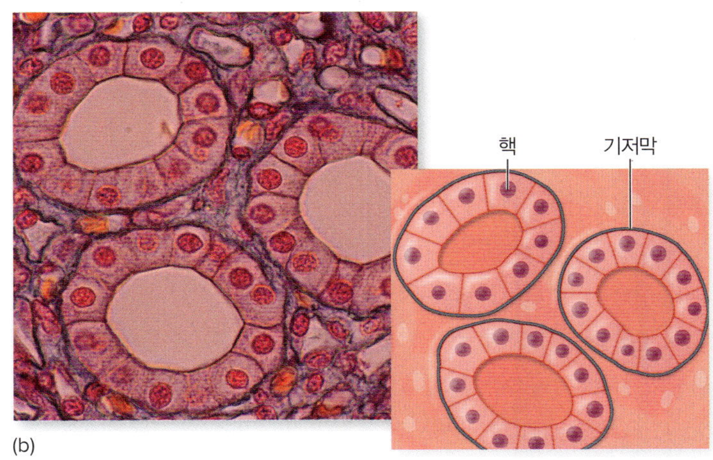

(b)

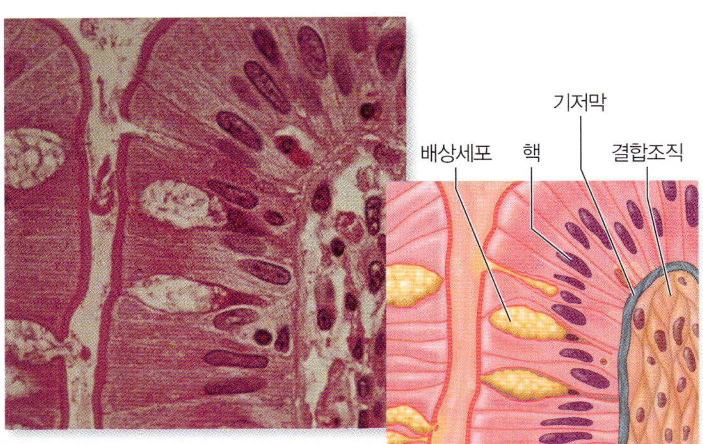

(c)

그림 1.11 다양한 유형의 단순상피. (a) 단순편평상피, (b) 단순입방상피, (c) 단순원주상피이다. 단백질과 탄수화물로 구성된 기저막은 상피막을 기저 결합조직에 결합시킨다. (a) Ray Simons/Science Source, (b) Ray Simons/Science Source, (c) ©Ed Reschke

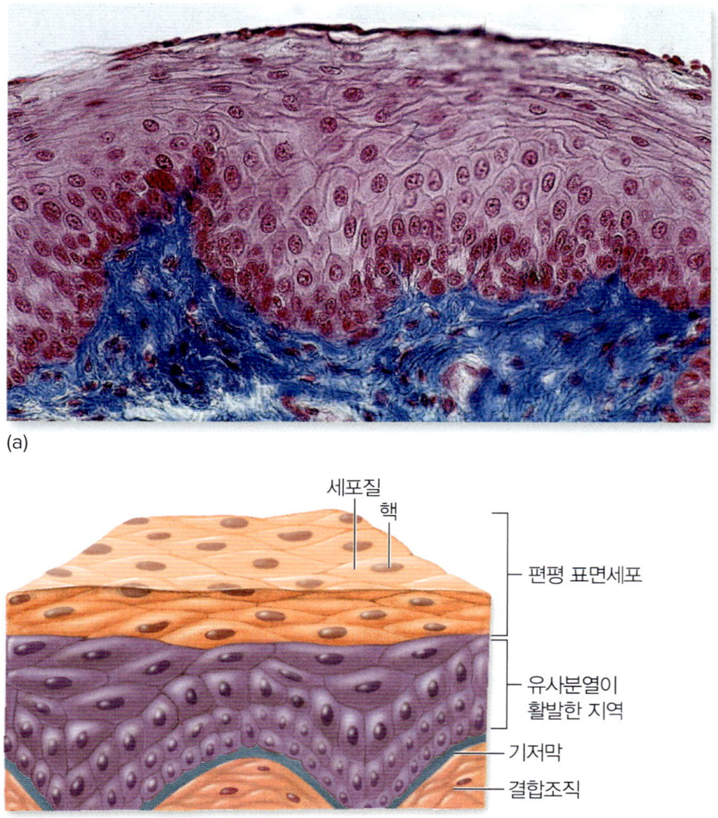

그림 1.12 중층편평비각화 상피막. 이것은 질의 상피내막의 현미경 사진(a) 및 그림(b)이다. (a) ©Victor P. Eroschenko

교체되어야 한다.

세포의 지속적인 손실과 재생은 상피막의 특징이다. 전체 표피는 2주마다 완전히 교체된다. 위벽은 2~3일마다 갱신된다.

신체 표면에서 장벽으로 효과적인 강력한 막을 형성하기 위해 상피세포는 매우 밀접하게 쌓여 있으며 집합적으로 **연접복합체**(junctional complex)라 하는 **세포간 연접**(intercellular junction)에 의해 함께 연결된다. 인접한 상피세포 사이에는 혈관이 들어갈 공간이 없다. 따라서 상피조직은 아래쪽에 있는 혈관과 신경을 수용할 수 있도록 세포 사이에 큰 공간이 있는 결합조직에서 영양을 공급받아야 한다. 상피막은 **기저막**(basement membrane)으로 알려진 단백질과 다당류 층에 의해 결합조직에 부착된다.

기저막은 상피막 세포에 극성을 유도하는 것으로 생각된다. 상피세포의 상단(정단) 부분은 하단(기저) 부분과 다른 구조적 기능적 구성요소를 가지고 있다. 이는 많은 생리 과정에서 중요하다. 예를 들어, 물질은 단순상피를 통해 특정 방향으로 운반된다. 중층상피에서는 세포의 기저층(하부)만이 기저막 위에 존재하며, 유사분열을 거쳐 상부에서 소실된 상피세포를 대체하기 위해 새로운 상피세포를 형성

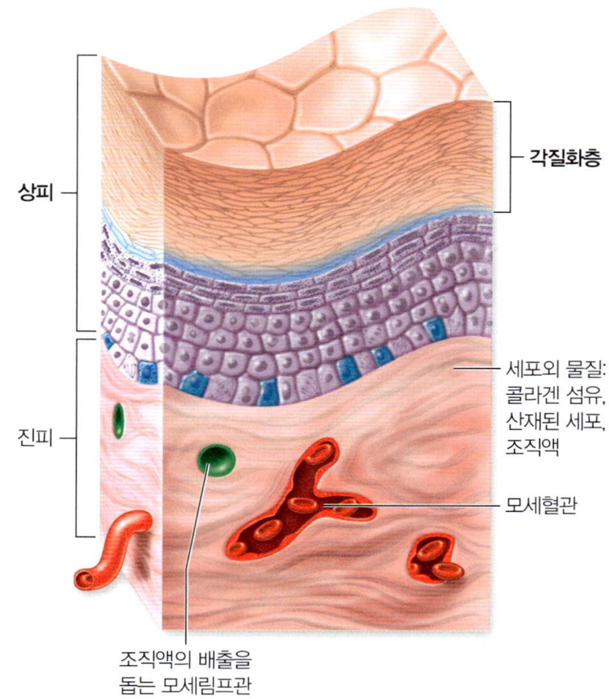

그림 1.13 표피는 다층의 편평한 각질화된 상피이다. 상부 세포층은 단백질 케라틴으로 가득 찬 죽은 세포층으로 각질화된 상피막을 생성하며, 이는 살아있는 세포층에 의해 지지된다. 표피는 진피의 느슨한 결합조직에 위치한 혈관에서 영양을 공급받는다.

하는 것은 이 세포들이다.

외분비샘

외분비샘(exocrine gland)은 상피막 세포에서 유래한다. 이 세포의 분비물은 관(duct)을 통해 상피막 외부(신체 표면)로 전달된다. 이는 관이 없이 체내 모세혈관으로 분비되는 내분비샘과는 대조적이다(그림 1.14).

피부 외분비샘의 예로는 눈물샘, 피지샘(유성 피지를 모낭으로 분비), 땀샘이 있다. 땀샘에는 두 가지 유형이 있다. 더 많은 수의 **에크린 땀샘**(eccrine sweat gland)은 온도 조절(증발로 피부를 시킴)에 역할을 하는 묽은 염 용액을 분비한다. 겨드랑이와 음모 부위에 있는 **아포크린 땀샘**(apocrine sweat gland)은 단백질이 풍부한 체액을 분비하고 사춘기 동안 더 활동적이다. 이는 이런 유형의 땀에 특징적인 냄새를 생성하는 박테리아에 영양을 제공한다.

소화관으로 분비되는 모든 분비샘도 외분비이다. 점액샘은 소화관 전체에 걸쳐 있다. 소화관의 다른 비교적 단순한 분비샘에는 침샘, 위샘, 장의 단순 통 형태의 분비샘이 있다.

간(liver)과 **이자**(pancreas)는 발생학적으로 소화관에서 파생된 외분비샘(또한 내분비샘)이다. 이자의 외분비 분비액(이자액)에는 소

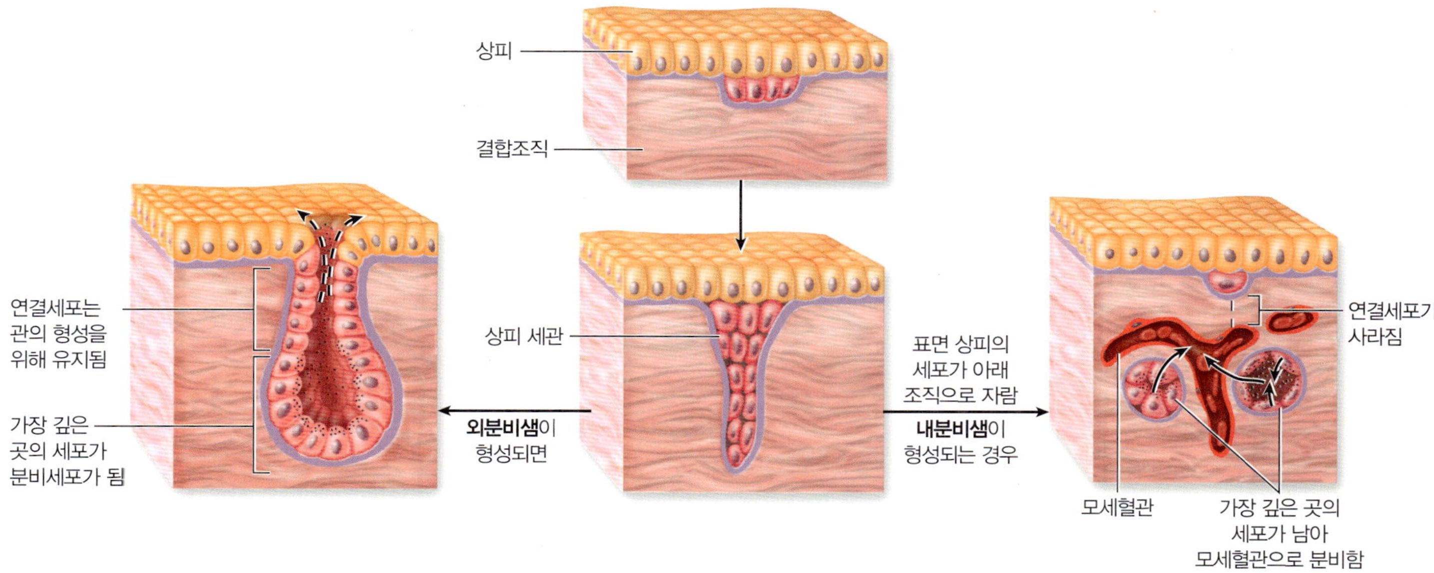

그림 1.14 상피막으로부터 외분비샘과 내분비샘의 형성. 외분비샘은 분비물을 상피막 표면으로 운반할 수 있는 관을 유지하는 반면 내분비샘은 관이 없다.

화효소와 중탄산염이 포함되어 있으며 이자관을 통해 소장으로 분비된다. 간은 담낭과 담관을 통해 담즙(지방의 유화제)을 생성하고 소장으로 분비한다.

외분비샘은 생식기관에서도 두드러진다. 여성의 생식기관에는 수많은 점액 분비 외분비샘이 있다. 남성의 부속 성기관인 **전립샘**(prostate)과 **정낭**(seminal vesicle)은 정액 형성에 기여하는 외분비샘이다. 고환과 난소는 내분비샘인 동시에 외분비 기능도 한다. 성스테로이드호르몬을 혈액으로 분비하기 때문에 내분비샘이다. 또한, 생식기관으로 배우자(난자와 정자)를 방출하기 때문에 외분비이다.

결합조직

결합조직(connective tissue)은 여러 다른 유형의 결합조직세포 사이에 많은 양의 세포외 물질이 있는 것이 특징이다. **세포외 기질**(extracellular matrix)이라 하는 세포외 물질은 (1) 고유결합조직, (2) 연골, (3) 뼈, (4) 혈액 등 결합조직의 4가지 기본 유형에 따라 다르다. **혈액**(blood)은 체적의 약 절반이 세포외액인 혈장이기 때문에 일종의 결합조직으로 분류된다.

세포외 물질이 단백질섬유와 단백성의 젤 같은 **기질**(ground substance)로 구성된 **고유결합조직**(connective tissue proper)은 하위 유형으로 나뉜다. **성긴결합조직**(loose connective tissue)에서 **콜라겐**(collagen)으로 구성된 단백질섬유는 기질에 느슨하게 흩어져 있는데(그림 1.15), 이는 혈관, 신경섬유, 기타 구조물이 있을 공간을 제공하기 위함이다(그림 1.13에 표시된 진피 참조).

지방조직(adipose tissue)은 특수한 유형의 성긴결합조직이다. 각

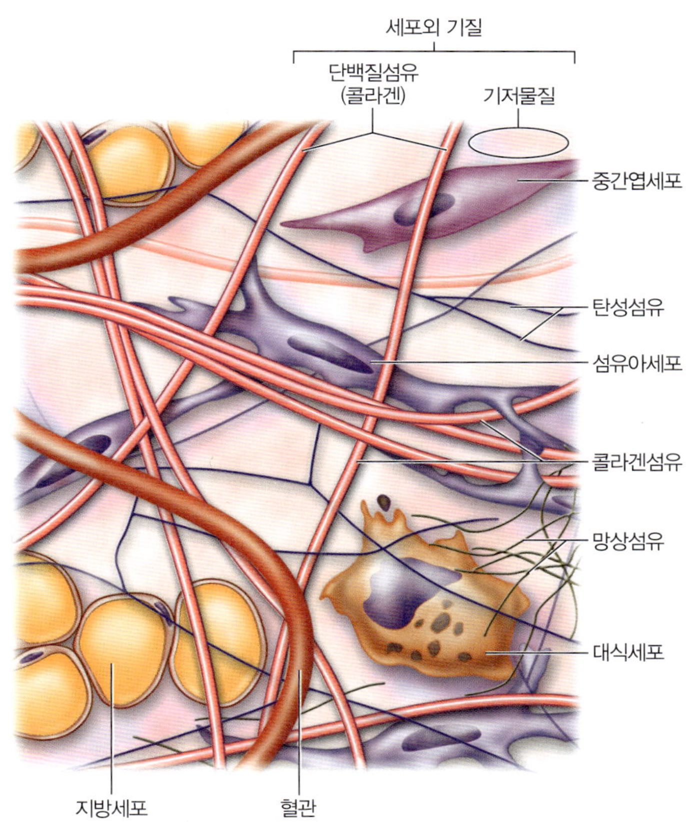

그림 1.15 성긴결합조직. 이 그림은 결합조직의 고유한 세포와 단백질섬유를 보여준다. 기저물질은 여러 단백질섬유를 볼 수 있는 세포외 배경 물질이다. 대식세포는 단핵구(백혈구의 일종)에서 유래할 수 있는 식세포 작용을 하는 결합조직세포이다.

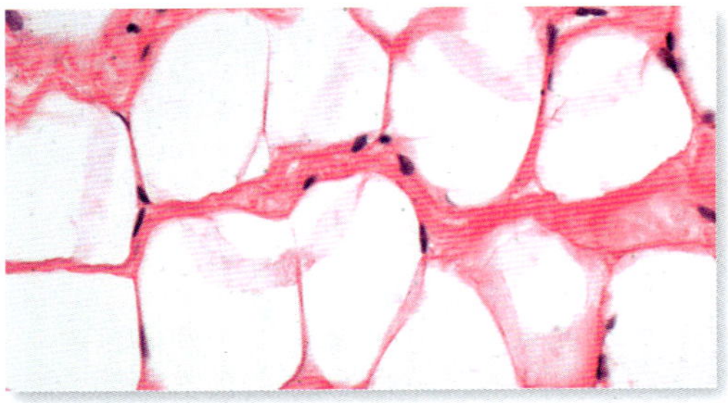

(a)

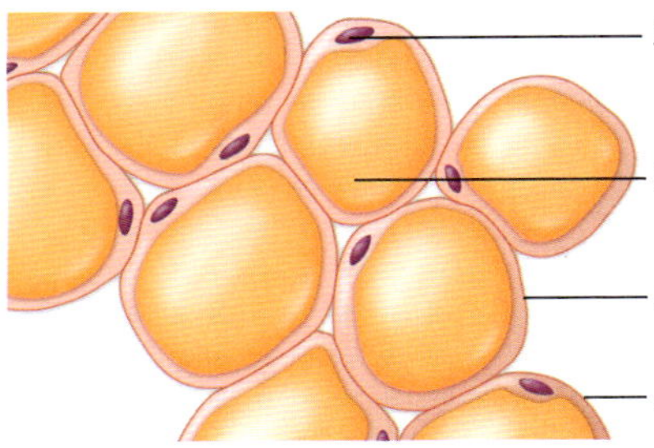

(b)

그림 1.16 지방조직. 각 지방세포는 지방세포의 세포질로 둘러싸인 큰 중앙 지방 덩어리를 포함한다. (a) 지방조직의 현미경 사진, (b) 모식도이다. (a) Al Telser/McGraw-Hill Education

지방세포(adipocyte)에서 세포질은 중앙에 있는 지방 덩어리 주위로 늘어난다(그림 1.16). 지방의 합성과 분해는 지방세포의 세포질 내 효소에 의해 수행된다.

연골(cartilage)은 조직에 탄성을 부여하는 반고체 기질로 둘러싸인 **연골세포**(chondrocyte)라는 세포로 구성된다. 연골은 일종의 지지 및 보호 조직이다. 연골은 태아에서 발달해서 성인의 모든 움직일 수 있는 관절뼈의 표면에서 지속적으로 역할을 하는 많은 뼈의 전구체를 형성한다.

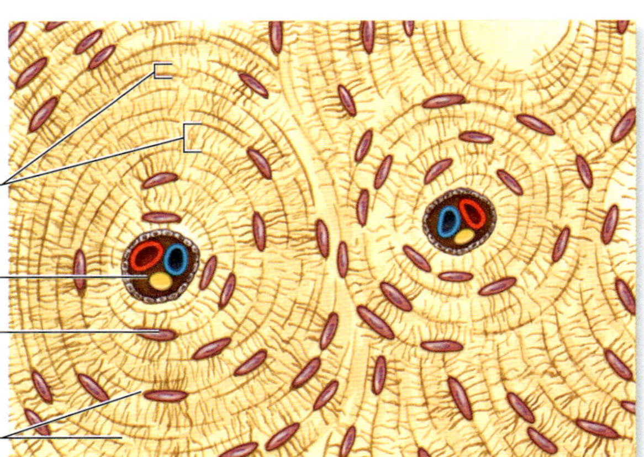

그림 1.17 뼈의 구조. 골원의 모식도이다. 각각의 중심관 내에는 동맥(빨간색), 정맥(파란색), 신경(노란색)이 그려져 있다.

뼈(bone)는 혈관 주위에 놓인 석회화된 물질의 동심층으로 생성된다. 석회화된 산물로 둘러싸인 뼈형성세포 또는 **조골세포**(osteoblast)는 **골소강**(lacunae)이라고 하는 구멍에 갇히게 된다. **골세포**(osteocyte)라고 불리는 갇힌 세포는 세포에서 **골세관**(canaliculi)의 혈관으로 확장되는 세포질의 "생명선"에 의해 영양을 공급받기 때문에 살아있다. 혈관은 골세포가 갇힌 뼈의 동심원 고리로 둘러싸인 중심관 내에 있다. 이런 뼈 구조 단위를 **골원**(osteon)이라 한다(그림 1.17).

1.4 기관과 기관계

기관에서 다른 기능을 수행하는 두 개 이상의 일차 조직으로 기관이 구성된다. 피부는 피부를 구성하는 조직에 의해 제공되는 수많은 기능을 가진 기관이다.

기관(organ)은 적어도 두 개, 일반적으로 일차 조직 네 개 모두로 구성된다. 표면적 측면에서 신체에서 가장 큰 기관은 피부이다(그림 1.18).

기관의 예: 피부

각질화된 **표피**(epidermis)는 수분 손실과 질병을 일으키는 유기체의 침입으로부터 피부를 보호한다. 아래쪽에 있는 결합조직인 **진피**(dermis)로의 상피 함입은 피부의 외분비샘을 생성한다. 여기에는 모낭(모발 생성), 땀샘, 피지샘이 포함된다. 땀샘의 분비는 증발에 의해 몸을 식히고, 적어도 하등동물에서는 성적 유인물질로 작용하는 냄새를 생성한다. 피지샘은 기름진 피지를 모낭으로 분비하여 피지를 피부 표면으로 운반한다. 피지는 각질화된 피부 표면을 윤활하여 건조와 갈라짐을 방지한다.

피부는 진피 내의 혈관에 의해 영양을 공급받는다. 진피에는 혈관 외에도 질병을 유발하는 유기체의 침입으로부터 보호하는 떠돌아다니는 백혈구 및 기타 유형의 세포가 있다. 또한, 신경섬유와 지방세포를 포함한다. 그러나 대부분 지방세포는 집단화되어 **피하층**(hypodermis, 진피 아래의 층)을 형성한다. 지방세포는 결합조직의 일종이지만 몸 전체에 축적된 지방 덩어리를 **지방조직**(adipose tissue)이라 한다.

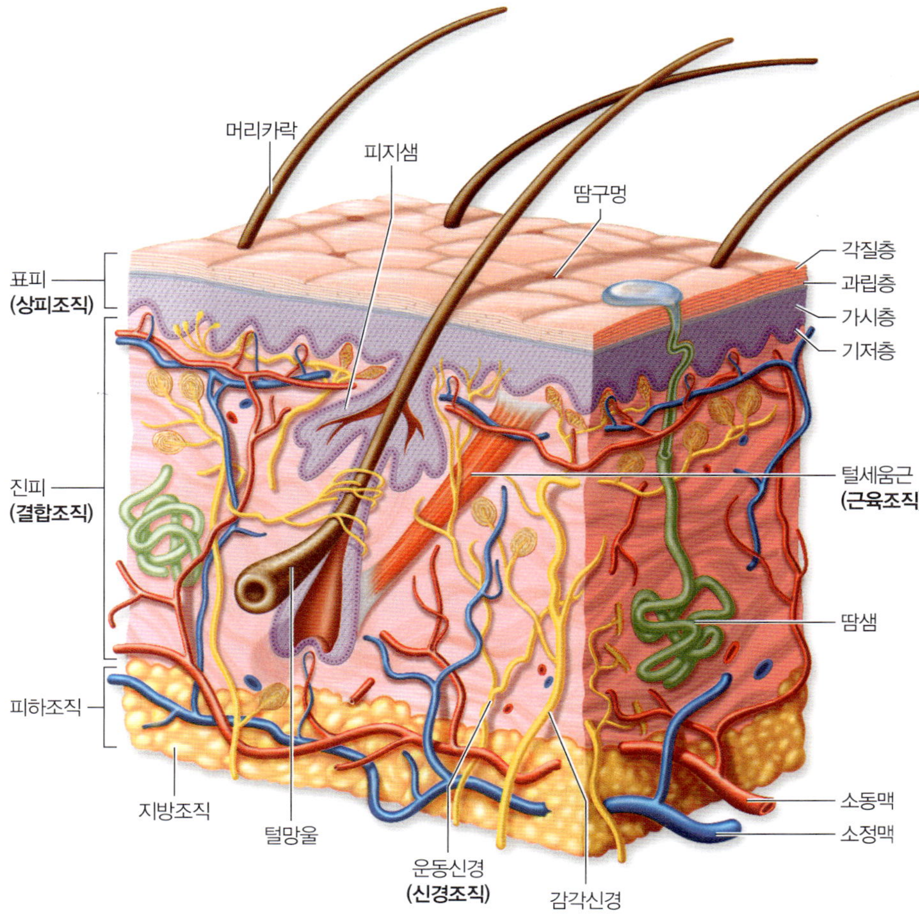

그림 1.18 피부 모식도. 피부는 4가지 유형의 일차 조직을 모두 포함하는 기관이다.

진피 내의 감각신경 종말은 촉각, 압력, 열, 냉기, 통증 등 피부 감각을 매개한다. 피부의 운동신경섬유는 효과기관을 자극하여, 예를 들어 외분비샘의 분비와 모낭과 주변 결합조직에 부착되는 털세움근 수축(소름 생성)을 유발한다. 피부 혈관의 수축 또는 확장 정도에 따라서 혈류 속도도 운동신경섬유에 의해 조절된다.

표피 자체는 환경 자극에 반응할 수 있는 역동적 구조이다. 세포 분열 속도와 결과적으로 각질층의 두께는 지속적인 마모 자극으로 증가한다. 이것은 굳은살을 생성한다. 또한 피부는 자외선을 흡수하는 **멜라닌**(melanin) 색소의 생성을 증가시켜 자외선의 위험으로부터 스스로를 보호한다. 또한 피부는 내분비샘이다. 호르몬으로 작용하는 비타민 D(자외선의 영향으로 콜레스테롤에서 파생됨)를 합성하고 분비한다.

줄기세포

기관 내의 여러 조직은 고도로 전문화되거나 **분화된**(differentiated) 세포로 구성된다. 분화 과정은 배아 발달과정에서 시작되는데, 수정된 난자 또는 **접합자**(zygote)가 분열하여 **외배엽**, **중배엽**, **내배엽**의 세 가지 배아조직층 또는 **배엽**(germ layer)을 생성한다. 배아와 태아 발달과정에서 세 개의 배엽은 네 개의 일차 조직과 그 하위 유형을 생성한다.

접합자는 **전능성**(totipotent)이어서 다양한 신체의 특화된 세포를 모두 생성할 수 있다. 여러 번의 세포분열 후 배아가 모체의 자궁에 착상되는 단계에 있을 때 배아의 세포는 **만능성** 또는 **다능성**(pluripotent)이다. 태반 형성에 기여하는 세포를 제외한 모든 체세포를 생산할 수 있으므로 **배아줄기세포**(embryonic stem cell)라고 불린다. 배아에서 연속적인 세포분열과 발달이 진행됨에 따라 세포는 점점 분화되고 관련이 없는 세포 유형을 형성하는 능력을 잃는다. 그러나 유전자는 분화 중에 손실되지 않는다. 이것은 1960년대에 영국 과학자에 의해 처음 시연되었는데, 그는 분화된 개구리 장 세포의 핵을 핵이 제거된 난자의 세포질에 이식함으로써 완전한 형태의 개구리를 생산할 수 있다는 것을 발견했다. 2006년 및 그 이후 일본 과학자들은 섬유아세포를 몇 가지 특정 조절분자로 처리하여 분화된 섬유아세포를

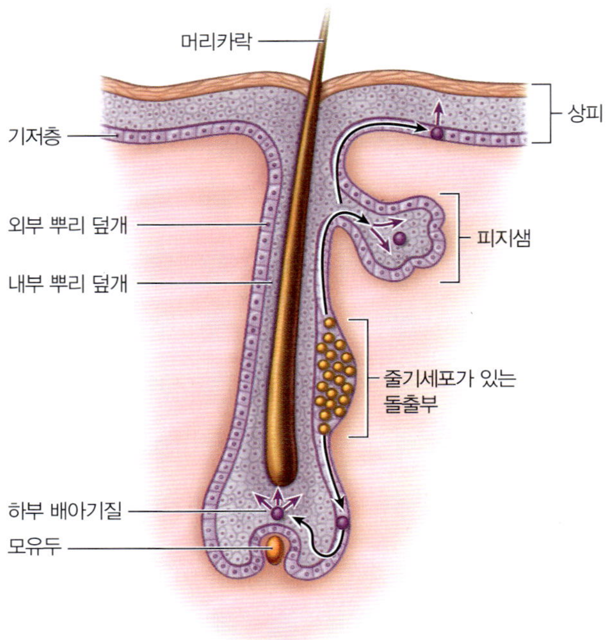

그림 1.19 줄기세포가 있는 모낭의 불룩한 부분. 이 영역의 줄기세포는 모낭, 피지샘, 표피의 분화된 세포를 형성하기 위해 이동한다.

배아줄기세포와 유사한 다능성 상태로 변형시킬 수 있음을 발견했다.

이런 덜 분화된 세포는 **성체줄기세포**(adult stem cell)로 알려져 있다. 예를 들어, 적혈구 골수에서 줄기세포 집단은 적혈구, 백혈구, 혈소판과 같은 모든 다른 혈액세포를 생성한다. 마찬가지로 뇌, 골격근, 장에도 줄기세포가 있다.

과학자들은 최근 모낭의 돌출 부분에도 줄기세포가 있다는 사실을 발견했다(그림 1.19). 이 줄기세포에서 각질형성세포가 만들어져 모낭의 하부 배아기질로 이동하고 분열하여 모간과 뿌리집을 형성한다. 돌출부 바로 위의 모낭 영역에 있는 다른 줄기세포는 회전율이 높은 새로운 피지샘 세포를 형성한다. 피부의 상처는 모낭에서 모낭 사이의 피부로 줄기세포의 이동을 자극하여 상처 입은 피부의 치유를 촉진한다.

돌출 부위에는 모낭의 하부 배아기질로 이동하여 모발에 색상을 부여하는 멜라닌세포 줄기세포도 포함되어 있다. 과학자들은 나이가 들면서 머리카락이 희어지는 것은 모낭의 돌출부에 있는 멜라닌세포 줄기세포의 손실로 인해 발생한다는 것을 보여주었다. 멜라닌세포 줄기세포는 20~30세의 모낭에 대부분 존재하는 것으로 나타났고 70세 이상의 모낭에는 대부분 없는 것으로 나타났다.

모낭의 돌출부에 있는 줄기세포에서 알 수 있듯이 성체줄기세포는 다양한 관련 세포 유형을 형성할 수 있다. 따라서 성체줄기세포는

표 1.1 | 신체의 기관계

기관계	주요 장기	주요 기능
외피계	피부, 머리카락, 손톱	보호, 온도 조절
신경계	뇌, 척수, 신경	다른 신체 시스템의 조절
내분비계	뇌하수체, 갑상샘, 부신과 같은 호르몬 분비샘	호르몬이라 불리는 조절분자의 분비
골격계	뼈, 연골	이동 및 지원
근육계	골격근	골격의 움직임
순환계	심장, 혈관, 림프관	혈액과 림프의 이동
면역계	적골수, 림프기관	침입하는 병원체로부터 신체 방어
호흡계	폐, 기도	기체 교환
비뇨기계	신장, 수뇨관, 요도	혈액량 및 구성 조절
소화계	입, 위, 소장, 간, 담낭, 이자	음식이 체내로 들어가는 분자로 분해
생식계	생식소, 외부 생식기와 관련 분비샘과 관	인간 종의 지속

복능성(multipotent)으로 설명된다. 배아 및 성체줄기세포에 대한 주제는 배아 발달의 맥락에서 더 자세히 논의된다.

기관계

신체의 다른 영역에 위치하여 연관된 기능을 수행하는 기관들은 **기관계**(system)로 집단화된다. 여기에는 외피계, 신경계, 내분비계, 골격계, 근육계, 순환계, 면역계, 호흡계, 비뇨기계, 소화계, 생식계가 포함된다(표 1.1). 이런 기관계는 수많은 조절기작을 통해 전체 유기체의 생명과 건강을 유지하기 위해 함께 작동한다.

1.5 원자, 이온, 화학결합

생리학을 공부하기 위해서는 화학의 기초 개념과 용어에 어느 정도는 익숙해야 한다. 원자와 분자의 구조, 화학결합의 성질 그리고 pH와 관련된 개념은 인체 생리학의 기초가 된다.

인체의 구조와 생리현상은 원자, 이온, 분자들의 특성과 그들의 상호작용에 크게 의존한다. 물은 인체의 주요 성분으로써 성인 체중의 60~70%를 차지하는데, 그 중 2/3는 **세포 내 구획**(intracellular compartment)에, 나머지는 혈액이나 체액에 해당되는 **세포 외 구획**(extracellular compartment)에 존재한다.

원자

원자(atoms)는 화학원소들의 가장 작은 단위로써, 강력한 해상도를 갖는 전자현미경으로도 관찰할 수 없을 만큼 작다. 원자의 중심에는 핵이 있으며, **핵**(nucleus)에는 두 종류의 입자, 즉 양전하를 띤 **양성자**(protons)와 전하를 띠지 않은 **중성자**(neutrons)가 있다. 양성자와 중성자의 질량은 같으며, 양성자와 중성자 숫자의 합은 그 원자의 **질량수**(mass number)가 된다. 예를 들어, 탄소 원자는 6개의 양성자와 6개의 중성자로 되어 있어 질량수는 12이다. 전자의 질량은 양성자와 중성자의 질량에 비해 무시될 정도로 작기 때문에 원자의 질량을 계산할 때는 고려하지 않는다.

원자의 양성자 수는 **원자번호**(atomic number)가 된다. 6개의 양성자를 가진 탄소는 원자번호가 6이다. 양전하를 띤 핵 주변에는 음전하를 띤 **전자**(electrons)가 있다. 전자 수는 양성자 수와 같기 때문에 원자의 전하량(net charge)은 0이 된다.

전자는 **오비탈**(orbital)이라는 어느 구역의 공간을 차지하고 있다. 오비탈은 "껍질(shell)" 혹은 에너지 준위를 형성하고 있으며, 일반적으로 전자는 이를 벗어날 수 없다.

핵 주변에는 이런 껍질이 여럿 존재할 수 있는데, 핵에서 가장 가까운 첫 번째 껍질은 최대 2개의 전자를 포함할 수 있다. 2개를 초과하는 전자는 핵에서 더 먼 두 번째 껍질에 포함된다. 두 번째 껍질은 최대 8개의 전자를 포함할 수 있는데, 껍질이 핵에서 멀수록 더 큰 에너지 준위의 전자를 더 많이 포함할 수 있다. 하지만 생물학적으로 중요한 원소들(수소 제외)은 가장 바깥 껍질을 완전히 채우는데 전자 8개이면 된다. 전자는 안쪽 껍질에서 바깥 껍질 쪽으로 채워진다. 전자가 6개인 탄소는 첫 번째 껍질에 2개를 채우고 두 번째 껍질에 4개를 채우게 된다(그림 1.20).

완전히 채워지지 않은 가장 바깥 껍질의 전자는 화학반응을 통해 화학결합 형성에 참여하는데, 이런 전자들을 **원자가전자**(valence electron)라고 한다.

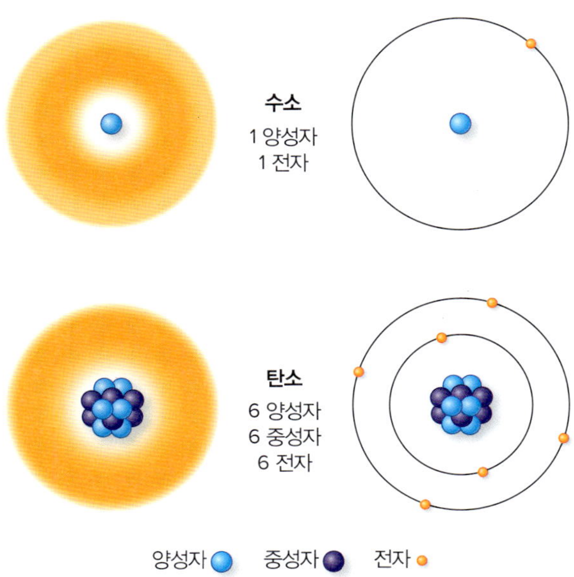

그림 1.20 수소와 탄소 원자의 모형. 왼쪽은 전자의 존재가능성이 있는 위치를 채색한 구형태의 전자 껍질로 표시하였으며, 오른쪽은 전자 껍질을 동심원으로 표시하였다.

화학결합, 분자, 이온화합물

분자는 둘 이상의 원자 사이에서 원자가전자들의 상호작용을 통해 만들어지는데, 전자를 공유하는 상호작용을 통해 **화학결합**(chemical bonds)이 형성된다. 하나의 원자가 만드는 결합의 수는 가장 바깥 껍질을 완성하는데 필요한 전자의 수로 결정된다. 예를 들어, 수소는 첫 번째 껍질을 완성하기 위해 전자 1개가 추가로 필요하기 때문에 단지 하나의 결합을 형성할 뿐이다. 한편, 탄소는 전자 8개로 완성되는 두 번째 껍질을 채우기 위해 추가로 전자 4개를 얻어 4개의 결합을 형성할 수 있다.

공유결합

공유결합(covalent bonds)은 원자들이 원자가전자를 공유함으로써 형성된다. 산소(O_2) 또는 수소(H_2) 기체와 같이 동일한 두 원자 사이에 형성된 공유결합은 전자를 균등하게 공유하기 때문에 가장 강한 결합이 되고, 이런 분자를 **비극성**(nonpolar) 분자 그리고 그 결합은 비극성공유결합이라 한다. 이런 결합은 생물에서도 중요한데, 탄소 원자들 사이의 공유결합으로 형성된 유기분자의 독특한 특성은 생명현상의 화학적 기초를 제공한다.

2개의 서로 다른 원자 사이에 공유결합이 형성되면 전자는 어느 한쪽의 원자에 더 끌려가게 되는데, 이때 전자를 끌어온 쪽은 반대편에 비해 전기적으로 음성을 띠게 되기 때문에 이런 분자를 **극성**(polar, 양극과 음극이 있는)분자라고 한다. 산소, 질소, 인 원자는 전자를 강하게 끌어당기는 경향이 있어서 다른 원자와 결합하면 극성분자를 형성한다.

물은 인체에서 가장 풍부한 분자이며, 극성을 띠고 있어서 체액에서 뛰어난 용매 역할을 한다. 물 분자에서 산소 원자는 두 수소 원자로부터 전자를 끌어당기기 때문에 수소 원자 쪽보다 더 음전하를 띤다(그림 1.21).

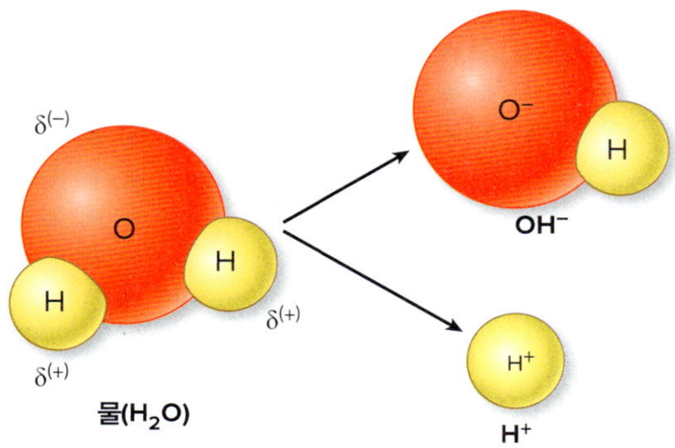

그림 1.21 물 분자의 극성을 나타낸 모형. 산소 쪽은 상대적으로 음성이고, 수소 쪽은 상대적으로 양성이다. 극성공유결합은 비극성공유결합보다 결합력이 약하여 물 분자 일부는 이온화하여 수산화 이온(OH^-)과 수소 이온(H^+)을 형성한다.

이온결합

이온결합(ionic bonds)은 결합하고 있는 두 원자 사이에서 한 원자로부터 다른 원자로 하나 이상의 원자가전자가 완전히 옮겨질 때 형성된다. 따라서 전자는 결코 공유되지 않는다. 하나의 원자가전자를 잃어버림으로써 자신의 양성자 수보다 전자의 수가 적으면 양전하를 띠게 된다. 양전하 또는 음전하를 띤 원자나 분자를 **이온**(ionic)이라 하며, 양전하를 띤 이온은 전기장에서 음극쪽으로 이동하기 때문에 **양이온**(cation)이라 한다. 이와는 달리 양성자 수보다 전자가 더 많아서 음전하를 띠게 되는 원자는 전기장에서 양극쪽으로 이동하기 때문에 **음이온**(anion)이라 한다. 양이온과 음이온은 서로 끌어당겨서 **이온화합물**(ionic compound)을 형성한다.

소금인 염화소듐(NaCl)은 이온화합물의 한 예이다. 소듐(나트륨)(Na)은 모두 11개의 전자를 가지는데, 첫 번째 껍질에 2개, 두 번째 껍질에 8개 그리고 세 번째 껍질에는 1개만 들어간다. 이에 반해 염소(Cl)는 8개를 채워야 완성되는 바깥 껍질에 1개의 전자가 부족한 상태이다. 따라서 소듐의 바깥 껍질에 있는 외톨이 전자는 염소의 바깥 껍질로 끌려감에 따라 각각 소듐 이온(Na^+)과 염소 이온(Cl^-)이 된다(그림 1.22).

이온화합물은 상반된 전하에 의해 결합하고 있는 상태라서 물에서 쉽게 해리된다. 예를 들어, NaCl은 Na^+와 Cl^-로 해리되는데, Na^+는 극성분자인 물의 음전하 쪽에, Cl^-는 물 분자의 양전하 쪽에 끌리게 된다. 그리고 Na^+와 Cl^-이온 주위의 물 분자들은 상호간 끌어당겨 각 이온 주위를 공 모양으로 둘러싼다.

이온이나 분자들이 물 분자에 의해 공 모양으로 둘러싸이면 물에서 쉽게 용해된다. 포도당, 아미노산 및 여러 유기분자들이 물에 녹는 것은 그 분자에 포함된 산소, 질소, 인 원자 주위를 물 분자가 둘러싸기 때문인데, 이런 분자를 **친수성 분자**(hydrophilic)라고 한다.

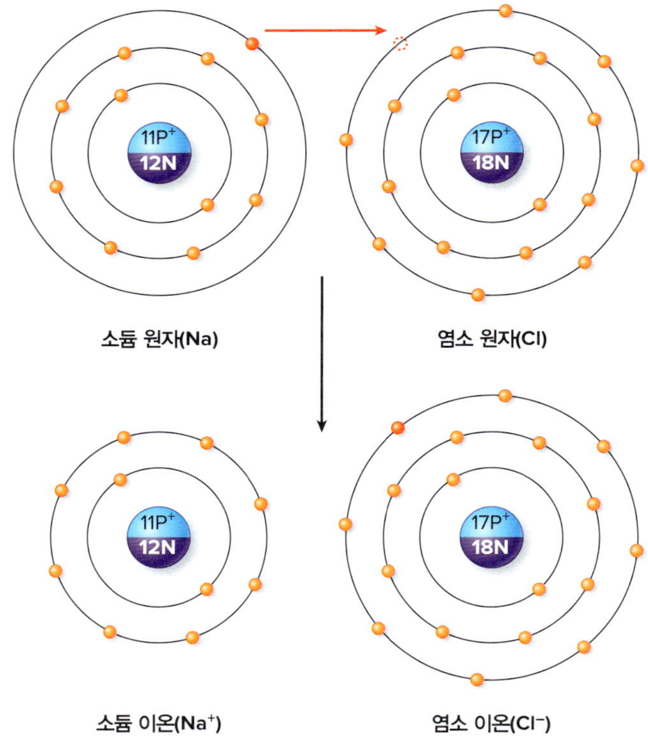

그림 1.22 Na와 Cl이 Na^+와 Cl^-로 되는 반응. Na^+와 Cl^-가 서로 끌어당겨 이온화합물인 NaCl을 만든다.

이와는 반대로, 지방의 탄화수소 사슬처럼 주로 비극성공유결합으로 이루어진 분자들은 거의 전하를 띠지 않아서 물 분자가 둘러쌀 수 없다. 따라서 물에 녹지 않고 물 분자들로부터 분리되는 데(그림 1.23), 이런 비극성분자들을 **소수성 분자**(hydrophobic)라고 한다.

수소결합

수소 원자가 산소나 질소와 극성공유결합할 때 수소의 전자는 산소나 질소 원자 쪽으로 끌려가기 때문에 약한 양전하를 띠게 되는데, 이때 산소와 질소는 **전기적 음성**(electronegative) 상태가 된다. 수소는 약한 양전하를 띠기 때문에 주변의 산소와 질소 같은 전기적 음성 원자에 대해 약한 인력을 나타내는데, 이를 **수소결합**(hydrogen bond)이라 하고, 연속선으로 표시하는 공유결합과 구별하기 위해 단속선 또는 점선으로 표시하였다(그림 1.23). 수소결합 하나하나는 상대적으로 약하지만, 결합력의 총합은 단백질과 같은 긴 유기분자의 접힘 구조나 두 가닥 DNA 분자의 이중나선 구조형성에 중요한 역할을 할 수 있다. 물 분자 사이의 수소결합은 물의 **표면장력**(surface tension)과 **모세관작용**(capillary action)과 같은 중요한 특성을 결정한다.

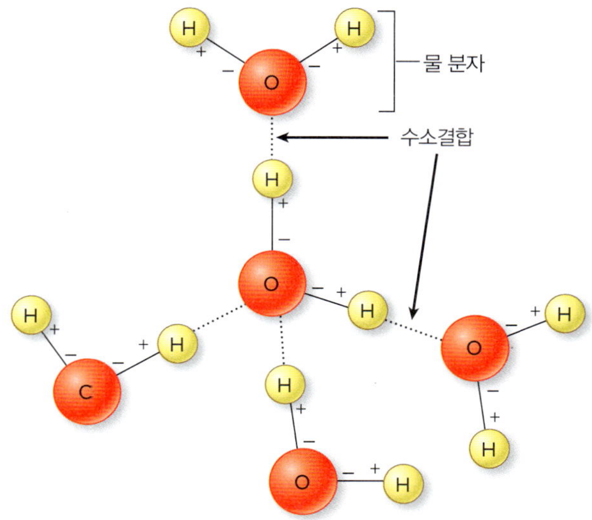

그림 1.23 물 분자 사이의 수소결합. 물 분자에서 음전하를 띤 산소 원자는 다른 물 분자의 양전하를 띤 수소를 끌어 와서 약한 수소결합을 한다.

산, 염기, pH값

물 분자를 구성하는 수소와 산소 원자는 결합력이 강한 극성공유결합으로 연결되어 있으나, 이 결합의 일부는 수소 원자의 전자가 산소로 완전히 옮겨감으로써 결합이 깨어져서 물 분자가 수산화 이온(OH^-)과 수소 이온(H^+), 일명 양성자로 이온화된다(그림 1.21 참조). 이온화된 양성자는 독립적으로 존재하지 못하고 물 분자의 산소 전자에 이끌려 **하이드로늄 이온**(hydronium ion, H_3O^+)을 형성한다.

이온화는 극히 일부의 물 분자에서 일어나며 동량의 OH^-와 H^+를 생산하기 때문에, OH^- 와 H^+ 농도는 동일하게 10^{-7} M에 불과하다. 같은 농도의 H^+와 OH^-를 포함하고 있기 때문에 물은 **중성**(neutral)이라 한다.

물보다 H^+ 농도가 더 높은 용액은 **산성**이라 하며, 더 낮은 용액은 **염기성**이라 한다. **산**(acid)은 용액에서 양성자(H^+)를 방출하는 분자, 즉 '양성자 공여자(proton donor)'이며, **염기**(base)는 암모니아(NH_3)처럼 H^+와 결합하여 암모늄 이온(NH_4^+)을 형성하는 분자이다. 일반적인 염기의 예는 NaOH처럼 이온화하여 음전하를 띤 OH^-를 생산하고 이것이 H^+와 결합하여 물을 형성할 수 있는 분자인 것이다. 따라서 염기는 용액에서 H^+를 제거하는 '양성자 수용자(proton acceptor)'로 용액의 H^+ 농도를 낮추게 된다.

pH

용액의 H^+ 농도는 보통 0~14 범위의 pH값으로 나타낸다. pH값은 H^+ 농도 역수의 대수값과 같다.

$$\mathrm{pH} = \log \frac{1}{[\mathrm{H}^+]}$$

여기서 $[H^+]$는 H^+의 몰농도(M)이며, $\mathrm{pH} = -\log [\mathrm{H}^+]$로도 나타낼 수 있다.

순수한 물은 25℃에서 H^+ 농도가 10^{-7} M이기 때문에 pH는 7로써 중성이다. 대수관계로 인해 H^+ 농도가 10배(10^{-6} M)인 용액의 pH는 6이 되고, H^+ 농도가 1/10 (10^{-8} M)인 용액의 pH는 8이 된다. pH값으로 표시하는 것은 H^+의 몰농도를 사용하는 것보다 편하지만, H^+ 농도의 **역으로 표시**되기 때문에 혼란스럽다. 높은 H^+ 농도의 용액은 낮은 pH값을 가지고 낮은 H^+ 농도의 용액은 높은 pH값을 가지기 때문이다. 예를 들어 10^{-2} M의 높은 H^+ 농도를 가진 강산 용액의 pH값은 2가 되는 반면, H^+ 농도가 10^{-10} M인 용액의 pH는 10이 되는 것이다. 따라서 **산성용액**(acidic solutions)의 pH값은 7보다 작고, **염기성용액**(basic solutions)의 pH값은 7과 14 사이이다.

완충제

완충제(buffer)는 용액의 H^+농도 변화를 억제하여 pH를 안정화시키는 분자나 이온 체계(system)로써 완충제의 종류에 따라 완충효과 정도가 다르다. 예를 들어, 혈장의 정상 pH 7.4는 중탄산 이온(HCO_3^-)과 탄산(H_2CO_3)의 가역반응에 의해 안정화된다.

$$HCO_3^- + H^+ \rightleftarrows H_2CO_3$$

이중 화살표는 반응이 좌우로 진행될 수 있음을 의미하며, 양쪽의 분자와 이온 농도에 의해 결정된다. 예를 들어, 젖산과 같은 산이 용액에 산을 방출하여 H^+농도를 증가시키면 반응의 평형은 아래에서와 같이 오른쪽으로 이동한다. 이 반응을 통해 젖산에서 방출된 H^+는 용액에서 제거되기 때문에 중탄산 완충제로 인해 H^+농도는 증가(pH값은 감소)하지 않는다.

$$HCO_3^- + H^+ \rightarrow H_2CO_3$$

혈액 pH

젖산을 포함한 유기산들은 인체세포에 의해 만들어져 혈액으로 분비된다. 유기산들이 H^+를 방출함에도 불구하고, 동맥혈의 pH는 감소하지 않고 일정하게 pH 7.40 ± 0.05를 유지한다. 이러한 안정성은 부분적으로는 앞서 기술한 중탄산의 완충작용에 의한 것으로 중탄산은 혈액에서 중요한 완충제 역할을 한다.

경우에 따라서는 pH가 반대쪽으로 바뀔 수도 있다. 예를 들어, 심한 구토로 인해 위산의 손실이 발생하면 혈중 H^+ 농도가 감소하여 pH는 증가하게 된다. 이 경우 앞서 기술한 반응은 역전된다.

$$H_2CO_3 \rightarrow H^+ + HCO_3^-$$

탄산의 해리는 H^+를 유리시켜 pH 증가를 억제한다. 따라서 중탄산 이온과 탄산은 pH 감소와 증가를 막는 **완충쌍**(buffer pair)으로 작용한다. 이러한 완충작용은 혈액 pH를 7.35~7.45 사이의 좁은 범위 내로 안정적으로 유지하게 한다.

동맥혈의 pH가 7.35 아래로 떨어지는 경우를 **산증**(acidosis)이라 한다. 예를 들어, 혈액 pH가 7.20에 이르면 심한 산증을 나타낸다. 혈액 산증 상태가 일반적 산성 상태인 pH 7.00 이하가 아님에 주의할 필요가 있다. 반대로 혈액 pH가 7.45로 올라가면 **알칼리증**(alkalosis)이라 한다. 산증과 알칼리증은 보통 중탄산/탄산 완충쌍과 폐, 신장 기능에 의해 방지될 수 있다.

1.6 탄수화물, 지질

탄수화물은 단당류, 이당류 그리고 다당류를 포함하는 일군의 유기분자로써 모두 탄소, 수소, 산소 원자의 특정한 비율로 구성되어 있다. 지질은 비극성이기 때문에 물에 녹지 않는다는 물리적 성질을 공통적으로 가지는 다양한 유기분자들의 집단이다.

탄수화물과 지질은 여러 면에서 비슷하다. 이들은 주로 탄소, 수소 및 산소 원자로 구성되며, 인체에서 주요 에너지원으로써 음식의 열량 대부분을 차지한다. 하지만 화학구조와 물리적 성질에서는 중요한 차이점도 있는데, 이 차이는 인체에서의 기능에 중요한 영향을 끼친다.

탄수화물

탄수화물(carbohydrate)은 탄소, 수소, 산소 원자를 포함하는 유기분자이다. 탄수화물의 기본 단위인 단당류의 일반식은 $C_nH_{2n}O_n$이며, 아래 첨자 n에서 알 수 있듯이 수소 원자는 탄소나 산소 원자보다 2배 많이 포함되어 있다.

단당류, 이당류, 다당류

탄수화물은 단순한 형태의 **단당류**(monosaccharides)와 이들 단당류가 여럿 연결된 긴 형태의 분자를 포함한다. 예를 들어 **헥소오스**(hexose)는 $C_6H_{12}O_6$ 분자식을 가진 6탄당이다. 이런 분자식이 때로는 유용할 수도 있으나 포도당, 갈락토오스, 과당처럼 동일한 원자구성비를 갖되 배열이 약간 다른 단당류의 **구조적 이성질체**(structural isomer)들을 서로 구분해주지는 못한다(그림 1.24).

단당류 2개는 공유결합으로 연결된 **이당류**(disaccharide)를 형성

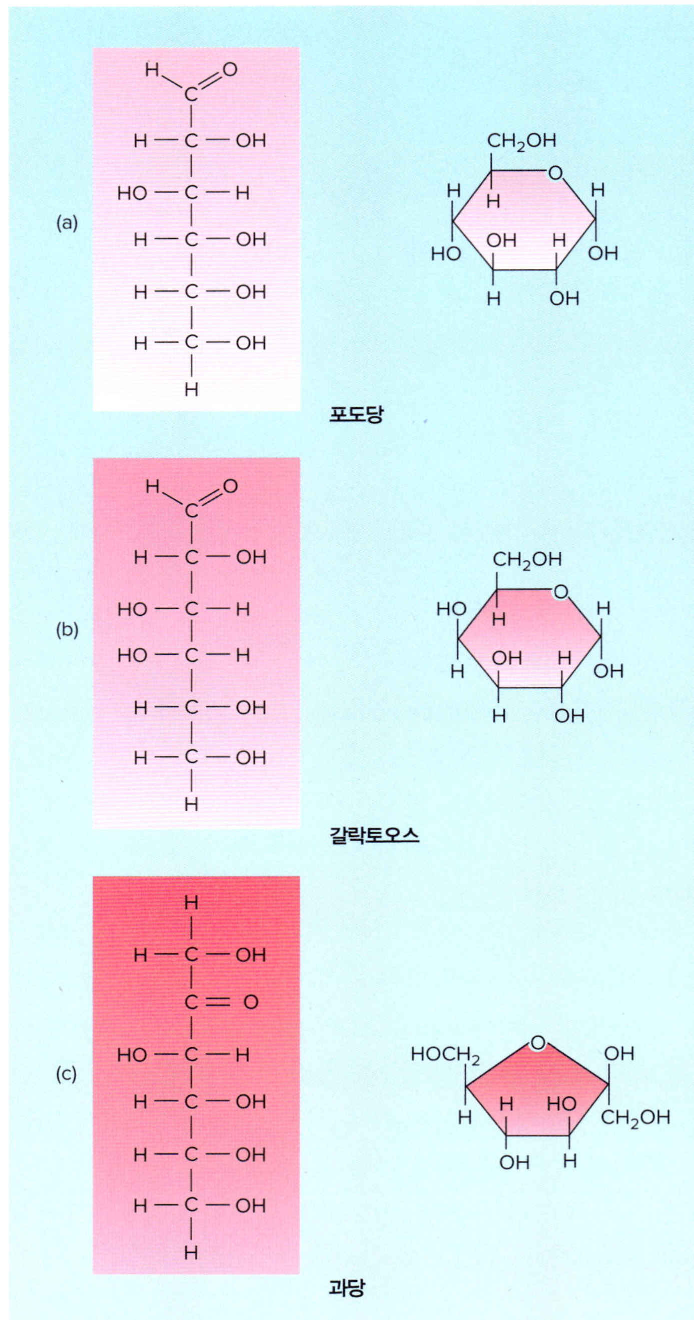

그림 1.24 6탄당 3종류의 구조식. (a) 포도당, (b) 갈락토오스, (c) 과당이다. 모두 같은 $C_6H_{12}O_6$의 원자 비율을 가진다. 왼쪽은 각 분자를 구성하는 원자들을 명확히 보여주며, 오른쪽의 고리구조는 이 원자들의 배열 방식을 정확하게 보여준다.

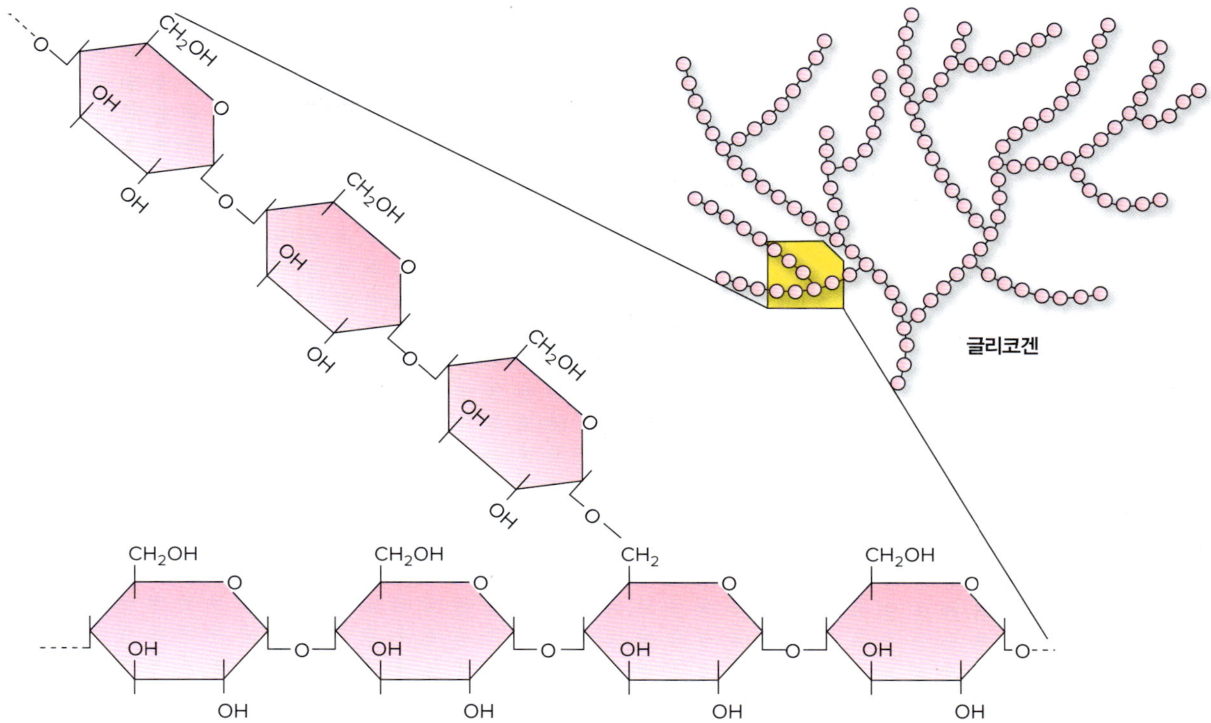

그림 1.25 글리코겐의 구조. 글리코겐은 포도당 소단위체로 연결된 크고 가지 많은 다당류 분자이다.

할 수 있다. 흔한 이당류로는 식탁용 설탕(자당, 포도당과 과당으로 구성), 젖에 포함된 **젖당**(포도당과 갈락토오스로 구성), 엿기름의 **말토스**(2개의 포도당 분자로 구성)이 있다. **다당류**(polysaccharide)는 수많은 단당류들이 서로 연결된 것이다.

주요 다당류는 포도당을 소단위체로 하여 반복 연결된 사슬 형태이다. **녹말**(starch)은 포도당 소단위체 수천 개가 긴 사슬 형태로 결합한 식물성 다당류이다. 동물성 녹말이라고도 불리는 **글리코겐**(glycogen)은 녹말과 유사하지만 훨씬 많이 분지되어 있다(그림 1.25). 동물에는 분해효소가 있어서 다당류의 인접한 포도당 소단위체 사이의 알파-1,4 배당체 결합(alpha-1,4 glycosidic bond)을 끊을 수 있다. 식물이 만드는 **셀룰로오스**(cellulose)도 포도당으로 연결된 다당류이지만, 소단위체들의 결합 방식이 녹말이나 글리코겐과는 달리 베타-1,4 배당체 결합(beta-1,4 glycosidic bond)으로 되어 있어서 사람에게 있는 효소로는 셀룰로오스를 포도당 소단위체로 가수분해할 수 없다. 하지만 소, 말, 양과 같은 초식동물은 셀룰로오스를 분해할 수 있는데, 이는 그들 소화관 내의 공생박테리아가 분해효소를 생산하기 때문이다. **키틴**(chitin, 폴리-N-아세틸글루코사민)도 셀룰로오스와 마찬가지로 베타-1,4 배당체 결합을 하고 있으나 포도당 소단위체에 아민기를 가진다. 키틴은 곤충류와 갑각류 같은 절지동물의 외골격을 형성한다.

가수분해

사람이 이당류나 다당류를 섭취할 때, 또는 간이나 근육세포가 저장 글리코겐을 이용하고자 할 때는 이당류 또는 다당류에 존재하는 단당류 소단위체 사이의 공유결합을 끊어야 하는데, 이런 소화과정은 **가수분해**(hydrolysis, 그리스어원 *hydro*=물, *lysis*=분해)반응을 통해 이루어진다. 두 단당류를 연결하고 있는 공유결합이 끊어질 때 물 분자는 분리된 단당류의 구조를 완성하는데 필요한 원자를 제공한다. 즉, 물 분자에서 분리된 수소 원자와 수산화기는 각각 두 포도당 분자에 제공된다(그림 1.26).

우리가 감자를 섭취하면 감자의 녹말은 소장에서 포도당 분자로 가수분해되어 혈액으로 흡수된 다음 조직으로 운반된다. 어떤 조직은 포도당을 에너지원으로 이용하지만, 간이나 근육세포는 탈수합성 반응을 통해 여분의 포도당을 글리코겐 형태로 저장한다. 가수분해 반응은 탄수화물, 지질, 단백질, 폴리뉴클레오타이드 사슬을 각각의 소단위체로 분해하는 반응이다. 이 모든 반응에는 적절한 효소가 있어야만 한다.

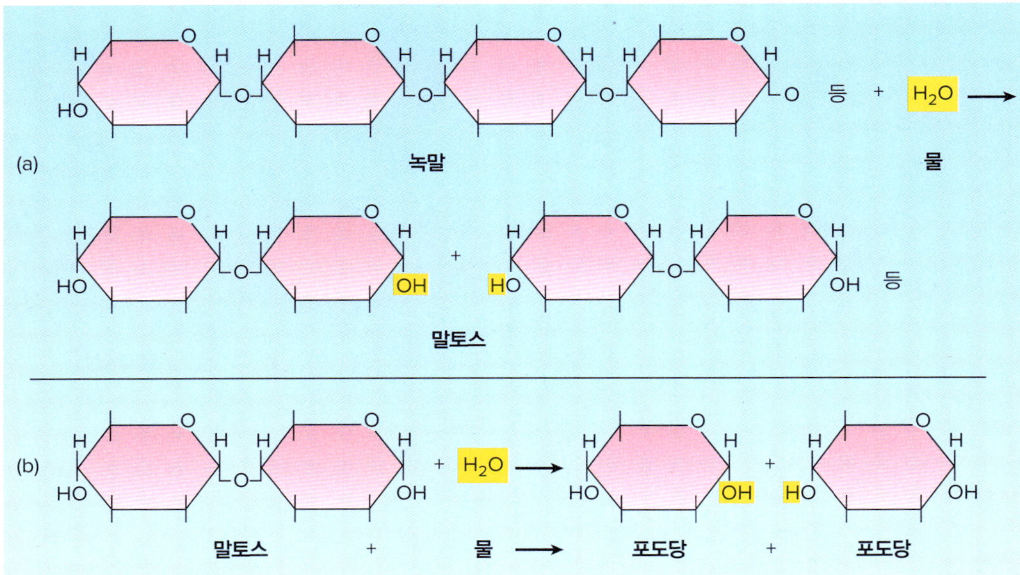

그림 1.26 녹말의 가수분해. 다당류는 먼저 (a) 이당류(말토스)로 가수분해된 후에, (b) 단당류(포도당)로 가수분해된다. 소단위체 사이의 공유결합이 끊어질 때 물 분자가 수소 원자와 수산화기로 나누어져서 끊어진 각 소단위체 끝에 첨가된다.

지질

지질(lipid)은 물과 같은 **극성 용매에 녹지 않는 특성**이 있다. 지질이 극성 용매에 녹지 않는 이유는 주로 비극성의 탄화수소 사슬과 고리로 구성되어 있어서 소수성(hydrophobic)을 띠기 때문인데, 소수성이더라도 에테르, 벤젠 등과 같은 비극성 용매에는 잘 녹는다.

트라이글리세라이드(트라이아실글리세롤)

트라이글리세라이드(triglyceride)는 지방과 기름(oil)을 포함하는 지질의 한 부류로써, 1분자의 **글리세롤**(glycerol)과 3분자의 **지방산**(fatty acid)의 축합에 의해 형성된다. 이런 구조적 특성 때문에 화학자들은 **트라이아실글리세롤**(triacylglycerol)이라는 이름을 선호하지만 **트라이글리세라이드**라는 이름도 여전히 널리 쓰이고 있다.

각각의 지방산 분자는 한쪽 끝에 카르복실기(−COOH)를 가지는 비극성 탄화수소 사슬로 되어 있다. 탄화수소 사슬 내의 탄소 원자들이 단일공유결합으로 연결됨으로써 각 탄소 원자들이 수소 원자 2개를 결합할 수 있는 지방산은 **포화되어 있다**(saturated)라고 한다. 하

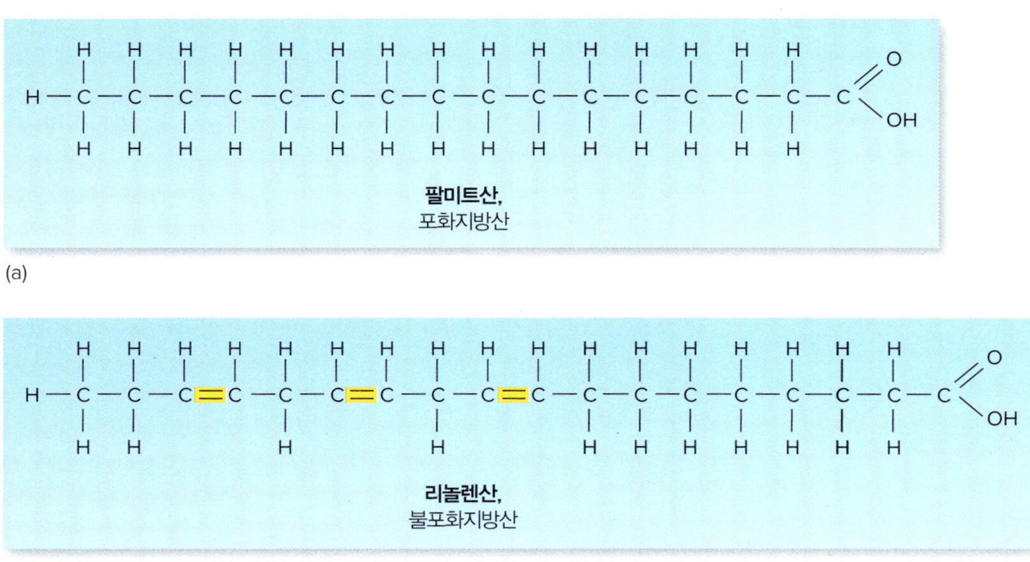

그림 1.27 지방산의 구조식. (a) 포화지방산과 (b) 불포화지방산이다. 불포화지점인 이중결합은 노란색으로 표시되어 있다.

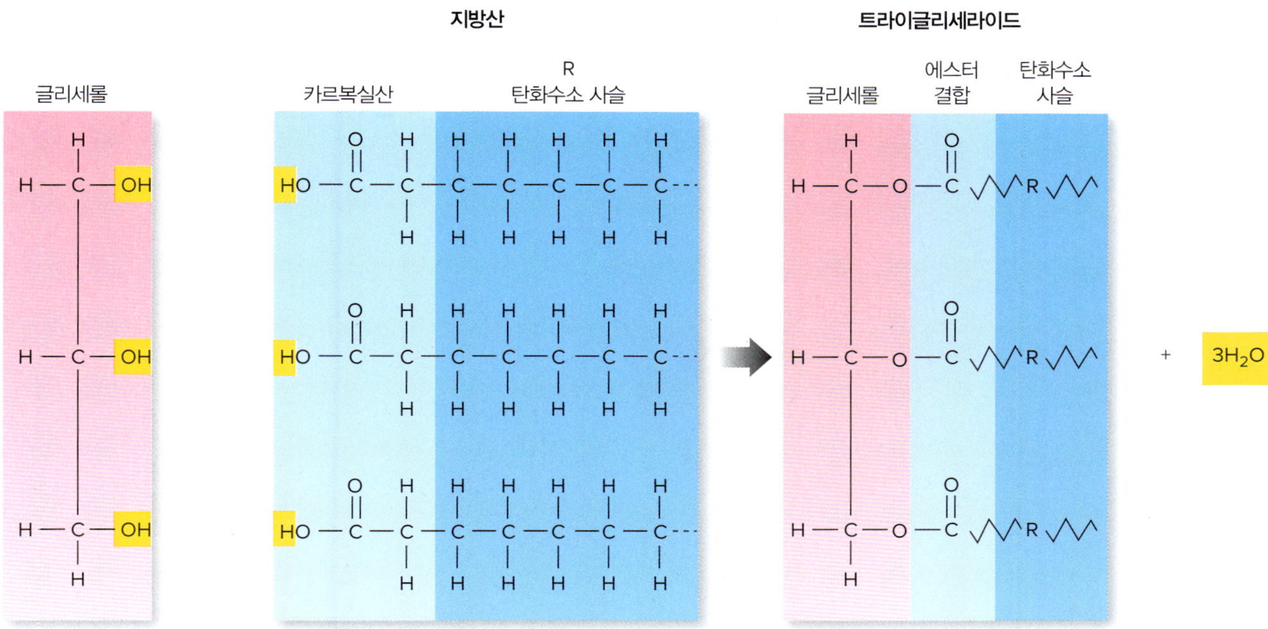

그림 1.28 글리세롤과 3개의 지방산의 탈수합성에 의한 트라이글리세라이드(트라이아실글리세롤)의 생성. 각각의 지방산과 글리세롤 사이에 에스터 결합이 형성되면서 한 분자의 물이 생성된다. 톱니모양의 선은 탄화수소 사슬을 나타내는데 대개는 16~22개의 탄소로 구성되며 기호 R로 표시한다.

지만 탄화수소 사슬 내에 이중결합이 있어서 각 탄소 원자가 단 1개의 수소 원자와 결합할 수밖에 없으면 **불포화되어 있다**(unsaturated)라고 하게 된다. 대개 트라이글리세라이드에는 포화지방산과 불포화지방산이 혼재하게 되는데, 주로 포화지방산으로 되어 있으면 **포화지방**(saturated fat), 주로 불포화지방산으로 구성되어 있으면 **불포화지방**(unsaturated fat)이라 한다(그림 1.27).

인체 지방세포에서 트라이글리세라이드는 지방산의 카르복실기와 글리세롤 분자의 수산화기가 탈수합성반응을 통해 형성되는데(그림 1.28), 이때 지방산 카르복실기의 수소 원자는 물 분자 형성에 참여하기 때문에 글리세롤과 결합한 지방산은 더 이상 H^+를 방출할 수 없고, 따라서 산으로 작용할 수 없다. 그래서 트라이글리세라이드를 **중성지방**(neutral fat)이라고 한다.

케톤체

지방조직의 트라이글리세라이드가 가수분해되면 분리된 **유리지방산**은 혈액으로 방출된다. 유리지방산은 여러 기관에서 즉각적인 에너지원으로 사용되거나, 간에 의해 **케톤체**(ketone body)로 전환될 수도 있다. 케톤체에는 4탄소 산성분자인 아세토아세트산(acetoacetic acid)과 베타-하이드록시부티르산(β-hydroxybutyric acid), 아세톤(acetone, 손톱매니큐어 제거 용매)이 포함된다. 엄격한 저탄수화물 식이조절 동안이나 당뇨병을 방치하였을 경우에 지방의 급격한 분해로 혈중 케톤체 수준이 높아질 수 있는데 이를 **케톤증**(ketosis)이라 한다. 혈중 포도당이 고갈된 상태에서 뇌는 케톤체로부터 에너지를 얻을 수 있기 때문에 이 경우 케톤증은 오히려 도움이 된다. 케톤체가 많아서 혈액 pH를 떨어뜨릴 경우 **케톤산증**(ketoacidosis)이라 하며, 당뇨병 환자에서는 그 정도가 심한 경우가 발생할 수 있는데, 혼수상태나 사망에 이르기도 한다.

인지질

지질의 또 다른 부류인 **인지질**(phospholipid)은 모두 인산기를 포함하고 있다. 인지질 분자의 가장 흔한 형태는 3탄소 알콜 분자인 글리세롤에 2개의 지방산이 결합하고, 3번째 탄소에는 인산기가 결합하는 형태인데, 이 인산기는 또 다른 분자를 붙이고 있다. 질소 원자가 포함된 콜린 분자를 인산기에 붙이고 있는 인지질은 **레시틴**(lecithin) 또는 **포스파티딜콜린**(phosphatidylcholine)이라고 한다. 그림 1.29는 인지질의 구조를 간략히 나타낸 것으로써, 이온화 결과 전하를 띠게 된 부분은 원으로, 분자의 비극성 부분은 톱니 모양 선으로 표시하였다. 인지질과 담즙산(콜레스테롤 유래)처럼 부분적으로 극성과 비극성을 함께 띠고 있는 분자는 **양친매성**(amphipathic) 분자라고 한다.

인지질은 세포막의 주요 성분이다. 양친매성으로 인해 세포막은 이중층을 형성하는데, 분자의 극성 부분은 막의 양측면에서 물과 마주하게 된다. 인지질을 물에 섞으면, 인지질은 뭉치면서 극성 부분이 주위의 물 분자쪽으로 향하게 되는데, 이와 같은 분자집합체를 **미셀**

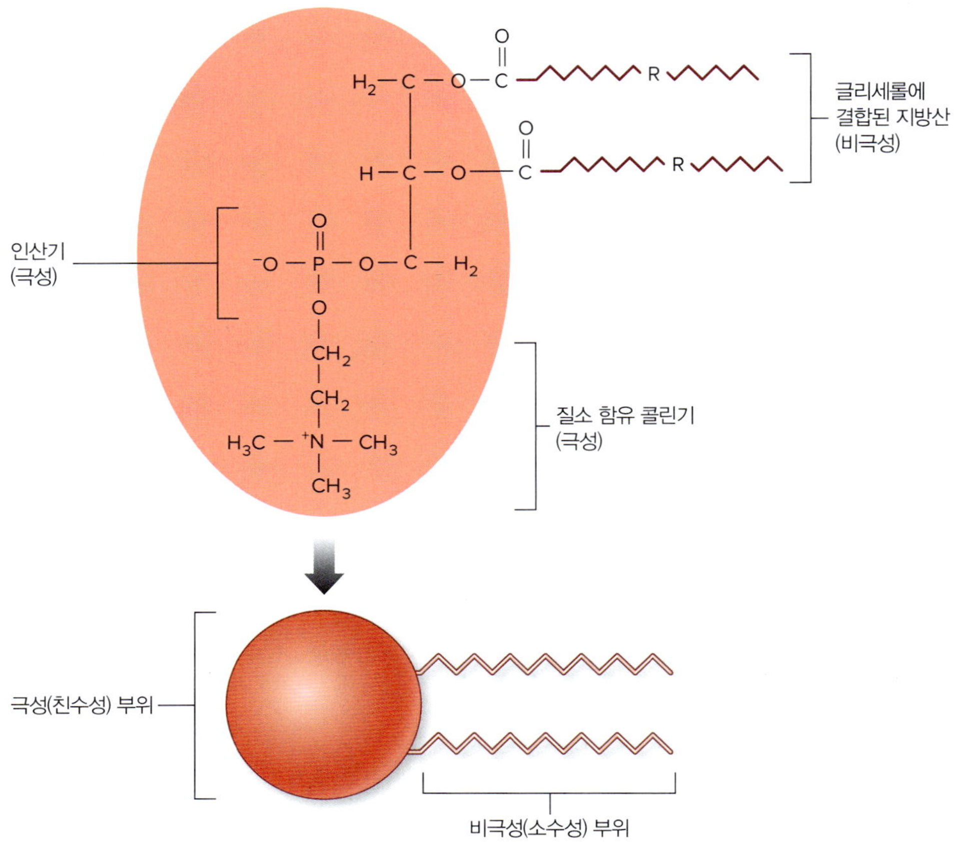

그림 1.29 레시틴 구조. 레시틴은 포스파티딜콜린이라고도 불리는데, 콜린은 질소를 포함하고 있다(흥미롭게도 콜린은 중요한 신경전달물질인 아세틸콜린의 일부인데, 이에 대해서는 7장에 기술되어 있다). 인지질의 상세한 구조(위)는 대개는 간략한 형태(아래)로 표시되는데, 분자의 극성 부분은 원으로, 비극성 부분은 톱니 모양 선으로 표시한다.

(micelle)이라 한다. 인지질은 아니지만 콜레스테롤에서 유래한 양친매성 분자인 담즙산은 소장에서 미셀과 유사한 구조를 형성한다. 인지질은 양친매성으로 인해 물 분자들 사이의 상호작용을 변화시켜서 물의 표면장력을 감소시킨다. 이로 인해 인지질은 **계면활성제**(surfactant)로 이용된다.

스테로이드

스테로이드(steroid)가 구조적 측면에서 트라이글리세라이드나 인지질과는 현저히 다름에도 지질에 속하는 것은 비극성이며 물에서 녹지 않기 때문이다. 모든 스테로이드는 기본적으로 같은 구조로 되어 있는데 3개의 6탄소 고리가 하나의 5탄소 고리와 연결되어 있다(그림 1.30).

인체에서 **콜레스테롤**은 생식소와 부신피질에서 생성되는 스테로이드 호르몬의 전구체로 쓰이는 중요한 분자이다. 생식소인 정소와 난소는 **성스테로이드**(sex steroid)를 분비하는데, 에스트라디올(estradiol)과 프로제스테론(progesterone)은 난소로부터, 테스토스테론(testosterone)은 정소로부터 분비한다. 부신피질은 디하이드로에피안드로스테론(dehydroepiandrosterone 또는 DHEA)을 포함하는 약한 안드로겐(androgen)뿐만 아니라 하이드로코르티손(hydrocortisone)과 알도스테론(aldosterone) 같은 **코르티코스테로이드**(corticosteroid)를 분비한다. 콜레스테롤 역시 세포막에서 중요한 성분이며, 담즙산염과 비타민 D_3의 전구체로 쓰인다.

프로스타글란딘

프로스타글란딘(prostaglandin)은 고리형 탄화수소기를 가지는 지방산의 일종으로써, 정액의 전립샘(prostate) 분비물에서 최초로 발견되었기 때문에 얻은 명칭이다. 하지만 지금은 거의 모든 인체 기관에서 생성되고 다양한 조절 작용을 한다고 알려졌다. 프로스타글란딘은 혈관 굵기 조절, 배란, 분만시 자궁수축, 염증반응, 혈액응고 등을 포함한 여러 조절 작용에 관여하고 있다.

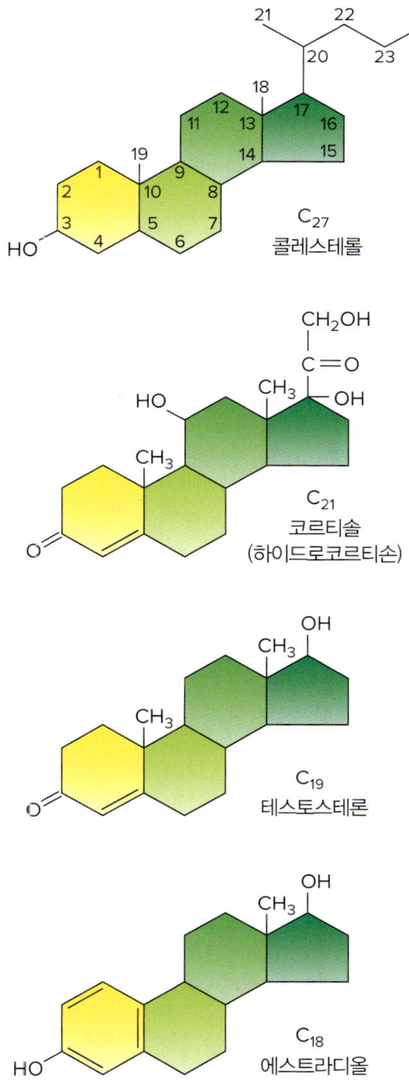

그림 1.30 콜레스테롤과 콜레스테롤에서 유래한 몇몇 스테로이드호르몬. 스테로이드호르몬은 생식소와 부신피질로부터 분비된다. 콜레스테롤의 탄소 원자는 숫자로 표시되어 있다.

1.7 단백질

단백질은 아미노산 소단위체로 구성된 거대 분자이다. 약 20종의 아미노산을 이용하여 단백질을 만들기 때문에 단백질 구조의 다양성은 방대하며, 이런 구조적 다양성으로 인해 단백질 종류별로 특정한 기능을 수행하게 된다.

단백질의 구조가 놀랍도록 다양한 것은 단백질을 만드는데 쓰이는 **아미노산**이 서로 다른 20종류로 되어 있기 때문이다. 간략히 설명하면, 아미노산들은 서로 연결하여 사슬을 형성하는데, 아미노산들 사이의 화학적 상호작용으로 인해 사슬은 특정한 방식으로 비틀어지고 접히게 된다. 따라서 단백질의 아미노산 서열과 그에 따른 특정 구조는 결국 유전정보에 의해 결정되는 것이다. 단백질 합성에 필요한 유전정보는 거대 분자인 DNA와 RNA를 포함하는 **핵산**(nucleic acid)이라는 유기분자에 들어 있다.

단백질 구조

단백질(protein)은 **아미노산**(amino acid) 소단위체들이 긴 사슬형태로 연결된 것이다. 이름에서 알 수 있듯이 각 아미노산은 한쪽 끝에는 **아미노기**(NH_2), 반대쪽 끝에는 **카르복실기**(COOH)를 갖고 있다. 아미노산은 약 20종류가 있으며, 각각 독특한 구조와 화학적 특성을 갖고 단백질을 만드는데 쓰인다. 아미노산은 종류에 따라 서로 다른 **작용기**(functional group)를 갖고 있다(그림 1.31).

아미노산들이 탈수합성과정을 통해 연결될 때 한 아미노산의 아미노기 수소와 다른 아미노산 카르복실기의 수산화기 사이에서 물이

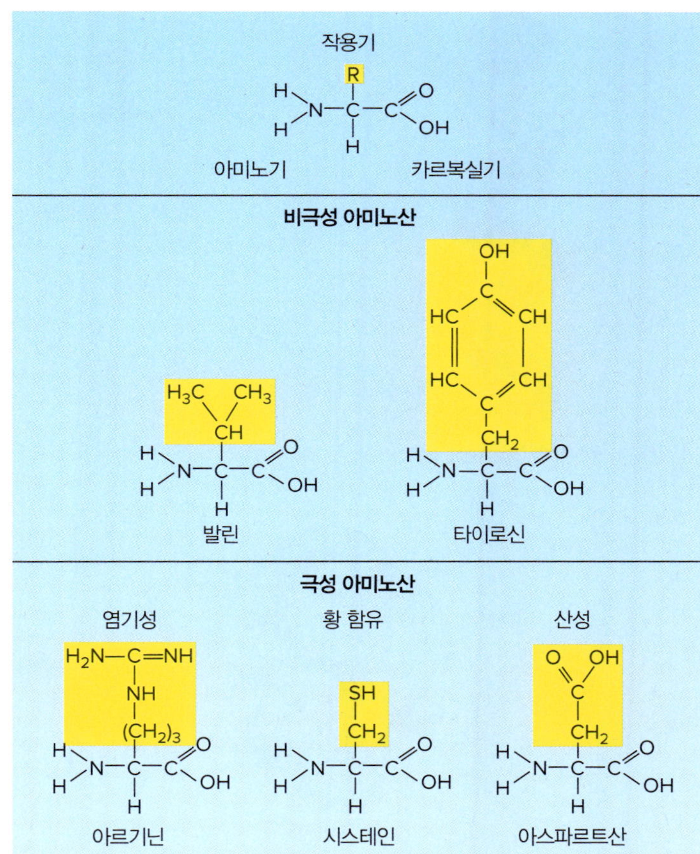

그림 1.31 대표적인 아미노산들. 그림은 다른 유형의 작용기들을 보여준다. 각 아미노산은 작용기에 있는 원자의 수와 배열에서 서로 다르다.

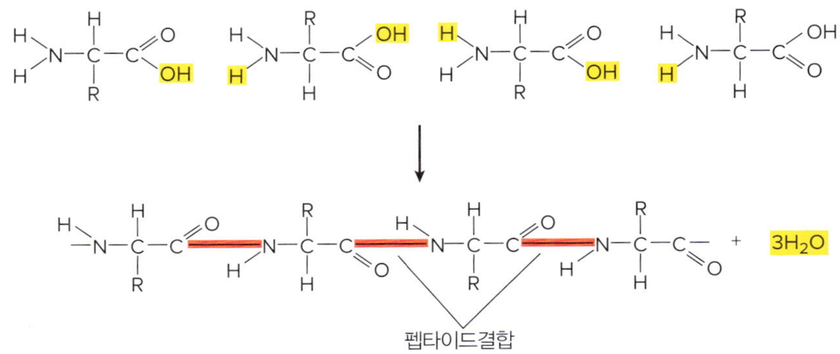

그림 1.32 탈수합성반응에 의한 펩타이드결합의 형성. 아미노산들 사이에서 펩타이드결합(붉은색으로 표시)이 형성될 때 물이 빠져 나온다.

생성되며 공유결합이 형성되는데(그림 1.32), 이웃한 아미노산 사이의 이런 공유결합을 **펩타이드결합**(peptide bond)이라 하고 이때 만들어진 화합물을 **펩타이드**(peptide)라고 한다. 2개의 아미노산이 결합했을 때는 **디펩타이드**(dipeptide), 3개일 경우는 **트라이펩타이드**(tripeptide)라 하며, 수많은 아미노산들이 이렇게 연결되어 아미노산 사슬을 형성하면 **폴리펩타이드**(polypeptide)라 한다.

폴리펩타이드가 100개 이상의 아미노산으로 구성된 긴 사슬일 때 이 분자를 **단백질**이라고 한다. 단백질의 구조는 4단계로 구분하여 설명할 수 있다. 단백질 구조의 첫 단계는 특정 단백질의 아미노산 서열이라 할 수 있으며 이를 단백질의 **일차구조**(primary structure)라고 한다. 서로 다른 모든 종류의 단백질은 각각의 일차구조를 가진다. 그림 1.33a는 단백질의 일차구조에 대한 모식도이다.

한 아미노산의 수소 원자와 근처 다른 아미노산의 산소 원자 사이에 약한 수소결합이 형성될 수 있다. 이 약한 결합으로 인해 폴리펩

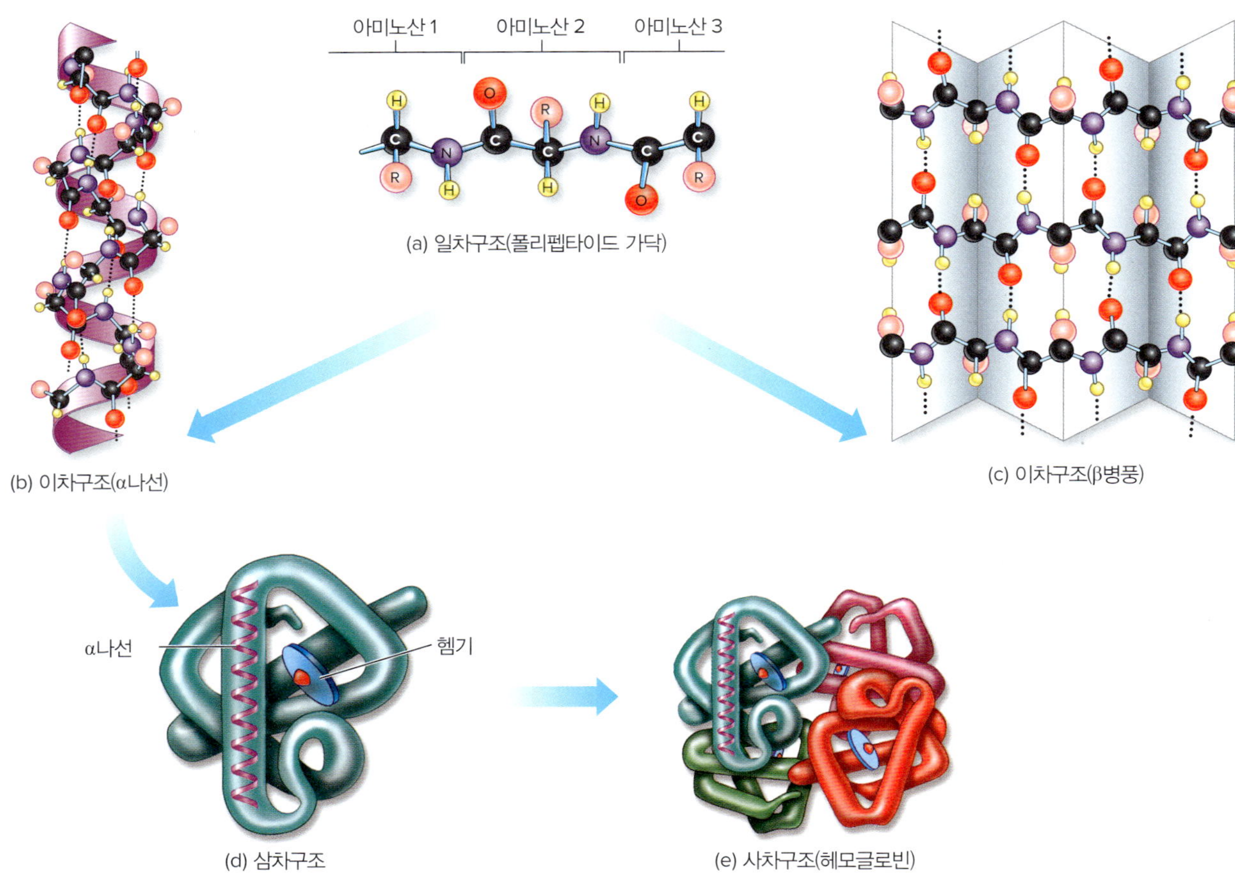

그림 1.33 단백질 구조. 일차구조(a)는 폴리펩타이드 사슬의 아미노산 서열이다. 이차구조는 아미노산들 사이의 수소결합에 의해 형성되는 사슬 구조인데, α나선(b)과 β병풍(c) 구조가 있다. 삼차구조(d)는 단백질의 3차원 구조이다. 둘 이상의 폴리펩타이드 사슬을 함께 결합된 단백질이 사차구조(e)이다. 산소를 운반하는 적혈구의 헤모글로빈을 사차구조의 한 예로 나타내었는데, 각각의 햄(heme)기는 중심의 철(Fe^{2+})을 납작한 유기분자 구조가 둘러싸고 있는 형태이다.

타이드 사슬은 **알파나선**(α helix) 또는 **베타병풍**(β pleated sheet)이라 하는 특정한 형태의 단백질 **이차구조**(secondary structure)를 가질 수도 있다(그림 1.33b,c).

대부분의 폴리펩타이드 사슬은 스스로 구부러지고 접혀서 복잡한 3차원적인 **삼차구조**(tertiary structure)를 만든다(그림 1.33d).

헤모글로빈과 인슐린 분자는 몇 개의 폴리펩타이드 사슬이 공유결합된 것인데 이런 분자 구조를 **사차구조**(quaternary structure)라고 한다. 예를 들어, 인슐린은 2개의 폴리펩타이드 사슬, 즉 21개의 아미노산으로 된 사슬과 30개의 아미노산으로 된 사슬로 구성되어 있다. 산소를 운반하는 적혈구단백질인 헤모글로빈은 4개의 폴리펩타이드 사슬로 구성된다(그림 1.33e).

효소 작용 기작

효소는 아미노산 사이의 물리적, 화학적 상호작용으로 생성되는 복잡하면서도 고도로 정렬된 삼차원 모양을 가진 커다란 단백질이다. 반응을 촉매하는 특정 포켓을 효소의 **활성부위**(active site)라 한다.

효소의 **기질**(substrate)이라 부르는 반응물 분자는 활성부위에 들어맞는 특정 모양을 가지고 있다. 따라서 효소는 특정 모양의 열쇠(기질)만 맞는 자물통으로 생각할 수 있다. 효소 활성에 대한 **자물통-열쇠모델**(lock-and-key model)을 그림 1.34에 설명하였다.

기질이 올바른 방향으로 접근하면 새로운 결합이 더 쉽게 형성된다. 효소가 기질에 더 잘 맞도록 약간의 구조 변화가 일어나는 효소 활성 모델을 **유도적응모델**(induced-fit model)이라 한다. 이것은 얇은 가죽 장갑을 착용하는 것에 비유할 수 있다. 손이 들어가면 장갑은 손의 윤곽에 맞게 유도된다. 반응 과정에서 일시적으로 형성된 **효소-기질복합체**(enzyme-substrate complex)는 반응 후 **산물**(product)과 변형되지 않은 효소로 분리된다.

효소는 기질과 활성에 대해 매우 특이적이기 때문에 액체 시료에서 특정 효소의 농도를 비교적 쉽게 측정할 수 있다. 일반적으로 특정 조건에서 효소가 기질을 산물로 변환시키는 속도를 측정하여 수행한다.

임상적용

질병이 조직을 손상하면 일부 세포가 죽고 효소를 혈액으로 방출한다. 효소의 활성은 특정 기질을 추가하여 시험관에서 측정할 수 있는데 이 활성은 혈액 내 효소 농도를 반영한다. 혈액 내 특정 효소의 증가는 특정 장기의 손상을 나타낼 수 있으므로 이런 검사는 질병 진단에 도움이 된다. 예를 들어 남성의 혈중 산성 인산분해효소(acid phosphatase) 수치의 증가는 전립샘 질환으로 인해 발생할 수 있다.

온도가 상승하면 효소가 촉매하지 않아도 반응의 속도가 증가한다. 이와 유사한 온도와 반응 속도 사이의 관계는 효소 촉매 반응에서도 나타난다. 0℃에서 반응 속도는 무척 느리다. 온도가 0℃ 이상으로 올라가면 반응 속도가 증가하지만, 어느 정도까지만 증가한다.

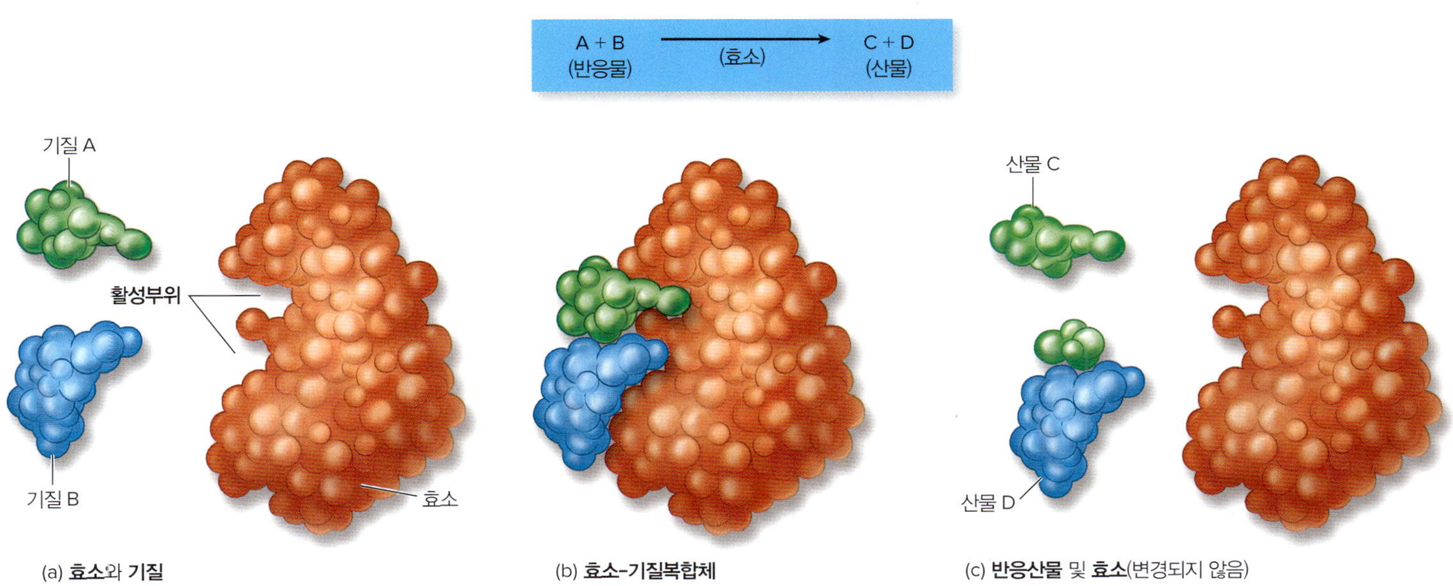

그림 1.34 효소 작용의 자물통-열쇠모델. (a) 기질 A와 B는 효소의 활성부위에 맞춰져, (b) 효소-기질복합체를 형성한다. 그런 다음 이 복합체는 (c) 해리되어 반응산물과 유리 효소를 방출한다.

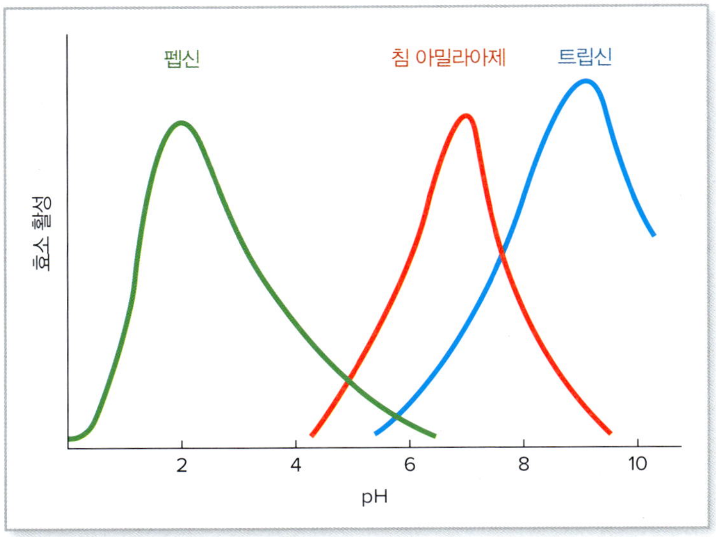

그림 1.35 세 소화효소의 활성에 대한 pH의 영향. 침 아밀라아제는 pH가 중성에 가까운 침에서 발견된다. 펩신은 산성의 위액에서 발견되며 트립신은 알칼리성 이자액에서 발견된다.

체온(37°C)보다 몇도 높은 온도에서 반응 속도는 더 이상 증가하지 않는다. 온도가 더 상승하면 실제로는 반응 속도가 **감소**한다. 이 감소는 고온에서 효소의 삼차구조가 변형되었기 때문이다.

효소 반응의 속도를 여러 pH 값에서 측정할 때도 비슷한 관계가 관찰된다. 각 효소는 효소에 **최적 pH**(optimum pH)인 아주 좁은 pH 범위에서 최대 활성을 나타낸다. 효소의 최적 범위 안에 들어가지 않도록 pH를 변경하면 반응 속도가 감소한다(그림 1.35). 이 효소 활성의 감소는 효소의 구조 변화와 활성부위를 구성하는 아미노산 잔기의 전하 변화 때문이다.

효소의 최적 pH는 일반적으로 효소가 발견되는 체액의 pH를 반영한다. 예를 들어, 단백질분해효소인 **펩신**(pepsin)의 산성 최적 pH는 위액의 강한 염산에서 활성을 갖도록 한다(그림 1.35). 마찬가지로, **침 아밀라아제**(salivary amylase)의 중성 최적 pH와 이자액 **트립신**(trypsin)의 알칼리성 최적 pH는 이들 효소가 소화관의 다른 부분에서 각각 녹말과 단백질을 소화하는 것을 가능하게 한다.

임상적용

소화효소의 최적 pH는 침의 경우 중성, 위액의 경우 산성, 이자액의 경우 알칼리성과 같이 소화계의 여러 영역별 pH 차이를 반영한다. 이는 이자 기능부전(이자염 또는 낭포성 섬유증으로 인하여 발생함)에 대한 효소 대체 요법에서 고려사항이다. 내부 장기의 세포에서 발견되는 효소의 최적 pH 차이는 실험실에서 행해지는 혈액검사에서 유용하다. 예를 들어 최적 pH가 다른 산성 탈인산화효소 또는 알칼리 탈인산화효소의 혈중 농도 상승은 각각 전립샘 또는 뼈의 질병을 나타낼 수 있다.

1.8 핵산

유전현상을 지배하는 핵심물질인 핵산에는 DNA와 RNA가 있으며, 뉴클레오타이드라고 하는 소단위체로 구성된다.

뉴클레오타이드(nucleotide)는 핵산의 소단위체로써, 탈수합성반응을 통해 긴 폴리뉴클레오타이드 사슬을 형성한다. 각 뉴클레오타이드는 3개의 더 작은 소단위체, 즉 5탄당(**펜토오스**), 당의 한쪽 끝에 붙은 인산기 그리고 당의 다른 쪽 끝에 붙은 질소성염기(nitrogenous base)로 구성되어 있다(그림 1.36). 질소성염기는 질소 원자를 포함하는 두 종류의 분자로써, 탄소와 질소로 구성된 하나의 고리로 된 **피리미딘**(pyrimidine)과 2개의 고리로 된 **퓨린**(purine)이 있다.

DNA

DNA(deoxyribonucleic acid) 구조는 유전암호의 기본이 된다. DNA의 뉴클레오타이드를 구성하는 당 분자는 **디옥시라이보스**

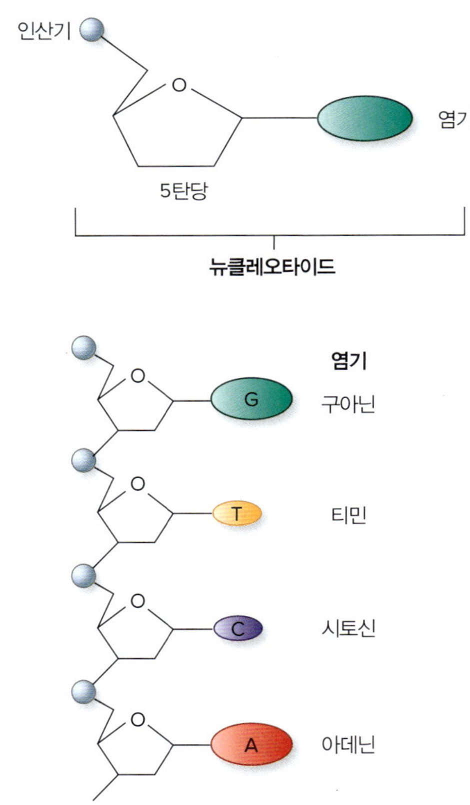

그림 1.36 핵산의 구조. 하나의 뉴클레오타이드 구성(위)과 폴리뉴클레오타이드의 구조(아래)를 보여준다. 폴리뉴클레오타이드는 뉴클레오타이드들을 당-인산결합으로 연결하는 탈수합성반응에 의해 형성된다.

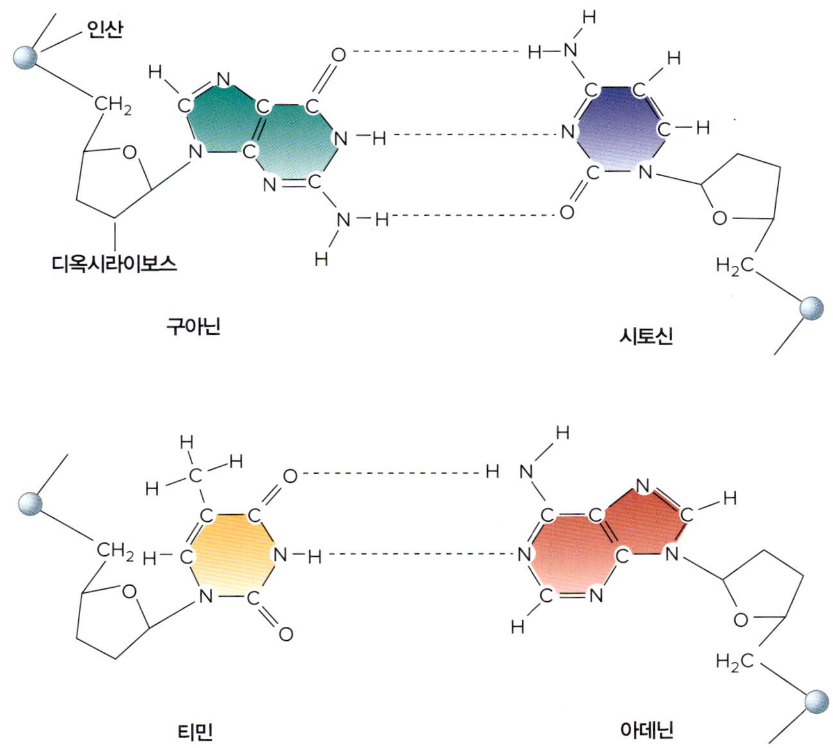

그림 1.37 DNA를 구성하는 4종류의 질소성염기. 수소결합이 구아닌과 시토신 그리고 티민과 아데닌 사이에서 형성된다.

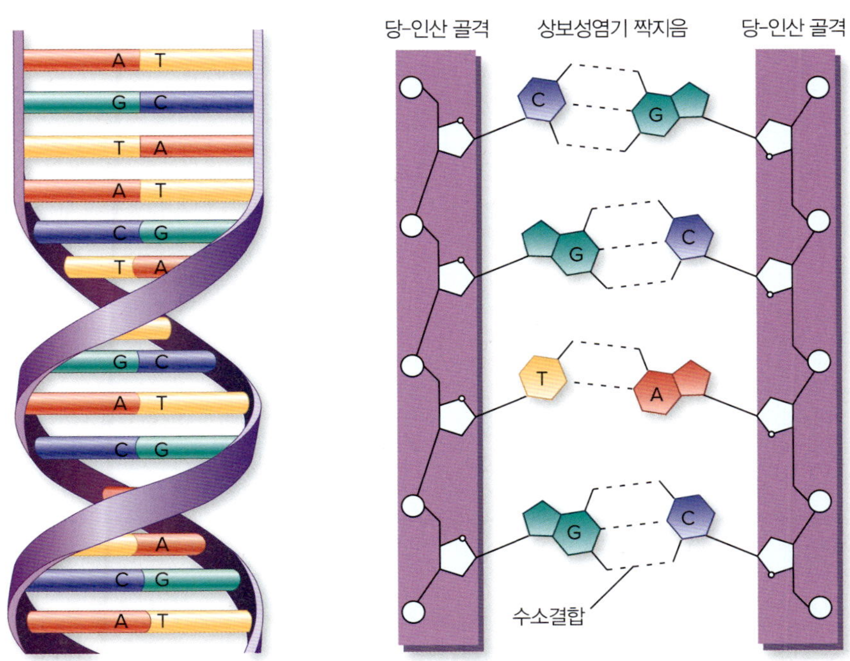

그림 1.38 DNA의 이중나선 구조. 두 가닥은 각 가닥의 상보성염기들 사이의 수소결합에 의해 붙들려 있게 된다.

(deoxyribose)라 불리는 5탄당이다. 각각의 디옥시라이보스는 4종의 염기 중 하나와 공유결합한다. 염기에는 2종의 퓨린, 즉 **구아닌**(guanine)과 **아데닌**(adenine), 그리고 2종의 피리미딘, 즉 **시토신**(cytosine)과 **티민**(thymine)이 있다(그림 1.37). 그래서 4가지 서로 다른 유형의 뉴클레오타이드가 긴 DNA 사슬을 형성한다.

뉴클레오타이드가 사슬을 형성할 때 한 뉴클레오타이드의 인산기와 다른 뉴클레오타이드의 디옥시라이보스 당이 탈수합성을 통해 물을 제거하고 당-인산 사슬로 연결된다. 질소성염기가 당 분자에 붙어 있기 때문에 당-인산 사슬은 '뼈대' 그리고 염기는 그 뼈대로부터 돌출된 모양이 된다. 이 염기들은 또 다른 뉴클레오타이드 사슬의 염기들과 수소결합을 할 수 있는데, 그렇게 되면 두 사슬은 이중가닥 DNA 분자가 되어, 염기쌍이 디딤대 역할하는 층계와 같은 구조가 된다(그림 1.38).

실제 구조에서는 이중가닥 DNA 분자의 두 사슬이 서로 꼬여 **이중나선**(double helix)을 형성함으로써 나선형 층계를 닮은 모양이 된다(그림 1.38). DNA의 퓨린 염기 수는 피리미딘 염기 수와 같은 것으로 알려져 있는데, 이는 이중가닥 DNA의 **상보성 염기쌍 법칙**(law of complementary base pairing)에 따라 형성되기 때문이다. 즉, 아데닌은 2개의 수소결합을 통해 티민과만 짝지을 수 있는 반면, 구아닌은 3개의 수소결합을 통해 시토신과만 짝지을 수 있다. 이 법칙을 이용하여 한 쪽 가닥의 염기서열을 알게 되면 상보적인 다른 가닥의 염기서열도 유추할 수 있다.

하나의 세포에 있는 모든 유전자들, 즉 인간 **유전체**(genome) DNA는 풀어 펼치게 되면 30억 개 이상의 염기쌍이 1 m 이상의 길이로 이어진다.

RNA

DNA와 마찬가지로 RNA도 당-인산결합으로 연결된 긴 뉴클레오타이드 사슬로 이루어져 있다. 하지만 RNA 뉴클레오타이드는 세 부분에서 DNA 뉴클레오타이드와 다르다(그림 1.39). 첫째, **리보뉴클레오타이드**(ribonucleotide)는 디옥시라이보스 대신에 **라이보스**(ribose) 당을 포함한다. 둘째, 티민 대신에 **우라실**(uracil) 염기가 발견된다. 셋째, RNA는 DNA와 같은 이중가닥이 아닌 단일폴리뉴클레오타이드 가닥으로 되어 있다.

세포질에서 작용하는 RNA 분자는 **정보RNA**(mRNA), **운반RNA**(tRNA) 그리고 **리보좀RNA**(rRNA), 세 가지 유형이 주를 이룬다. 이들은 모두 자신들의 DNA 정보에 따라 세포핵 안에서 합성된다.

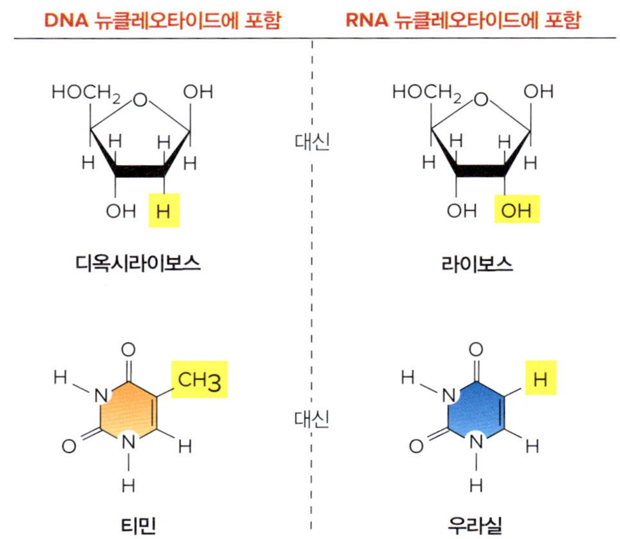

그림 1.39 DNA와 RNA를 구성하는 뉴클레오타이드와 당의 차이점. DNA는 디옥시라이보스와 티민을 갖고 있고 RNA는 라이보스와 우라실을 갖고 있다. 그 밖에 세 염기는 서로 같다.

요약

1. 생리학은 세포, 조직, 기관이 어떻게 기능하는지에 관한 연구이다.
2. 항상성은 내부환경의 동적 불변성을 말한다. 항상성은 음성되먹임회로를 통해 작용하는 기작에 의해 유지된다.
3. 신체는 근육, 신경, 상피, 결합조직의 4가지 유형의 일차조직으로 구성된다.
4. 근육조직에는 골격근, 심근, 평활근의 세 가지 유형이 있다. 골격근과 심근은 횡무늬근조직이다.
5. 외분비샘과 내분비샘은 상피막에서 파생된다.
6. 결합조직은 세포외 물질을 포함하는 세포 간의 공간이 큰 것이 특징이다. 고유결합조직은 성긴결합조직, 치밀섬유성결합조직, 지방조직 및 기타를 포함한 하위 유형으로 분류된다.

7. 공유결합은 원자들 간에 전자를 공유하는 가장 강한 화학결합이다.

8. 이온결합은 이온화합물을 만드는 원자들 사이에서 전자를 주고 받음으로써 전기적으로 양 또는 음전하를 띠게 되었을 때 형성되는 약한 결합이다.

9. 수소가 전기적 음성인 원자와 결합하여 약한 양전하를 띤 상태에서 또 다른 전기적 음성 원자를 만나면 수소결합이 형성된다.

10. 탄수화물은 탄소, 수소, 산소 원자가 1 : 2 : 1로 존재하며, 단당류가 탈수합성반응으로 축합하여 이당류, 다당류가 되며, 이 결합은 가수분해로 분리된다.

11. 지질은 물과 같은 극성 용매에 녹지 않는 유기분자이다. 여기에는 지방과 기름의 트라이글리세리드, 뇌에서 에너지원이 되는 케톤체, 인을 함유하고 있는 인지질, 4개의 고리구조이다.

12. 부신피질 및 생식소호르몬인 스테로이드 그리고 고리형 지방산의 일종으로 여러 조절기능을 하는 프로스타글란딘 등이 포함된다.

13. 단백질은 폴리펩타이드 사슬이 나선형태로 꼬인 이차구조, 휘고 접힌 삼차구조, 둘 이상의 폴리펩타이드 사슬로 이루어진 사차구조를 형성한다.

14. 대부분 효소는 단백질이며 생물학적 촉매이다. 촉매는 화학 반응의 속도를 증가시킨다.

15. 효소 촉매 반응의 반응물은 활성부위라고 하는 효소의 특정 포켓에 들어간다. 효소-기질복합체를 형성함으로써 기질 분자가 올바른 방향으로 이동하며 기존의 결합은 약화된다. 이는 새로운 결합이 더 쉽게 형성되도록 한다.

16. 각 효소는 해당 효소에 대한 최적 pH라고 하는 특정 pH에서 최적의 활성을 가지고 있다.

17. DNA는 데옥시리보오스 당을 함유한 4종류의 뉴클레오티드로 구성된다. 퓨린 염기에는 아데닌과 구아닌, 피리미딘 염기에는 시토신과 티민이 있다. 아데닌과 티민, 구아닌과 시토신 사이에 각각 3개, 2개의 수소결합이 형성됨으로써, DNA는 이중가닥 폴리뉴클레오타이드 사슬 형태를 이룬다.

18. RNA는 리보오스 당을 함유한 4종류의 뉴클레오티드로 구성된다. 염기에는 아데닌, 구아닌, 시토신, DNA의 티민에 해당하는 우라실이 있다. RNA는 단일가닥 폴리뉴클레오타이드 사슬 형태이며, 서로 다른 유형들이 유전자 발현에서 다른 기능을 한다.

문제

1. 다양한 상피막의 구조를 설명하고 그 구조가 기능과 어떻게 관련되는지 설명하시오.

2. 뼈, 혈액, 피부의 진피를 유사점으로 비교하시오. 이 조직 사이의 주요 구조적 차이점은 무엇인가?

3. 항상성 유지에서 길항적 음성되먹임 과정의 역할을 설명하시오.

4. 극성공유결합, 비극성공유결합 그리고 이온결합을 비교 설명하시오.

5. 섭취한 감자의 녹말, 간의 글리코겐, 혈당의 관계를 탈수합성과 가수분해로 설명하시오.

6. 효소 반응의 속도가 기질과 산물의 상대적 농도에 의해 어떻게 조절되는지 설명하시오.

7. DNA 분자가 자신의 사본을 합성할 때 어떻게 주형으로 작용하는지와 DNA 합성을 반보전적이라고 하는 이유를 설명하시오.

2 세포 구조와 유전적 조절

임상연구

28세의 조지는 엉덩이와 무릎 통증을 호소하고 있으며, 배도 부어 있다. 건강검진 결과 간과 비장 비대증으로 판명되었다. 그는 자신의 비대해진 간이 술과 약물 남용 때문일 것이라고 생각한다.

개 요

2.1 원형질막 그리고 관련 구조들

세포는 인체의 구조와 기능의 기본 단위이다. 세포의 여러 기능은 세포소기관에 의해 이루어진다. 원형질막(세포막)은 세포 내외간 소통 및 세포의 이동을 가능하게 한다.

세포는 일반적인 광학현미경에서 너무도 작고 단순해보여 하나의 살아있는 실체라는 사실을 받아들이기 어려울 정도이다. 마찬가지로 우리 몸의 기관과 기관계가 나타내는 생리현상이 이들 세포로부터 유래한다는 것 역시 놀라운 사실이다. 기능적 복잡성은 구조의 복잡성, 심지어 세포 아래 수준의 구조적 복잡성과 관련이 있다.

세포는 우리 몸의 기본적인 기능적 단위로서, 고도로 조직화된 분자 공장이다. 세포의 형태와 크기는 매우 다양하며, 이런 다양성은 세포들이 인체에서 다양한 기능을 하고 있음을 의미한다.

세포는 주요 세 부분으로 나누어 기술할 수 있다(그림 2.1).

1. **원형질막(세포막).** 선택적 투과성을 갖는 원형질막은 세포를 둘러싸서 형태를 만들며, 세포 내 구조들을 세포 외 환경으로부터 분리시킨다. 또한 원형질막은 세포 사이의 소통에도 관여한다.
2. **세포질과 세포소기관.** 세포질은 원형질막의 안쪽, 핵의 바깥쪽에 있는 수용성 내용물이다. 세포질에는 세포소기관들이(핵 제외) 있어서 특정한 기능을 수행하고 있다.
3. **핵.** 핵은 구형으로 세포소기관 중에서 가장 크며, DNA 또는 유전물질을 갖고 있으면서 세포의 활동을 지시한다. 핵은 하나 이상의 **인**(nucleolus)을 가지는데, 인은 단백질합성 장소인 리보솜의 생산 중심지이다.

원형질막의 구조

원형질막(plasma membrane) 또는 **세포막**(cell membrane)은 세포 내 모든 소기관의 막과 마찬가지로 주로 인지질과 단백질로 구성된다. 2장에서 서술된 인지질은 인산기를 포함하는 극성(친수성) 부분

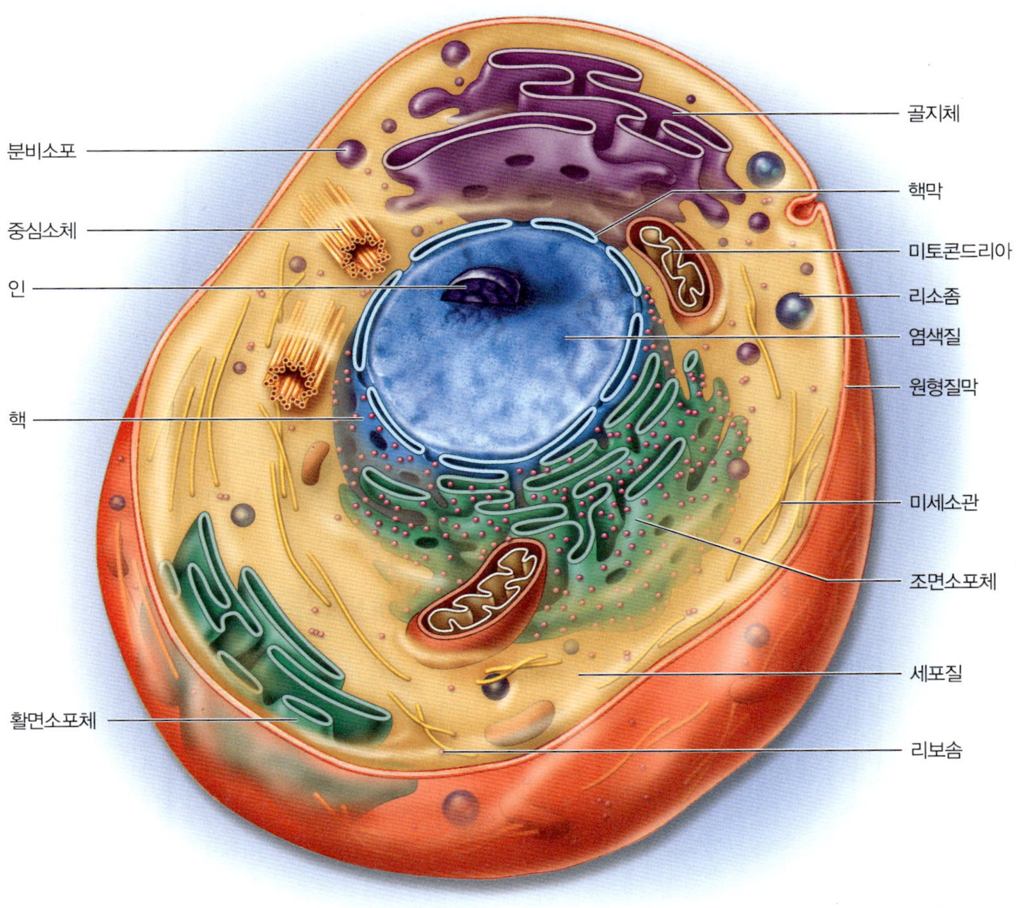

그림 2.1 주요 세포소기관을 보여주는 사람세포. 인체 대다수 세포들은 고도로 전문화되어 있기 때문에 여기에서 보여주는 것과 다른 구조를 하고 있다.

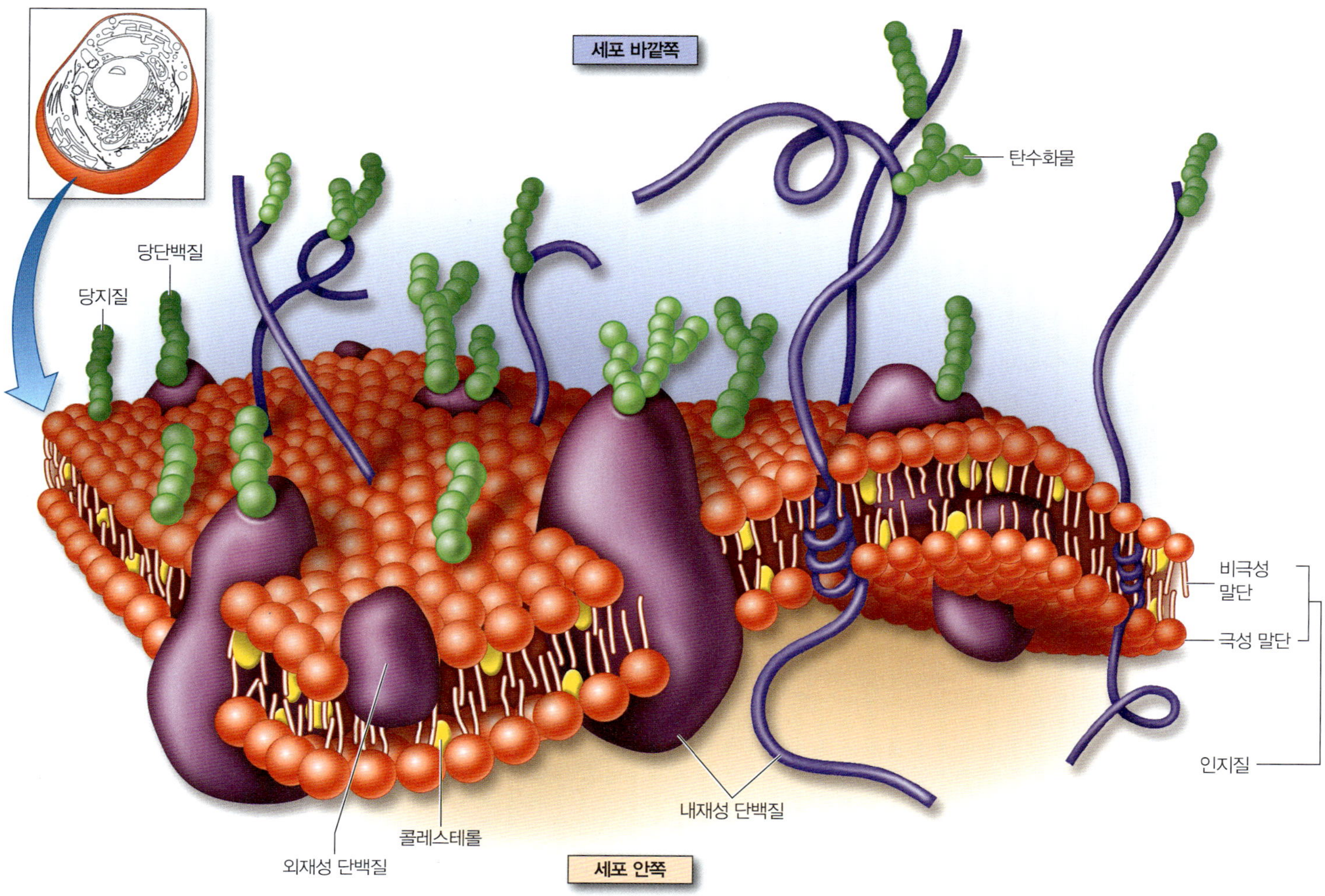

그림 2.2 원형질막의 유동모자이크모델. 원형질막은 인지질 이중층으로 구성되는데, 인지질의 극성 부위(공 모양)가 바깥쪽으로 향하고, 비극성 탄화수소(물결치는 꼬리)가 가운데 위치하고 있다. 단백질은 막의 전체 또는 부분적으로 걸쳐 있다. 탄수화물은 바깥 표면에 붙어 있다.

과 나머지 비극성(소수성) 부분으로 되어 있다. 막의 안팎이 모두 수성 환경이기 때문에 인지질의 비극성 부분은 막의 가운데로 모여들게 되고, 극성 부분은 막의 양쪽면에서 물과 접하게 된다. 그 결과 원형질막은 인지질 이중층이 된다.

막의 특정 기능과 선택적 수송 능력은 주로 막의 단백질 성분에 의한 것이다. 막단백질은 외재성 또는 내재성으로 나뉘는데, **외재성 단백질**(peripheral protein)은 막의 한쪽 면에 부분적으로 묻혀 있는 반면, **내재성 단백질**(integral protein)은 막을 통과하여 양쪽 면에 걸쳐 있다. 막은 끊임없이 변하는 모자이크 양상을 나타내기 때문에 **유동모자이크모델**(fluid-mosaic model)로 그 구조를 설명한다(그림 2.2).

원형질막의 단백질들은 여러 기능을 한다. 세포골격과 세포바깥 단백질을 연결해주는 구조단백질도 있고, 특정 분자를 기질로 하는 반응을 촉매하는 효소단백질도 있으며, 신경전달물질이나 호르몬과 같은 세포 외 조절물질에 대한 수용체단백질, 세포의 면역학적 유형을 지정해주는 "표지자" 역할하는 특이항원 단백질도 있다.

원형질막의 바깥층은 당단백질, 당지질, 탄수화물로 이루어진 막 주위의 **글라이코칼릭스**(glycocalyx)와 붙어 있다. 적혈구에서는 글라이코칼릭스에 포함된 당지질이 혈액형을 결정하는 항원 역할을 한다.

포식세포작용

세포 내외 구획 사이의 분자 및 이온의 이동은 주로 원형질막을 관통하는 방식으로 이루어진다. 하지만 세포 바깥의 더 많은 부분들은 **대량수송**(bulk transport) 방식으로 이동하는데, 여기에는 **포식세포작용**(phagocytosis)과 **세포 내 섭취**(endocytosis)가 있다.

호중성백혈구(neutrophil)로 알려진 백혈구와 **대식세포**(macrophage)라는 결합조직세포는 **아메바운동**(amoeboid movement)을 할 수 있다. 이 운동은 세포질의 일부를 뻗어 위족(pseudopod)을 만들고, 이를 당겨 세포가 **세포 외 기질**(단백질과 탄수화물로 구성된 젤 형태)을 따라 이동하게 된다. 이 과정은 원형질막에 걸쳐 있는 **인테그린**(integrin) 단백질과 세포 외 기질 단백질의 결합을 통해 이루어진다.

아메바운동을 하는 세포뿐만이 아니라 이동성이 없는 일부 간세포도 위족을 사용하여 세균과 같은 유기물 입자를 감싸서 삼킨다. 이런 방식으로 세포가 "먹는 것"을 **포식세포작용**(phagocytosis)이라 한다.

포식세포는 먹이를 위족으로 에워싼 다음 위족들을 융합한다. 위족의 내막은 삼킨 입자를 둘러싸는 연속적인 막을 형성하면서 원형질막으로부터 떨어져 나온다. 삼킨 입자는 이제 **식포**(food vacuole)라 불리는 세포소기관에 들어가 있게 된다. 뒤이어 식포는 리소좀(lysosome)이라는 세포소기관과 융합하게 됨으로써 먹이입자는 리소좀 효소들에 의해 소화된다.

세포 내 섭취

세포 내 섭취(endocytosis, 세포 내 유입)는 위족을 통해 원형질막을 바깥쪽으로 뻗는 것이 아니라 원형질막을 안쪽으로 고랑을 만드는 과정이다. 세포 내 섭취의 한 형태인 **음세포작용**(pinocytosis)은 여러 세포들에 의해 일어나는 비특이적 과정이다. 원형질막은 함입되어 깊고 좁은 고랑을 만들고 이 고랑의 꼭대기에 있는 막이 융합함으로써 세포외액체를 포함하는 소포가 원형질막에서 떨어져나와 세포로 들어가게 된다.

세포 내 섭취의 또 다른 유형은 원형질막의 더 좁은 영역에서 일어나는데, 세포가 세포 외 환경의 특정 분자에 반응할 때만 나타난다. 이 과정은 세포 외 분자가 원형질막의 특정수용체단백질과 결합해야만 일어나기 때문에 **수용체매개 세포 내 섭취**(receptor-mediated endocytosis)라 한다.

수용체매개 세포 내 섭취에서 세포외액의 특정 분자와 특정 수용체 막단백질의 상호작용은 막의 함입, 융합 및 소포형태로의 분리를 유도한다(그림 2.3). 이 소포에는 다른 방법으로는 세포 내로 들어올 수 없는 세포외액과 분자들이 포함되어 있다. 예를 들어, 특정단백질에 결합된 콜레스테롤은 수용체매개 세포 내 섭취를 통해 동맥세포로 들어오는데, 이는 부분적으로 죽상동맥경화증(atherosclerosis)의 원인이 된다).

세포 외 배출

세포 외 배출(exocytosis)은 세포의 생성물을 세포 밖으로 분비하는 과정이다. 배출 또는 분비될 단백질을 포함한 분자들은 골지체에서 소포로 포장된다. 세포 외 배출과정에서 분비소포는 원형질막과 융합함으로써 내용물을 세포 밖으로 배출한다. 예를 들어, 신경전달물질도 이 방식으로 분비된다.

세포 외 배출 중에 세포의 분비소포가 원형질막과 융합하면 원형질막의 총 표면적은 증가하며, 세포 내 섭취 중에 손실된 원형질막 부분을 대체하게 된다.

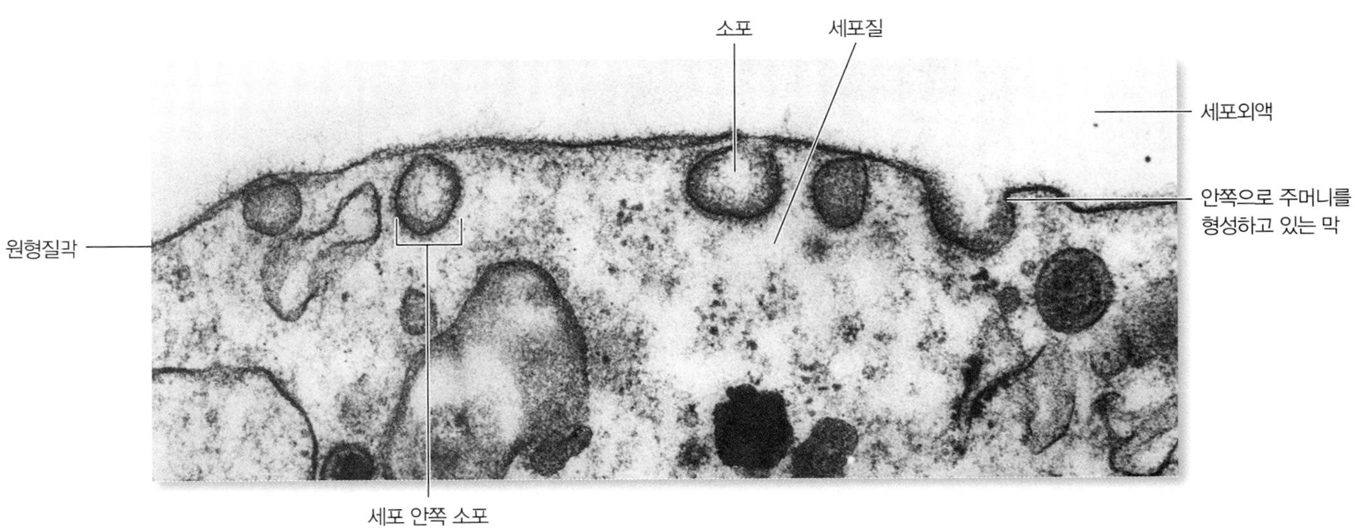

그림 2.3 세포 내 섭취를 보여주는 간세포 전자현미경 사진. 사진의 원형질막은 함입하여 세포 외 물질을 채운 소포를 만들어 막에서 떨어져 나온다. ©Don W. Fawcett/Science Source

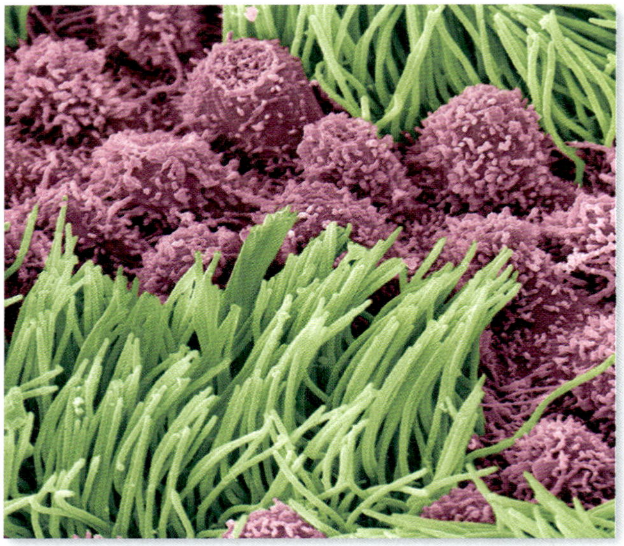

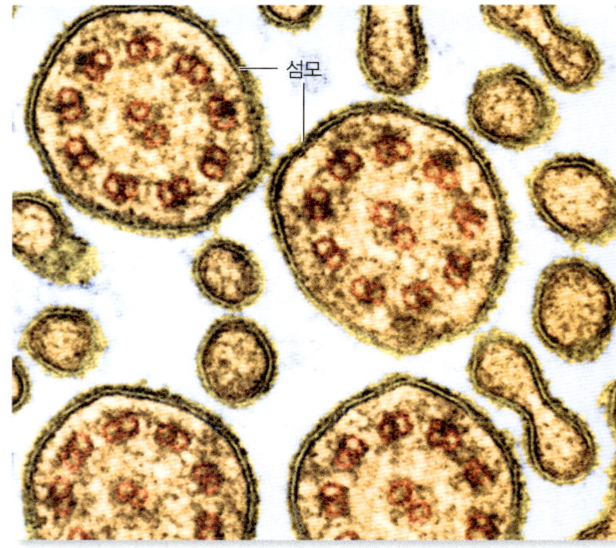

그림 2.4 섬모의 전자현미경 사진. (a) 기관(trachea) 내벽 상피에 나있는 섬모의 주사전자현미경 사진. (b) 미세소관의 "9+2" 배열을 보여주는 섬모 단면의 투과전자현미경 사진이다. (a) Steve Gschmeissner/Science Photo Library RF/Science Source (b) ©Don W. Fawcett/Science Source

섬모와 편모

섬모(cilia)는 세포표면에서 세포외액쪽으로 돌출한 아주 작은 머리털같은 구조이다. **운동성 섬모**는 보트의 노를 젓는 것처럼 일제히 규칙적으로 움직인다. 이런 운동성 섬모는 인체의 특정 부위에서만 발견되는데, 속이 빈 기관의 내강을 따라 펼쳐져 있는 상피세포들의 정단면에서 섬모가 뻗어나 있다. 예를 들어, 호흡계와 여성 생식관에서 섬모성 상피세포가 발견된다. 기도에서는 섬모에 의해 인두(목구멍)로 운반된 점액이 삼켜지거나 가래로 뱉어지고, 여성 생식관에서는 상피층의 섬모운동에 의해 난자가 자궁쪽으로 이동하게 된다.

섬모는 **미세소관**(microtubule)으로 이루어져 있으며, 원형질막의 특화된 부분으로 둘러싸여 있다. 섬모의 둘레를 따라 9쌍의 미세소관이 배열되어 있는데, 운동성 섬모는 중앙에 한 쌍의 미세소관이 더 있어서 "9+2" 배열을 하는 반면(그림 2.4), 비운동성 일차섬모에는 한 쌍의 중앙 미세소관이 없어서 "9+0" 배열을 하게 된다.

정자는 인체에서 **편모**(flagella)를 가지는 유일한 세포이다. 편모는 정자를 추진시키는 채찍과 같은 구조로써, 운동성 섬모처럼 미세소관이 "9+2" 배열을 하고 있다. 편모에 의해 나타나는 정자의 운동성에 대해서는 생식계에서 다루게 될 것이다.

미세융모

인체에서 빠른 확산이 요구되는 부위의 세포막은 **미세융모**(microvilli)라는 수많은 주름을 통해 표면적을 증가시킨다. 예를 들어, 장에서 소화된 물질이 상피세포막을 가로질러 빠르게 이동하는 것은 장의 내강쪽 상피세포막이 손가락 모양의 작은 돌기를 무수히 만들어 그 표면적을 증가시키고 있기 때문이다(그림 2.5). 이와 유사한 미세융모가 여과된 혈액으로부터 다양한 분자들을 재흡수해야 하는 신장 세뇨관의 상피에서도 발견된다.

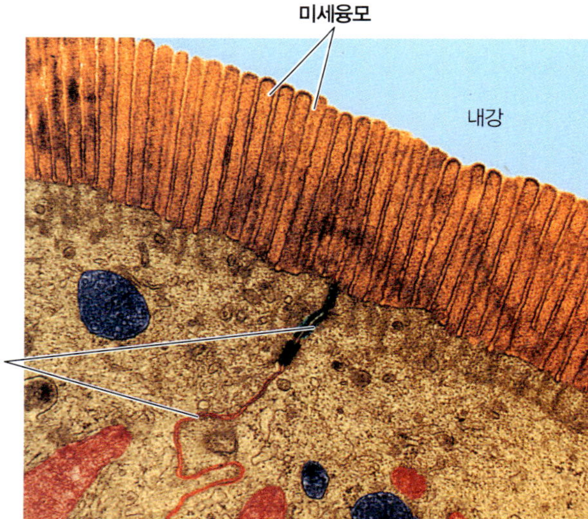

그림 2.5 소장의 미세융모. 미세융모를 보여주는 채색한 전자현미경 사진이다. 이웃한 두 세포가 연접복합체를 통해 연결되어 있다. ©Dennis Kunkel/Phototake

2.2 세포질과 세포소기관들

세포의 여러 기능들은 세포소기관에 의해 수행되는데, 여기에는 소화효소를 포함하고 있는 리소좀과 세포가 필요로 하는 대부분의 에너지를 생산하는 미토콘드리아가 있으며, 다른 소기관들은 세포 생성물들의 합성과 분비에 관여한다.

세포질과 세포골격

핵 내의 물질을 제외한 세포 내 물질을 **세포질**(cytoplasm)이라 한다. 세포질은 현미경 하에서 관찰되는 **세포소기관**(organelle)과 이들을 둘러싸는 **세포기질**(cytosol)을 포함한다. 세포기질은 균질한 용액이 아니며, **미세소관**과 **미세섬유**(microfilament) 형태의 단백질섬유가 복잡한 격자배열로 세포소기관들을 둘러싸고 있는 고도로 조직화된 구조이다

미세섬유와 미세소관의 격자배열은 **세포골격**(cytoskeleton)으로 작용한다(그림 2.6). 이 골격구조는 고정되어 있지 않고 아주 빠르게 이동하고 재조직화될 수 있다. 근수축을 일으키는 액틴(actin)과 미오신(myosin)을 포함한 수축성 단백질은 대다수 세포에서 미세섬유 및 미세소관과 연관되어 있다. 튜불린(tubulin) 단백질의 중합체인 **미세소관**은 운동단백질이 세포질에서 화물을 운반하는데 필요한 통행로를 제공한다. 뿐만 아니라 미세소관은 유사분열과 감수분열과정에서 염색체를 당겨 서로 떼어놓는 **방추사**를 형성한다. 미세소관은 또한 섬모와 편모의 중심부를 형성함으로써 그들의 형태와 운동에 관여한다.

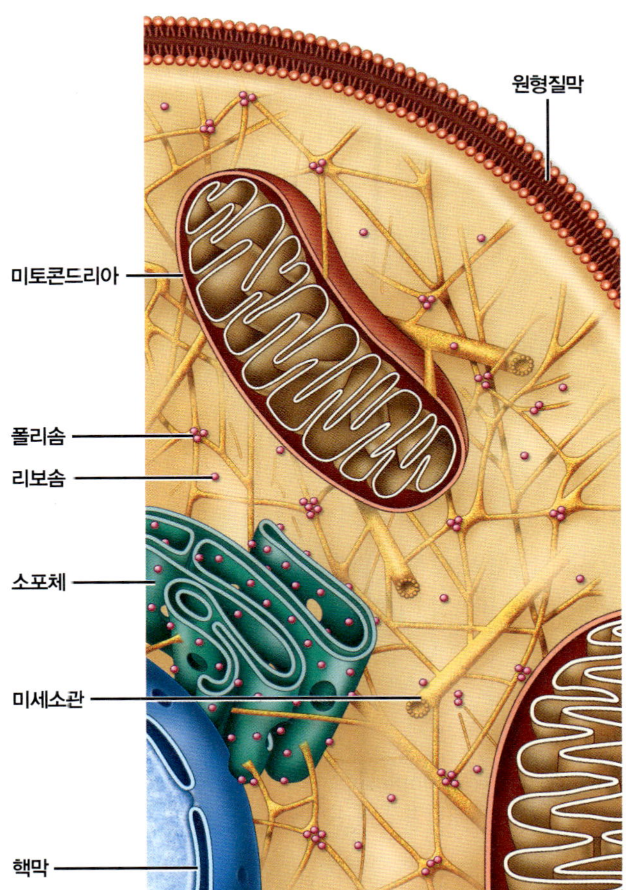

그림 2.6 미세소관에 의한 세포골격 형성. 미세소관은 세포의 운동성과 세포 내 물질의 이동에 중요하다.

리소좀

세포의 소화효소는 세포질로부터 분리되어 **리소좀**(lysosome)이라는 막성 세포소기관에 농축되어 있는데, 여기에는 60종 이상의 효소가 있다. **일차리소좀**(primary lysosome)의 내부 환경은 주변 세포질보다 더 산성이며, 분해효소만 포함하고 있다.

일차리소솜은 식포와 융합하여 **이차리소좀**(secondary lysosome)을 형성함으로써 삼킨 세포 외부물질을 포함하게 된다. 세포 내 분자나 세포소기관도 액포(vacuole)에 둘러싸인다면 리소좀에 의해 분해될 수 있는데, 이를 **자가포식현상**(autophagy)이라 한다. 자가포식현상에서는 바이러스와 같은 세포 내 대상물을 독특한 이중막 액포로 감싸게 되는데, 이런 액포를 **자가포식소체**(autophagosome)라 한다. 바이러스를 감싼 자가포식소체는 리소좀과 융합하게 되고, 리소좀효소는 바이러스를 분해하게 된다. 따라서 자가포식현상은 면역에 기여하게 된다.

리소좀막이 파손되면 방출된 소화효소들에 의해 세포가 파괴될 수 있기 때문에 리소좀을 자살봉지(suicide bag)라고도 한다. 이런 현상은 **예정세포사**(programmed cell death) 또는 **세포자멸사**(apoptosis)에서 정상적으로 일어난다. 한 예로 배아발달과정에 배아가 성숙하면서 초기 구조가 재조직되거나 대체되어야 할 경우, 조직 소실은 반드시 수반되어야 한다.

퍼옥시좀

퍼옥시좀(peroxisome)은 산화반응을 촉진하는 몇몇 특정효소를 포함하는 막성 세포소기관으로, 대부분의 세포에 존재하지만 특히 간에 있는 것이 크고 활성도 높다.

퍼옥시좀은 특정 유기분자로부터 수소를 제거하는 효소들을 갖고 있다. 수소를 제거함으로써 분자를 산화시키는데 이런 반응을 촉진하는 효소를 **산화효소**(oxidase)라 한다. 수소는 산소 분자(O_2)에 전

달되어 **과산화수소**(H_2O_2)가 형성된다. 퍼옥시좀은 아미노산과 지질의 대사 그리고 담즙산 생산에서 중요한 역할을 한다.

퍼옥시좀의 **과산화수소분해효소**(카탈라아제)는 $2H_2O_2 \rightarrow 2H_2O + O_2$ 반응을 촉매함으로써 과도한 과산화수소(H_2O_2)의 축적을 방지한다. 과산화수소를 상처 부위에 부었을 때 나타나는 빠른 현상이 이 효소에 의한 반응이다.

미토콘드리아

성숙한 적혈구를 제외한 모든 인체세포는 백에서 수천 개의 **미토콘드리아**(mitochondria)를 갖고 있다. 미토콘드리아는 세포가 필요로 하는 대부분의 에너지를 생산하는 장소이다.

미토콘드리아는 크기와 모양이 다양하지만 모두 같은 기본 구조를 가진다(그림 2.7). 각각의 미토콘드리아는 내막과 외막으로 둘러싸여 있으며, 두 개의 막 사이에는 막간 공간이 있다. 외막은 매끈하고 내막은 **크리스테**(cristae)라는 많은 주름이 있는데, 크리스테는 선반처럼 미토콘드리아의 중심부 **기질**(matrix) 쪽으로 돌출되어 있다. 크리스테와 기질은 미토콘드리아 내부 공간을 구획화하여 에너지 생산에서 다른 역할을 한다.

미토콘드리아는 **융합**(fusion) 과정을 통해 합쳐질 수 있고 **분열**(fission) 과정을 통해 스스로 증식할 수도 있다. 일반적으로 모든 미토콘드리아는 모체로부터 전해진다. 미토콘드리아 DNA는 작은 원형 이중가닥 분자구조로써 세포핵 DNA보다 원시적인 형태를 하고 있다.

미토콘드리아가 유산소세포호흡에 필요하고 따라서 세포 생존에 필수적이라 하더라도 미토콘드리아가 생성하는 활성산소종은 세포를 죽일 수도 있다. 또한 미토콘드리아가 손상을 입으면 미토콘드리아의 독성분자가 세포질로 누출되어 숙주세포에 해가 될 수도 있다. 세포는 손상된 미토콘드리아를 자가포식소체에 가두어 자신을 보호하고 앞서 언급한 바와 같이 자가포식현상을 통해 처리한다.

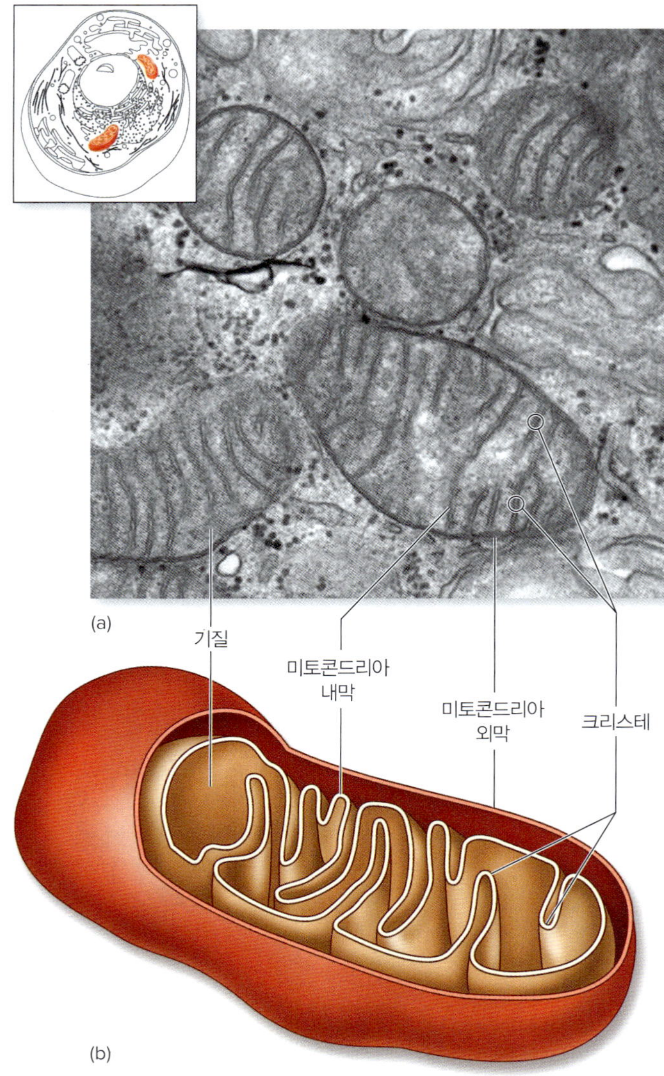

그림 2.7 미토콘드리아의 구조. (a) 몇몇 미토콘드리아를 보여주는 전자현미경 사진이다. 미토콘드리아 내막으로 만들어진 크리스테가 보인다. (b) 미토콘드리아의 모식도이다. (a) EM Research Services, Newcastle University

리보솜

리보솜(ribosome)은 세포의 "단백질 공장"으로도 불리는데, 이곳에서 mRNA의 유전정보에 따라 단백질이 생산되기 때문이다. 리보솜은 약 25nm의 아주 작은 크기이며, 세포질에서 독립된 형태로, 또는 소포체 표면에 부착된 형태로 발견된다.

하나의 리보솜은 원심분리기의 침강속도에 따라 각각 30S와 50S(Svedberg 단위)의 두 소단위체로 구성된다. 각각의 소단위체는 리보솜RNA(rRNA)와 단백질로 구성된다. 대다수 과학자들의 처음 기대와는 달리 rRNA 분자는 리보솜에서 일어나는 여러 단백질합성반응에서 **리보자임**(ribozyme)이라는 효소로 작용한다.

소포체

모든 세포는 **소포체**(endoplasmic reticulum, ER)라고 하는 막성 체계를 갖고 있는데, 여기에는 **조면소포체**(rough ER, 그림 2.8)와 **활면소포체**(smooth ER), 두 종류가 있다. 조면소포체는 표면에 리보솜이 붙어 있는 반면 활면소포체에는 없다. 활면소포체는 여러 종류의 세포에서 다양한 기능을 한다. 예를 들어 스테로이드호르몬의 생성과 불활성화에 관련된 효소들의 반응장소가 되고, 횡문근세포에서 Ca^{2+} 저장소 역할을 한다. 조면소포체는 단백질합성과 분비가 활발한 외분비샘 또는 내분비샘 세포에 풍부하다.

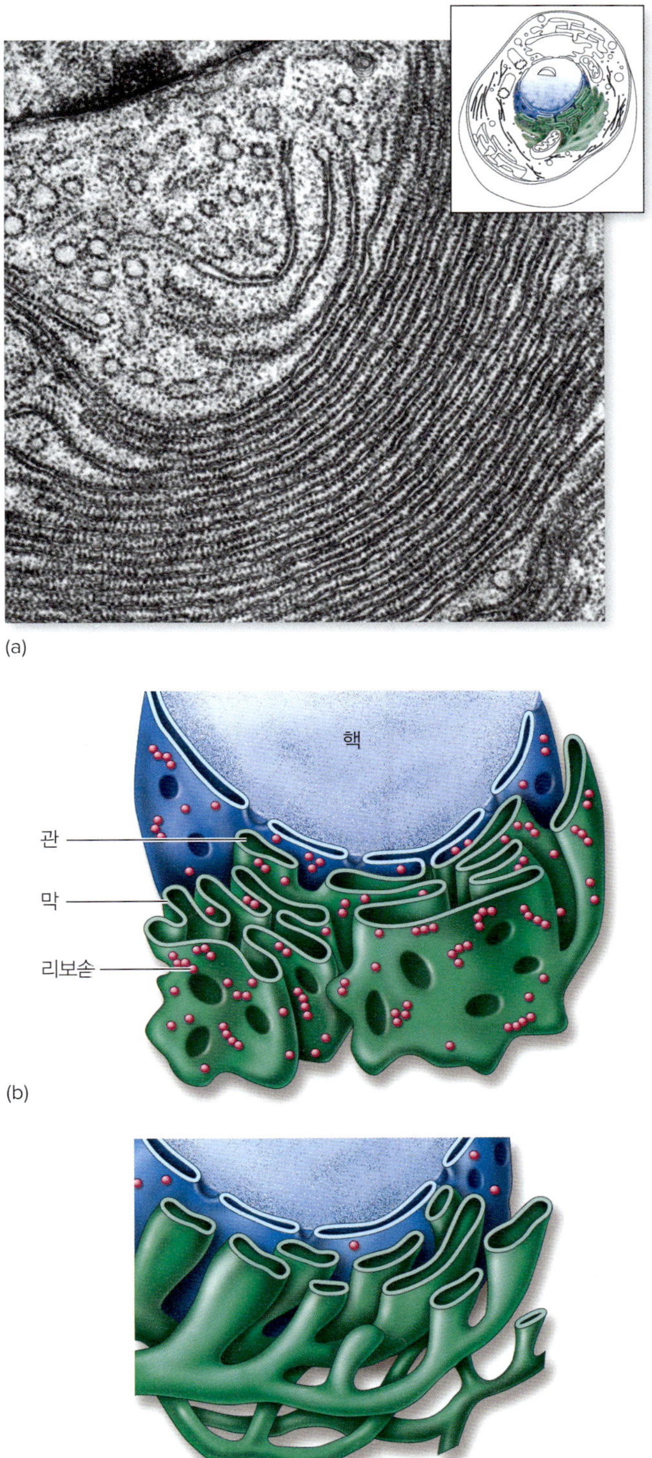

그림 2.8 소포체. (a) 조면소포체의 전자현미경 사진(약 100,000배율). 조면소포체(b)는 표면에 리보솜을 부착하고 있는 반면에, 활면소포체(c)는 리보솜이 없다.
(a) Oxford Scientific/Getty Images

골지체

골지체(Golgi complex, Golgi apparatus)는 골지낭(Golgi sac)이라는 납작한 주머니를 여러 장 쌓아놓은 무더기로 되어 있다(그림 2.9). 골지낭 내부에는 **시스터네**(cisternae)라고 하는 공간이 있다.

세포 생산물이 어떤 방식으로 골지체를 지나 이동하든 생산물은 화학적 변형을 거쳐 원형질막을 향한 골지낭으로 들어가고 여기서 소포로 포장되면서 떨어져 나온다. 골지체를 떠나는 소포는 내용물

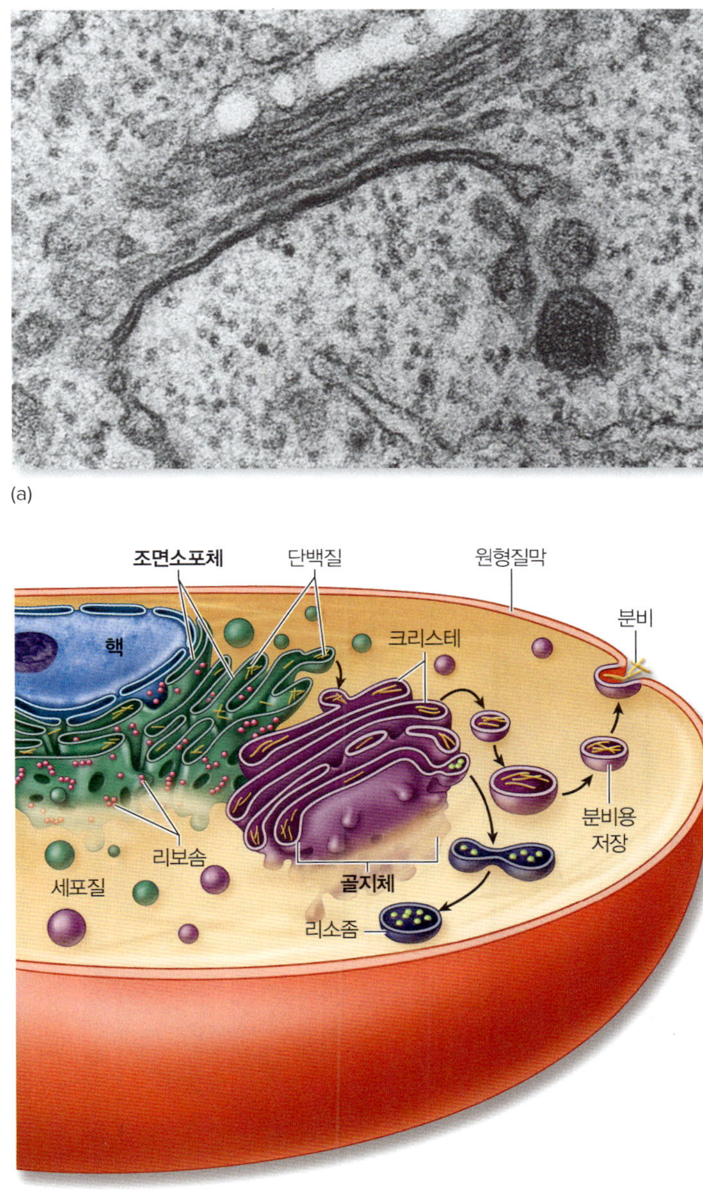

그림 2.9 골지체. (a) 골지체의 전자현미경 사진이다. 납작한 주머니 끝에서 소포가 형성되고 있다. (b) 조면소포체와 골지체에 의한 단백질가공과정을 나타낸 그림이다. (a) ©Science History Images/Alamy Stock Photo

의 특성에 따라 리소좀이 되거나 세포 외 배출을 통해 세포 밖으로 내용물을 방출하는 분비소포가 되거나 또 다른 기능을 하게 된다.

세포 외 배출의 역행과정은 앞서 기술한 세포 내 섭취이며, 이때 형성되는 막성 소포는 **엔도솜**(endosome)이다. 세포 외 배출에 의해 방출된 단백질의 일부는 그림 2.9에 묘사된 경로의 역행 경로를 통해 재활용된다. 이 역행 경로를 통해 세포외액의 단백질이 세포 내로 들어와 골지체와 소포체로 유입되기 때문에 **역행 수송**(retrograde transport)이라 한다. 마찬가지로 콜레라독소와 같은 일부 독소나 바이러스 단백질(HIV 성분 포함)도 역행 수송을 통해 세포를 감염한다.

2.3 세포핵과 유전자 발현

핵은 세포 DNA가 들어 있는 세포소기관이다. 유전자의 크기는 특정 폴리펩타이드 사슬을 암호화하고 있는 DNA의 길이에 해당한다. 유전자가 발현되기 위해서는 먼저 상보적인 RNA 분자가 합성되어야 하는데, 이 과정을 유전자 전사라고 한다.

대다수 인체세포는 단 하나의 **핵**(nucleus)을 가진다(그림 2.10). 핵은 2개의 막, 즉 내막과 외막으로 된 **핵막**(nuclear envelope)에 둘러싸여 있다. 외막은 세포질의 소포체에 이어져 있다. 외막과 내막은 여러 지점의 **핵공복합체**(nuclear pore complex)를 통해 융합하고 있다. 핵공복합체는 2개의 막을 함께 붙들어주는 기능을 하며, 그 가운데는 구멍나 있는 핵공(nuclear pore)이 있다. 핵공은 서로 연결된 단백질 고리와 기둥으로 둘러싸여 있다. 작은 분자들은 확산을 통해 복합체를 통과할 수 있으나 핵공을 통한 단백질과 RNA의 이동은 선택적인 과정으로써, 핵공복합체 단백질이 화물을 핵 안팎으로 수송하기 위해서는 에너지가 필요하다.

핵 DNA상에 존재하는 유전자는 mRNA 생산에 필요한 유전암호를 가진다. mRNA 분자가 핵공을 통해 세포질로 수송되면 리보솜과 결합하게 된다. 이때 mRNA는 특정 단백질합성을 위한 유전암호를 제공한다.

mRNA 염기서열은 mRNA를 암호화하는 유전자의 DNA 염기서열에 의해 결정된다. 따라서 **유전자 발현**(genetic expression)은 두 단계를 거치는데, 먼저 RNA를 합성하는 **유전자 전사**(genetic transcription) 단계이며, 그 다음은 단백질을 합성하는 **유전자 번역**(genetic translation) 단계이다.

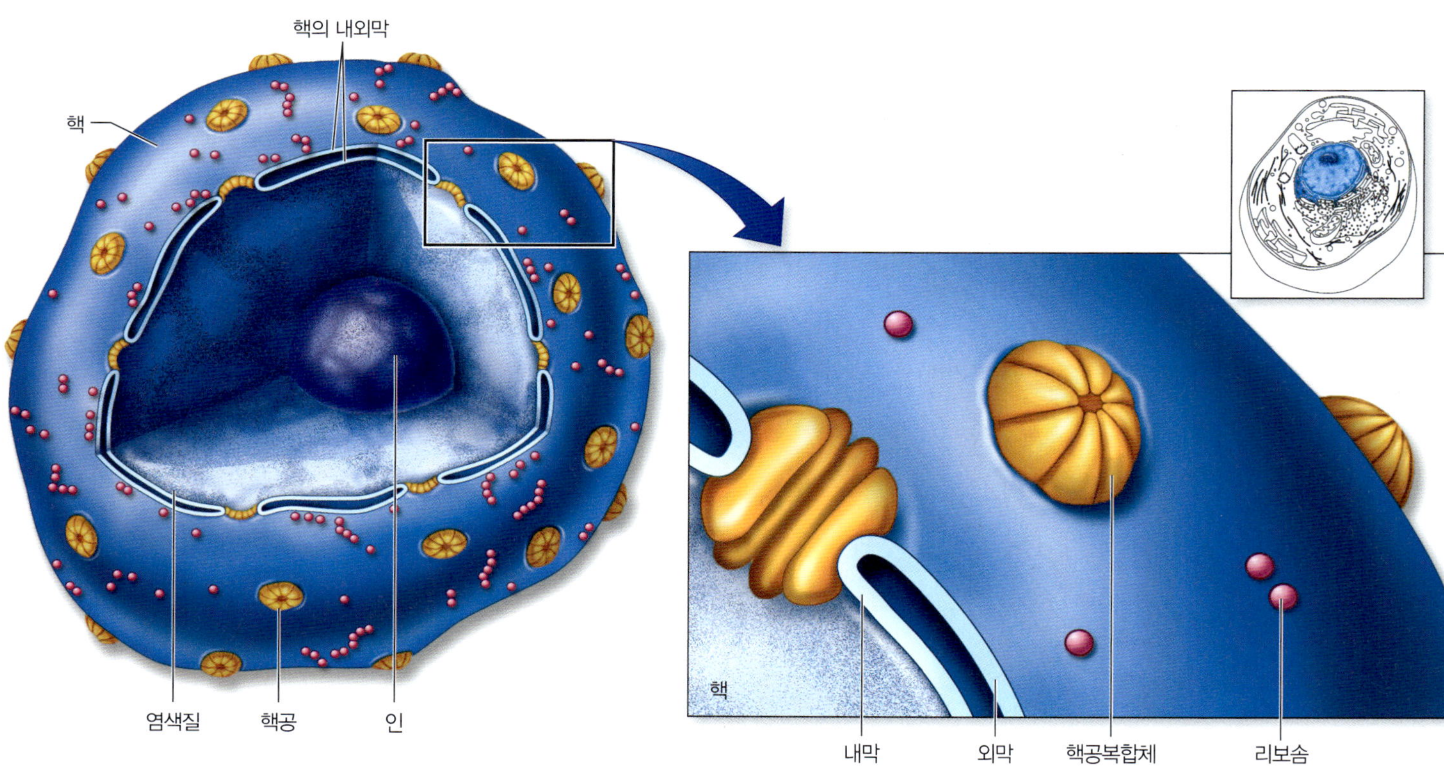

그림 2.10 핵막과 핵공. 핵의 내외막과 핵공복합체를 나타낸 그림이다. 핵속의 인도 보인다.

각각의 핵에는 **인**(nucleoli)이라고 불리는 어두운 영역이 하나 이상 존재하는데(그림 2.10), 인은 막으로 둘러싸여 있지는 않다. 인의 DNA는 리보솜 RNA(rRNA)를 암호화하는 유전자를 포함하고 있다.

유전체와 단백질체

유전체(genome)라는 용어는 특정 개체 또는 특정 종의 모든 유전자들을 지칭한다. **유전자**(gene)는 전통적으로 폴리펩타이드 사슬을 암호화하는 DNA 부위이다.

사람 유전체의 유전자를 규명한 **사람 유전체 프로젝트**(Human Genome Project, HGP)는 2001년 완성되었다. 사람 유전체 프로젝트를 통해 사람은 단백질을 암호화하는 유전자를 약 20,000개 가진 것으로 밝혀졌는데, 이는 예상보다 훨씬 적은 것이었다. 과학자들은 단백질을 암호화하는 영역이 유전체의 1%에 불과하다는 사실에 놀랐다. 그리고 나머지 영역은 당시에는 쓸모없는 DNA로 간주하였으나 이는 잘못된 생각이었다. 유전체의 일부는 mRNA의 번역을 억제하는 microRNA와 같은 RNA 분자를 암호화하여 유전자 발현을 조절한다. 다른 일부는 프로모터 부위로 작용하여 인접한 유전자의 발현조절에 참여한다. 또 다른 일부는 멀리 떨어진 유전자의 발현을 조절하는 인헌서 부위로 작용하기도 한다.

최근까지도 하나의 유전자는 하나의 폴리펩타이드 사슬(어떤 단백질은 둘 이상의 폴리펩타이드 사슬로 구성됨)을 암호화하는 것으로 정의하였다. 하지만 각각의 세포는 100,000개가 넘는 서로 다른 단백질을 생산하기에 단백질의 수가 유전자의 수를 크게 초과하게 되는 것이다. **단백질체**(proteome)라는 용어는 유전체로부터 생산되는 모든 단백질들을 지칭하기 위해 도입되었다.

단백질체 이해를 위한 하나의 과제는 모든 단백질을 규명하는 것인데, 이것은 많은 연구실과 생명공학회사가 관여해야 하는 거대한 과제이다. 단백질의 기능은 그 성분 조성뿐만 아니라 삼차원 또는 삼차구조 그리고 다른 단백질들과의 상호작용 방식에도 영향을 받는다. 과학자들은 유전체학(genomics), 단백질체학(proteomics) 그리고 관련 분야의 연구를 통해 예견할 수 있는 미래를 개척하게 될 것이고 머잖아 중요한 의학적 실용화를 달성할 것이다.

염색질

핵 DNA는 단백질과 결합하여 실모양의 물질인 **염색질**(chromatin)을 형성하고, 염색질은 염색체를 구성한다. 염색질의 단백질 함량은 대부분 **히스톤**(histone)이다. 히스톤 단백질은 양전하를 띠고 조직화하여 실감개(spool)를 형성하고, 그 주위를 음전하를 띤 DNA 가닥이 휘감는다. 하나의 실감개는 146염기쌍 길이의 DNA가 히스톤 단백질의 핵심부를 두 바퀴 감는다. 이렇게 하여 만들어진 알갱이를 **뉴클레오솜**(nucleosome)이라 한다(그림 2.11).

유전자 전사(RNA 합성)가 활발한 염색질은 비교적 풀려 있는 형태로써 **진정염색질**(euchromatin)이라 한다. 이에 반해서 심하게 응축되어 있어 핵에서 얼룩처럼 보이는 영역은 **이질염색질**(heterochromatin)이라 한다. 응축상태인 염색질 부위의 유전자는 불활성 상태이다.

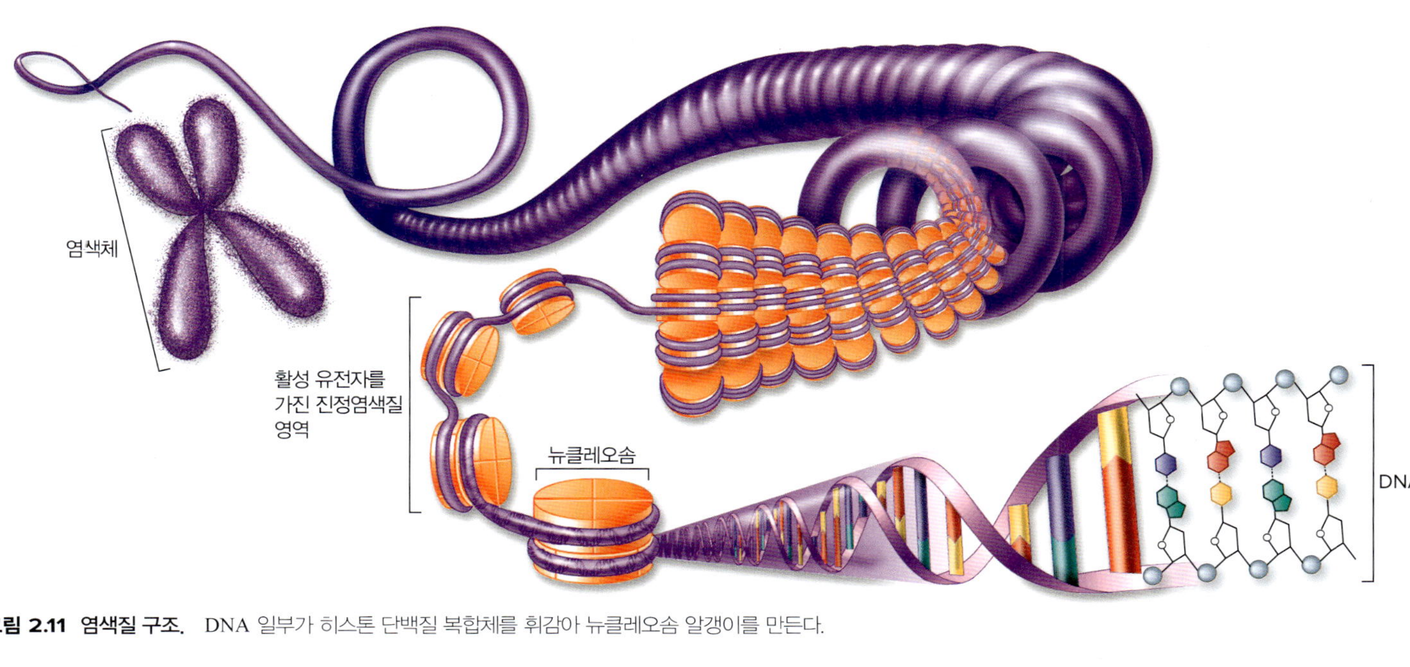

그림 2.11 염색질 구조. DNA 일부가 히스톤 단백질 복합체를 휘감아 뉴클레오솜 알갱이를 만든다.

RNA 합성

하나의 유전자는 수천 개의 뉴클레오타이드쌍으로 된 DNA 조각이다. 사람세포의 DNA는 30억 개 이상의 염기쌍으로 되어 있기 때문에 적어도 300만 종류의 단백질을 만들기에 충분하다. 하지만 사람세포가 이보다 적은 평균 30,000~150,000종류의 단백질을 갖고 있다는 사실은 각 세포가 가진 DNA의 일부만이 단백질합성에 이용된다는 것을 의미한다. DNA 일부는 불활성화 상태이거나 중복되어 있고 또 어떤 부분은 단백질 암호화 부위를 조절하는 기능을 하는 것 같다.

유전암호가 특정 단백질로 번역되려면, 먼저 DNA 암호는 RNA 가닥으로 복사되어야 한다. 이는 **DNA-유도 RNA합성**(DNA-directed RNA synthesis) 과정인 **유전자 전사**(genetic transcription)를 통해 이루어진다.

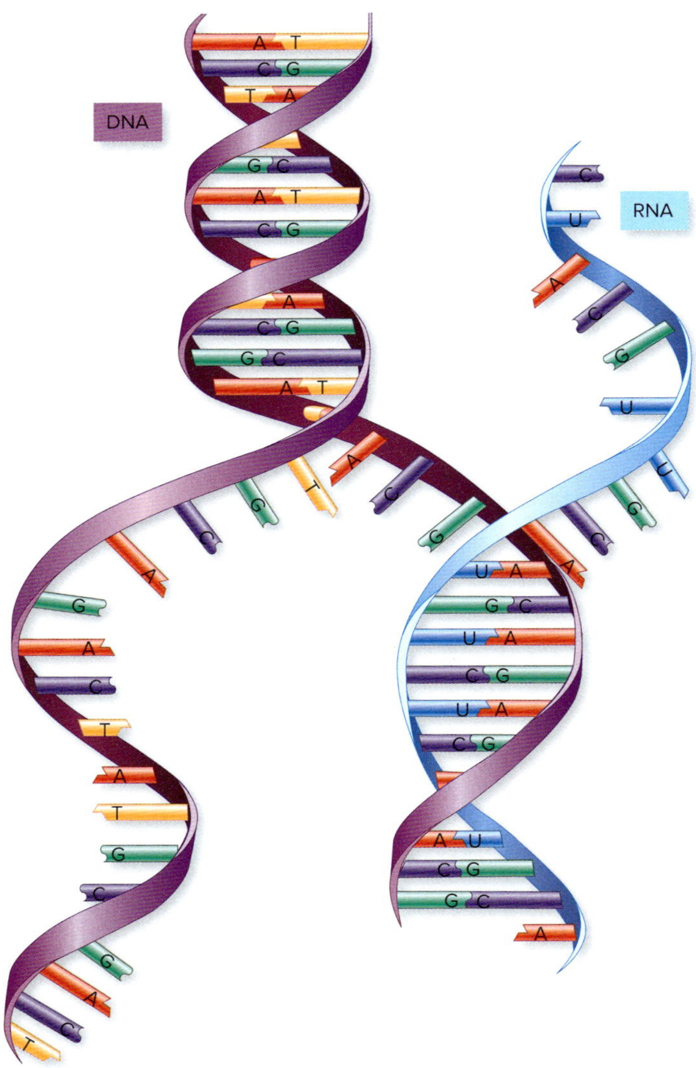

그림 2.12 RNA 합성(전사). 두 가닥 DNA 중 한 가닥만 RNA 합성에 이용된다.

DNA에는 유전자 전사의 시작과 종결부위 그리고 전사를 위한 프로모터 부위가 있다. 호르몬과 같은 여러 조절 분자들은 프로모터 부위의 특정 배열에 결합하여 유전자 전사를 촉진하는 **전사인자**(transcription factor)로 작용한다. 전사(RNA 합성)에는 프로모터 부위에 끼어들어 유전자 전사를 유도하는 **RNA 중합효소**(RNA polymerase)가 필요하다.

이런 염기쌍 형성은 DNA 복제에서도 나타나는데, 상보성 염기쌍 법칙에 따라 구아닌은 시토신과, 아데닌은 우라실(RNA의 우라실은 DNA의 티민에 상응함)과 결합한다. 그러나 DNA 복제와 달리 분리된 두 가닥 DNA 중 한 가닥만 RNA 합성의 안내자로 참여한다(그림 2.12). 일단 RNA 합성이 완료되면 DNA 가닥으로부터 떨어져 나오는데, 이 과정은 끝없이 반복될 수 있어서 DNA 가닥에 대한 RNA 사본을 수천개 생산할 수도 있다.

RNA 종류

유전자 발현에 필요한 RNA에는 4종류가 있다. (1) **pre-mRNA**(precursor messenger RNA)로써, 핵에서 변형되어 mRNA가 된다. (2) **mRNA**(messenger RNA), 특정 단백질합성에 필요한 유전암호를 갖고 있다. (3) **tRNA**(transfer RNA), mRNA의 유전정보를 해독하는데 필요하다. (4) **rRNA**(ribosomal RNA), 리보솜의 구성성분이다. rRNA를 암호화하는 DNA는 핵의 인에 있으며, pre-mRNA와 tRNA를 암호화하는 DNA는 핵 어딘가에 위치한다.

유전자의 분자 생물학이 가장 잘 알려진 세균에서는 하나의 단백질을 암호화하는 유전자는 mRNA로 전사되자마자 바로 단백질합성을 시작한다. 이것은 사람을 포함한 고등생물에는 해당되지 않는다. 고등생물세포에서는 생산된 pre-mRNA가 핵 내에서 mRNA로 변형된 후에 세포질로 들어가 단백질합성이 이루어진다.

RNA 간섭

2006년 노벨 생리의학상은 RNA 분자에 의한 조절현상, 즉 **RNA 간섭**(RNA interference, RNAi) 현상의 발견에 주어졌다. 단백질을 암호화하지 않는 RNA 분자가 특정 mRNA 분자의 번역을 억제하는 현상이 발견된 것이다. RNA 간섭은 매우 유사한 두 종류 RNA에 의해 중재된다. 그 중 하나는 **짧은 간섭RNA**(short interfering RNA, siRNA)인데, 이 RNA는 핵을 빠져나온 긴 이중가닥의 RNA 분자가 세포질에서 **다이서**(Dicer)라는 효소에 의해 가공된 21~25개 뉴클레오타이드 길이의 짧은 이중가닥 RNA 분자이다.

RNA 간섭에 관여하는 또 다른 유형의 짧은 RNA는 하나의 긴

RNA 가닥이 머리핀의 고리형태로 접혀 이중가닥 형태가 되는 RNA로부터 만들어진다. 이 머리핀 모양의 RNA는 핵에서 세포질로 보내지고 그곳에서 **다이서** 효소에 의해 잘려 이중가닥이 된다. 두 가닥 중 하나는 22개 뉴클레오타이드 길이의 **miRNA**(microRNA)인데, 이 단일가닥 RNA는 **RNA-유도 침묵복합체**(RNA-induced silencing complex, RISC)라는 입자 속으로 들어가서 그곳에 있는 mRNA의 한 부분과 상보성 염기쌍을 형성함으로써 유전자 번역을 억제한다. 이런 miRNA에 의한 억제는 켜고 끄는 방식(on/off switch)이라기보다는 적당한 수준의 미세조정 작용을 하는 것으로 보인다.

과학자들은 수백 개의 서로 다른 사람 miRNA 분자들을 발견하여 그 목록을 작성하였다. 이것은 유전자 조절연구를 지원하고, 의학적으로 활용하게 될 것이다. 하지만 유전자를 침묵시키는 실험적 기법인 RNA 간섭은 놀라운 새 기법의 출현으로 관심이 줄어들고 있다. 새 기법인 **CRISPR-Cas9**는 세균이 바이러스의 공격을 방어하기 위해 바이러스 DNA를 자르는 면역기작으로부터 유래했다. **CRISPR** (clustered regularly interspersed short palindromic repeats의 약어)는 과학자들의 관심 대상인 어떤 표적유전자의 양쪽에 있는 세균의 독특한 DNA 서열이다. CRISPR/표적유전자는 DNA를 자르는 핵산가수분해효소(Cas9)의 기능과 Cas9을 표적염색체 상의 특정 유전자로 이끌어주는 RNA 분자의 도움을 필요로 한다. 과학자들은 CRISPR-Cas9를 사용하여 염색체에서 특정 유전자들을 제거할 수 있다. 또한 CRISPR-Cas9를 조작하여 염색체 상의 유전자를 제거하지 않고 불활성화시킬 수도 있다.

2.4 단백질합성

유전자가 발현되려면 먼저 유전자를 안내자 또는 주형으로 하여 상보적인 mRNA 가닥이 합성되어야 한다. 그런 다음에는 mRNA 자체가 안내자가 되어 특정한 단백질을 생산하게 되는데, 이때 단백질의 아미노산 서열은 mRNA의 3염기(코돈)서열에 의해 결정된다.

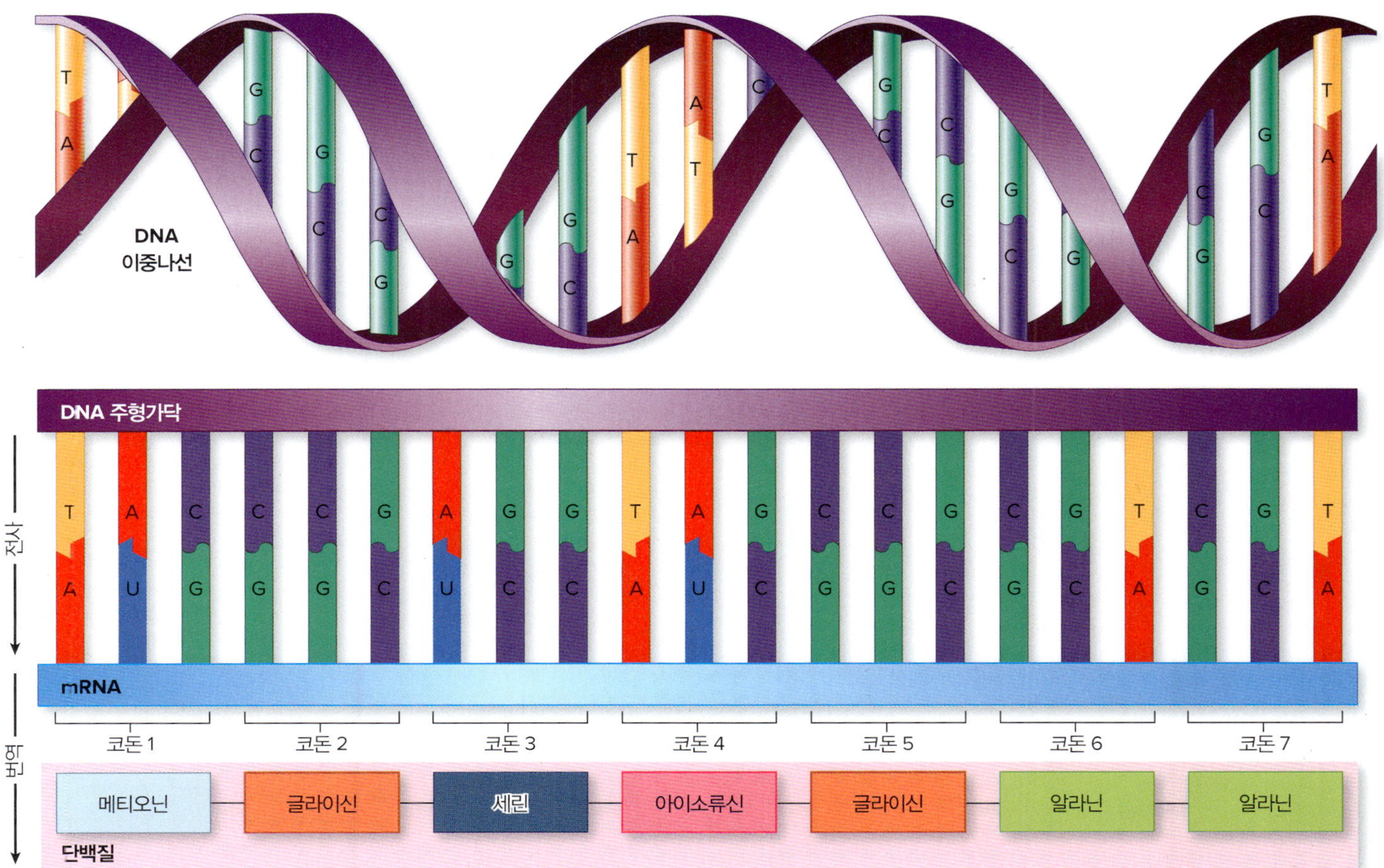

그림 2.13 전사와 번역. 유전암호는 먼저 mRNA의 3염기(코돈)로 전사된 다음 폴리펩타이드의 아미노산의 서열로 번역된다.

핵에서 세포질로 나온 mRNA는 전자현미경 상에서 수많은 작은 입자로 보이는 리보솜에 부착된다. 리보솜은 4분자의 rRNA와 82개의 단백질로 구성된 서로 다른 크기의 두 소단위체로 이루어져 있다. mRNA는 여러 리보솜을 통과하여 진주목걸이 모양의 **폴리리보솜**(polyribosome) 또는 **폴리솜**(polysome)을 형성한다. mRNA의 염기서열 암호에 따라 단백질을 생산하는 **유전자 번역**(genetic translation)을 위해서 mRNA와 리보솜의 결합이 필요하다.

하나의 mRNA 분자는 전사과정에서 DNA와 상보적 염기쌍 형성에 의해 결정된 수백 혹은 그 이상의 뉴클레오타이드 서열로 되어 있다. **코돈**(codon)이라 하는 **3염기**(base triplet)로 된 암호는 특정 아미노산을 지정한다. mRNA가 리보솜을 통과하면서 코돈들의 서열은 아미노산 서열로 번역되어 폴리펩타이드 사슬로 나타나게 된다(그림 2.13).

tRNA

코돈의 번역은 tRNA와 특정 효소에 의해 수행된다. tRNA 분자는 mRNA와 rRNA와 마찬가지로 단일가닥이다. 하지만 tRNA는 접혀서 클로버잎(cloverleaf) 구조가 되고, 다시 꼬여서 위아래 뒤집힌 “L” 모양을 한다. “L”의 한쪽 끝은 mRNA의 코돈과 상보적인 3개의 뉴클레오타이드인 **안티코돈**(anticodon)을 가진다.

세포질에서 **아미노아실-tRNA 합성효소**(aminoacyl-tRNA synthetase enzymes)는 특정 아미노산을 tRNA 끝에 결합시킴으로써 지정된 안티코돈을 가진 tRNA는 특정 아미노산과 결합하게 된다. 20종의 아미노산에 대해 61개의 코돈이 존재하기 때문에 각각의 코돈과 아미노산에 특이적인 서로 다른 tRNA와 합성효소가 존재해야 한다. 각각의 합성효소는 해당 아미노산을 인식하여 특정 안티코돈을 가진 tRNA에 연결한다. 따라서 세포질에는 특정 아미노산과 결합한 tRNA 분자들이 있어서 tRNA 분자는 안티코돈 3염기를 통해 mRNA의 특정 코돈과 결합하게 되는 것이다.

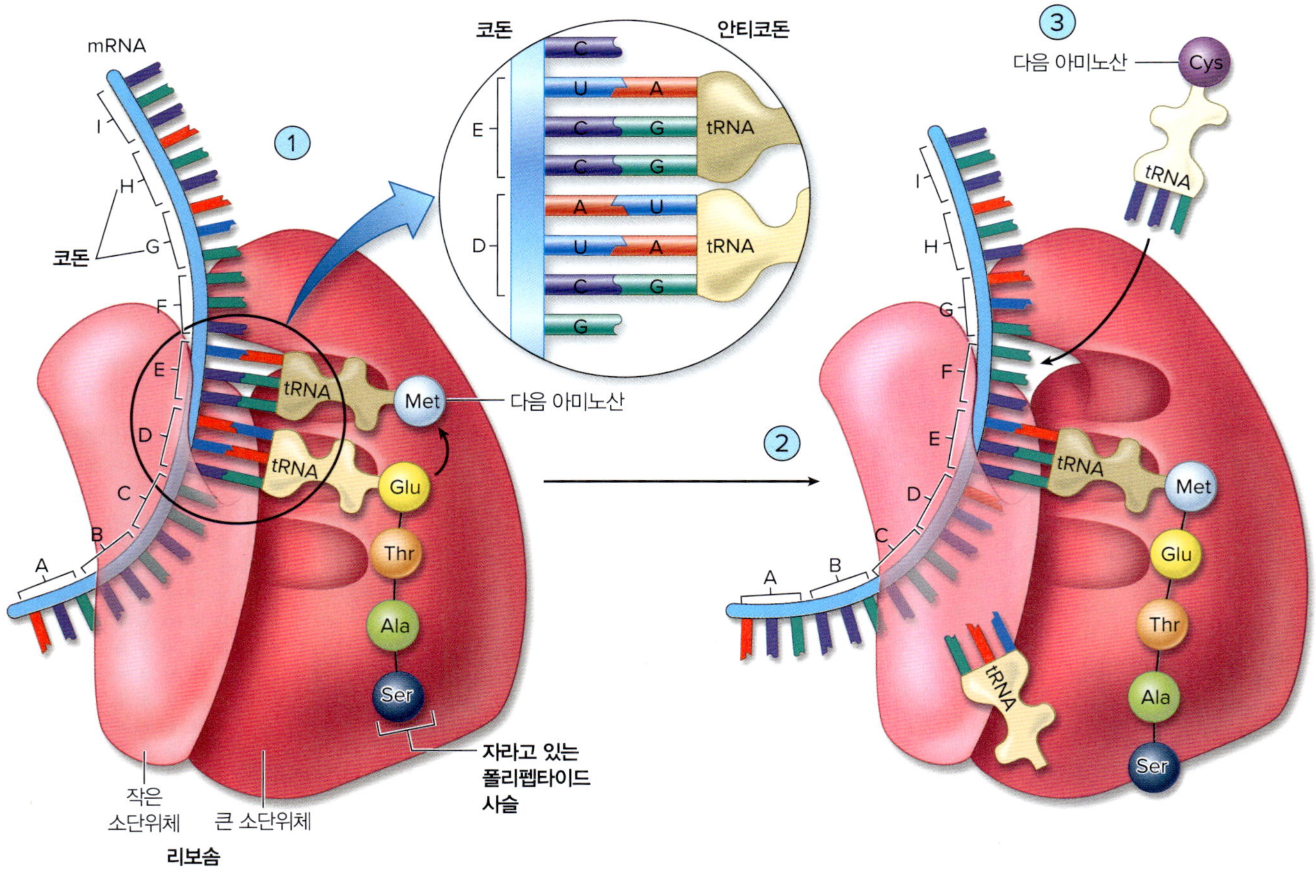

그림 2.14 mRNA의 번역. (1) 새로운 아미노아실-tRNA의 안티코돈이 mRNA의 코돈과 결합하면 자라고 있는 폴리펩타이드는 새로운 tRNA의 아미노산과 펩타이드결합한다. (2) 폴리펩타이드를 새로운 tRNA로 옮겨준 기존의 tRNA는 mRNA로부터 분리되고 리보솜은 한 코돈만큼 이동하여 또 다른 아미노아실-tRNA가 결합할 자리를 만든다. (3) 이 자리에 다른 아미노산을 운반하는 또 하나의 tRNA가 mRNA의 다음 코돈에 결합함으로써 이 아미노산은 새로 자라고 있는 폴리펩타이드의 말단에 위치하게 된다.

폴리펩타이드합성

tRNA의 안티코돈은 mRNA가 리보솜을 통해 지나갈 때 mRNA의 코돈에 결합한다. 각각의 tRNA 분자는 하나의 특정 아미노산을 운반하므로 이들의 펩타이드결합에 의해 생성되는 폴리펩타이드의 아미노산 서열은 mRNA의 코돈 서열에 의해 결정된 것이다.

첫 번째, 두 번째의 mRNA 코돈에 특이적인 안티코돈을 포함한 2개의 tRNA 분자는 각각 특정 아미노산을 가진 채 리보솜으로 들어간다. tRNA와 mRNA의 안티코돈-코돈 결합 후, 첫 번째 아미노산은 tRNA로부터 떨어져 두 번째 아미노산과 디펩타이드(dipeptide)를 형성한다. 이때 mRNA는 리보솜에서 한 코돈 거리만큼 이동함으로써 아미노산을 넘겨준 첫 번째 tRNA가 mRNA로부터 분리되도록 한다. 디펩타이드를 가진 두 번째 tRNA는 리보솜에서 한 자리 아래로 이동하고, 세 번째 tRNA가 들어와 안티코돈을 통해 mRNA의 세 번째 코돈에 결합한다. 이전에 형성된 디펩타이드는 mRNA가 리보솜에서 한 코돈 거리를 다시 이동할 때 세 번째 tRNA의 아미노산과 펩타이드결합한다. 트리펩티드(tripeptide)를 가지게 된 세 번째 tRNA가 리보솜에서 한 코돈 거리를 이동함에 따라 두 번째 tRNA는 방출된다(그림 2.14).

새로 형성된 폴리펩타이드 사슬은 합성되는 도중에 다른 영역과 비정상적인 상호작용을 하거나 근처의 유사 단백질과 응집하여 독성 복합체를 형성할 수도 있다. 이런 부적절한 상호작용은 **샤페론**(chaperone) 단백질에 의해 방지된다. 샤페론은 폴리펩타이드 사슬이 리보솜에서 만들어져 나올 때, 정확한 삼차구조로 접히도록 돕는다. 또한 샤페론은 폴리펩타이드 사슬들이 적절한 방식으로 결합하여 특정 단백질의 사차구조를 형성하도록 돕는다.

2.5 DNA 합성과 세포분열

세포분열을 위해서 핵 DNA 가닥은 새로운 상보적 가닥의 합성을 위한 주형이 된다. 인체 기관들은 유사분열을 통해 성장하고 재생도 한다. 두 딸세포는 모두 부모세포와 동일한 유전자를 가진다. 배우자는 감수분열에 의해 부모세포 염색체 수의 반을 갖게 된다.

유전정보는 세포의 생존과 역할 수행에 필요하다. 각각의 세포는 DNA 복제와 세포분열을 통해 부모세포로부터 유전정보를 획득한다.

DNA 복제

세포분열 때 DNA 분자는 복제되어 두 딸세포에 배분된다. DNA 복제에는 많은 효소와 단백질로 이루어진 복합체의 작용이 필요하다. 이 복합체가 DNA 분자를 따라 이동할 때 **DNA헬리케이즈**(DNA helicase)는 상보성 염기쌍의 수소결합을 끊어 이중가닥 DNA를 분기점(fork)에서 분리한다. 그 결과 분리된 두 가닥의 염기들은 각각 주변에서 공급되는 상보적인 염기들과 결합하게 된다.

상보적 염기쌍 법칙에 따라 아데닌은 티민과, 구아닌은 시토신과 결합한다. **DNA 중합효소**(DNA polymerase)는 뉴클레오타이드들을 서로 연결하여 각각의 DNA 가닥에 상보적인 새로운 폴리뉴클레오타이드를 합성한다. 이렇게 하여 부모 DNA 분자와 동일한 염기서열을 가진 2개의 새로운 DNA 분자가 만들어진다(그림 2.15).

그 결과 복제된 DNA 분자는 새로운 한 가닥과 원래 있던 DNA의 한 가닥으로 구성되기에 **반보존적**(semiconservative) 복제라 하며, 이를 통해 유전암호인 DNA 염기서열은 세대를 통해 보존된다.

세포주기

세포의 생명은 주기성을 나타낸다. 하나의 세포가 분열하여 새로운 두 세포가 되기 때문에 각각의 세포는 부모세포의 일부라 할 수 있다. 따라서 어떤 의미에서 자손세포가 분열을 계속하는 한, 각각의 세포는 불멸의 존재라고 할 수 있다. 예를 들어, 표피세포는 대략 2주마다, 위 내벽세포는 2~3일마다 교체된다. 한편 성인의 횡문근세포는 전혀 분열하지 않는다.

세포가 분열하지 않을 때를 세포주기에서 간기(interphase)라 하고 G_1, S, G_2기로 다시 나눈다(그림 2.16). 이 시기의 염색체는 펼쳐진 형태이고 유전자는 활발하게 RNA를 합성한다. RNA 합성을 통해 세포의 물질대사를 조절하는 시기는 간기의 일부인 **G_1기**(G_1 phase)이다. 때로 G_1기 세포를 휴지상태(resting)로 기술하지만, 실제 생리적 기능을 수행하고 있으며, DNA는 mRNA와 단백질을 생산하는 상태이다.

세포분열을 위해 DNA를 복제하는 시기를 **S기**(S phase)라고 한다. DNA가 S기에 복제되면 염색질은 **G_2기**(G_2 phase)에 응축되어 G_2기 마지막에는 짧고 굵은 구조가 된다(그림 2.17).

사이클린과 p53

사이클린(cyclin) 단백질은 유사분열 직전에 축적되고 분열 중 빠르게 파괴되는 특성에 따라 명명되었으며, 세포주기 조절에 관여한다.

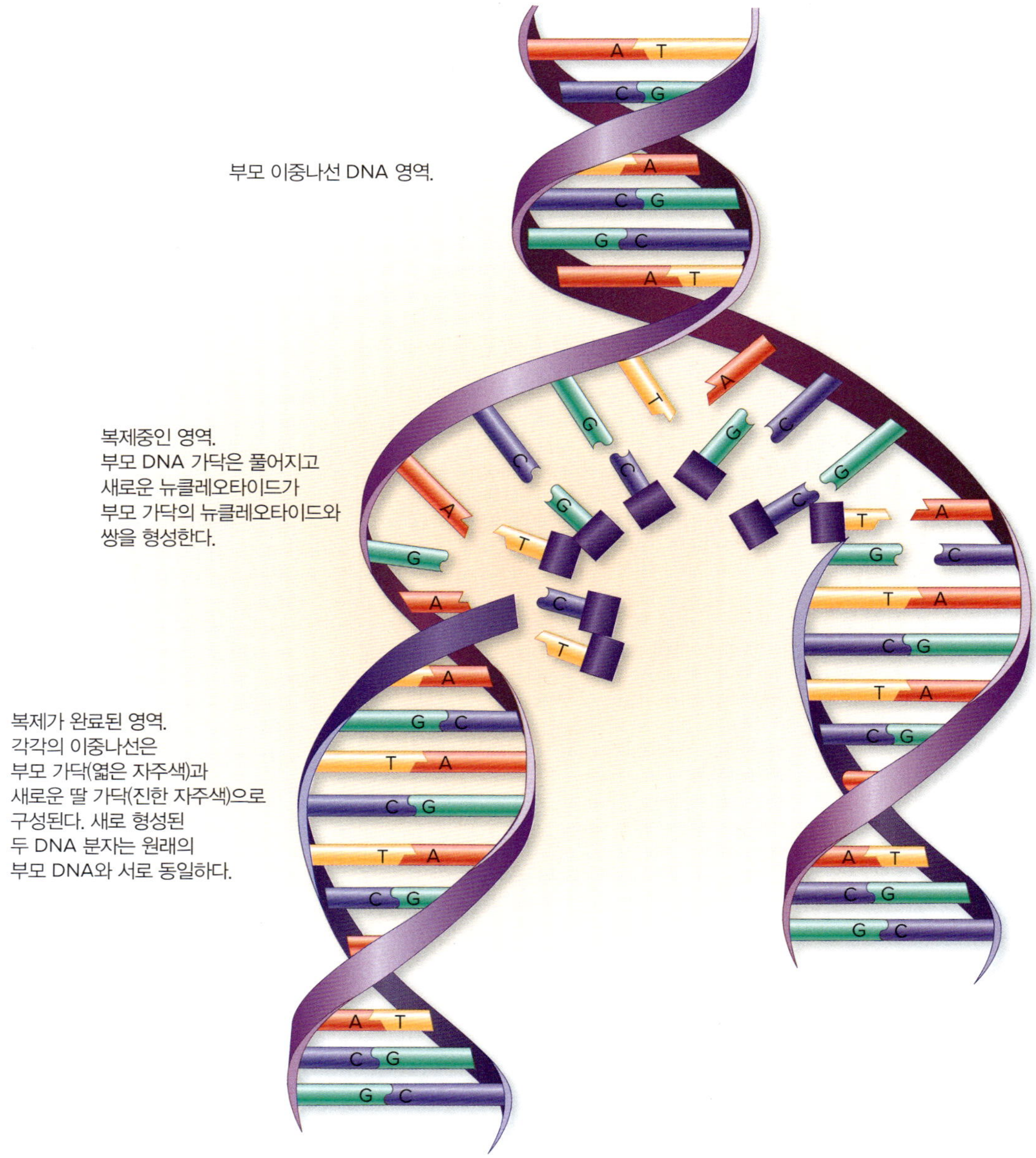

그림 2.15 DNA 복제. 복제된 이중나선은 새로운 한 가닥과 원래 있던 한 가닥으로 이루어진다.

G_1기 동안에 **사이클린 D**(cyclin D)의 농도가 증가하면 세포는 재빨리 G_1기를 지나 S기로 간다. 이는 사이클린 D 단백질이 **사이클린의 존성인산화효소**(cyclin-dependent kinase)를 활성화시킴으로써 가능하다.

예를 들어, 일부 암에서처럼 돌연변이에 의해 사이클린 D1 유전자가 과발현되면 통제불능의 세포분열이 일어날 수 있다. 암 발생과 관련된 유전자를 **종양유전자**(oncogene)라고 하는데, 종양유전자는 세포분열과 **세포자멸사**를 정상적으로 통제하는 단백질의 유전자, 즉 **원형암유전자**(proto-oncogene)가 변형된 것이다.

종양유전자는 암발생을 촉진하는 반면, **종양억제유전자**(tumor suppressor gene)는 암발생을 억제하는데, 그 대표적인 것이 **p53**이다. p53은 수많은 유전자들을 활성화 또는 억제하는 **전사인자**로써, DNA가 손상되면 주로 G_1-S 점검지점에서 세포주기를 멈추게 한다. 따라서 p53은 악성 돌연변이세포의 세포주기를 멈추거나, 세포자멸사를 촉진함으로써 방사선, 독성물질, 기타 세포스트레스로 인한 암발생을 방지한다.

세포사멸

세포사멸(cell death)은 병리적 또는 자연적으로 일어난다. 병리적으로 혈액공급을 못 받는 세포는 팽창하여 세포막이 찢기고 터지는데

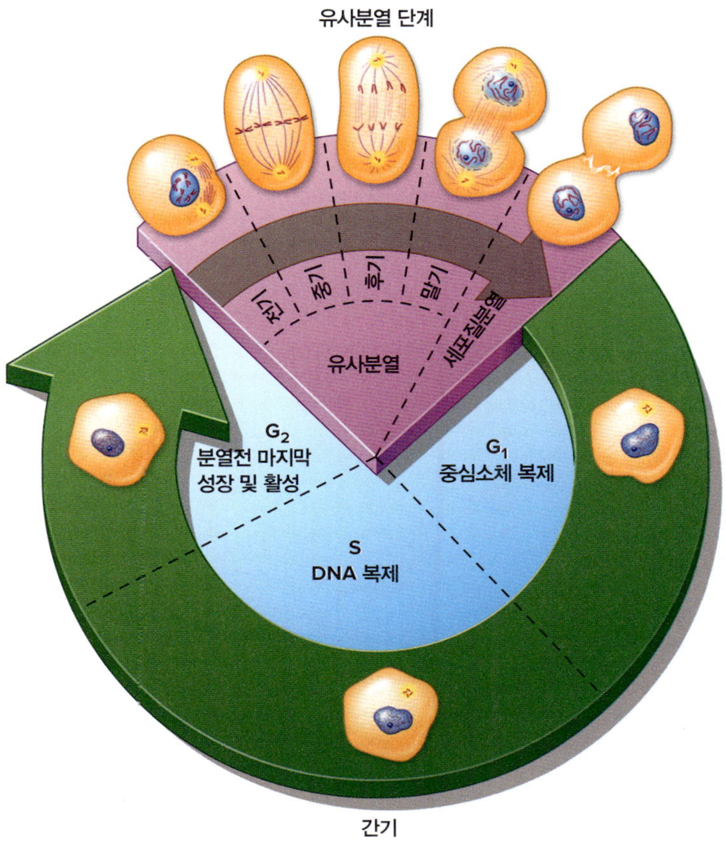

그림 2.16 세포주기. 유사분열의 여러 단계를 보여준다. 모든 세포들이 분열하는 것은 아님을 알아야 한다.

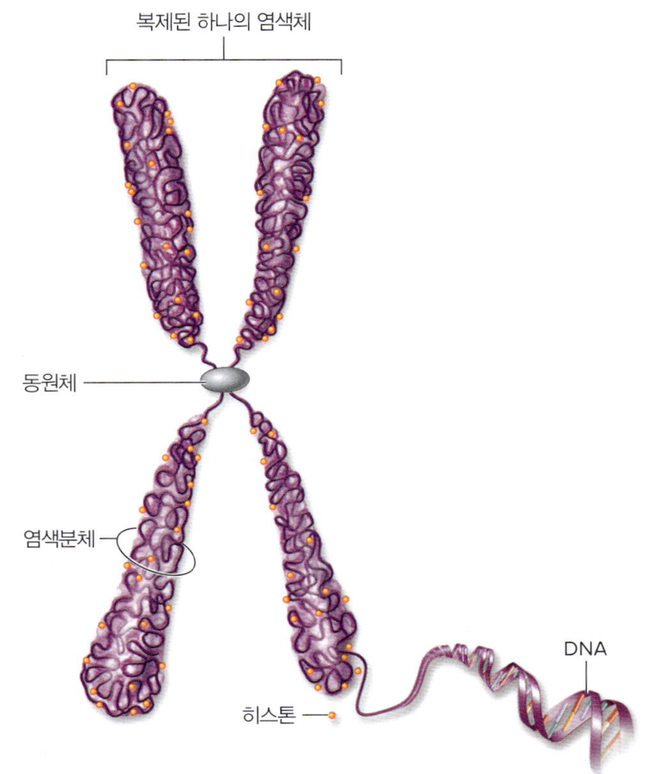

그림 2.17 복제 후 염색체의 구조. 하나의 염색체는 동일한 두 염색분체로 구성된다.

이런 세포사멸을 **괴사**(necrosis)라고 한다. 그런데 어떤 경우에는 이와는 달리 세포가 팽창하지 않고 쪼그라들면서 세포막은 거품처럼 울퉁불퉁해지고 핵응축이 일어나며 사멸하는데, 이를 **세포자멸사**(apoptosis)라고 한다.

세포자멸사는 원형질막의 수용체인 **사멸수용체**(death receptor)에 결합하는 **사멸리간드**(death ligand)라는 세포 외 분자에 의해 촉발된다. 또한 DNA 손상과 같은 세포 내부 신호에 의해 촉발될 수도 있다. 어떤 경우이든 모든 세포자멸사는 불활성상태의 세포질효소인 **카스파아제**(caspase)를 활성화하는데, 카스파아제는 DNA 단편화(fragmentation)와 세포사멸 과정을 활성화하는 세포의 사형집행자로 불린다. 세포자멸사는 정상적인 생리현상이며, 손상된 DNA를 가진 암세포 제거에 도움을 줄 수도 있다.

세포자멸사는 **세포예정사**(programmed cell death)의 일부이다. 세포예정사는 배발생동안의 조직재구성과 성인의 조직재생을 위한 생리적 과정이다. 앞서 언급했듯이 소화관의 상피세포층은 2~3일마다, 피부의 표피는 2주마다 세포예정사로 교체된다. 세포자멸사는 면역계에서도 중요한 역할을 한다.

p53 유전자의 녹아웃생쥐를 이용한 연구를 통해 p53이 DNA 손상에 의한 세포자멸사에 필요하다는 사실이 알려졌다. DNA 손상은 햇빛의 자외선, 담배, 발암물질, 지나치게 구운 고기와 같은 음식에 의해서도 유발된다. 손상된 DNA가 수선되지 않으면 p53을 활성화함으로써 세포가 사멸된다. 하지만 p53 유전자에 돌연변이가 생겨 불능상태가 되면 세포자멸사에 의한 세포사멸은 일어나지 않게 되는데, 이것이 암을 유발하는 기작일 수 있다.

유사분열

세포주기에서 일반적으로 G_1기에 비해 짧은 G_2기 말에 **중심절**(centromere, 보통 동원체라고도 함)로 연결된 두 가닥의 **염색분체**(chromatid)로 구성된다(그림 2.17). 한 염색체의 두 염색분체는 각각 반보전적 복제방식으로 만들어진 동일한 DNA 염기서열을 가진다. 따라서 각 염색분체는 완전한 이중나선 DNA 분자로 되어 있으며, 유사분열이 완료되면 독립된 염색체가 된다.

G_2기를 지나면서 간기가 끝나고, 세포는 여러 단계로 된 **유사분열**

(a) **간기**
- 염색체는 느슨한 형태를 하고 있으며 전자현미경으로 염색질을 볼 수 있다.
- 핵이 보인다.

(b) **전기**
- 염색체는 동원체에 의해 연결된 2개의 염색분체로 구성된다.
- 염색분체의 중심소체가 떨어져 서로 반대쪽 극으로 이동한다.
- 방추사가 각 중심체로부터 뻗어나온다.
- 핵막이 사라지기 시작한다.
- 인이 더 이상 보이지 않는다.

(c) **중기**
- 방추사가 동원체에 결합한다.
- 염색체가 적도면에 일렬로 배열한다.
- 핵막이 사라진다.

(d) **후기**
- 동원체는 분리되고, 자매염색분체는 떨어져 각각 반대쪽 극으로 끌려간다.

(e) **말기**
- 염색체는 더 길어지고, 가늘어지고 희미해진다.
- 새로운 핵막이 형성된다.
- 인이 다시 나타난다.
- 두 개의 딸세포 형성(세포질분열)이 거의 완성된다.

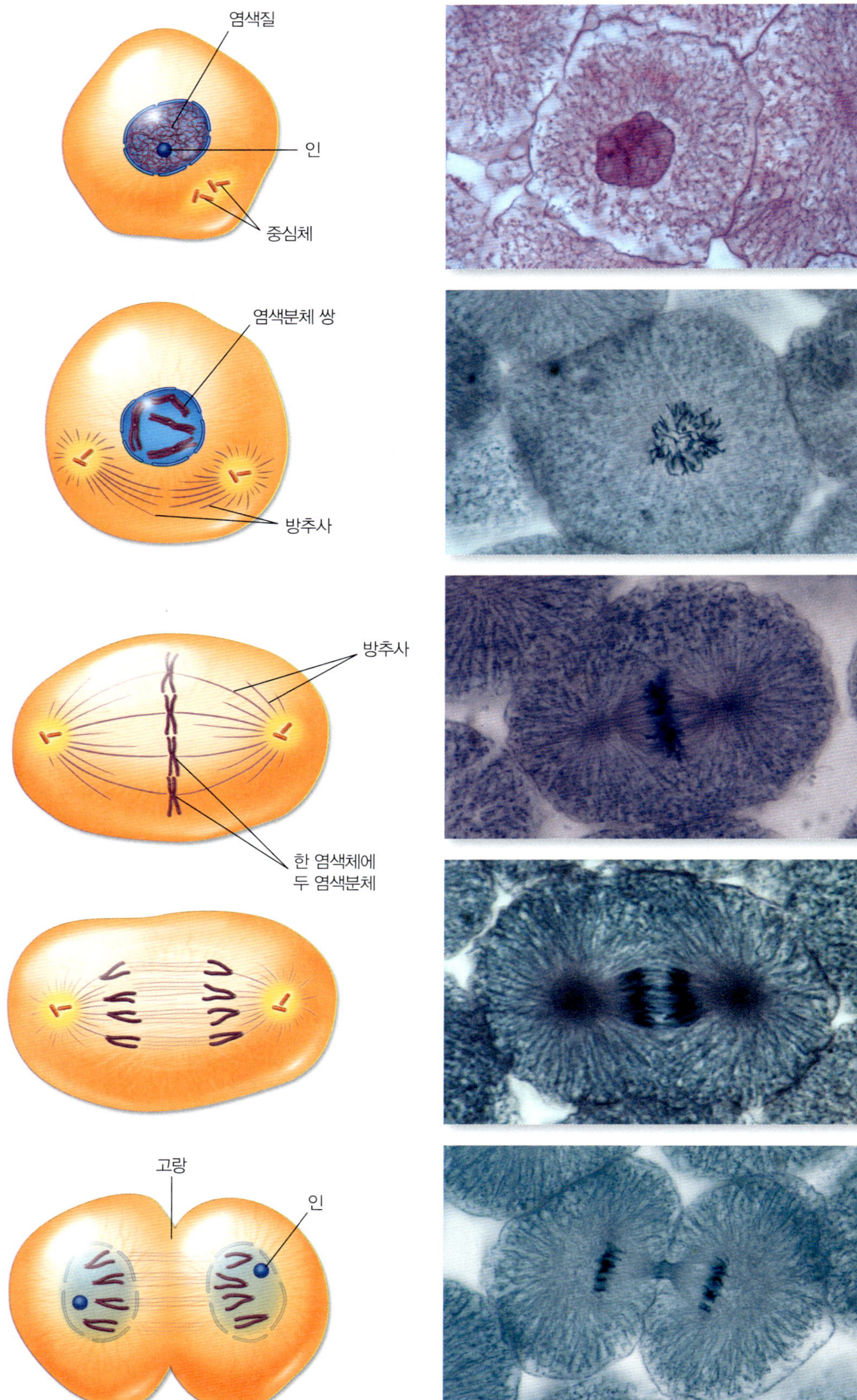

그림 2.18 유사분열 단계. 각 단계의 사건이 그림에 표시되어 있다. 딸세포의 말기는 다음 주기의 간기로 이어진다. ©Ed Reschke

(mitosis)로 진행된다. 이 시기를 세포주기의 **M기**(M phase)라고 한다. 유사분열은 4단계, 즉 **전기**(prophase), **중기**(metaphase), **후기**(anaphase), **말기**(telophase)로 나뉜다(그림 2.18). 전기 염색체는 서로 구별 가능한 구조로 관찰되고, 중기 염색체는 적도판을 따라 일렬로 정렬된다. 이는 **방추사**(spindle fiber)의 작용에 의한 것이다. 방추사는 각 염색체의 중심절에 있는 **동원체**(kinetochore)라는 단백질 구조물에 부착되어 있다(그림 2.18).

후기가 시작되면서 중심절이 나눠지고 방추사가 짧아지면서 두 염색분체는 각각 염색체가 되어 양극으로 끌려간다. 따라서 양극은 각각 46개 염색체의 전체 사본을 갖게 된다. 말기에는 **세포질분열**(cytokinesis)의 결과, 유전적으로 부모세포와 서로 같은 두 개의 딸세포가 형성된다.

감수분열

유사분열이든 감수분열이든 세포가 분열할 때 DNA는 복제되어 짧고 굵은 염색분체를 형성한다. 이때 세포는 각각 2개의 염색분체로 된 46개의 염색체로 구성된다.

G_2기가 끝날 무렵 관찰되는 짧고 굵은 염색체는 구조적으로 동일한 다른 염색체와 짝으로 쌍을 이루는데 이들을 **상동염색체**(homologous chromosome)라고 한다. 상동염색체 쌍의 하나는 아버지로부터, 다른 하나는 어머니로부터 물려받은 것이다. 상동염색체 쌍은 동일한 DNA 염기서열을 갖지 않는다. 예를 들어, 쌍의 하나는 푸른 눈을, 다른 하나는 갈색 눈을 암호화하는 유전자를 가질 수도 있다. 사람은 22쌍의 상동성 **상염색체**(autosomal chromosome)와 X, Y로 표시하는 한 쌍의 **성염색체**(sex chromosome)를 가지며, 여자는 2개의 X 염색체를, 남자는 1개의 X와 1개의 Y 염색체를 가진다.

감수분열(meiosis)은 두 번의 연속된 분열로 이루어지고, 생식소(정소와 난소)에서 배우자(정자와 난자)를 생산할 때만 일어난다. 첫 번째 분열에서 상동염색체는 적도판에 개별적이 아닌 나란히 쌍으로 배열되고 방추사는 상동염색체 쌍 하나를 세포의 한쪽 극으로, 다른 하나는 다른 쪽 극으로 끌어당긴다. 따라서 두 딸세포 각각은 부모가 가진 23개 상동염색체 쌍의 한 쪽만을 가지게 됨으로써 46개가 아닌 23개의 염색체를 갖게 되는 것이다. 이런 이유로 감수분열이라 한다.

첫 번째 분열이 끝나면 각 딸세포는 염색체가 23개이지만 **각각의 염색체는 2개의 염색분체로 되어 있다**(두 염색분체는 동일하기 때문에 염색체 수가 46개가 아니고 서로 다른 염색체는 여전히 23개이다). 염색분체는 두 번째 분열에 의해 서로 분리된다. 첫 번째 분열로 생성된 딸세포가 각각 분열하여 복제된 두 염색분체를 2개의 새로운 딸세포에게 각각 나눠 보내게 된다. 따라서 감수분열에 의해 모두 4개의 딸세포가 하나의 부모세포로부터 만들어진다. 그래서 정소에서는 하나의 부모세포가 4개의 정자포를 만들고 난소에서도 4개의 딸세포를 만들지만 그중 3개는 죽고 하나만 성숙한 난자가 된다.

감수분열의 단계는 첫 번째와 두 번째 분열을 구분하기 위해 전기I, 중기I, 후기I, 말기I 그리고 전기II, 중기II, 후기II, 말기II로 표시한다(그림 2.19).

후성유전

유전은 염색체의 DNA 염기서열에 의해 결정된다. 그러나 모든 유전자들이 각각의 세포에서 활성을 나타내는 것은 아니다. 어떤 유전자들은 활성상태에서 불활성상태로, 또 다시 활성상태로 돌아가기도 한다. 유전자의 활성은 생리적 조절을 받는다. 또 어떤 유전자들은 조직의 모든 세포들에서, 심지어 인체의 모든 세포들에서 비활동 상태로 오랫동안 침묵할 수 있다. 이런 장기적 유전자 침묵(long-term gene silencing)은 배우자 또는 초기 배발생시기에 나타나며 세포분열을 통해 딸세포들에게 전달된다. 유전자 침묵만이 아니라 히스톤 단백질의 번역후 조정(post-translational modification)에 의한 유전자 발현의 변화 양상도 딸세포들에게 전달된다. 이처럼 유전자 발현 양상의 변이가 DNA 염기서열의 변화와 관계없이 일어나고 그 특성이 유전될 때 이를 **후성유전**(epigenetic inheritance)된다고 한다.

후성유전은 두 가지 주요 기작에 의해 일어난다. 한 가지 방법은 DNA에서 구아닌염기 앞에 있는 시토신염기, 즉 CpG 디뉴클레오타이드의 C(시토신염기)를 메틸화(methylation, 메틸기의 첨가)하는 것이다. 이것은 DNA의 상보적 염기쌍형성을 방해하지는 않으나 전사를 억제함으로써 유전자 침묵을 유도할 수 있다. 이 방법으로 한 쌍의 상동염색체에서 하나의 대립유전자만 발현되도록 하거나, 여성의 두 X 염색체 중 한 개만 활성화되도록 할 수 있다.

히스톤 단백질의 아세틸화(acetylation, 아세틸기 첨가)는 반대로 유전자의 활성을 높인다(유전자 전사). 최근 과학자들은 앞서 언급한 CRISPR-Cas9를 이용하여 특정 유전자와 연관된 히스톤 단백질에 아세틸기를 첨가하여 예상대로 해당 유전자의 활성을 크게 증가시킬 수 있었다.

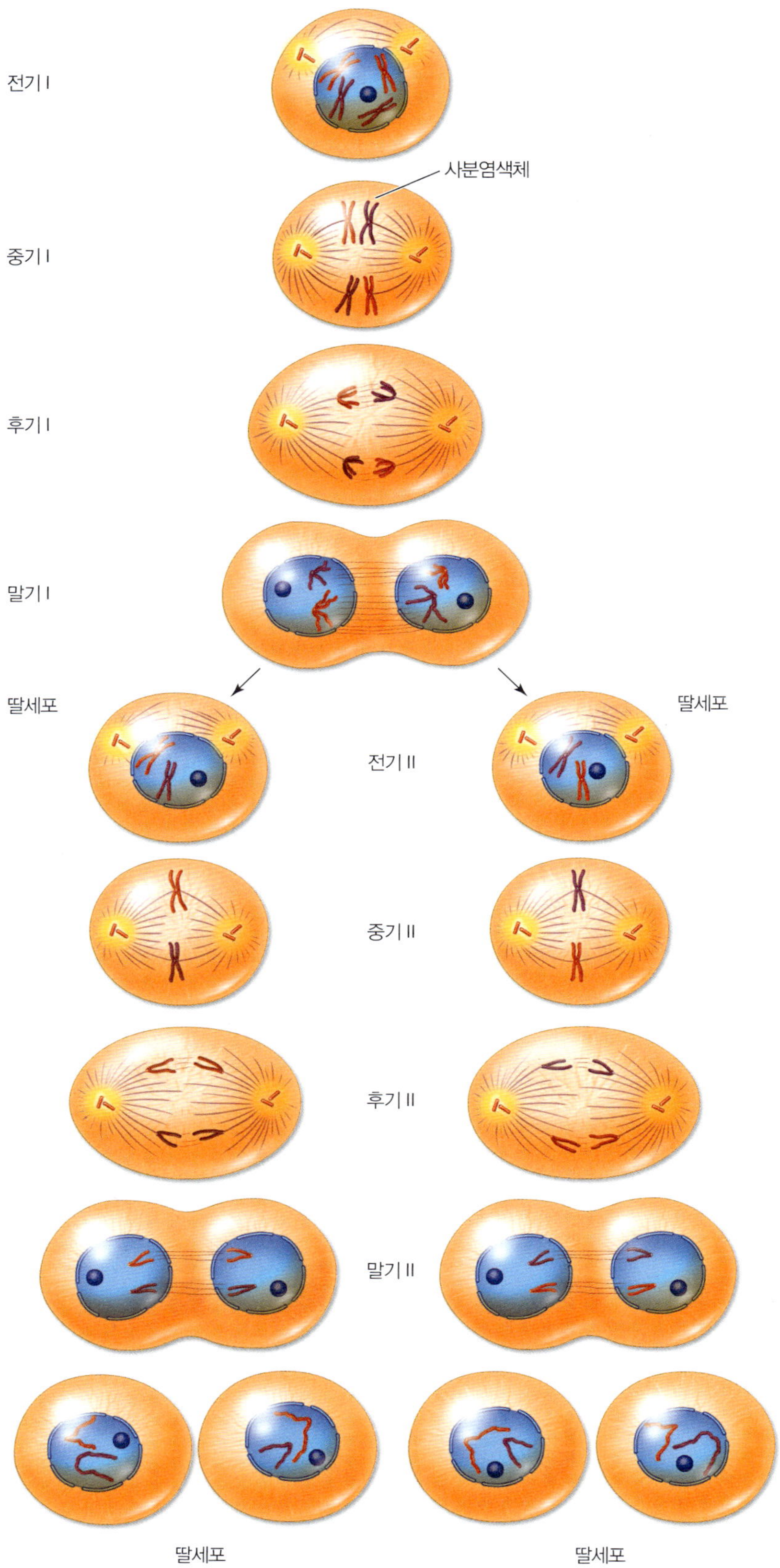

그림 2.19 감수분열. 전기I 세포의 DNA는 복제된 상태이며, 두 쌍의 상동염색체를 보여주는데 각 쌍은 붉은색과 자주색이 짝을 이룬다. 제1감수분열에서 이배체 부모세포의 상동염색체는 분리되어 각각 반수체 딸세포로 간다. 딸세포의 각 염색체는 복제된 두 개의 염색분체를 가진다. 제2감수분열에서 두 염색분체는 각각 2개의 새로운 반수체 딸세포로 나뉜다.

요약

1. 원형질막의 구조는 유동모자이크모델로 설명된다. 막은 인지질 이중층으로 되어 있다.

2. 세포 내 섭취는 원형질막의 함입을 통해 외부물질을 들여오는 과정이다.

3. 세포 외 유출은 세포 내 섭취의 반대로 막의 융합을 통해 물질을 밖으로 분비하는 과정이다.

4. 미세섬유와 미세소관은 세포소기관의 이동을 위한 세포골격을 만든다.

5. 리소좀은 분해효소를 이용하여 세포 내 구조물이나 분자를 제거하고 식포 내용물을 분해한다.

6. 미토콘드리아는 에너지 생산 장소로서 매끈한 외막과 안주름(크리스테) 있는 내막이 있다.

7. 조면소포체에는 단백질합성하는 리보솜이 부착되어 있고, 활면소포체는 다양한 효소반응장소이며, Ca^{2+}도 저장한다.

8. 핵 DNA는 히스톤 단백질을 휘감아 뉴클레오솜 형태의 염색질을 구성한다.

9. RNA는 단일가닥이며, 핵에서 rRNA, tRNA, pre-mRNA, mRNA 4종류가 합성된다.

10. RNA 중합효소는 두 가닥 DNA를 분리하고 그 중 한 가닥을 주형으로 RNA를 합성한다.

11. 특정 안티코돈을 갖는 tRNA는 특정 아미노산을 운반한다. 리보솜에서 mRNA의 코돈과 tRNA의 안티코돈 사이에 상보성 염기결합을 한다.

12. 분비단백질은 조면소포체의 리보솜에서 합성된 후 소포체 내강에서 골지체로 이동한다.

13. DNA 복제는 반보전적으로 이루어진다. 원래의 두 가닥 DNA는 분리되고 각각 주형이 되어 상보적인 새로운 가닥을 합성함으로써 새 DNA는 이전 가닥과 새로 합성된 가닥으로 된 이중나선이 된다.

14. 세포주기의 G_1기에 DNA로부터 RNA와 단백질이 합성된다.

15. 세포주기의 S기에 DNA가 복제된다.

16. 감수분열은 생식소에서 배우자를 생산하는 특별한 분열방식이다.

문제

1. 세포막의 역동성을 잘 나타내는 예를 들어 보시오.

2. 뉴클레오솜의 구조를 기술하고 염색질의 구조와 기능에서 히스톤 단백질의 역할을 설명하시오.

3. 유전암호란 무엇이며, 어떻게 인체의 구조와 기능에 영향을 미치는지 설명하시오.

4. 세포주기의 각 단계를 서술하고 세포주기를 조절하는 기작을 설명하시오.

5. 세포자멸사를 정의하고 생리적 중요성을 설명하시오.

3 세포 물질대사와 세포 외 환경과의 상호작용

임상연구

안드리아는 주치의에게 체중을 줄이지 않으면 대사증후군에 걸릴 수 있다는 말을 들었다. 따라서 그녀는 식이요법을 시작하였고 지방분해가 일어나는지 확인하기 위해 소변에서 케톤체를 검사하였다. 그녀는 고단백질 식사를 하였고 탄수화물을 거의 먹지 않고도 정상적인 혈액 포도당 수치를 유지할 수 있다고 확신하였다. 트레이너는 운동에 의한 근육통과 피로는 정상적인 현상이라고 말했지만, 그녀는 가슴 통증으로 진료를 받아야 했다.

개요

3.1 해당과정과 젖산 경로

세포호흡에서 에너지는 포도당과 다른 분자들의 단계적 분해로 인해 방출되고 일부 에너지는 ATP를 생성하는 데 사용된다. 포도당의 완전연소에는 산소가 필요하고 포도당 1분자당 약 30개 ATP를 생성한다. 그러나 산소가 없을 때에도 젖산을 생산하는 경로를 통해 약간의 에너지를 얻을 수 있다.

에너지 전환에 관여하는 체내의 모든 반응을 총체적으로 **물질대사**(metabolism, 대사)라 한다. 물질대사는 **동화 작용**(anabolism)과 **이화 작용**(catabolism)으로 나뉜다. 이화 반응은 일반적으로 더 큰 유기분자를 더 작은 분자로 분해하여 에너지를 방출한다. 동화 반응은 에너지 공급이 필요하며 글리코겐, 지방, 단백질과 같은 큰 에너지 저장 분자들을 합성하는 것이다.

포도당, 지방산, 아미노산을 분해하는 이화 반응은 포도당의 화학결합에너지가 ATP의 화학결합에너지로 전달되어 ATP 합성의 주요 에너지원으로 사용된다. 에너지 전달은 100% 효율성이 없으므로(열역학 2법칙에 따르면), 포도당에서 온 화학결합에너지 중 일부는 열로 잃게 된다.

동물세포 내에서 분자가 완전히 이산화탄소와 물로 분해될 때 최종전자수납자는 항상 산소 원자이다. 산소가 관여하기 때문에 포도당 또는 지방산이 이산화탄소와 물로 전환되는(일부 에너지를 ATP로 전달하는) 대사 경로를 **호기성 세포호흡**(aerobic cell respiration)이라고 한다. 이 과정에서 산소는 혈액으로부터 얻는데, 이 혈액은 호흡 또는 환기 과정을 통해 허파 속의 공기로부터 산소를 얻는다.

그림 3.1은 포도당이 체세포에 흡수되어 에너지로 사용되는 과정의 개요를 나타낸다. 혈장 포도당은 음식물의 소화와 간에 저장된 글리코겐의 분해에서 유래된다. 포도당의 호기성 세포호흡은 연속적인 3단계로 일어난다. (1) **해당과정**(세포질에서 일어나는 대사 경로), (2) **구연산 회로**(미토콘드리아 기질에서 일어나는 대사 경로), (3) **전자 전달**(미토콘드리아 크리스테에서 일어나는 반응)이다. 산소 없이 포도당이 대사될 때 해당과정은 젖산으로 전환되는 피루브산을 생산한다.

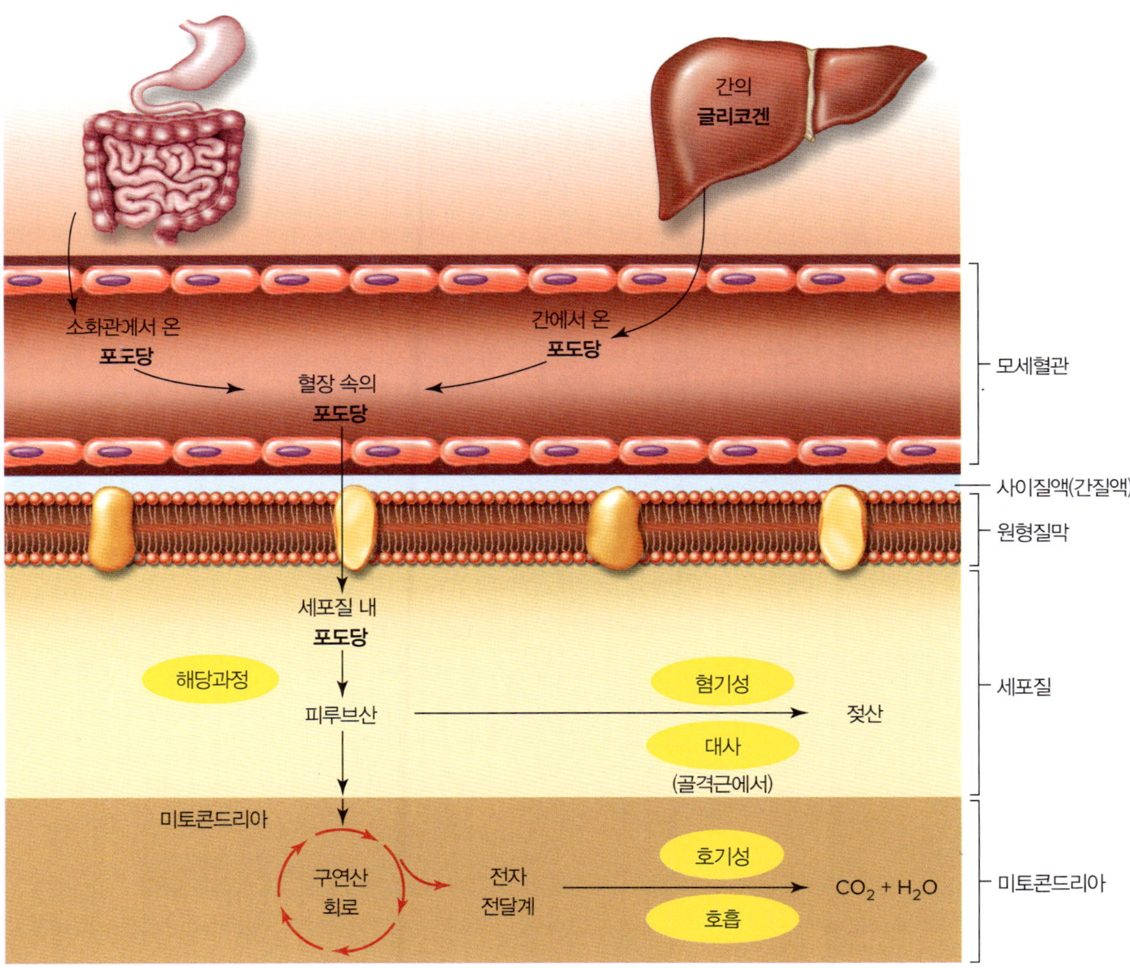

그림 3.1 혈액 포도당을 이용하는 에너지 대사 개요. 혈액 포도당은 소화관을 통해 음식으로부터 또는 간에 저장된 글리코겐으로부터 온다. 혈장 포도당은 세포의 세포질에 들어가며, 그곳에서 호기성 호흡 또는 혐기성 대사에 의해 에너지로 사용될 수 있다.

해당과정

해당과정(glycolysis, 해당작용)은 세포질에서 에너지 생산을 위해 포도당을 분해하는 대사 경로를 말한다. 해당과정은 6개 탄소로 된 포도당(6탄당)이 2분자의 피루브산(pyruvate)으로 전환되는 대사 경로이다. 해당과정은 많은 효소의 조절 단계를 거치는 대사 경로이다.

해당과정은 자유에너지의 감소 반응이고 이 회로에서 방출된 일부 에너지는 자유에너지의 증가 반응인 ADP + P_i → ATP를 만드는 데 쓰인다. 해당과정의 방정식을 요약하면 다음과 같다.

$$\text{포도당} + 2\ NAD^+ + 2\ ADP + 2\ P_i \rightarrow$$
$$2\ \text{피루브산} + 2\ NADH + 2\ ATP$$

비록 해당과정의 전체 방정식이 자유에너지의 감소 반응이지만 포도당은 에너지를 얻기 전 경로의 시작 부분에서 우선 활성화되어야 한다. 이 활성화에는 2분자의 ATP에서 유래된 2개의 인산기 첨가가 필요하다. 따라서 ATP → ADP + P_i 반응에서 오는 에너지는 해당과정이 시작될 때 소모된다. 이는 그림 3.2에서 '위층 계단'으로 나타내었다. 그림 3.2의 ATP → ADP + P_i 반응에서 P_i(무기인산)은 표시되지 않았다. 그 이유는 P_i가 방출되지 않고 대신 해당과정의 중간물질에 첨가되었기 때문이다. 포도당 6-인산으로의 포도당의 인산화는 해당과정에 필수적일 뿐만 아니라 포도당을 세포 내에 가두어 놓는 중요한 역할을 한다. 왜냐하면 인산화된 분자들은 원형질막을 통과할 수 없기 때문이다.

해당과정의 마무리 단계에서 에너지가 방출되면서 4분자의 ATP가 생성되고 2분자의 NAD는 환원된다(그림 3.2에서 '아래층 단계'). 따라서 처음에 사용되었던 2분자의 ATP는 에너지 투자이며, 경로가 끝날 때까지 생산된 2분자의 ATP와 2분자의 NADH는 순 이득으로 에너지 수익을 나타낸다.

젖산 경로

지속적인 해당과정을 위해서는 반드시 수소 원자를 수용할 수 있는 적당량의 NAD^+가 있어야 한다. 그래서 해당과정 중에 생성된 NADH는 전자를 다른 분자에 전달함으로써 NAD^+로 산화되어야 한다. 산소가 충분하지 않으면 NADH($+H^+$)는 피루브산으로 전자를 주어 세포질에서 산화된다(그림 3.3).

포도당이 젖산으로 전환되는 대사 경로를 혐기성 대사(anaerobic metabolism, 무산소 대사)라고 하는데, **혐기성**이란 대사 과정에서 산소가 사용되지 않음을 의미한다.

젖산 경로는 포도당 분자당 해당과정으로 생산되는 2개의 ATP 분자의 순이득을 산출한다. 세포는 이 방법으로 필요한 에너지를 충분히 생산할 수 있고 젖산 농도가 과도해지지 않는 한 산소가 없이도 생존할 수 있다. 일부 조직은 다른 조직들보다 혐기성 조건에서 더

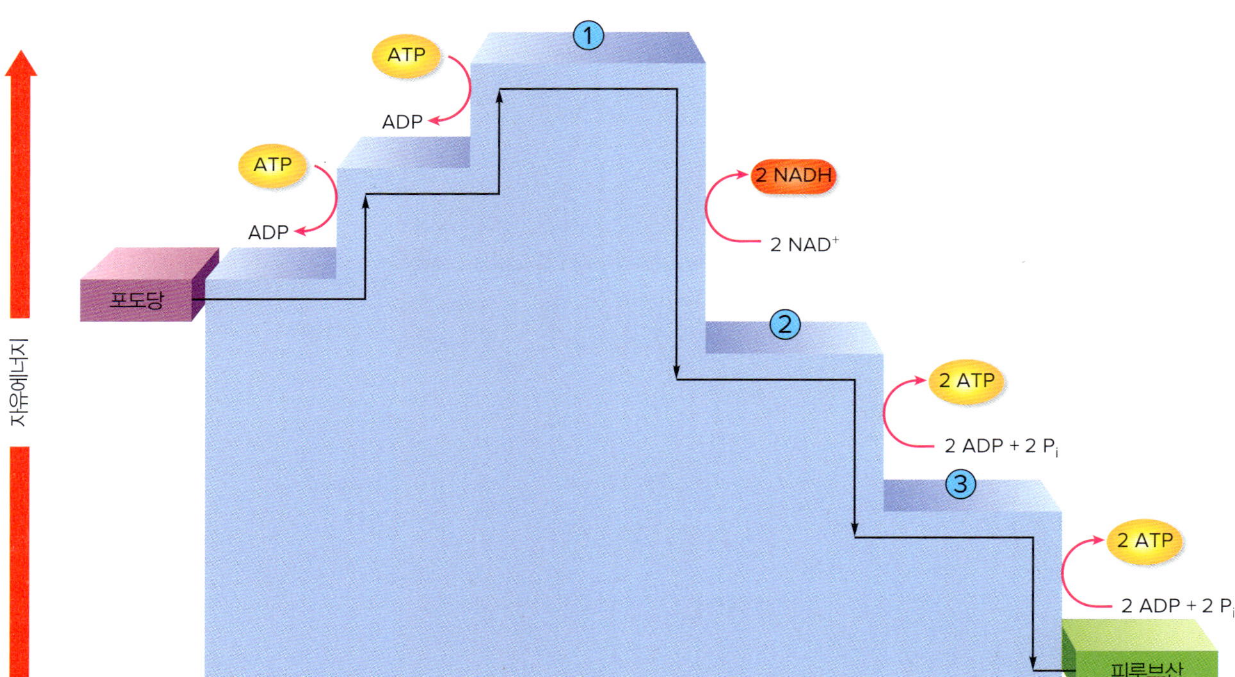

그림 3.2 해당과정에서 에너지 지출과 이득. 해당과정에 진입하는 포도당 한 분자에 대해 2 ATP와 2 NADH의 '순이득'이 발생한다. 번호에 해당하는 분자들은 각각 ① 과당 1,6-이인산, ② 글리세르산-1,3-이인산, ③ 글리세르산-3-인산이며, 이들은 해당과정의 대사 경로에서 중간물질들이다.

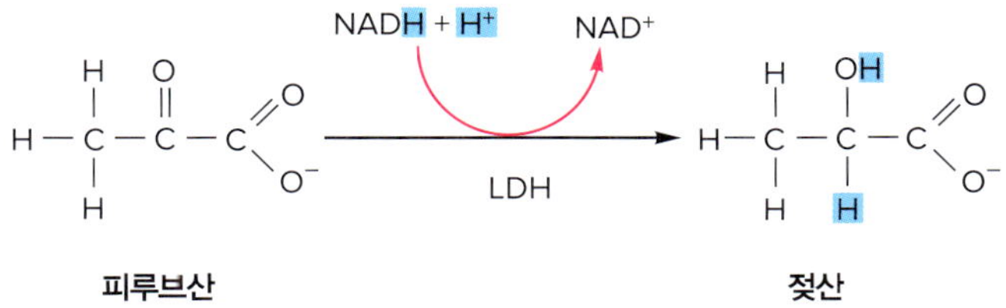

그림 3.3 젖산 형성. 환원된 NAD^+($NADH+H^+$)로부터 2개의 H 원자(파란색 상자)들을 피루브산에 첨가하면 젖산과 산화된 NAD^+가 형성된다. 이 반응은 젖산탈수소효소(LDH)에 의해 촉매되고 적절한 조건에서는 역반응도 일어난다.

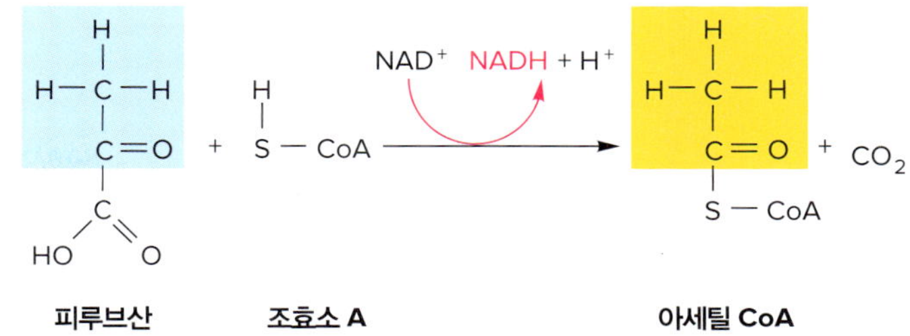

그림 3.4 호기성 호흡에서 아세틸 CoA의 형성. 호기성 호흡 과정에서 NAD^+는 NADH로 환원된다.

잘 적응한다. 즉, 골격근은 심근보다 더 오래 생존하고 심근은 뇌보다 혐기성 조건에서 더 오래 생존한다.

적혈구는 미토콘드리아가 없어서 산소가 없는 상태에서만 대사할 수 있고 운반하는 산소를 이용할 수 없다. 이는 몸의 다른 세포에 산소를 전달하기 위해 적혈구 내 산소를 절약한다. 적혈구를 제외하고 혐기성 대사는 호기성 능력을 초과하는 에너지 요구량이 있는 조직에서 제한된 기간에만 일어난다. 혐기성 대사는 **산소 필요에 대한 산소 공급의 비율**(NADH 농도와 관련해서)이 위험한 수준 아래로 떨어질 때 골격근과 심장에서 일어난다.

골격근의 젖산 발효는 근육이나 개인에게 해를 끼치지 않는 짧은 기간의 활동 중에서 일상적으로 발생하는 정상적인 현상이다. 운동하는 동안 젖산 생산 증가는 근육 피로와 연관되어 있다(현재는 유발되지 않는 것으로 여겨짐). 골격근과 대조적으로 심장은 보통 산소호흡만 하는데, 만약 혐기성 상태가 심장에 일어나면 잠재적으로 위험한 상황이 발생할 수 있다.

3.2 호기성 호흡

포도당의 호기성 호흡에서 피루브산은 해당과정에 의해 형성된 다음 아세틸 CoA로 전환된다. 이는 구연산 회로(또는 크렙스 회로)로 부르는 순환성 대사 경로를 시작한다. 이 경로의 결과로 많은 양의 환원된 NAD^+(NADH)와 FAD($FADH_2$)가 생성된다. 이 환원된 조효소들은 ATP 형성을 유도하는 과정에 전자를 제공한다.

포도당($C_6H_{12}O_6$)의 호기성 호흡 반응식은 다음과 같다.

$$C_6H_{12}O_6 + 6\ O_2 \rightarrow 6\ CO_2 + 6\ H_2O$$

포도당의 호기성 호흡은 해당과정에서 시작한다. 혐기성 대사와 호기성 대사에서 해당과정은 포도당 1분자당 2분자의 피루브산, 2 ATP와 2 NADH + H^+를 생산한다. 그러나 호기성 호흡에서 NADH의 전자는 젖산 경로와 같이 피루브산에 전달되지 않고 젖산은 형성되지 않는다. 대신에 피루브산은 세포 내 다른 위치로 이동해 다른 반응을 하고, 해당과정에 의해 생산된 NADH는 결국 산화된다.

호기성 호흡에서 피루브산은 세포질을 떠나 미토콘드리아의 기질로 들어간다. 일단 미토콘드리아에 있는 탄소 3개 길이의 피루브산은 효소에 의해 CO_2가 제거되어 탄소 2개 길이의 유기산인 아세트산으로 된다. 이 반응을 촉매하는 효소는 아세트산과 **조효소 A**(coenzyme A)라고 부르는 조효소를 결합시킨다. 그 결과 형성된 화합물은 **아세틸 조효소 A**(acetyl coenzyme A)이고 약어는 **아세틸 CoA**(acetyl CoA)이다(그림 3.4).

이 아세틸 CoA는 호기성 경로에서 미토콘드리아 효소의 기질 역할을 하는 반면 CO_2는 혈액에 의해 폐로 운반되어 제거된다. CO_2의 산소는 산소 기체가 아닌 피루브산으로부터 유래한 것이다.

구연산 회로

일단 아세틸 CoA가 형성되면 아세트산 소단위(탄소 2개 길이)는 옥살로아세트산(oxaloacetic acid, 탄소 4개 길이)과 결합해 1분자의 구연산(citric acid, 탄소 6개 길이)을 형성한다. NAD^+에 의한 수소 운반과 유사하게 조효소 A는 아세트산을 한 효소로부터 다른 효소로 옮기는 운반체로만 작용한다. 구연산의 형성은 **구연산 회로**(citric acid cycle) 또는 **TCA 회로**(TCA cycle, tricarboxylic acid cycle)로 알려진 순환대사 경로를 시작하고 구연산은 3개의 카복실산기(carboxylic acid group)를 가진다. 또한 이 회로는 발견자 한스 크렙스경(Sir Hans Krebs)의 이름을 따서 **크렙스 회로**(Krebs cycle)라고 부르기도 한다. 그림 3.5는 구연산 회로를 요약한 것이다.

구연산 회로를 거칠 때마다 만들어지는 NADH와 $FADH_2$ 생산은 에너지 생산 측면에서 구연산 회로에서 직접 생산되는 GTP(ATP로

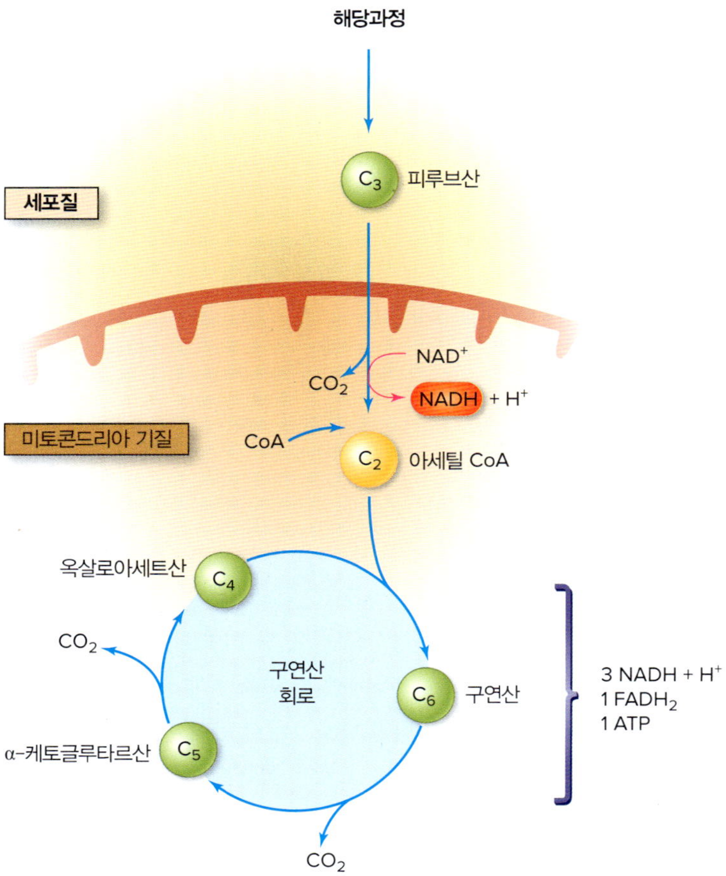

그림 3.5 구연산 회로의 단순화된 도형. 이 도형은 원래 4개의 탄소로 된 옥살로아세트산이 구연산 회로의 마지막에서 어떻게 재생되는지를 보여준다. 구연산 회로에서 중간물질의 탄소 원자 수만 표시하였고 수소와 산소 수는 표시하지 않았다.

전환됨)보다 훨씬 중요한데, 이는 NADH와 $FADH_2$가 전자전달계에 전자를 줌으로써 다량의 ATP를 만들기 때문이다.

전자수송과 산화적 인산화

미토콘드리아 내막의 크리스테(cristae)에 **전자전달계**(electron-transport system)로 작용하는 일련의 분자들은 호기성 호흡 동안에 전자수송 시스템 역할을 한다. 전자전달계는 **FMN**(flavin mononucleotide)과 **조효소 Q**(coenzyme Q) 그리고 **사이토크롬**(cytochrome, 시토크롬)이라 하는 철 함유 색소 그룹을 포함하는 단백질로 구성된다. 이 사이토크롬의 마지막은 사이토크롬 a_3(cytochrome a_3)이며, 이는 최종 산화-환원 반응에서 전자를 산소에 준다. 전자전달계의 분자들은 미토콘드리아 내막에 위치하고 NADH와 $FADH_2$에서 전자를 받아 일정한 순서와 방향으로 수송한다.

호기성 호흡에서 NADH와 $FADH_2$는 전자쌍을 크리스테의 전자전달계에 전달하여 산화된다. 이 과정에서 양성자(H^+)는 전자와 함께 운반되지 않는다. 산화된 형태인 NAD^+와 FAD는 재생되고 구연산 회로로부터 전자전달계에 전자를 계속 운반한다. 전자전달계의 첫 분자는 NADH로부터 전자쌍을 받을 때 환원된다. 사이토크롬이 한 쌍의 전자를 받을 때 2개의 Fe^{3+}가 2개의 Fe^{2+}로 환원된다.

따라서 전자전달계는 NAD^+와 FAD의 산화제로 작용한다. 그러나 사슬의 각 구성 분자는 환원제로 작용하는데 환원된 한 사이토크롬이 전자쌍을 다음 사이토크롬에 전이한다. 이러한 방법으로 각 사이토크롬의 Fe 이온이 교대로 환원되고(Fe^{3+}에서 Fe^{2+}로) 산화된다(Fe^{2+}에서 Fe^{3+}로). 이 반응은 자유에너지 감소 반응이고 파생된 에너지는 ADP를 ATP로 인산화하는데 사용된다. ADP의 인산화와 전자전달계의 짝지음을 통한 ATP의 생성을 **산화적 인산화**(oxidative phosphorylation)라고 한다.

전자수송과 ATP 생산의 짝지음

화학삼투설(chemiosmotic theory)에 따르면, 전자전달계는 양성자(H^+)를 미토콘드리아 기질로부터 미토콘드리아 내막과 외막 사이의 공간으로 펌프한다. 전자전달계는 약 90개의 단백질로 구성된 4개의 **호흡복합체**(respiratory complex)로 구성된다. 미토콘드리아 DNA는 이 단백질 중 13개를 암호화하고 핵 DNA는 나머지를 암호화한다. 이 호흡복합체에서 첫 3개는 **양성자 펌프**(proton pump)로 작용한다(그림 3.6).

첫 번째 펌프인 NADH-조효소 Q 환원효소 복합체(NADH-coenzyme Q reductase complex, **complex I**)는 전자전달계에 따라 이동하는 모든 전자쌍에 대해 4개의 H^+를 기질에서 막사이 공간(intermembrane space)으로 운반한다. 두 번째 펌프인 사이토크롬 c 환원효소 복합체(cytochrome c reductase complex, **complex III**)는 4개의 양성자를 막사이 공간으로 수송하고, 세 번째 펌프인 사이토크롬 c 산화효소 복합체(cytochrome c oxidase complex, **complex IV**)는 2개의 양성자를 막사이 공간으로 수송한다. complex II는 **유비퀴논**(ubiquinone)이라고 불리는 분자와 함께 전자들을 수송하지만 양성자 펌프는 아니다. 양성자 펌프(proton pumps, complexes I, III 및 IV)의 활성 결과로 기질(matrix)보다 막사이 공간에 더 높은 농도의 H^+가 존재하게 되고, 이로 인해 H^+는 기질로 다시 확산되는 것을 선호한다. 그러나 미토콘드리아 내막은 마지막 호흡복합체를 통하는 것을 제외하고는 H^+의 확산을 허용하지 않는다.

이 마지막 호흡복합체는 **ATP 합성효소**(ATP synthase)로서 기능이 회전 터빈과 유사한 분자 기계이다. 이 효소는 막사이 공간에서 기질로 H^+의 통과를 허용하는 통로를 갖고 있고, H^+의 이동은

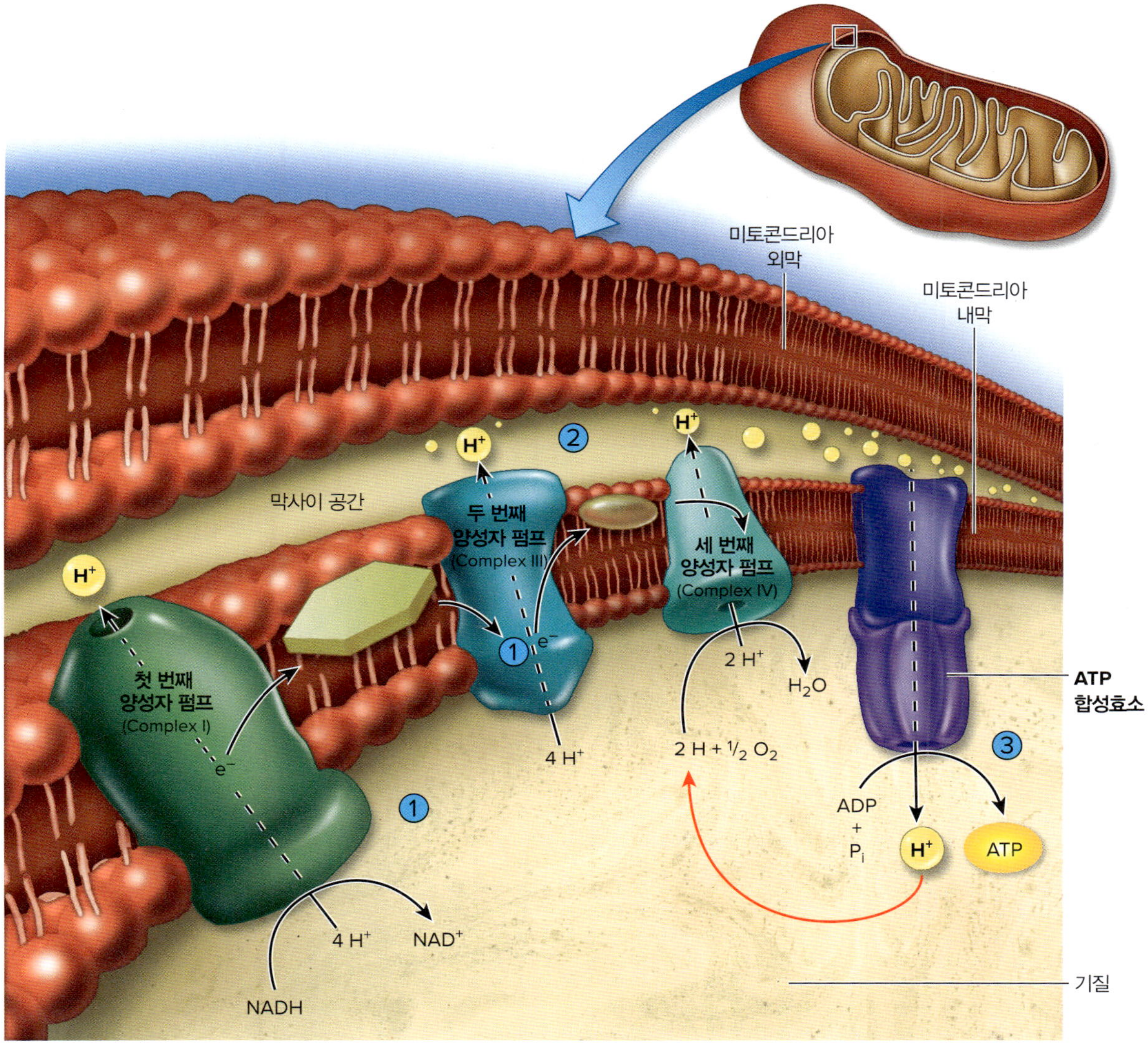

그림 3.6 산화적 인산화 반응의 단계. ① 전자전달계의 분자들이 H^+을 기질에서 막사이 공간으로 펌프한다. ② 그 결과 막사이 공간과 세포질 사이에 H^+ 농도기울기의 현저한 차이가 형성된다. ③ ATP 합성효소를 통한 H^+ 확산은 ATP를 생산한다.

ADP를 ATP로 인산화하는 동력이 된다(그림 3.6). 이러한 방법으로 인산화(ADP + P_i → ATP)는 산화적 인산화의 과정에서 산화(전자의 제거 및 수송)와 짝지어져 있다.

임상적용

시안화물(cyanide)은 **사이토크롬 c 산화효소**(cytochrome c oxidase)에 결합해 네 번째 호흡복합체에서 전자가 산소에 전달되는 것을 억제하는 독극물이다. 이 독극물은 산화적 인산화를 멈추고 세포에서 적당한 양의 ATP를 빼앗는다. 소량의 시안화물은 구역질, 현기증과 두통을 일으키고, 다량의 시안화물은 경련, 혼수상태와 호흡 정지를 일으켜서 사망에 이르게 한다. 시안화물은 살구와 같은 일부 열매의 씨와 담배 연기에서 발견되고 일부 제조업과 독가스에 쓰인다.

포도당 한 분자에서 산화적 인산화로 생성된 26 ATP(또는 드물게 28 ATP)가 만들어지는데, 여기에 해당과정의 직접(기질 수준) 인산화 반응에 의한 2 ATP와 두 구연산 회로 주기를 통해 만들어지는 2 ATP를 모두 합하면 총 30 ATP(또는 드물게 32 ATP)가 된다.

3.3 포도당, 젖산과 글리코겐의 상호전환

포도당은 글리코겐으로 저장될 수 있는데, 간에서 저장된 글리코겐은 유리포도당으로 가수분해되고 간은 이 포도당을 혈액으로 분비한다. 골격근의 운동으로 생산된 젖산은 간으로 이동하여 포도당으로 전환된다.

세포는 많은 포도당 분자를 축적할 수 없다. 왜냐하면 과다한 포도당 축적은 삼투압(6장 참조)을 일으켜 위태로운 수준의 물을 다량 세포 안으로 끌어들일 수 있기 때문이다. 대신에, 특히 간, 골격근과 심장 같은 많은 기관들은 탄수화물을 글리코겐의 형태로 저장한다.

글리코겐 합성과 글리코겐 분해

포도당으로부터 글리코겐을 형성하는 것을 **글리코겐 합성**(glycogenesis)이라고 한다. 이 과정에서 포도당은 ATP의 인산기에 의해 포도당 6-인산으로 전환되며, 이는 다시 이성질체(isomer)인 포도당 1-인산으로 전환된다. 마지막으로 **글리코겐 합성효소**(glycogen synthase)는 포도당을 중합하여 글리코겐을 합성하면서 인산기들을 제거한다.

역반응도 이와 유사하게 **글리코겐 가인산분해효소**(glycogen phosphorylase)가 글리코겐을 포도당 1-인산으로 분해되는 것을 촉매한다. 이때 인산기는 ATP가 아닌 무기 인산염에서 유래하므로 글리코겐 분해에서는 대사 에너지가 필요하지 않다. 이 포도당 1-인산은 다시 포도당 6-인산으로 전환된다. 글리코겐이 포도당 6-인산으로 전환되는 것을 **글리코겐 분해**(glycogenolysis)라고 한다.

골격근과는 달리 간에는 인산기를 제거하는 **포도당 6-인산 가수분해효소**(glucose 6-phosphatase)가 있어 유리포도당을 만들 수 있다(그림 3.7). 이 유리포도당은 세포막을 통해 수송될 수 있어, 간은 골격근과 달리 포도당을 혈액으로 분비할 수 있다. 따라서 간 글리코겐은 운동 중에 저장된 글리코겐의 대부분을 고갈시킬 수 있는 골격근 운동을 포함하여 다른 기관들이 사용할 수 있도록 혈액 포도당을 공급할 수 있다.

3.4 지질과 단백질 대사

트라이글리세라이드(트리글리세리드)는 글리세롤과 지방산으로 가수분해된다. 지방산은 다량의 아세틸 CoA로 전환된 다음, 구연산 회로로 들어가 많은 양의 ATP를 합성할 수 있어 매우 중요하다. 단백질에서 유래된 아미노산도 에너지원으로 사용되는데, 이는 아민 그룹을 제거하고 나머지 분자를 피루브산이나 크렙스 회로 분자 중 하나로 전환하는 것을 포함한다.

피루브산 대사처럼 지질과 단백질도 호기성 호흡을 통해 에너지를 생산할 수 있다. 일부 기관에 따라 분자의 에너지원이 다르며, 피루브산과 구연산 회로의 산은 포도당, 지질과 아미노산의 상호전환에서 공통적인 중간산물로 사용된다.

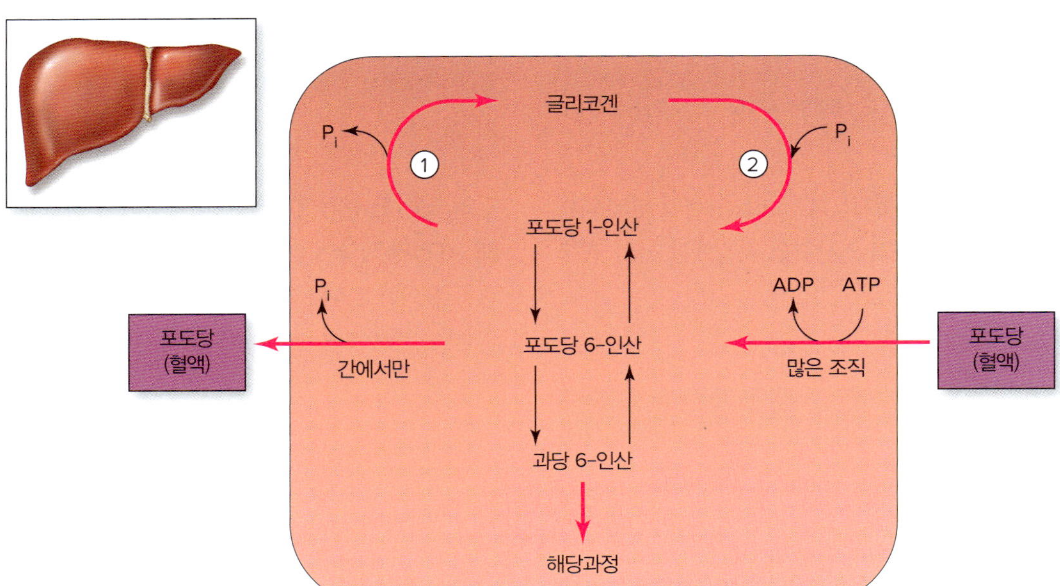

그림 3.7 간에서의 글리코겐 합성과 글리코겐 분해. 조직세포에 들어온 혈액 포도당은 포도당 6-인산으로 인산화된다. 이 중간산물은 ① 간과 근육에서 글리코겐 합성이라는 과정을 통해 글리코겐으로 전환된다. ② 글리코겐은 글리코겐 분해라는 과정을 통해 새로운 포도당 6-인산을 합성하는 원료로 쓰인다. 골격근과 달리 간에는 포도당 6-인산으로부터 인산기를 제거할 수 있는 효소가 있으므로 간 글리코겐은 혈액에 새로운 포도당의 공급원으로 작용한다.

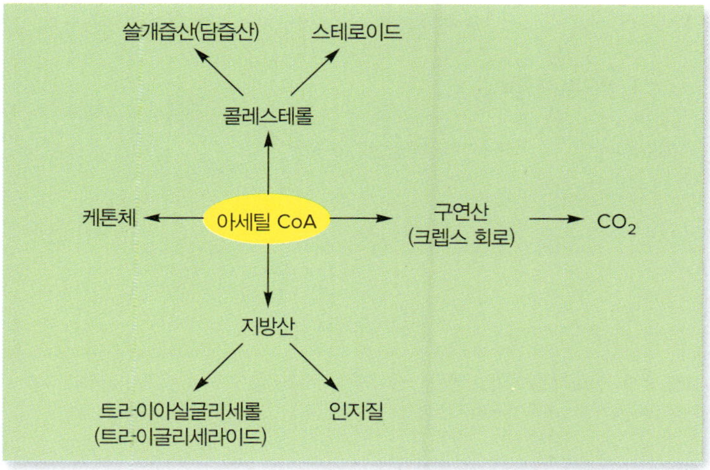

그림 3.8 아세틸 CoA의 다양한 대사 경로. 아세틸 CoA는 지방산, 케톤체, 콜레스테롤 및 구연산 등 여러 대사물질들의 합성에 공통적인 기질로 쓰인다.

지질 대사

포도당이 지방으로 전환될 때 해당과정이 일어나고 피루브산은 아세틸 CoA로 전환된다. 그러나 일부 해당과정 중간산물인 글리세르알데하이드 3-인산과 다이하이드록시아세톤인산은 피루브산으로의 전환을 완료하지 못하고, 아세틸 CoA도 구연산 회로로 들어가지 않는다. 아세틸 CoA의 아세트산 소단위는 콜레스테롤(쓸개즙산과 스테로이드호르몬 합성에 사용), 케톤체 및 지방산을 포함하는 다양한 지질을 합성하는 데 사용된다(그림 3.8). 따라서 아세틸 CoA는 수많은 다른 대사 경로가 진행될 수 있는 분기점으로 고려될 수 있다.

3분자의 지방산과 1분자의 글리세롤이 축합해 **트라이글리세라이드**를 만든다. 식사 후 혈액 포도당 농도가 증가할 때 **지질 합성**(lipogenesis)은 주로 지방조직과 간에서 일어난다.

백색 지방조직의 지방세포에 저장된 지방은 몸에서 주요 에너지 저장 형태로 쓰인다. 1 g의 탄수화물이나 단백질은 4 kcal의 에너지를 갖고 있는 것에 비해 1 g의 지방은 9 kcal의 에너지를 갖고 있다.

백색지방조직

몸에 저장된 대부분의 트라이글리세라이드는 **백색지방조직**(white adipose tissue) 또는 **백색지방**(white fat)에 저장된다. 지방조직에 저장된 지방을 에너지원으로 이용할 경우 **지방분해효소**(lipase, 리파아제)는 트라이글리세라이드를 글리세롤과 지방산으로 가수분해하는데, 이를 **지질 분해**(lipolysis)라고 한다. 유리지방산은 간과 골격근, 다른 기관에서 호기성 호흡에 사용될 수 있는 **혈액매개 에너지 수송체**(blood-borne energy carrier)이다. 혈액으로 방출된 글리세롤은 대개는 간에서 흡수되어 포도당 신생합성(gluconeogenesis)을 통해 포도당으로 전환된다. 이 방법으로 운동 또는 단식 중 지방세포에서 방출된 글리세롤은 간 포도당의 중요한 공급원이 된다.

대부분의 지방산은 한쪽 끝에 −COOH를 갖는 긴 탄화수소 사슬로 구성되어 있다. **β-산화**(β-oxidation)는 지방산 사슬의 −COOH 말단에서 아세트산을 제거하는 과정이다. β-산화 결과 아세틸 CoA가 형성되고 말단으로부터 세 번째 탄소는 산화되어 새로운 −COOH를 만들기 때문에, 지방산 사슬의 길이는 2개의 탄소만큼 감소한다. 전체 지방산 분자가 아세틸 CoA로 전환될 때까지 산화는 계속된다. 예를 들어, 16개 탄소의 지방산은 β-산화에 의해 8개의 아세틸 CoA를 만든다. 이 지방산은 총 108 ATP(= 28 ATP + 80 ATP)를 만들 수 있다.

갈색지방조직

갈색지방조직(brown adipose tissue) 또는 **갈색지방**(brown fat)은 백색 지방조직과는 다른 주요한 기능을 갖는다. 갈색지방은 성인보다 열 손실률이 크고 근육량이 적은 신생아의 **열발생**(thermogenesis)에 중요한 역할을 하는 부위이다. 갈색지방의 분포가 비록 제한적이지만, 성인에서 칼로리 소모와 열 생산에 기여하는 것으로 알려져 있다.

교감신경에서 방출된 노르에피네프린은 갈색지방세포 내 지질 분해를 촉진한다. 이는 미토콘드리아 내막에 위치한 **UCP1**이라고 부르는 독특한 **짝풀림 단백질**(uncoupling protein)을 활성화하는 긴 사슬의 지방산을 방출한다. 이 수송 단백질은 지방산 산화가 증가하여 더 많은 열이 발생한다.

케톤체

사람의 체중이 감소하지 않을 때도 지방조직의 트라이글리세라이드는 계속 분해되고 재합성된다. 기아 상태, 식이요법 및 당뇨병에서와 같이 지질 분해율이 지방산 이용률을 초과하면 지방산의 혈액 농도는 증가한다.

만약 간세포가 충분한 양의 ATP를 갖고 있어 더 이상의 ATP 생산이 필요하지 않으면 지방산에서 유래한 아세틸 CoA 일부는 다른 회로로 진입한다. 이 회로는 두 분자의 아세틸 CoA를 **아세토아세트산**(acetoacetic acid)과 **β-하이드록시부티르산**(β-hydroxybutyric acid)으로 전환시킨다. 아세토아세트산 유도체인 **아세톤**(acetone)과 β-하이드록시부티르산을 **케톤체**(ketone body)라고 한다. 3개의 케톤체는 혈장에서 순환하는 수용성 분자이고, 백색 지방조직에서 지방분해가 증가할 때 간에서 지방산으로부터의 케톤체 생산이 증가한다.

임상적용

케톤체는 간에서 생산되는 작은 수용성 분자이고 저장된 트라이글리세라이드가 분해되는 동안 지방산에서 유래한다. 따라서 케톤체 생산은 단식과 엄격한 식이요법 중에 증가하여 **케톤증**(ketosis, 혈액 속에 케톤체의 증가)을 일으킨다. 이는 호흡 시 아세톤의 과일 향과 **케톤뇨증**(ketonuria, 소변 속에 케톤체의 증가)으로 확인할 수 있다. 단식 중에 뇌는 필요한 일부 에너지를 위해 케톤체를 이용할 수 있다. 제1형 당뇨병은 과도한 양의 케톤체를 생산하여 **케톤산증**(ketoacidosis)을 일으킨다. 삼투압으로 인해 케톤뇨증은 과다한 양의 소변 상실과 탈수를 동반한다.

아미노산 대사

질소는 주로 단백질로 섭취되고 아미노산 형태로 몸에 들어오며 요소(urea)로 배설된다. 건강한 성인은 질소 배설량과 섭취량이 동일한 질소균형 상태를 이룬다. 이는 질소 섭취가 필요없다는 뜻이 아니라 오히려 매일 전환(turnover)되는 단백질을 대체해야 한다는 의미이다. 아미노산 섭취량이 단백질을 대체하는 양보다 더 많을 때는 여분의 아미노산이 단백질로 저장되지 않는다.

아미노기 전이

성장을 위한 단백질을 만들고 전환된 단백질을 대체하기 위해 적절한 양의 20개 아미노산이 모두 필요하다. 그러나 이 중 8개(어린아이의 경우 9개)는 몸에서 합성되지 않기 때문에 음식을 통해 반드시 섭취해야 하는데, 이 아미노산들이 **필수아미노산**(essential amino acid)이고 나머지는 '비필수 아미노산'이다.

피루브산과 구연산 회로의 산은 케톤기(ketone group)를 가지고 있기 때문에 **케토산**(keto acid)이라고 한다. 이 케토산을 아세틸 CoA로부터 유래한 케톤체와 혼동해서는 안 된다. 케토산은 아미노기(NH_2 group)를 첨가하여 아미노산으로 전환될 수 있다. 아미노기가 한 아미노산으로부터 다른 아미노산으로 이동하여 다른 아미노산을 만드는 반응을 **아미노기 전이**(transamination, 아미노기 교환 반응)이라고 한다.

아미노기 전이는 조효소 비타민 B_6(pyridoxine, 피리독신)을 필요로 하는 아미노기 전달효소(transaminase 또는 aminotransferase, 아미노기 교환효소)에 의해 촉매된다.

산화적 탈아미노 반응

글루탐산은 아미노산의 아미노기와 α-케토글루타르산의 결합인 아미노기 전이를 통해 형성된다(그림 3.9). 만약 단백질합성에 필요한 양보다 더 많은 아미노산을 갖게 되면, 글루탐산의 아미노기는 제거

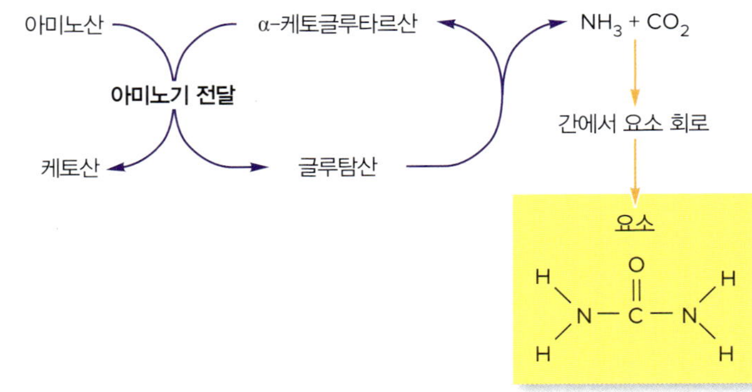

그림 3.9 산화적 탈아미노 반응. 글루탐산은 요소를 형성하는 대사 경로에 아미노기를 제공하면서 α-케토글루타르산으로 전환된다.

되어 **요소**(urea)로 혈액으로 분비된다. 아미노산으로부터 아미노기를 제거하여 케토산과 암모니아(NH_3, 간에서 요소로 전환)를 만드는 반응을 **산화적 탈아미노 반응**(oxidative deamination)이라고 한다.

많은 아미노산이 아미노기 전이에 의해 글루탐산으로 전환된다. 글루탐산은 탈아미노 반응을 통해 아미노기를 요소에 줄 수 있기 때문에 다른 아미노산들이 케토산(피루브산과 구연산 회로의 산) 합성을 위해 사용될 수 있는 통로로 작용한다. 이 케토산들은 구연산 회로에서 에너지원으로 쓰인다.

어떤 아미노산이 탈아미노화(deamination)되었는지에 따라 만들어지는 케토산은 피루브산이거나 구연산 회로 분자 중 하나일 수 있다. 아미노산이나 비탄수화물(noncarbohydrate)로부터 포도당이 합성되는 과정을 **포도당신생합성**이라고 한다.

포도당신생합성의 주요한 기질은 알라닌(아미노산), 젖산, 글리세롤 등이 있다. 그림 3.10은 아미노산, 탄수화물과 지방 사이의 대사적 상호관계를 보여준다.

초기 단식에서도 간에서 분비되는 대부분의 포도당은 포도당신생합성을 통해 형성된다. 간 글리코겐의 가수분해(글리코겐 분해)는 초기 단식 시 분비되는 포도당의 36%만 기여한다. 42시간 단식 시에는 간에서 분비되는 모든 포도당은 포도당신생합성을 통해 생산된다.

3.5 세포 외 환경

세포를 둘러싼 세포 외 환경은 분자들이 용해된 액체 구획과 조직에 형태를 제공하는 다당류와 단백질의 기질로 구성되어 있다. 세포 내 및 세포 외 환경 간의 상호작용은 원형질막을 가로질러 발생한다.

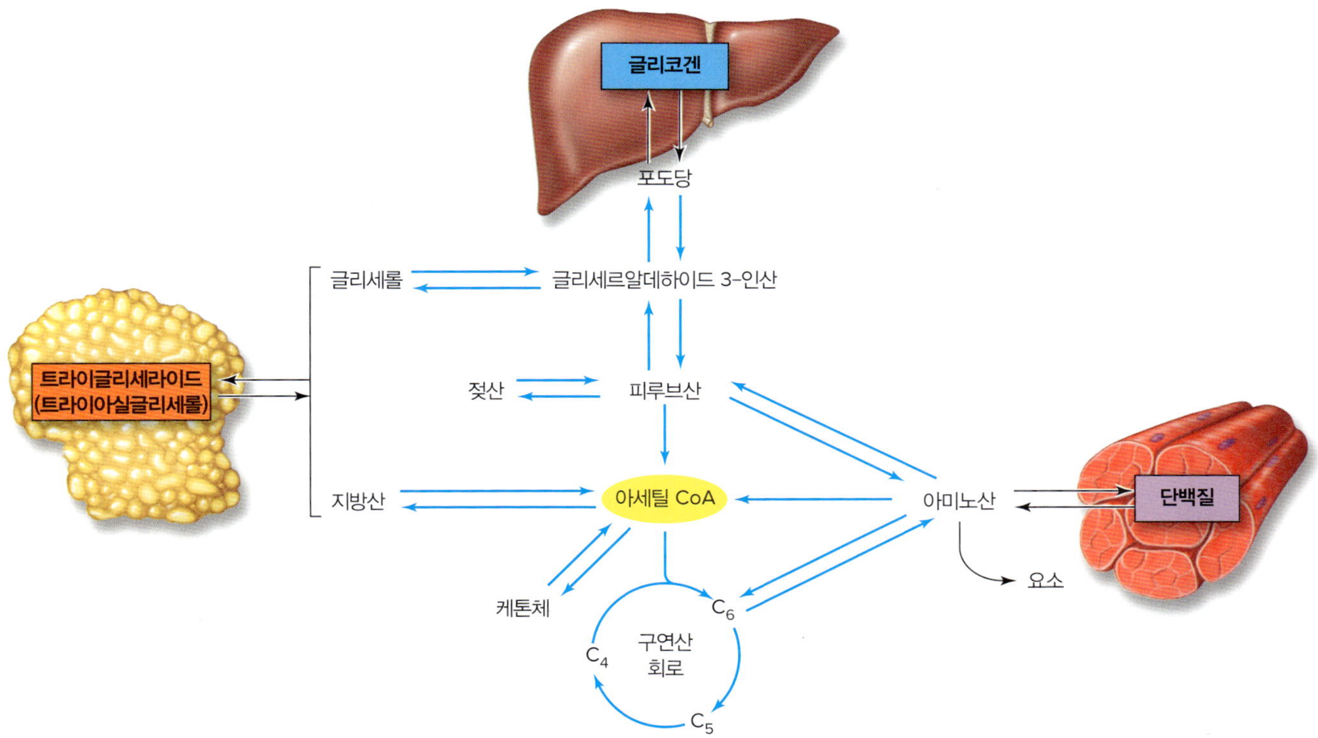

그림 3.10 글리코겐, 지방, 단백질의 상호전환. 이 단순화된 대사 경로는 글리코겐, 지방 및 단백질이 어떻게 상호전환될 수 있는지를 보여준다. 피루브산으로부터 아세틸 CoA로의 반응을 제외한 모든 반응은 가역적이다. 그 이유는 이 과정에서 CO_2가 제거되기 때문이다(식물만이 광합성의 암반응을 통해 CO_2를 사용하여 포도당을 합성할 수 있다).

세포 외 환경은 세포 외부의 모든 구성요소를 포함한다. 우리 몸의 세포는 세포 외 환경으로부터 영양소를 공급받아야 하고, 그 노폐물들을 세포 외 환경으로 내보내야 한다. 또한, 조직의 다른 세포들, 기관 내 다른 조직의 세포들, 다른 기관의 세포들은 세포 외 환경으로 분비되는 화학조절물질들을 통해 상호작용한다.

체액

인체의 수분 함량은 두 구획, 즉 전체 체수분의 약 67%를 가지는 **세포 내 구획**(intracellular compartment)과 나머지 33%의 **세포 외 구획**(extracellular compartment)으로 나뉜다. 세포 외 구획 중 약 20%의 세포외액(extracellular fluid)은 심혈관계의 혈관 내에 위치

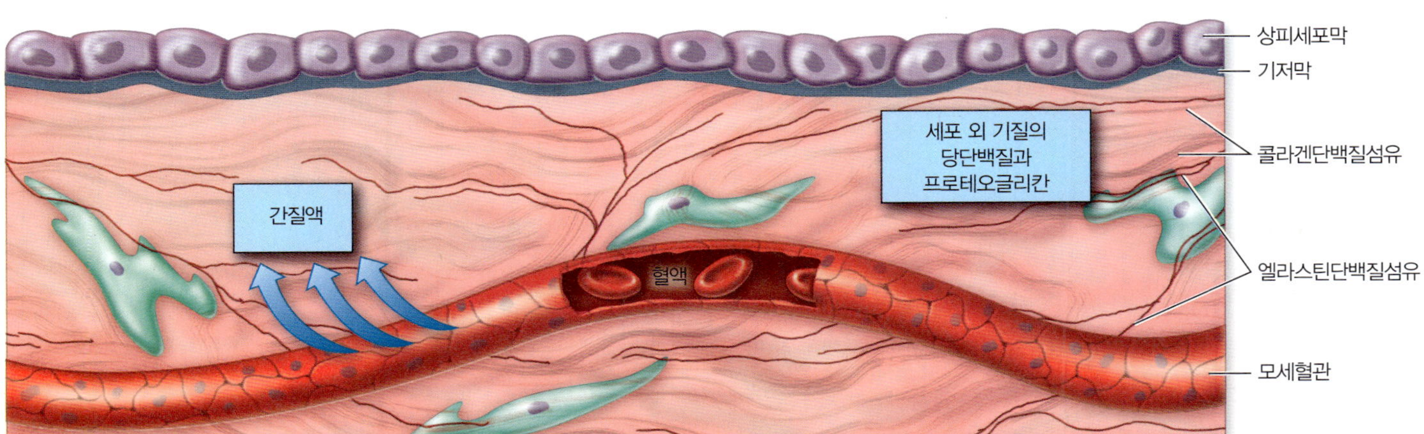

그림 3.11 세포 외 환경. 세포 외 환경은 기질의 당단백질과 프로테오글리칸(단백질과 탄수화물로 구성된 분자) 및 간질액을 포함한다. 간질액은 모세혈관 세포 사이의 구멍(표시되지 않음)을 통해 여과되어 나오는 혈장으로부터 유래되며, 영양소 및 조절분자를 조직세포로 전달한다. 세포 외 환경은 상피세포막 아래 기저막을 형성하는 콜라겐 및 엘라스틴단백질섬유에 의해 지지된다.

하며, 혈액의 액체 부분, 즉 **혈장**(blood plasma)이 차지한다.

혈액은 산소를 폐에서 체세포로, 이산화탄소를 체세포에서 폐로 운반하며, 영양소, 젖산, 노폐물, 호르몬 등 다양한 물질들을 인체의 곳곳으로 운반한다.

세포외액의 나머지 80%는 혈관계 외부에 위치하며 조직 내에서 세포외액을 구성하는데, 이를 **간질액**(interstitial fluid)이라고 한다. 혈액을 통해 이동하는 산소, 영양소, 조절분자 등은 체세포에 도달하기 전에 먼저 간질액으로 통과해야 한다. 반대로, 세포 유래 노폐물과 호르몬 분비는 혈장 도달 전 먼저 간질액으로 통과해야 한다(그림 3.11).

세포 외 기질

우리 몸의 기관을 구성하는 세포는 결합조직의 세포 외 물질 안에 파묻혀 있다(그림 3.11). 이 물질을 **세포 외 기질**(extracellular matrix)이라고 하며, 단백질섬유인 **콜라겐**(collagen)과 **엘라스틴**(elastin), 젤 모양의 **기저물질**(ground substance) 등으로 구성되어 있다.

기저물질은 원형질막의 외부 표면을 덮고 있는 탄수화물뿐만 아니라 콜라겐과 엘라스틴의 세포 외 단백질섬유에 화학적으로 연결된 분자들의 고도로 기능적이고 복잡한 구성체이다. 젤은 **당단백질**(glycoprotein)과 이전에는 **점액다당류**(mucopolysaccharide)라 불렸던 **프로테오글리칸**(proteoglycan)으로 구성되는데, 주로 다당류로 구성된 이 프로테오글리칸은 결합된 물 분자의 함량이 높다.

콜라겐과 엘라스틴섬유는 콘크리트의 철근처럼 결합조직에 강력한 구조적 강도를 제공한다. 콜라겐의 일종인 콜라겐 IV(알려진 유형은 약 15가지)가 상피세포막 아래의 **기저막**(basement membrane)에 작용한다. 상피세포의 원형질막 바깥 표면에 있는 탄수화물과 결합조직 내 기질의 당단백질과 프로테오글리칸 사이에 화학결합을 형성함으로써, 기저막은 상피세포를 기저 결합조직에 단단히 결부시키는 데 도움을 준다(그림 3.11).

원형질막 수송의 범주

세포외액은 혈장이거나 혈장에서 유래하기 때문에, **원형질막**(plasma membrane)이라는 용어는 세포 외 구획으로부터 세포 내 구획을 분리하는, 세포를 둘러싼 막을 일컫는 데 사용된다. 세포 내부 및 외부에 존재하는 다양한 분자들 가운데 일부는 원형질막을 관통 또는 "투과(permeate)"할 수 있지만, 다른 일부는 그렇지 못하다. 이러한 원형질막의 특성을 **선택적 투과성**(selective permeability)이라고 한다.

원형질막은 일반적으로 세포의 구조 및 기능에 필요한 단백질, 핵산, 기타 분자들에 대해서는 투과적이지 않지만, 대사 유지에 필요한 영양소와 폐기물 등의 많은 분자에 대해서는 투과적이다. 원형질막은 또한 특정 이온을 선택적으로 투과시킨다.

원형질막을 통해 분자 및 이온을 수송하는 메커니즘은 다양한 방

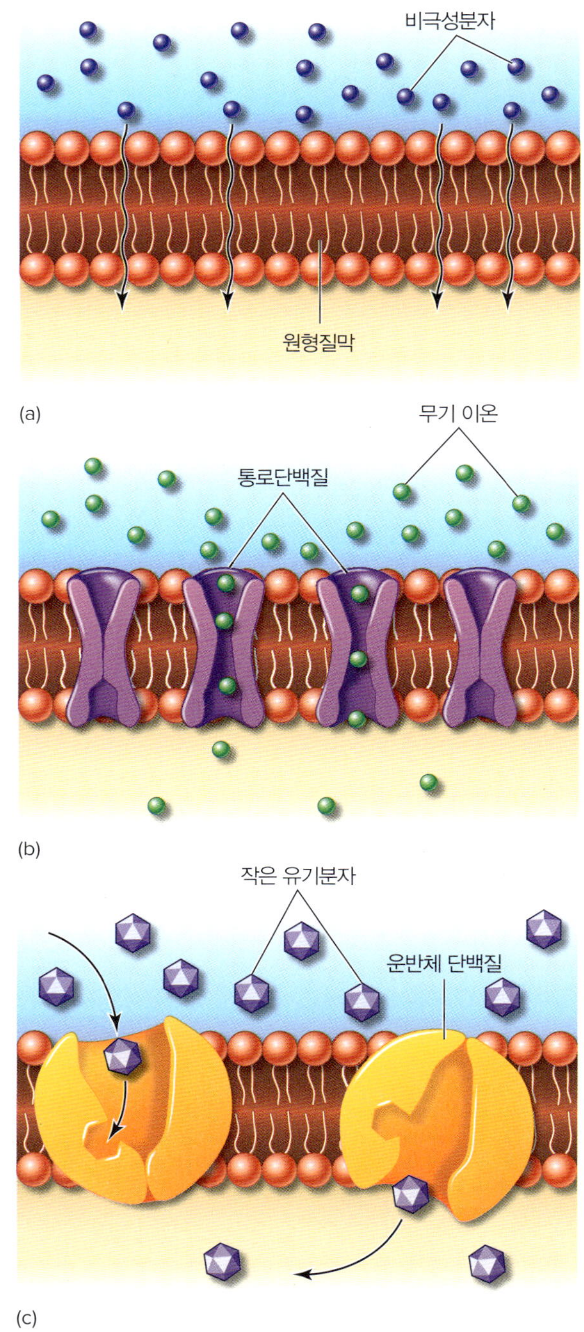

그림 3.12 수동수송의 유형. (a) 비극성분자는 원형질막의 인지질이중층을 통한 단순확산에 의해 이동할 수 있다. (b) 무기 이온은 원형질막의 단백질 통로를 통한 단순확산으로 이동할 수 있다. (c) 포도당 또는 다른 작은 유기분자는 특정 운반체 단백질을 통한 촉진확산에 의해 이동할 수 있다.

식으로 분류될 수 있는데, 그중 한 가지는 **운반체 단백질**(carrier protein)이 필요하거나 필요하지 않은 수송 과정으로 분류하는 것이다.

1. **운반체-매개 수송**(carrier-mediated transport)
   a. **촉진확산**(facilitated diffusion)
   b. **능동수송**(active transport)
2. **비운반체-매개 수송**(non-carrier-mediated transport)
   a. 원형질막의 인지질층을 통한 지용성 분자의 **단순확산**(simple diffusion)
   b. 원형질막의 통로단백질을 통한 이온의 단순확산
   c. 원형질막의 아쿠아포린(aquaporin) 통로를 통한 물 분자의 단순확산(삼투)

막 수송 과정은 또한 에너지 요구 여부에 따라 분류될 수 있다. **수동수송**(passive transport)은 고농도에서 저농도로 막을 가로지르는 분자 및 이온의 순 이동으로, 대사에너지가 요구되지 않는다. 수동수송은 모든 비운반체-매개 확산(지용성 분자, 이온, 물 등의 단순확산) 및 운반체-매개 촉진확산을 포함한다(그림 3.12). **능동수송**(active transport)은 저농도 영역에서 고농도 영역으로 막을 가로지르는 분자 및 이온의 순 이동이다. 능동수송은 농도 구배에 역행하기 때문에 종종 **펌프**(pump)라고 불리며, 이 운반체 단백질에 동력을 공급하는 대사에너지(ATP)의 소비가 필요하다.

3.6 확산과 삼투

막을 통한 분자 또는 이온의 순확산은 항상 농도가 낮은 방향으로 발생한다. 비극성분자는 원형질막의 인지질 장벽을 통과할 수 있고, 작은 무기 이온들은 원형질막의 통로단백질을 통과할 수 있다. 막을 통한 물의 순확산을 삼투라고 한다.

용액의 분자들(용매 및 용질)은 열에너지의 결과로 무작위 운동의 상태가 일정하게 유지된다. 만약 용액의 두 영역 사이에 **농도 차이**(concentration difference) 혹은 **농도 구배**(concentration gradient)가 있다면, 이 무작위 운동은 평형에 도달할 때까지 농도 차이를 없애기 위해 분자들을 분산시켜 퍼트리는데(그림 3.13), 이를 **확산**(diffusion)이라고 한다.

무작위 분자 운동의 결과로, 용액의 고농도 영역에 있는 분자가 저농도 영역으로 들어간다. 물론 분자가 반대 방향으로 움직이기도 하지만, 그 빈도는 낮다. 결과적으로 농도 구배가 없어질 때까지 고농도 영역에서 저농도 영역으로 순 이동이 발생하는데, 이를 **순 확산**(net diffusion)이라고 한다. 순 확산은 막 양쪽의 농도가 다르고 막이 확산 물질에 대해 투과적일 때 발생하는 물리적 과정이다. **평균 확산시간**(mean diffusion time)은 확산 분자 또는 이온이 이동해야

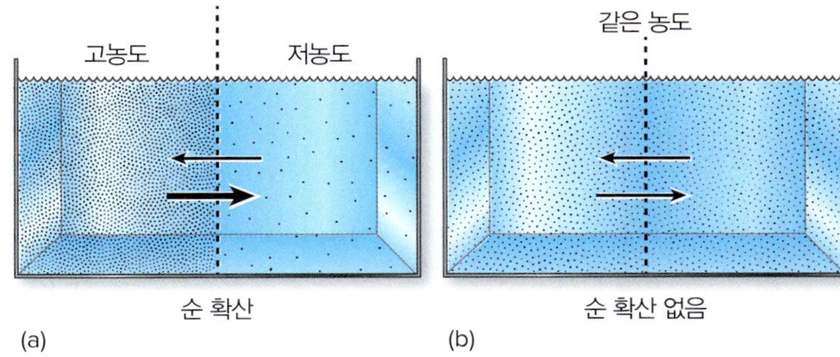

그림 3.13 용질의 확산. (a) 순 확산은 용액의 두 영역 사이에 농도 차이(농도 구배)가 있을 때 발생한다. 단, 이 영역을 분리하는 막이 확산 물질을 투과할 수 있어야 한다. (b) 확산은 영역 간의 농도 차이를 없애려는 경향이 있다.

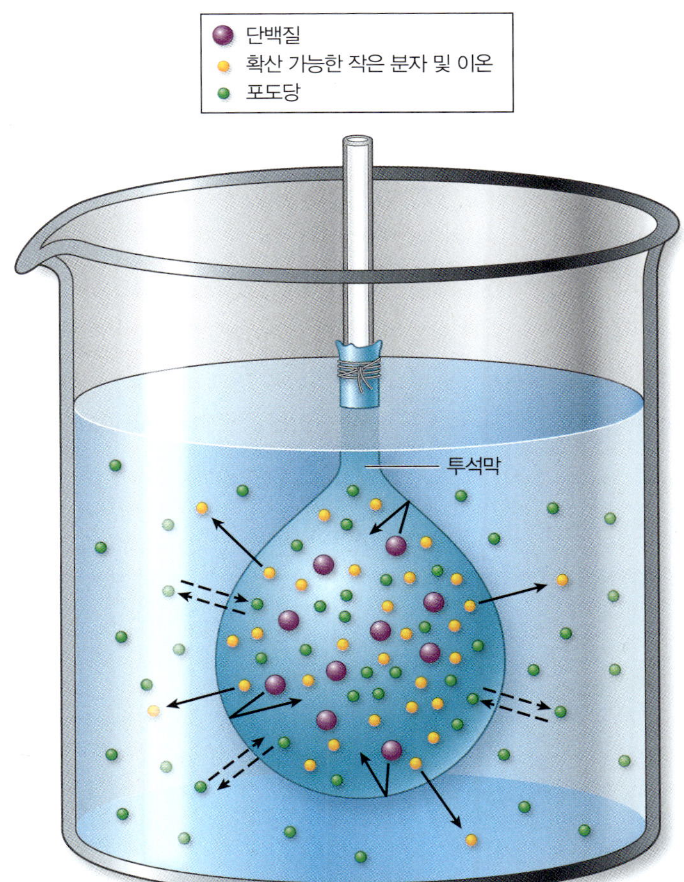

그림 3.14 투석막을 통한 확산. 투석막은 일정 크기의 작은 구멍이 있는 인공 반투막이다. 투석막 주머니 내부의 단백질은 너무 커서 구멍을 통과할 수 없지만(꺾인 화살표), 작고 확산 가능한 분자 및 이온은 구멍을 통해 고농도에서 저농도 방향으로 확산할 수 있다(직선 화살표). 포도당도 구멍을 통과할 수 있지만, 주머니 외부에도 같은 농도의 포도당이 존재하기 때문에, 순 확산은 없다(이중 점선 화살표).

하는 거리의 제곱에 따라 매우 빠르게 증가한다.

원형질막을 통한 확산

원형질막은 주로 인지질이중층으로 구성되기 때문에, 비극성인 지용성 분자는 막의 한쪽에서 다른 쪽으로 쉽게 통과할 수 있다(그림 3.14). 즉, 원형질막은 산소(O_2)나 스테로이드호르몬 같은 비극성분자의 확산에는 장벽이 되지 않는다. 극성 공유결합을 가지지만 전하를 띠지 않는 CO_2, 에탄올, 요소 등의 작은 분자 역시 인지질이중층을 통과할 수 있다. 따라서 이들 분자는, 농도 구배가 존재할 때 세포 내외 구획 사이에서 쉽게 순 확산할 수 있다.

예를 들어, 산소는 혈액에 의해 폐에서 다른 조직으로 운반되기 때문에, 세포외액에서 산소 농도는 상대적으로 높다. 산소는 호기성 세포호흡에서 수소와 결합하여 물을 형성하기 때문에, 세포 내 산소 농도는 세포외액보다 낮다. 이산화탄소의 농도 구배는 세포가 CO_2를 생성하기 때문에, 산소와는 그 방향이 반대이다. 따라서 **기체교환**(gas exchange)은 세포와 세포 외 환경 사이의 확산에 의해 발생한다(그림 3.15). 확산에 의한 기체교환은 폐에서도 발생하는데, 산소 농도 구배는 공기에서 혈액으로 순 확산을 일으키고, 이산화탄소 농도 구배는 혈액에서 공기로 순 확산을 일으킨다. 모든 경우, 순 확산은 고농도에서 저농도 방향이다.

포도당처럼 더 큰 극성분자는 인지질이중층을 통과할 수 없으므로, 원형질막에 특별한 **운반체 단백질**(carrier protein)이 필요하다. 인지질이중층은 Na^+ 및 K^+과 같은 하전된 무기 이온에 대해서도 비투과적이지만, 막을 관통하는 작은 **이온 통로**(ion channel)들을 통해 이러한 이온들이 통과될 수 있다(그림 3.16).

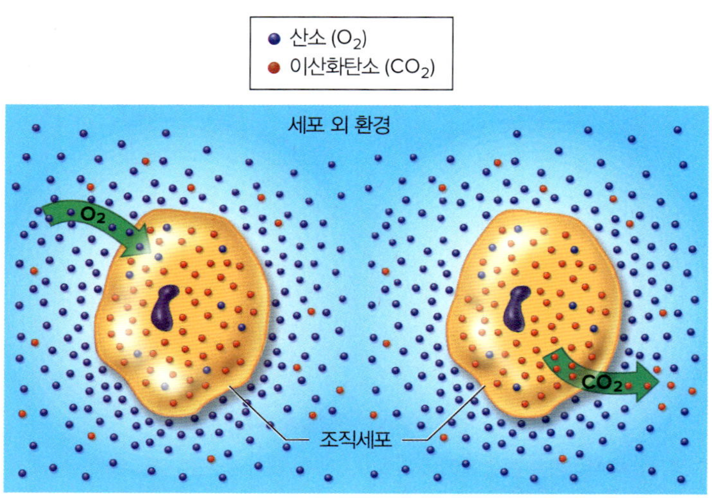

그림 3.15 확산에 의한 기체교환. 그림에서 산소 및 이산화탄소는 각각 세포 내외간 농도 차이를 보인다. 따라서 세포 내외 구획 사이의 기체교환은 확산에 의해 발생한다.

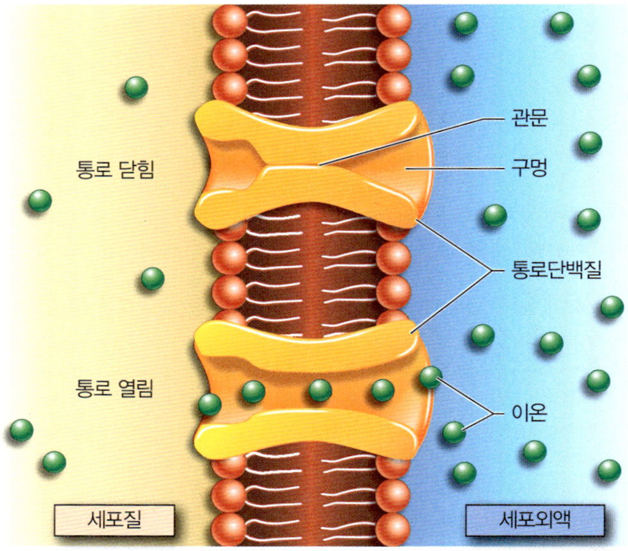

그림 3.16 이온의 막 통로 통과. 이 통로는 막 두께에 걸쳐 있는 내재성 단백질로 구성된다. 일부 통로는 항상 열려 있지만, 다른 많은 경우 통로를 열거나 닫을 수 있는 "관문" 구조를 가진다. 대부분의 이온 통로는 비교적 선택적이고, 특정한 이온만 통과시킨다.

일부 이온 통로는 항상 열려 있으므로, 원형질막을 통한 이온의 확산은 계속 진행 중이다. 그러나 많은 이온 통로는 통로를 열거나 닫을 수 있는 구조, 즉 **관문**(gate)을 가지고 있으며, 특별한 생리학적 자극은 닫힌 통로를 열 수 있다. 신경 및 근육 자극의 생성과정에서, Na^+ 및 K^+에 대한 각각의 이온 통로는 막 전압의 변화에 따라 열리고 닫힌다.

확산속도

단위시간당 막을 통과하는 확산 분자의 수로 측정되는 확산속도는, 다음에 따라 달라진다.

1. 막을 가로지르는 농도 차이의 크기(농도 구배의 "가파름")
2. 확산하는 물질에 대한 막의 투과성
3. 용액의 온도
4. 물질이 확산하는 막의 표면적

막을 가로지르는 농도 차이의 크기는 확산의 원동력으로 작용하지만, 막이 해당 물질을 투과시키지 못한다면 막을 통한 물질의 확산은 일어나지 않는다. 예를 들어, 휴지기 신경세포에서 원형질막은 K^+에 대한 투과성이 Na^+보다 약 20배 높기 때문에, K^+은 Na^+보다 훨씬 더 빠르게 확산한다. 그러나 막 통로의 단백질 구조 변화는 막의 투과성을 변화시킬 수 있다. 예를 들어, 신경세포에서 특정 자극이 일시적으로 Na^+ 통로를 열어 K^+보다 Na^+의 확산속도가 더 빠를 때, 활동전위가 발생한다.

삼투

삼투(osmosis)는 막을 가로지르는 물(용매)의 순확산이다. 삼투가 일어나려면 막이 **선택적 투과성**(selective permeability)을 가져야 한다. 즉, 적어도 한 종류의 용질보다 물 분자에 대한 투과성이 더 높아야 한다. 따라서 삼투가 발생하려면 (1) 선택적 투과성 막의 양쪽에 용질의 농도 차이가 있어야 하고, (2) 막이 용질에 대해 상대적으로 비투과적이어야 한다. 막을 자유롭게 통과할 수 없는 용질은 물의 삼투 운동을 촉진할 수 있으며, 이런 경우 **삼투 활성**(osmotic activity)이 있다고 말한다.

용질 분자의 확산과 마찬가지로, 물의 확산은 막을 기준으로 양쪽 물의 농도가 다를 때 발생한다(그림 3.17). 묽은 용액은 물 분자의 농도가 높고 용질의 농도가 낮다. 삼투가 일어나는 동안, 물 분자는 물 농도가 높은 쪽에서 물 농도가 낮은 쪽으로 순 이동한다.

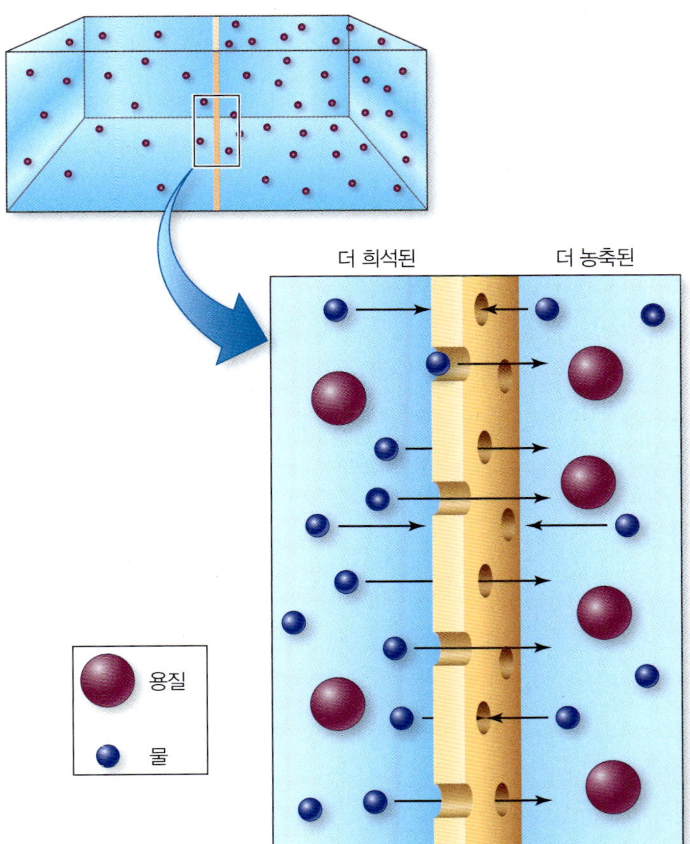

그림 3.17 삼투. 물은 저농도 용질(고농도 물)의 용액에서 고농도 용질(저농도 물)의 용액으로 순 이동한다.

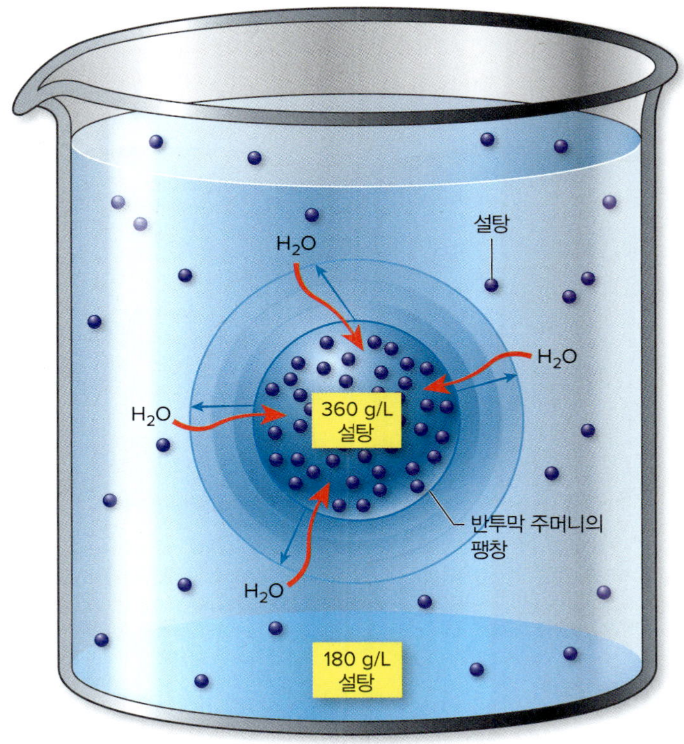

그림 3.18 삼투의 영향. 물은 투과하나 용질(설탕)은 투과하지 않는 반투막 주머니를 비커에 담근다. 주머니속 용액의 농도는 외부 용액의 2배이다. 설탕은 막을 통해 확산하지 못하므로, 물이 삼투에 의해 주머니 속으로 이동한다. 만약 주머니가 저항 없이 팽창할 수 있다면, 주머니 내외 용액의 농도가 같아질 때(두 구획의 초기 부피가 같았다면, 270 g/L)까지, 주머니는 계속 물을 흡수할 것이다.

360 g/L의 설탕 용액이 들어있는 반투막 주머니를 180 g/L의 설탕 용액이 들어있는 비커 속에 넣었다고 가정하자(그림 3.18). 막이 설탕은 투과시킬 수 없지만 물은 투과시킨다면, 물은 180 g/L 용액에서 360 g/L 용액으로 확산할 것이다(높은 농도 물에서 낮은 농도 물로). 전자의 용액은 후자가 더 묽어질수록 더 농축되며, 이는 그림 3.18에서처럼 주머니의 부피를 증가시킨다. 물의 순 이동은, 막 양쪽의 농도가 같아질 때까지, 허용되는 만큼 지속된다.

원형질막에 존재하는 **아쿠아포린**(aquaporin)이라는 단백질은 물 통로로 작용하며, 이를 통해 삼투가 일어난다. 일부 세포의 원형질막에는 항상 아쿠아포린 통로가 있으며, 다른 세포들에서는 아쿠아포린 통로가 조절분자에 대한 반응으로 원형질막에 삽입된다.

삼투압

삼투는 반대의 힘으로 막을 수 있다. 각각 반투막 주머니가 들어 있는, 순수한 물이 담긴 2개의 비커를 떠올려보자. 한 비커의 주머니에는 180 g/L 포도당 용액이, 다른 비커의 주머니에는 360 g/L 포도당

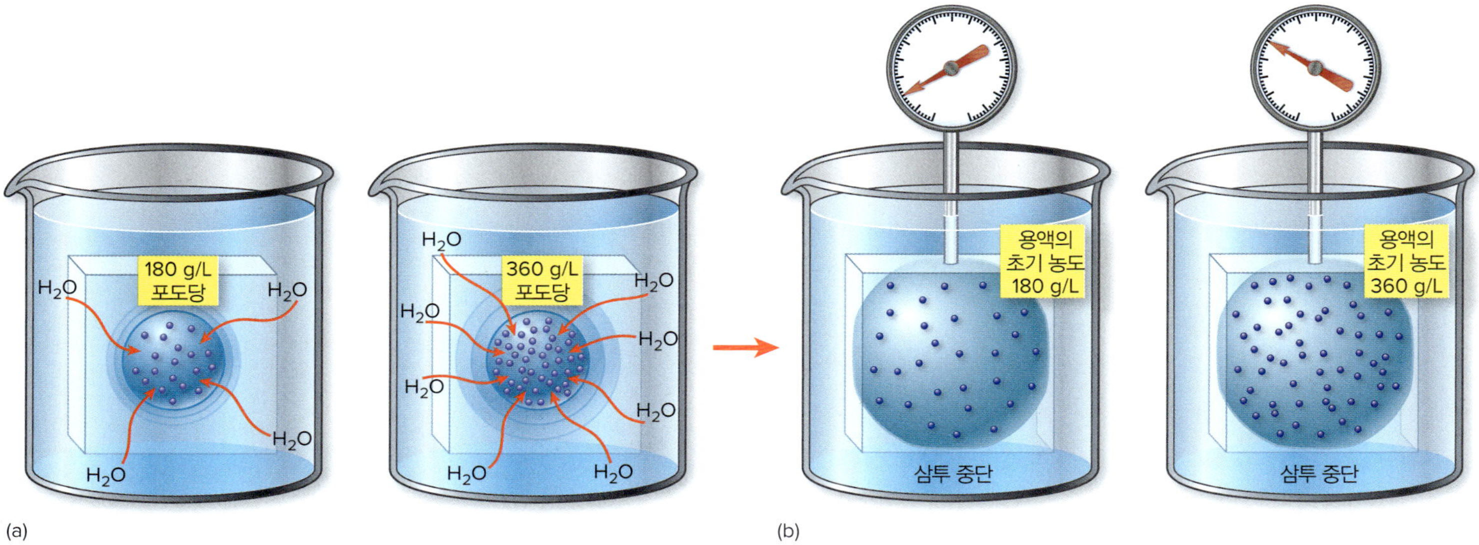

그림 3.19 삼투압. 물은 투과하나 용질(포도당)은 투과하지 않는 반투막 주머니를 순수한 물이 들어 있는 비커에 담근다. 주머니는 각각 단단한 상자로 둘러싸여 있다. (a) 물은 삼투에 의해 주머니 안으로 들어가며, 360 g/L 포도당 용액은 180 g/L 포도당 용액보다 더 빠르게 물을 끌어들인다. (b) 추가적인 삼투를 막을 정도의 충분한 힘으로 주머니를 둘러싼 상자를 압박할 때까지, 주머니는 각각 팽창한다. 이렇듯 삼투를 멈추는 힘, 즉 삼투압은 180 g/L 포도당 용액보다 360 g/L 포도당 용액에서 2배 더 크다.

용액이 들었으며, 주머니는 각각 단단한 상자로 둘러싸여 있다(그림 3.19a). 삼투에 의해 물이 각 주머니 안으로 들어가고, 주머니는 상자를 압박할 때까지 팽창한다. 각 주머니가 상자를 강하게 압박하면, 상자가 주머니에 압력을 가하여 물이 주머니로 더는 삼투되지 못하도록 막게 되는데(그림 3.19b), 이때 삼투를 막는 데 필요한 압력을 용액의 **삼투압**(osmotic pressure)이라고 한다.

용액의 용질이 고농도일수록 삼투압은 커진다. 순수한 물의 삼투압은 0이고, 360 g/L 포도당 용액의 삼투압은 180 g/L 포도당 용액의 2배이다.

몰농도와 몰랄농도

포도당은 분자량이 180(원자량의 합)인 단당류이다. 설탕(sucrose)은 분자량이 각각 180인 포도당과 과당(fructose)의 이당류이다. 탈수합성으로 포도당과 과당이 설탕으로 결합될 때, 한 분자의 물(분자량 18)이 분리되면서 설탕의 분 자량은 342 (= 180 + 180 − 18)가 된다. 설탕과 포도당의 분자량은 342/180의 비율이므로, 342 g의 설탕은 180 g의 포도당과 같은 수의 분자를 포함해야 한다.

예를 들어, 180 g의 포도당은 58.5 g의 소금보다 더 많은 부피를 차지하기 때문에, 1.0 M 포도당 용액을 만드는 데 필요한 물보다 1.0 M NaCl 용액을 만드는 데 더 많은 물이 필요하다.

용질/물 비율은 삼투에서 매우 중요하기 때문에, **몰랄농도**(molality)가 더 바람직하다. 1몰랄(1.0 *m*)은 1몰의 용질이 1 kg의 물(4°C에서는 1 L)에 용해된 농도이다. 따라서 1.0 *m* NaCl 용액과 1.0 m 포도당 용액은 정확히 같은 중량의 물에 용해된 1몰의 용질을 포함한다.

삼투몰랄농도

포도당 180 g과 과당 180 g을 같은 kg의 물에 녹이면, 용액의 삼투압은 360 g/L 포도당 용액의 삼투압과 같다. 삼투압은 용질 분자의 화학적 성질이 아니라, 용질/용매 비율에 의존적이다. 용액의 총 몰랄농도는 **삼투몰랄농도**(osmolality, Osm)로 표현된다. 따라서 1.0 *m* 포도당과 1.0 *m* 과당을 합친 용액의 총 몰랄농도, 즉 **삼투몰랄농도**(osmolality)는 2.0 osmol/L(2.0 Osm)가 된다. 이 값은 2.0 *m*이자 2.0 Osm인 360 g/L 포도당 용액의 삼투몰랄농도와 같다.

포도당, 과당, 설탕과는 달리, 전해질인 NaCl은 물에 녹을 때 이온화된다. NaCl 1몰은 이온화하여 Na^+ 1몰과 Cl^- 1몰을 형성한다. 따라서 1.0 *m* NaCl 용액의 총 농도는 2.0 Osm이다.

장성

0.3 *m* 포도당 용액(0.3 Osm 또는 300 mOsm)은 삼투몰랄농도 및 삼투압이 혈장과 같다. 0.15 *m* NaCl 용액도 이온화되어 총 농도가 300 mOsm이 된다. 두 용액은 각각 **5% 덱스트로스**(5% dextrose, 100 mL당 5 g의 포도당은 0.3 *m*)와 **생리식염수**(normal saline, 100 mL당 0.9 g의 NaCl은 0.15 *m*)로 표시되어 임상에서 정맥 내 주입(intravenous infusion)으로 사용된다. 5% 덱스트로스와 생리식염수는 혈장과 삼투몰랄농도가 같으며, 이를 혈장에 대해 **등삼투성**(isosmotic)이라고 한다.

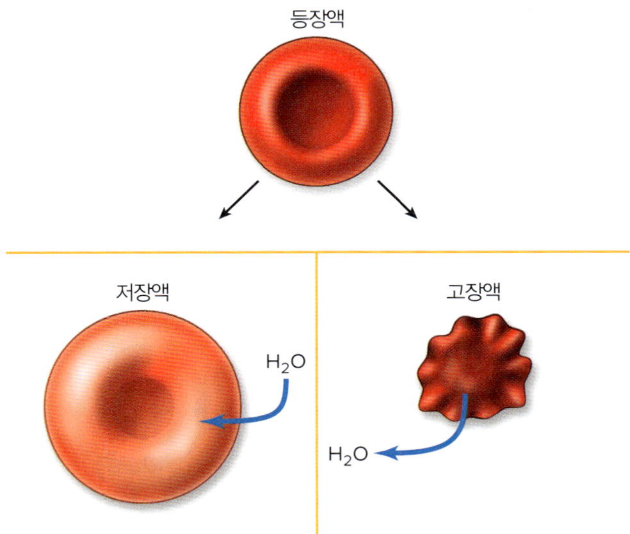

그림 3.20 등장액, 저장액, 고장액. 외부 용액은 세포내액과 같거나(등장액), 낮거나(저장액), 높은(고장액) 삼투압을 갖는다. 저장액에 놓인 적혈구는 삼투에 의해 물을 흡수하여 부풀어 오르고 결국 터지게 된다. 고장액에 놓인 적혈구는 세포 외부로 물이 삼투되어 오그라들면서 무딘 톱날 모양을 형성한다.

장성(tonicity)이라는 용어는 물의 삼투 이동에 미치는 용액의 효과를 설명하는 데 사용된다. 예를 들어, 등삼투성 포도당이나 식염수 용액이 물은 투과하지만, 포도당이나 NaCl은 투과하지 않는 막에 의해 혈장과 분리되면 삼투는 발생하지 않는다. 이 경우 용액은 혈장에 대해 **등장성**(isotonic)이라고 한다.

등장액에 넣은 적혈구는 물을 얻거나 잃지 않는다. 용액은 등삼투성이지만 등장성은 아닐 수 있는데, 이는 등삼투성 용액의 용질이 막을 자유롭게 투과할 수 있는 경우이다. 예를 들어, 0.3 *m* 요소 용액은 등삼투성이지만, 원형질막이 요소에 대해 투과성을 가지기 때문에 등장성은 아니다. 적혈구를 0.3 *m* 요소 용액에 넣으면, 요소는 원형질막 양쪽의 농도가 같아질 때까지 세포로 확산한다. 한편, 세포 밖으로 나갈 수 없는(삼투 활성이 있는) 용질은, 세포 내로 물의 삼투를 유발한다. 따라서 0.3 *m* 요소 용액에 넣은 적혈구는 결국 터지게 된다.

용질의 총 농도가 혈장보다 낮아 삼투압이 낮은 용액은 혈장에 대해 **저삼투성**(hypo-osmotic)이다. 이때 만약 용질이 삼투 활성을 가진다면, 용액은 혈장에 대해 **저장성**(hypotonic)이다. 저장성 용액(저장액)에 넣은 적혈구는 물을 흡수해 터지는데, 이를 **용혈**(hemolysis)이라고 한다. 혈장보다 삼투몰랄농도 및 삼투압이 높고 삼투 활성 용질을 포함하는 **고장성**(hypertonic) 용액(고장액, 예: 바닷물)에 적혈구를 넣으면, 세포 외부로 물이 삼투되어 적혈구는 오그라든다. 이때 세포 표면은 가리비 모양을 띠기 때문에, 이를 일컬어 **무딘 톱날 모양 형성**(crenation)이라고 한다(그림 3.20).

3.7 운반체-매개 수송

포도당과 같은 분자는 운반체 단백질에 의해 원형질막을 통해 수송된다. 순이동이 농도 구배를 따르는 수동적인 운반체-매개 수송을 촉진확산이라고 한다. 농도 구배에 역행하며 대사에너지를 요구하는 운반체-매개 수송을 능동수송이라고 한다.

대사 유지를 위해 세포는 세포 외 환경으로부터 포도당, 아미노산, 기타 유기물들을 섭취해야 한다. 그러나 이들 분자는 너무 크고 극성이어서, 단순확산으로 원형질막의 지질 장벽을 통과하지 못한다. 이러한 분자의 수송은 막 내의 **운반체 단백질**(carrier protein)에 의해 매개된다. 효소와 운반체 단백질의 공통적인 특징은 (1) **특이성**(specificity), (2) **경쟁**(competition), (3) **포화**(saturation)이다.

효소단백질과 마찬가지로, 운반체 단백질은 특정 분자와만 상호작용한다. 예를 들어, 포도당 운반체는 포도당 이외의 다른 유사 단당류와는 상호작용할 수 없다. 아미노산에 대한 특정 운반체는 일부 유형의 아미노산을 수송하지만, 다른 유형은 수송하지 않는다. 동일한 운반체에 의해 수송되는 2개의 아미노산은 서로 경쟁하기 때문에, 2개의 아미노산이 함께 있을 경우 각각의 아미노산 수송 속도는 각각 단독으로 존재할 때보다 낮다(그림 3.21).

수송된 분자의 농도가 증가함에 따라 수송 속도도 증가하지만, **최대 수송**(transport maximum, T_m)까지만 가능하다. 농도가 최대 수

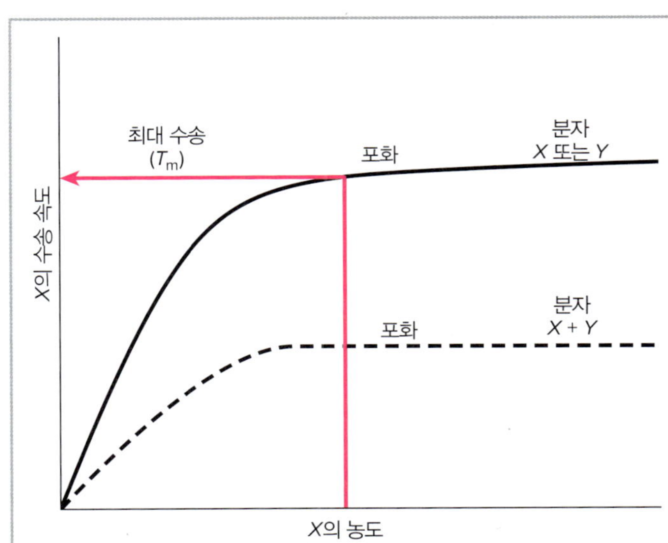

그림 3.21 운반체-매개 수송의 특성. 운반체-매개 수송은 포화(최대 수송으로 표시됨)와 경쟁의 특성을 보인다. 동일 운반체에 의해 수송되는 분자 *X*와 *Y*는 서로 경쟁하기 때문에, 둘 다 존재할 때 각각의 수송 속도는 각각 단독으로 존재할 때보다 낮다.

송 값보다 크더라도 수송 속도는 증가하지 않으며, 이는 운반체 수송이 포화되었음을 의미한다.

촉진확산

원형질막을 통한 혈액으로부터의 포도당 수송은 **촉진확산**(facilitated diffusion)에 의해 일어난다. 단순확산과 마찬가지로 촉진확산은 확산 분자의 열에너지에 의해 구동되며, 농도가 높은 쪽에서 낮은 쪽으로의 순수송을 포함한다. ATP 역시 필요하지 않다.

원형질막을 통한 포도당의 촉진확산은 **특이성**, **경쟁**, **포화**와 같은 운반체-매개 수송의 특성을 나타낸다. 그림 3.22는 포도당 수송의 모식도이다. (1) 포도당은 운반단백질의 특정 부위에 결합하고, (2) 이 결합은 포도당을 세포질 쪽으로 가져오는 이 운반체의 형태 변화를 일으키며, (3) 결과적으로 포도당은 농도 구배를 따라 고농도에서 저농도 방향, 즉 세포 내부로 들어온다.

포도당의 촉진확산을 위한 운반체는 **GLUT**라고 표기되며, 그 뒤에 동형체(isoform)에 대한 숫자가 붙는다. 예를 들어, GLUT3는 신경세포의 주요 포도당 수송체이지만, GLUT1은 중추신경계에도 존재하며 특정 조건에서 증가한다. 인슐린을 분비하는 이자 베타 세포 및 간세포는 GLUT2를 생성하는데, 이 수송체는 포도당을 외부로부터 이들 세포로 매우 높은 비율로 수송한다. GLUT4는 지방조직 및 골격근에 존재하며, 이 운반체를 지방세포 및 골격근 섬유의 원형질막으로 삽입하는 것은 운동 및 인슐린에 의해 조절된다.

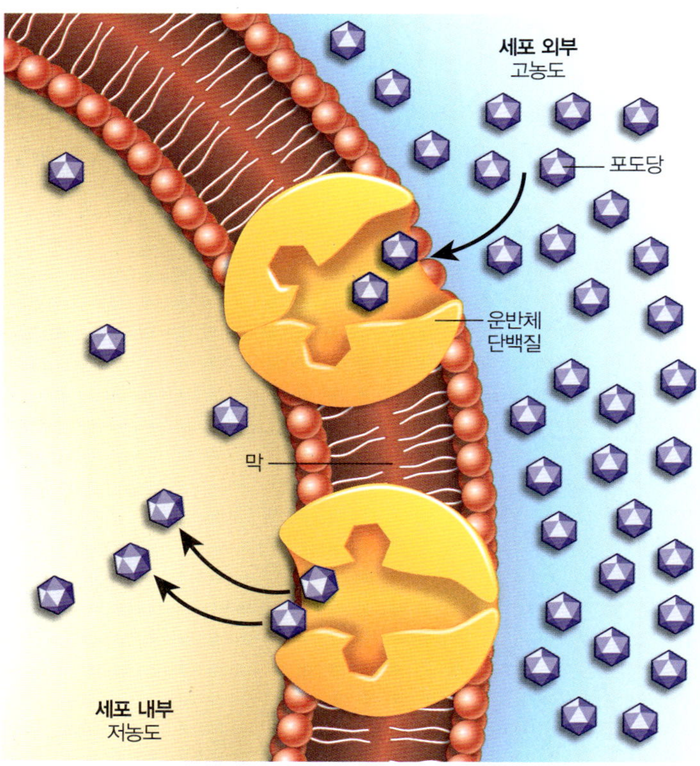

그림 3.22 포도당의 촉진확산. 운반체 단백질은 특정 수송 분자(이 경우 포도당)와만 상호작용할 수 있는 부위를 가지기 때문에, 특이성이 있다. 이들 모든 부위가 포도당 분자에 의해 점유될 때, 운반체는 포화의 특성을 나타낸다. 이 운반체는 포도당을 농도가 높은 쪽(세포 외부)에서 농도가 낮은 쪽(세포 내부)으로 이동시키며, 이는 ATP가 요구되지 않는 촉진확산의 예이다.

능동수송

세포 수송을 단순확산이나 촉진확산으로 모두 설명할 수는 없다. 예를 들어, 소장 및 신장 세뇨관의 상피세포막에서, 포도당은 저농도에서 고농도 쪽으로, 즉 **내강**(lumen)에서 혈액으로 이동한다. 또한, 모든 세포는 Ca^{2+}을 세포 밖으로 내보냄으로써, 세포 내 Ca^{2+} 농도가 세포 외 농도보다 1,000~10,000배 더 낮게 유지된다(그림 3.23).

능동수송(active transport)은 분자 및 이온이 낮은 농도에서 높은

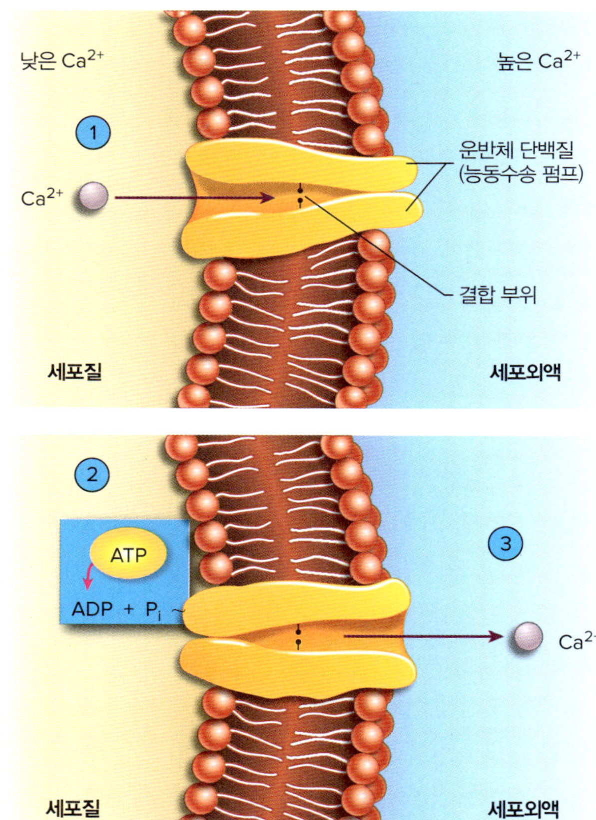

그림 3.23 능동수송 Ca^{2+} 펌프. 이 운반체 단백질은 세포 내부의 낮은 농도에서 세포 외부의 높은 농도로 Ca^{2+}을 수송한다. ① 세포 내 Ca^{2+}은 운반체 단백질의 한 부위에 결합한다. ② ATP는 ADP와 무기인산(P_i)으로 가수분해되고, 운반체 단백질에 P_i가 더해져 인산화된다. 이로 인해 운반체는 경첩처럼 동작한다. ③ 운반체 단백질의 이런 움직임에 의해, Ca^{2+}은 세포외액으로 방출된다.

농도로 농도 구배에 역행하는 이동이다. 이 수송에는 ATP로부터 얻은 세포에너지의 소비가 필요하며, 세포에 시안화물(cyanide, 산화적 인산화를 억제함)을 처리하면 능동수송은 멈춘다. 대조적으로, 수동수송은 독성물질에 의한 ATP 형성 차단으로 세포가 죽더라도 계속될 수 있다. 능동수송은 이온 및 분자를 농도 구배에 역행하여 수송하고 대사에너지를 이용하기 때문에, 1차능동수송 운반체를 **펌프**(pump)라고 한다.

1차능동수송(primary active transport)은 ATP의 가수분해가 막 두께에 걸쳐 있는 단백질인 운반체의 기능을 직접 담당할 때 발생한다. Ca^{2+} 펌프(그림 3.23), H^+ 펌프(위액의 산성도에 관여), Na^+/K^+ 펌프(그림 3.24)를 포함하는 이러한 유형의 펌프들은 모두 ATPase이며, 그들의 펌프 작용은 ATP 유래 인산기의 추가 및 제거에 의해 제어된다.

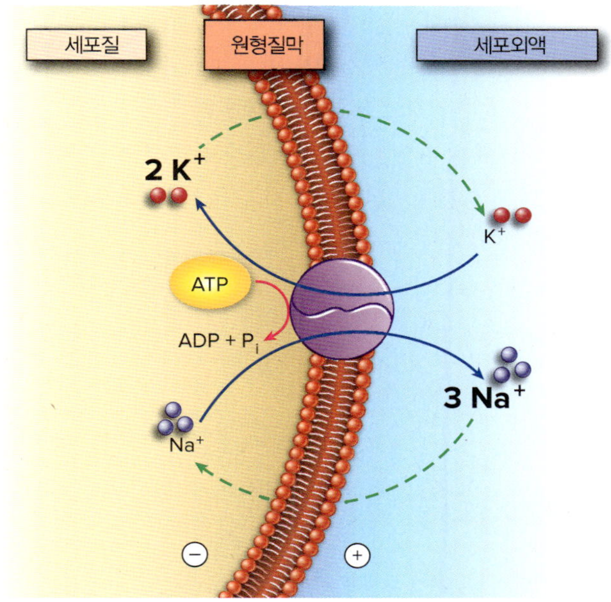

그림 3.24 Na^+/K^+ 펌프. 능동수송 운반체는 그 자체로, 에너지 얻기 위해 ATP를 분해하는 ATPase이다. 점선 화살표는 수동수송(확산)의 방향을, 실선 화살표는 능동수송의 방향을 각각 나타낸다. 매 2 K^+ 유입마다 3 Na^+이 유출되기 때문에, Na^+/K^+ 펌프의 작용은 막을 가로질러 전위차를 생성(−와 +로 표시)하는 데 도움을 준다.

Na^+/K^+ 펌프

모든 체세포에서 발견되는 매우 중요한 1차능동수송 운반체는 **Na^+/K^+ 펌프**이다. 앞서 설명한 Ca^{2+} 펌프와 마찬가지로, Na^+/K^+ 펌프도 ATPase이다. Na^+/K^+ 펌프 주기는 다음과 같다. (1) 세포질에서 3개의 Na^+ 이온이 펌프로 이동하여 3개의 아미노산 부위에 결합한다. (2) 이는 ATPase를 활성화하여 ATP를 ADP와 P_i로 가수분해하고, 양쪽 출구를 일시적으로 봉쇄한다. (3) ADP가 방출되어, 3개의 Na^+ 이온이 세포외액으로 나가는 통로를 열어주는 운반체의 형태 변화를 일으킨다. (4) 세포외액에 있는 2개의 K^+ 이온이 운반체에 결합하여 P_i를 방출시킨다. (5) P_i가 방출되면 펌프는 초기 상태로 돌아가고, 2개의 K^+ 이온이 세포질로 이동하도록 한다.

요약하면, Na^+/K^+ 펌프는 2개의 K^+를 세포질로 수송할 때마다 3개의 Na^+를 세포 밖으로 수송한다(그림 3.24). 두 이온 모두 농도 구배에 역행하여 이동하기 때문에, 이 수송은 두 이온 모두에 대한 능동수송이다. Na^+는 세포질보다 세포외액에 더 농축되어 있고, K^+는 세포외액보다 세포질에 더 농축되어 있다.

2차능동수송(연계수송)

2차능동수송(secondary active transport) 또는 **연계수송**(coupled transport)에서 분자 또는 이온의 "오르막" 이동에 필요한 에너지는

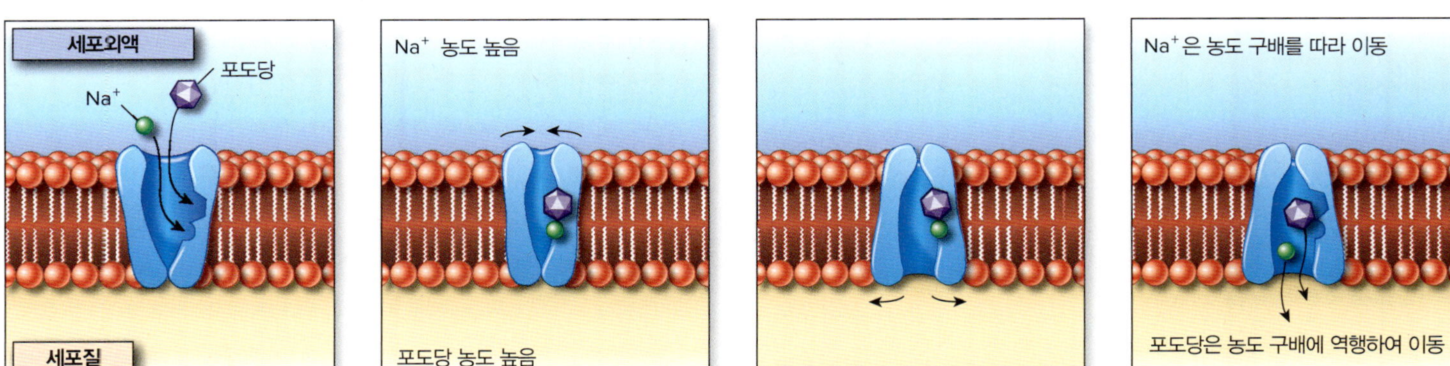

그림 3.25 Na^+과 포도당의 공수송. 이 운반체 단백질은 Na^+과 포도당을 동시에 수송하는데, 소장 및 신장 세뇨관의 경우 내강으로부터 내막 상피세포로 이동시킨다. 이 공수송은 Na^+/K^+ 펌프의 작용으로 더 낮아진 세포 내 Na^+ 농도를 필요로 한다. ATP는 Na^+/K^+ 펌프의 작동에 에너지를 공급하기 때문에, Na^+과 포도당의 공수송은 ATP에 간접적으로 의존하는 2차능동수송이다. 그림의 공수송 운반체는 *SGLT2*를 나타내며, 신장에서 가장 흔히 발생하는 1 Na^+ 대 1 포도당 비율의 수송을 담당한다. 한편, 소장에서의 공수송 운반체(*SGLT1*)는 2 Na^+ 대 1 포도당 비율로 수송한다(표시되지 않음).

세포로의 Na^+의 "내리막" 수송으로부터 얻는다. Na^+/K^+ 펌프의 작용에 의한 ATP의 가수분해는, 세포 내 저농도의 Na^+을 유지하는 데 간접적으로 필요하다. Na^+이 농도 구배를 따라 세포로 확산하면, 농도 구배를 거스르는 다른 이온 또는 분자의 움직임에 동력이 될 수 있다. 만약 다른 분자나 이온이 Na^+과 같은 방향, 즉 세포 안으로 이동하면 이를 **공수송**(cotransport 또는 symport)이라 하고(그림 3.25), 반대 방향, 즉 세포 밖으로 이동하면 **역수송**(countertransport 또는 antiport)이라고 한다.

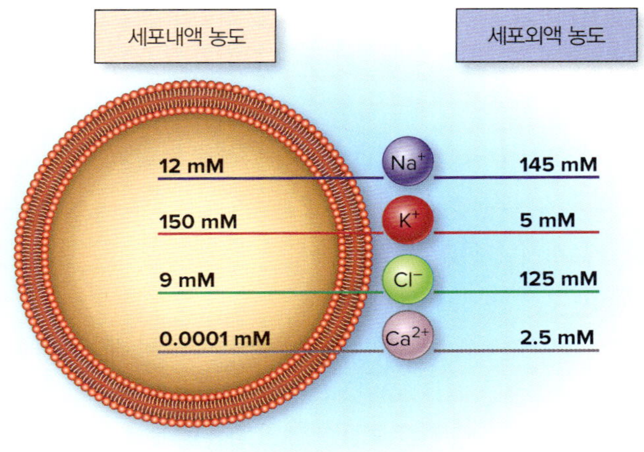

그림 3.26 세포내액 및 세포외액의 이온 농도. 이러한 이온 분포 및 이들 이온에 대한 원형질막 투과성 차이는, 막전위 및 기타 생리학적 과정에 영향을 미친다.

3.8 막전위

원형질막의 특성, 비확산성 음전하 분자의 세포 내 존재, Na^+/K^+ 펌프의 작용으로 인해 막의 내외 전하가 불균등하게 분포된다. 그 결과, 세포 내부는 외부보다 음전하를 띤다. 이 전하의 차이 또는 전위차를 막전위라고 한다.

세포단백질과 ATP의 인산기, 기타 유기분자 등은 세포질의 pH에서 음전하를 띤다. 이러한 **음이온**(anion)들은 원형질막을 통과하지 못하고 세포 내에 '고정'된다. 결과적으로, 이러한 음이온들은 원형질막의 이온 통로를 통과할 수 있는 무기 **양이온**(cation)들을 세포외액으로부터 끌어당긴다. 이러한 방식으로, 세포 내의 고정 음이온(fixed anion)은 세포 외 구획과 세포 내 구획 사이의 무기 양이온(주로 K^+, Na^+, Ca^{2+}) 분포에 영향을 미친다.

원형질막은 다른 양이온보다 K^+에 대한 투과성이 높기 때문에, K^+은 고정 음이온에 대한 전기적 인력의 결과로 다른 양이온보다 세포 내에 더 많이 축적된다. 세포 내 K^+ 농도는 150 mEq/L이고, 세포 외 농도는 5 mEq/L이다.

세포 내외 간 전하의 불균등분포 결과, 각 세포는 원형질막 외부에 양극이 있고 내부에 음극이 있는, 작은 배터리 역할을 한다. 이 전하의 차이를 **전위차**(potential difference)라고 하며, **전압**(voltage)으로 측정된다. 이 배터리의 전압은 매우 낮지만(1/10 V 미만), 근수축, 심장박동 조절, 신경자극 생성과 같은 생리학적 과정에서 매우 중요하다.

평형전위

세포내/외액에는 특정 농도로 유지되는 많은 무기 이온이 있다. 각 이온이 원형질막을 가로지르는 전위차, 즉 **막전위**(membrane potential)에 기여하는 정도는 (1) 농도 구배, (2) 막 투과성에 따라 다르다. 원형질막은 일반적으로 K^+에 대한 투과성이 가장 높기 때문에, 막전위는 주로 K^+ 농도 구배에 의해 결정된다.

만약 전기적 인력에 의해 더 많은 K^+이 세포 내에 들어온다면, 동일한 양의 이온이 순확산으로 세포를 떠날 것이다. 결국, K^+ 농도가 안정적으로 유지되는 **평형**(equilibrium) 상태에 도달할 것이다. 이때 K^+ 농도를 안정화시키는 막전위를 **K^+ 평형전위**(K^+ equilibrium potential, E_K)라고 한다. 정상적인 K^+ 농도 구배, 즉 세포 내 K^+ 농도가 세포 외부보다 30배 높을 때, E_K 값은 −90 mV이다(그림 3.26). 전압 앞에 있는 기호(+ 또는 −)는 항상 세포 내부의 극성을 나타낸다.

다른 방식으로 표현하면, 세포 내 K^+ 농도가 150 mM이고 세포 외 농도가 5 mM인 평형을 형성하려면, −90 mV의 막전위가 필요하다(그림 3.26). 즉 −90 mV에서 세포 내외 농도는 안정적으로 유지된다. 만약 이 수치가 더 음수이면 더 많은 K^+을 세포 내로 끌어들이며, 덜 음수이면 K^+은 세포 밖으로 확산한다.

이제 또 다른 가정하에 질문해보자. 막이 만약 Na^+에 대해서만 투과적이라면, 막전위는 어떻게 될까? Na^+이 유일한 막 투과성 이온일 경우, 세포 내외 각각 12 mM 및 145 mM에서 Na^+ 농도를 안정화하는 막전위를 **Na^+ 평형전위**(Na^+ equilibrium potential, E_{Na})라고 한다.

평형전위는 원형질막이 특정 이온에 대해 높은 투과성을 나타낼 때 막전위에 어떤 일이 발생하는지 알려준다. 예를 들어, 휴지 신경세포는 E_K와 비슷한 막전위를 갖는데, 이는 신경세포막이 K^+에 대해 가장 투과적이기 때문이다. 그러나 신경세포가 자극을 생성할 때에는, 갑자기 Na^+에 대해 투과성이 높아지며 막전위 값을 순간적으로 E_{Na}에 더 가깝게 만든다.

휴지 막전위

세포가 자극을 생성하지 않았을 때의 막전위를 **휴지 막전위**(resting membrane potential)라고 한다. 만약 원형질막이 Na^+에 대해서만 투과적이라면 휴지 막전위는 +66 mV인 E_{Na}와 같게 될 것이며, K^+에 대해서만 투과적일 경우라면 E_K와 같은 −90 mV가 될 것이다. 실제 휴지세포는 Na^+보다 K^+에 대해 훨씬 투과적이지만, Na^+에 대해서도 완전히 비투과적이지는 않다. 그 결과 휴지 막전위는 E_K에 가깝지만, 세포 내부로의 소량 Na^+ 확산으로 인해 E_K보다는 덜 음수이며, 따라서 소량의 K^+이 세포 외부로 확산한다. 이러한 지속적인 누출은 Na^+/K^+ 펌프에 의해 계속 제어된다.

실제 휴지 막전위 값은 두 가지 요인에 의존적이다.

1. 원형질막 양쪽 각 이온의 **농도 비율**(X_o/X_i)
2. 각각의 이온에 대한 막의 **특정한 투과성**

K^+, Na^+, Ca^{2+}, Cl^- 등의 다양한 이온들이 휴지 막전위 형성에 관여한다. 이들 각각의 기여도는 막을 가로지르는 농도의 차이와 막 투과성에 의해 결정된다(그림 3.27). 대부분의 체내세포 휴지 막전위 범위는 −65 mV에서 −85 mV이다(신경세포는 평균 −70 mV).

Na^+/K^+ 펌프의 역할

휴지 막전위는 E_k보다 덜 음수이기 때문에, 약간의 K^+은 세포 외부로 누출된다(그림 3.27). 세포는 K^+과 Na^+ 농도에 대해 평형상태가 **아니지만**, K^+과 Na^+ 농도는 Na^+/K^+ 펌프의 능동수송에 의해 일정하게 유지된다. Na^+/K^+ 펌프는 이러한 누출에 대응하여 막전위를 유지하는 역할을 한다.

실제로, Na^+/K^+ 펌프는 단순한 이온 누출 대처 이상의 역할을 한다. Na^+/K^+ 펌프는 2 K^+이 세포 내부로 들어올 때마다 3 Na^+을 외부로 수송하기 때문에, 세포 내부의 음전하 환경에 기여한다(그림 3.24 참조). 펌프의 이러한 **전기발생 효과**(electrogenic effect)는 막전위에 약 3 mV를 추가한다. 이러한 Na^+/K^+ 펌프의 활동 결과, 세포는 (1) 상대적으로 일정한 세포 내 Na^+ 및 K^+ 농도, (2) 신경 및 근육의 일정한 휴지 막전위(−65 mV에서 −85 mV)를 유지할 수 있다. 휴지 막전위에 영향을 미치는 과정들은 그림 3.28에 요약되어 있다.

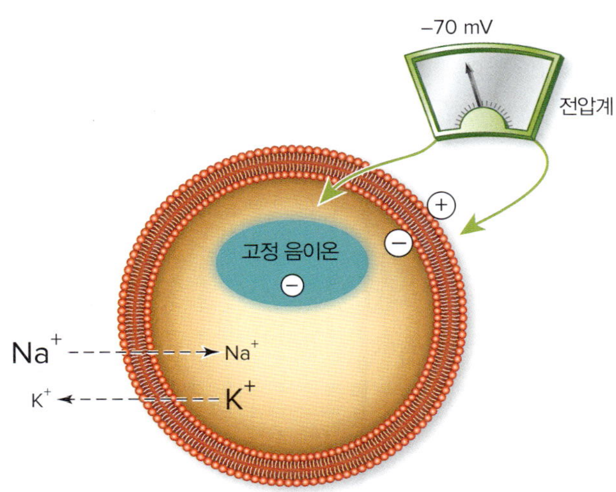

그림 3.27 휴지 막전위. 일부 Na^+이 세포 내로 확산하기 때문에, 실제 휴지 막전위는 K^+ 평형전위보다 덜 음의 값을 가진다. 그 결과, 점선으로 표시된 것처럼 일부 K^+이 세포 밖으로 확산한다.

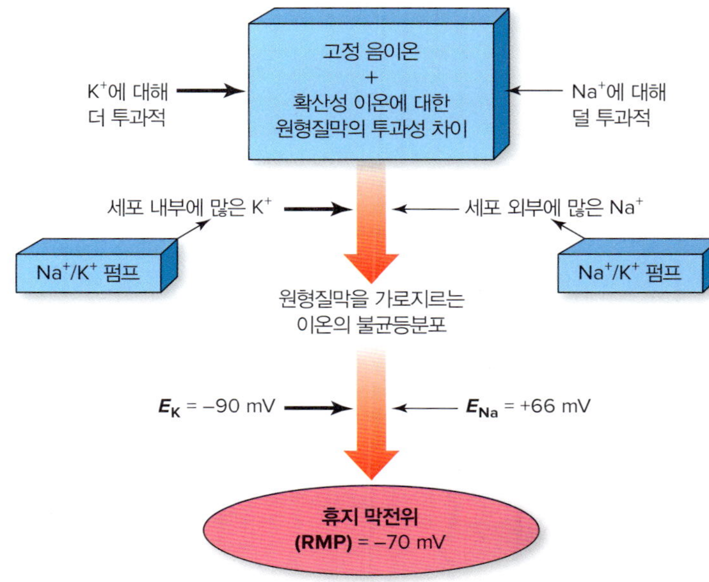

그림 3.28 휴지 막전위 형성에 기여하는 요소. Na^+/K^+ 펌프는 Na^+과 K^+에 대한 농도 구배를 생성하고, 고정 음이온의 존재 및 확산성 이온에 대한 원형질막의 투과성 차이는 원형질막 전반에 걸쳐 이들 확산성 이온의 불균등분포를 초래한다. K^+에 대해 훨씬 높은 막 투과성 때문에, 막전위는 Na^+ (E_{Na})보다 K^+ 평형전위(E_K)에 더 가깝다. 휴지 막전위는 세포마다 다른데, −70 mV는 포유류 신경세포에서의 전형적인 값이다.

3.9 세포 신호전달

세포는 화학적 신호전달을 통해 서로 통신한다. 이러한 화학신호 물질은 신경세포와 내분비샘, 기관 내의 다른 세포에서 방출된 조절분자들이다.

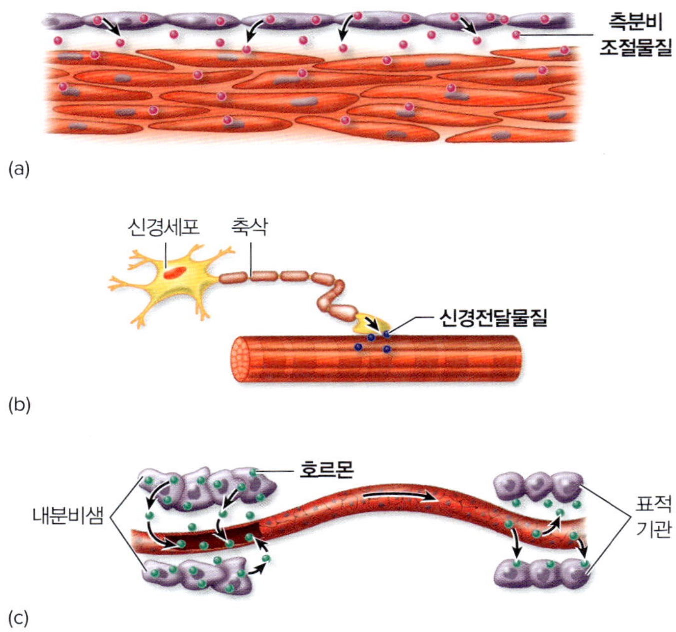

그림 3.29 세포 간 화학적 신호전달. (a) 측분비 신호전달에서, 조절분자는 한 기관의 세포에서 방출되고 동일 기관의 다른 세포를 표적으로 한다. (b) 시냅스 신호전달에서, 신경세포의 축삭은 화학적 신경전달물질을 방출하여 표적세포를 조절한다. (c) 내분비 신호전달에서, 내분비샘이 혈액으로 분비한 호르몬은 혈류에 의해 표적기관으로 운반된다.

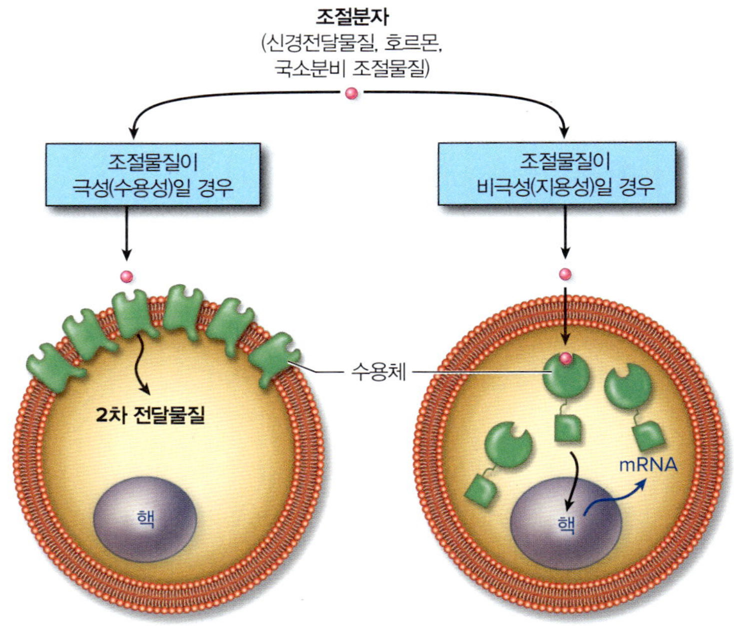

그림 3.30 조절분자의 극성과 표적세포. 극성 조절분자는 표적세포의 원형질막에 있는 수용체단백질에 결합하고, 활성화된 수용체는 호르몬 작용을 매개하는 2차 전달물질을 세포질로 보낸다. 비극성 조절분자는 원형질막을 통과하여 세포 내부에 있는 수용체에 결합하고, 활성화된 수용체는 핵에서 특정 mRNA 합성을 자극함으로써 유전자 발현에 영향을 미친다.

세포 신호전달(cell signaling)은 세포들끼리 서로 어떻게 통신하는가를 말하는 것이다. 어떤 특수한 경우, 신호는 **간극연접**(gap junction)을 통해 한 세포에서 다음 세포로 직접 이동할 수 있다. 이 경우, 이온 및 조절분자들이 인접한 세포의 세포질을 통해 확산하여 전달될 수 있다. 하지만 대부분의 경우 세포는 화학물질을 세포 외 환경으로 방출함으로써 다른 세포와 교신한다. 세포 신호전달은 (1) 측분비 신호전달, (2) 시냅스 신호전달, (3) 내분비 신호전달의 세 가지 범주로 나눌 수 있다.

측분비(국소분비) **신호전달**(paracrine signaling)에서, 기관 내의 세포는 세포 외 기질을 통해 인접한 **표적세포**(target cell)로 확산하는 조절물질을 분비한다(그림 3.29a). 측분비 조절은 특정 기관 내의 세포들 사이에서 이루어지기 때문에, 조절 범위가 **국소적**(local)인 것으로 간주된다. 기관 성장을 조절하고 기관 내의 다양한 세포 및 조직의 활동을 조정하는 수많은 측분비 조절물질들이 발견되었다.

시냅스 신호전달(synaptic signaling)은 신경세포가 그 표적세포를 조절하는 것을 의미한다. 신경세포의 축삭 말단은 **시냅스**를 통해 표적세포에 분포하며, **신경전달물질**(neurotransmitter)이라 불리는 화학적 조절물질이 축삭 말단으로부터 두 세포 사이의 작은 시냅스 틈(synaptic cleft)으로 방출된다(그림 3.29b).

내분비 신호전달(endocrine signaling)에서, 내분비샘의 세포는 **호르몬**(hormone)이라 불리는 화학적 조절물질을 세포외액으로 분비한다. 호르몬은 혈액을 따라 인체의 모든 세포로 운반되지만, 특정 호르몬에 대한 표적세포만이 그 호르몬에 반응할 수 있다(그림 3.29c).

표적세포가 호르몬이나 신경전달물질, 측분비 조절물질 등에 반응하려면, 이러한 분자에 대한 특정 **수용체단백질**(receptor protein)을 가지고 있어야 한다.

수용체단백질은 표적세포의 원형질막 외부 표면이나 세포질 또는 핵 내에 위치할 수 있다. 수용체단백질의 위치는 조절분자의 표적세포 원형질막 투과 여부에 달려 있다(그림 3.30).

조절분자가 비극성일 경우, 세포막을 통해 확산하여 표적세포로 들어갈 수 있다. 이러한 비극성 조절분자로는 스테로이드호르몬, 갑상샘호르몬, 산화질소(nitric oxide) 등이 있으며, 그 수용체단백질은 세포 내부에 위치한다. 에피네프린(아민 호르몬), 아세틸콜린(신경전달물질), 인슐린(폴리펩타이드 호르몬)과 같이, 크거나 극성인 조절분자들은 표적세포 내부로 들어갈 수 없다. 이 경우, 수용체단백질들은 원형질막의 외부 표면에 위치한다.

2차 전달물질

극성 조절분자가 원형질막의 수용체단백질과 결합할 경우, 세포 깊숙한 곳에서 벌어지는 일에 어떻게 영향을 미칠 수 있을까? 조절분자가 비록 세포 안으로 들어가지 않더라도, 세포질 내에 존재하는 특정 단백질의 활성을 변화시켜야 할 것이다. 이 과업은 원형질막 수용체단백질로부터 세포질로 보내지는 중개자, 즉 **2차 전달물질**(second messenger)에 의해 달성된다(그림 3.30).

2차 전달물질은 세포외액에서 세포로 들어가는 이온(예: Ca^{2+})이거나, 극성 조절분자가 원형질막의 수용체에 결합하는 반응으로 세포질 내에서 생성되는 분자일 수 있다. 중요한 2차 전달물질 중 하나로 **고리형 AMP**(cyclic adenosine monophosphate, **cAMP**)을 들 수 있으며, 이와 관련한 조절의 세부 사항은 다음 몇 장에서 신경 및 내분비조절과 관련하여 설명될 것이다.

극성 조절분자(신경전달물질, 호르몬, 측분비 조절물질)는 세포 안으로 들어가지 않으므로, 그 작용은 2차 전달물질에 의해 생성된다. 예를 들어, 호르몬인 에피네프린(아드레날린)은 cAMP를 심장 자극의 2차 전달물질로 사용하기 때문에, 실제 효과는 심장세포 내부의 cAMP에 의해 생성된다.

G-단백질

극성 조절분자가 수용체에 결합하면 원형질막의 효소단백질이 **간접적**(indirectly)으로 활성화된다. 이는 수용체단백질과 효소단백질이 원형질막 내에서 서로 다른 위치에 있기 때문이다. 따라서 수용체와 효소 사이의 원형질막을 이동하는 무언가가 있어야 효소 활성화가 가능하다. 1994년에는 **G-단백질**(G-protein)의 발견에 대해 노벨 생리의학상이 수여된 바 있다. G-단백질은 3개의 소단위 단백질인 α, β, γ로 구성되며, 이들은 막의 수용체와 다른 효과기단백질 사이를 왕복하면서 그 역할을 한다.

조절분자가 표적세포의 원형질막에 도달하여 수용체에 결합하면, α 소단위체는 βγ 소단위체(둘은 결합상태 유지)에서 분리된다. 이 분리는 α 소단위체가 GDP를 방출하고 GTP에 결합함으로써 발생한다. 이후 α 소단위체 또는 βγ 소단위체가 막을 통해 이동하여 (효소 또는 이온 통로와 같은) 효과기단백질에 결합함으로써, 일시적으로 효소를 활성화하거나 이온 통로를 개폐한다. α 소단위체는 GTP를 GDP와 P_i으로 가수분해하고, 이후 3개의 소단위체가 재결합하고 수용체단백질 쪽으로 돌아간다(그림 3.31).

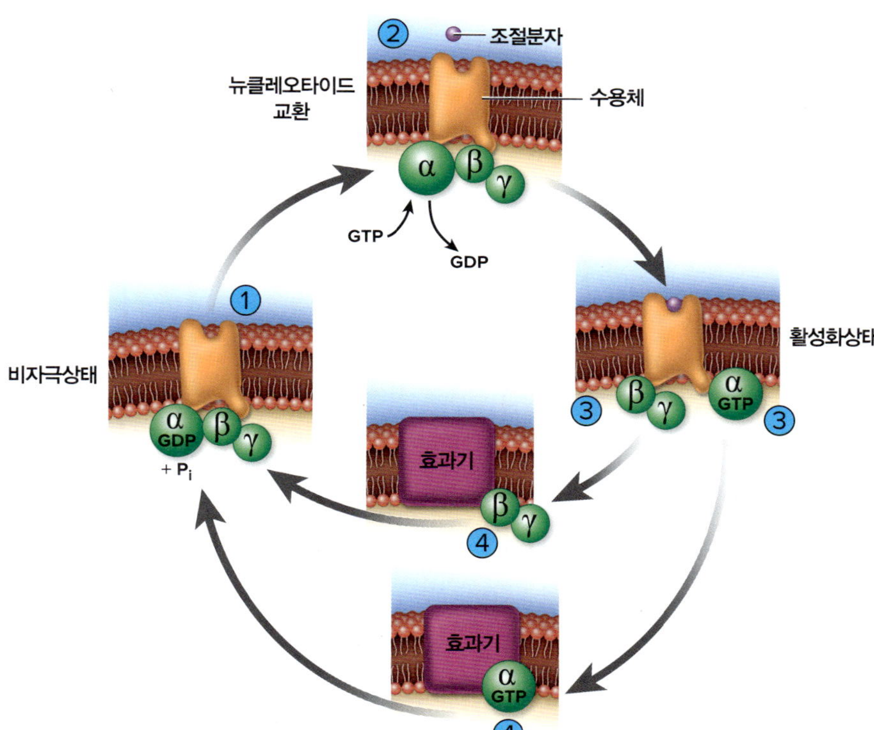

그림 3.31 G-단백질 주기. (1) 수용체에 조절분자가 결합하기 전까지는, 3개의 G-단백질 소단위체가 수용체와 함께 모두 모여 있으며, 이때 α 소단위체에는 GDP가 붙어 있다(이전 주기 4단계에서 이어짐). (2) 조절분자가 수용체에 결합하면, α 소단위체의 GDP는 새로운 GTP로 대체되며, 이는 α 소단위체와 βγ 소단위체의 분리를 유발한다. (3) α 소단위체 또는 βγ 소단위체가 막을 통해 이동하여 효과기단백질(효소 또는 이온 통로)에 결합한다. (4) α 소단위체가 GTP를 GDP와 P_i로 분해하면, α 및 βγ 소단위체는 다시 모여 비자극상태의 수용체에 재결합한다.

요약

1. 해당과정은 1분자의 포도당이 2분자의 피루브산으로 전환되는 것을 말한다. 이 과정에서 2분자의 ATP가 소모되고 4분자의 ATP가 생산되므로 순이득은 2 ATP이다.

2. 혐기성 대사일 때 환원된 NAD^+는 2개의 수소 원자를 받아들이는 피루브산에 의해 산화되어 젖산으로 환원된다.

3. 환원된 NAD^+와 FAD는 미토콘드리아의 크리스테 속에 위치한 전자전달계에 전자를 준다. NAD^+와 FAD의 전자들은 전자전달계의 한 사이토크롬에서 다음 사이토크롬에 연쇄적으로 전달되는 산화-환원 반응이다.

4. 마지막 사이토크롬은 최종전자수납자로 작용하는 산소에 전자를 전달하고 산화된다. 1개의 산소 원자가 2개의 전자와 2개의 양성자를 받으면 환원되어 물이 된다.

5. 지방산의 β-산화 과정에서 많은 아세틸 CoA 분자들이 생성된다.

6. 확산은 농도가 높은 영역에서 낮은 영역으로 분자 또는 이온이 순 이동하는 것이다.

7. 삼투는 용질보다 용매에 더 투과적인 막을 통한 용매(물)의 단순 확산이다.

8. 막을 가로지르는 분자 및 이온의 능동수송에는 세포에너지(ATP)의 소비가 필요하다.

9. 세포질에는 음전하를 띤 유기 이온(anion)으로서 세포를 떠날 수 없는 "고정 음이온"이 존재한다.

10. Na^+의 세포 내 진입속도가 느리면 K^+의 세포 외 누출속도 역시 느려진다.

11. 세포는 일반적으로 조절분자를 세포외액으로 분비함으로써 서로 교신한다.

12. 세포와 세포 사이에는 다양한 유형의 화학적 신호전달 방식이 존재한다. 조절분자는 표적세포의 수용체단백질에 결합한다.

문제

1. 혐기성 대사 시 젖산 형성의 목적과 호기성 호흡 시에는 어떻게 되는가?

2. 포도당이 지방으로 전환되는 과정을 서술하시오.

3. 지방이 에너지원으로 사용될 수 있는 대사 경로를 서술하고 지방산 대사가 포도당 대사보다 더 많은 ATP를 생성할 수 있는 이유를 설명하시오.

4. 아미노산 대사로부터 에너지를 얻는 방법을 설명하시오.

5. 포도당신생합성의 주요 기질로 쓰이는 세 가지 분자는 무엇인가? 또한 왜 지방산을 포도당신생합성의 기질로 사용할 수 없는지 설명하시오(힌트: 아세틸 CoA와 피루브산의 탄소 수를 계산하시오).

6. 삼투의 발생에 필요한 조건을 서술하고, 이러한 조건에서 삼투가 발생하는 이유를 설명하시오.

7. 단순확산이 촉진확산과 어떻게 구별되는지, 능동수송과 수동수송이 어떻게 구별되는지 설명하시오.

8. 신경세포의 휴지 막전위와 K^+ 및 Na^+의 평형전위를 비교하시오. 이 비교가 두 이온에 대한 휴지 원형질막의 상대적 투과성과 어떻게 곤련되는지 설명하시오.

9. Na^+/K^+ 펌프가 휴지 막전위에 어떻게 기여하는지 설명하시오. 만약 (1) Na^+ 관문 통로가 열리거나, (2) K^+ 관문 통로가 열리면, 막전위가 어떤 영향을 받는지 서술하시오.

10. 운반체 단백질의 삽입 또는 제거에 의해 포도당과 물에 대한 막의 투과성이 어떻게 조절되는지, 사례를 들어 설명하시오.

11. 1차능동수송과 2차능동수송, 공수송과 역수송을 각각 구별하고, 각각의 예를 드시오.

12. 인체에서 발견되는 다양한 유형의 조절분자를 서술하시오. 각 유형의 조절분자에 대한 표적세포는 무엇인가?

4 신경계
: 신경세포와 시냅스

임상연구

우울증을 앓고 있는 데니스는 의사로부터 MAO 억제제를 처방받았다. 그녀는 코카인을 자주 사용했다는 사실과 불안을 줄이고 수면을 돕기 위해 다른 의사로부터 자낙스(Xanax)를 처방받았다는 사실을 의사에게 밝히지 않았다. 그녀 자신을 치료하고자, 데니스는 살충제를 처리하지 않은 유기농산물만을 제공하는 고급 레스토랑에 가기로 했다. 그녀는 치즈 요리를 피한 것을 스스로 축하하면서, 신선한 홍합 애피타이저를 주문했다. 하지만 저녁식사 도중 그녀는 발작을 일으켰다. 구급대원이 도착했고, 벤조디아제핀(benzodiazepine) 정맥 투여로 그녀의 발작을 조절할 수 있었다. 회복 후 데니스는 레스토랑 매니저가 그녀에게 오염된 홍합을 제공했다고 화내며 비난했지만, 매니저는 격렬히 부인했다.

개 요

4.1 신경세포 및 지지세포

신경계는 전기화학적 자극을 생성하고 전도하는 신경세포 그리고 신경세포의 기능을 보조하는 지지세포로 구성된다. 신경세포는 기능적 및 형태적으로 분류되며, 다양한 유형의 지지세포는 각각 특화된 기능을 수행한다.

신경계는 뇌와 척수를 포함하는 **중추신경계**(central nervous system, **CNS**) 그리고 **뇌신경**(cranial nerve)과 **척수신경**(spinal nerve)을 포함하는 **말초신경계**(peripheral nervous system, **PNS**)로 구분된다.

신경세포(neuron, 뉴런)는 신경계의 기본적인 구조 및 기능의 단위로서, 물리적 및 화학적 자극(stimulus)에 반응하고 전기화학적 자극(impulse)을 전도하며 화학조절물질을 방출한다. 이러한 활동을 통해 신경세프는 감각자극, 학습, 기억을 받아들일 수 있으며, 근육과 샘(gland)을 제어할 수 있다. 대부분의 신경세포는 유사분열에 의해 분열할 수 없지만, 특정 조건에서는 잘린 부분을 재생하거나 작은 새 가지를 돋아낼 수 있다.

지지세포(supporting cell)는 신경세포의 기능을 돕는데, 신경세포보다 약 5배 더 많이 존재하며, 일반적으로 지지세포를 총칭하여 **신경교세포**(neuroglia)라고 부른다. 유사분열을 하지 않는 신경세포와 달리(특정 신경줄기세포 제외), 신경교세포는 유사분열에 의한 분열이 가능하다.

신경세포

신경세포는 그 크기와 모양이 매우 다르더라도 세 가지 주요 부위, 즉 (1) 세포체(cell body), (2) 수상돌기(dendrite), (3) 축삭(axon)을 가진다(그림 4.1, 4.2).

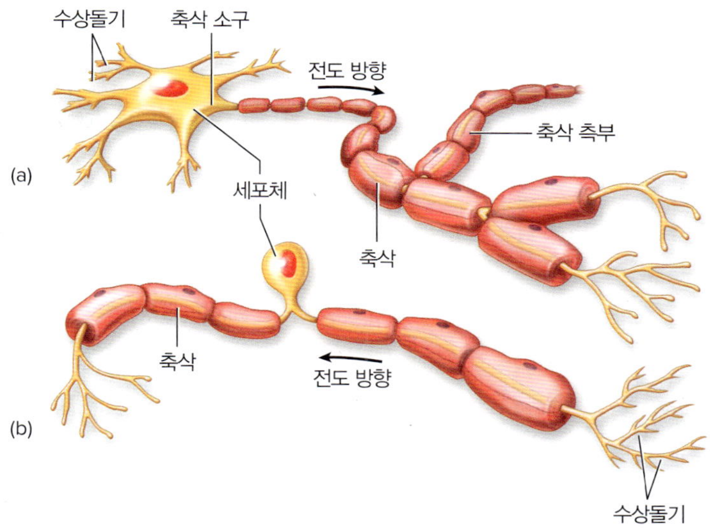

그림 4.1 두 종류 신경세포의 구조. (a) 운동신경세포, (b) 감각신경세포이다.

핵을 가지고 있는 **세포체**(cell body)는 신경세포의 큰 부분을 차지하며, 이곳에서 거대분자들이 만들어진다. 세포체 및 일부 큰 수상돌기는 **니슬소체**(Nissl body)를 포함하는데, 이는 막단백질의 합성에 필요한 조면소포체의 큰 더미로 구성된다. CNS에서 그룹으로 모여 있는 세포체들을 **핵**(nuclei)이라 부르며, PNS에서의 세포체 다발은 **신경절**(ganglia)이라고 부른다.

수상돌기(dendrite)는 세포체의 세포질로부터 분지되어 뻗어나온 가는 돌기이다. 수상돌기는 단계적인 전기화학적 자극들을 세포체로 전달하는 수용 부위를 제공한다. **축삭**(axon)은 **활동전위**(action pot-

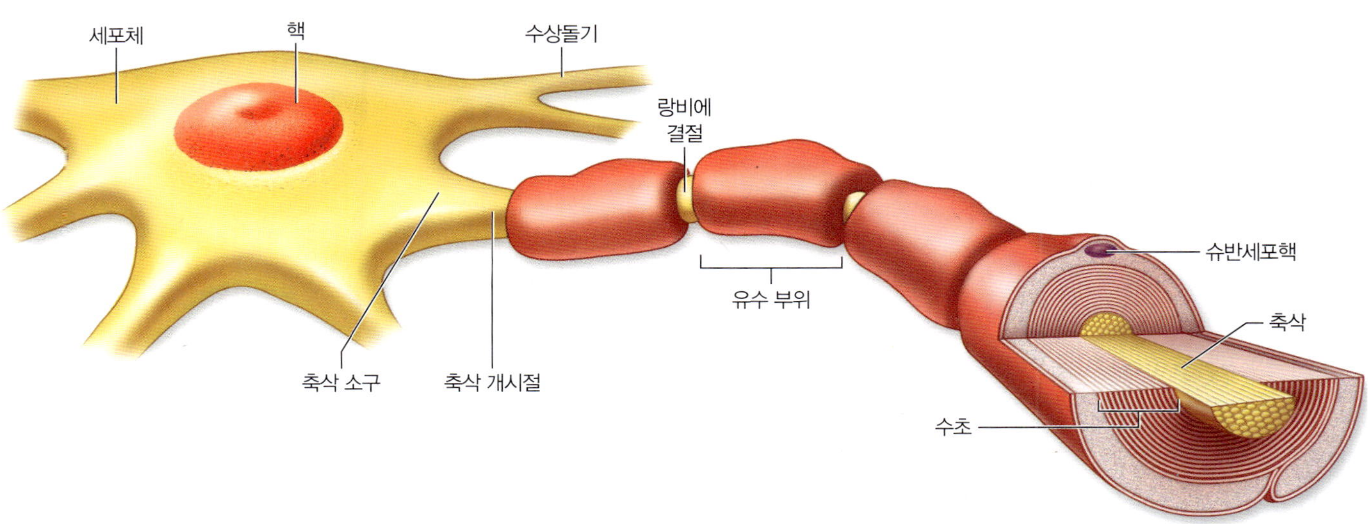

그림 4.2 신경세포의 부분구조. 이 신경세포의 축삭은 수초를 형성하는 슈반세포로 둘러싸여 있다. 수초는 신경자극 전도 속도를 증가시키는 절연층이다(7.2절 참조).

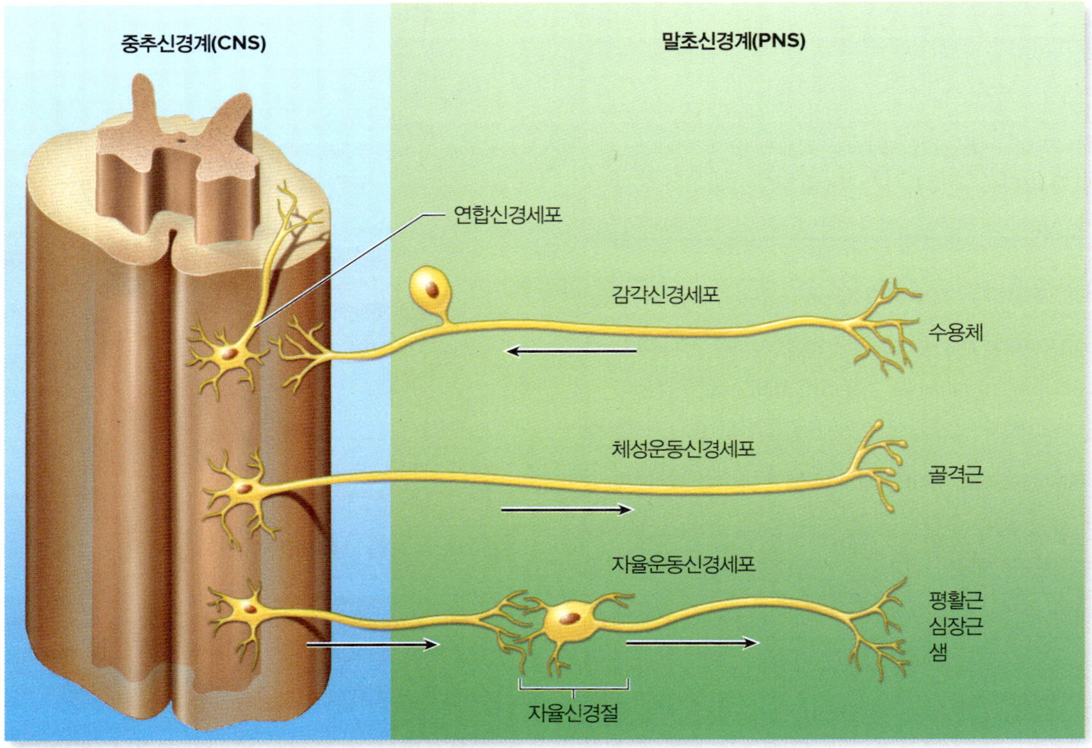

그림 4.3 중추신경계와 말초신경계의 상관관계. 말초신경계(PNS)의 감각 및 운동신경세포는 각각 중추신경계(CNS, 뇌 및 척수)와 정보를 주고(감각신경세포) 받는다(운동신경세포).

ential)를 세포체로부터 멀리 전달하는 더 긴 돌기이다.

신경세포와 신경의 분류

신경세포는 그 기능 또는 형태에 따라 분류될 수 있다. 기능적 분류는 자극을 어느 방향으로 전달하는가에 따른다(그림 4.3). **감각신경세포**(sensory neuron)는 **구심성 신경세포**(afferent neuron)라고도 불리며, 자극을 감각수용체로부터 CNS로 전달한다. **운동신경세포**(motor neuron)는 **원심성 신경세포**(efferent neuron)라고도 불리며, 자극을 CNS로부터 효과기(effector) 기관(근육 및 샘)으로 전달한다. **연합신경세포**(interneuron)는 전적으로 CNS 내에 위치하며, 신경계의 연합 또는 통합기능을 담당한다.

운동신경세포에는 **체성운동신경세포**(somatic motor neuron)와 **자율운동신경세포**(autonomic motor neuron)가 있다. 체성운동신경세포는 골격근의 반사(reflex) 및 수의 통제(voluntary control)를 담당하며, 자율운동신경세포는 평활근, 심장근, 샘과 같은 불수의(involuntary) 효과기와 연접한다. 불수의 효과기와 연접하는 자율운동신경세포의 세포체는 CNS 외부의 자율신경절(autonomic ganglia)에 위치한다(그림 4.3).

신경세포의 형태적 분류는 세포체로부터 나온 돌기의 숫자를 기준으로 한다(그림 4.4). **가단극신경세포**(pseudounipolar neuron)은 하나의 짧은 돌기를 가지는데, 이는 T 모양으로 분지하여 한 쌍의 긴 돌기를 형성한다. 감각신경세포가 여기에 해당하는데, 분지된 돌기 중 하나는 감각자극을 받아 활동전위를 발생시키고, 다른 하나는 이

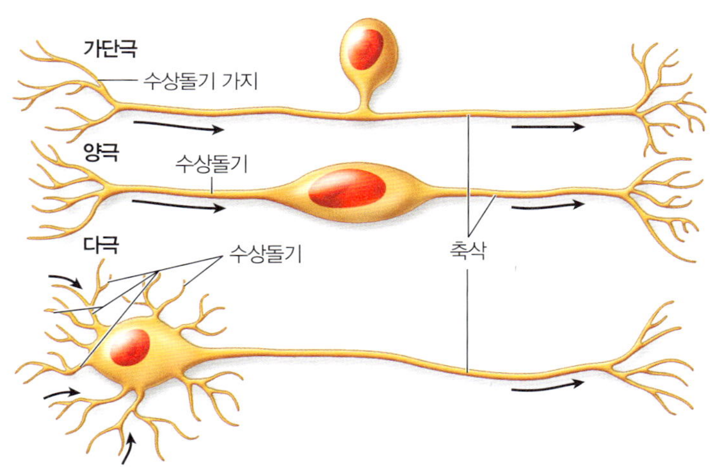

그림 4.4 신경세포의 돌기 유형. 감각신경세포는 가단극으로, 하나의 돌기(process)를 가진다. 망막 및 달팽이관에서 발견되는 양극신경세포는 2개의 돌기를 가진다. 운동신경세포 및 연합신경세포는 다극으로, 수많은 수상돌기와 하나의 축삭을 가진다.

자극을 뇌 또는 척수의 시냅스에 전달한다. **양극신경세포**(bipolar neuron)는 양쪽 끝에 2개의 돌기를 가지는데, 눈의 망막에서 이러한 유형이 발견된다. **다극신경세포**(multipolar neuron)는 가장 일반적인 유형이며, 세포체로부터 뻗어나온 하나의 축삭과 다수의 수상돌기를 가진다. 운동신경세포가 대표적 사례이다.

신경(nerve)은 CNS 외부에 위치하는 축삭의 다발이며, 인체의 특정 영역과 **연접**(innervate)되어 있다. 대부분의 신경은 운동섬유와 감각섬유로 구성되는 **혼합신경**(mixed nerve)이지만, 시각, 청각, 미각, 후각의 특별한 감각을 담당하는 일부 뇌신경에는 감각섬유만 존재한다.

신경교세포

신경계의 지지세포는 신경세포를 형성하는 동일한 배아조직층(외배엽)에서 유래한다. **신경교세포**(neuroglia)라는 용어는 전통적으로 CNS의 지지세포를 일컫지만, 현재에는 PNS의 지지세포에도 통용된다.

말초신경계에는 두 가지 유형의 신경교세포가 있다.

1. 말초 축삭 주위에 수초를 형성하는 **슈반세포**(Schwann cell)
2. PNS의 신경절 내에서 신경세포 세포체를 지지하는 **위성세포**(satellite cell)

중추신경계에는 네 가지 유형의 신경교세포가 있다(그림 4.5).

1. CNS의 축삭 주위에 수초를 형성하는 **희돌기교세포**(oligodendrocyte)
2. CNS에서 이동하며 이물질 및 퇴화물을 포식하는 **소교세포**(microglia)
3. CNS에서 신경세포의 외부 환경을 조절하는 데 도움이 되는 **성상세포**(astrocyte)
4. 뇌실(강) 및 척수의 중심관을 따라 늘어선 상피세포인 **상의세포**(ependymal cell)

감염이나 외상과 같은 환경 변화는, 세포가 아메바 모양이 되고 포식성 및 운동성 세포로 변형되는 **소교세포 활성화**(microglial activation)로 이어질 수 있다. 소교세포의 원형질막에는 손상된 세포에서 방출되는 ATP에 대한 수용체가 있으며, 이를 통해 소교세포가 감염 또는 손상 부위를 감지하고 이동하며, 분열하여 증식한다. 소교세포는 외인성 병원체를 죽일 수 있으며, CNS 내의 손상된 수상돌기, 수초, 기타 파편 등을 제거하고, 항염증 화학물질을 방출한다.

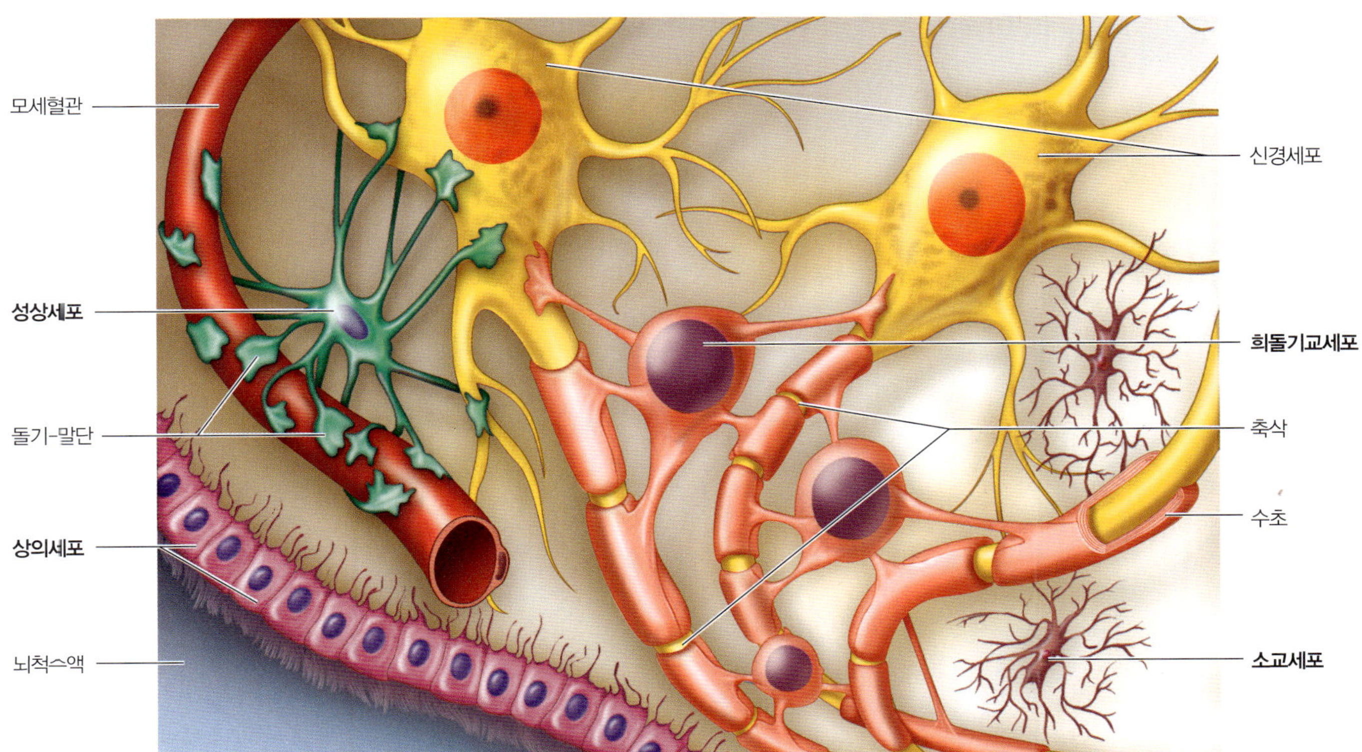

그림 4.5 신경교세포의 유형. CNS에서 축삭을 감싸는 수초는 희돌기교세포에 의해 형성된다. 성상세포에서 뻗은 가지들은 모세혈관 및 신경세포를 둘러싼다. 소교세포는 포식세포이며, 상의세포는 뇌실 및 척수의 중심관을 따라 늘어서 있다.

신경초와 수초

PNS의 모든 축삭(수초화되어있건 아니 되어있건 간의 모든 축삭)은 **신경초**(neurilemma)로 알려진 슈반세포의 살아있는 연속적인 외피로 둘러싸여 있다. 반면, CNS의 축삭에는 신경초가 없는데(슈반세포는 PNS에서만 발견됨), 이는 손상된 축삭의 재생이라는 측면에서 중요하다.

PNS와 CNS의 일부 축삭은 **수초**(myelin sheath)로 둘러싸여 있다. PNS에서 이 절연 외피는 슈반세포의 원형질막을 연속적으로 감아 형성되며, CNS에서는 희돌기교세포에 의해 형성된다. 직경이 2 μm보다 작은 축삭은 일반적으로 **수초화되지 않은**(unmyelinated) 반면, 더 큰 축삭은 **수초화된**(myelinated) 축삭일 가능성이 크다. 수초화된 축삭(유수 축삭)은 수초화되지 않은 축삭(무수 축삭)보다 자극을 더 빠르게 전도한다.

말초신경계의 수초

PNS에서 수초가 형성되는 과정에서 슈반세포는 전선의 피복처럼 축삭을 감싸며, 얇은 축삭보다 두꺼운 축삭에서 감긴 수초의 층수가 크다. 슈반세포는 축삭을 같은 장소에서 둘둘 감는다, 즉 이미 감긴 층위에 계속 감는 것이다(그림 4.6, 4.7). 각 슈반세포는 약 1 mm의 축삭만 감싸고 인접한 슈반세포 사이에 노출된 축삭의 틈을 남기는데, 수초의 이러한 틈을 **랑비에 결절**(node of Ranvier)이라고 한다. 슈반세포의 원형질막이 연속적으로 감싸면 축삭 주위가 절연되고, 활동전위를 생성하는 부위인 랑비에 결절만 노출된다.

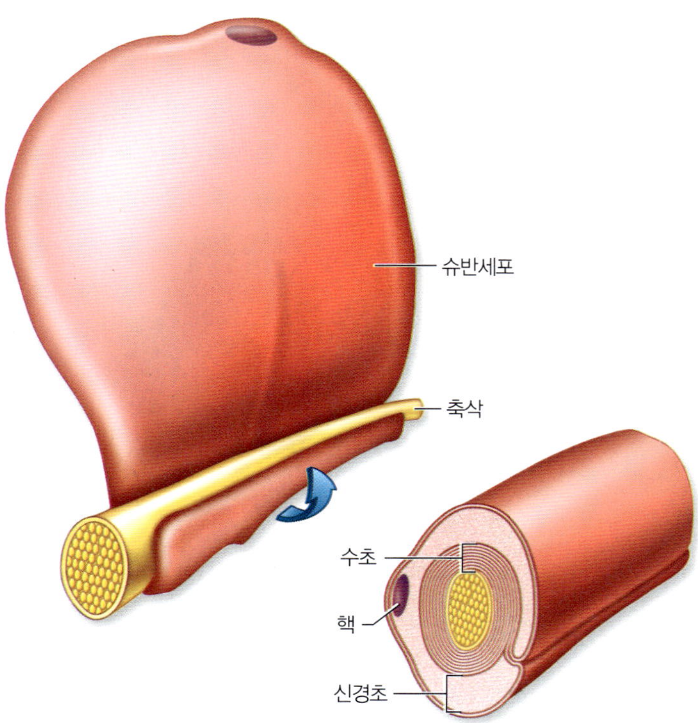

그림 4.6 PNS 축삭의 수초화. 수초는 슈반세포의 원형질막을 연속적으로 감아 형성되며, 슈반세포의 세포질 대부분은 수초 외부에 위치한다. 즉, 슈반초(슈반세포 세포질 및 핵)는 수초의 외부에 있다.

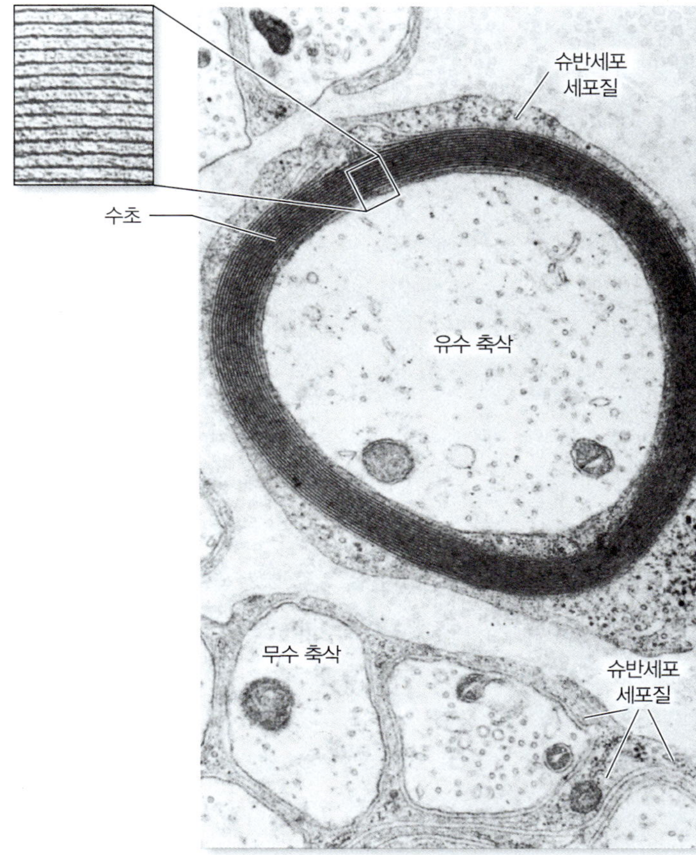

그림 4.7 무수 축삭과 유수 축삭의 전자현미경 사진. 유수 축삭은 수초 외부를 슈반세포 세포질이 둘러싸고 있는데, 무수 축삭도 이 슈반세포 세포질이 둘러싸고 있다. ©Don W. Fawcett/Science Source

중추신경계의 수초

앞서 언급했듯이, CNS의 수초는 희돌기교세포에 의해 형성된다. 이 과정은 대부분 출생 후부터 후기 청소년기까지 지속되는데, 일부 뇌 영역에서는 성인기에도 지속 가능하며, 특히 어린 시절에 배우는 (피아노 연주 같은) 특정 활동은 수초 형성을 증가시킬 수 있다.

하나의 축삭 주위에 수초를 형성하는 슈반세포와 달리, 각 희돌기교세포는 문어발처럼 여러 축삭 주위에 수초를 형성한다(그림 4.8). CNS에서 축삭은 둘러싼 수초에 의해 흰색을 띠기 때문에, 고농도의 축삭을 포함하는 CNS 영역은 **백질**(white matter)을 형성하며, CNS의 **회백질**(gray matter)은 수초 없이 고농도의 세포체와 수상돌기가 집중되어 구성된다.

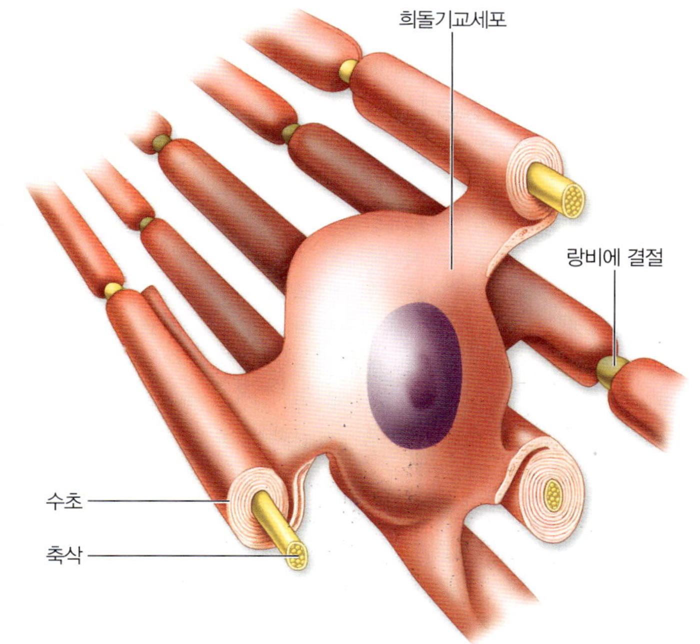

그림 4.8 CNS 축삭의 수초화. 하나의 희돌기교세포는 여러 축삭 주위에 수초를 형성한다.

성상세포의 기능

성상세포는 수많은 세포질 돌기들이 바깥쪽으로 뻗어나가는 큰 별 모양의 세포이다(그림 4.9). 그들은 CNS에서 가장 풍부한 신경교세포로, 뇌의 일부 영역에서는 신경 조직의 최대 90%를 차지한다.

성상세프는 CNS의 모세혈관을 둘러싸고 있는 **돌기-말단**(end-feet)에 이르는 돌기를 가지며, 이 모세혈관의 전체 표면은 성상세포 돌기-말단으로 덮여 있다. 또한, 성상세포 돌기-말단은 신경세포 간 시냅스 인근에도 연접하여 분포한다. 따라서 성상세포는 신경세포 사이 및 신경세포와 혈액 사이의 상호작용에 영향을 미칠 수 있는 곳에 자리 잡는다.

다음은 성상세포의 알려진 기능 중 일부이다.

1. 성상세포는 세포외액으로부터 K^+를 흡수한다.
2. 성상세포는 CNS 축삭에서 방출된 글루탐산을 흡수하고 글루타민을 생성한다.
3. 모세혈관을 둘러싸고 있는 성상세포 돌기-말단은 혈액으로부터 포도당을 흡수한다.
4. 성상세포는 신경세포 기능을 돕는 젖산을 방출한다.
5. 성상세포는 시냅스의 형성, 성숙, 유지에 필요하다.
6. 성상세포는 성인 뇌의 신경 발생(neurogenesis)을 조절한다.
7. 성상세포는 신경교-유래 신경영양인자(GDNF)를 분비한다.
8. 성상세포는 혈액-뇌 장벽의 형성을 유도한다.
9. 신경세포는 성상세포와 통신한다.
10. 성상세포는 신경세포의 기능을 조절하는 화학전달물질을 방출한다.

혈관-뇌 장벽

뇌의 모세혈관은 대부분의 다른 기관들과 달리 인접한 내피세포(모세혈관의 벽을 구성하는 세포) 사이에 구멍이 없다. 대신, 뇌 모세혈

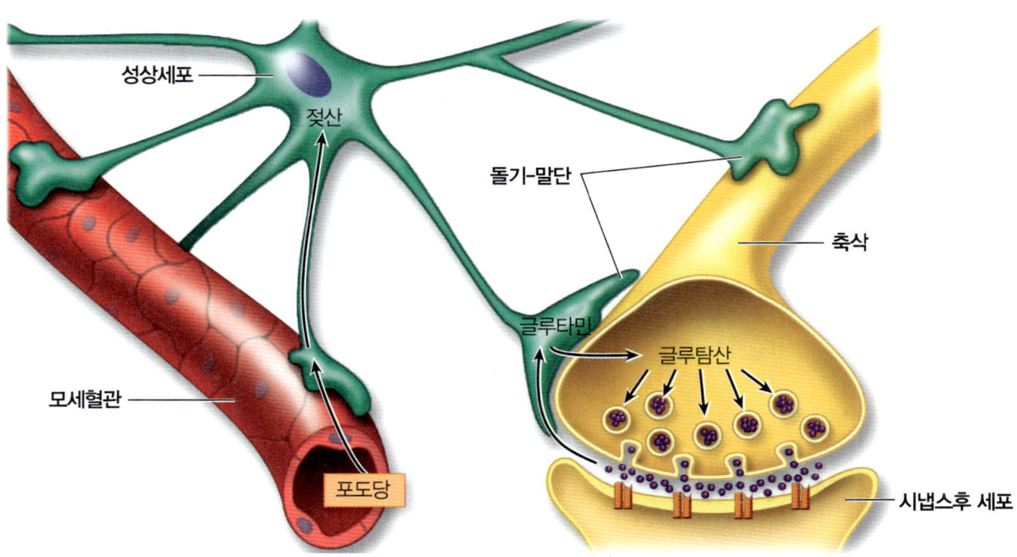

그림 4.9 모세혈관 및 신경세포와 성상세포의 연접. 성상세포 돌기-말단은 모세혈관으로부터 포도당을 흡수하고, 이를 사용하여 신경세포로의 에너지 기질 공급을 돕는다. 또한 성상세포는 시냅스로부터 신경전달물질인 글루탐산을 흡수하여 이를 글루타민으로 전환시킨다. 이 글루타민은 신경세포로 전달되어 활용된다.

관의 내피세포들은 밀착연접(tight junction)을 통해 모두 연결되어 있다. 따라서 다른 기관들과 달리 뇌는 비특이적 여과 과정을 통해 혈장으로부터 물질들을 얻을 수 없는 대신, 뇌 모세혈관 내의 물질들은 세포 내 섭취(endocytosis) 및 세포 외 배출(exocytosis)뿐만 아니라 확산 및 능동수송에 의해 내피세포를 통해 이동해야 한다. 뇌 모세혈관의 이러한 특징은 매우 선택적인 **혈액-뇌 장벽**(blood-brain barrier)으로 표현된다.

알코올, 바르비투르산(barbiturate)과 같은 일부 유기분자들과 비극성인 O_2, CO_2는 모세혈관 내피세포 원형질막의 인지질층을 통과할 수 있다. 이온 및 극성 분자들이 혈액과 뇌 사이를 이동하기 위해서는 원형질막에서 이온 통로 및 운반체 단백질이 필요하다.

성상세포의 조절분자는 모세혈관 내피세포를 자극하여, 혈액-뇌 장벽에 필수적인 밀착연접의 단백질을 생성하며 잠재적 독성물질들을 파괴하는 운반체 단백질, 이온 통로, 효소 등을 생성한다. 이는 영양소를 CNS로 빠르게 운반하고, 혈액-뇌 장벽을 통과할 수 있는 독성물질을 제거하기 위해 필요하다.

다른 장기에 들어갈 수 있는 약물이 뇌로는 들어갈 수 없는 경우가 많기 때문에, 혈액-뇌 장벽은 뇌 질환의 화학요법을 어렵게 한다. 예를 들어, **파킨슨병**(Parkinson's disease) 치료에서 L-도파(levodopa)는 혈액-뇌 장벽을 통과할 수 있지만 도파민(dopamine)은 통과하지 못하기 때문에, 뇌에 도파민이 필요한 환자에게 그 전구체인 L-도파를 투여하는 경우가 많다. 또한, 일부 항생제들은 혈액-뇌 장벽을 통과할 수 없으므로, 뇌수막염(meningitis)같은 감염치료 시 혈액-뇌 장벽을 통과할 수 있는 항생제만 사용된다.

4.2 축삭의 전기적 활성

축삭 막의 Na^+ 및 K^+ 투과성은 자극에 반응하여 열리는 관문 통로에 따라 달라진다. 이들 이온의 순 확산은 두 가지로 발생하는데, Na^+은 축삭 안으로, K^+은 축삭 밖으로 이동한다. 이러한 이온의 흐름과 그에 따른 막전위의 변화는 활동전위의 구성요소가 된다.

인체의 모든 세포는 세포막을 가로질러 (전압으로 표시되는) 전위차, 즉 **휴지 막전위**(resting membrane potential, rmp)를 유지하며, 세포 내부는 외부와 비교하여 음전하를 띤다(예: 신경세포에서는 −70 mV).

특정 이온에 대한 막 투과성 증가는, 해당 이온이 **전기화학적 구배**(electrochemical gradient)를 따라 세포 내부 또는 외부로 확산하는 결과를 낳는다. 이러한 **이온 전류**(ion current)는, 막에서 특정 이온 통로가 위치한 제한된 부위에서만 발생한다. 이 지점에서 막을 가로지르는 전위차의 변화는, 2개의 미세전극(직경 1 μm 미만) 사이에서 발생하는 전압에 의해 측정될 수 있다. 이 두 기록 전극(recording electrode) 사이의 전위차(전압)는 컴퓨터나 오실로스코프(oscilloscope)에 연결하여 시각화할 수 있다(그림 4.10).

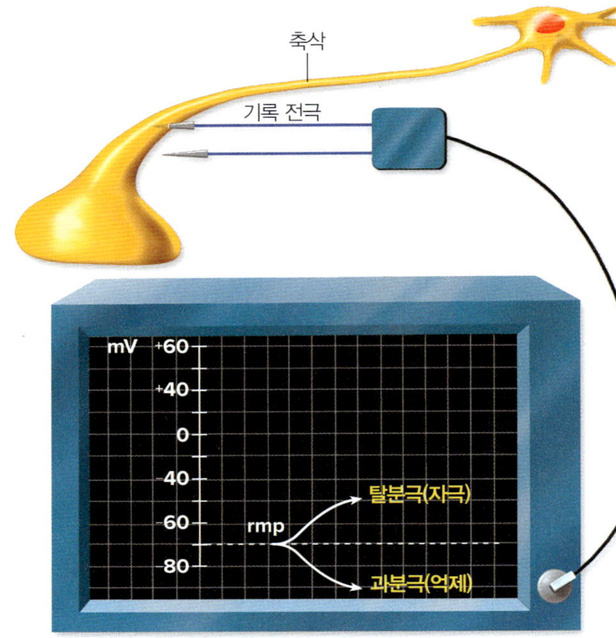

그림 4.10 탈분극과 과분극. 세포 내외 기록 전극 사이의 전위차(mV)는 컴퓨터나 오실로스코프 화면에 표시된다. 축삭의 휴지 막전위(rmp)는 감소하거나 증가할 수 있다. 탈분극은 rmp에서 위로 올라가는 선으로, 과분극은 rmp에서 아래로 내려가는 선으로 나타난다.

컴퓨터 또는 오실로스코프 화면에서, 시간 경과에 따른 두 전극 사이의 전압은 선으로 표시된다. 이 선은 두 전극 사이의 전위차 변화에 따라 위쪽 또는 아래쪽으로 움직인다. 선이 위로 올라가는 것은 막의 내부가 외부보다 덜 음성(또는 더 양성)이 됨을 나타낸다. 반대로, 선이 아래로 내려가는 것은 세포 내부가 더 음성이 됨을 나타낸다.

적절한 자극으로 인해 양전하가 세포로 흐르면, 오실로스코프의 선이 위로 올라간다. 이 변화를 **탈분극**(depolarization)이라고 하며, 이로부터 휴지 막전위로 되돌아가는 변화는 **재분극**(repolarization)이라고 한다. 만약 자극으로 인해 세포 내부가 휴지 막전위보다 더 음성이 된다면, 선은 휴지 막전위보다 아래쪽으로 내려갈 것이다. 이 변화를 **과분극**(hyperpolarization)이라고 한다. 과분극은 세포를 떠나는 양전하 또는 세포로 들어가는 음전하로 인해 발생할 수 있다.

축삭의 이온 관문

방금 설명한 막전위의 변화(탈분극, 재분극, 과분극)는 막의 이온 통로를 통한 순 이온 흐름의 변화로 인해 발생한다. 축삭에서 Na^+, K^+ 등의 이온은 원형질막의 **관문 통로**(gated channel)를 통과한다. "관문"은 통로를 구성하는 단백질 중 일부이며, 특정 자극에 대한 반응으로 이온 통로를 열거나 닫을 수 있다. 이온 통로가 닫히면 원형질막이 덜 투과적이게 되고, 통로가 열리면 막이 이온에 대해 더 투과적이게 된다(그림 4.11).

Na^+ 및 K^-의 이온 통로는 각 이온에 대해 특이적이다. K^+에 대해서는 2가지 유형의 통로가 있다. 한 유형은, 휴지 막전위에서는 관문이 닫혀 있다가 특정 자극에 대한 반응으로 관문이 열리는 K^+ 통로이다. 다른 유형의 경우, 관문은 자극과 무관하게 항상 열려 있으며, 이를 종종 **누출 통로**(leakage channel)라 부른다. Na^+에 대한 통로는, 휴지 막전위에서 관문이 닫혀 있다가 특정 자극에 대한 반응으로 관문이 열리는 유형이다. 하지만 닫힌 Na^+ 통로의 관문이 때때로 매우 빠르게 열렸다 닫히곤 하는데, 이로 인해 약간의 Na^+이 휴지세포 안으로 유입된다. 이러한 이온 통로 특성에 기인하여, 휴지 막전위의 신경세포는 Na^+보다 K^+에 훨씬 더 투과적인 가운데 약간의 Na^+은 세포 내로 들어가며, 그 결과 휴지 막전위는 K^+의 평형전위보다 조금 덜 음성이다.

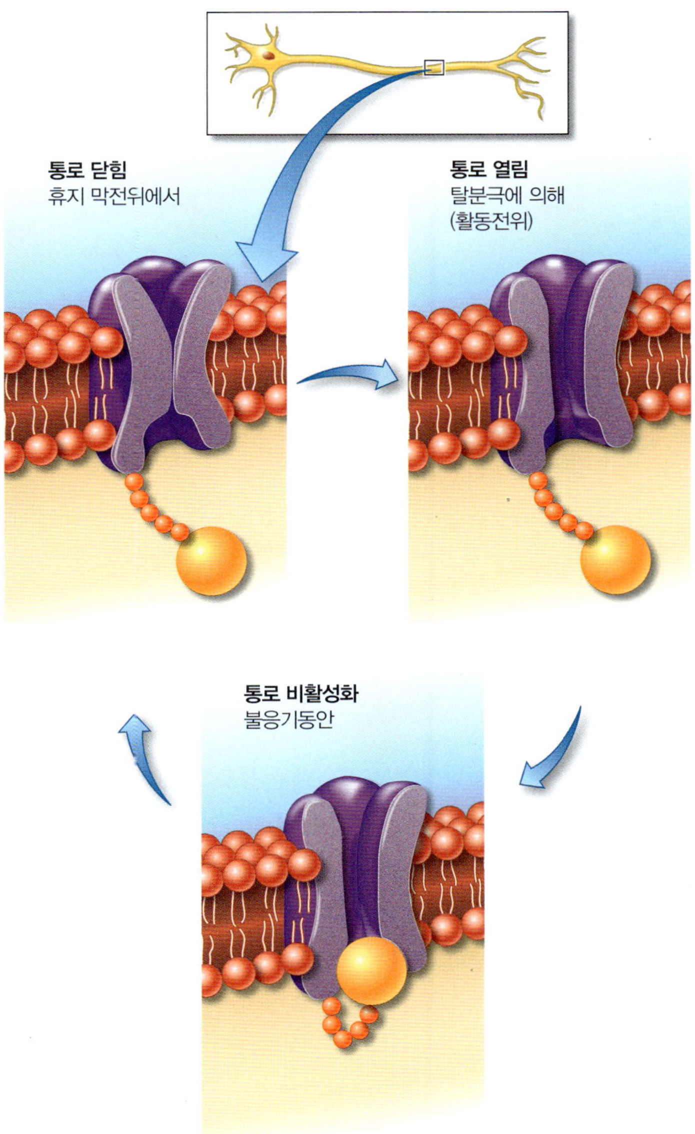

그림 4.11 전압–관문 이온 통로. 통로는 휴지 막전위에서 닫혀 있지만, 역치 수준의 탈분극에 대해 반응하여 열린다. 이는 활동전위에 필요한 이온의 확산을 허용한다. 짧은 시간 후, 이 통로는 사슬에 부착된 공 모양의 분자에 의해 비활성화된다.

만약 탈분극이 일정 수준 미만이면, 올라가던 선은 매우 짧은 시간 내에 휴지 막전위 수준으로 복귀한다. 그러나 이 인공 자극이 일정 수준의 탈분극(예: -70 mV에서 -55 mV로)을 달성하면, 막전위는 갑자기 매우 빠르게 변한다. **이는 역치 수준에 다다른 탈분극으로 인해 Na^+ 통로가 열리기** 때문이다.

원형질막은 잠시 Na^+을 자유롭게 투과할 수 있다. 세포 내부는 외부보다 음전하를 띠고 있고 Na^+의 세포 내부 농도는 세포 외부보다 낮기 때문에, Na^+에 대한 가파른 **전기화학적 구배**(electrochemical gradient)는 Na^+의 세포 내 돌진을 유발한다. 이로 인해 막전위는 Na^+ 평형전위를 향해 빠르게 움직인다(6.4절). 전체 Na^+ 이온의 수 대비 실제 세포 내 유입 이온 수는 상대적으로 매우 적기 때문에, 세포 외부 Na^+ 농도의 변화는 미미하다. 그러나 축삭 막 작은 영역 내의 Na^+ 증가는 막전위에 크게 영향을 준다.

그림 4.11에서처럼, Na^+ 통로는 열린 후 매우 짧은 시간 내에 비활성화 과정에 의해 닫힌다. 그 직전, **탈분극 자극으로 인해 K^+ 관문 통로가 열린다.** 이는 휴지 시보다 막이 K^+을 더 잘 투과하게 만들고, K^+은 전기화학적 구배를 따라 세포 밖으로 확산한다. 이로 인해 막전위는 K^+ 평형전위를 향해 움직인다(그림 4.13 참조). 이후 K^+ 관문은 닫히고, 막 투과성은 원래의 휴지 상태로 돌아간다.

Na^+ 및 K^+ 관문 통로의 개방은 탈분극에 의해 자극되기 때문에, 축삭 막에 존재하는 이러한 이온 통로를 일컬어 **전압–조절 통로**(voltage-regulated channel) 또는 **전압–관문 통로**(voltage-gated channel)라 한다. 통로 관문은 -70 mV의 휴지 막전위에서 닫힌 상태이며, 막이 역치값으로 탈분극되면 열린다.

활동전위

자극 전극에 의해 축삭 막이 역치 수준으로 탈분극되면, Na^+ 관문

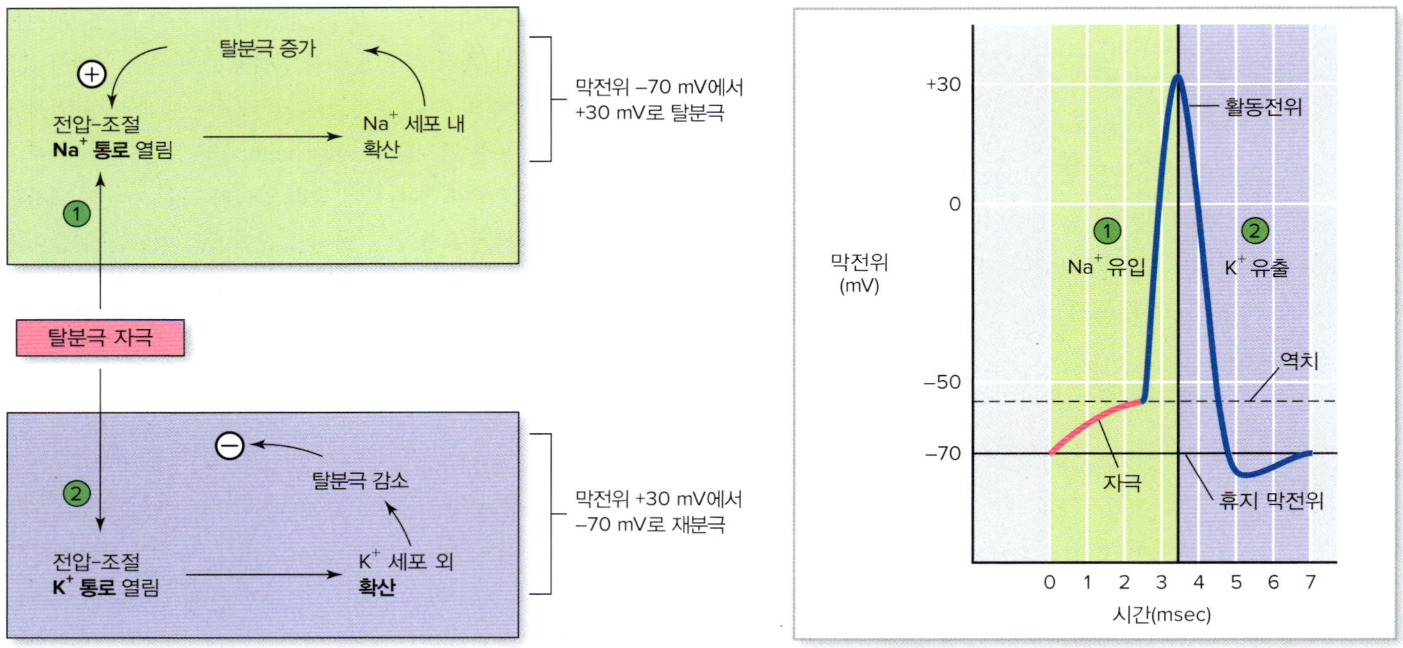

그림 4.12 축삭의 탈분극이 Na^+ 및 K^+ 확산에 미치는 영향. (1) Na^+ 관문이 열리고 Na^+이 세포 내부로 확산한다. (2) K^+ 관문이 열리고 K^+이 세포 외부로 확산한다. Na^+의 확산 유입은 추가 탈분극을 일으키고, 이는 양성되먹임(+)으로 더 많은 Na^+ 관문을 추가로 연다. K^+ 관문 개방에 따른 K^+의 확산 유출은 세포 내부를 더욱 음성으로 만드는데, 이는 초기 탈분극에 대한 음성되먹임(−) 효과가 된다.

통로 중 일부가 열리고 막은 Na^+에 대해 더 투과적이 된다. Na^+은 축삭 내로 확산하고, 이는 막을 더 탈분극시킨다. 축삭 막 Na^+ 통로의 관문은 전압에 의해 조절되므로, 이러한 추가 탈분극은 더 많은 Na^+ 통로를 열어 막을 더 투과적으로 만들고, 더 많은 Na^+의 세포 내 유입은 더욱더 많은 전압-조절 Na^+ 통로를 여는 탈분극으로 이어진다. 즉, **양성되먹임 회로**(positive feedback loop)가 생성되어 Na^+ 유입 및 탈분극 속도가 폭발적으로 가속된다(그림 4.12).

Na^+ 투과성의 폭발적인 증가로 인해, 해당 영역의 막전위는 −70 mV에서 +30 mV로 빠르게 역전된다(그림 4.12). 이 시점에서 Na^+ 통로는 닫히고(그림 4.11의 "비활성화"), Na^+ 투과성은 급격히 감소한다. 이는 활동전위 상단 전압이 Na^+ 평형전위인 +66 mV에 완전히 도달하지 못하는 이유이다. 같은 시점에서, 조금 지연되어 열린 전압-관문 K^+ 통로를 통해 K^+이 세포 외부로 빠르게 확산한다.

K^+는 양전하를 띠기 때문에, 세포 외부로 K^+이 확산하면 세포 내부가 덜 양성(또는 더 음성)이 되고, 결과적으로 원래의 휴지 막전위 −70 mV를 회복하게 된다. 이 과정을 **재분극**(repolarization)이라고 하며, 이를 통해 **음성되먹임 회로**(negative feedback loop)가 완성된다(그림 4.12). **신경자극**(nerve impulse)이라고도 불리는 **활동전위**(action potential)는 이러한 Na^+ 및 K^+ 확산 변화 그리고 그에 기인한 막전위 변화로 구성된다.

이온 이동과 막전위 변화 사이의 상관관계를 그림 4.13에서 보여준다. 그림 하단은 탈분극 자극에 대한 반응으로 축삭 막을 통한 Na^+ 및 K^+의 확산 양상을 보여준다. 그림 상단은 Na^+의 폭발적인 확산 증가로 인해 0 mV까지 빠른 탈분극 및 막전위의 **지나치기**(overshoot)가 유발되어, 막 내부가 외부보다 양전하를 띠게 됨(거의 +30 mV)을 보여준다. 즉, Na^+의 막 투과성이 크게 증가하면서, 막전위는 Na^+ 평형전위에 근접한다. 하지만 연이은 Na^+ 통로의 비활성화로 인해, 최대 활동전위 탈분극은 Na^+ 평형전위(+66 mV)보다 낮다.

Na^+ 통로가 비활성화되면서 K^+ 관문 통로가 열리고, 막전위는 K^+ 평형전위 쪽으로 이동한다. 외부로의 지속적인 K^+ 확산은 막을 재분극시키며, 막전위는 휴지 막전위를 약간 지나쳐 내려가는 **후과분극**(after-hyperpolarization)에 이른다(그림 4.13). 하지만 후과분극이 K^+ 평형전위(−90 mV)에 도달하기 전에 K^+ 관문 통로가 닫히게 되고, 후과분극은 소멸하면서 휴지 막전위가 복구된다.

실무율

축삭 막 영역이 역치 값으로 탈분극되면, Na^+ 투과성과 탈분극 사이의 양성되먹임 효과로 인해 막전위가 약 +30 mV까지 빠르게 치솟는다. 이때, Na^+ 통로가 빠르게 닫히면서 K^+ 통로가 열리기 때문

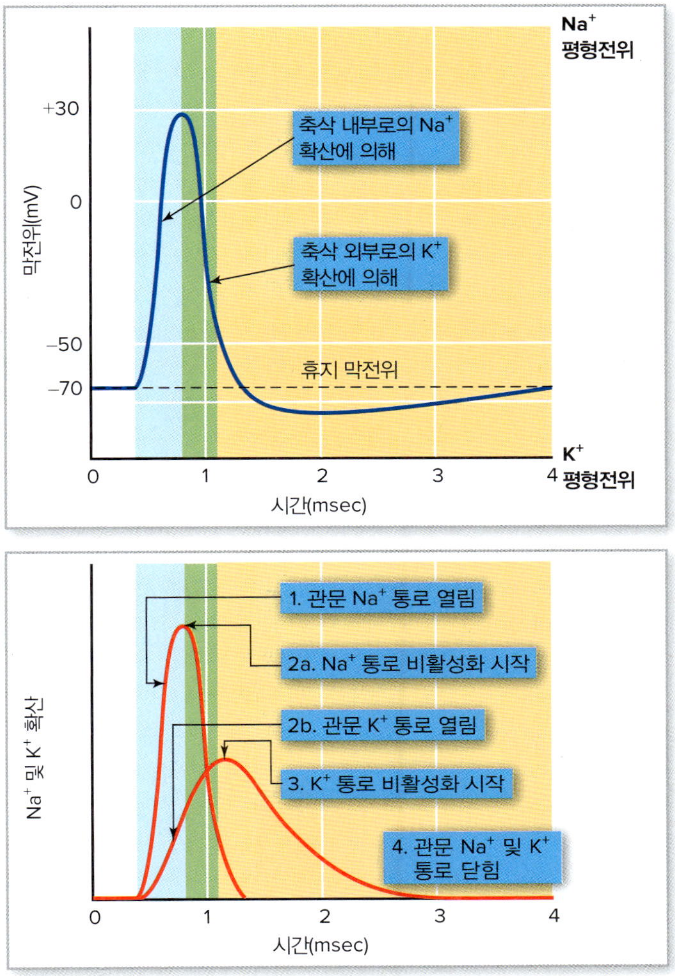

그림 4.13 활동전위 동안의 막전위 변화와 이온 이동. 상단 그래프는 활동전위(파란색 선)를, 하단 그래프(빨간색 선)는 활동전위 동안 Na^+ 및 K^+의 순확산을, 각각 나타낸다. 두 그래프 모두 x-축은 시간이므로, 상단 그래프의 탈분극, 재분극, 후과분극은 하단 그래프의 Na^+ 및 K^+ 통로의 작동 및 그에 따른 이온 이동과 연관될 수 있다. Na^+의 유입은 활동전위의 탈분극(상승) 단계에서 막전위를 Na^+ 평형전위 쪽으로 이동시키는 반면, K^+의 유출은 활동전위의 재분극(하강) 단계에서 막전위를 K^+ 평형전위 쪽으로 이동시킨다.

에, 막전위는 +30 mV를 넘어서지는 않는다. Na^+ 및 K^+ 통로가 열려 있는 시간의 길이는 탈분극 자극의 강도와는 무관하다.

활동전위의 진폭(크기)은 **실무율**(all-or-none, 전부 또는 전무)을 따른다. 탈분극이 역치 아래이면 전압-조절 관문은 닫힌 상태로 유지되며, 역치에 도달하면 활동전위가 생성된다(그림 4.14). −70 mV에서 +30 mV로 올라갔다가 다시 −70 mV로 돌아오기까지 약 3 msec만 소요되므로, 컴퓨터 화면에서 축삭 활동전위의 모양은 극파(spike)처럼 보인다.

불응기

축삭 막 한 부분에서 활동전위가 생성되는 동안에는, 추가 자극에 반

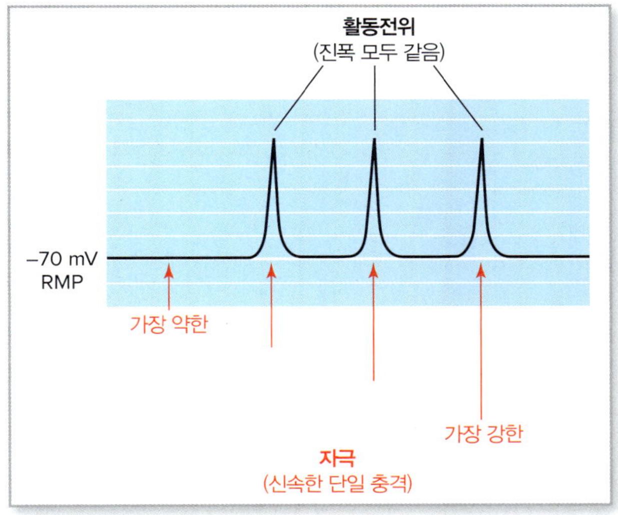

그림 4.14 활동전위의 실무율. 축삭에 전달된 신속한 단일 충격(빨간색 화살표)은 탈분극 자극으로 작용할 수 있다. 자극이 역치 미만이면 축삭에서 활동전위가 생성되지 않지만, 자극이 역치에 도달하면 완전한 활동전위가 생성된다. 더 큰 자극이 더 큰 활동전위를 생성하지 않는다. 즉, 활동전위는 단계적이지 않고, 실무율을 따른다.

응할 수 없다(그림 4.15). 이 불응기 초기에 두 번째 자극을 가할 경우, 두 번째 자극은 막전위에 전혀 영향을 주지 못한다. 이 경우, 막은 **절대적 불응기**(absolute refractory period)에 있다고 표현된다.

절대적 불응기의 원인은 이제 분자 수준에서 이해된다. 통로를 여닫는 전압-조절 관문 외에도, 이온 통로에는 세포질 쪽에서 통로의 마개로 작용할 수 있는 폴리펩타이드가 존재한다(그림 4.11 참조). 전압-조절 통로는 탈분극에 의해 일정시간 열린 다음 **비활성 상태**

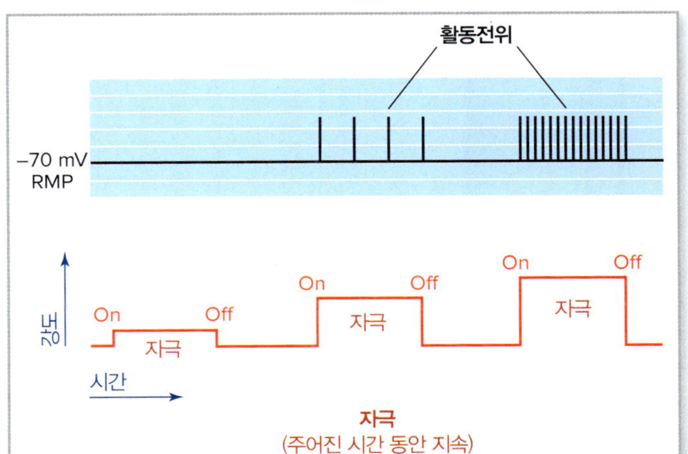

그림 4.15 자극 강도가 활동전위 빈도에 미치는 영향. 이번에는, 일정시간 동안 지속되는 자극(하단 그림)이 축삭에 주어진다. 첫 번째 경우, 자극이 역치에 도달하지 못할 정도로 약해서, 활동전위가 생성되지 않는다. 두 번째 경우, 더 강한 자극이 전달되어, 자극이 지속되는 동안 몇 개의 활동전위가 생성된다. 세 번째 경우, 두 번째보다 더 강한 자극으로 인해, 같은 시간 동안 더 많은 수의 활동전위가 생성된다. 즉, 자극의 강도는 활동전위의 생성빈도(진폭이 아니라)로 반영된다.

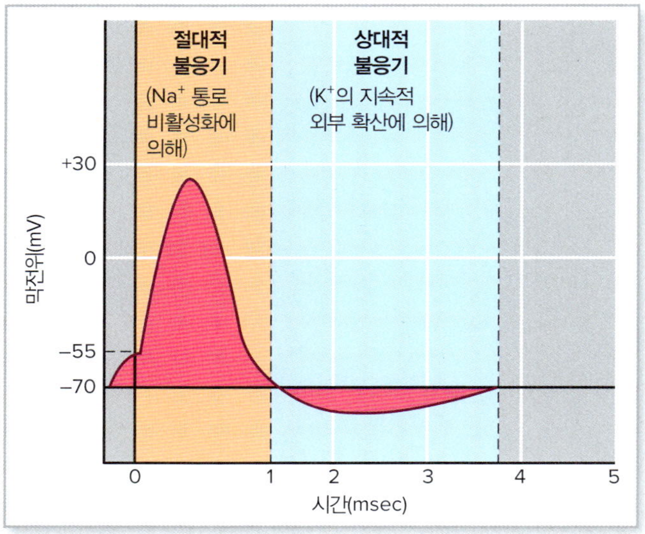

그림 4.16 절대적 및 상대적 불응기. 축삭의 한 부분이 활동전위를 생성하는 동안, 막은 추가 자극에 대해 절대적 또는 상대적으로 저항성(불응기)이다.

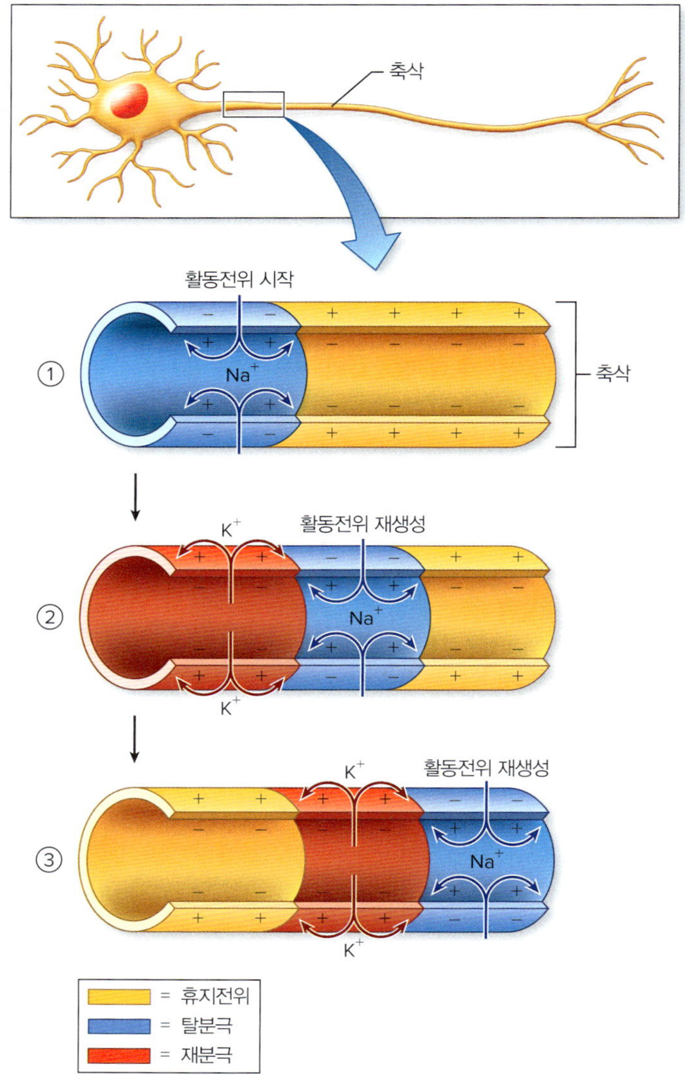

그림 4.17 무수 축삭에서 활동전위의 전도. 각 활동전위는 양전하를 "주입"하여 인접한 영역으로 전파한다. 방금 활동전위를 생성한 영역은 불응기가 된다. 바로 다음의 아직 자극되지 않은 영역은, 부분적으로 탈분극되어 전압-조절 Na^+ 관문이 열리며, 이 과정은 반복된다. 축삭의 연속적인 부분들은 활동전위를 재생성 또는 "전도"한다.

(inactive state)에 접어든다. 비활성화된 통로는 탈분극에 의해 열리지 않는다.

모든 Na^+ 관문 통로가 비활성화 상태에서 닫힌 상태로 동시에 전환되지는 않는다. 충분한 Na^+ 통로가 비활성화 상태가 아닌 닫힌 상태일 때, 축삭은 충분히 강한 자극에 의해 다시 자극될 수 있다. 하지만 K^+ 통로가 여전히 열려 있고 막이 재분극 과정 중인 상황에서는, K^+ 유출의 영향을 극복해야 하는 만큼, 축삭을 역치까지 탈분극시키는 것은 훨씬 더 어렵다. 매우 강력한 탈분극 자극만이 이러한 장애물을 극복하고 두 번째 활동전위를 생성할 수 있다. Na^+ 통로는 비활성화 상태에서 회복 중이며 K^+ 통로는 여전히 열려 있는 시간 동안, 막은 **상대적 불응기**(relative refractory period)에 있다고 표현된다(그림 4.16).

신경자극의 전도

자극 전극이 축삭 막의 한 지점을 역치 수준으로 탈분극시키면, 축삭 막의 작은 영역에서 전압-조절 통로가 열리면서 활동전위가 생성된다. 막전위가 −70 mV에서 +30 mV로 변하는 활동전위의 처음 1 msec 동안, Na^+ 전류는 개방된 Na^+ 통로를 통한 확산에 의해 세포 내로 유입된다. 즉, 각 활동전위는 양전하(Na^+)를 축삭 내에 "주입"한다(그림 4.17).

축삭의 케이블 속성에 의해, Na^+은 여전히 −70 mV의 막전위를 갖는 인접 영역으로 전도된다. 축삭의 케이블 속성(1~2 mm)의 한계 이내에서, 이는 축삭 막의 인접 영역 탈분극에 도움이 된다. 막의 인접 영역이 탈분극의 역치 수준에 도달하면, 전압-조절 관문이 열리면서 활동전위가 생성된다.

축삭 막의 첫 번째 위치(축삭 개시절)에서 생성된 활동전위는 축삭 막의 다음 영역에 대한 탈분극 자극으로 작용하여, 그곳에서 활동전위를 생성한다. 두 번째 영역의 활동전위는 세 번째 영역의 활동전위 생성을 위한 탈분극 자극으로 작용하고, 이런 방식으로 활동전위의 생성은 축삭 막을 따라 계속된다. 이는 축삭 소구에서 개시절을 넘어 축삭의 모든 영역에서 활동전위가 어떻게 생성되는지 설명한다.

무수 축삭의 전도

무수 축삭은 Na^+ 및 K^+ 통로가 존재하는 모든 막 부위에서 활동전위 생성이 가능하다. 즉, 활동전위는 축삭의 전체 길이를 따라 생성된다. 하나의 활동전위 동안 Na^+ 유입으로 유도된 탈분극의 케이블 속성에 의한 확산은, 막의 인접 영역을 탈분극하는 데 도움이 된다. 이 과정은, 축삭 막의 외부 표면에 있는 이온들의 이동에 의해서도 도움을 받는다(그림 4.17). 이 과정은 탈분극된 영역의 양쪽 막을 탈분극시켜 각각 활동전위 생성을 유도하지만, 앞서 이미 활동전위를 생성했던 뒤쪽 막은 아직 불응기이기 때문에, 이 탈분극에 대해서는 새로운 활동전위를 생성할 수 없다.

활동전위는 축삭 길이를 따라 반복 또는 **재생되는**(regenerated) 별도의 온전한 이벤트이다. 축삭의 마지막 영역에서 생성되는 활동전위는 첫 번째 영역에서 생성되는 활동전위와 동일한 진폭을 갖는다. 즉, 활동전위는 (진폭의) **감소 없이 전도**(conduct without decrement)된다.

따라서 축삭의 주어진 길이를 따라 더 많은 활동전위가 생성될수록, 전도는 더 느려진다. 무수 축삭은 μm 단위의 모든 부분에서 활동전위가 생성되어야 하므로, 전도 속도는 상대적으로 느리다.

유수 축삭의 전도

수초는 축삭에 절연체를 제공하여, 막을 통한 Na^+ 및 K^+의 이동을 막는다. 수초가 연속적으로 축삭을 덮고 있는 구간에서는 활동전위가 생성될 수 없다. 따라서 수초는 앞서 언급한 바 있는 **랑비에 결절**(node of Ranvier)이라는 방해물을 갖는다.

축삭의 케이블 속성은 매우 짧은 거리(1~2 mm)에서만 탈분극을 전도할 수 있으므로, 랑비에 결절은 이 거리 이상으로 분리될 수 없다. Na^+ 통로는 랑비에 결절에 집중적으로 분포되어 있으며(약 10,000개/μm^2), 결절 사이의 축삭 막 영역에는 거의 존재하지 않는다. 그러므로 활동전위는 랑비에 결절에서만 발생하며(그림 4.18), 결절에서 결절로 "도약"하는 것처럼 보이는데, 이를 **도약 전도**(saltatory conduction)라 일컫는다. 랑비에 결절의 활동전위는 바로 다음 결절의 막을 역치까지 탈분극시키고, 이로 인해 다음 결절에서 새로운 활동전위가 생성된다.

유수 축삭은 무수 축삭에 비해, 케이블 속성에 의한 탈분극의 확산(더 빠름)은 많고 활동전위가 생성되는(느림) 막 부위는 적기 때문에, 유수 축삭의 전도가 더 빠르다. 이는 유수 축삭이 약 1 mm 간격으로 존재하는 랑비에 결절에서만 전압-관문 통로를 갖는 반면, 무수 축삭은 전체 길이를 따라 이러한 통로를 갖기 때문이다.

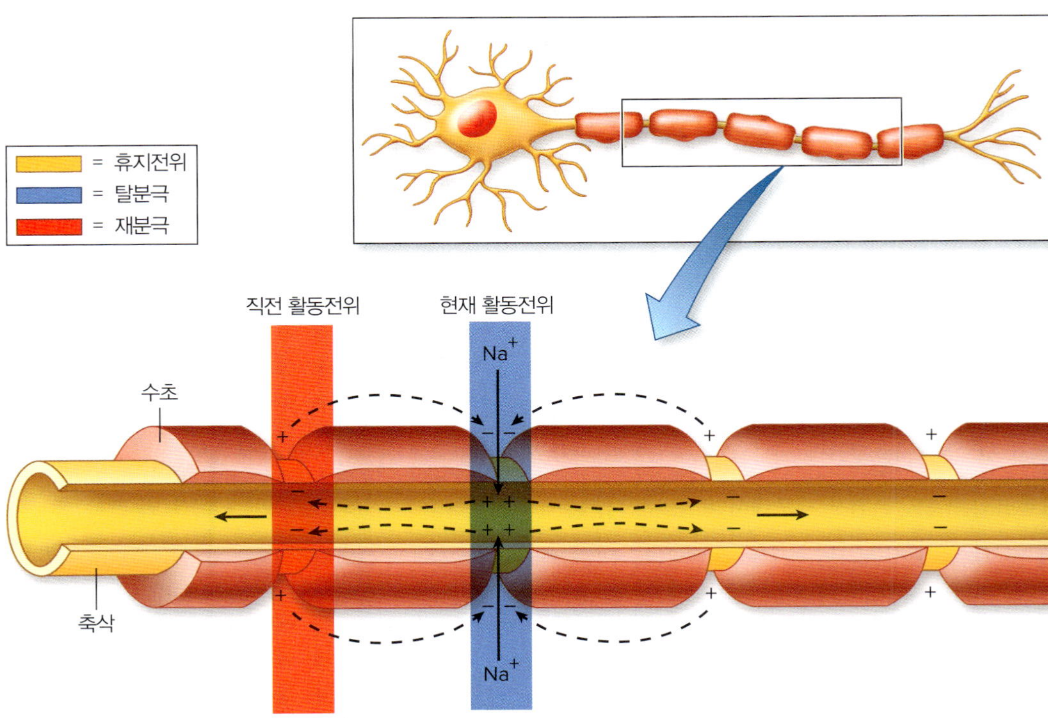

그림 4.18 유수 축삭에서 신경자극의 전도. 수초가 Na^+ 유입전류를 방지하기 때문에, 활동전위는 수초 사이의 틈, 즉 랑비에 결절에서만 생성될 수 있다. 결절에서 결절로의 활동전위 "도약"을 도약 전도(saltatory conduction)라 부른다.

4.3 시냅스

축삭은 다른 세포 가까이에서 끝나거나, 어떤 경우에는 다른 세포와 접촉한다. 특수한 경우, 활동전위는 한 세포에서 다른 세포로 직접 전해질 수 있다. 하지만 대부분의 경우 활동전위는 종말단추에서 멈추며, 그 지점에서 화학적 신경전달물질의 방출을 자극함으로써 다음 세포에 영향을 미친다.

시냅스(synapse)는 신경세포와 두 번째 세포 사이의 기능적 연결이다. CNS에서는 나머지 세포 역시 신경세포이다. PNS에서 나머지 세포는 신경세포일 수도 있고, 근육 또는 샘 내의 **효과기 세포**(effector cell)일 수도 있다. 신경세포-신경세포 시냅스와 신경세포-근육 시냅스는 생리학적으로 유사하지만, 후자의 경우 종종 **신경근 시냅스**(neuromuscular synapse) 또는 **신경근 접합부**(neuromuscular junction)라 부른다.

신경세포-신경세포 시냅스는 보통 한 신경세포의 축삭과 두 번째 신경세포의 수상돌기, 세포체 또는 축삭 사이의 연결에 관여하며, 이를 각각 **축삭-수상돌기**(axodendritic), **축삭-세포체**(axosomatic), **축삭-축삭**(axoaxonic) **시냅스**라고 한다. 거의 모든 시냅스에서, 자극은 첫 번째 또는 **시냅스전**(presynaptic) 신경세포의 축삭으로부터 두 번째 또는 **시냅스후**(postsynaptic) 신경세포로의 한 방향으로만 전달된다. 시냅스는 가장 일반적으로, 시냅스전 신경세포의 축삭과 시냅스후 신경세포의 수상돌기 또는 세포체 사이에서 발생한다.

전기적 시냅스: 간극연접

두 세포가 전기적으로 연계되기 위해서는, 크기가 거의 같아야 하고 전기 저항이 낮은 접촉 부위로 이어져야 한다. 이런 방식으로, 신경 자극은 방해 없이 한 세포에서 다음 세포로 재생성될 수 있다. 전기적으로 연계된 인접세포는 **간극연접**(gap junction)을 통해 연결된다. 간극연접에서, 두 세포의 막은 2 nm (1 nm $= 10^{-9}$ m) 떨어져 있다. 인접한 세포의 개별 원형질막에서, 6개의 **커넥신**(connexin) 단백질이 함께 모여 수성 막공을 가진 막 관통 구조를 형성한다.

심근에 존재하는 간극연접은 활동전위가 세포에서 세포로 직접 퍼지도록 해주며, 그 결과 심근은 하나의 단위로 수축할 수 있다. 신경계에서 간극연접의 기능은 잘 알려지지 않았지만, 뇌의 많은 영역에 존재하는 것으로 알려져 있다.

화학적 시냅스

신경계에서 시냅스를 통한 신호전달은 대부분 단방향이며, 시냅스전 축삭 말단에서 화학적 신경전달물질의 방출을 통해 발생한다. 부풀어 오른 모양 때문에 **종말단추**(terminal bouton)라 불리는 시냅스전 말단은, 시냅스후 세포와 매우 좁은(약 10 nm) **시냅스 간극**(synaptic cleft)으로 분리되어 있다(그림 4.19).

화학적 신호전달을 위해서는, 시냅스 간극이 매우 좁아야 하고 신경전달물질이 시냅스후 막 수용체단백질 근처로 방출되어야 한다. 화학적 시냅스에서, 시냅스전후 막의 물리적 연계는 특정한 막단백질의 작용으로 안정화된다.

신경전달물질의 방출

시냅스전 신경세포 말단 내의 신경전달물질 분자는 **시냅스 소포**(synaptic vesicle) 내에 들어 있다(그림 4.19). 소포 내 신경전달물질이 시냅스 간극으로 방출되려면, **세포 외 배출**(exocytosis) 시 소포막과 축삭 막이 융합해야 한다. 시냅스 소포의 세포 외 배출 및 그에 따른 신경전달물질 분자의 시냅스 간극 방출은, 활동전위가 전압-관문 Ca^{2+} 통로를 자극하여 Ca^{2+}이 종말단추로 유입됨으로써 촉발된다(그림 4.20). 종말단추에서 활동전위의 빈도가 높을수록 더 많은 Ca^{2+}이 유입되고, 그에 따라 더 많은 시냅스 소포가 세포 외 배출을 통해 신경전달물질 분자를 방출한다. 즉, 시냅스전 축삭의 활동전위 빈도가 높을수록 시냅스후 신경세포는 더 크게 자극된다.

활동전위가 종말단추에 도달하기 전에, 많은 시냅스 소포가 이미

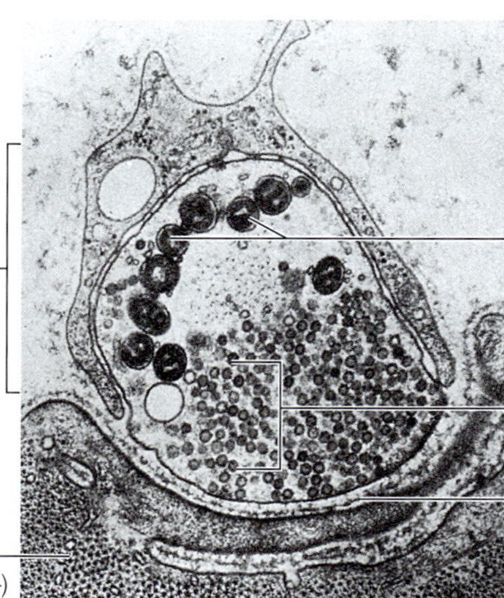

그림 4.19 화학적 시냅스의 전자현미경 사진. 체성운동신경세포의 축삭과 골격근 세포 사이의 시냅스이며, 축삭 말단의 시냅스 소포와 시냅스 간극을 볼 수 있다. 시냅스 소포에는 신경전달물질(여기에서는 ACh)이 들어 있다. ©Don W. Fawcett/Science Source

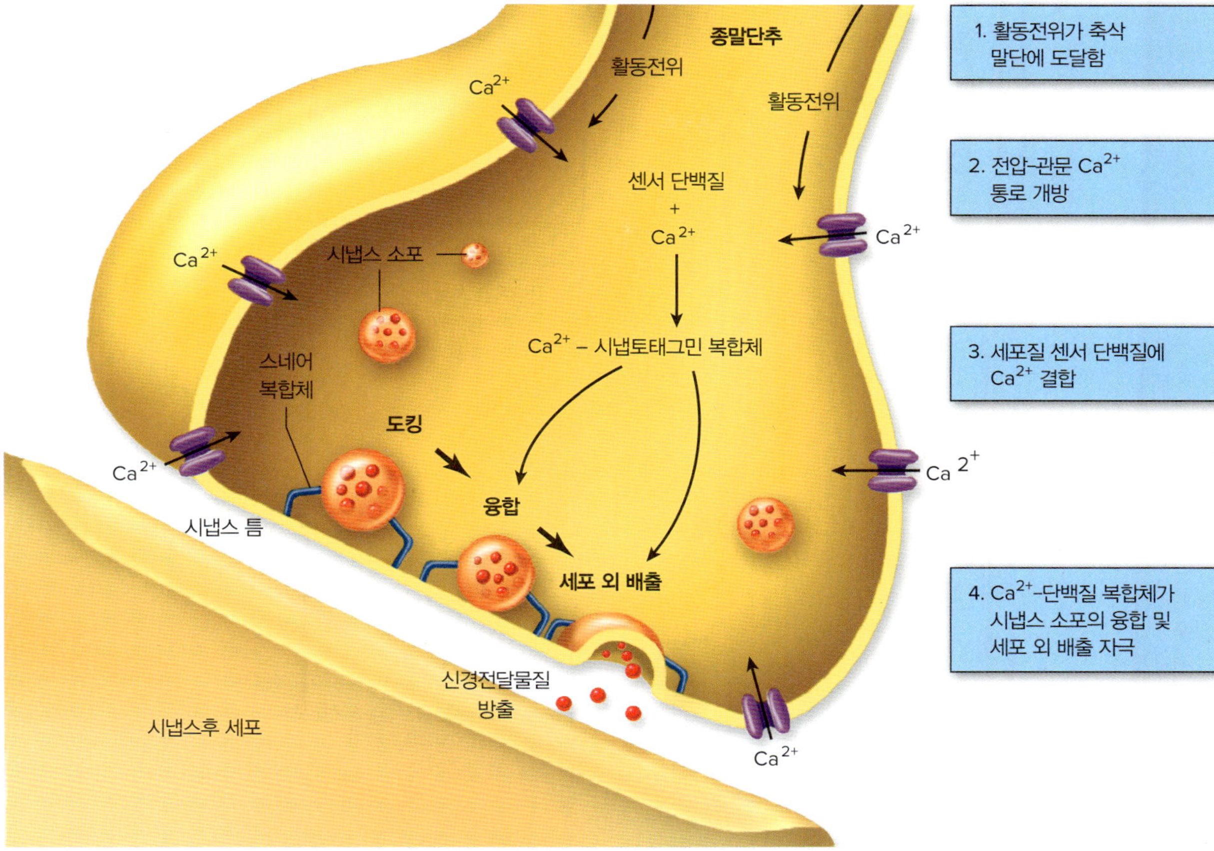

그림 4.20 신경전달물질의 방출. 단계 1~4는 활동전위가 시냅스 소포의 세포 외 배출을 어떻게 자극하는지 보여준다. 활동전위에 의해 전압-관문 Ca^{2+} 통로가 열리면, Ca^{2+}은 세포질로 들어가 시냅토태그민이라는 센서 단백질에 결합한다. 한편, 도킹된 시냅스 소포는 스네어 단백질 복합체에 의해 종말단추의 원형질막에 고정된다. 활동전위 도달 후 1 msec 이내에, Ca^{2+}-시냅토태그민 복합체는 스네어 단백질과 상호작용하여 소포의 세포 외 배출을 통해 신경전달물질을 방출한다.

시냅스전 원형질막의 특정 부위에 부착 또는 **도킹되어**(docked) 있다. 소포막과 원형질막을 연결하는 단백질인 **스네어 복합체**(SNARE complex)가 이 도킹에 관여한다.

신경전달물질의 작용

시냅스전 종말단추에서 방출된 신경전달물질 분자는, 시냅스 간극을 가로질러 시냅스후 세포막으로 빠르게 확산하여 막의 특정 **수용체단백질**(receptor protein)에 결합한다. 수용체단백질은 자신의 **리간드**(ligand)인 신경전달물질에 대해 높은 특이성을 가지고 있다. 신경전달물질 리간드가 수용체단백질에 결합하면, 시냅스후 막의 이온 통로가 열린다. 이러한 통로를 조절하는 관문은, 화학적 리간드가 시냅스후 원형질막 수용체에 결합할 때 열리기 때문에 **화학적 조절 관문**(chemically regulated gate) 또는 **리간드-조절 관문**(ligand-regulated gate)이라 불린다.

관문 이온 통로의 두 가지 광범위한 범주, 즉 **전압-조절**(voltage-regulated) 및 **화학적 조절**(chemically regulated)이 언급된 바 있다. 전압-조절 통로는 주로 축삭에서, 화학적 조절 통로는 시냅스후 막에서 각각 발견된다. 전압-조절 통로는 탈분극에 대한 반응으로, 화학적 조절 통로는 신경전달물질 리간드의 시냅스후 수용체 결합에 대한 반응으로 각각 열린다.

화학적 조절 이온 통로가 열리면 막전위의 단계적 변화가 발생하는데, 이를 **차등 전위**(graded potential)라고 한다. 특정 화학적 조절 통로, 특히 Na^+ 또는 Ca^{2+} 통로가 열릴 경우, 시냅스후 막 내부는 단계적 탈분극으로 인해 음성이 덜해진다. 이때 막전위는 활동전위 생성에 필요한 역치를 향하기 때문에, 이 단계적 탈분극을 **흥분성 시냅스후 전위**(excitatory postsynaptic potential, EPSP)라고 한다. 한편, Cl^-가 특정 통로를 통해 세포 내로 유입될 경우, 시냅스후 막 내부는 단계적 과분극으로 인해 더 음성이 된다. 이때 막전위는 활동전위 생성에 필요한 역치로부터 더 멀어지기 때문에, 이 단계적 과분극을 **억제성 시냅스후 전위**(inhibitory postsynaptic potential, IPSP)라고 한다.

흥분성 시냅스후 전위는 시냅스후 세포를 자극하여 활동전위를

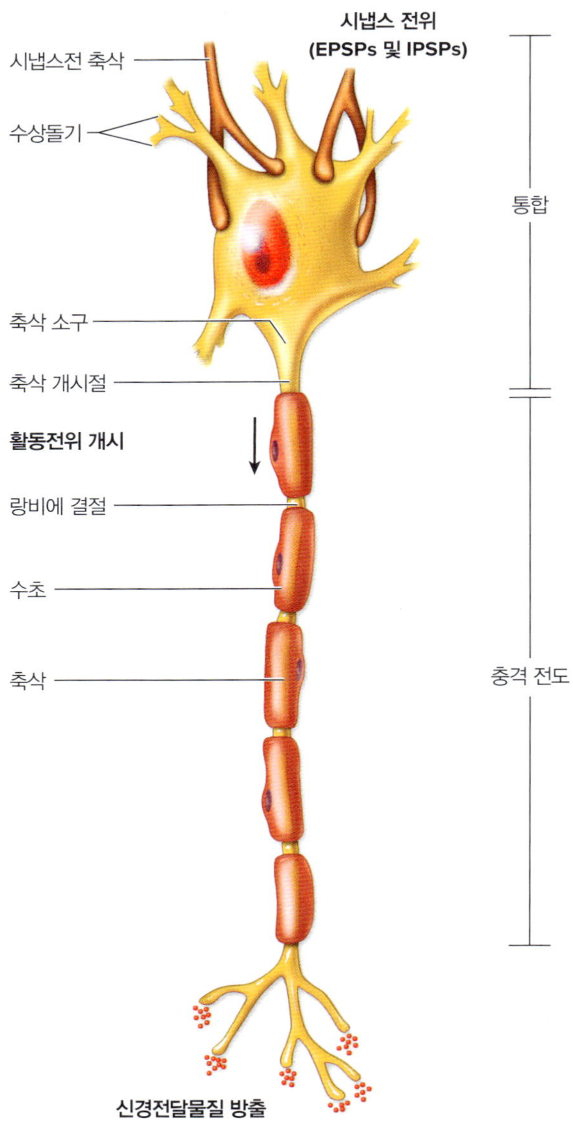

그림 4.21 다극 신경세포의 영역별 기능 특화. 입력 자극(EPSP 및 IPSP)의 통합은 일반적으로 수상돌기와 세포체에서 발생하며, 축삭은 축삭 개시절에서 활동전위를 전도한다.

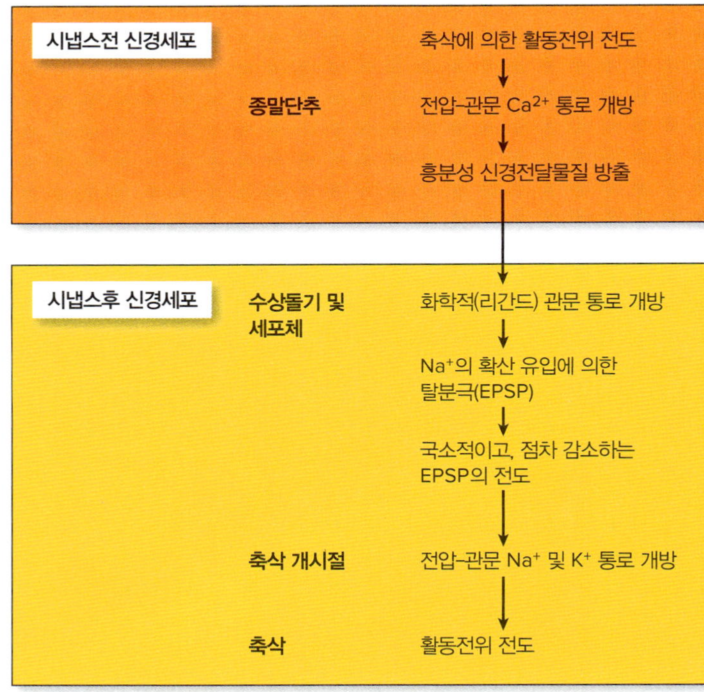

그림 4.22 흥분성 시냅스 신호전달. 시냅스후 신경세포에서, 리간드(화학적)-관문 통로를 갖는 수상돌기 및 세포체 그리고 전압-관문 통로를 갖는 축삭은, 각각 기능적으로 특화되어 있다.

생성하고, 억제성 시냅스후 전위는 이 효과를 방해한다. 한 신경세포의 축삭과 다른 신경세포의 수상돌기 사이 시냅스에서, EPSP 및 IPSP는 수상돌기에서 생성되며, 활동전위 생성에 영향을 주기 위해서는 축삭 개시절 방향으로 전송되어야 한다(그림 4.21).

시냅스 전위(EPSP 및 IPSP)는 수상돌기 및 세포체를 따라 축삭 소구로 전도되면서 그 진폭이 감소한다. 축삭 소구에 인접하며, 세포체로부터 유수 축삭의 첫 번째 수초까지 5~80 μm에 해당하는 무수초 부위를 **축삭 개시절**(axon initial segment)이라고 한다. 축삭 개시절에서 처음 생성된 활동전위는, 앞서 설명한 대로 축삭을 따라 스스로 재생성한다(그림 4.21, 4.22).

4.4 신경전달물질로서의 아세틸콜린

아세틸콜린(ACh)이 수용체에 결합하면, 직간접적으로 화학적 조절 관문이 열린다. ACh는 많은 경우 흥분성 시냅스후 전위(EPSP)라 불리는 탈분극을 일으키지만, 어떤 경우에는 억제성 시냅스후 전위(IPSP)로 알려진 과분극을 유발한다.

아세틸콜린(acetylcholine, ACh)은 CNS의 일부 신경세포 및 신경근 접합부의 체성운동신경세포에 의해 흥분성 신경전달물질로 사용된다. 자율신경 말단에서는 연접한 기관에 따라 흥분성이거나 억제성일 수 있다.

다른 시냅스후 세포는 ACh 수용체의 다른 아형(subtype)을 가지기 때문에, 동일 화학물질에 대한 시냅스후 세포의 반응은 다양할 수 있다. 이러한 수용체 아형은 특정 독소에 의해 특이적으로 자극될 수 있으며, 이러한 독소의 이름을 따서 명명되었다. 골격근세포에 대한 ACh의 자극 효과는 **니코틴성 ACh 수용체**(nicotinic ACh receptor)와 ACh의 결합 시 생성되며, 니코틴 결합 시에도 같은 효과가 나타날 수 있으므로 그렇게 명명되었다. ACh가 다른 세포에 미치는 영향은 **무스카린성 ACh 수용체**(muscarinic ACh receptor)와 ACh의 결합 시 발생하며, 무스카린 결합 시에도 같은 효과가 나타날 수 있으므로 그렇게 명명되었다.

1. **니코틴성 ACh 수용체**: 뇌의 특정 영역, 자율신경절, 골격근섬유에서 발견된다. 예를 들어, 체성운동신경세포에서 ACh가 방출되어 니코틴성 수용체에 결합하면, 골격근 수축이 자극된다.
2. **무스카린성 ACh 수용체**: 평활근, 심근, 샘 등 불수의 효과기의 세포에서 발견된다. 자율 축삭에서 방출된 ACh에 의한 무스카린성 수용체의 활성화는 심혈관계 및 소화계를 포함하는 불수의 효과기의 조절에 필요하다. 무스카린성 ACh 수용체는 뇌에서도 발견된다.

수용체단백질에 결합하여 수용체를 활성화시키는 약물을 **작용제**(agonist)라고 하며, 수용체단백질에 결합하여 수용체의 활성을 감소시키는 약물을 **길항제**(antagonist)라고 한다.

화학적 조절 통로

신경전달물질이 그 수용체단백질에 결합하면 두 가지 다른 메커니즘을 통해 이온 통로가 열릴 수 있다. 이는 ACh 수용체의 니코틴성 및 무스카린성 아형에 대한 ACh의 작용으로 설명할 수 있다.

리간드-관문 통로

신경전달물질 분자는 특정 수용체단백질에 결합하는 **리간드**(ligand)이다. "리간드-관문" 이온 통로는, 수용체단백질이자 이온 통로이기도 하다. 이 단백질의 일부에는 신경전달물질 리간드가 붙는 세포 외 부위가 있으며, 중심부에는 원형질막을 가로지르는 이온 통로가 있다. 예를 들어, 이온 통로를 둘러싸고 있는 5개의 폴리펩타이드 사슬로 구성된 일군의 리간드-관문 통로가 존재하는데, 여기에는 상기한 니코틴성 ACh 수용체뿐만 아니라 세로토닌, GABA, 글라이신(glycine) 등의 신경전달물질에 대한 다양한 수용체들이 포함된다.

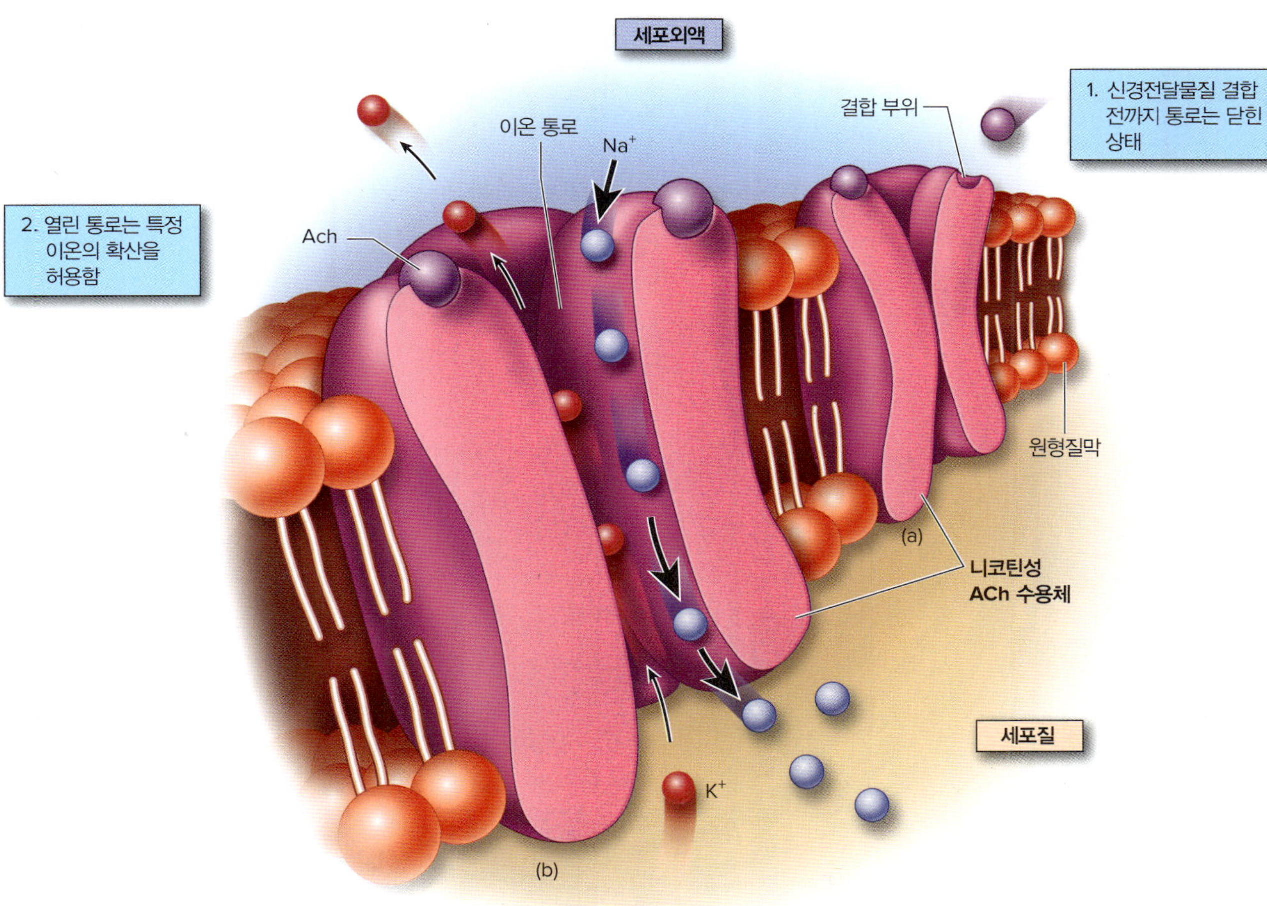

그림 4.23 니코틴성 ACh 수용체. 니코틴성 ACh 수용체에는 (1) ACh가 수용체에 결합하기 전까지는 열리지 않는 통로가 있다. (2) Na^+ 및 K^+은 열린 이온 통로를 통해 반대 방향으로 동시에 확산한다. Na^+의 유입 효과가 우세하여 EPSP가 발생한다.

몇몇 중요한 차이점들이 있지만, 이들 리간드-관문 통로의 작동방식은 대체로 유사하다. 즉, 신경전달물질이 막 수용체에 결합할 때, 수용체와 한 몸인 중심 이온 통로가 열린다.

니코틴성 ACh 수용체를 리간드-관문 통로의 예시로 설명하겠다. 5개의 폴리펩타이드 소단위체 중 2개는 ACh 결합 부위를 가지며, 두 부위에 모두 ACh가 붙었을 때 통로가 열린다(그림 4.23). 통로가 열리면, Na^+과 K^+은 시냅스후 세포의 내부 및 외부로 각각 동시에 확산하지만, 세포 내부로의 Na^+ 유입이 우세하며, 그 결과 EPSP의 탈분극이 생성된다.

G-단백질-연계 통로

리간드-관문 통로와 마찬가지로 신경전달물질이 수용체단백질에 결합하여 열린다. 하지만 이 유형은, 수용체와 이온 통로가 서로 다른 분리된 막단백질이라는 점에서, 리간드-관문 통로와 다르다. 즉, 신경전달물질 리간드가 수용체에 결합하면, 이온 통로가 간접적으로만 열릴 수 있다.

무스카린성 ACh 수용체는 단일 단백질 소단위체로만 구성되며, 하나의 ACh 분자가 붙는 수용체 부위 및 세포 관통 부위를 가진다. 니코틴성 수용체와 달리, 이 수용체는 이온 통로를 포함하지 않으며, 막단백질 이온 통로는 수용체에서 약간 떨어진 곳에 별도로 존재한다. 무스카린성 수용체와 ACh 리간드의 결합은 **G-단백질**(G-protein)을 활성화시킨다. 즉, 무스카린성 수용체는 **G-단백질-연계 수용체**(G-protein-coupled receptor) 군에 속한다.

α, β, γ로 명명된 3개의 G-단백질 소단위체가 있다. ACh가 수용체에 결합하면, α 소단위체는 다른 둘과 분리되며, β 및 γ 소단위체는 함께 붙어 복합체를 형성한다. 상황에 따라 α 소단위체 또는 βγ 복합체가 막을 통해 확산하여 이온 통로에 결합하면, 통로는 열리거나 닫힌다(그림 4.24). 잠시 후, α 소단위체(또는 βγ 복합체)는 통로에서 떨어져 이전 위치로 다시 이동하며, 이온 통로의 개폐는 소단위체 결합 이전 상태로 되돌아간다.

아세틸콜린에스터레이즈(AChE)

수용체단백질과 ACh의 결합은 아주 잠시 존재한다. ACh-수용체 복합체는 빠르게 분리되지만, 유리(free) ACh가 근처에 있는 한 빠르게 재형성될 수 있다. 시냅스후 세포의 활성이 멈추려면, 유리 ACh가 방출 직후 비활성화되어야 한다. ACh의 비활성화는 **아세틸콜린에스터레이즈**(acetylcholinesterase, AChE)에 의해 이루어진다. 이 효소는 시냅스후 막 또는 막 바로 외부에 존재하며, 활성부위가 시냅스 간극을 향하고 있다(그림 4.25). AChE는 아세틸콜린을 아세테이트와 콜린으로 가수분해하는데, 이 분해된 산물들은 시냅스전 종말단추로 다시 들어가 ACh로 재합성될 수 있다.

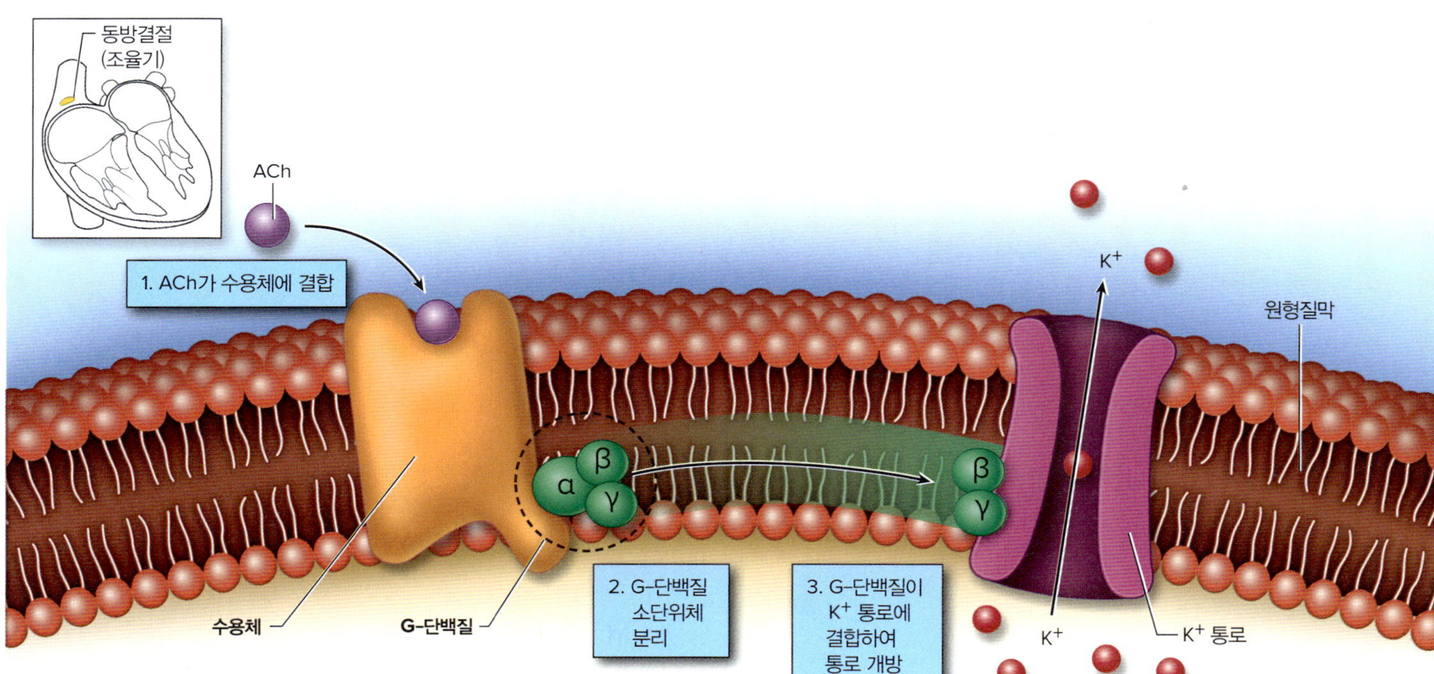

그림 4.24 무스카린성 ACh 수용체. 그림은 심장조율기 세포에 대한 ACh의 영향을 보여준다. ACh가 무스카린성 수용체에 결합하면, G-단백질의 βγ 소단위체와 α 소단위체가 분리된다. βγ 복합체가 K^+ 통로에 결합하여 통로를 개방하면, K^+이 외부로 확산하여 심박수가 떨어진다.

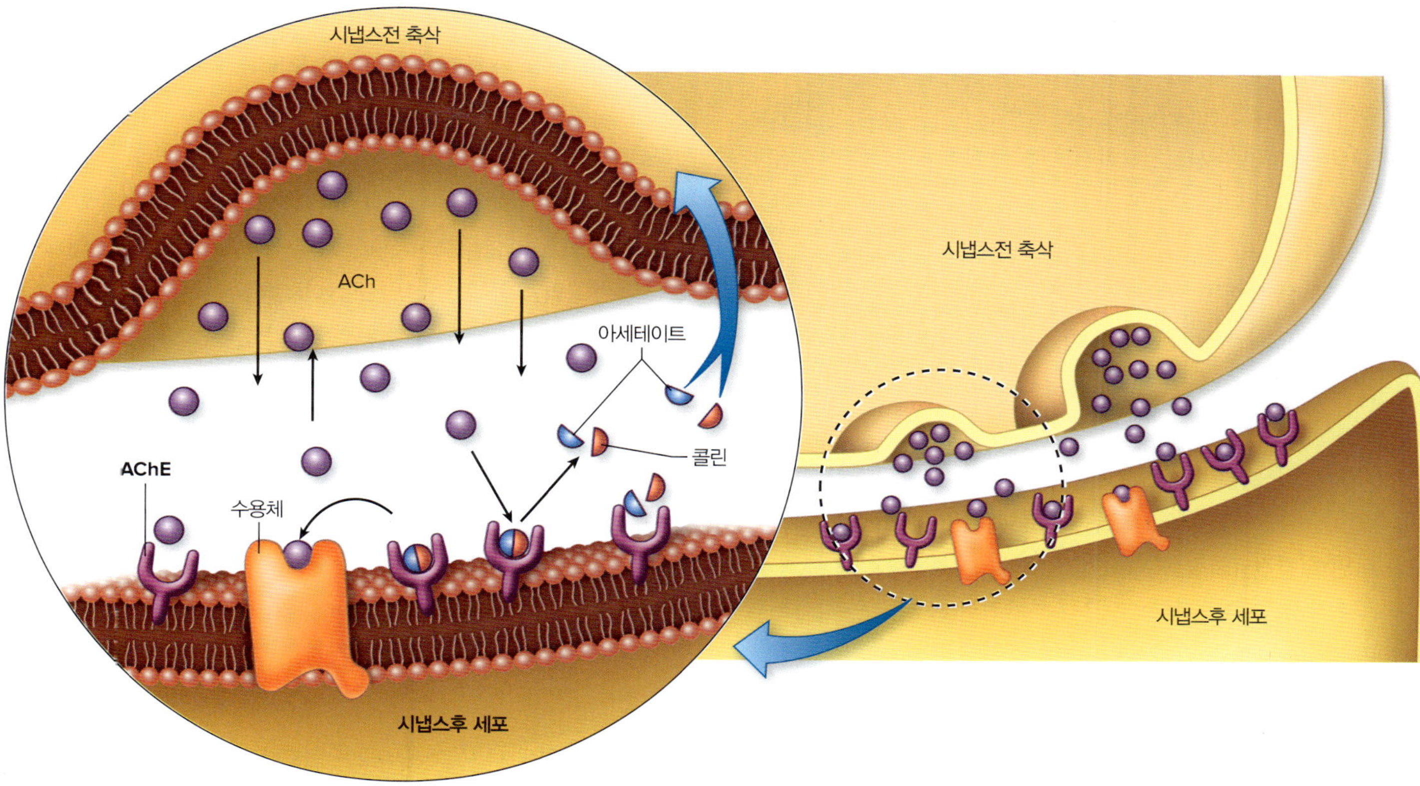

그림 4.25 AChE의 작용. 시냅스후 막의 AChE는 ACh를 아세테이트와 콜린으로 분해한다. 시냅스 간극의 ACh는 수용체 또는 AChE에 결합하고, 수용체에 먼저 결합하는 ACh 분자 역시 결국 분리되어 AChE에 결합한다. 따라서 더 많은 ACh가 시냅스 간극으로 추가되지 않는 한, 시냅스후 세포는 지속적으로 자극되지 않는다. 아세테이트와 콜린은 시냅스전 축삭으로 다시 들어가 ACh 재합성에 활용된다.

말초신경계의 아세틸콜린

체성운동신경세포는 골격근세포(근섬유)와 **신경근 접합부**(neuromuscular junction)라 불리는 시냅스를 형성하며, 근섬유의 시냅스후 막은 **운동종판**(motor end plate)이라 불린다. 또한, 근섬유에서 ACh에 의해 생성되는 EPSP는 **종판전위**(end-plate potential)라 불리며, 이 탈분극은 종판 인접 전압-조절 통로를 연다. 전압-조절 통로는 근섬유에서 활동전위를 생성하고, 생성된 전위는 **근섬유막**(sarcolemma)을 따라 다른 전압-조절 통로에 의해 재생성된다.

신경근 신호전달 과정의 어느 단계라도 차단되면, 근무력증(때로는 마비와 사망으로 이어짐)이 발생할 수 있다. 예를 들어, 약물 **큐라레**(curare)는 ACh와 경쟁적으로 니코틴성 ACh 수용체에 결합하여 종판전위의 크기를 감소시킨다. 이 약물은 임상적으로는 수술 시 근이완제로 사용되거나, 근육 손상 예방을 위한 전기경련충격요법(electroconvulsive shock therapy)에서 사용된다.

중추신경계의 아세틸콜린

CNS에는 많은 **콜린성 신경세포**(cholinergic neuron, ACh를 신경전달물질로 사용하는 신경세포)가 있으며, 한 신경세포의 종말단추는 보통 다른 신경세포의 수상돌기 또는 세포체와 시냅스를 형성한다. 수상돌기 및 세포체는 신경세포의 자극 수용 영역이며, 이곳에 신경전달물질의 수용체단백질 및 리간드-관문 통로가 위치한다. 단계적이고 국소적인 EPSP 및 IPSP는 축삭 소구와 인접한 **축삭 개시절**로 전파된다(그림 4.21 참조).

4.5 신경전달물질로서의 모노아민

CNS의 신경전달물질로 기능하는 다양한 화학물질 가운데 도파민, 노르에피네프린, 세로토닌을 포함하는 모노아민류가 있다. 이들 분자는 유사한 작용 메커니즘을 가지고 있지만, 다른 기능을 위해 다른 신경세포에 의해 사용된다.

모노아민(monoamine)은 아미노산 유래 조절분자이며, 타이로신(tyrosine) 유래 모노아민을 **카테콜아민**(catecholamine)이라 부른다.

도파민(dopamine), **노르에피네프린**(norepinephrine, 일명 **노르아드레날린**), **에피네프린**(epinephrine, 일명 **아드레날린**)은 대표적인 카테콜아민이다. **카테콜**(catechol)이라는 용어는 6개의 탄소 고리 구조를 나타낸다. 도파민은 신경전달물질로, 노르에피네프린은 신경전달물질이자 부신수질에서 분비되는 호르몬으로, 에피네프린은 부신수질에서 분비되는 주요 호르몬으로, 각각 기능한다.

다른 아미노산 유래 모노아민은 카테콜아민으로 분류되지 않는다. 트립토판(tryptophan) 유래 **세로토닌**(serotonin)은 중요한 신경전달물질로 기능한다. 히스티딘(histidine) 유래 **히스타민**(histamine)은 비신경조직에서 생성되는 조절물질이자 모노아민 신경전달물질로서 작용한다. 뇌의 모노아민 신경전달물질로서 히스타민은 각성을 촉진하는데, 이는 일부 항히스타민제가 졸음을 유발하는 이유이다.

모노아민 신경전달물질은 ACh처럼 시냅스전 소포로부터 세포 외 배출을 통해 방출되고, 시냅스 간극을 가로질러 확산하며, 시냅스후 막의 특정 수용체단백질과 상호작용한다. 이렇듯 ACh와 유사한 모노아민의 자극 효과는, 적절한 신경 조절의 유지를 위해 신속하게 억제되어야 한다. 시냅스에서 모노아민 신경전달물질의 작용은 다음과 같이 억제된다. (1) 신경전달물질 분자가 시냅스 간극에서 시냅스전 말단 종말단추로 재흡수된 다음, (2) **모노아민 산화효소**(monoamine oxidase, MAO)에 의해 분해된다(그림 4.26).

모노아민 신경전달물질은 시냅스후 막에서 이온 통로를 직접 열지 않으며, **2차 전달물질**(second messenger)을 통해 작용한다. 카테콜아민을 신경전달물질로 사용하는 일부 시냅스의 경우, 이 2차 전달물질은 **고리형 아데노신 1인산**(cyclic adenosine monophosphate, cAMP)이다.

예를 들어, 노르에피네프린이 시냅스후 막의 수용체와 결합하면, G-단백질 중 α 소단위체가 분리된 후 막에서 확산하여 **아데닐산 고리화 효소**(adenylate cyclase 또는 adenylyl cyclase)와 결합한다(그림 4.27). 활성화된 이 효소는 세포질에서 ATP를 cAMP 및 피로인산(pyrophosphate)으로 전환시키며, 생성된 cAMP에 의해 활성화된 단백질인산화효소(protein kinase)는 다른 단백질을 인산화(인산기를 추가)한다. 이러한 과정을 거쳐 시냅스후 막에서 이온 통로가 열린다.

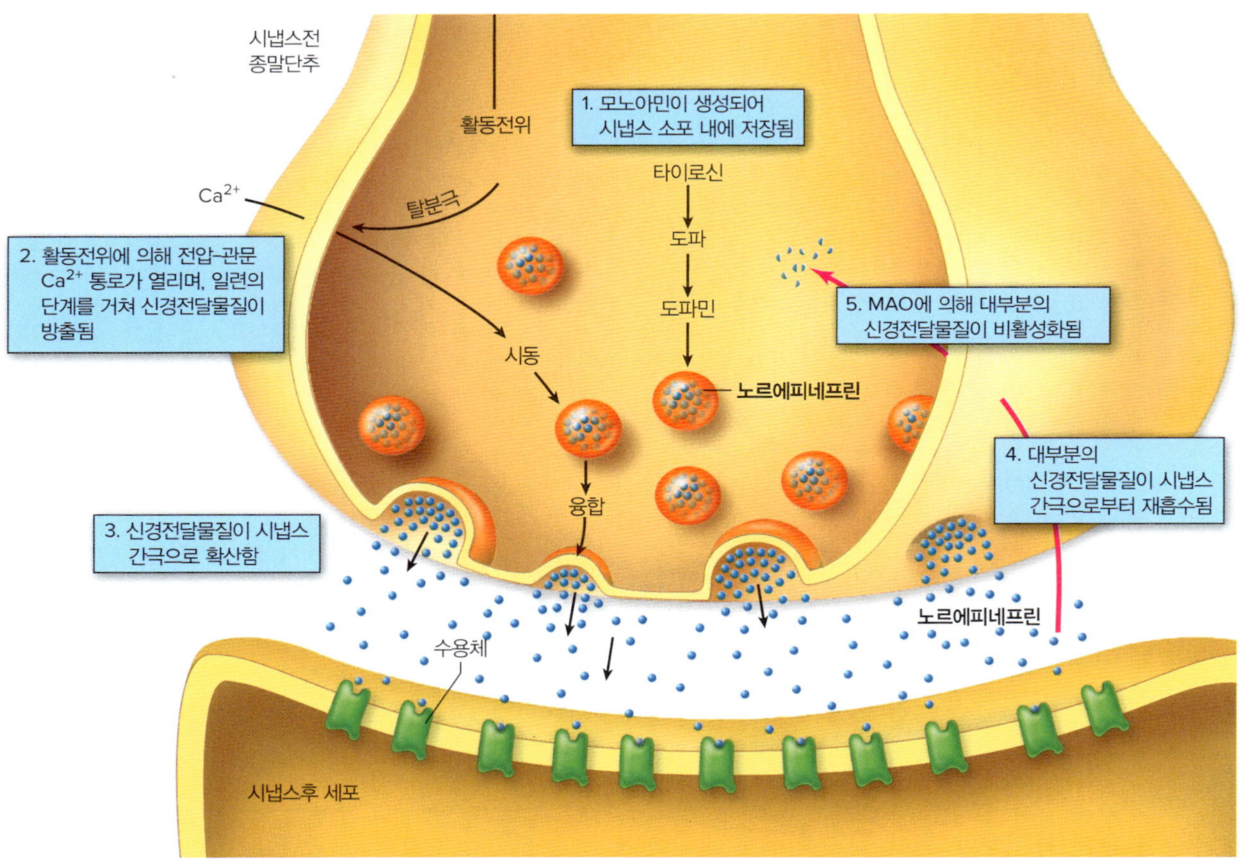

그림 4.26 모노아민 신경전달물질. 도파민, 노르에피네프린, 세로토닌을 포함한 대부분의 모노아민 신경전달물질은 (특이적인 운반체에 의해) 시냅스 간극으로 방출되었다가 시냅스전 종말단추로 재흡수된 후, MAO에 의해 분해되어 비활성화된다.

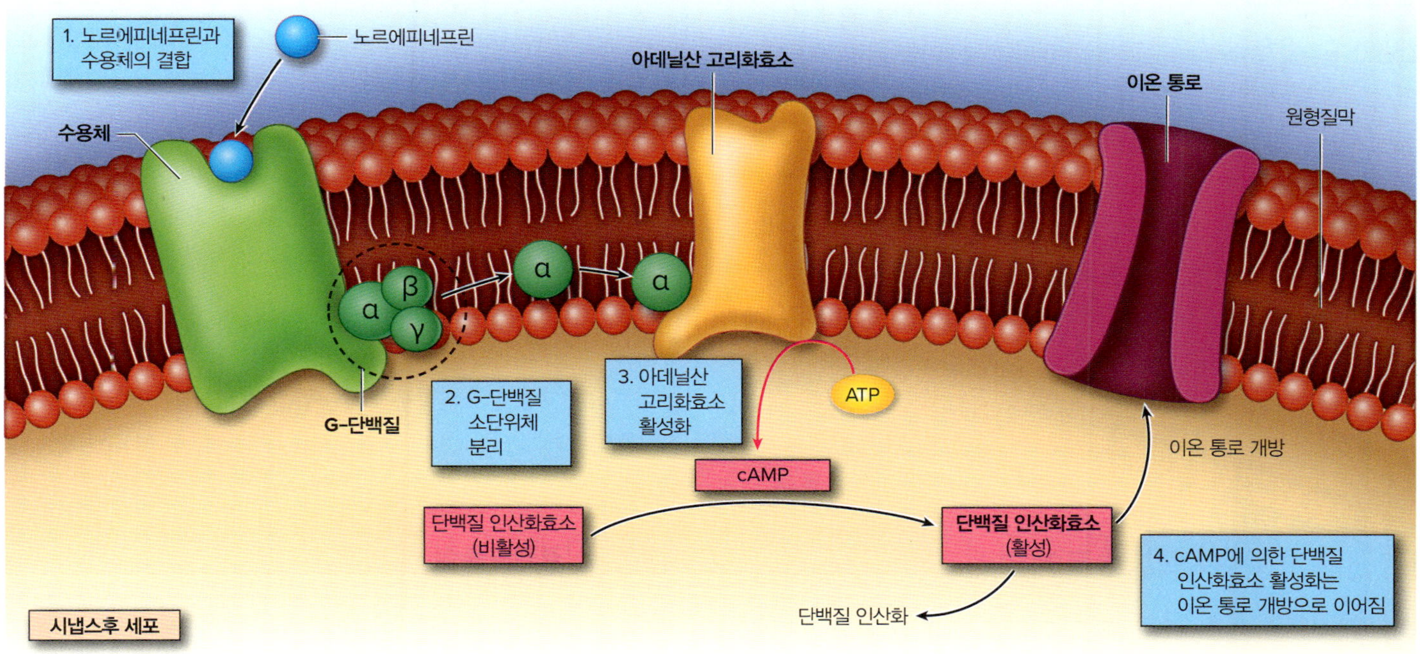

그림 4.27 노르에피네프린의 작용. 노르에피네프린이 수용체에 결합하면, G-단백질의 α 소단위체가 분리되어 아데닐산 고리화효소에 결합한다. 활성화된 효소에 의해 생성된 cAMP는 단백질 인산화효소를 활성화하고, 추가적인 단백질 인산화를 거쳐 이온 통로가 열리게 된다.

신경전달물질로서의 세로토닌

세로토닌(serotonin) 또는 **5-하이드록시트립타민**(5-hydroxytryptamine, 5-HT)은, 뇌간(brain stem)의 정중선(midline)을 따라 위치하며 **봉선핵**(raphe nuclei)을 가진 신경세포에 의해 신경전달물질로 사용된다. 세로토닌이 관여하는 생리학적 기능에는 기분 및 행동, 식욕, 대뇌 순환 등의 조절이 포함된다.

LSD, 메스칼린(mescaline), 실로시빈(psilocybin)와 같은 고전적인 환각제는 주로 대뇌피질 세로토닌 수용체와의 결합 및 활성화를 통해 그 효과를 발휘한다. 세로토닌의 기분 및 감정 조절 역할에 기인하여, **세로토닌-특이적 재흡수 억제제**(serotonin-specific reuptake inhibitor, SSRI)로 작용하는 **프로작**(Prozac), **팍실**(Paxil), **졸로프트**(Zoloft), **렉사프로**(Lexapro), **루복스**(Luvox) 등의 항우울제가 개발된 바 있다. SSRI 약물은 세로토닌이 시냅스전 축삭 막의 **세로토닌 수송체**(serotonin transporter, SERT) 단백질에 결합하는 부위와 같은 위치에 결합한다. 따라서 SSRI는 이 부위에서 세로토닌과 경쟁하며, 시냅스 간극에서 세로토닌을 제거하는 SERT의 능력을 감소시킨다. 이는 세로토닌의 시냅스후 막 수용체 자극 강화를 통해 우울증 치료에 도움을 준다.

신경전달물질로서의 도파민

도파민(dopamine)을 신경전달물질로 사용하는 신경세포를 **도파민성 신경세포**(dopaminergic neuron)라고 한다.

도파민성 신경세포의 세포체는 중뇌(midbrain)에 다수 존재하며, 그 축삭은 뇌의 다른 부분으로 뻗어 있다. 이는 운동 조절에 관여하는 **흑질선조체 도파민계** 및 감정적 보상에 관여하는 **중간변연 도파민계**로 구분된다.

흑질선조체 도파민계

중뇌에 위치한 **흑질선조체 도파민계**(nigrostriatal dopamine system)의 세포체는, 멜라닌색소를 함유하고 있어 **흑질**(substantia nigra)이라 불린다. 흑질신경세포의 섬유는, 줄무늬 모양의 핵다발인 **선조체**(corpus striatum)로 뻗어 있다. 이 영역은, 골격근 운동 개시에 관여하는 신경세포 세포체의 큰 다발인 대뇌 **기저핵**(basal nuclei)의 일부이다. 알츠하이머병 다음으로 흔한 신경퇴행성 질환인 **파킨슨병**(Parkinson's disease)은 흑질 도파민성 신경세포의 퇴화로 인해 발생하며, 근육의 떨림 및 경직, 움직임 및 말 시작의 어려움 등 운동성과 연관된 심각한 증상이 나타난다. 증상 완화를 목적으로, 흑질선조체도파민계의 도파민성 신호전달을 증가시킬 수 있는 엘도파(L-dopa) 및 MAO 억제제가 종종 환자에게 처리된다.

중간변연 도파민계

중간변연 도파민계(mesolimbic dopamine system)는 중뇌에서 시작하여 전뇌(forebrain)의 변연계(limbic system) 일부로 축삭을 보내는 신경세포를 포함한다. 이 신경세포에서 방출되는 도파민은 행동 및 보상에 관여하는 것으로 보인다. 코카인, 모르핀, 암페타민을 포함하는 중독성 약물도 도파민성 경로를 활성화하는 것으로 알려졌다. 이러한 중독자의 뇌에서 D_2 도파민 수용체 감소가 확인되었다.

중독성 약물은 중뇌에서 발생하여 **중격핵**(nucleus accumben)에서 끝나는 도파민성 신경세포의 활성을 높인다. 여기에서 중격핵은 변연계의 일부로서 작용하는 복부 선조체(ventral striatum)의 신경세포다발이다.

신경전달물질로서의 노르에피네프린

노르에피네프린(norepinephrine)은 ACh처럼 PNS 및 CNS에서 모두 신경전달물질로 사용된다. PNS의 교감신경절 후 신경세포는 평활근, 심근, 샘과의 시냅스에서 신경전달물질로 노르에피네프린을 사용한다. CNS의 일부 신경세포도 노르에피네프린을 신경전달물질로 사용하는데, 이들 신경세포는 일반적 행동의 각성(arousal)에 관여하는 것으로 보인다. 이는 노르에피네프린이 신경전달물질로 작용하는 경로를 자극하는 **암페타민**(amphetamine)에 의해 유발되는 정신적 각성을 설명하는 데 도움이 될 것이다. CNS 시냅스 신호전달에서 노르에피네프린 자극을 증가시키는 약물인 **삼환계 항우울제**(tricyclic antidepressant) 등은, 임상적으로 우울증 치료에 사용된다. 하지만 이러한 약물들은 노르에피네프린이 관여하는 PNS 경로도 자극함으로써, 혈압상승 등의 교감신경 효과를 촉진할 수 있다.

4.6 기타 신경전달물질

놀라울 정도로 많은 다양한 분자들이 신경전달물질로 작용할 수 있다. 여기에는 일부 아미노산 및 그 유도체, 많은 폴리펩타이드, 심지어 기체인 산화질소까지 포함된다.

신경전달물질로서의 아미노산

흥분성 신경전달물질

아미노산인 **글루탐산**(glutamic acid 또는 glutamate)과 **아스파라긴산**(aspartic acid)은 CNS에서 흥분성 신경전달물질로 작용한다. 글루탐산은 적어도 80%의 대뇌피질 시냅스에서 EPSP를 생성하는, 뇌의 주요 흥분성 신경전달물질이다. EPSP에 필요한 이온 구배 유지를 위해 능동수송 운반체가 상시 구동되어야 하며, 여기에 소비되는 에너지는 뇌의 에너지 요구 중 주요 부분을 차지한다. 성상세포는 시냅스 간극으로부터 얻은 글루탐산을 활용하여 포도당 흡수를 증가시키고, 혈관 확장을 통해 더 활발한 뇌 영역으로 혈류를 증가시킨다.

글루탐산 수용체는 니코틴성 ACh 수용체와 배열이 유사한 이온 통로를 가진다(그림 4.23 참조). 세 가지 아형의 글루탐산 수용체가 알려져 있으며, 각각 결합분자(글루탐산 제외)에 따라 명명된다. (1) **NMDA 수용체**(N-methyl-D-aspartate receptor), (2) **AMPA 수용체**(AMPA receptor), (3) **카이네이트 수용체**(kainate receptor)이다.

억제성 신경전달물질

CNS의 억제성 신경전달물질은 글루탐산 유도체인 **GABA**(gamma-aminobutyric acid) 그리고 **글라이신**(glycine), 이렇게 2가지가 있다. 니코틴성 ACh 수용체처럼, 글라이신 및 GABA 수용체는 수용체에 신경전달물질 리간드가 결합할 때 열리는 리간드-관문 이온 통로이다. GABA와 글라이신이 각각의 수용체에 결합하면, Cl^- 통로가 열리면서 시냅스후 막의 과분극 및 IPSP 생성이 일어난다.

글라이신은 척수, 뇌간, 망막에서 신경전달물질로 작용하는 반면, GABA는 CNS의 더 넓은 영역에서 작용한다. 척수에서 GABA와 글라이신은 감각 및 운동 신호전달 모두에서 중요한 역할을 한다. 한편, 글라이신은 척수의 골격근 운동 통제에서 특히 중요하다.

GABA는 뇌 신경세포의 1/3이 신경전달물질로 사용할 정도로, 뇌에서 가장 널리 퍼져 있는 신경전달물질이다. 글라이신처럼, GABA도 Cl^- 통로를 열어 시냅스후 막을 과분극시키며, 운동 통제에 관여한다. GABA-방출 신경세포 결핍은 **헌팅턴병**(Huntington's disease) 환자의 통제되지 않는 움직임의 원인이다.

신경전달물질로서의 폴리펩타이드

다양한 크기의 수많은 폴리펩타이드가 뇌의 시냅스에서 발견된다. 이들은 종종 **뉴로펩타이드**(neuropeptide)라 불리는 신경전달물질이다. 예를 들어, 소장에서 호르몬으로 분비되는 **콜레시스토키닌**(cholecystokinin, CCK)은 뇌의 신경세포에서도 방출되어 식후 포만감 촉진에 관여하는 신경전달물질로 작용한다. 또 다른 폴리펩타이드로서 많은 기관에서 발견되는 **물질 P**(substance P)는 뇌에서는 통각 중개에 관여하는 신경전달물질로 작용한다.

PNS 및 CNS의 일부 신경세포는 고전적 신경전달물질(ACh 또는 카테콜아민)과 폴리펩타이드 신경전달물질을 모두 생성한다.

내인성 오피오이드

아편(opium) 및 그 유도체(모르핀, 헤로인 등)를 총칭하여 **오피오이드**(opioid)라고 하며, 오랜 세월 동안 통증 완화 및 행복감(euphoria) 증진에 활용되어 왔다. 각각 뇌의 다른 영역 신경세포막에서, 아편 및 그 유도체와 결합하는 3가지 유형의 특정 오피오이드 수용체가 발견된 바 있다. 이들은 진통(analgesia), 보상(reward) 감정(이전 설명대로 도파민 세로토닌과 함께 작용), 기분(mood) 변화에 관여한다. 이러한 효과는 오피오이드가 다른 향정신성 약물(LSD, 메스칼린 등)과 함께, 뇌에서 생성되는 신경전달물질의 작용 중 적어도 일부를 모방한다는 것을 의미한다.

뇌에는 외인성 오피오이드 분자에 대한 특이적이고 광범위한 수용체들이 존재하는데, 이는 **내인성 오피오이드**(endogenous opioid)가 뇌의 신경전달물질로 생산됨을 시사한다. 내인성 오피오이드는 뇌와 몸 전체에서 생성되며, 일련의 분자 계열로 분류된다. 이러한 내인성 오피오이드 계열에는 **엔도르핀**(endorphin), **엔케팔린**(enkephalin), **다이노르핀**(dynorphin) 등이 있다.

내인성 오피오이드 시스템은 일상적으로는 비활성 상태이지만, 스트레스 요인에 의해 활성화되면 통증 신호전달을 차단할 수 있다. 예를 들어, 분만(parturition) 중인 임산부에서는 β-엔도르핀이 폭발적으로 분비된다.

뉴로펩타이드 Y

뉴로펩타이드 Y(neuropeptide Y)는 뇌에서 가장 풍부한 뉴로펩타이드이며, 스트레스에 대한 반응, 일주기(circadian rhythm) 조절, 심혈관계 조절 등의 다양한 생리학적 효과를 가진다. 뉴로펩타이드 Y는 뇌의 해마(hippocampus)에서 흥분성 신경전달물질인 글루탐산의 방출을 억제한다.

뉴로펩타이드 Y는 강력한 식욕 자극제이다. 쥐의 뇌에 주입하면, 쥐가 비만이 될 때까지 먹게 만들 수 있다. 반대로, 뇌에 주입된 뉴로펩타이드 Y 억제제는 섭식을 저해한다. 지방 조직에서 분비되는 포만(satiety) 인자인 **렙틴**(leptin)은 (적어도 부분적으로) 뉴로펩타이드 Y 방출을 억제함으로써 식욕을 저해한다.

신경전달물질로서의 엔도카나비노이드

내인성 오피오이드 이외에도, 뇌에서는 마리화나의 활성 성분인 Δ^9-테트라하이드로칸나비놀(Δ^9-tetrahydrocannabinol, THC)과 유사한 효과를 나타내는 물질이 생성된다. 이러한 내인성 카나비노이드 신경전달물질을 **엔도카나비노이드**(endocannabinoid)라 부르며, 이들이 뇌에서 결합하는 수용체단백질은 THC 수용체와 동일하다.

엔도카나비노이드 수용체는 뇌에서 매우 풍부하며, 널리 분포한다. 엔도카나비노이드는 짧은 지방산[**아난다미드**(anandamide), **2-아라키도노일 글리세롤**(2-arachidonoyl glycerol, 2-AG)]이며, 신경전달물질 중 유일한 지질이다. 이들 지질분자는 시냅스 소포 내에 저장되지 않으며, 신경세포 원형질막의 지질로부터 생성되어 수상돌기 및 세포체에서 방출된다.

엔도카나비노이드 효과는 학습 중 시냅스 신호전달 강화에 중요하며, 먹고 마시는 행위, 성행위, 운동 등으로 생성되는 쾌락(hedonic) 효과 및 남용 약물의 보상 양상에 관여한다. 이렇듯, 엔도카나비노이드는 학습 및 기억뿐만 아니라 동기 부여된 행동에도 관여한다.

신경전달물질로서의 기체

산화질소(nitric oxide, NO)는 신경전달물질로 확인된 최초의 기체이다. NO는 많은 기관의 세포에서 아미노산 L-아르기닌으로부터 NO 합성효소에 의해 생성되며, 치과에서 마취제로 종종 사용되는 아산화질소(nitrous oxide, N_2O, 웃음 가스)와는 그 작용 양상이 매우 다르다.

NO는 인체에서 다양한 역할을 담당한다. 혈관 내에서는 혈관 평활근 이완을 통해 혈관 확장에 관여하는 측분비전달물질로 작용하며, 대식세포(macrophage) 내에서는 살균을 돕는다. PNS 및 CNS에서는 특정 신경세포의 신경전달물질로 쓰인다. 일단 표적세포에 들어가면, NO는 2차 전달물질인 고리형 구아노신 1인산(cyclic guanosine monophosphate, cGMP)의 생성을 자극한다.

PNS에서 NO는 위장관, 음경, 호흡기 경로, 대뇌 혈관 등과 연접하여 평활근 이완을 유발하는 일부 자율운동신경세포에서 방출된다. 예를 들어, NO의 작용에 기인하여 음경 해면조직이 충혈(engorgement)됨으로써 음경이 발기되는데, **비아그라**(Viagra)라는 약물은 이러한 NO 작용을 증가시킨다.

흡입하면 유독한 **일산화탄소**(carbon monoxide, CO) 역시 신경전달물질로 작용한다. 소뇌 및 후각 상피 등의 특정 신경세포는, 헴(heme) 색소의 빌리베르딘(biliverdin) 색소 전환 과정에서 CO를 생성한다. CO 역시 (NO처럼) 신경세포 내에서 cGMP 생성을 자극하고, 후각 신경세포에서는 냄새 적응 촉진을 통해 후각 감도 조절에 기여하며, 시상하부에서는 신경-내분비 조절에 관여한다.

신경전달물질로서의 ATP와 아데노신

아데노신3인산(adenosine triphosphate, ATP) 및 아데노신은 화학적으로 **퓨린**(purine)으로 분류되며, 세포 수준에서 다양한 기능을 가진다. 원형질막은 인산기를 가진 유기분자에 대해 비투과적이며, ATP는 세포 내부에 붙잡힌 상태로 대사의 보편적인 에너지 운반체 역할을 한다. 하지만 신경세포 및 성상세포는 시냅스 소포의 세포 외 배출을 통해 ATP를 방출할 수 있으며, 이러한 세포 외 ATP 및 (조직 세포 외부 표면의 세포 외 효소에 의해) ATP로부터 생성되는 아데노신은 신경전달물질로 작용할 수 있다. 비신경(nonneural) 세포 역시 다양한 기능 수행을 위해 다른 방법으로 ATP를 세포 외 환경으로 방출할 수 있다.

퓨린 신경전달물질은 **공동전달물질**(cotransmitter)로, 즉 글루탐산 또는 GABA와 같은 CNS의 다른 신경전달물질과 함께 방출된다.

퓨린성 수용체의 다른 아형의 활성화를 통해 신경세포에서 공동전달물질로 방출될 때, ATP 및 아데노신은 신경전달물질로 작용한다. PNS의 예를 들면, ATP는 혈관 수축 자극 시 노르에피네프린과 함께, 장 수축 자극 시에는 ACh와 함께 방출된다. 비신경세포에서 방출될 경우, ATP 및 아데노신은 측분비조절물질로 작용한다.

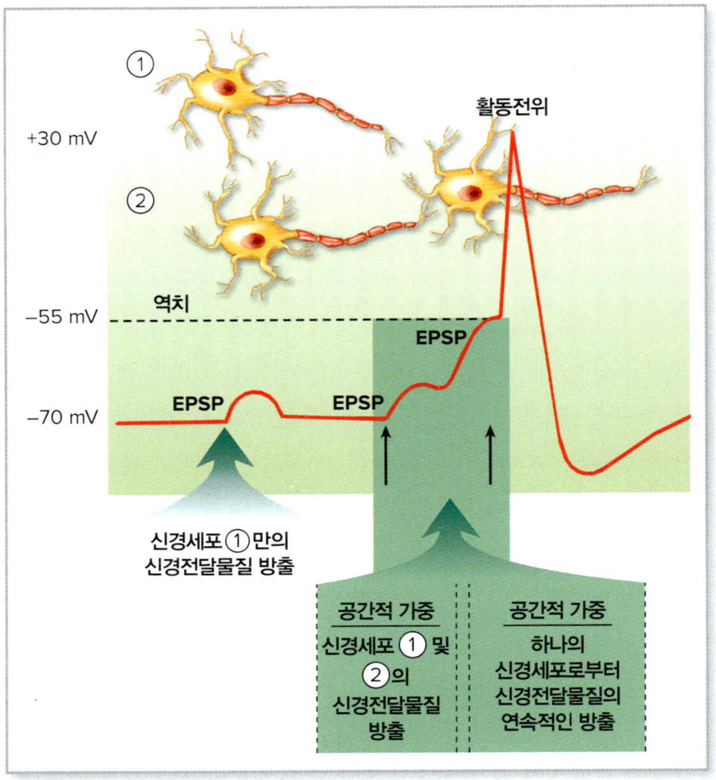

그림 4.28 공간적 및 시간적 가중. 2개 이상의 시냅스전 신경세포가 흥분성 신경전달물질을 방출하여 EPSP가 생성되면, 시냅스후 신경세포의 수상돌기 및 세포체에서 EPSP의 공간적 가중이 발생할 수 있다. 단일 시냅스전 신경세포가 신경전달물질을 빠르게 2회 이상 연속적으로 방출하면, 시간적 가중이 가능한 EPSP가 생성된다. 두 경우 모두, 총 탈분극이 축삭 개시절에서 역치 이상이면 활동전위가 생성된다.

4.7 시냅스 통합

시냅스후 세포를 자극하기에 충분한 크기의 탈분극을 생성하려면, 많은 EPSP 가중이 필요하다. 시냅스후 신경세포에 대한 EPSP의 순효과는, 억제성 신경전달물질로 인해 생성되는 과분극(IPSP)에 의해 감소한다.

축삭은 곁가지를 가질 수 있으므로(그림 4.1 참조), 신경 경로의 **확산**(divergence)이 발생할 수 있다. 즉, 하나의 신경세포는 다수의 다른 신경세포와 시냅스 형성이 가능하며, 이를 통해 그들을 자극하거나 억제할 수 있다. 반대로, 다수의 축삭은 단일 신경세포와 시냅스를 형성함으로써, 신경 경로의 **수렴**(convergence)이 발생할 수 있다(그림 4.28).

서로 다른 시냅스전 축삭의 종말단추들(어떤 경우 1,000개도 가능)이 한 시냅스후 신경세포의 수상돌기 및 세포체에서 수렴할 경우, **공간적 가중**(spatial summation)이 발생한다. 단일 시냅스전 축삭의 연속적인 빠른 활성에 의한 신경전달물질의 폭발적인 방출이 EPSP(또는 IPSP)의 연속적 발생으로 이어져 시냅스후 축삭 개시절로 이동할 경우, 이 파동들의 **시간적 가중**(temporal summation)이 발생할 수 있다. 공간적 및 시간적 가중은, 축삭 개시절에서 탈분극 자극의 강도와 그에 따른 활동전위 생성빈도를 결정하는 데 중요하다.

시냅스 가소성

특정 시냅스 경로를 반복적으로 사용하면, 장기간 시냅스 신호전달 강도를 높이거나 낮출 수 있다. 이는 주로 시냅스후 막에서 AMPA 유형 글루탐산 수용체의 삽입 또는 제거로 인한 것이다. AMPA 수용체 삽입은 시냅스 신호전달의 **장기 강화**(long-term potentiation)를, AMPA 수용체 제거는 **장기 저하**(long-term depression)를, 각각 촉진한다. 시냅스의 기능적 및 구조적 변화의 결과로 **시냅스 가소성**(synaptic plasticity), 즉 활성에 대한 반응으로 시냅스가 변화하는 능력이 발생한다.

시냅스전 신경세포가 실험적으로 높은 빈도의 자극을 몇초 동안만 받더라도, 후속 신경자극에 대한 시냅스의 흥분성이 증강된다. 시냅스 신호전달의 개선된 효능은 몇 시간 또는 몇 주 동안 지속 가능하며, 이를 **장기 강화**(long-term potentiation, LTP)라고 한다. LTP는 자주 사용되는 신경 경로를 따르는 신호전달에서 선호되며, 신경 "학습"의 메커니즘을 나타낸다. LTP는 기억 저장 관련 영역인 뇌의 해마에서 관찰된다.

시냅스 가소성은, **수지상극**(dendritic spine) 확대 또는 축소와 같은, 시냅스후 신경세포 구조 변화에도 관여한다.

시냅스 억제

많은 신경전달물질이 시냅스후 막을 탈분극시켜 EPSP를 생성하지만, 일부 신경전달물질은 반대로 작용한다. 신경전달물질 글라이신 및 GABA는 시냅스후 막을 과분극시킨다. 즉, 막의 내부를 휴지 시 더 음성으로 만든다(그림 4.29). 신경전달물질에 의해 생성되는 과분극은 활동전위 생성에 필요한 탈분극 역치로부터 막전위를 더 멀어지게 한다. 이는 시냅스후 신경세포의 활성을 억제하는 **IPSP**가 되며, 이러한 방식의 억제를 **시냅스후 억제**(postsynaptic inhibition)라고 한다. 뇌에서의 시냅스후 억제는 GABA에 의해, 척수에서는 주로 글라이신(GABA도 관여함)에 의해, 각각 발생한다.

축삭-축삭(axoaxonic) 시냅스의 첫 번째 신경세포 축삭 말단에서 방출되는 흥분성 신경전달물질의 양은 시냅스를 형성하는 두 번째 신경세포의 영향에 의해 감소한다. 이 **시냅스전 억제**(presynaptic inhibition)를 일으키는 신경전달물질은 GABA 또는 (ACh 및 글루탐산과 같은) 흥분성 신경전달물질일 수 있다.

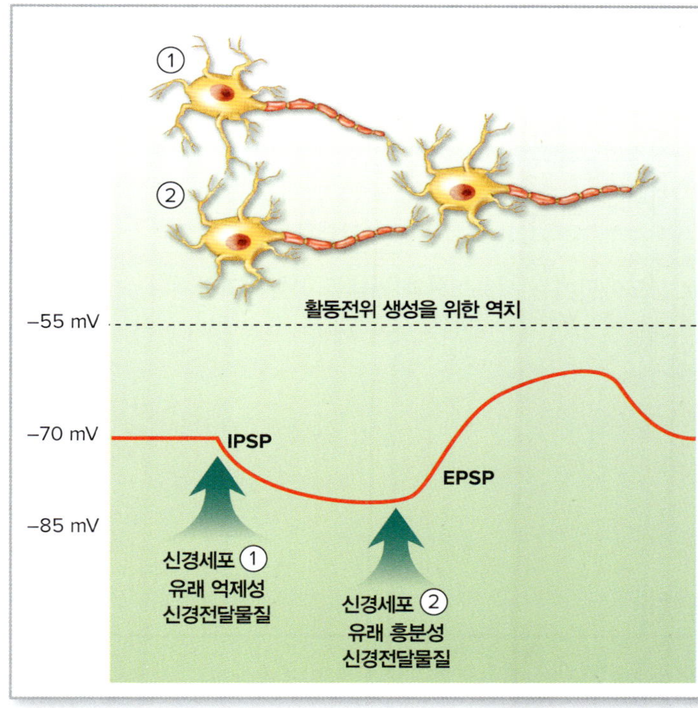

그림 4.29 시냅스후 억제. 하단의 그래프는 시냅스후 신경세포의 축삭 소구에서 기록한 막전위를 보여준다. IPSP는 시냅스후 막의 내부를 휴지전위보다 더 음성으로 만들어 막을 과분극시킨다. EPSP는 자체적으로 역치에 도달하고 활동전위를 자극하기에 충분한 강도를 가졌을 수도 있지만, IPSP로 인해 더 음성의 막전위에서 시작하기 때문에 역치에 이르지 못한다.

요약

1. 신경계는 중추신경계(CNS)와 말초신경계(PNS)로 나뉜다.
2. 신경세포는 수상돌기, 세포체, 축삭으로 구성된다.
3. 신경은 PNS에 있는 축삭의 집합이다.
4. 신경교세포는 PNS의 슈반세포와 위성세포를 포함한다. CNS에서는 희돌기교세포, 소교세포, 성상세포, 상의세포가 포함된다.
5. Na^+ 및 K^+에 대한 축삭 막의 투과성은 관문 이온 통로에 의해 조절된다.
6. 전압-조절 통로가 열리면 활동전위가 생성된다. 하나의 활동전위는 축삭에서 다음 활동전위 생성을 위한 탈분극 자극으로 작용한다.
7. 화학적 시냅스에서, 신경전달물질은 시냅스 소포에 포장되어 세포 외 배출에 의해 시냅스 간극으로 방출된다.

8. ACh 수용체에는 니코틴성 및 무스카린성의 두 가지 아형이 있다.

9. PNS에서, ACh는 골격근 수축을 자극하는 체성운동신경세포의 신경전달물질로 사용되며, 일부 자율운동신경세포에 의해 사용된다.

10. 모노아민에는 세로토닌과 카테콜아민이 포함되며, 카테콜아민에는 도파민, 노르에피네프린, 에피네프린 등이 있다.

11. 도파민성 신경세포(도파민을 신경전달물질로 사용하는 신경세포)는 파킨슨병 및 조현병 발병과 관련이 있다. 노르에피네프린은 PNS의 교감신경 신경세포 및 CNS의 일부 신경세포에 의해 신경전달물질로 사용된다.

12. 아미노산인 글루탐산 및 아스파라긴산은 CNS에서 흥분성이다.

13. NO는 PNS 및 CNS에서 측분비전달물질이자 신경전달물질로 작용한다. 평활근 이완을 촉진하며, 기억과도 관련이 있다.

문제

1. 활동전위와 시냅스전위의 특성을 비교하시오.

2. 전압-조절 통로가 어떻게 활동전위를 생성하는지, 단계별로 설명하시오.

3. 무수 축삭을 따라 활동전위가 어떻게 전도되는지 설명하시오.

4. 유수 축삭에서는 활동전위가 어떻게 전도되는지 그리고 이 전도가 왜 무수 축삭에서보다 빠른지 설명하시오.

5. 니코틴성 ACh 수용체의 구조를 서술하고, ACh가 이 수용체와 어떻게 상호작용하여 EPSP를 생성하는지 설명하시오.

6. 무스카린성 ACh 수용체의 특성 그리고 이 수용체의 작용에서 G-단백질의 기능을 설명하시오. 이 수용체의 자극은 어떻게 과분극 또는 탈분극 생성을 유발할까?

7. 수상돌기에서 생성된 EPSP는 축삭 소구에서 활동전위 생성을 어떻게 자극할까? 무엇이 EPSP의 활동전위 자극을 막을 수 있을까? EPSP의 활동전위 자극 능력은 어떻게 증진될 수 있을까?

8. IPSP가 (a) 심장의 무스카린성 ACh 수용체, (b) CNS 신경세포의 GABA 수용체에 의해 어떻게 생성될 수 있는지 설명하시오.

9. 뇌의 내인성 오피오이드를 나열하고, 제안된 그들의 기능 중 일부를 서술하시오.

10. 장기 강화가 무엇인지 설명하고, 그 중요성에 대해 논하시오.

5 중추신경계

임상연구

케빈은 자동차 사고로 머리 부상을 당했다. 케빈은 퇴원하기 전 의사로부터 진찰을 받았다. 의사는 케빈에게 자기 부인을 가리켜보라는 지시를 하였다. 케빈이 이것을 시도했을 때, 그의 오른팔은 앞뒤로 흔들렸다. 의사가 케빈의 우측 맨발 바닥을 치자 엄지발가락이 위로 움직였다. 케빈 담당의는 부상 때문에 영구 결함이 생겼을 수 있다고 설명했다. 집에서, 케빈은 잠들기 위해서 엠비엔(Ambien)을 복용해야 했다. 그의 오른팔은 부분 마비 상태였다. 그의 말은 의미는 분명했지만, 느리고 어려웠다. 그의 딸이 몇 주 후 집을 방문했을 때, 그녀는 케빈의 걸음걸이가 흔들리고 비틀거리는 것을 보았다. 그녀는 케빈에게 술을 많이 마셔서 그렇다고 핀잔을 주었으나, 케빈은 아니라고 부인했다.

개요

5.1 뇌의 구조적 편성

뇌는 여러 영역과 세분화된 구역에서 배열된 많은 신경세포(뉴런)와 연합신경세포 그리고 신경교세포로 구성된다. 감각신경세포(감각뉴런)들은 감각정보를 수용하고 운동신경세포(운동뉴런)로 활동을 지시하는데, 이를 통해 학습과 기억 같은 고도의 뇌 기능을 수행할 수 있다.

뇌와 척수로 구성된 **중추신경계**(central nervous system, CNS, 그림 5.1)는 **감각신경세포**(sensory neuron)로부터 정보를 받아들이고 근육과 분비샘에 분포하여 활성화시키는 **운동신경세포**(motor neuron)의 활성을 지시하는 곳이다. 뇌와 척수 내 **연합신경세포**(interneuron)은 감각자극에 대해 적합한 운동신경세포의 활동을 연결시켜 내부 환경의 항상성과 변화하는 외부 환경 속에서 생명체의 지속성을 유지하는데 관여한다.

중추신경계의 구조와 기능에 관한 연구는 배아 발달 동안 설계되어 형성되는 근본적인 뇌 발달 '계획'의 이해로부터 시작한다. 초기 배아는 **외배엽**(ectoderm)으로 알려진 배아조직층을 포함하고 있으며, 상부조직은 피부의 표피를 이룬다. 발생이 진행되면서 원구(primitive groove)가 배아의 배 정중선을 따라 나타나고, 이 고랑은 점차적으로 깊어져 임신 20일째 정도에 융합하여 **신경관**(neural tube) 형성으로 진행된다. 융합이 일어나는 외배엽의 일부는 신경관과 표면 외배엽 사이에 위치한 **신경능선**(neural crest)이 된다(그림 5.2). 궁극적으로 신경관은 중추신경계가 되고 신경능선은 말초신경계의 신경절이 된다.

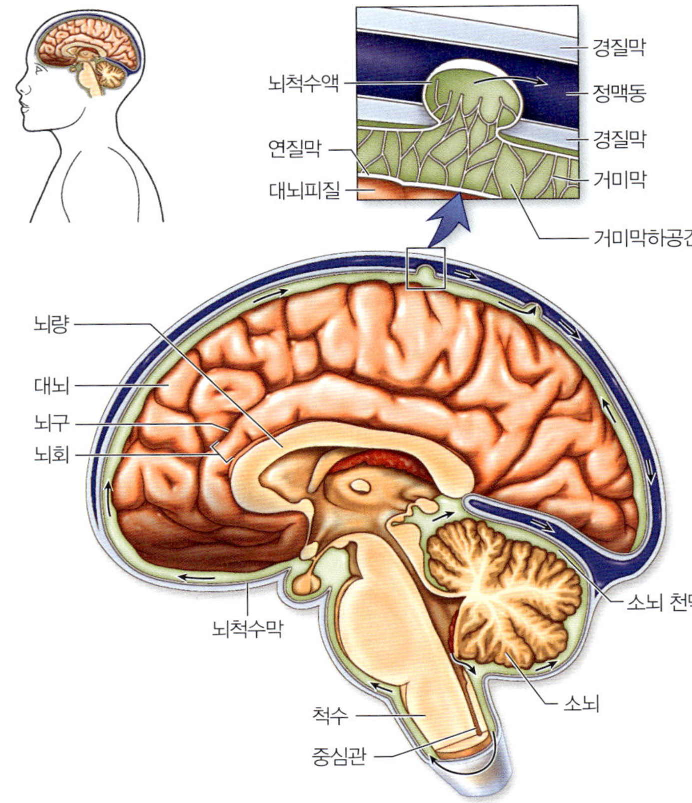

그림 5.1 중추신경계는 뇌와 척수로 구성되어 있다. 이 두 구조는 모두 뇌막으로 덮여 있고 뇌척수액(밝은 녹색)에 잠겨 있다. 거미막 융모는 정맥굴(진한 파란색)으로 뇌척수액을 분비한다.

임신 후 4주 정도가 되면 신경관의 앞부분에 3개의 차별화된 융기

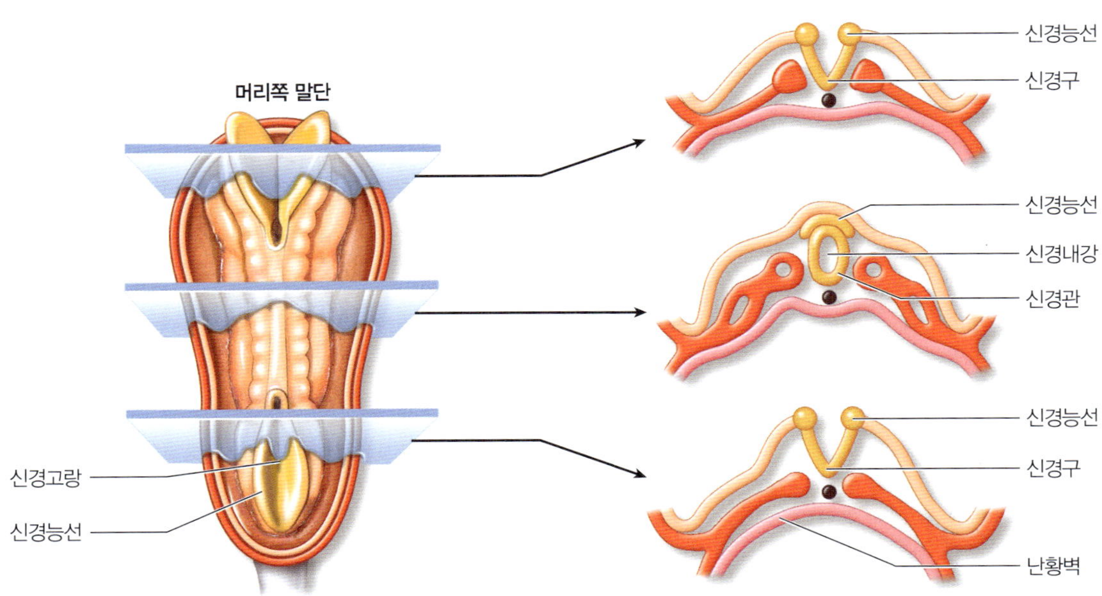

그림 5.2 배아의 중추신경계 발달. 이 22일 된 배아의 배면도는 발달 중인 중추신경계의 3가지 단계의 횡단면이다.

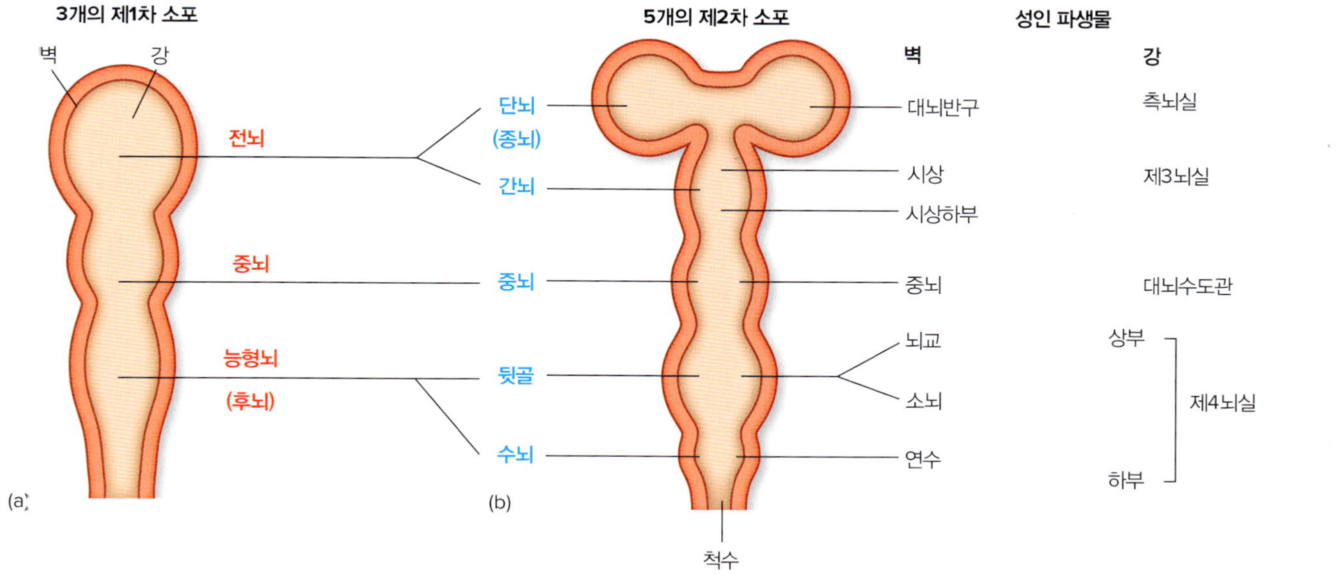

그림 5.3 뇌 발달/발생 순서. (a) 넷째 주에 뇌의 3가지 주요 영역이 형성된다. (b) 다섯째 주에 뇌의 5개의 영역이 발달하고 특정 구조가 형성되기 시작한다.

형성이 나타나는데, 이들은 차후 **전뇌**(forebrain 또는 prosencephalon), **중뇌**(midbrain 또는 mesencephalon), **능형뇌**(hindbrain 또는 rhombencephalon, 후뇌)를 형성하게 된다. 5주째가 되면 이 부분들은 다섯가지 영역으로 분화가 된 것을 볼 수 있다. 전뇌는 **단뇌**(종뇌, telencephalon)와 **간뇌**(diencephalon)로 나뉘고, 중뇌는 그대로 남아있고, 능형뇌(후뇌)는 **뒷골**(metencephalon)과 **수뇌**(myelencephalon)로 나누어진다(그림 5.3).

사람의 종뇌는 이후 불균형적으로 성장하여 간뇌, 중뇌, 능뇌의 일부를 포함하는 2개의 **대뇌반구**(cerebral hemisphere)를 형성하게 된다. 중추신경계는 속이 빈 관(tube) 형태로 시작한다고 요약할 수 있는데, 뇌 부위 영역이 분화되고 형성되어도 안쪽의 비어있는 부분은 그대로 남아있게 된다. 뇌의 빈 곳(cavity)은 결국 **뇌실**(ventricle)이 되며 **뇌척수액**(cerebrospinal fluid, CSF)으로 채워지게 된다. 척수의 빈 곳은 **중심관**(central canal) 이라고 하며, 대뇌와 마찬가지로 뇌척수액으로 채워져 있다(그림 5.4).

뇌척수액(CSF)은 혈관과 결합조직의 중심부 주위의 상피세포로 구성되는 고도의 도관구조인 **맥락막총**(choroid plexus)에 의해 각 뇌실로 분비된다. 맥락막총에 분포된 상피세포는 세포들 사이의 밀착연접 구조를 통해 특정 물질이 주변 세포로 잘못 전달되는 것을 막아주기도 하는데, 이는 중추신경계로 특이 물질의 운반을 적절히 제한하는 혈액-뇌장벽(BBB)의 기능에도 도움을 준다.

중추신경계는 회백질과 백질로 구성되어 있다. 신경세포 세포체와 수상돌기를 포함하는 회백질은 뇌의 **피질**(표면층)과 뇌 깊숙한 곳

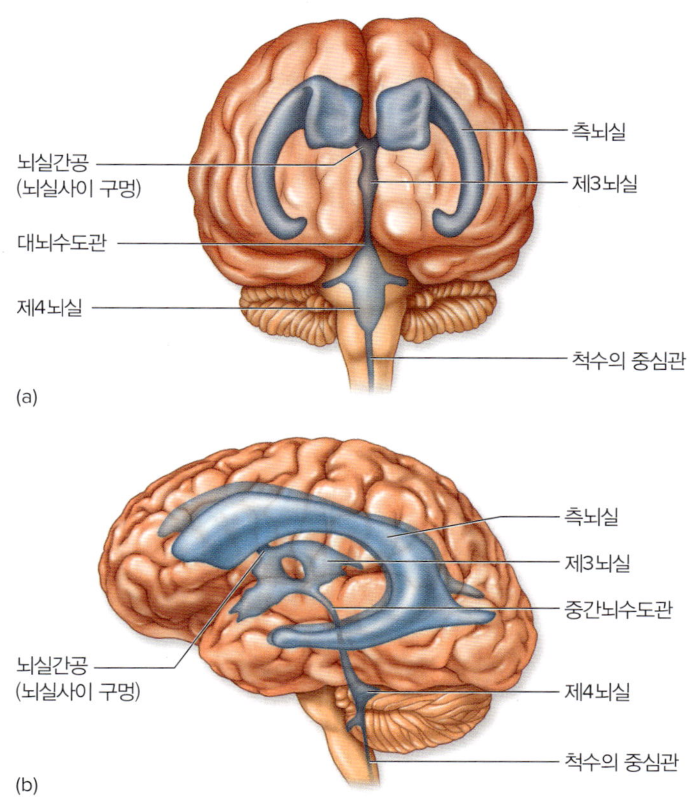

그림 5.4 뇌의 실실. (a) 전면도, (b) 측면도이다.

에서 대뇌 **핵**으로 알려진 신경세포체 집합영역으로 발견된다. 백질은 피질의 밑에 자리하고 **핵**을 둘러싸고 있는 축삭돌기(미엘린 수초 피복이 흰색을 생성함)로 구성되어 있다.

5.2 대뇌

연결된 두 개의 반구 안에 5개의 엽으로 이루어진 대뇌에서 대뇌피질과 대뇌 핵은 회백질로 나타난다. 뇌의 고차원적 기능의 대부분은 대뇌에 의해 수행된다.

종뇌에서 유래된 구조인 **대뇌**(cerebrum)는 뇌 질량의 약 80%를 차지하고 주로 고차원적인 기능과 활동을 담당하고 있다(그림 5.5). 대뇌는 **우반구**(right hemisphere)와 **좌반구**(left hemisphere)로 구성되어 있으며, **뇌량**(뇌들보)에 의해 서로 연결되어 있다. 뇌량은 좌우의 대뇌반구를 안쪽에서 연결하는 주요 축삭로(axon tract)로 구성된다.

대뇌피질

대뇌는 2~4 mm 두께의 회백질(대부분의 신경세포체와 수상돌기 분포에 의해 나타나는 대뇌피질)과 하부의 백질(수초화된 축삭돌기의 분포가 주요 특징)로 구성되어 있다. **대뇌피질**(cerebral cortex)은 복잡한 **뇌회**(convolution)를 구성하고 있는데, 수많은 접힘과 홈이 특징이다. 뇌회의 융기된 주름 부위를 뇌의 **회**(gyrus)라고 하고 패인 홈은 뇌의 **구**(sulcus)라고 한다. 각 대뇌반구는 깊은 고랑이나 틈새 또는 **열**(fissure)에 의해 5개의 엽(lobe)으로 나뉘며, 그 중 4개는 표면에서 볼 수 있다(그림 5.6). 이 엽들은 표면에서 볼 수 있는 **전두엽**(frontal lobe), **두정엽**(parietal lobe), **측두엽**(temporal lobe), **후두엽**(occipital lobe)이며, 전두엽, 두정엽, 측두엽의 일부로 덮여 있는 안쪽에 **섬**(insula)이 있다(그림 5.7).

전두엽(frontal lobe)은 각 대뇌반구의 앞부분이다. **중심뇌구**라고 불리는 깊은 틈은 전두엽과 **두정엽**(parietal lobe)을 분리한다. 운동 조절에 관여하는 **중심전회**(그림 5.5와 5.6)는 중심뇌구 바로 앞에 있는 전두엽에 위치한다. 각 반구의 두정엽에서 중심뇌구 뒤에 위치한 **중심후회**는 **체내감각피질**으로의 역할을 주요 기능으로 담당한다. 이것은 피부, 근육, 힘줄 및 관절 수용체로부터 발생하는 감각인 체성감각 인식을 담당하는 주요 영역이다.

측두엽(temporal lobe)은 각 귀의 달팽이관으로부터 감각섬유를 받는 청각 중추를 가지고 있다. 이 엽은 청각 및 시각 정보의 해석과도 연관된다. **후두엽**(occipital lobe)은 시력과 눈의 움직임의 조정을 담당하는 주요 영역이다.

섬(insula)은 기억의 코드화 및 내장기관 반응에 연계된 감각정보의 통합에 관여한다(그림 5.7). 후각, 미각, 청각, 체내감각(주로 통증) 정보를 수신하며, 내장기관과 심혈관에 대한 자율적 반응을 조절하는 데 도움을 준다. 그리고 섬은 내장기관으로부터 감각정보를 받기 때문에 감정을 수반하는 신체 상태를 평가하는 데도 중요하다.

뇌의 시각화

개발된 몇 가지 새로운 영상기술은 의학적인 부분과 연구적인 목적에 맞춰 사람들의 뇌를 자세히 관찰할 수 있게 해준다. 이들 중 최초로 개발된 것은 **X선 컴퓨터 단층촬영**(X-ray computed tomography,

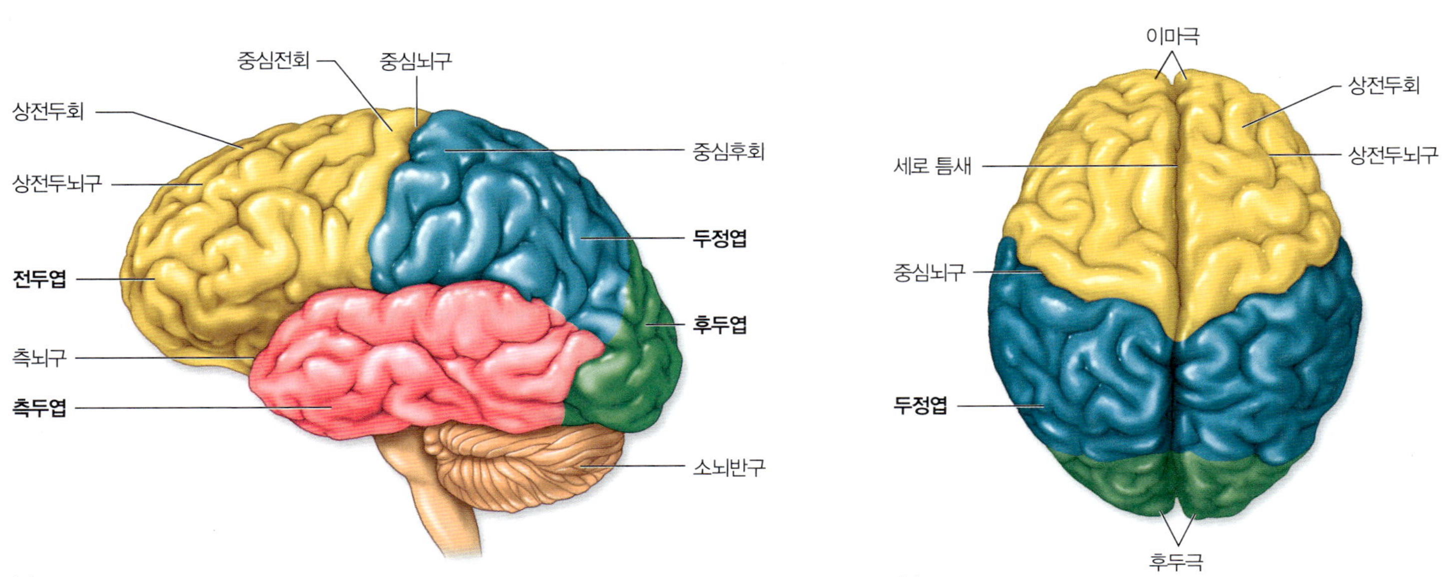

그림 5.5 대뇌. (a) 측면도, (b) 상위도이다.

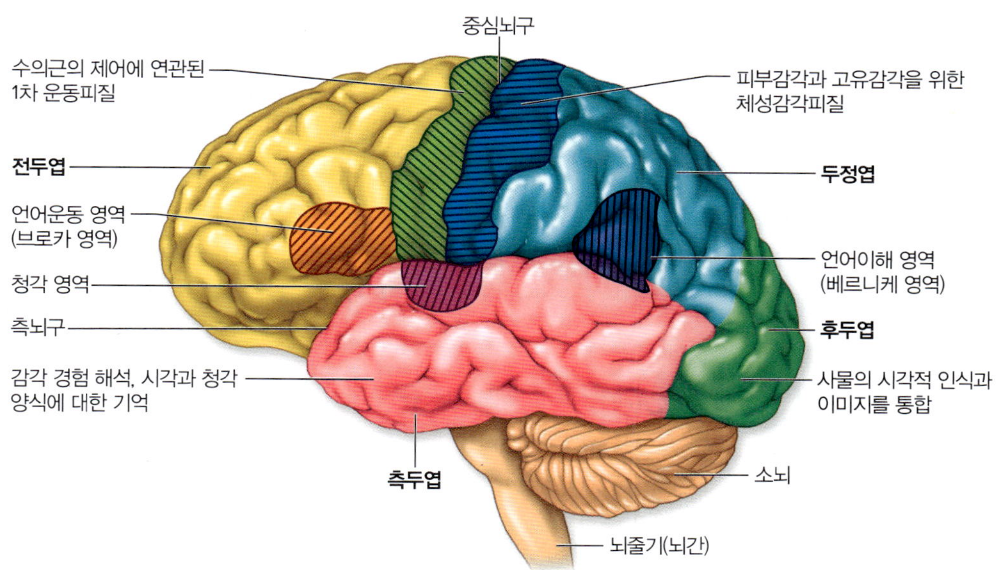

그림 5.6 대뇌 좌반구 엽. 이 도표는 대뇌피질의 주요 운동 영역과 감각 영역을 보여준다.

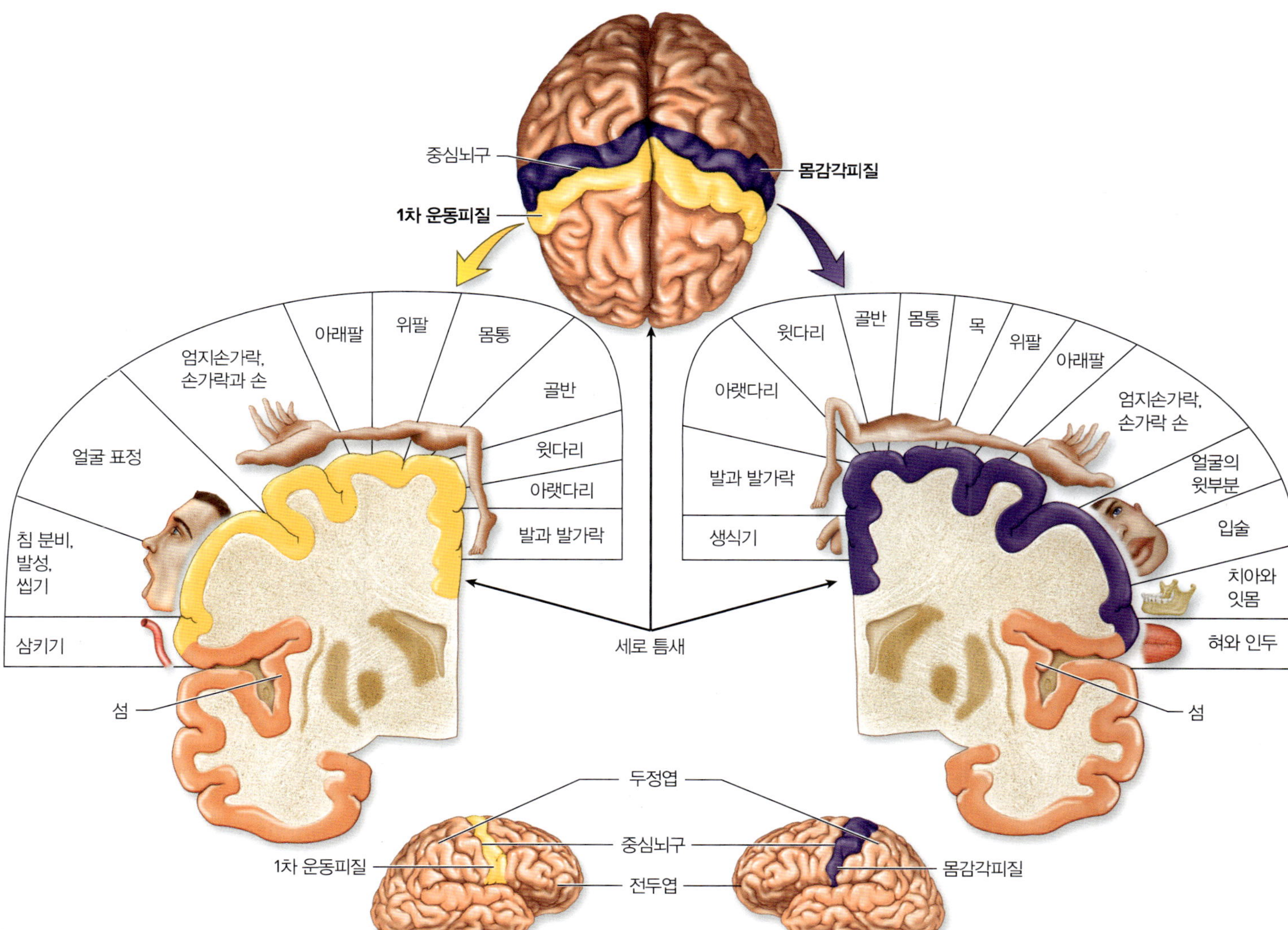

그림 5.7 대뇌피질의 운동 영역과 감각 영역. (a) 골격근을 제어하는 운동 영역(노란색)이다. 이 영역은 1차 운동피질로 알려져 있다. (b) 몸감각을 수용하는 감각 영역(보라색)이다. 좌반구는 몸의 오른쪽으로부터 자극을 주로 받는다.

CT)이었다. CT는 다른 밀도의 조직에 의한 X선 흡수로 얻은 데이터를 기반하여 신체의 횡단면에서 얻어지는 해부학적 정보를 컴퓨터로 합성하여 보여주는 기술인데, 뇌처럼 연한 조직도 X-선 투과상 얻은 데이터를 기반하여 이미지화 할 수 있다.

다음으로 개발된 기술은 **양전자방출 단층촬영**(positron emission tomography, PET)이다. 이 기술에서는 양전자를 방출하는 방사성 동위원소(생물학적으로 활성화된 분자, 추적기)를 혈류로 주입한다. 양전자는 전자와 같지만 양전하를 가지고 있다. 양전자와 전자의 충돌은 상호소멸과 함께 감마선의 방출을 야기하며, 이것은 추적자 분자를 가장 활발하게 흡수하는 세포를 감지하고 찾는데 사용될 수 있다. 의학적으로 암세포는 신진대사와 포도당 흡수율이 훨씬 높기 때문에 PET 스캔을 통해 암의 단계를 파악하고 암 치료에 대한 환자의 반응을 관찰할 수 있다. 과학자들은 PET 활용을 통해 뇌의 신진대사, 뇌의 약물 분포 그리고 뇌 활동의 결과로 인한 혈류 변화를 연구하고 다양한 인지 장애의 뇌 기초정보를 이해할 수 있었다.

살아있는 뇌를 시각화 하는 또 다른 기술은 **자기공명영상**(magnetic resonance imaging, MRI)이다. 이 기술은 양성자(H^+)가 전하를 띤 상태로 회전하기 때문에 작은 자석처럼 작용할 수 있다는 개념에 기초한다. 강력한 외부의 자석이 H^+의 일부분을 정렬시킬 수 있다. 양성자의 대부분은 H_2O 분자의 일부분이고, 여러 다른 조직들의 화학성분은 고주파(radio frequency pulse)에 대해 정렬된 H^+가 반응에서 차이를 나타낼 수 있는데, 이를 통해 회백질, 백질, 뇌척수액(그림 5.8)을 명확히 구분할 수 있다. 또한 MRI 조영제로 알려진 추가적인 외인성 화학물질은 이미지를 개선하기 위해 다른 조직에서 신호를 증가시키거나 감소시키는 데 사용되기도 한다.

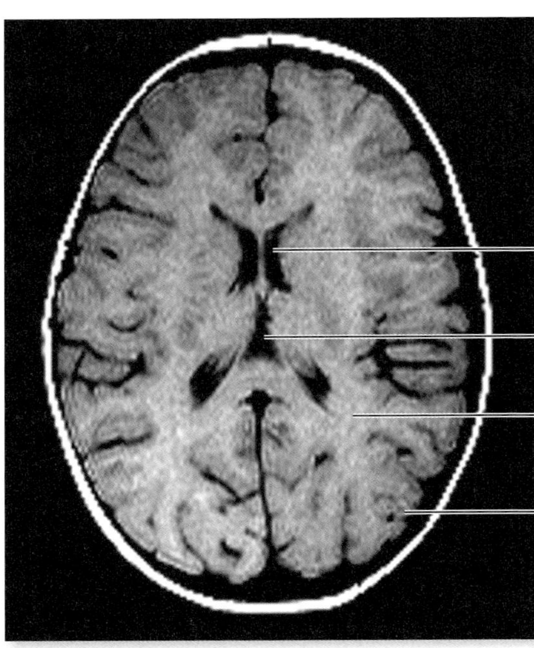

그림 5.8 뇌의 MRI 스캔. 뇌척수액을 포함한 심실처럼 회백질과 백질은 쉽게 구별된다. ©Du Cane Medical Imaging Ltd./Science Source

과학자들은 **기능적 자기공명영상**(functional magnetic resonance imaging, fMRI)으로 알려진 기술을 사용하여 살아있는 사람의 뇌를 연구할 수 있다. 이 기술은 뇌 영역 내에서 뇌 활동이 더 활발한 영역으로 유입되는 혈류의 변화관찰에 의해 증가된 신경활동을 간접적으로 시각화한다.

전자식 뇌촬영도(magnetoencephalogram, MEG)는 뇌파도(EEG)의 측정결과보다 더 정확한 뇌 활성의 영상을 보여줄 수 있게 이미지를 1/100초 단위로 제공한다. 시냅스 후부의 전류는 약한 자기장을 생성하므로, 이러한 자기장 수천이 모여야 센서에 의해 감지될 수 있는 자기장이 형성된다. 이 센서는 수백 개의 SQUID (superconducting quantum interference device, 초전도 양자 간섭 장치)를 절대 온도 0°C보다 4°C 높은 액체 헬륨에 냉각시킨 것이다.

뇌파도

대뇌피질의 세포체 및 수상돌기에서 생성되는 시냅스전위, 더 깊은 축삭에서 생성되는 활동전위 그리고 신경교세포에서 생성되는 전위까지 합산하여 세포 외 매체 전류에 영향을 준다. 이 전류를 기록(기준 전위에 대해 볼트 단위로 측정)한 것이 **뇌파도**(electroencephalogram, EEG)이며 두피에 배치된 전극을 통해 측정할 수 있다. 정상적인 EEG 패턴과 다른 이탈현상은 임상적으로 뇌전증 및 기타 이상 상태를 진단 함에 활용될 수 있으며, EEG의 부재는 뇌사를 판단하는 데 사용될 수 있다.

EEG 패턴에는 일반적으로 4가지 유형이 있다. **알파파**(alpha waves)는 사람이 깨어있는 상태에서 편안히 눈을 감고 있을 때 두정엽과 후두엽 부위에서 가장 잘 기록이 된다. 이 파장의 리듬은 초당 10~12 사이클의 진동을 나타낸다. 8세 미만 아동의 알파 리듬은 초당 4~7 사이클의 다소 낮은 진동수의 발생이 보인다. **베타파**(beta waves)는 전두엽, 특히 중심전회 부근에서 가장 강하게 나타난다. 베타파는 초당 13~25 사이클의 진동을 발생한다. **세타파**(theta waves)는 측두엽과 후두엽에서 방출된다. 초당 5~8 사이클의 빈도를 가지며 신생아와 수면 중인 성인에게서 흔히 볼 수 있다. **델타파**(delta waves)는 대뇌피질에서 일반적인 패턴으로 방출되는 것으로 보인다. 이러한 파동은 초당 1~5 사이클의 주파수를 가지며, 수면 중인 상태와 깨어 있는 유아에게 흔히 보인다.

수면

히스타민과 몇몇 다른 신경전달물질들은 각성을 촉진하는 반면, 아데노신과 GABA는 수면을 촉진한다. 수면과 각성의 신경 제어는 망상활성계(reticular activating system, RAS)와 함께 연계되어 논의된다.

수면에는 두 가지 범주가 있다. 꿈(잠에서 깰 때 생각날 만큼 생생한 꿈)은 **급속안구운동**(rapid eye movement, REM)이 수면 중에 발생한다. REM이라는 이름은 이 수면 단계 동안 일어나는 특징적인 눈의 움직임을 나타낸다. 나머지 꿈을 꾸지 않는 수면시간은 **비급속안구운동**(non-REM) 또는 **휴지기**(resting) 상태로 보내진다. 이 두 단계의 수면은 그들의 뇌파 패턴으로 구분할 수 있다. REM 수면 중 EEG 패턴은 세타파(초당 5~8 사이클)로 주로 구성되지만, 종종 깨어 있을 때처럼 비동기화(desynchronization)도 보인다. Non-REM 수면은 EEG 패턴에서 4단계 분리로 구분할 수 있다. 특히, 3단계와 4단계는 그들의 특징적인 델타파(초당 1~5 사이클) 때문에 **느린파 수면**(slow-wave sleep)이라고도 알려져 있다.

Non-REM 수면 중에는 호흡과 심박수가 매우 규칙적인 경향을 보여준다. 반면, REM 수면에서는 호흡과 심박수가 깨어 있을 때처럼 불규칙하다. 이러한 현상은 REM 수면 중 감정에 관여하는 뇌 영역의 활성화가 꿈과 밀접한 관련이 있음을 부가적으로 말한다.

기저핵

기저핵(basal nuclei 또는 basal ganglia)은 대뇌의 백질 안쪽에 위치하며 신경세포의 세포체가 다량 구성된 회백질로 표현되는 영역이다(그림 5.9).

기저핵 중 가장 눈에 띄는 것은 여러 층의 밀집된 신경세포체로 구성된 **선조체**(corpus striatum)이다. **미상핵**(caudate nucleus)이라고 불리는 상부층은 **렌즈핵**(lentiform nucleus)이라고 불리는 두 개의 아래쪽 신경세포체 밀집 영역과 분리되어 있다. 렌즈핵 영역은 측면 부분인 **피각**(putamen)과 내측 부분인 **담창구**(globus pallidus)로 구성된다. 기저핵은 자발적인 움직임을 조절하는데 핵심적 역할을 한다.

움직임을 제어하는 대뇌피질의 영역(중심전 운동피질 포함)에서 축삭돌기의 연결은 기저핵(주로 피각)으로 보내진다. 피질로부터 파생된 축삭돌기는 흥분성 신경전달물질인 글루탐산을 방출하여 피각의 신경세포를 자극한다. 이후 피각의 신경세포들은 축삭을 피각에

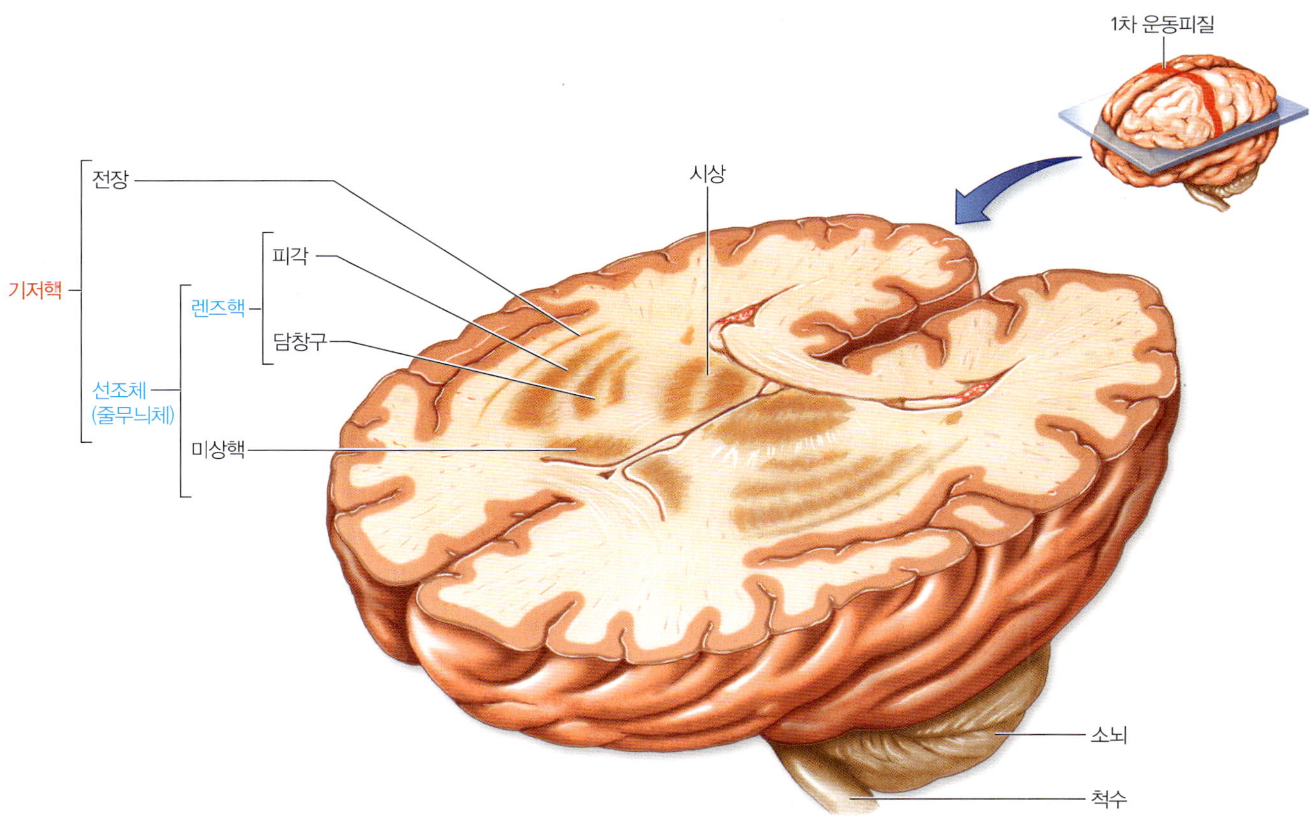

그림 5.9 기저핵. 골격근의 조절에 관여하는 신경세포를 포함하는 대뇌의 구조이다(상위운동신경세포). 시상은 운동 대뇌피질과 다른 뇌 영역 사이의 중계 중추이다.

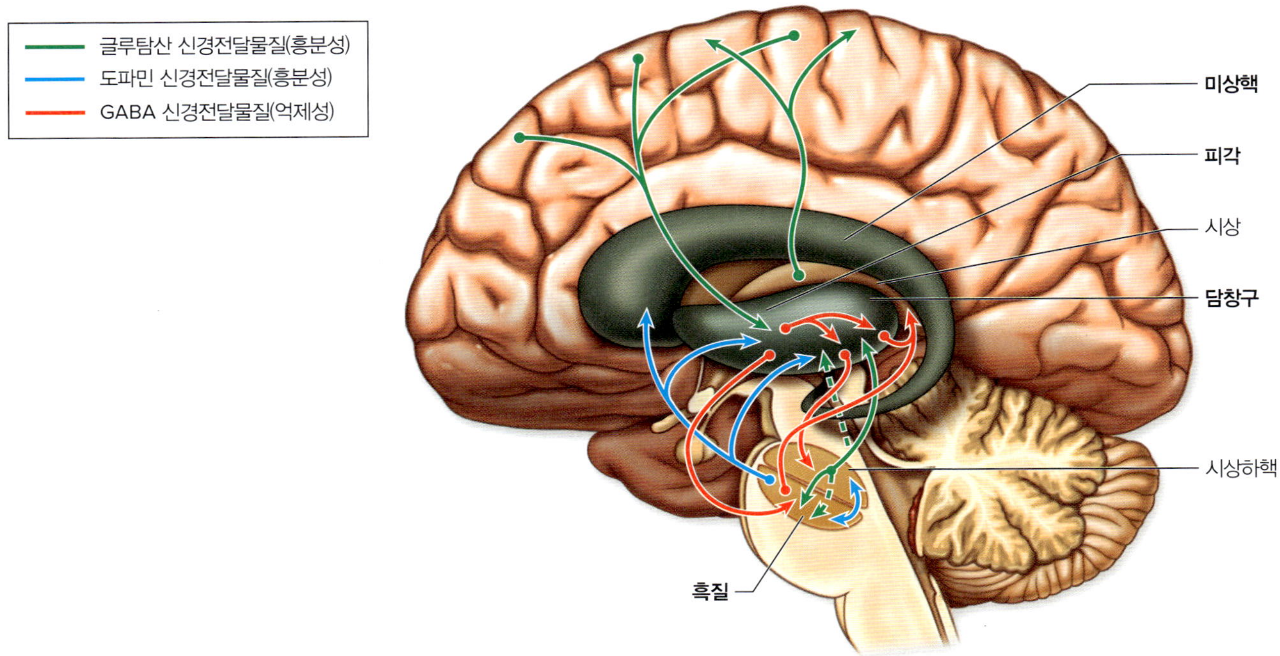

그림 5.10 운동회로. 운동회로는 대뇌피질의 운동 영역, 기저핵 및 기타 뇌 영역 간의 상호연결에 의해 형성된다. 이 회로의 다른 구조에 대한 담창구에 의해 생성된 광범위한 억제, GABA-작동성(빨간색) 효과이다. 이 회로의 흥분성 신경전달물질은 글루탐산(초록색)과 도파민(파란색)이다.

임상적용

헌팅턴병(Huntington disease)은 4번 염색체의 HTT 유전자의 돌연변이에 의해 야기되는 상염색체 우성 질환이다. 이 돌연변이는 유전자에 있는 DNA의 CAG 서열에서 광범위한 반복을 촉발하여 아미노산 글루타민 생산을 코딩한다. 유전자가 세대를 거쳐 전달됨에 따라 반복 횟수가 증가하여 증상 발생 연령이 빨라진다. 과다한 글루타민은 미상과 피각에 응집되어 이 영역의 신경세포가 사망하고 측뇌실이 확장되어 결국 피질 신경세포의 손실이 발생한다. 미상과 피각의 신경세포는 주로 GABA-작동성이기 때문에 억제 기능의 상당한 손실이 발생하여 다양한 불수의 운동 또는 **이상 운동증**(dyskincesia)을 유발한다. 빠른 불수의 운동인 **무도병**(chorea)은 손을 쥐어짜는 듯한 동작인 아테토시스(athetosis)가 일반적이다. 뇌의 아세틸콜린 수치도 감소한다. 운동 문제 외에도 정신 기능의 점진적인 감소와 심각한 정신질환의 점진적 발병이 있다.

파킨슨병(Parkinsons disease)은 기저핵과 그 회로의 또 다른 장애이다. 그 증상으로는 이상 운동증, 근육 떨림, 느린 움직임, 언어 장애, 근육 강직 등이 있다. 이러한 증상은 중뇌의 작은 핵인 흑질에서 미상핵으로 확장되는 도파민성 신경세포의 퇴화에 의해 생성된다. 파킨슨병의 대부분은 유전적 요인과 환경적 요인의 상호작용(상호동의)에 의해 발생하는 것으로 알려져 있다. 최근 α-시누클레인 단백질의 돌연변이를 일으키는 상염색체 우성 파킨슨병이 발견되었다. 이 비정상적인 단백질은 서로 달라붙어 신경변성을 촉진하는 것으로 보이는 작은 루이소체 원섬유를 형성한다. 파킨슨병은 뇌에 들어가 신경전달물질인 도파민으로 전환될 수 있는 L-도파(레보도파라고도 함)와 도파민 작용제 및 MAO 억제제로 작용하는 다른 약물로 치료된다. 일부 파킨슨병 환자는 전극이 시상하핵 또는 담창구에 이식되는 심부 뇌 자극으로부터 혜택을 받는다.

서 다른 기저핵으로 보낸다. 이 축삭들은 신경전달물질인 GABA의 방출을 통해 억제신호를 보낸다. 담창구와 흑질(중뇌의 일부)은 시상으로 GABA-방출 억제 축삭돌기를 보낸다. 시상은 다시 흥분성 축삭돌기를 대뇌피질의 운동 영역으로 보내 **운동회로**를 완성한다(그림 5.10).

더불어, 흑질은 운동회로에서 주목받는 중뇌 영역인데, 흑질에서 선조체로 연결(**흑질-선조체 경로**)된 도파민 신경세포(신경전달물질 도파민을 방출)의 퇴화는 파킨슨병의 원인이 된다.

언어

언어와 관련된 뇌 영역에 대한 지식은 주로 **실어증**(머리 부위의 손상이나 뇌졸중으로 인한 뇌 손상으로 발생되는 언어장애)에 대한 연구를 통해 많은 부분이 알려졌다. 대부분의 사람들에게 뇌의 언어영역은 앞서 설명한 바와 같이 주로 대뇌피질의 좌반구에 위치한다. 이미 19세기에도 피질의 두 언어영역 중 하나인 베르니케 영역(그림 5.11)은 실어증 발생에 있어 중요한 영역으로 인식되었다.

브로카 실어증(Broca's aphasia)이라고도 불리는 **비달변성 실어증**은 좌하전두회 및 그 주변 지역에 위치에 **운동언어 영역**(motor speech area) 또는 **브로카 영역**(Broca's area)의 손상으로 나타난다. 이 언어 상실증의 공통적 증상은 오른팔과 오른쪽 얼굴이 약해지고 말

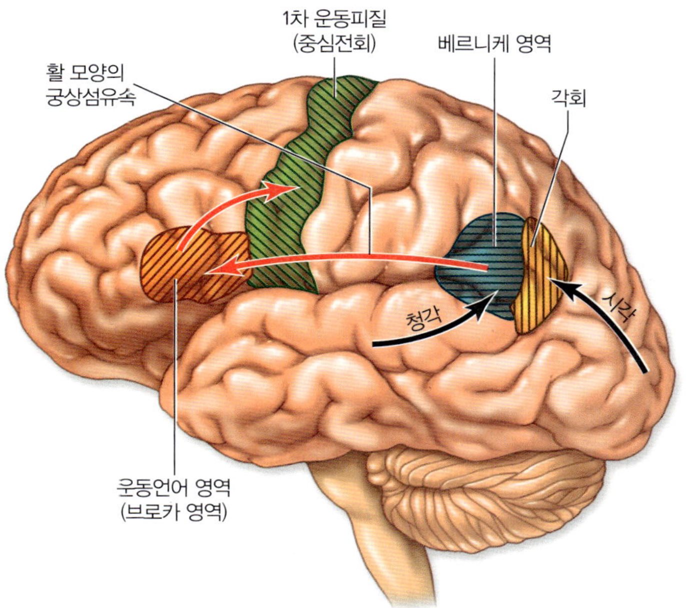

그림 5.11 언어 조절과 관련된 뇌 영역. 이 영역이 손상되면 실어증으로 알려진 언어 장애가 발생한다. 언어 이해에 필요한 베르니케 영역은 청각피질(듣는 단어), 시각피질(읽는 단어) 및 기타 뇌 영역을 포함하여 뇌의 많은 영역에서 정보를 수신한다. 사람이 명료하게 말하기 위해서는 베르니케 영역이 운동피질에 대한 입력을 통해 말의 운동 측면을 제어하는 운동언어(브로카) 영역으로 메시지를 보내야 한다.

이 느리며 정확하지 않다는 것이다.

베르니케 언어상실증(Wernicke's aphasia)이라고도 불리는 **달변 실어증**은 좌반구의 상측두회에 위치한 **베르니케 영역**(Wernicke's area)의 손상으로 인해 발생한다. 그 결과 빠르고 유연하게 말을 할 수 있지만 의미는 부적합한 표현을 하게 된다. 달변 실어증을 겪는 사람은 '단어 샐러드(word salad)'라고 하는 언어를 쓰는데 단어들이 혼란스럽게 섞이거나 지어낸 말을 한다. 언어 이해력이 파괴된다. 달변 실어증을 가진 사람들은 구어와 문어를 모두 잘 이해할 수 없음에도 자신의 언어 결함을 모르는 듯 행동한다.

베르니케 영역에서 유래한 단어의 개념은 운동언어(브로카) 영역에 전달되어야 한다. 이것은 활 모양의 **궁상섬유속**(arcuate fasciculus)이라고 불리는 신경돌기로에 의해 연결된다. 운동언어 영역은 운동피질(중심전회)로 연결되고, 운동피질은 직접적으로 언어 구사 근육을 조절한다. 활 모양의 궁상섬유속이 손상되면 **전도성 실어증**이 생기는데, 말을 유창하게 할 수 있고 언어의 이해는 좋지만 구절의 반복이 느리고 힘이 드는 모습을 나타낸다.

변연계와 감정

감정 상태와 관련하여 가장 중요한 뇌의 영역은 시상하부와 **변연계**(limbic system)로 볼 수 있다. 변연계는 뇌줄기 주위에 고리형태를 나타내는 전뇌신경세포체와 신경돌기 그룹으로 구성된다(limbus = 고리). 변연계를 구성하는 주요 뇌 영역은 **대상회**(cingulate gyrus), **편도체**(amygdala body), **해마**(hippocampus), **중격핵**(septal nuclei) 등이 있다(그림 5.12). 대상회는 뇌량을 둘러싸고 있는 두꺼운 피질 영역이며 감정(특히 고통과 두려움과 관련된 부정적인 감정)과 동기부여에 관여한다.

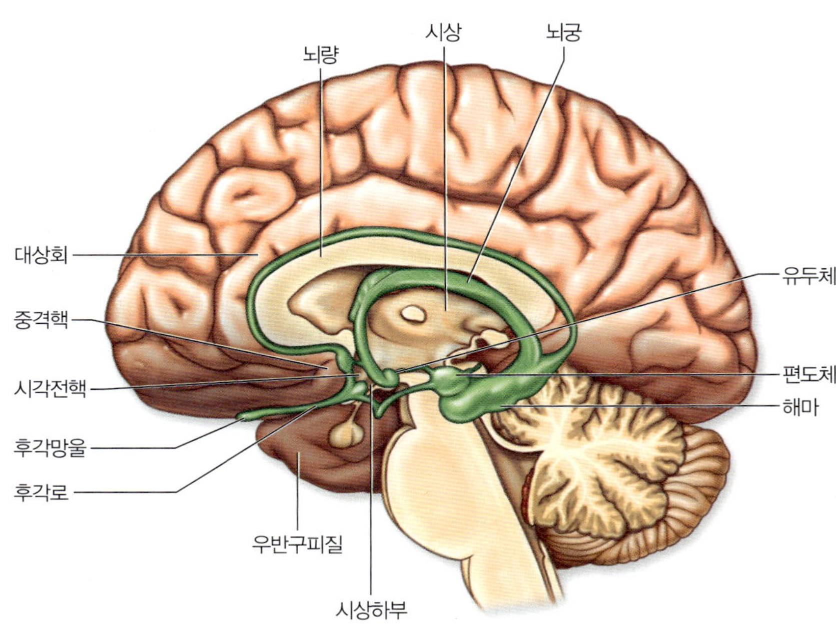

그림 5.12 변연계. 좌측 측두엽은 변연계의 구조를 보여주기 위해 이 그림에서 제외하였다(일부는 녹색으로 표시됨). 변연계는 특정 핵(신경세포 세포체의 집합체)과 감정 생성에 협력하는 대뇌의 축삭으로 구성된다. 시상하부는 대뇌(단뇌)가 아니라 간뇌의 일부이지만 변연계와 함께 감정을 처리한다.

변연계와 시상 및 시상하부(그림 5.12) 사이에는 **파페즈회로**라고 불리는 정보 흐름의 폐쇄회로가 있다(시상과 시상하부는 간뇌의 일부). 파페즈회로에서 **뇌궁**(fornix)은 해마를 시상하부의 유두체에 연결하고 차례로 시상의 전핵으로 돌출된다. 이러한 상호연결을 통해 변연계와 시상하부는 감정 상태와 관련된 신경 기반을 구축한다.

시상하부와 변연계는 다음과 같은 감정과 행동에 관여한다고 알려져 있다.

1. **공격성**(aggression): 편도체의 특정 부위에 대한 자극은 분노와 공격성을 유발하고, 시상하부의 특정 부위에 대한 자극은 유사한 효과를 유발할 수 있다.
2. **공포**(fear): 공포는 편도체와 시상하부의 전기 자극에 의해서도 생성될 수 있으며, 변연계의 외과적 제거로 공포인지를 못할 수 있다. 편도체에 손상을 입은 인간의 경우 두려움과 분노의 표정을 인식하는 능력이 손상되기도 한다. 편도체는 공포 조절에 중요한 영역임을 알 수 있다.
3. **섭식**(feeding): 시상하부에는 **섭식 중추**와 **포만 중추**가 모두 포함되어 있다. 전자의 전기 자극은 과식을 유발하고 후자의 자극은 실험동물의 섭식 행동을 중지시킨다.
4. **성**(sex): 시상하부 및 변연계는 성욕 및 성 행동의 조절에 관여한다. 인간의 성욕에서도 대뇌의 역할이 중요하게 관여한다.
5. **목표 지향적 행동**(goal-directed behavior, 보상 및 처벌 시스템): 전두엽 피질과 시상하부 사이의 특정 부위에 전극을 배치하여 자극하면 보상작용의 신호를 전달할 수 있다. 임상에서도 유사한 연구가 진행된 바 있는데, 긴장이 풀리고 안도감을 느끼는데 관여하는 것으로 알려져 있다.

기억

기억과 관련된 뇌 영역

기억상실증(기억의 상실)에 대한 임상연구에 따르면 여러 뇌 영역이 기억의 저장 및 인출에 관여한다고 한다.

과학자들은 **단기 기억**(short-term memory)과 **장기 기억**(long-term memory)으로 크게 구별한다. 장기 기억은 단기 기억과 다르게 새로운 RNA와 단백질의 합성에 의존하므로 유전적 전사 또는 번역을 방해하는 약물이 장기(단기 기억은 아님) 기억을 방해할 수 있다. 단기 기억이 안정적인 장기 기억으로 바뀌는 것을 **기억의 강화**(memory consolidation)라고 한다. 기억의 강화는 유전자의 활성화, 새로운 단백질의 생산과 새로운 시냅스의 형성을 필요로 한다.

장기 기억은 **비서술적 기억**(nondeclarative memory) 또는 **암묵적 기억**(implicit memory)과 **서술적 기억**(declarative memory) 또는 **외현적 기억**(explicit memory)으로 분류된다. 비서술적 기억은 간단한 기술과 특정 조건(예: 신발끈 묶는 방법)에 대한 기억을 말한다. 서술적 기억은 말로 표현할 수 있는 기억으로 **의미적 기억**(semantic memory)과 **단편적 기억**(episodic memory)으로 나뉜다.

기억상실증이 있는 사람들은 서술적 기억이 손상되어 있다. 과학자들은 단기 서술적 기억을 장기 서술적 기억으로 강화하는 것이 **내측측두엽**(medial temporal lobe), 특히 **해마**와 **편도체**의 기능이라는 것을 발견했다(그림 5.12).

해마(hippocampus)는 주로 기억의 형성과 복구에 중요한 역할을 하는 것으로 잘 알려져 있다. 이외의 다른 주요 증거로 해마는 **안와전두피질**(orbitofrontal cortex)과 함께 우리가 예측을 하고 적절한 행동을 이행할 수 있게 도움이 되는 정신적 모델 세계를 구성하는 데 도움이 되는 "인지 지도" 형성에 관여할 수 있다는 사실도 알려졌다.

편도체(amygdaloid body)는 대뇌 깊숙이 위치한 다양한 신경세포체들로 구성된 작은 아몬드 모양의 구조인데, 특히 감정학습의 중심영역으로 두려움 조절에 중요한 역할을 하는 것이 잘 알려져 있다. 편도체에 손상이 발생하면 두려움을 유발하는 자극을 제대로 인식하지 못한다는 것도 알려져 있다.

최근 **왼쪽 하측전두엽**은 수학적 계산에 참여하는 것으로 알려져 있다. 과학자들은 이 뇌 영역이 숫자에 대해 언어로 암호화하고 그 내용을 저장하기 때문에 관련이 있을 수 있다고 추정한다. fMRI의 사용을 통해 과학자들은 복잡한 문제해결에 전두엽의 가장 앞쪽 부분인 **전전두엽 피질**(prefrontal cortex)이 중요하게 관여함을 보여주었다. 신호가 전전두엽 피질로부터 장기 시각 기억이 저장되는 하측측두엽으로 전달된다는 실험적 증거도 있다. 과학자들은 현재 기억의 특정상황(시각, 청각, 후각, 공간 등)이 완전한 기억으로 이어지기 위해서는 상호간 협력이 필요한 특정 뇌 영역에 관련된 정보가 저장되어야 한다고 생각한다.

알츠하이머병

알츠하이머병(Alzheimer's disease)은 치매 증상을 보여주는 대표적인 퇴행성 뇌질환 중 하나로 85세 이후에는 3명 중 1명 이상이 발병되는 것으로 알려져 있다. 알츠하이머병 환자의 특징은 (1) 뇌 무게와 부피의 상실, 인지감소와 관련이 있는 피질 두께의 감소, (2) 해마와 대뇌피질에서처럼 특정 신경집단의 손실과 수지상극(수상극) 시냅스의 상실, 신경 네트워크 기능의 상실, (3) **아밀로이드 노인성 반점**(amyloid senile plaque)이라고 불리는 세포 외 단백질 침착물의 축적, (4) **신경원섬유매듭**(neurofibrillary tangle)을 형성하는 세포 내 단백질의 축적 등이다.

알츠하이머병에서 **아밀로이드 전구체 단백질**(APP)은 **β-분비효소**에 의해 분리된 다음 **γ-분비효소**에 의해 **아밀로이드 베타**(amyloid beta, Aβ)라는 펩티드로 추가 분리될 수 있다. 연구 결과에 따르면 알츠하이머병을 일으키는 것은 반점(plaque)의 단순 형성보다는 42개 아미노산 길이를 가지는 Aβ의 가용성 이량체와 소중합체가 중요하다고 알려져 있다.

Aβ 소중합체는 그 자체로도 신경독성을 나타내어 알츠하이머병 발병에 중요한 요소로 고려하지만 실제 알츠하이머병을 일으키는 능력은 **타우**(tau)라고 하는 다른 단백질에 더 크게 의존될 수 있다. 정상적인 타우 단백질은 축삭돌기의 미세소관에 결합하여 안정화에 도움을 준다. 그러나 알츠하이머병에서는 과도하게 인산화(phosphorylation)되어 신경세포체와 수상돌기로 재분배되는데, 그러한 과정에 서로 응집하고 불용성이 되어 신경원섬유매듭을 형성한다. 이러한 변화는 Aβ에 의해 유도되는 것으로 보인다. 독성효과를 나타내는 것은 신경원섬유매듭이 아니라 타우의 수용성 중간물질 형태이다.

현재 알츠하이머병 치료에 사용할 수 있는 약물에는 (1) 아세틸콜린에스테라아제 억제제(살아 있는 콜린성 신경세포에서 방출되는 ACh이 더 효과적으로 작용할 수 있게 도움), (2) 글루탐산의 길항제(흥분성 독성을 감소), (3) 우울증 및 불안 치료용 약물, (4) 편집증, 환각 또는 공격적인 증상이 있는 경우 필요한 경우에 사용되는 항정신병 약물 등이 있다.

감정과 기억

변연계

감정은 기억에 영향을 미치며 그 경로는 기억 형성의 강화일 수도 있고 억제일 수도 있다. 편도체는 기억에 감정적 내용이 포함될 때 기억 개선에 관여한다. 이는 양쪽 편도체가 손상된 환자에서는 감정에 의한 기억의 일반적 강화가 나타나지 않는다는 점에 의해 설명된다.

스트레스는 해마에 의한 기억 통합은 물론 전전두엽이 수행하는 인지 기능과 작업 기억을 손상시킬 수도 있다. 그 결과, 스트레스는 감정적으로 강력한 기억의 저장을 촉진시킬 수 있지만 기억과 작업 기억의 인출을 방해한다. 이와 관련하여 연구자들은 **외상후 스트레스 장애**(post-traumatic stress disorder, PTSD) 환자들에서는 흔히 해마의 위축이 있다는 것을 증명했다. 스트레스가 뇌에 영향을 미치는 기작은 아직 완전히 이해되지 않았지만 스트레스 기간에는 부신피질로부터의 "스트레스 호르몬"(주로 코르티솔)의 분비가 상승한다. 그리고 해마와 편도체에는 이러한 호르몬들에 대한 수용체가 풍부하다고 알려져 있다.

전전두엽 피질

전전두엽 피질은 기억, 계획수립, 판단을 포함해 더 고차원의 인지 기능에 관여한다. 전전두엽 피질은 정상 동기부여 및 대인 기술 및

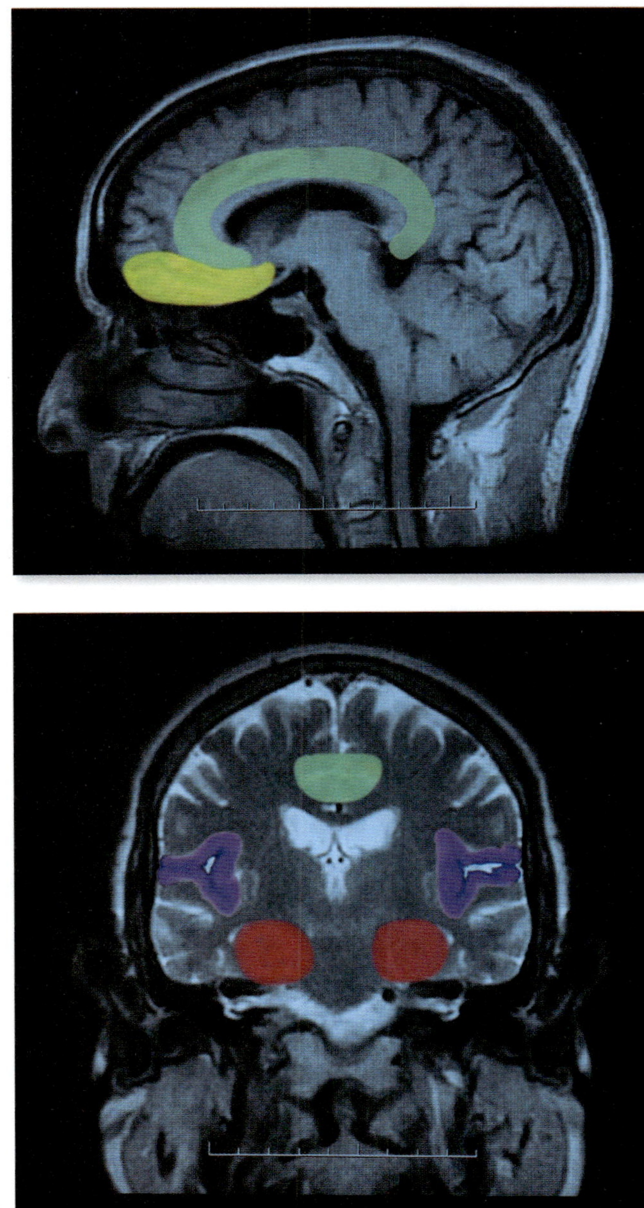

(a) (b)

그림 5.13 감정과 관련된 일부 뇌 영역. (a) 전전두엽 피질의 안와전두 영역은 노란색으로 표시되고 변연계의 대상회는 녹색으로 표시된다. (b) 피질의 섬은 보라색, 변연계의 전방 대상회는 녹색, 편도체는 빨간색으로 표시된다. CGinspiration/iStock/Getty Images for B.

사회적 행동에도 필요하다. 다양한 과제를 수행하기 위해 전전두엽 피질은 다른 뇌 구역과의 여러 연결을 가지고 있으며 전전두엽 피질의 각 구역은 여러 기능으로 특화되어 있다.

전전두엽 피질의 **안와전두** 구역(그림 5.13)은 즐거움과 보상을 의식적으로 경험하는 능력을 부여하는 것으로 보인다. 이 구역은 모든 감각(미각, 후각, 시각, 청각, 촉각, 기타)으로부터 정보를 전달받으며 변연계의 많은 구역과 연결된다. 앞서 논의되었듯이, 변연계에는 감정 및 동기에 관여하는 여러 뇌 구역이 포함된다. 안와전두 구역, 편도체, 대상회 간의 연결(그림 5.13)은 목적지향적 행동의 감정 보상에 특히 중요하다.

5.3 간뇌

간뇌는 전뇌의 일부로서 시상상부, 시상, 시상하부, 뇌하수체의 일부를 가지고 있다. 시상하부는 여러 주요 기능을 수행하며 대부분은 다른 뇌 영역 및 자율신경계에 의한 내장 기능에 대한 조절과 직간접적으로 관련된다.

간뇌(diencephalon)는 대뇌와 함께 전뇌를 구성하며 대뇌반구에 의해 거의 완전히 둘러싸여 있다. 제3뇌실은 간뇌 내의 중심 공간이다.

시상과 시상상부

시상(thalamus)은 간뇌의 약 4/5를 차지하며 제3뇌실의 벽 대부분을 형성한다. 시상은 쌍을 이룬 회색 물질 덩어리로 구성되며 그 각각은 대뇌반구 측뇌실 바로 아래에 위치한다. 시상은 주로 대뇌로 향하는 (후각을 제외한) 모든 감각정보가 처음 통과하는 전달 중추 기능을 한다. 예를 들어, **외측슬상핵**은 시각 정보를, **내측슬상핵**은 청각 정보를 각각 대뇌피질의 후두엽과 측두엽에 전달한다.

시상상부(epithalamus)는 간뇌의 등쪽 부분으로 뇌척수액이 형성되는 제3뇌실 위쪽의 **맥락막총**을 가지고 있다. 시상상부는 하루 주기리듬 조절을 돕는 **멜라토닌** 호르몬을 분비하는 **송과샘**(솔방울샘)도 가지고 있다.

시상하부와 뇌하수체

시상하부(hypothalamus)는 간뇌의 가장 하부, 즉 시상 아래에 위치하

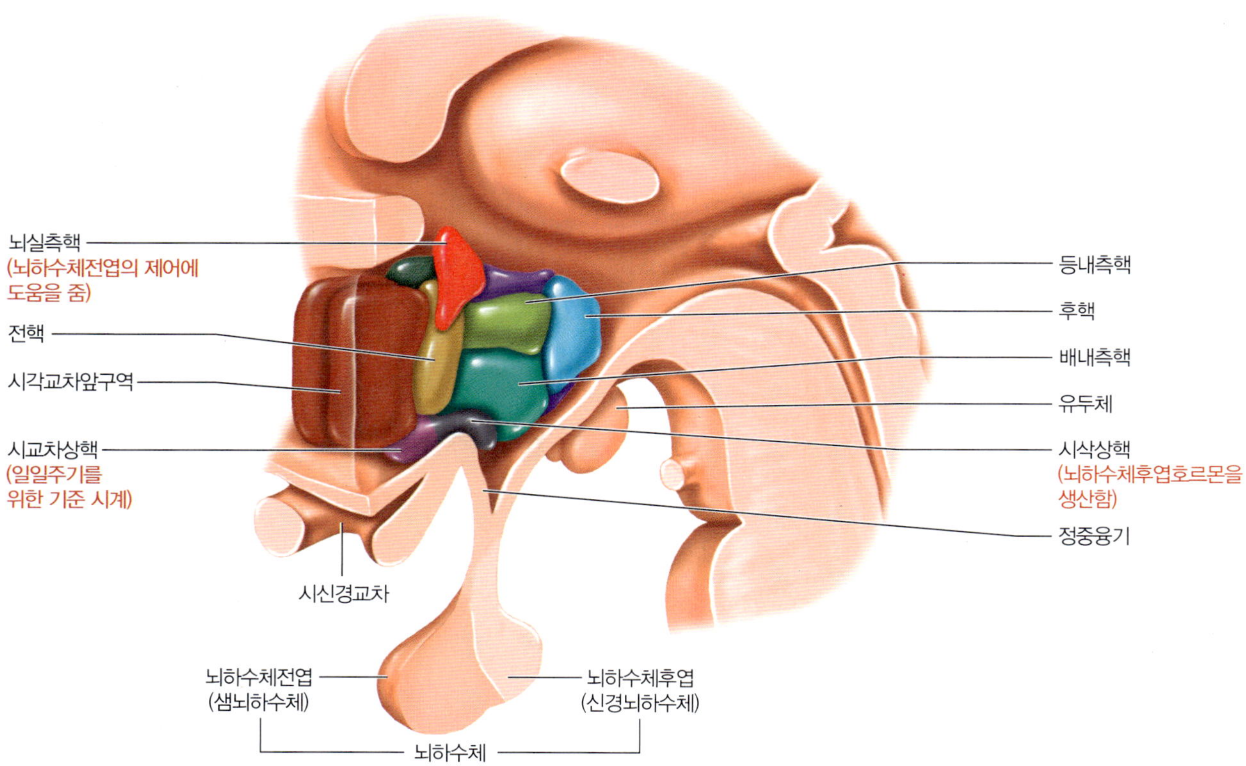

그림 5.14 시상하부 내의 일부 핵의 다이어그램. 신경세포 세포체로 구성된 시상하부 핵은 기능이 다르다(일부는 빨간색 글꼴로 표시됨).

며 제3뇌실 외측 벽의 일부와 바닥을 형성한다. 작지만 극도로 중요한 뇌 영역에는 허기, 갈증, 체온 조절, 뇌하수체로부터의 호르몬 분비를 관장하는 신경중추가 자리잡고 있다(그림 5.14). 또한 시상하부 내의 중추들은 수면, 각성, 성적 각성 및 행위 그리고 공포, 분노, 통증, 즐거움과 같은 감정의 조절에 기여한다. 뇌간 연수와의 연결을 통해 작용하는 시상하부는 다양한 감정 상태에 대한 내장 반응 유발에 도움이 된다. 감정의 조절에서 시상하부는 변연계와 함께 작용한다.

자율계 조절

시상하부의 여러 영역에 대한 실험적 자극은 공격성, 성적 행동, 허기 또는 포만감의 자율 반응 특징을 유발할 수 있다. 예를 들어, 외측 시상하부에 대한 만성적 자극은 동물로 하여금 섭취를 하고 비만이 되게 만들 수 있는 반면, 내측 시상하부에 대한 자극은 섭취를 억제시킨다. 다른 영역들은 갈증 및 뇌하수체후엽으로부터의 항이뇨호르몬(ADH)의 분비를 자극하는 삼투수용체를 가지고 있다.

또한 시상하부에는 인체의 "온도계"가 위치한다. 교감과 부교감 반사의 조율은 시상하부에 의한 신체 반응 및 내분비 반응과 통합된다. 시상하부 활동은 더욱더 상층의 대뇌중추의 영향을 받는다.

뇌하수체 조절

뇌하수체(pituitary gland)는 시상하부 바로 아래에 위치한다. 또한 뇌하수체후엽은 간뇌의 하향성장으로부터 배아적으로 유도되며 전체 뇌하수체는 줄기를 통해 간뇌와 계속 연결된다. **시삭상핵**과 **뇌실측핵** 내의 신경세포들은 두 개의 호르몬, 즉 **바소프레신**으로도 알려진 **항이뇨호르몬**(antidiuretic hormone, ADH)과 **옥시토신**(oxytocin)을 생산한다. 이 두 호르몬은 시상하부-뇌하수체의 관을 거쳐 **신경뇌하수체**(neurohypophysis)로 이동된 후에 저장되고 시상하부 자극에 대한 반응으르 분비된다. 옥시토신은 출산 중 자궁의 수축을 자극하고 ADH는 신장을 자극해 수분을 재흡수하여 배출되는 소변량을 감소시킨다. 시상하부의 신경세포도 혈류에 의해 **샘뇌하수체**(adenohypophysis)로 이동되는 **방출호르몬**(releasing hormone)과 **억제호르몬**(inhibiting hormone)으로 알려진 호르몬들을 생산한다. 이러한 시상하부 방출호르몬 및 억제호르몬들은 뇌하수체전엽의 호르몬 생산 및 분비 능력을 조절하며 이를 통해 다른 내분비샘들을 조절한다.

일일주기 조절

전방 시상하부 내 양쪽에 **시교차상핵**(suprachiasmatic nuclei, SCN)이 위치한다. SCN은 신체의 **일일주기**(circadian rhythms, 라틴어 circa=약, diem=일) 최고 조절자로서 기능한다. 이러한 과정은 생리학적 과정으로서 약 24시간 간격으로 반복되는 대사작용, 수면, 체온, 혈압, 호르몬 분비 등이 포함된다. 이러한 것들이 적절하게 기능하기 위해서는 SCN의 신경세포 시계가 주/야 순환에 동기화되어야 한다.

SCN은 망막시상하부로에서 광(빛) 정보를 받아 시상, 궁상핵, 편도체, 다른 뇌 부위뿐만 아니라 시상하부의 다른 핵으로 신경을 통해 보낸다. SCN은 이러한 신경계 출력을 통해 체온, 수유, 운동활동(동작), 자율신경계, 내분비샘 분비의 일일주기에 영향을 미친다. SCN은 자율신경을 통해 간과 다른 내장기관의 일일주기를 조절할 수 있다. SCN은 뇌하수체전엽의 분비에 간접적인 영향을 미침으로써 부신을 동반한 코르티솔의 분비에서 일일주기를 생성한다.

교감신경을 통한 SCN의 조절 때문에 **멜라토닌**(melatonin)은 저녁에 **송과샘**에서 가장 많이 분비된다. 멜라토닌은 일일주기의 주요 조절자이다.

5.4 중뇌와 능형뇌

중뇌와 능형뇌는 감각경로와 운동경로를 위한 많은 중계중추를 포함하고 있으며, 특히 골격 동작에 대한 뇌 제어에 중요하다. 연수에는 호흡과 심혈관 기능을 제어하는 중추들이 있다.

중뇌

중뇌(mescencephalon 또는 midbrain)는 간뇌와 뇌교 사이에 있다. **사구체**(corpora quadrigemina)는 네 개의 둥글게 융기된 부분으로서 중뇌의 등 표면에 위치해 있다. **상구**라고 일컬어지는 상단에 있는 둔덕 두 개는 시각 반사에 관여하며, 바로 아래에 있는 **하구**는 청각 정보의 중계중추 역할을 하는 핵이다. 또한 중뇌는 대뇌각, 적핵, 흑질, 기타 핵을 포함한다.

중뇌에는 뇌의 다른 부위에 투사되는 도파민 작동성(도파민 방출) 신경세포의 두 가지 시스템이 있다. **흑질선조체계**는 **흑질**(substantia nigra)에서 기저핵의 선조체로 투사한다. 이 시스템은 운동 협응에 필요한 것이며, 이러한 섬유가 퇴행하여 파킨슨병을 발생시키는 것을 말한다.

중뇌(흑질과 복측 피개부위)의 다른 도파민 신경세포는 전뇌의 변연계에 도파민 작동성 입력을 투사하는 **중간변연계**(mesolimbic

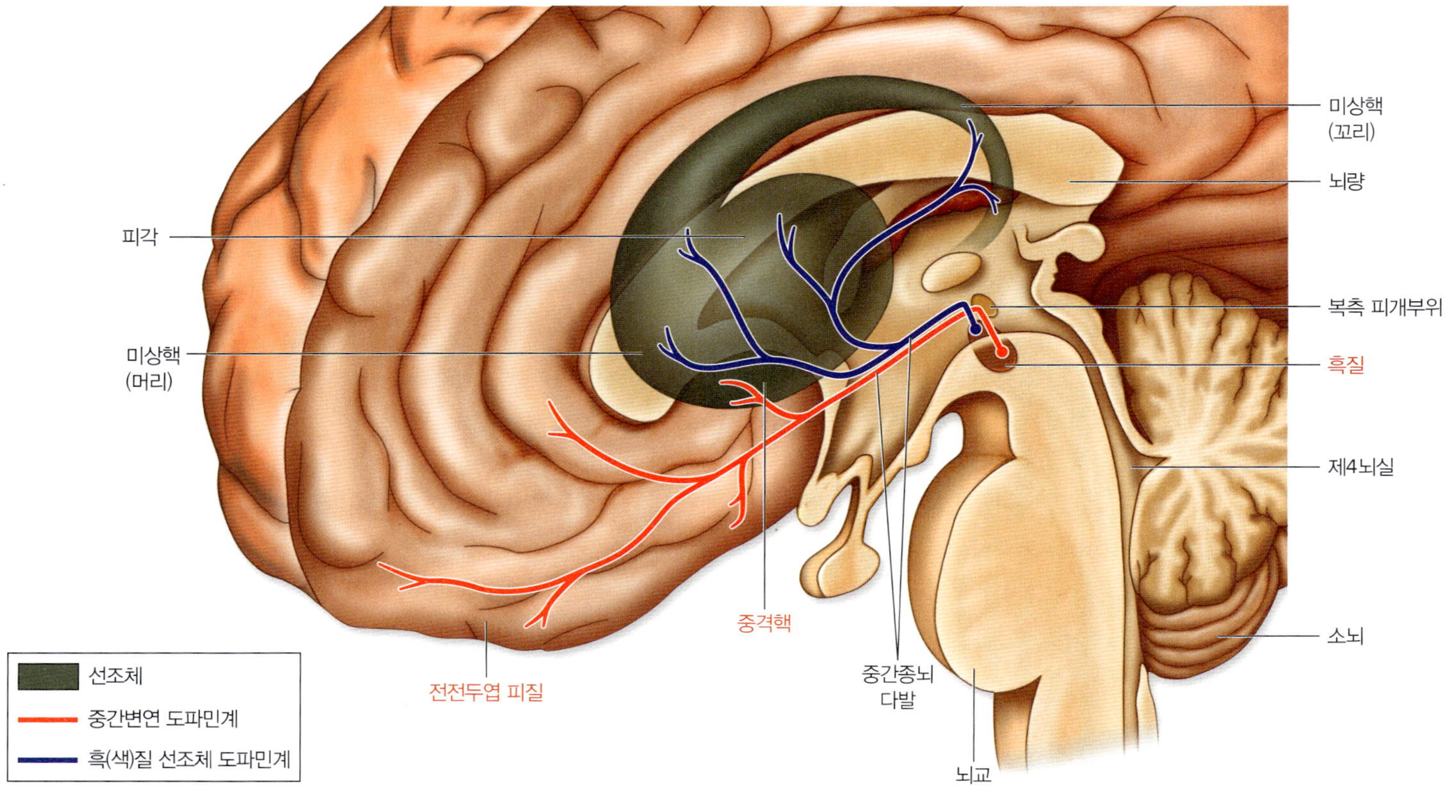

그림 5.15 뇌의 도파민성 경로. 도파민을 신경전달물질로 사용하는 축삭(도파민 작용성)은 중뇌의 흑질과 선조체의 시냅스를 남긴다. 이것은 운동 제어에 사용되는 흑질 선조체계이다. 중뇌에서 중격의 지핵 및 전전두엽 피질까지의 도파민성 축삭은 감정적 보상에서 기능하는 중간변연계를 구성한다.

system)의 일부이다(그림 5.15). 이 시스템은 행동 보상(목표지향적 행동 강화)에 관여하며, 약물 중독, 식품 중독, 정신 질환과 관련이 있다.

가장 잘 연구된 뇌 보상 시스템의 경로는 중뇌의 핵질에서 **중격핵**(nucleus accumbens)으로 투사되는 도파민성 신경세포이다. 중격핵은 미상핵의 머리(head)가 두부 경막과 만나는 곳에 위치해 있는 각 반구에서의 신경세포 집합체이다. 중격핵은 복부 선조의 일부이긴 하지만 감정 보상에서 하는 기능 때문에 변연계의 일부로도 간주될 수 있다. 하지만 중뇌로부터의 도파민 작동성 신경세포는 서로 신경 상호작용을 하고 보상 시스템에 참여하는 전전두엽 피질, 편도체, 해마, 다른 뇌 부위로도 투사한다.

많은 중독성 약물의 보상 효과는 중격핵에서 분비되는 도파민이 빠르게 증가하기 때문인 것으로 추정된다. 중격핵은 다른 변연계 구조(편도체, 해마, 전두 피질)로부터 감정 관련 정보를 받아 선조체(미상핵과 담창구)로 보낸다. 이를 통해 중격핵은 감정을 동기부여 행동과 연관시킬 수 있다.

능형뇌

능형뇌(rhombencephalon 또는 hindbrain, 후뇌)는 뒷골과 수뇌 등 두 가지 부위로 구성된다.

뒷골

뒷골은 뇌교와 소뇌로 구성된다. **뇌교**(pons)는 뇌의 아래쪽, 중뇌와 연수 사이에서 둥글게 융기된 것(bulge)으로 보일 수 있다(그림 5.16). 뇌교의 표면섬유는 소뇌로 연결되며, 더 깊은 섬유는 연수에서 뇌교를 통하여 중뇌로 지나가는 운동 및 감각관의 일부이다. 뇌교 안에는 삼차신경(V), 외전신경(VI), 안면신경(VII), 전정와우신경(VIII) 등 특정 뇌신경과 관련된 여러 가지 핵들이 있다. 뇌교의 다른 핵들은 연수의 핵과 협응하여 호흡을 조절한다. 뇌교에 있는 두 가지 호흡 제어중추는 **지속흡입중추**와 **호흡조절중추**로 알려져 있다.

소뇌(cerebellum)는 대뇌와 마찬가지로 핵이 있는 외부 회색 피질(뇌의 다른 부위보다 신경세포가 더 많은)과 내부 백질로 된 두 개의 반구로 구성된다. 소뇌는 손가락을 코에 대는 것, 음식용 포크를 입에 가져가는 것, 호주머니나 지갑에서 열쇠를 찾는 것과 같이 유연하

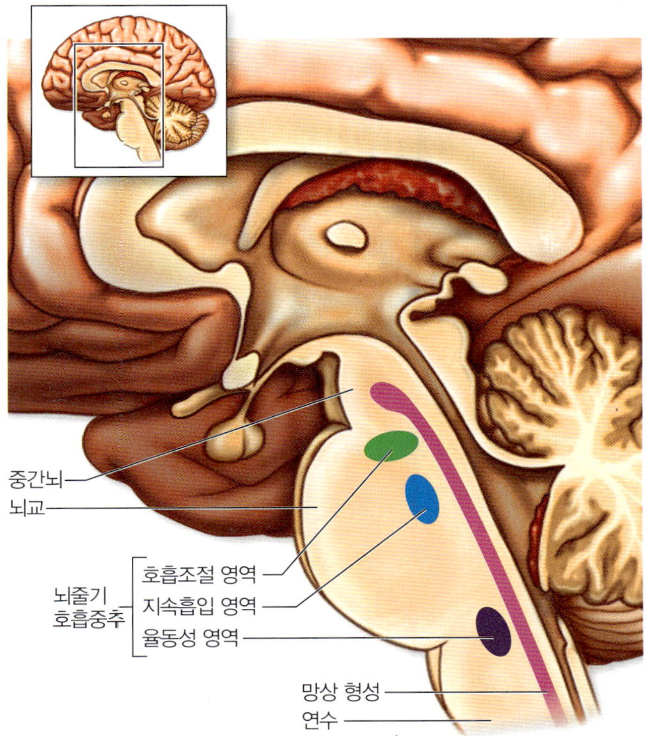

그림 5.16 뇌줄기의 호흡조절중추. 이들은 호흡에 필요한 운동신경을 제어하는 뇌교 및 연수 내의 핵이다. 망상 형성의 위치도 표시되었다.

고 목표지향적인 동작에 필요하다. 소뇌는 자세와 균형을 유지하고 새로운 동작 활동을 배우는 데에도 필요하며, 자율기능과 인지 기술에 기여한다. 소뇌는 고유감각기(관절, 힘줄, 근육 수용체)로부터 입력을 받아, 대뇌피질의 기저핵과 운동부위와 협응하여 신체 동작을 조정한다.

수뇌

수뇌는 **연수**(medulla oblongata)라는 단 하나의 구조로 이루어져 있다. 길이가 약 3 cm(1인치)인 수질은 위로는 뇌교, 아래쪽으로는 척수와 연결되어 있다. 척수와 뇌 사이의 통신을 제공하는 모든 하행 및 상행 섬유관은 수질을 통과해야 한다. 이들 섬유관 중 많은 수는 **피라미드**(pyramids)라고 불리는 수질의 융기된 삼각형 구조에서 반대쪽을 지나간다. 그래서 뇌의 왼쪽은 신체의 오른쪽으로부터 감각정보를 수신하고 그 반대의 경우도 마찬가지이다. 이와 비슷하게, 섬유의 교차 때문에 뇌의 오른쪽은 신체의 왼쪽 부분의 운동활동을 제어하고 그 반대의 경우도 마찬가지이다.

수질은 호흡 및 심혈관 반응을 조절하는 신경세포 그룹을 포함한다. 따라서 그들은 생명 유지에 필수적인 중추이다. **혈관운동중추**(vasomotor center)는 혈관의 자율신경분포를 제어한다. 혈관운동중추와 밀접하게 관련된 **심장조절중추**(cardiac control center)는 심장의 자율신경을 조절하고 수질의 **호흡중추**(respiratory center)는 뇌교의 중추와 함께 호흡을 통제한다.

수면과 각성에서의 망상활성계

수면 및 각성의 정상주기는 뇌교로부터 상호연결된 신경군인 중뇌 **망상 형성**(reticular formation)까지 흐르는 신경경로의 활성화와 억제에 달려 있다. 이것은 **망상활성계**(reticular activating system, RAS)로 알려진 상승 각성 시스템을 구성한다.

RAS에는 시상에 투사되는 뇌줄기의 콜린성 신경세포(ACh를 분비하는 신경세포)의 그룹이 포함된다. 이러한 신경세포는 감각정보가 시상에서 대뇌피질로 전달되는 것을 향상시킨다. 시상하부와 기존 전뇌에 위치한 다른 RAS 신경세포 그룹은 신경전달물질(도파민, 노르에피네프린, 히스타민, 세로토닌)을 분비하고 대뇌피질의 다양한 위치로 투사한다(그림 5.17).

RAS의 이러한 각성 신경경로는 억제 신경전달물질인 GABA를 분비하는 시상하부의 **복외측 시각전핵**(VLPO)에 위치한 또 다른 신경세포 그룹에 의해 억제된다. VLPO와 다른 GABA 분비 신경세포의 활동은 수면의 깊이에 따라 증가하며, 이러한 신경세포는 수면을 유발 및 안정화시키는 것으로 여겨진다. VLPO의 억제 신경세포와

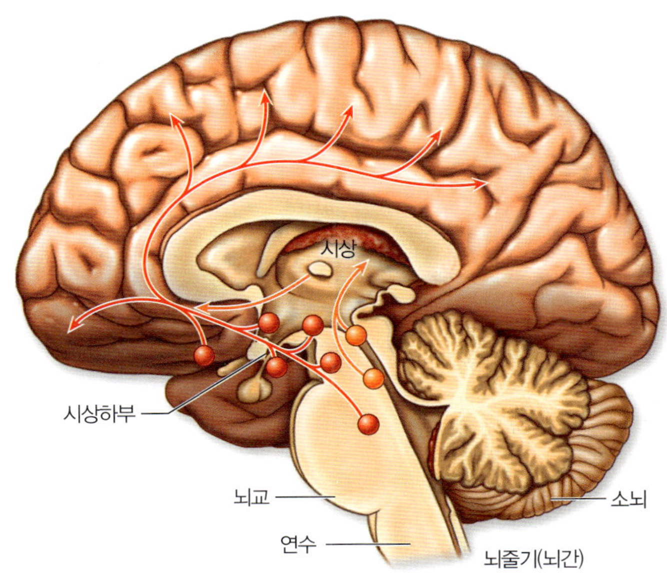

그림 5.17 망상활성계(RAS). 주황색으로 표시된 신경세포 그룹은 시상에 투사되어 시상에서 전달된 감각정보에 대한 대뇌피질의 각성을 향상시킨다. 빨간색으로 표시된 신경세포 그룹은 대뇌피질의 다양한 위치로 투사되고 더 직접적으로 대뇌피질을 자극하여 감각정보를 상승시킨다. RAS의 활성은 각성을 촉진하고, RAS의 억제는 수면을 촉진한다.

모노아민 신경전달물질을 분비하는 각성 신경세포는 상호억제함으로써 잠드는 것과 깨어나는 것을 제어하는 스위치 역할을 하는 것으로 알려져 있다.

5.5 척수로

신체 대부분의 감각정보는 척수 자극을 수행하는 섬유의 상승로를 통해 뇌로 전달된다. 뇌가 운동활동을 지시할 때, 이러한 지시는 섬유의 하강로에서 척수를 따라 내려가는 신경 자극의 형태를 띤다.

척수는 두개골의 흉골 부위에서 첫 번째 요추까지 이어진다. 회백질이 백색 물질 위에 피질을 형성하는 뇌와 달리, 척수의 회백질은 중심에 위치하며 백색 물질로 둘러싸여 있다. 척수의 중앙 회백질은 **복각등쪽**이 2개이고 **복각배쪽**이 2개(또는 각각 전방 뿔과 후방 뿔이라고도 함)인 H자 형태로 배열되어 있다. 척수의 백색 물질은 상승 및 하강섬유로로 구성된다. 이들은 **섬유단**이라고 하는 백색 물질의 6개 줄로 배열되어 있다.

상승로

상승섬유로는 피부 수용체, 고유감각기(근육 및 관절 수용체), 내장 수용체의 감각정보를 전달한다. 몸의 오른쪽에서 시작되는 대부분의

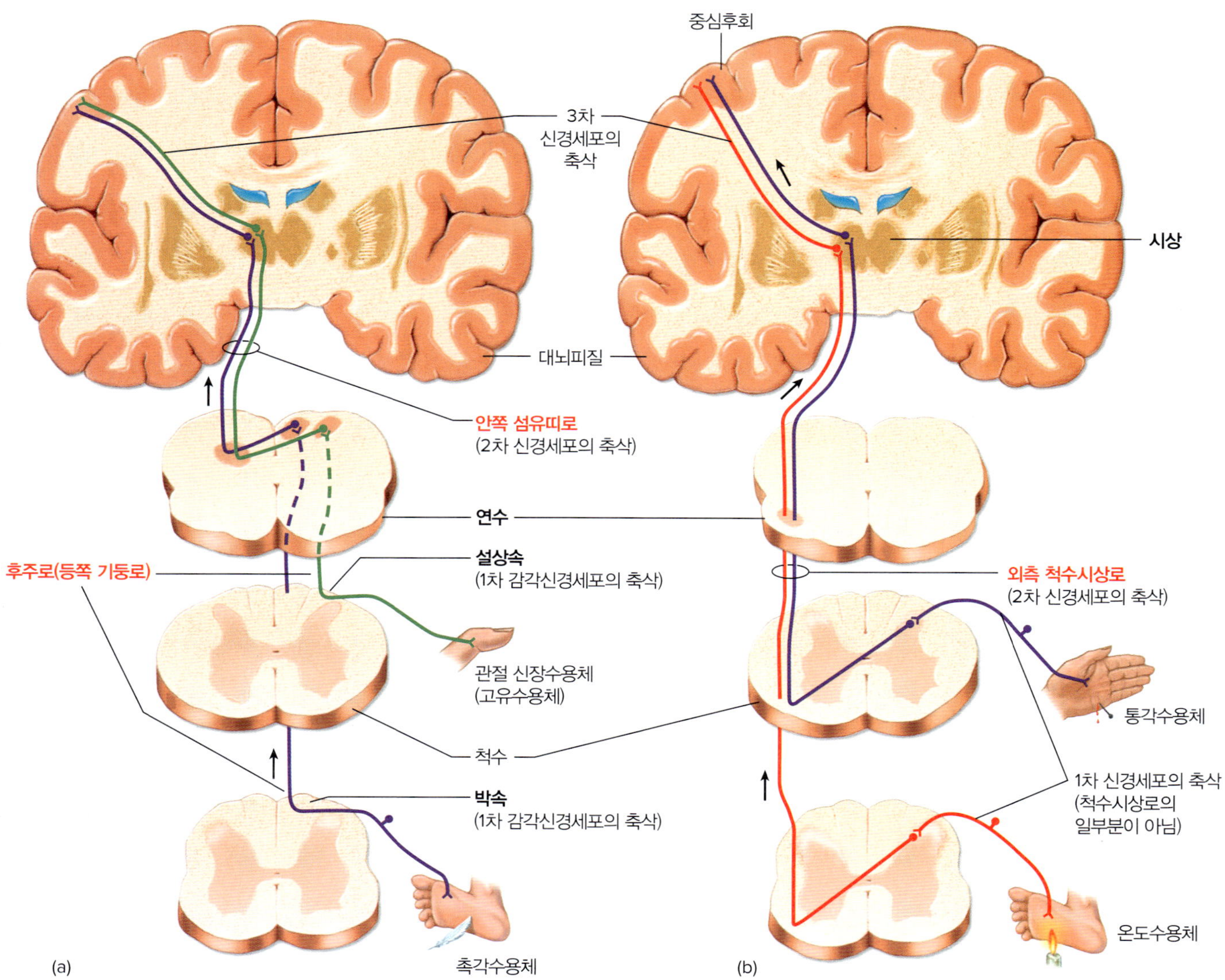

그림 5.18 감각정보를 전달하는 상승로. 이 정보는 3차 신경세포에 의해 대뇌피질로 전달된다. (a) 배주내모대결로, (b) 외측 척수시상로이다.

감각정보는 서로 교차하여 결국 이 정보를 분석하는 뇌의 왼쪽 부위에 도달한다. 마찬가지로, 몸의 왼쪽에서 발생하는 정보는 결국 뇌의 오른쪽에서 분석된다. 일부 감각 양상의 경우에 이러한 교차는 척수에서 일어난다(그림 5.18).

하강로

뇌에서 시작되는 하강섬유로는 **피질척수로**라고도 하는 **추체로**(pyramidal tracts)와 추체외로(extrapyramidal tracts) 두 개의 주요 그룹으로 구성된다. 추체로는 대뇌피질에서 척수까지 시냅스 중단 없이 바로 내려온다. 이러한 추체로에 섬유를 기여하는 세포체는 주로 **일차 운동피질**(primary motor cortex)을 형성하는 **중심전회**에 위치해 있다.

추체로 섬유의 80~90%는 연수의 피라미드에서 교차하며(따라서 "추체로"라는 이름이 명명됨) **외측 피질척수로**를 따라 내려간다. 나머지 교차하지 않은 섬유는 척수에서 교차하는 **전피질척수로**를 형성한다. 전피질척수로의 운동섬유는 주로 복부 근육과 척추를 안정화시키는 근육과 같은 축 골격의 근육을 제어한다. 교차하는 섬유 때문에, 우뇌는 몸의 왼쪽에 있는 근육조직을 제어하는 반면(그림 5.19), 좌뇌는 우측 근육조직을 제어한다.

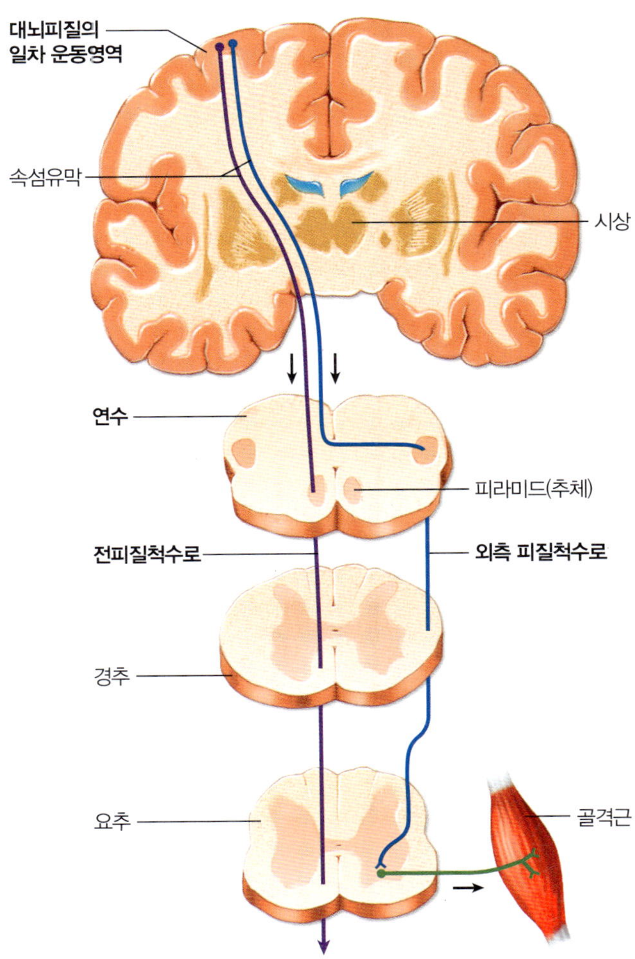

그림 5.19 하강 추체(피질척수) 운동로. 이 관에는 대뇌피질의 중심전회에서 척수로 내려가는 축삭이 포함되어 있어 척수 연합신경세포와 하부 운동신경세포와 시냅스를 생성한다.

하강 운동로의 교차 때문에, 우대뇌반구(특히 두정엽)가 손상된 사람들은 대부분 몸의 왼쪽에 운동결함이 있다. 하지만 좌반구 두정엽에 병변이 있는 환자들은 양손의 원활한 운동활동에 문제가 있는 경우가 많다. 좌반구는 뇌량을 경유하는 우반구의 뇌량을 통해 왼쪽 손을 간접적으로 제어하는 것으로 보인다. 또한 우반구는 운동행동의 제어에 있어서 좌반구와 교차 소통하는 것으로 믿어지지만, 그 기여도에 대해서는 아직 잘 파악되지 않은 상태이다.

나머지 하강로는 **추체외로 운동로**(extrapyramidal motor tracts)이다. 이것은 뇌간에서 시작되며, 주로 흑질과 시상에 의해서 뿐만 아니라 선조체의 운동회로 구조에 의해서도 제어된다. 만약 실험동물의 추체로가 절단된 경우 대뇌피질, 소뇌 및 기저핵의 전기 자극으로 여전히 운동을 수행할 수 있다. 이러한 움직임을 일으키는 하강섬유는 추체외로 운동로이어야 한다. 이 운동 제어에 관여하는 대뇌피질, 기저핵 및 소뇌의 영역들은 수많은 시냅스 사이 상호연결되어 있으며 추체외로를 발생시키는 핵의 자극 또는 억제를 통해 간접적으로만 운동에 영향을 미칠 수 있다.

5.6 뇌신경과 척수신경

중추신경계는 뇌와 척수에서 중추신경계를 빠져나가는 신경을 통해 신체와 소통한다. 이 신경은 중추신경계 외부에 위치한 세포체의 집합체와 함께 말초신경계를 구성한다.

말초신경계(PNS)는 신경(축삭돌기의 집합체)과 관련된 신경절(세포체의 집합체)로 구성된다. 중추신경계는 말초신경계 없이 작동할 수 없다.

뇌신경

12쌍의 **뇌신경**(cranial nerves) 중 2쌍은 전뇌에 위치한 신경세포 세포체에서 발생하고 10쌍은 중뇌와 후뇌에서 발생한다. 뇌신경은 로

마 숫자와 이름으로 명명된다. 로마 숫자는 신경이 뇌의 앞쪽에서 뒤쪽까지 몇 번째에 위치하는지를 나타낸다.

뇌신경은 감각신경, 운동신경, 혼합신경으로 분류된다. 혼합신경이라는 용어는 이 신경에 감각섬유와 운동섬유가 모두 포함되어 있음을 나타낸다. 특수 감각(예: 후각, 시신경)과 관련되어 있는 뇌신경은 감 각섬유로만 이루어져 있다. 이러한 감각신경세포의 세포체는 뇌에 위치하는 대신 감각기관 근처의 신경절에서 발견된다.

척수신경

31쌍의 **척수신경**(spinal nerves)이 있다. 이 신경들이 발생하는 척추의 위치에 따라 경추/목신경(8개), 흉추/가슴신경(12개), 요추/허리신경(5개), 천골/엉치신경(5개), 미추/꼬리신경(1개)로 분류된다.

각 척수신경은 감각섬유와 운동섬유로 구성된 혼합신경이다. 이 섬유들이 신경에 함께 묶여 있지만 그들은 신경이 척수에 부착되는 근방에서 분리된다. 이것은 각 신경의 두 "뿌리/회로"를 생성한다. **배근**(dorsal root)은 감각섬유로 이루어져 있고, **복근**(ventral root)은 운동섬유로 이루어져 있다(그림 5.20). **배근 신경절**(dorsal root ganglion)은 감각신경세포의 세포체를 포함한다. 그림 5.20에 보이는 운동신경세포는 골격근을 통과하는 체성운동신경세포이다. 그 세포체는 신경절에 위치하지 않고 대신 척수의 회백질 내에 포함되어 있다. 그러나 일부 자율운동신경세포의 세포체(불수의 효과기를 자극함)는 척수 외부의 신경절에 위치한다.

반사궁

그림 5.20은 **반사궁**(reflex arc)에 포함된 신경경로를 보여준다. 감각수용체의 자극은 감각신경세포에 의해 척수로 전도되는 활동전위를 유발한다. 이 예시에서 감각신경세포는 연합신경세포(연합뉴런)와 시냅스를 이루고 이는 차례로 체성운동신경세포와 시냅스를 이룬다. 이 체성운동신경세포는 그 후에 척수에서 근육으로 자극을 전달하고 반사적 수축을 자극한다. 뇌는 감각 자극에 대한 반사 반응에 직접적으로 관여하지 않는다는 점을 인식해야 한다.

일부 반사궁은 이보다도 간단하다. 근육신전반사(예: **무릎반사**)에서 감각신경세포는 운동신경세포와 직접 시냅스를 형성한다.

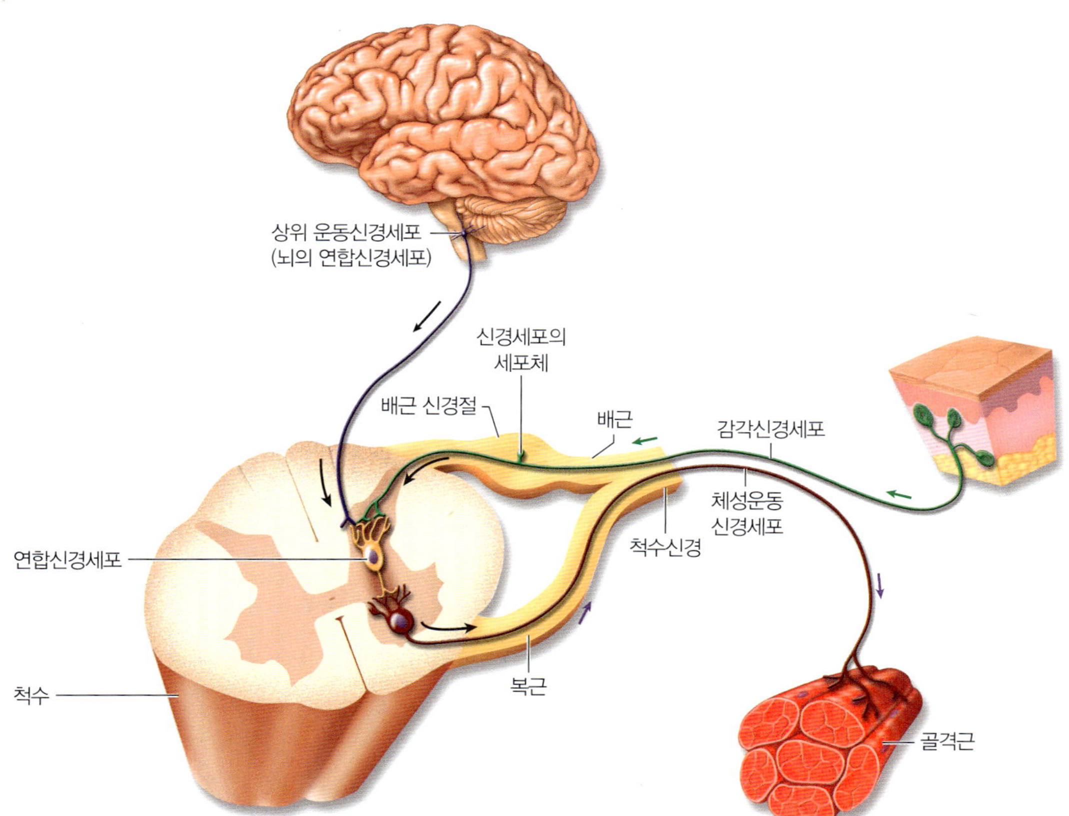

그림 5.20 체세포 운동신경세포의 활성화. 체세포 운동신경세포는 여기에 표시된 것처럼 척수 연합신경세포(연합뉴런)에 의해 자극되거나 뇌를 포함하지 않는 반사궁의 감각신경세포에 의해 직접 자극될 수 있다. 척수 연합신경세포와 운동신경세포는 또한 뇌의 운동 영역에 위치한 상위 운동신경세포라고 하는 연합신경세포에 의해 자극될 수 있다. 이는 골격근의 자발적인 제어를 제공한다.

요약

1. 배아의 발생 동안 뇌의 5개 영역(단뇌, 간뇌, 중뇌, 뒷골 및 수뇌)이 형성된다.
2. 단뇌와 간뇌는 전뇌를 구성한다. 중뇌는 중뇌이고, 능형뇌(후뇌)는 뒷골과 수뇌로 구성된다.
3. 중추신경계는 속이 빈 관으로 시작하므로 뇌와 척수에 속이 빈 공간이 있다. 뇌의 빈구멍은 뇌실로 불린다.
4. 대뇌는 뇌량이라고 하는 큰 섬유로로 연결된 두 개의 반구로 구성된다.
5. 그 두 대뇌반구는 대뇌 편측화라고 하는 기능의 일부 특수화를 보인다. 대부분의 사람들에서 좌반구는 언어와 분석 능력에서 우세한 역할을 하고 우반구는 패턴 인식, 작곡, 노래, 얼굴 인식에서 더 중요하다.
6. 왼쪽 대뇌피질의 특정 영역은 언어 능력에 중요한 역할을 하는 것으로 보인다. 이러한 영역이 손상되면 특징적인 실어증이 발생한다.
7. 변연계와 시상하부는 다양한 감정의 중심으로 생각되는 뇌의 영역이다.
8. 기억은 단기적 범주와 장기적 범주로 나눌 수 있다.
9. 간뇌는 시상, 시상상부, 시상하부, 뇌하수체를 포함하는 전두엽 영역이다.
10. 시상하부는 제3뇌실의 바닥을 형성하며, 뇌하수체는 시상하부 바로 밑에 위치해 있다.
11. 시상하부는 뇌하수체의 분비를 조절한다. 그것은 섬유로를 이용하여 뇌하수체후엽을 제어하며, 호르몬을 이용하여 뇌하수체전엽을 제어한다.
12. 중뇌에는 각각 시각 반사와 청각 반사와 관련되는 상구와 하구 그리고 전뇌의 선조체와 변연체에 투사되는 도파민 작동성 신경세포를 포함하는 핵이 들어 있다.
13. 뒷골에는 뇌교와 소뇌가 있다. 뇌교는 네 쌍의 뇌신경에 대한 핵을 포함하고 있으며, 소뇌는 골격 동작을 제어하는 데 중요한 역할을 한다.
14. 수뇌는 연수라는 단 하나의 부위로 구성된다. 연수는 호흡과 심혈관계의 제어와 같이 중요 기능의 조절을 위한 중추를 포함하고 있다.
15. 망상활성계(RAS)는 뇌교에서 중뇌까지 뻗어 있는, 상호연결되어 망상을 형성하는 신경세포들로 구성된 상승 각성 시스템이다.
16. 31쌍의 척수신경이 있다. 각 쌍은 감각섬유와 운동섬유를 포함하고 있다.

문제

1. 시상하브의 위치를 설명하고 그 기능을 나열하시오. 그것이 신경계와 내분비계를 연결하는 역할을 어떻게 수행하는지 설명하시오.
2. 여러 가지 유형의 기억을 구별하고, 각 유형에 관여하는 뇌 영역을 식별하시오.
3. 기저핵 또는 소뇌의 전기 자극은 골격 움직임을 일으킬 수 있다. 이러한 뇌 영역이 운동활동을 제어하는 경로를 설명하시오.
4. "뇌 분할" 환자가 대뇌반구의 기능에 대한 연구에 어떻게 기여했는지 설명하시오. 두 반구에서의 기능 편측화를 밝혀줄 몇 가지 실험을 제안하시오.
5. 연구자들이 단기 기억과 장기 기억을 구별하는 두 가지 이유를 제시하시오.
6. 우리는 골격근과 관련된 반사작용을 인식할 수 있는가? 이러한 인식은 반응에 필요한가? 반사작용과 자극에 대한 의식적 인식과 관련된 신경경로를 식별해서 설명하시오.
7. 망상활성계를 기술하고, 암페타민이 각성을 어떻게 유발하는지 그리고 알코올이 졸림증을 어떻게 유발하는지 설명하시오.

6 자율신경계

임상연구

소피아는 다가오는 시험으로 긴장했고 불안을 가라앉히기 위해 요골동맥에 손가락을 대고 맥박수를 낮추려고 집중했다. 눈을 감은 것이 기분이 좋았다! 그녀의 눈동자는 그날 아침 눈검사를 위해 확장되었다. 그녀는 코를 킁킁거리며 지갑에서 감기약을 꺼냈다. 감기약에는 고혈압 환자는 주의해야 한다는 경고와 함께 슈도에페드린이 포함되어 있었다. 그녀는 아테놀롤을 포함한 약물의 조합으로 혈압이 조절되고 있다고 믿었다. 시험이 시작될 때 그녀는 천식 흡입기를 한번 들이마시고 시험을 시작했다.

개요

6.1 불수의 효과기 신경조절

자율신경계는 심근, 평활근, 분비샘의 활동을 조절한다. 이 조절에서 자극은 중추신경계(CNS)에서 시작하여 두 번째 자율신경세포(자율신경세포)와 시냅스를 이루는 축삭을 따라 전달된다. 불수의 효과기를 자극하는 것은 경로상의 두 번째 신경세포의 축삭이다.

자율운동신경은 일반적으로 기능이 수의적 통제하에 있지 않은 기관에 연결되어 있다. 자율신경조절에 반응하는 효과기에는 **심근**(cardiac muscle), **평활근**(smooth muscle), **분비샘**(glands)이 있다. 이 효과기는 **내장기관**(visceral organ, 체강 내의 기관)과 혈관 일부이다. 자율신경지배의 불수의 효과는 체성운동신경을 통한 골격근의 수의적 제어와 대조된다.

자율신경세포

중추신경계로부터 자극을 전달하는 말초신경계(peripheral nervous system, PNS)의 신경세포는 **운동**(motor) 또는 **원심성 신경세포**(efferent neuron)으로 알려져 있다. 운동신경세포에는 체성과 자율성의 두 가지 주요 범주가 있다. 체성운동신경세포 CNS 내에 세포체를 가지고 있으며 수의적 통제하에 있는 골격근에 축삭을 보낸다.

단일 축삭을 통해 척수에서 신경근 연접까지 자극을 전달하는 체성운동신경세포와 달리 자율신경에 의한 운동 제어는 원심성 경로에 있는 두 개의 신경세포를 포함한다(그림 6.1). 신경세포 중 첫 번째는 뇌 또는 척수의 회백질에 세포체가 있다. 이 신경세포의 축삭은 효과기에 직접 신경을 연결하지 않고 대신 **자율신경절**(autonomic ganglion: 신경절은 CNS 외부에 있는 신경세포의 세포체 집합임) 안에서 두 번째 신경세포와 시냅스를 형성한다. 따라서 첫 번째 신경세포를 **신경절전 신경세포**(preganglionic neuron)라고 한다. **신경절후 신경세포**(postganglionic neuron)라 부르는 두 번째 신경세포에는 자율신경절에서 효과기까지 확장되는 축삭이 있으며 이 축삭이 불수의 효과기 세포와 시냅스를 형성한다(그림 6.1).

신경절전 자율신경섬유는 중뇌와 능형뇌 그리고 척수의 가슴 부위 상부부터 네 번째 엉치뼈(천골)까지에서 시작된다. 자율신경절은 머리, 목, 복부에 위치하며, 자율신경절 사슬은 척수의 오른쪽, 왼쪽과 평행하게 위치한다. 신경절전 섬유의 기원과 자율신경절의 위치는 자율신경계의 **교감신경부**(sympathetic division)와 **부교감신경부**(parasympathetic division)를 구별하는 데 도움이 된다.

내장 효과기

자율신경계는 분비샘, 평활근, 심근의 활동을 조절하는 데 도움을 주기 때문에 자율 조절은 대부분 신체 시스템의 생리에 필수적이다.

운동신경이 절단되면 이완마비 및 위축 상태에 들어가는 골격근과 달리 불수의 효과기관은 신경지배와 다소 독립적이다. 예를 들어, 평활근은 신경자극이 없을 때도 기본 긴장 상태를 유지한다. 자율신경의 손상은 표적조직을 자극에 대해 평소보다 더 민감하게 만든다. 이 현상을 **신경제거성과민증**(denervation hypersensitivity)이라 한다. 이런 보상적 변화는 예를 들어, 위 점막이 산을 분비하는 능력이 미주신경의 연결이 끊어진 후에도 회복될 수 있는 이유를 설명할 수 있다.

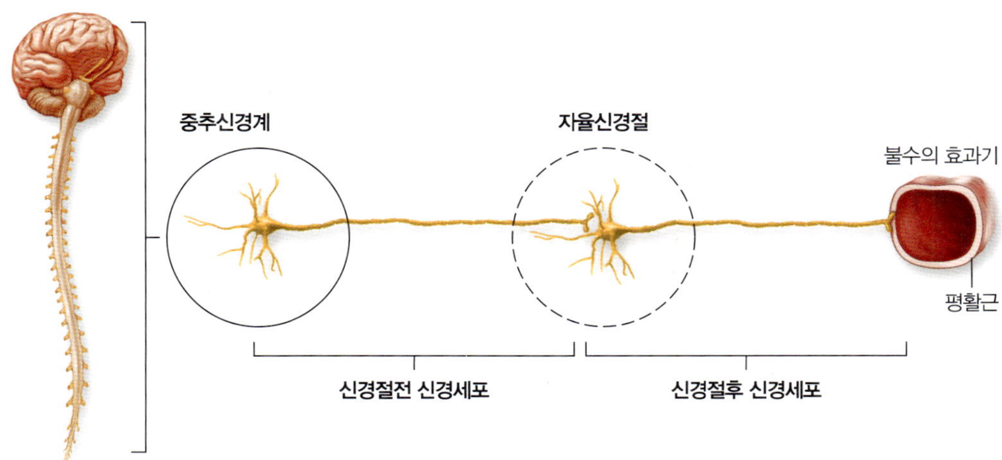

그림 6.1 자율신경계에는 신경절전 신경세포와 신경절후 신경세포가 있다. 자율신경계의 신경절전 신경세포는 CNS에 세포체를 가지지만, 신경절후 신경세포는 자율신경절 안에 세포체를 가진다. 교감신경부와 부교감신경부는 CNS 내의 신경절전 신경세포 세포체의 특정 위치와 신경절의 위치에서 서로 다르다.

고유한(내장된) 근 긴장도 외에도 심근과 많은 평활근은 자율성을 한 단계 더 발전시킨다. 이 근육은 신경자극이 없는 경우에도 근육 자체에서 시작되어 간극연접을 통해 이동하는 탈분극의 전기파에 대한 반응으로 율동적으로 수축할 수 있다. 자율신경분포는 이 고유 활동을 단순히 증가 또는 감소시킨다.

6.2 자율신경계의 부

교감신경계의 신경절전 신경세포는 척수의 흉부 및 허리뼈 부위에서 시작하여 축삭을 척수와 평행한 교감신경절로 보낸다. 부교감신경계의 신경절전 신경세포는 뇌와 척수의 천골(엉치뼈) 부위에서 시작하여 축삭을 효과기 내부 또는 근처에 있는 신경절로 보낸다.

자율신경계의 교감신경부와 부교감신경부는 공통으로 몇 가지 구조적 특징을 가지고 있다. 둘다 CNS에서 시작되는 신경절전 운동신경세포와 CNS 외부 신경절에서 시작되는 신경절후 운동신경세포로 구성된다. 그러나 신경절전 섬유의 특이적 기원과 신경절의 위치는 자율 시스템의 두 부에서 다르다.

교감신경부

교감신경부(sympathetic division)는 자율신경계의 **흉요추부**(thoracolumbar division)라고도 하는데, 이는 신경절전 섬유가 첫 번째 흉추(등뼈, T1)에서 두 번째 요추(허리뼈, L2)까지, 척수신경의 배근(후근)에서 빠져나가기 때문이다. 대부분의 교감신경섬유는 체성운동섬유와 분리되어, 척수의 양쪽에 위치하여 **척추측신경절**(paravertebral ganglia)이라 부르는 두 줄의 교감신경절 내에서 신경절후 신경세포와 시냅스를 형성한다(그림 6.2). 각 줄에 있는 신경절은 서로 연결되어 있고, 양쪽 측면의 척수와 평행한 **교감신경절 사슬**(sympathetic chain of ganglia)을 형성한다. 신경절을 상호연결하는 신경섬유는 **교감신경간**(sympathetic trunk)을 형성한다.

수초화된 신경절전 교감신경 축삭은 척수신경의 복근(전근)에서 척수를 빠져나오지만, 곧 **백질교통지**(white rami communicantes)라고 불리는 짧은 경로 안에서 척수신경으로부터 여러 갈래로 갈라져 나간다. 각 교통지 안의 축삭돌기는 교감신경간으로 들어가 다른 부위의 신경절로 이동할 수 있고 신경절후 교감신경세포와 시냅스를 형성할 수 있다. 신경절후 교감신경세포의 축삭은 수초가 없으며, 척수신경으로 돌아가면서 **회색교통지**(gray rami communicantes)를 형성하고, 척수신경의 일부인 효과기로 이동한다(그림 6.3). 교감신경 축삭은 척수신경의 구성요소이기에 골격근과 신체의 피부에 널리 분포되어 혈관 및 기타 불수의 효과기에 신경을 분포(연결)하고 있다.

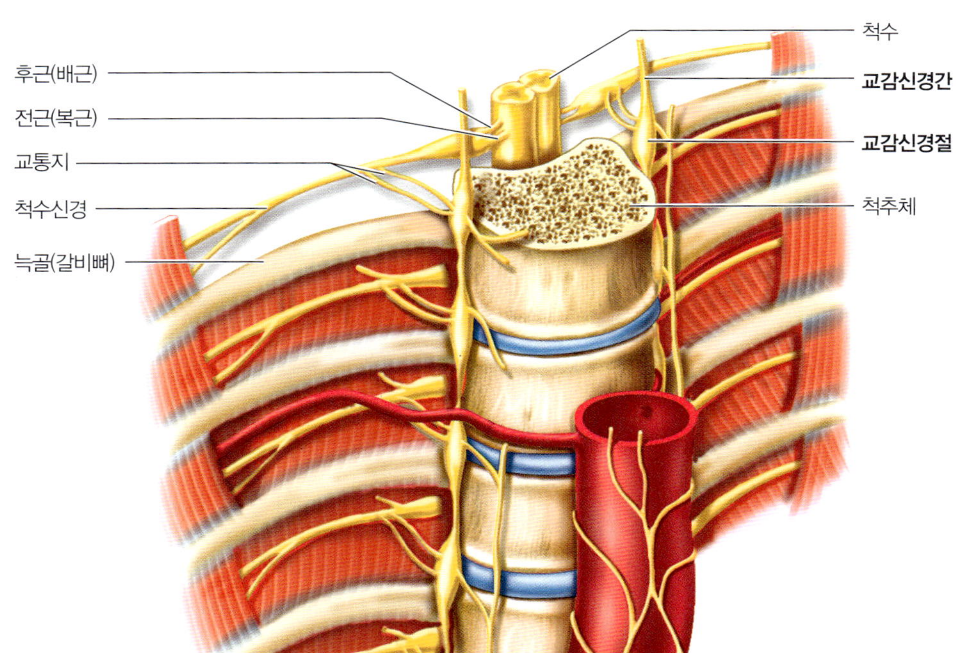

그림 6.2 척추측신경절의 교감신경 사슬. 이 그림은 교감신경절과 척주 및 척수의 해부학적 관계를 보여준다.

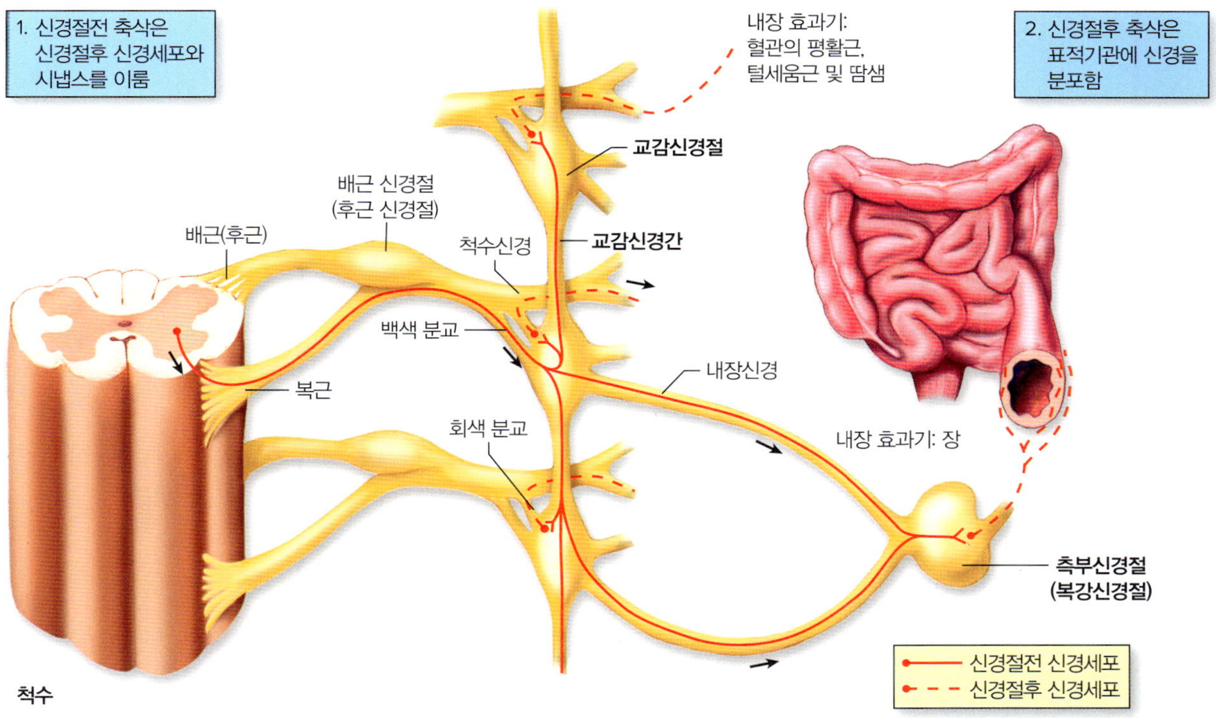

그림 6.3 교감신경세포의 경로. 신경절전 신경세포는 백색 분교(두 개의 분지 중 하나)의 교감신경 줄기로 들어간다. 일부는 그곳에서 시냅스를 이루고, 신경절후 축삭은 회색 분교를 떠나 척수신경과 다시 연결된다. 다른 것들은 시냅스 없이 교감신경절을 통과한다. 이들은 궁극적으로 복강신경절과 같은 측부신경절에서 시냅스를 이룬다.

척수에서 신경절로의 신호의 분산과 신경절 내에서 신호의 수렴은 거의 모든 신경절후 교감신경세포의 **대량 활성화**(mass activation)를 초래할 수 있다. 이 대량 활성화를 통해 전체 교감신경부가 어느 정도 활성화된 상태를 유지하고 있고, 또한 "투쟁 또는 도피" 상황에 대한 반응으로 활성도를 높일 수 있다. 그러나 대량 활성화가 항상 일어나지는 않는다. 특정 내장 자극(혈압, 혈액량, 혈장 삼투 농도의 변화)에 대한 반응으로 CNS는 심장과 신장으로 연결된 신경절후 교감신경 축삭의 활동을 적절히 증가시키거나 감소시켜 이런 기관이 변화에 대응하고 항상성을 유지하도록 한다.

부신

한 쌍의 **부신**(adrenal gland)이 각각의 신장 위에 있다. 각 부신은 외부 **피질**(cortex)과 내부 **수질**(medulla)의 두 부분으로 구성된다. 이 두 부분은 서로 다른 배아 기원, 다른 호르몬, 다른 조절기작을 가진 기능적으로 서로 다른 두 개의 분비샘이다. 부신피질은 스테로이드 호르몬을 분비한다. 부신수질은 교감신경계에 의해 자극을 받으면 호르몬인 **에피네프린**(epinephrin, 다른 이름으로 아드레날린)과 적은 양의 **노르에피네프린**(norepinephrin)을 분비한다.

부신수질은 변형된 교감신경절에 비유할 수 있다. 부신수질을 구성하는 세포는 신경절후 교감신경세포를 형성하는 것과 동일한 배아 조직(신경능선)에서 유래한다. 교감신경절과 마찬가지로 부신수질의 세포는 신경절전 교감신경섬유의 지배를 받는다(그림 6.4). 부신수질은 이 신경자극에 대한 반응으로 에피네프린을 혈액으로 분비한다. 에피네프린의 효과는 신경절후 교감신경 말단에서 방출되는 신경전달물질인 노르에피네프린의 효과와 상보적이다. 이런 이유와 더불어 부신수질은 교감신경계의 대량 활성화의 일부로 자극되기 때문에, 교감신경부와 부신은 종종 단일 **교감자율신경부신계**(sympathoadrenal system)으로 함께 묶인다.

부교감신경부

부교감신경부(parasympathetic division)는 자율신경계의 **뇌천골부**(craniosacral division)라고도 한다. 이는 신경절전 섬유가 뇌(특히 중뇌, 교뇌, 연수)와 척추의 두 번째에서 네 번째 천골(엉치뼈) 수준에서 시작되기 때문이다. 이런 신경절전 부교감신경섬유는 신경분포가 되어있는 기관 옆 또는 안에 있는 신경절에서 시냅스를 형성한다. **종점신경절**(terminal ganglia)이라 하는 이 부교감신경절은 효과기 세포와 시냅스를 형성하는 신경절후 섬유를 제공한다.

교감신경부 및 부교감신경부의 구조는 그림 6.4에 설명되어 있다. 대부분의 부교감신경섬유는 교감신경섬유와는 다르게 척수신경 내

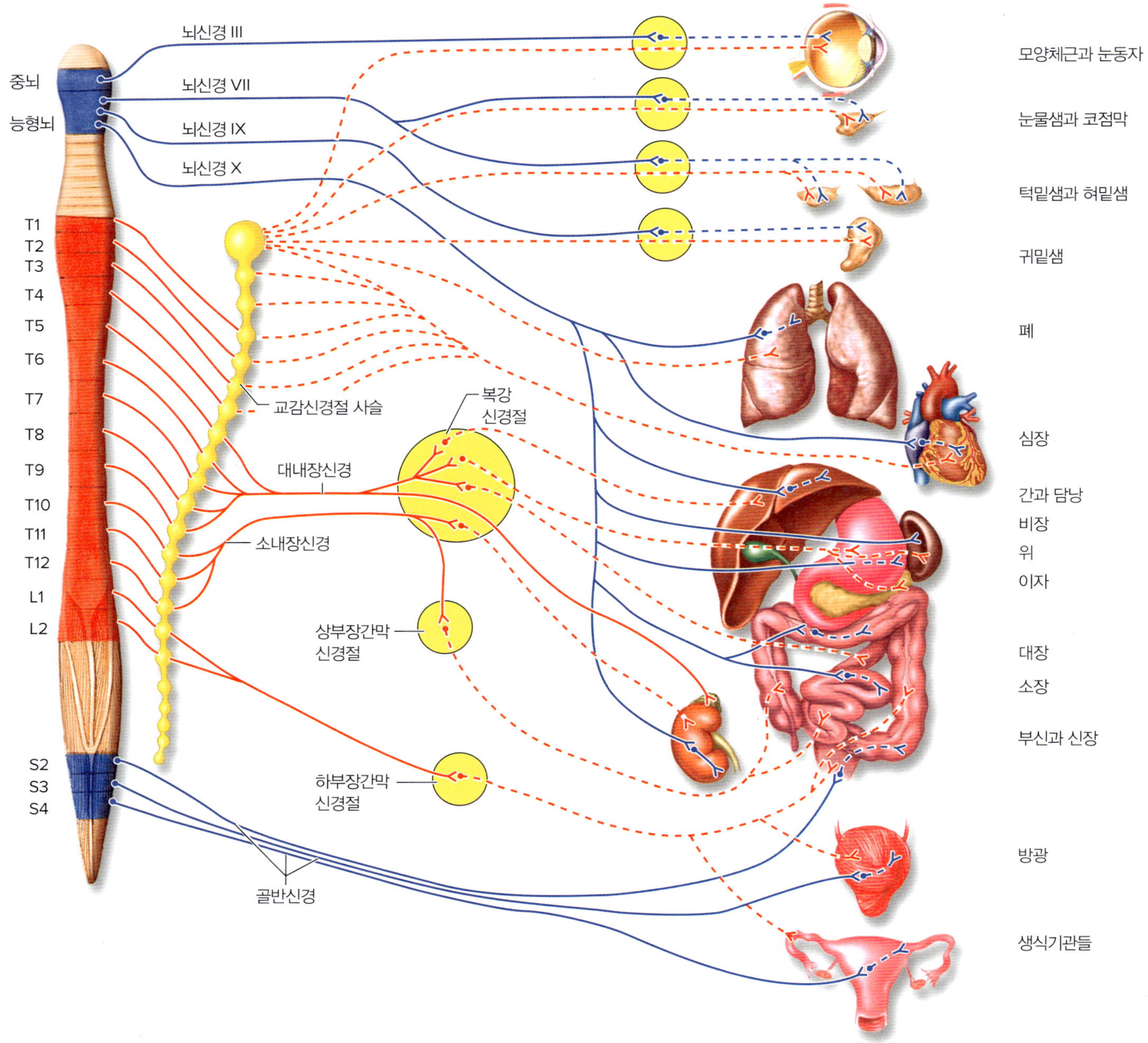

그림 6.4 자율신경계. 교감신경은 빨간색으로 부교감신경은 파란색으로 표시하였다. 실선은 신경절전 섬유를 나타내고 점선은 신경절후 섬유를 나타낸다.

에서 이동하지 않는다. 결과적으로 피부 효과기(혈관, 땀샘, 털세움근)와 골격근 내의 혈관에는 교감신경이 분포되어 있지만, 부교감신경은 분포되어 있지 않다.

12쌍의 뇌신경 중 4쌍에는 신경절전 부교감신경섬유가 있다. 이들은 **동안신경**(oculomotor, III), **안면신경**(facial, VII), **설인신경**(glossopharyngeal, IX), **미주신경**(vagus, X)이다. 이 뇌신경 중 첫 세 개의 부교감신경섬유는 머리에 있는 신경절에서 시냅스를 이룬다. 미주신경의 신경절전 축삭돌기는 신체의 광범위한 영역에 위치한 종점신경절에서 시냅스를 이룬다. 뇌신경 IX와 X는 감각축삭과 부교감신경 운동축삭이 포함된 혼합신경이다.

동안신경은 중뇌의 안구 운동 핵에서 기원하는 체성운동 및 부교감신경 섬유를 포함한다. 이 부교감신경섬유는 **모양체신경절**(ciliary ganglion)에서 시냅스를 형성하며, 신경절후 섬유는 눈의 홍채에 있는 모양체 근육과 수축섬유를 지배한다. 교뇌에서 시작되는 신경절전 섬유는 안면신경을 통해 **익구개신경절**(pterygopalatine ganglion)로 뻗어나가고 비점막, 인두, 구개 및 눈물샘으로 신경절후 섬유를 보낸다. 안면신경의 또 다른 섬유 그룹은 **하악신경절**(submandibular ganglion)에서 끝나며, 이 신경절은 신경절후 섬유를 턱밑과 혀밑의 침샘으로 보낸다. 설인신경의 신경절전 섬유는 **이신경절**(otic ganglion)에서 시냅스를 형성하고, 신경절후 섬유는 귀밑의 침샘을 지배한다.

연수의 핵에서 신경절전 섬유로 매우 긴 **미주신경**(뇌신경 X)이 형성되는데 이는 신체의 주요 부교감신경 분포를 제공한다. 이 신경절전 섬유는 목을 통해 흉강으로 이동하고 횡경막의 식도구멍을 통해 복강으로 이동한다. 각 영역에서 이런 신경절전 섬유 일부는 미주신경의 주요 줄기에서 분지되어 지배되는 기관 안에 있는 신경절후 신경세포와 시냅스를 형성한다. 따라서 신경절전 미주섬유는 상당히 길며, 심장, 폐, 식도, 위, 이자, 간, 소장, 대장의 상반부에 부교감신경을 분포시킨다.

6.3 자율신경계의 기능

자율신경계의 교감신경부는 주로 신경절후 신경세포에서의 노르에피네프린 방출과 부신수질에서의 에피네프린이 분비를 통해 신체의 "싸움 또는 도망" 반응을 활성화한다. 부교감신경부는 신경절후 신경세포에서 아세틸콜린 방출을 통해 길항 효과를 일으킨다.

자율신경계의 교감신경과 부교감신경은 다양한 방식으로 내장기관에 영향을 미친다. 교감신경부의 대량 활성화는 비상상황에서 격렬한 신체활동을 위해 신체를 준비한다. 심장박동수가 증가하고, 혈당이 상승하며, 혈액의 주된 흐름이 내장기관과 피부에서 골격근 쪽으로 전환된다. 교감신경부의 역할은 "**싸움-도망**(fight or flight)"이라는 문구로 적절하게 요약된다.

싸움-도망 반응이 교감신경의 대량 활성화를 자극하는 반면, 심혈관계와 신장에 대한 교감신경부의 더 맞춤화된 순간순간의 조절도 있다.

교감신경부의 싸움-도망 역할과는 달리 부교감신경부의 작용을 설명하는 보편적인 문구는 없다. 그러나 그 작용의 많은 부분이 교감신경의 작용과 반대이기 때문에 부교감신경의 작용 방향성은 **휴식과 소화**(rest and digest)로 설명할 수 있다.

부교감신경자극의 효과는 교감신경자극으로 생성되는 효과와 여러 면에서 반대이다. 그러나 부교감신경부는 일반적으로 한꺼번에 활성화되지 않는다. 별도의 부교감신경을 각각 자극하면 어느 경우는 심장이 느려지고, 다른 경우는 내장 혈관이 확장되며, 소화관 활동이 증가할 수 있다. 내장기관은 교감신경 및 부교감신경 활동에 다르게 반응한다. 이 두 부분의 신경절후 축삭이 서로 다른 신경전달물질을 분비하기 때문이다.

임상적용

교감신경흥분제(sympathomimetic drug)는 교감신경자극의 효과를 모방하는 약물이다. 이런 약물에는 자연에 존재하는 카테콜아민(에피네프린, 노르에피네프린, 도파민)과 그 유도체, 에피네프린과 노르에피네프린의 방출을 촉진하거나, 시냅스 틈에서 재흡수를 차단하거나, 분해를 차단하는 약물이 포함된다. 이런 약물 대부분은 의학적 용도로 사용되지만 남용되는 약물 중 일부도 교감신경흥분제이다. 암페타민과 그 유도체(메스암페타민, 메페드론)는 노르에피네프린의 시냅스 전 방출을 촉진한다. 코카인은 시냅스 전 말단으로의 재흡수를 차단한다. **교감신경흥분독성**(sympathomimetic toxicity)은 빈맥, 발한(땀이 많이 남) 및 고혈압을 유발할 수 있으며, 종종 약물 남용으로 인한 심정지 및 사망의 원인이 된다.

아드레날린성 및 콜린성 시냅스 전달

아세틸콜린(acetylcholine, ACh)은 모든 신경절전 축삭(교감신경 및 부교감신경)의 신경전달물질이다. 아세틸콜린은 또한 효과기 세포와의 시냅스에서 대부분의 부교감신경절후 축삭이 방출하는 전달물질이다(그림 6.5). 따라서 이런 시냅스에서의 전달을 **콜린성**(cholinergic)이라고 한다.

대부분의 신경절후 교감신경섬유에서 방출되는 신경전달물질은 **노르에피네프린**(norepinephrine, 노르아드레날린)이다. 따라서 이런 시냅스에서의 전달을 **아드레날린성**(adrenergic)이라고 한다. 그러나 몇 가지 예외가 있다. 골격근의 혈관을 조절하는 일부 교감신경섬유와 땀샘에 대한 교감신경섬유는 ACh를 방출한다(콜린성).

부신수질의 세포는 신경절후 교감신경세포와 발생학적으로 유사하기에 거기서 분비되는 호르몬이 에피네프린(약 85%)과 노르에피네프린(약 15%)이라는 것은 놀라운 일이 아니다. 에피네프린은 그림 6.6과 같이 노르에피네프린에 메틸(CH_3) 그룹이 추가되어 있다는 점에서만 노르에피네프린과 다르다. 에피네프린, 노르에피네프린, 도파민(CNS 내의 전달자)은 모두 아미노산 타이로신에서 파생되며 집합적으로 **카테콜아민**(catecholamine)이라고 한다(그림 6.6).

신경절후 자율신경세포의 축삭이 표적기관으로 들어가는 곳에 신경전달물질분자를 포함하는 **베리코시티**(varicosity)라고 하는 정맥류처럼 생긴 수많은 부풀어 오른 곳이 있다. 따라서 신경전달물질은

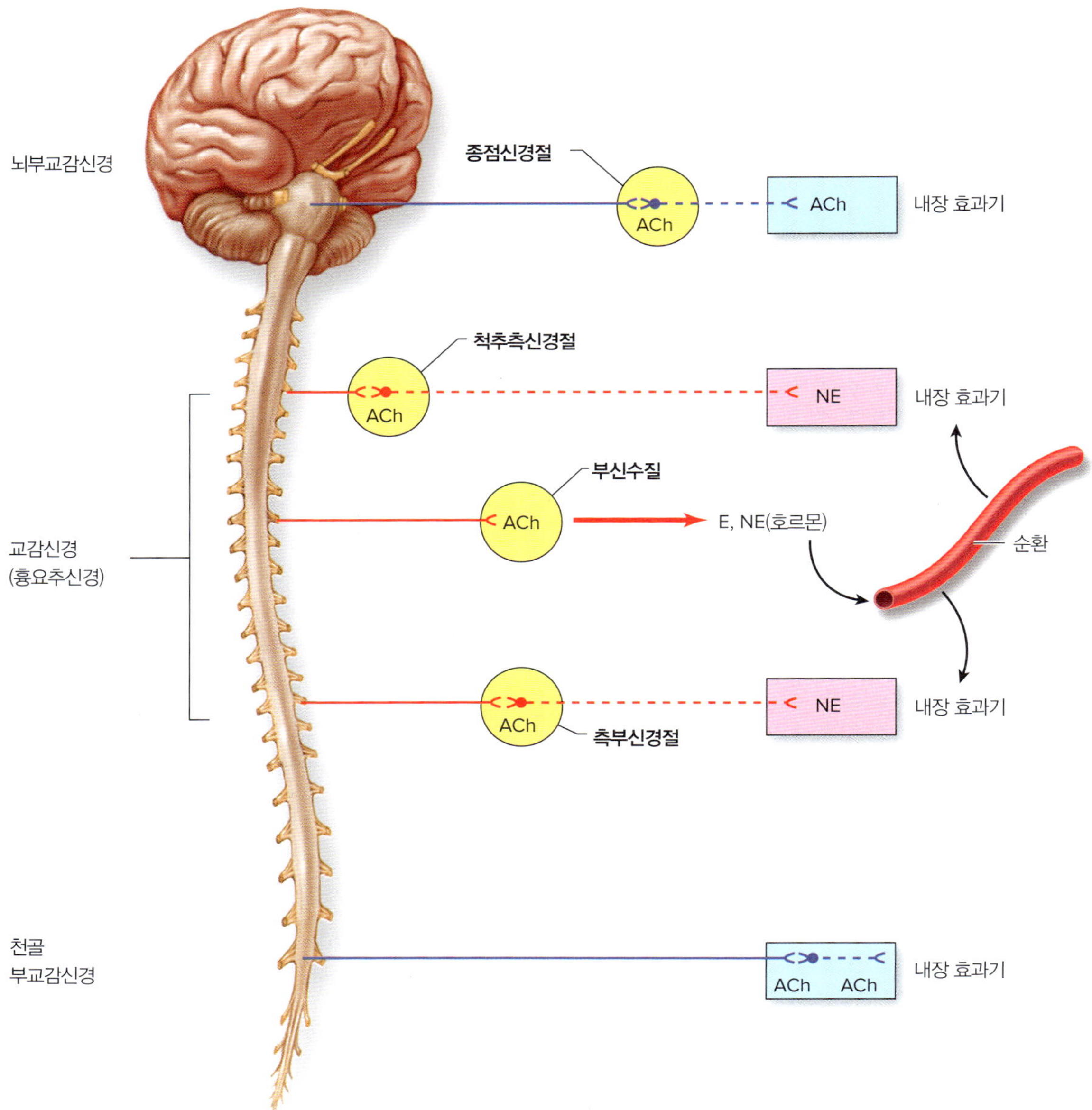

그림 6.5 자율운동계의 신경전달물질. ACh = 아세틸콜린, NE = 노르에피네프린, E = 에피네프린이다. ACh를 방출하는 신경을 콜린성이라고 한다. NE를 방출하는 신경을 아드레날린성이라고 한다. 부신수질은 에피네프린(85%)과 노르에피네프린(15%)을 호르몬으로 혈액으로 분비한다.

종점단추에서가 아니라 축삭의 길이를 따라 방출될 수 있다. 따라서 자율신경세포는 표적세포와 함께 **지나치는 시냅스**(synapses en passant)를 형성한다고 한다(그림 6.7). 교감신경 및 부교감신경 축삭은 종종 같은 표적세포를 신경지배하여 다른 효과(일반적으로 길항적인)를 촉진하는 다른 신경전달물질을 방출한다.

아드레날린 자극에 대한 반응

혈액 내 에피네프린 및 교감신경 말단에서 방출되는 노르에피네프린에 의한 아드레날린성 자극은 흥분성과 억제성 효과를 모두 가진다.

흥분성 및 억제성 효과는 동일한 신경전달물질에 의해 서로 다른 조직에서 생성될 수 있으므로, 반응은 효과기 세포의 특성에 따라 다른 것이다. 이런 차이는 서로 다른 조직에 카테콜아민 신경전달물질에 대한 서로 다른 막 **수용체단백질**의 존재에서 시작된다. 수용체단백질의 두 가지 주요 부류는 **알파-아드레날린 수용체**(α-adrenergic receptors)와 **베타-아드레날린 수용체**(β-adrenergic receptors)이다.

연구결과에 따르면 아드레날린 수용체의 각 부류에는 두 가지 주요 하위 유형이 있다. 이들 하위 유형은 아래 첨자로 지정한다(α_1과

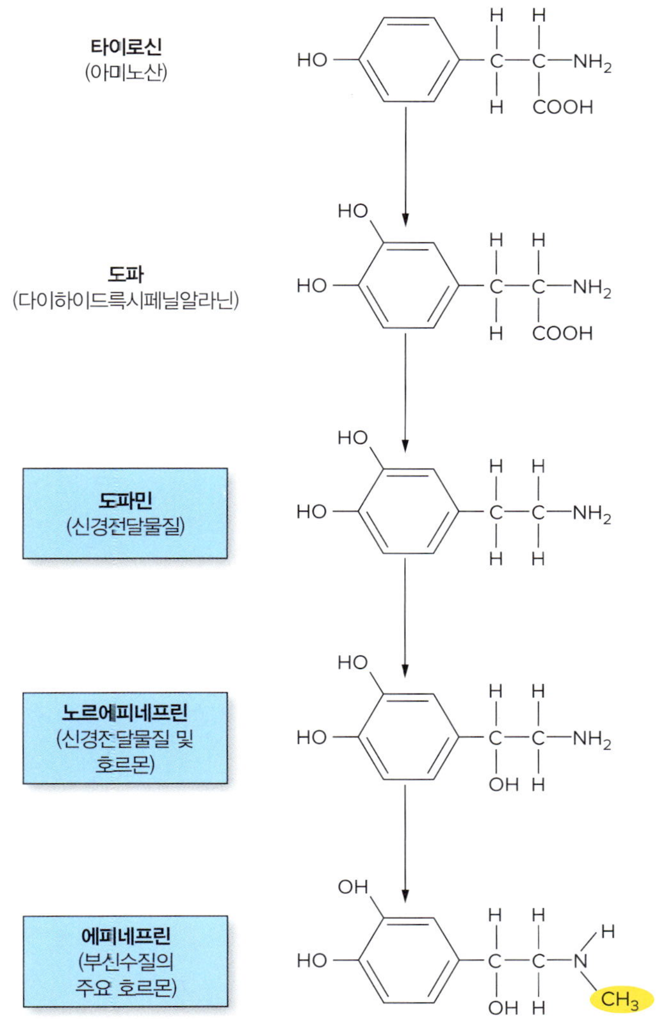

그림 6.6 카테콜아민 분자군. 카테콜아민은 아미노산 타이로신에서 파생되며, 신경전달물질(도다민, 노르에피네프린)과 호르몬(에피네프린)을 모두 포함한다. 에피네프린은 노르에디네프린에 비해 추가된 메틸(CH_3) 그룹을 가진다.

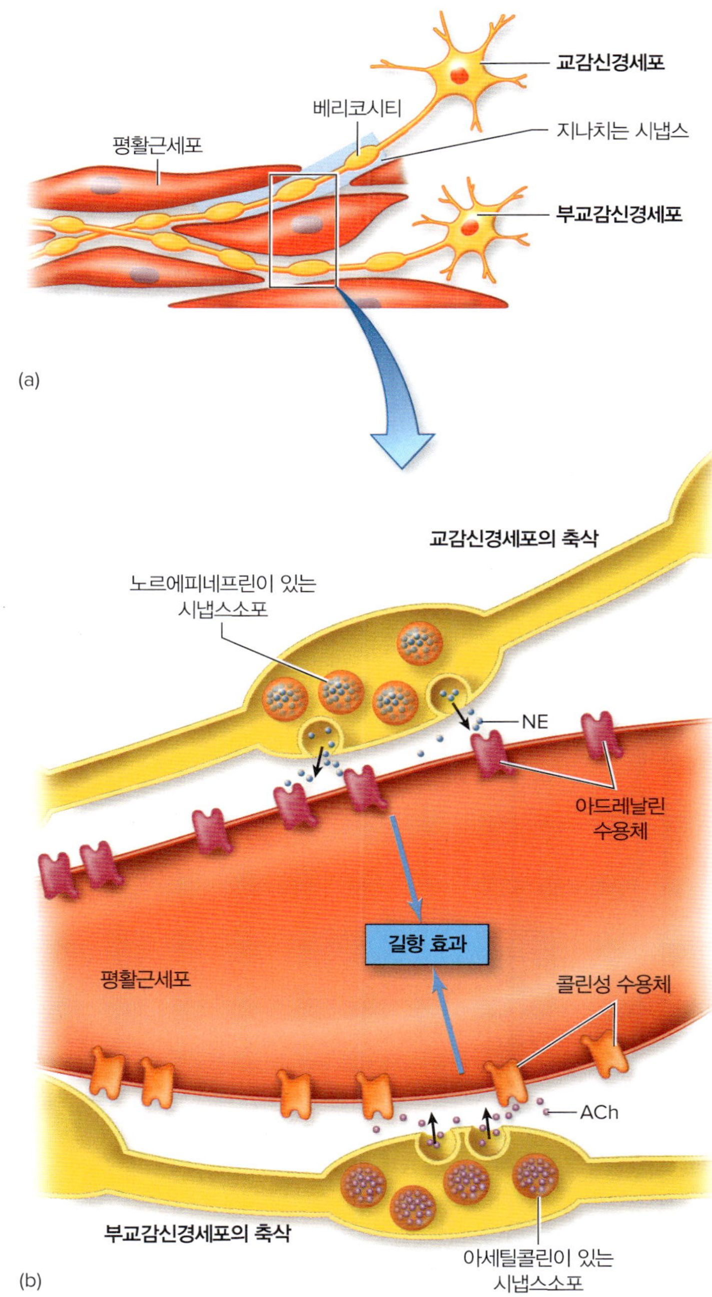

그림 6.7 교감신경 축삭과 부교감신경 축삭은 서로 다른 신경전달물질을 방출한다. (a) 자율신경세포의 축삭은 표적세포와 시냅스를 형성하는 베리코시티를 가지고 있다. (b) 일반적으로 교감신경 축삭은 아드레날린 수용체에 결합하는 노르에피네프린을 방출하는 반면, 부교감신경은 콜린성 수용체에 결합하는 아세틸콜린을 방출한다(7장 참고). 대부분 이 두 신경전달물질은 평활근에서 길항 반응을 유발한다.

α_2, β_1과 β_2). 또한 최근에 발견된 β_3-아드레날린 수용체가 주로 지방조직에 위치하여 지방분해와 열 생성을 촉진한다.

모든 아드레날린 수용체는 G-단백질을 통해 작용한다. 에피네프린과 노르에피네프린이 수용체에 결합하면 세 개의 G-단백질 그룹(α, β, γ로 지정됨)이 α 소단위와 $\beta\gamma$ 복합체로 분리된다. 이들은 경우에 따라 달리 작용하는데, α 소단위 또는 $\beta\gamma$ 복합체가 세포막의 이온 통로를 열거나 닫고 또는 막에서 효소의 활성화를 유발한다. 이는 표적세포에 대한 에피네프린과 노르에피네프린의 영향이 최고조에 이르는 일련의 과정의 시작점이다.

β 수용체의 모든 하위 유형은 표적세포 내에서 cAMP 생성을 자극하여 효과를 나타낸다. 그러나 노르에피네프린이 α_1 수용체에 결합할 때 표적세포의 반응은 다른 이차전달자 시스템(세포질 Ca^{2+} 농도 상승)에 의해 매개된다. 이 Ca^{2+} 이차전달자 시스템은 여러 면에서 cAMP 시스템과 유사하다.

에피네프린과 노르에피네프린의 다양한 효과는 "싸움 또는 도망"라는 주제로 이해할 수 있다. 신경절후 교감신경 축삭에서 방출되는 노르에피네프린과 부신수질에서 혈액으로 방출되는 에피네프린은

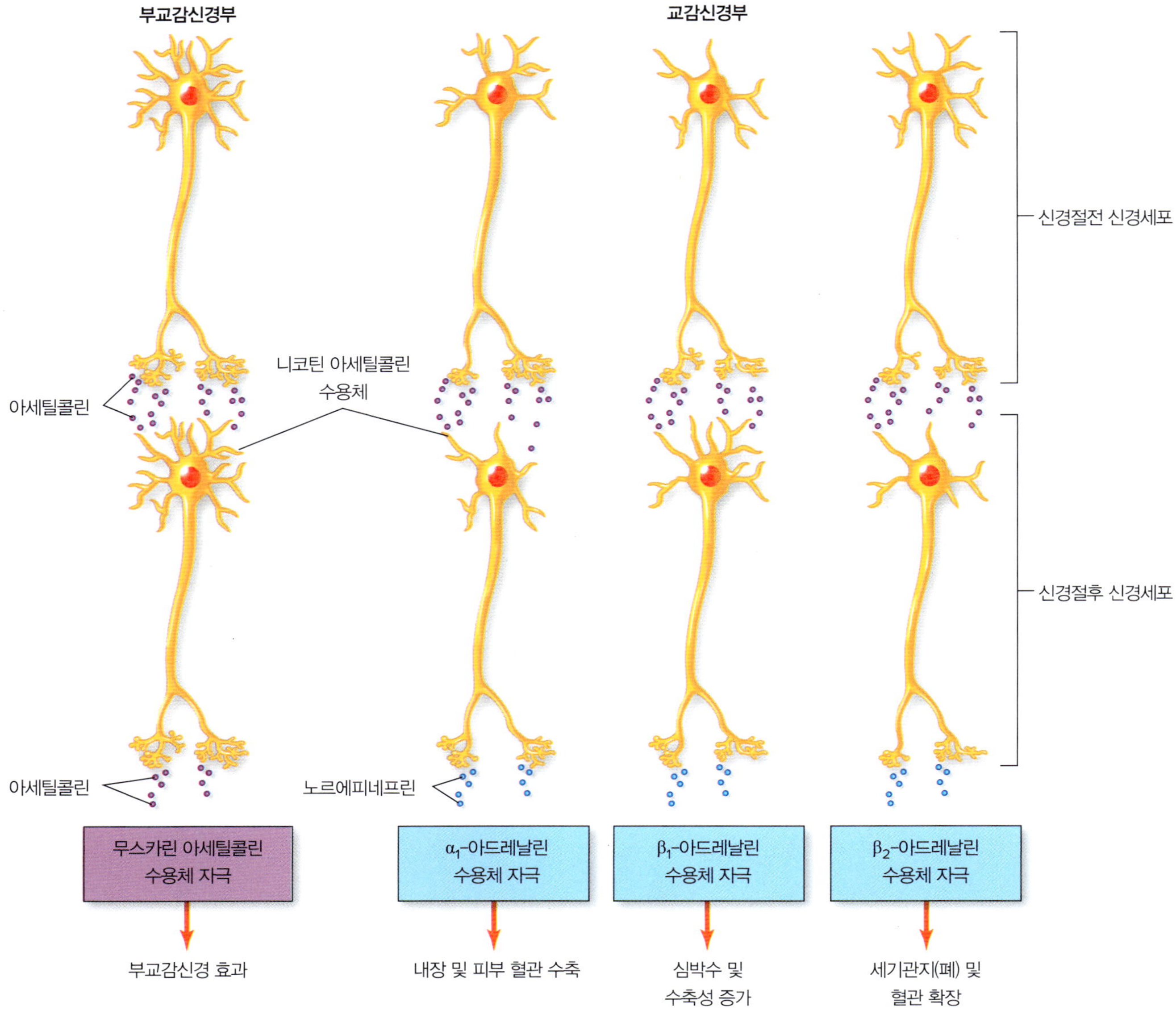

그림 6.8 자율 조절에 관여하는 수용체. 아세틸콜린은 모든 신경절전 신경세포에서 방출되고 니코틴 아세틸콜린(ACh) 수용체를 통해 신경절후 신경세포를 자극한다. 신경절후 부교감신경 축삭은 무스카린 ACh 수용체를 통해 표적기관을 조절한다. 신경절후 교감신경 축삭은 α_1-, β_1- 및 β_2-아드레날린 수용체에 노르에피네프린이 결합하여 표적기관의 아드레날린 조절을 제공한다.

임상적용

베타 차단제(beta blocker)는 베타 아드레날린 수용체 길항제 역할을 하는 약물이다. 예를 들어, 프로프라놀롤은 β_1- 및 β_2-아드레날린 수용체에 대해 비선택적인 반면, 아테놀롤은 심장의 β_1-아드레날린 수용체에 대해 상대적으로 선택적이기 때문에 고혈압 환자에서 심박수와 혈압을 낮추는 데 더 자주 사용된다. 그러나 폐의 세기관지(기도) 평활근에는 β_2-아드레날린 수용체가 있어서 이를 차단하는 약물은 에피네프린의 기관지 확장 효과를 감소시킬 수 있다. 이것은 민감한 사람들의 기관지 수축을 촉진하여 호흡을 어렵게 만든다. 천식치료제는 **베타 작용제**(beta agonist)로 **에피네프린**을 흡입하여 β_2-아드레날린 수용체를 자극하고 기관지 확장을 촉진하지만, 이것은 또한 심장의 β_1-아드레날린 수용체를 자극하고 혈압을 상승시킨다. 이제 천식 환자는 살부타몰(알부테롤), 테르부탈린 등과 같은 선택적 β_2-아드레날린 수용체 작용제를 함유한 흡입기를 사용한다.

알파 작용제(alpha agonist)인 페닐에프린과 슈도에페드린은 감기약에 사용되어 코점막 α_1-아드레날린 수용체를 자극하여 혈관 수축을 촉진하여 코막힘을 완화하지만, 혈압을 높일 수 있다. 클로니딘은 α_2-아드레날린 수용체 작용제로서 CNS에서 작용하여 교감자율신경부신계의 활성을 감소시켜 혈관 확장을 촉진하고 혈압을 낮추는 역할을 한다.

표 6.1 | 아드레날린성 및 콜린성 작용제 및 길항제의 예

수용체 유형	자극하는 약물	차단하는 약물
α_1-아드레날린	페닐에프린(혈관수축제, 비충혈 완화제)	펜톨아민(고혈압 단기 조절)
α_2-아드레날린	클로니딘(고혈압 조절)	요힘빈(혈압 상승, 남성 성기능 개선)
β_1-아드레날린	도부타민(심장 수축 및 심박출량 증가)	메토프롤롤, 아테놀롤(고혈압 치료)
β_2-아드레날린	테르부탈린, 알부테롤(천식을 치료하기 위해 세기관지 확장)	
무스카린 콜린	메타콜린, 필로카르핀(필로카르핀은 동공을 수축시키는 데 사용됨)	아트로핀(호흡기 통로의 분비 감소, 과민성 방광 치료, 장 수축 감소, 기타)
니코틴 콜린	니코틴(치료적 용도 없음, 첫 번째 자극 후 모든 자율신경절 및 신경근 연접의 억제를 포함하는 수많은 독성 효과)	D-튜보쿠라린(수술 및 정형외과 시술 중 근육 이완을 유발하는 신경근 차단)

신체적 응급상황에 대응하는 심혈관계의 능력을 향상시킨다. α-아드레날린 수용체는 노르에피네프린에 더 민감하지만, β-아드레날린 수용체는 혈액에서 순환하는 에피네프린에 더 민감하다. 심장에서 β_1 및 β_2-아드레날린 수용체의 자극은 심박수와 수축성을 증가시킨다. 신체 활동을 준비하기 위해 각기 적절한 기관의 세동맥(작은 동맥)에서 α_1-아드레날린 수용체는 혈관 수축을 자극하고 β_2-아드레날린 수용체는 혈관 확장을 촉진한다(그림 6.8).

신경전달물질의 수용체에 결합하여 그 신경전달물질이 자극하는 과정을 촉진하는 약물을 해당 신경전달물질의 **작용제**(agonist)라고 한다. 반대로 신경전달물질의 작용을 차단하는 약물은 **길항제**(antagonist)라고 한다. α_1, α_2, β_1 및 β_2 수용체를 선택적으로 자극하거나 차단하는 특정 약물은 많은 의료 분야에서 매우 유용한 것으로 입증되었다. 아드레날린 및 콜린 수용체를 자극(작용제) 및 차단(길항제)하는 약물의 예는 표 6.1에 나와 있다.

콜린성 자극에 대한 반응

모든 체성운동신경세포, 모든 신경절전 신경세포(교감 및 부교감신경), 대부분의 신경절후 부교감신경세포는 콜린성이며 신경전달물질로 아세틸콜린(ACh)을 방출한다. 체성운동신경세포와 신경절전 자율신경세포에 의해 방출되는 ACh의 효과는 항상 흥분성이다. 신경절후 부교감신경 축삭에 의해 방출되는 ACh의 효과는 일반적으로 흥분성이지만 어떤 경우에는 억제성이다. 예를 들어 심장(미주신경의 일부)에 분포하는 신경절후 부교감신경 축삭의 콜린성 효과는 심장박동수를 늦춘다.

기관에서 ACh의 효과는 콜린성 수용체의 특성에 따라 다르다. 콜린성 수용체에는 니코틴 수용체와 무스카린 수용체가 있다. 니코틴(담배 식물에서 추출)과 ACh는 니코틴 ACh 수용체를 자극한다. 이들은 CNS, 골격근섬유의 신경근 연접, 자율신경절에 위치한다. 따라서 니코틴 수용체는 체성운동신경세포와 신경절전 자율신경세포에서 방출되는 ACh에 의해 자극된다. ACh와 마찬가지로 무스카린(일부 유독한 버섯에서 추출)은 내장기관의 ACh 수용체를 자극한다. 따라서 무스카린 수용체는 신경절후 부교감신경 축삭에서 방출되는 ACh에 의해 자극되어 부교감신경효과를 생성한다. 니코틴 또는 무스카린 수용체는 니코틴 ACh 수용체를 특이적으로 차단하는 약물 큐라레(투보큐라린)와 무스카린 ACh 수용체를 특이적으로 차단하는 아트로핀(또는 벨라도나)의 작용에 의해 더욱 구별된다.

기타 자율신경전달물질

어떤 신경절후 자율신경 축삭은 노르에피네프린이나 아세틸콜린을 사용하지 않는 체계를 통해 효과를 생성한다. 이는 아드레날린성 또는 콜린성 효과 차단제가 자율신경 축삭의 작용을 억제하지 못하는 것으로 입증된다. 결과적으로 이런 축삭을 **비아드레날린성, 비콜린성 섬유**(nonadrenergic, noncholinergic fiber)라고 한다. 이런 축삭에 대해 제안된 신경전달물질에는 ATP, 혈관활성 장펩타이드(VIP), 산화질소(NO)가 포함된다.

음경의 혈관을 자극하는 비아드레날린성, 비콜린성 부교감신경 축삭은 이 혈관의 평활근을 이완시켜 혈관을 확장하고 결과적으로 음경을 발기시킨다. 이 부교감신경 축삭은 신경전달물질로 가스인 산화질소를 사용한다. 유사한 방식으로 산화질소는 대뇌 동맥의 혈관 확장을 유발하는 자율신경전달물질로 기능하는 것으로 보인다. 산화질소는 다른 신경전달물질처럼 시냅스 소포에 저장되지 않고, 활동전위에 대한 반응으로 Ca^{2+}가 축삭 말단에 들어갈 때 즉시 생성된다. 이 Ca^{2+}는 아미노산 L-아르기닌으로부터 산화질소를 형성하는 효소인 산화질소 합성효소를 간접적으로 활성화한다. 산화질소는 시냅스 틈을 가로질러 확산하여 시냅스후 평활근세포의 이완을 촉진한다.

이중신경지배가 있는 기관

대부분 내장기관은 **이중신경지배**(dual innervation), 즉 교감신경과 부교감신경 모두의 신경지배를 받는다. 이 상태에서 자율신경계의 두 부의 효과는 길항적이거나 보완적이거나 협력적일 수 있다.

길항 효과

심장 박동기 영역의 교감 및 부교감신경지배 효과는 이 두 체계 간 길항작용의 가장 좋은 예이다. 이 경우 교감신경과 부교감신경이 같은 세포를 지배한다. 교감신경섬유의 아드레날린성 자극은 심박수를 증가시키는 반면, 부교감신경섬유로부터 아세틸콜린의 방출은 심박수를 감소시킨다. 이에 따라 심박수는 다음의 경우에 증가한다. (1) 부교감신경활동이 감소할 때(부교감신경활동이 휴식 시 심박수의 주요 결정 요인이며, 부교감신경활동 감소로 인해 운동 초기에 심박수가 증가함), (2) 더 격렬한 운동 시 교감신경활동이 증가하여 심박수가 증가한다. 이 길항작용의 반대 경우는 소화관에서 볼 수 있는데, 여기서는 장 운동과 분비를 교감신경이 억제하고 부교감신경이 자극한다.

보완 및 협력 효과

교감신경과 부교감신경의 효과는 일반적으로 길항적이다. 그러나 몇몇 경우에는 보완적이거나 협력적일 수 있다. 교감신경자극 및 부교감신경자극이 유사한 효과를 생성할 때 효과는 보완적이다. 교감신경자극과 부교감신경자극이 다른 효과를 보이지만 그 효과들이 함께 작용하여 단일 작용을 촉진하는 경우 협력적이라고 한다.

침샘 분비에 대한 교감신경자극 및 부교감신경자극의 효과는 보완적이다. 묽은 침의 분비는 부교감신경에 의해 자극되는데, 부교감신경은 소화관에서 다른 외분비샘의 분비도 자극한다. 교감신경은 소화관 전체에서 혈관 수축을 촉진한다. 결과적으로 침샘으로 가는 혈류의 감소는 더 진하고 점성이 있는 침을 만든다.

생식기관에 대한 교감자극 및 부교감자극의 효과는 협력적이다. 예를 들어, 음경의 발기는 부교감신경자극에 따른 혈관 확장으로 인한 것이다. 사정은 교감신경을 통한 자극 때문이다. 자율 체계의 두 부분은 남성의 성기능을 활성화하기 위해 협력한다. 교감 및 부교감신경계는 또한 여성에서도 협력한다. 음핵 발기 및 질 분비물은 부교감신경에 의해 자극되는 반면 오르가즘은 남성과 마찬가지로 교감신경 반응이다.

또한, 배뇨 반사에도 교감 및 부교감신경 사이에 협력이 있다. 배뇨 조절을 위해서는 교감신경과의 협력이 필요한데, 교감신경은 내요도괄약근에 대해 부교감신경에 길항작용을 한다.

이중신경지배가 없는 기관

대부분 기관은 이중신경지배를 받지만, 일부는 교감신경지배만 받는다. 여기에는 다음을 포함한다.

1. 부신수질
2. 피부 털세움근
3. 피부 땀샘
4. 대부분 혈관

이런 경우, 조절은 교감신경섬유의 신호 발생속도의 증가 또는 감소로 달성된다.

떨림 없는 열발생(nonshivering thermogenesis)에는 교감자율신경부신계가 필요하다. 교감신경계와 부신이 결핍된 동물은 저온 스트레스를 견딜 수 없다. 교감신경계 자체는 적절한 체온 조절 반응을 위해 필요하다. 예를 들어, 더운 지방에서는 교감신경자극이 감소하고 피부 혈관이 확장되어 피부 혈류가 증가하여 열 방출이 원활해진다. 반대로 운동 중에는 교감신경활동이 증가하여 팔다리 피부의 혈관이 수축하고 몸통의 땀샘이 자극된다.

땀샘에 대한 신경절후 교감신경 축삭은 ACh를 방출한다는 점에서 특이하다. 몸통의 땀샘은 콜린성 교감신경자극에 대한 반응으로 수분이 많은 액체를 분비한다. 이 묽은 땀의 증발은 몸을 식히는 데 도움이 된다. 땀샘은 또한 교감신경자극에 대한 반응으로 브래디키닌(bradykinin)이라는 화학물질을 분비한다. 브래디키닌은 땀샘 근처의 표면 혈관 확장을 자극하여 다른 피부 혈관이 수축되어 있음에도 불구하고 약간의 열을 방출하는 데 도움이 된다.

상위 뇌중추에 의한 자율신경계의 제어

내장 기능은 주로 자율반사로 조절된다. 대부분의 자율반사에서 감각 입력은 뇌중추로 전달되는데, 뇌중추는 이 정보를 통합하고 신경절전 자율신경세포의 활동을 변화시켜 자극에 반응한다. 자율신경의 활동을 직접 제어하는 신경중추는 감각 입력뿐만 아니라 상위 뇌 영역의 영향을 받는다.

뇌간의 **연수**(medulla oblongata)는 자율신경계의 많은 활동을 통제한다. 연수의 실험적(인위적) 활성화에 의해 거의 모든 자율 반응이 유도될 수 있는데, 심혈관, 폐, 비뇨기, 생식 및 소화계의 제어 센터가 연수에 있다.

연수는 자율운동섬유의 활동을 직접 조절하지만, 그 자체도 상위 뇌 영역의 조절에 반응한다. 이런 영역 중 하나는 **시상하부**(hypothalamus)인데, 이 뇌 영역은 체온, 배고픔 및 갈증의 조절 중추, 뇌하수체 조절 중추, (변연계 및 대뇌피질과 함께) 다양한 감정 상태에 대한 조절 중추를 포함한다.

변연계(limbic system)는 뇌간 주위에 고리를 형성하는 섬유로와 신경핵의 집단이다. 여기에는 대뇌피질의 대상회, 시상하부, 뇌궁(섬유로), 해마, 편도체가 포함된다(그림 5.12 참조). 변연계는 분노, 두려움, 성, 배고픔과 같은 기본적인 감정적 충동에 관여한다. 얼굴 붉어짐, 창백함, 실신, 식은땀 흘리는 것, 심장박동이 빠르게 뛰는 것, "뱃속의 나비"는 자율활동의 결과인 감정을 동반하는 많은 내장 반응 중 일부일 뿐이다.

연구에 따르면 노화는 교감신경계 활동 수준의 증가를 동반한다. 이는 스트레스에 대한 반응의 증가가 아니라 건강한 성인의 신체 활성을 높이는 교감신경 톤의 증가를 나타낸다. 더 높은 톤의 교감신경 활동 수준은 이화작용을 촉진하여 열을 생성하고 노인이 더 많은 양의 지방조직을 퇴치하는 데 도움이 되리라 생각한다. 그러나 만성적으로 상승한 교감신경 긴장도는 고혈압 및 심혈관 질환의 위험을 증가시킬 수 있다.

요약

1. 신경절전 자율신경세포는 뇌 또는 척수에서 시작된다. 신경절후 신경세포는 CNS 외부에 있는 신경절에서 시작된다.

2. 평활근, 심근, 분비샘은 자율신경의 지배를 받는다.

3. 자율신경은 표적기관에 흥분성 또는 억제성 효과를 가질 수 있다.

4. 교감신경계의 신경절전 신경세포는 흉추(등뼈)와 요추(허리뼈) 사이의 척수에서 시작된다.

5. 일부 신경절전 섬유는 자극에 대한 반응으로 에피네프린(및 일부 노르에피네프린)을 혈액으로 분비하는 부신수질을 자극한다.

6. 신경절전 부교감신경섬유는 뇌와 척수의 천골(엉치뼈) 부위에서 시작된다.

7. 미주신경은 심장, 폐, 식도, 위, 간, 소장 및 대장의 상반부에 대해 부교감신경지배를 제공한다.

8. 자율신경계의 교감신경부는 아드레날린 효과를 통해 신체가 "싸우거나 도망하도록" 활성화한다. 부교감신경부는 콜린성 효과를 통해 길항 작용을 한다.

9. 모든 신경절전 자율신경섬유는 콜린성(ACh를 신경전달물질로 사용)이다.

10. 대부분의 신경절후 교감신경섬유는 아드레날린성(노르에피네프린을 신경전달물질로 사용) 이다.

11. 아드레날린 효과에는 심장 자극, 내장과 피부의 혈관 수축, 기관지 확장, 간의 글리코겐 분해가 포함된다.

12. 아드레날린 수용체 단백질의 두 가지 주요 유형은 알파와 베타이다.

13. 이중신경지배가 있는 기관에서 교감 및 부교감신경의 효과는 길항적이거나 보완적이거나 협력적일 수 있다.

14. 뇌간의 연수는 자율신경체계의 활동을 가장 직접적으로 조절하는 영역이다.

15. 시상하부는 변연계, 소뇌 및 대뇌의 입력에 영향을 받는다. 이러한 상호연결은 감정에 수반되는 일부 내장 반응에 자율적 구성요소를 제공한다.

문제

1. 신경절의 위치와 신경지배 측면에서 교감신경계와 부교감신경계를 비교하시오.

2. 교감신경계와 부신의 해부학적, 생리학적 관계를 설명하시오.

3. 심혈관 및 소화기 계통에 대한 아드레날린성 및 콜린성 자극의 효과를 비교하시오.

4. 교감신경 지배만을 받는 효과기가 자율신경계에 의해 어떻게 조절되는지 설명하시오.

5. 서로 다른 유형의 아드레날린 수용체를 구별하고 이런 수용체가 신체의 어디에 있는지 위치를 나타내시오.

6. 약물의 예를 제시하고 이런 약물이 임상적으로 어떻게 사용되는지 예를 제시하시오.

7. 니코틴 및 무스카린 ACh 수용체가 무엇을 의미하는지 설명하고 이런 수용체가 신체의 어디에 위치하는지 설명하시오.

7 감각생리학

임상연구

28세 여성 수잔은 귀에서 이명, 청력 상실, 간헐적으로 방이 도는 느낌 등을 겪고 있었다. 그녀가 찾아간 의사는 중이염과 메니에르병을 배제하였고 귀경화증이 있다고 수잔에게 말했다. 그 의사는 보청기와 아마도 수술이 필요할 것이라고 말했다. 몇 주 후, 그녀는 독서할 때 종종 눈이 피로하다는 것을 알고 검안사를 찾아갔다. 그는 수잔에게 근시용 새 안경을 쓰거나, 라식 수술을 받을 수 있다고 말했다. 수잔은 씁쓸하게 웃으며 수술을 밟기로 동의했다.

개요

7.1 감각수용체의 특성

감각수용체의 각 유형은 감각신경세포에서 활동전위의 생성을 유발함으로써 특정 양상의 자극에 반응한다. 이러한 충동은 특정 신경 경로가 활성화될 때 감각 정보를 적절하게 해석하는 뇌 영역으로 전달된다.

세상(질감, 색상, 소리, 온기, 냄새, 맛)에 대한 우리의 인식은 감각수용체에서 뇌로 전달되는 전기화학적 신경 충동을 기반으로 뇌에 의해 생성된다. 이러한 수용체는 "현실 세계"에 있는 여러 가지 형태의 에너지를 감각신경세포에 의해 중추신경계로 전달되는 신경 충동의 에너지로 **변환**(변경)한다. 여러 가지 **양상**(형태)의 감각(소리, 빛, 압력 등)은 신경 경로 및 시냅스 연결에서의 차이 때문에 발생한다.

우리는 감각이 좁은 범위의 에너지만을 인식할 수 있도록 하는 에너지 필터 역할을 한다는 것을 과학도구를 사용함으로써 알 수 있다.

감각수용체 범주

감각수용체는 구조나 다양한 기능 기준을 바탕으로 범주화될 수 있다. 구조적으로, 감각수용체는 감각신경세포의 수지상 말단(endings)에 해당된다. 이러한 수지상 말단은 통증 및 온도에 반응하는 것처럼 자유로울 수 있거나, 압력에 반응하는 것처럼 비신경 구조 안에서 캡슐화될 수 있다(그림 7.4).

기능적 범주

감각수용체는 전달하는 자극에너지 유형에 따라 그룹화될 수 있다. 이러한 범주에는 환경이나 혈액에서 화학적 자극을 감지하는 (1) **화학수용체**(chemoreceptors: 예를 들어, 미뢰, 후각상피, 대동맥 소체 및 경동맥 소체), (2) 눈의 망막에 있는 간상체와 원추체와 같은 **광수용체**(photoreceptors), (3) 열과 냉각에 반응하는 **열수용체**(thermoreceptors) (4) 수용체 원형질막의 기계적 변형에 의해 자극되는 **기계수용체**(mechanoreceptors: 예를 들어, 피부와 내이 속에 있는 유모세포의 촉각수용체 및 압력수용체) 등이 포함된다.

통각수용체(nociceptor)는 조직 손상을 동반하는 자극에 반응하여 탈극성화(depolarization, 신경세포 활성)하는 수용체이다. 이러한 자극에는 유해할 정도로 높은 열이나 압력, 산 그리고 브래디키닌, 프로스타글란딘, 산화질소, 아데노신, ATP와 같은 다양한 화학물질 등이 포함된다. 탈극성화는 감각신경세포에서 활동전위의 생성을 자극할 수 있으며, 이러한 활동전위는 척수신경의 배근에 있는 척수로 들어간 다음에 정보를 뇌로 전달한다(신경전달물질인 글루탐산염과 물질 P를 통해).

수용체는 뇌에 전달하는 감각 정보 유형에 따라서도 그룹화될 수 있다. **고유수용체**(proprioceptors)에는 근방추, 골지 건기관, 관절 수용체가 포함된다. 이들은 신체 위치 감각을 제공하고, 골격 운동(12장에서 설명)을 미세하게 조절할 수 있다. **피부수용체**(cutaneous receptors)에는 (1) 촉각수용체 및 압력수용체, (2) 열 및 냉각수용체, (3) 통각수용체가 포함된다. 시각, 청각, 평형, 맛, 냄새를 매개하는 수용체는 이와 함께 **특수감각**(special senses)으로 그룹화되기도 한다.

장성수용체 및 상성수용체: 감각 적응

일부 수용체는 자극이 처음 적용될 때 폭발적인 활동으로 반응하지만, 자극이 지속될 경우 발화율을 빠르게 줄인다. 즉 자극에 빠르게 적응한다. 이러한 반응 패턴을 보이는 수용체를 **상성수용체**(phasic receptors)라고 한다. 그림 7.1a에 제시된 것과 같은 패턴으로 반응하는 상성수용체의 예는 파치니 소체(압력수용체, 그림 7.4)이다. 일부 다른 상성수용체들은 자극이 먼저 적용될 때 빠르고 짧은 폭발적인 충동으로 반응하며, 자극이 없어질 때 또 한 번 빠르고 짧은 폭발적인 충동으로 반응한다. 따라서 상성수용체는 자극이 "있고(on)" "없음(off)"에 관한 정보를 제공한다. 자극이 적용되는 전체 시간에 더 높은 발화율을 유지하는 수용체는 **장성수용체**(tonic recptors)로 알려져 있다(그림 7.1b).

상성수용체는 감각 자극의 변화에 대해 우리에게 알려주는 역할

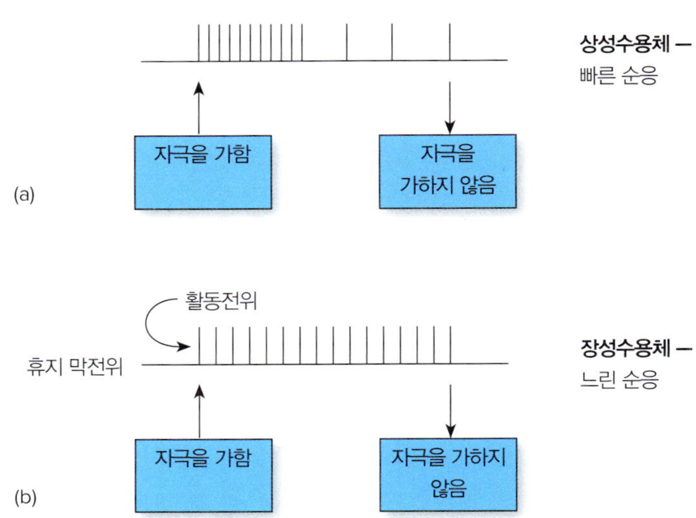

그림 7.1 상성수용체 및 장성수용체 비교. 상성수용체는 (a) 자극이 처음 가해질 때 폭발적인 활동전위로 반응하지만, 자극이 지속될 경우 발화율을 빠르게 감소시킨다. 이것은 빠른 순응 감각을 생성한다. 장성수용체는 (b) 자극이 유지되는 한 비교적 일정한 속도로 계속 발화한다. 이것은 느린 순응 감각을 생성한다.

을 하며, 지속적인 자극에 더 이상 주의를 기울이지 않게 하는 능력에 일부 기여한다. 이 능력을 **감각 적응**(sensory adaptation)이라고 한다. 예를 들어, 우리는 냄새, 촉각, 온도에 대해서는 빠르게 적응한다. 욕조물은 처음 들어갈 때 더 뜨겁게 느껴진다. 하지만 우리는 통증 감각에 대해서는 거의 적응하지 못한다.

특정 신경에너지의 법칙

감각신경섬유를 자극하면 하나의 감각(촉각 또는 냉각 또는 통증 등)만 생성된다. **특정 신경에너지의 법칙**(law of specific nerve energies)에 따르면, 각 감각신경세포에 의해 유발되는 감각은 정상적인 자극 또는 **적정 자극**에 의해 생성되는 것이다. 비록 다양한 자극이 수용체를 활성화할 수 있지만, 적절한 자극이 되려면 최소한의 에너지가 필요하다. 예를 들어, 눈의 광수용체에 대한 적절한 자극은 빛이며, 여기서 단일 광자는 측정 가능한 영향을 미칠 수 있다.

역설 냉각(paradoxical cold)의 효과는 특정 신경에너지 법칙의 또 다른 예이다. 차가운 금속막대기 끝이 피부에 닿으면, 막대기가 체온에 의해 따뜻해지면서 차갑다는 생각이 점차 사라진다. 그후, 막대기 끝을 45°C까지 가열하여 동일한 지점에 대면 다시 한번 차가운 느낌이 들 것이다.

따라서 감각신경세포가 어떻게 자극되는지와 상관없이, 단 하나의 감각 양상만 인식된다. 이러한 특이성은 감각신경세포에 의해 활성화되는 뇌 안의 시냅스 경로 때문이다.

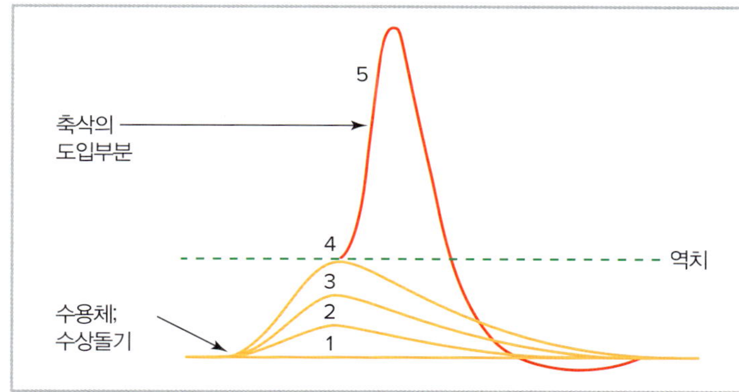

그림 7.2 발생기전위(수용체전위). 감각 자극은 발생기전위 또는 수용체전위(숫자 1~4)로 알려진 국소적인 단계별 전위 변화를 생성한다. 발생기전위가 탈극성화의 역치값에 도달하면 감각신경세포에서 활동전위(숫자 5)가 생성된다.

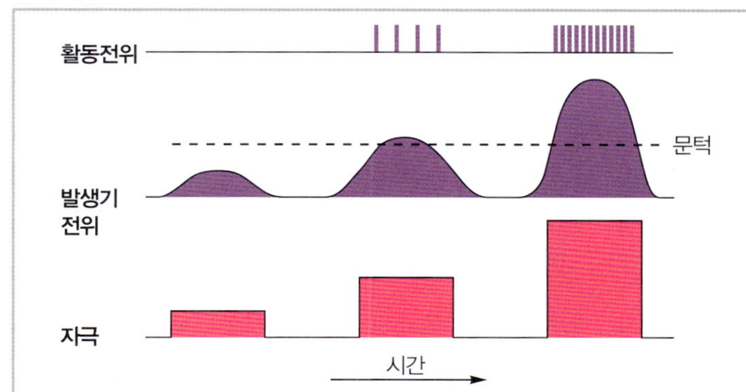

그림 7.3 장성수용체의 자극에 대한 반응. 세 가지 연속적인 자극이 강도를 늘리면서 수용체에 전달된다. 발생기전위의 진폭이 증가하면 활동전위 빈도가 증가하는데, 이 활동전위는 자극이 유지되는 한 지속된다.

발생기전위(수용체전위)

감각신경종말의 전기적 행동은 다른 신경세포의 수상돌기의 전기적 행동과 유사하다. 환경 자극에 대한 반응으로, 감각종말은 막전위에서 국부적인 차등전위를 생성한다. 대부분의 경우, 이러한 전위 변화는 흥분성 시냅스후 전위(EPSP)와 유사한 탈극성화이다. 하지만 감각종말에서 자극에 대응한 이러한 전위 변화는 **발생기전위**(generator potential) 또는 **수용체전위**(receptor potential)라고 하는데, 그 이유는 이러한 전위가 수용체의 감각 자극에 반응하여 활동전위를 생성하는 데 도움이 되기 때문이다. 감각신경세포가 가단극성 구조를 이루기 때문에, 발생기전위에 대한 반응으로 생성된 활동전위는 말초신경에서 중추신경계(CNS)로 계속 전도된다.

압력에 대한 피부수용체인 **파치니 소체** 혹은 **층판 소체**(그림 7.4)는 감각 변환의 예가 될 수 있다. 가벼운 터치가 수용체에 적용되면 작은 탈극성화(발생기전위)가 생성된다. 파치니 소체에서 압력을 높이면 탈극성화가 활동전위를 생성하는 데 필요한 역치 탈분극에 도달할 때까지 발생기전위의 크기가 증가한다(그림 7.2). 하지만 파치니 소체는 상성수용체이다. 압력이 유지될 경우 생성된 발생기전위의 크기는 빠르게 감소한다.

장성수용체가 자극될 때, 생성된 발생기전위는 자극의 강도에 비례한다. 역치 탈분극이 생성된 후, 발생기전위의 진폭이 증가하면 활동전위가 생성되는 **빈도**가 증가한다(그림 7.3). 이런 식으로, 중추신경계로 전도되는 활동전위의 주파수는 자극의 강도에 대한 코드 역할을 한다. 활동전위의 진폭이 일정(전부 아니면 무위)하기 때문에 이 주파수 코드가 필요하다.

7.2 피부 감각

피부에는 여러 가지 유형의 감각수용체가 있으며, 각각의 감각수용체는 하나의 감각 양상에 최대한 민감하도록 특화되어 있다. 수용체는 피부의 특정 부위가 자극될 때 활성화된다. 이 부위가 해당 수용체의 수용(인식)장이다.

촉각, 압력, 열과 냉각, 통증의 **피부 감각**(cutaneous sensations)은 여러 가지 감각신경세포의 수상돌기 신경종말에 의해 매개된다. 촉각의 감각은 모낭을 둘러싼 벗겨진(naked) 수상돌기 종말과 비신경세포와 관련된 감각 수상돌기에 의해 매개된다. 이들은 배근 신경절에서 유래한 가단극성 감각신경세포의 **하역치 기계수용체**(LTMR)라고 하는 수용성 종말이다. LTMR은 진피의 **루피니 소체**(피부 신장에 민감), 유두 진피의 **마이스너 소체**(피부 운동에 민감), **메르켈 판**[피부 만입(indentation)에 민감], **파치니 소체**(심부 압력에 민감)를 포함하는 감각구조에서 발생하는 감각 정보를 전달한다.

파치니 소체는 마이스너 소체와 같이 감각섬유 주변에 단축성 층판(층)을 형성하는 납작한 세포(flattened cells)를 포함하지만, 파치니 소체는 진피 깊숙이 자리잡고 있으며 피부의 진동에 민감하다. 또한 더 크고, 성인 손 길이의 최대 4 mm에 도달하며, 30~50개의 양파 같은 피부층과 결합조직을 포함하고 있다(그림 7.4).

온감과 고통스러운 열의 감각 사이에는 분명한 차이가 있으며, 이러한 차이로 인해 통각수용체 신경세포는 약 43°C 정도의 온도에서 활성화된다. 고온은 감각 수상돌기에 있는 특정 막단백질의 작용을 통해 통증의 감각을 생성한다. **캡사이신수용체**라고 하는 이 단백질은 열과 통증의 감각을 일으키는 고추 분자인 캡사이신에 대해서 이온 통로와 수용체 역할을 한다. 유해하게 고조된 온도 또는 고추의 캡사이신에 대한 반응으로, 이러한 이온 통로가 열린다. 이를 통해 Ca^{2+}와 Na^{+}는 신경세포으로 확산하여, 탈극성화와 CNS로 전달되어 열과 통증으로 인식되는 활동전위를 생성한다.

체성감각에 대한 신경 통로

피부수용체와 고유수용체를 포함하는 **체성감각**(somatesthetic senses)의 전도 통로는 5장에 나와 있다(그림 5.18). 이러한 통로는 연속

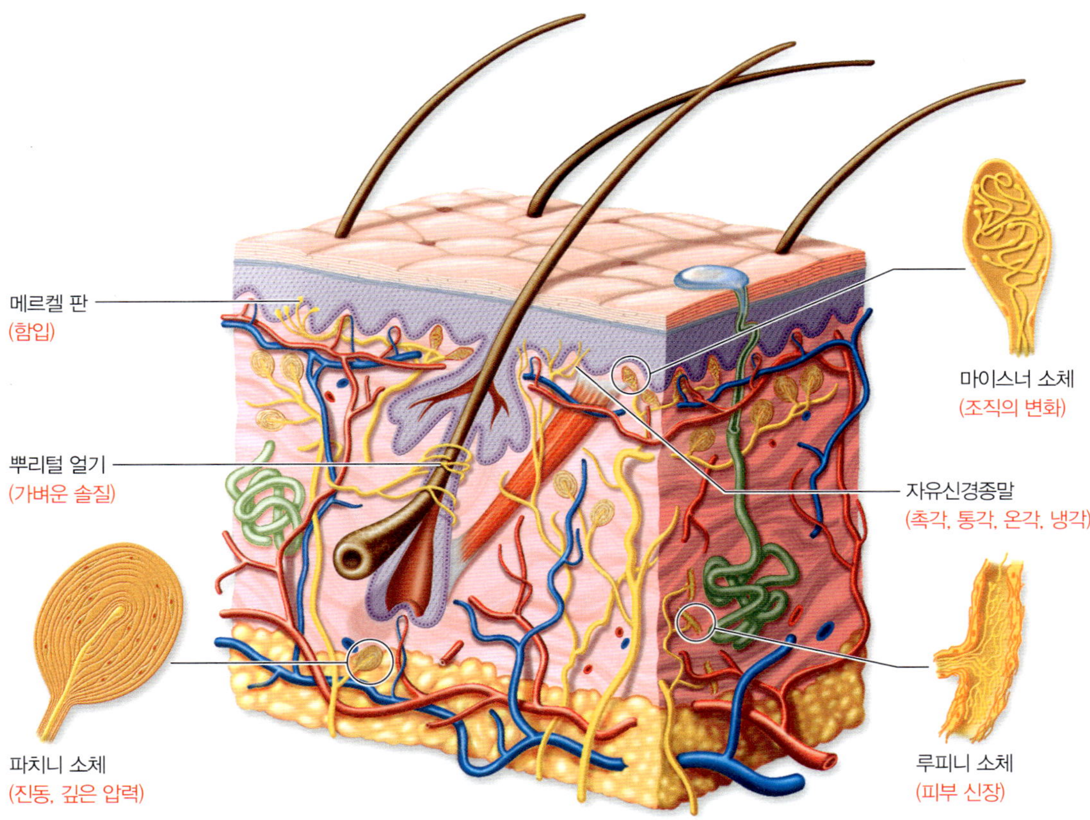

그림 7.4 피부 감각수용체. 이러한 구조의 각각은 감각(구심성)신경세포와 관련이 있다. 자유신경종말은 다양한 피부 감각을 제공하는 벗겨진 수상돌기 가지이다. 일부 피부수용체는 관련 구조 안에서 캡슐화된 수상돌기 가지이다. 이런 유형의 예에는 심부 압각을 제공하는 파치니(층판) 소체와 질감의 변화와 관련된 피부 정보를 제공하는 마이스너 소체가 포함된다.

적인 세 가지 차원의 신경세포와 관련이 있다. 고유수용체로부터의 정보뿐만 아니라 촉각과 압력을 모니터링하는 피부 기계수용체로부터의 감각 정보는 먼저 동일한 측면에 있는 척수의 후주 **내측섬유대로**(dorsal column-medial lemniscus pathway)를 따라 올라가는 커다란 유수 축삭돌기(**A-베타섬유**로 분류)에 의해 전달된다. 이러한 섬유는 뇌간의 연수에 도달할 때까지 시냅스를 활성하지 않는다. 따라서 발에서 발생한 이러한 감각을 전달하는 섬유는 현저하게 길다. 섬유가 연수에서 다른 이차 감각신경세포와 연접한 후, 후자 신경세포의 정보는 반대쪽으로 건너가 내측섬유대라고 하는 섬유관을 통해 시상으로 올라간다(그림 5.18). 시상의 삼차 감각신경세포는 이러한 입력을 받고 이어서 중심후회(postcentral gyrus, 그림 5.6 참조)로 투사하여 감각이 인식될 수 있게 한다.

피부 온도 및 통증수용체로부터의 감각은 일차 감각 구심성 신경세포에 의해 척수로 전달된다. 일단 척수에 전달되면, 이들은 축삭돌기가 반대쪽으로 교차하는 이차 신경세포와 연접한다. 이러한 이차 신경세포의 축삭돌기는 척수를 따라 올라가 **전외측계**(anterolateral system) 또는 **척수시상로**(spinothalamic tract)를 형성한다. 척수시상로의 축삭돌기는 시상에서 삼차 신경세포와 연접하며 이어서 이 신경세포는 중심후회에 투사된다.

왼팔과 같은 신체부위에서 느껴지는 통증은 해당 신체부위에서 통각수용체 자극의 결과가 아니라 심장과 같은 내부장기에 대한 손상의 결과일 수 있다. 이것이 **연관통**(referred pain, 제시된 특정 예는 **협심증**으로 알려져 있다)이다. 연관통의 또 다른 예는 우측 견갑골 아래 등의 통증이 담낭이 수축할 때 담석으로 인해 생길 때이다. 연관통은 내장 감각신경세포와 체성감각신경세포가 척수 내 동일한 연합신경세포에서 연접하기 때문에 발생하는 것으로 생각된다. 이들은 이어서 시상으로, 그리고 거기서 체성감각피질의 특정 신체 위치(예를 들어, 왼팔)로 투사/연결된다.

7.3 맛과 냄새

맛과 냄새에 대한 수용체는 해리된 분자에 반응한다. 따라서 이들 수용체는 화학수용체로 분류된다. 비록 맛에는 기본적으로 다섯 가지의 양상만 있지만, 그들은 다양한 방식으로 결합되고 후각의 영향을 받음으로써 광범위한 감각 경험을 가능하게 한다.

내부환경의 화학적 변화에 반응하는 화학수용체는 **내부수용체**라고 하고, 외부환경의 화학적 변화에 반응하는 화학수용체는 **외부수용체**이다. 음식이나 음료에 해리된 화학물질에 반응하는 **미각(맛)수용체**와 공기 중의 기체 분자에 반응하는 **후각(냄새)수용체**는 후자 범주에 포함된다. 하지만 이러한 구별은 다소 임의적인데 공기 중의 냄새 분자는 후각이 자극되기 전에 후각 점막 안에서 먼저 유체(fluid)로 해리되어야 하기 때문이다. 또한, 후각이 동시에 작용될 때 미각에 더 큰 영향을 미칠 수 있다.

맛

맛의 감각인 **미각**(gustation)은 통 모양의 **미뢰**(taste buds)로 구성된 수용체에 의해 유발된다(그림 7.5). 주로 혀의 배측면에 위치해 있는 각각의 미뢰는 미뢰의 구멍을 통해 외부환경으로 확장되어 있는 긴 미세융모를 지닌 50~100개의 전문화된 상피세포로 구성되어 있으며, 이 세포는 타액에 젖어 있다. 비록 이러한 감각상피세포는 신경세포이 아니지만, 신경세포처럼 행동한다. 이러한 상피세포는 적절하게 자극될 때 탈극성화되고, 활동전위를 생성하며, 미뢰와 관련된 감각신경세포를 자극한 신경전달물질을 방출한다. 이 때문에 일부 과학자들은 미각세포를 **신경상피세포**로 분류한다.

미뢰는 주로 상피유두 내에 위치해 있다. 이러한 상피유두에는 혀의 전방 표면에 있는 **용상유두**, 혀의 후방 표면에 있는 **성곽유두**, 혀의 측면에 있는 **엽상유두**가 포함된다.

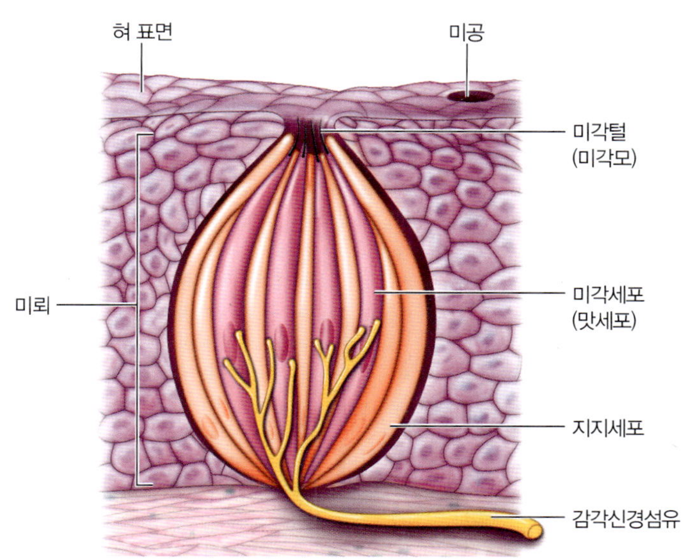

그림 7.5 미뢰. 기공에 있는 유체에 용해된 화학물질은 감각세포의 미세융모에 있는 수용체단백질과 결합한다. 이로 인해 결국 관련 감각신경세포를 활성화시키는 신경전달물질이 방출된다.

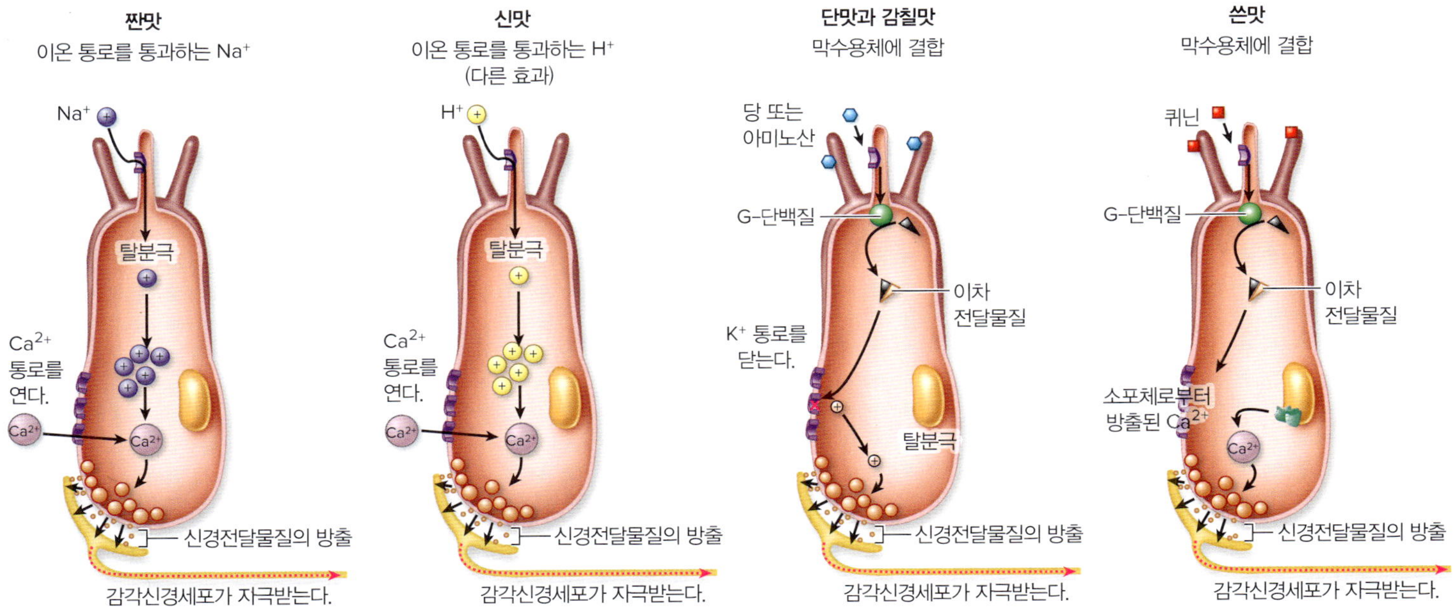

그림 7.6 맛의 다섯 가지 주요 범주. 각 미각 범주는 다양한 수단으로 특정한 미각세포를 활성화시킨다. 짠맛과 신맛을 위한 미각세포는 음식에 있는 이온(각각 Na^+ 및 H^+)에 의해 탈극성화되는 반면, 단맛, 감칠맛, 쓴맛을 위한 미각세포는 G-단백질 결합수용체와 이차 전달물질의 작용을 통해 설탕, 아미노산 글루탐산 및 아스파테이트(제시되지 않음), 퀴닌에 의해 탈극성화된다.

미뢰의 전문화된 상피세포는 **미각세포**(taste cells)로 알려져 있다. 여러 가지의 맛은 이러한 세포의 미세융모와 접촉하는 여러 가지 화학물질에 의해 생성된다(그림 7.6). 전통적으로 네 가지 맛의 범주는 **짠맛**(salty), **신맛**(sour), **단맛**(sweet), **쓴맛**(bitter)으로 인정되고 있다. 아미노산 글루탐산염(또한 향미 증진제인 글루탐산소다에 의해서도 자극)과 아스파테이트에 대해 **감칠맛**(umami, 고기 맛과 관련된 "맛 좋은"에 대한 일본어)이라고 명명된 다섯 번째 범주의 맛도 최근 발견되었다.

음식의 짠맛은 짠맛을 위해 특정 수용체세포를 활성화시키는 소듐이온(Na^+)이나 기타 다른 양이온이 존재하기 때문이다. 다양한 물질은 이러한 특정 수용체세포를 활성화시키는 정도만큼 짠맛을 낸다. Na^+는 정단막의 통로를 통해 민감한 수용체세포로 전달된다. 이것은 세포를 탈극성화시켜 세포로 하여금 전달물질을 방출케 한다. 하지만 Na^+와 관련된 음이온은 놀라울 정도로 인식된 짠맛을 조절한다. 최근의 보고에 따르면, 높은 소금 농도의 회피적 효과는 쓴맛과 신맛 경로의 활성화에 의해 생성된다.

신맛은 짠맛과 같이 이온에 의해 생성되지만, 신맛은 Na^+보다는 H^+에 의해 유발된다. 따라서 모든 산은 신맛이 난다. 그림 7.6에서 H^+은 세포외액에서 원형질막의 경로를 통해 이동하는 것으로 보인다. 그런 다음, 신맛을 알아내기 위해 세포를 직접적으로 자극하는 것은 바로 세포 내 H^+(더 낮은 pH)이다.

나머지 세 가지 맛(단맛, 쓴맛, 감칠맛)은 모두 G-단백질에 결합된 막수용체와 맛 분자의 상호작용과 관련이 있다(그림 7.6). 광범위한 유기분자에 반응하는 단맛수용체의 능력은 분명히 수용체단백질에 다중 리간드 결합 부위가 존재하기 때문이다. 대부분의 유기분자, 특히 설탕은 단맛을 감지하기 위해 "조정된" 미각세포의 G-단백질 결합수용체와 결합할 때 다양한 단맛을 낸다. 가장 최근에 발견된 맛인 감칠맛은 단백질에 반응하여 맛 좋은 "고기 맛" 감각을 유발하며, (단맛과 함께) 매력적인 맛으로 이야기된다.

쓴맛수용체는 광범위한 독성 화학물질을 감지할 수 있으나, 구별하는 것으로는 보이지 않는다. 쓴맛은 쓴맛수용체를 자극하는 퀴닌이나 겉으로 보기에 무관한 분자에 의해 유발될 경우 명백히 구별할 수 없다.

맛에 관여하는 G-단백질은 **구스트듀신**(gustducins)이라고 표현된다. 구스트듀신 G-단백질 아단위체의 해리는 이차 전달물질 시스템을 활성화시켜 수용체세포의 탈극성화로 이어진다. 자극된 수용체세포는 이어서 충동을 뇌로 전달하는 관련 감각신경세포를 활성화하며, 뇌에서 충동은 상응하는 맛에 대한 지각으로 해석된다.

냄새

냄새의 감각인 **후각**(olfaction)을 담당하는 수용체는 후각상피에 위

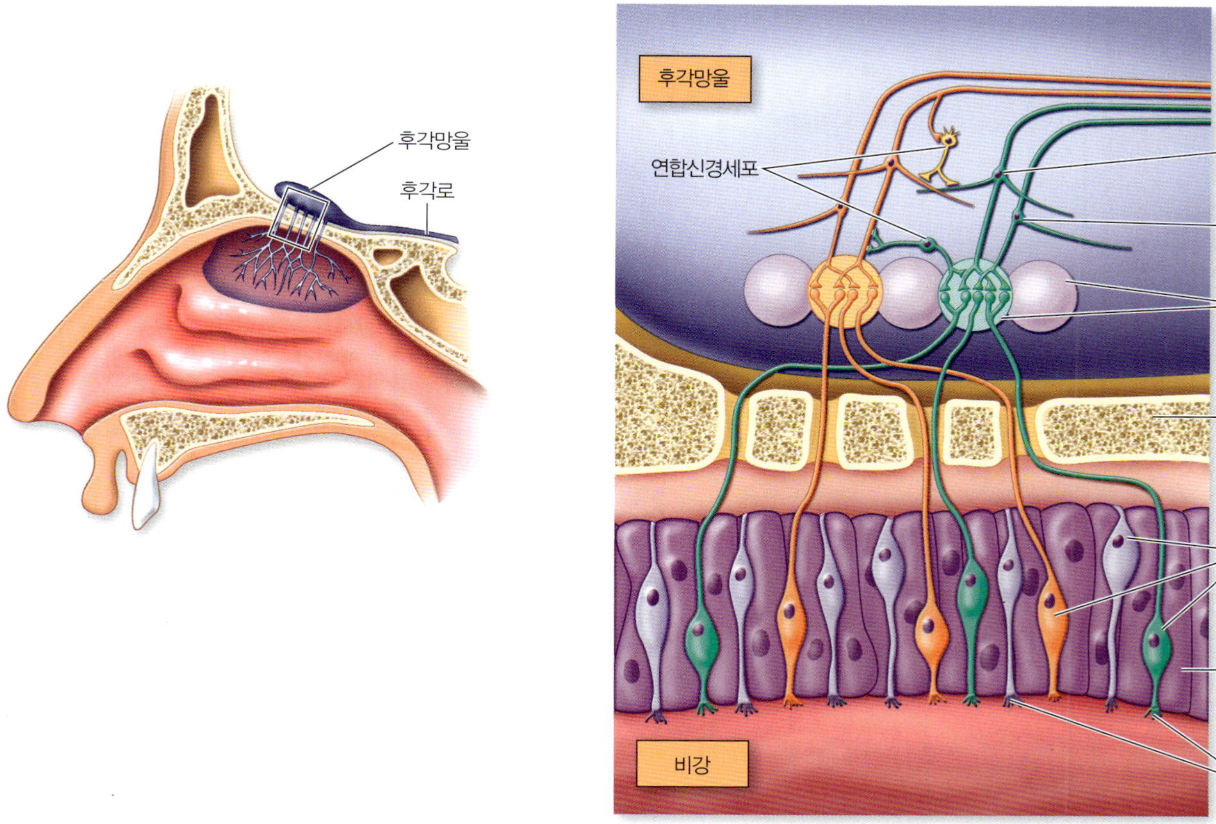

그림 7.7 후각의 신경 통로. 후각상피에는 대뇌피질의 후각망울에서 신경세포와 시냅스하는 후각감각신경세포가 포함되어 있다. 시냅스는 사구체라고 하는 둥근 구조에서 발생한다. 방상세포와 승모세포로 알려진 이차 신경세포는 후각망울로부터의 충동을 내측측두엽에 있는 후각피질로 전달한다. 수용체가 후각상피의 어디에 위치해 있는지와 관계없이, 각 사구체는 한 가지 유형의 후각수용체로부터만 입력사항을 받는다는 것에 주목한다.

치해 있다. 후각장치는 **후각감각신경세포**(양극성신경세포), **지지세포**, **기저줄기세포**로 구성된다.

각 양극성 감각신경세포에는 비강으로 투사되는 수상돌기가 하나 있으며, 연결된 돌기는 섬모가 들어 있는 노브(knob)에서 종료된다(그림 7.7). 노브는 냄새 분자와 결합하는 수용체단백질을 포괄하는 섬모를 덮고 있는 원형질막이다. 비록 인간은 후각수용체를 코딩하는 약 1천 개의 유전자가 있지만, 이러한 유전자 대부분은 발현되는 것을 방해하는 누적 돌연변이를 갖고 있어서(위유전자) 380개의 후각수용체단백질을 코딩하는 약 380개의 유전자만 남는다.

후각수용체는 G-단백질 결합수용체이다. 이는 냄새 분자가 수용체와 결합하기 전에 수용체가 세 개의 G-단백질 아단위체(α, β, γ)와 결합된다는 것을 의미한다. 냄새 분자가 수용체와 결합하면, 이러한 아단위체는 다시 해리되어 원형질막에서 아데닐산 고리화효소로 이동하여 하위 효소를 활성화한다. 아데닐산(아데닐) 고리화효소는 ATP가 고리형 AMP(cAMP)와 PP_i(피로인산염)으로 전환하는 것을 촉매한다. cAMP는 이차 전달물질 역할을 하여 Na^+와 Ca^{2+}의 내부 확산을 허용하는 이온 통로를 개방한다(그림 7.8). 이것은 점진적 탈극성화, 즉 수용체전위를 생성하는데, 그후 이 수용체전위는 활동전위의 생성을 자극한다.

후각 정보의 처리는 **후각망울**(olfactory bulb)에서 시작되는데, 여기서 양극성 감각신경세포는 **사구체**(glomeruli)라고 하는 공 모양의 기관에 위치해 있는 신경세포와 연접한다(그림 7.7). 각 사구체는 단지 한 가지 유형의 후각수용체로부터만 입력사항을 받는다. 다양한 유형의 분자 취기제를 방출하는 꽃 냄새는 후각망울의 사구체에서 생성하는 흥분 패턴에 의해 식별될 수 있다. 냄새 식별은 사구체를 둘러싸면서 사구체 내의 이차 신경세포(**승모세포**와 **방상세포**로 명명됨)과 수상돌기 간 시냅스를 하게 만드는 **사구체주위세포**에서 방출되는 GABA에 의해 제공되는 억제에 의해 향상된다.

후각과 변연계 사이 상호연결은 냄새의 감각과 감정 사이 밀접한 관계를 설명하고 특정한 냄새가 감정적으로 결부된(emotionally charged) 기억을 어떻게 유발할 수 있는지를 설명할 수 있다.

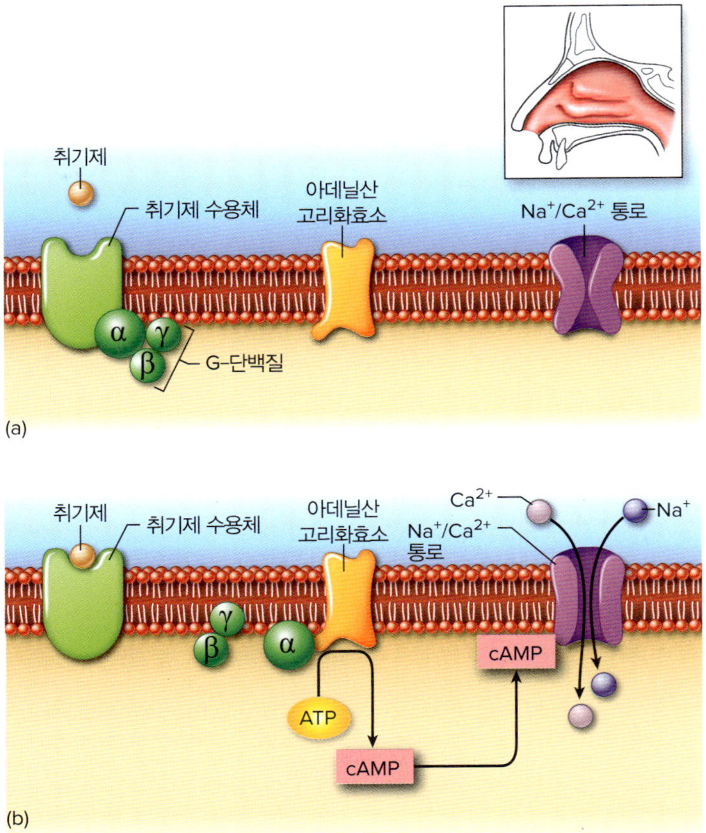

그림 7.8 냄새 분자가 후각신경세포를 탈극성화하는 방법. 후각수용체는 수용체가 취기제에 결합될 때 해리되는 많은 G-단백질 복합체와 결합한다. G-단백질의 α 아단위체는 고리형 AMP(cAMP)의 생성을 촉매하는 효소 아데닐산 고리화효소를 활성화시킨다. 고리형 AMP는 이차 전달물질 역할을 하여 양이온 통로를 개방한다. 그런 다음, Na^+ 및 Ca^{2+}의 내부 확산은 탈극성화를 일으킨다.

7.4 전정기관과 평형

평형 감각은 전정기관으로 알려진 내이에 있는 구조에 의해 제공된다. 머리의 움직임은 이러한 구조 안의 유체가 감각유모세포의 확장을 구부러지게 하며, 이러한 구부림으로 인해 활동전위가 생성된다.

중력에 대하여 방향감을 제공하는 평형 감각은 **전정기관**(vestibular apparatus)이라고 하는 기관의 기능 때문에 만들어진다. 전정기관과 청각에 관여하는 **달팽이관**이라고 하는 달팽이 모양의 구조는 두개골의 측두골 안에서 **내이**(inner ear)를 형성한다. 전정기관은 아래와 같이 두 부분으로 구성된다.

(1) **난형낭**과 **구형낭**을 포괄하는 **이석기관**
(2) **반고리관**(그림 7.9)

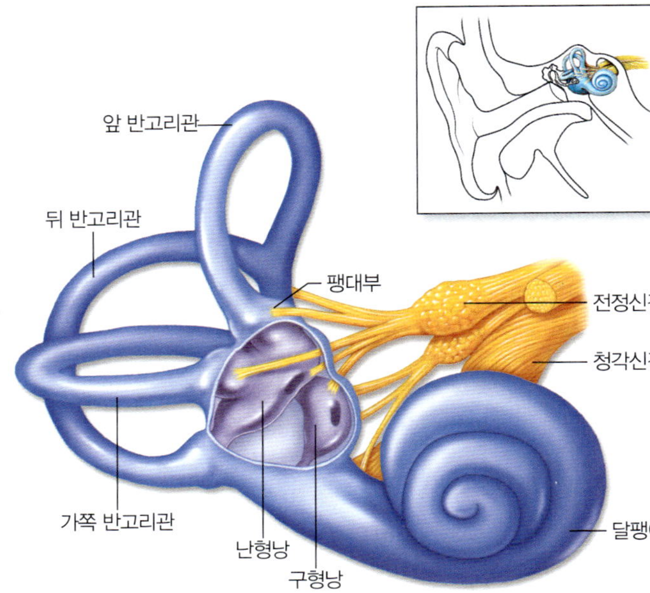

그림 7.9 내이의 달팽이와 전정기관. 전정기관은 난형낭 및 구형낭(함께 이석기관이라고 함)과 세 가지 반고리관으로 구성된다. 각 반고리관의 기저부는 감각유모세포를 포괄하는 막팽대부로 확장된다.

전정기관과 달팽이관의 감각구조는 **내림프**(endolymph)라고 하는 유체로 채워진 관 구조인 **막미로**(membranous labyrinth) 안에 위치해 있다(그림 7.10). 내림프는 다른 세포외액과 달리 다른 세포외액보다 K^+ 농도가 더 높고(심지어 세포 내 구획보다도 높음) Na^+ 및 Ca^{2+} 농도가 훨씬 더 낮다.

막미로는 두개골의 골 공간, 즉 **골미로**(bony labyrinth) 안에 위치해 있다. 이 공동 안에는 막미로와 뼈 사이에 **외림프액**(perilymph)이라고 하는 유체가 있다.

전정기관의 감각유모세포

평형수용체는 변형된 상피세포이다. 이러한 세포는 각 세포가 20~50개의 머리카락 같은 확장(extensions)을 포괄하기 때문에 **전정유모세포**(vestibular hair cells)로 알려져 있다. 이들은 실제로 점점 키가 증가하는 행으로 배열된 **부동섬모**(stereocilia)라고 하는 변형된 미세융모이다. 가장 키가 높은 행의 부동섬모를 만지면 **운동섬모**(kinocilium)라고 하는 훨씬 키가 큰 실제 섬모를 발견할 수 있다(그림 7.11). 부동섬모가 운동섬모 방향으로 구부러지면, 원형질막이 함몰되고 K^+의 이온 통로가 열림으로써, K^+는 피동적으로 들어가서 유모세포를 탈극성화할 수 있다. 이에 따라, 유모세포는 **내이신경**(VIII)의 일부인 감각신경세포의 수상돌기를 자극하는 시냅스 전달물질을 방출하게 한다. 부동섬모가 반대 방향으로 구부러지면, 유모

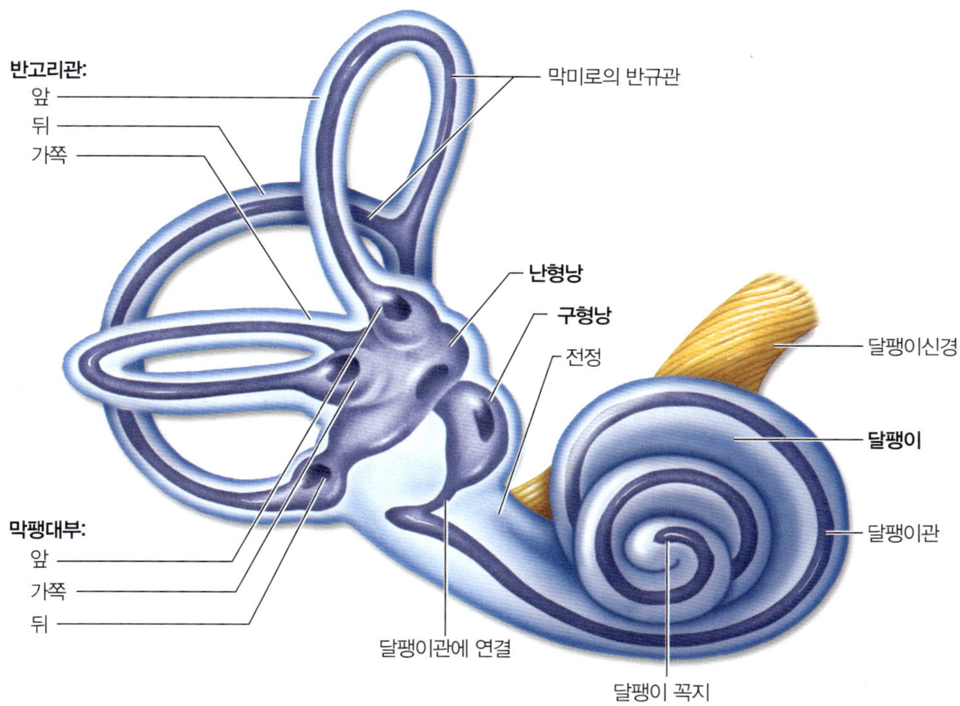

그림 7.10 내이의 미로. 막미로(짙은 파란색)는 골미로 안에 있다. 막미로는 내림프액을 포괄하고 있으며, 골미로의 외림프액에 의해 둘러싸여 있다.

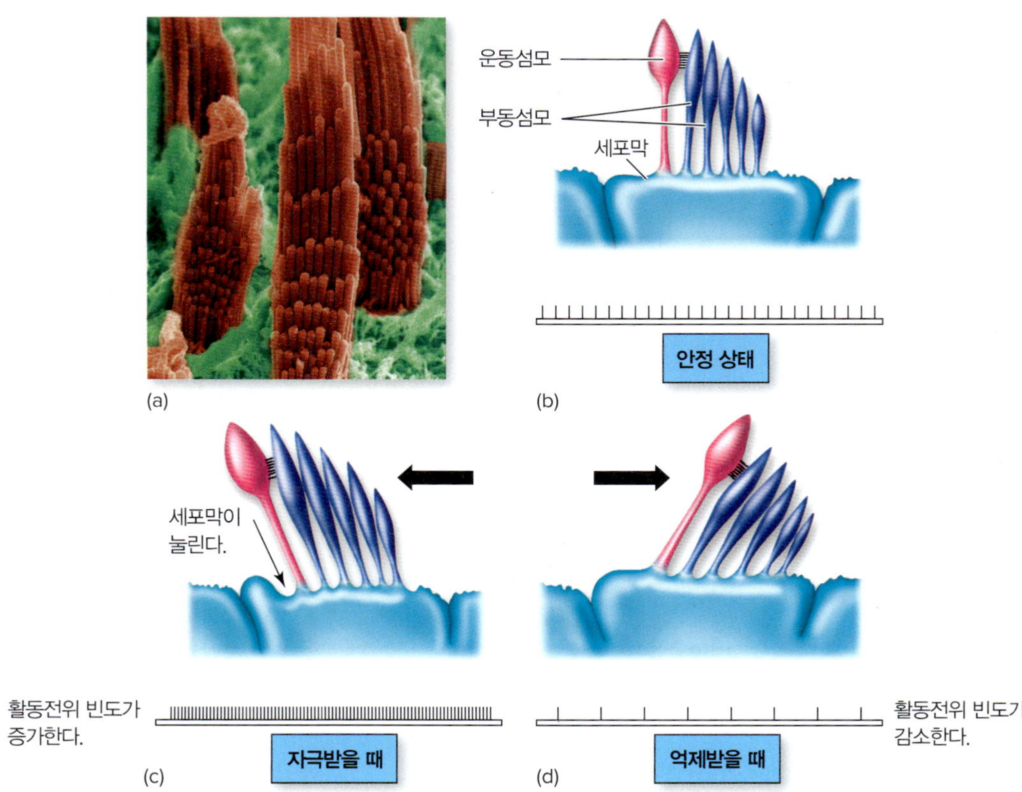

그림 7.11 전정기관 안의 감각유모세포. (a) 전정기관 안에 있는 부동섬모에 대해 착색되어 스캔한 전자현미경 사진이고, (b) 각 감각유모세포는 한 개의 운동섬모와 여러 개의 부동섬모를 교괄하고 있다. (c) 부동섬모가 운동섬모 쪽으로 변위되면(화살표), 원형질막이 눌려지고 유모세포에 신경을 통하게 하는 신경세포가 자극된다. (d) 부동섬모가 반대 방향으로 구부러져 운동섬모에서 멀어지면, 감각신경세포이 억제된다. (a) ©Cheryl Power/Science Source

세포의 막은 과극성화되며(그림 7.11), 결과적으로 시냅스 전달물질을 덜 방출한다.

난형낭과 구형낭

이석기관인 **난형낭**(utricle)과 **구형낭**(saccule)은 유모세포와 지지세포로 구성된 **황반**이라고 하는 전문화된 상피조직이 있다. 유모세포는 내림프액이 채워진 막미로로 투사되며, 그 털(부동섬모)은 젤라틴 같은 **이석막**(otolith membrane)에 내재되어 있다(그림 7.12). 이석막은 탄산칼슘의 미세한 결정(이석)을 포괄하고 있으며 이석이라는 이름은 여기에서 유래하였다(oto=귀, lith=돌). 이 돌은 막의 움직임을 증가시켜 결과적으로 더 높은 관성(운동 변화에 대한 저항)을 일으킨다.

부동섬모의 이석막으로 향하는 지향성 때문에, 난형낭은 수평 가속에 더 민감하고 구형낭은 수직 가속에 더 민감하다. 전진 가속하는 동안, 이석막은 유모세포보다 뒤처지기 때문에 난형낭의 털(부동섬모)은 뒤로 밀리게 된다. 이것은 차가 앞으로 빠르게 가속할 때 몸이 뒤로 밀리는 것과 유사하다. 이석막의 관성은 마찬가지로 사람이 엘리베이터에서 아래로 가속될 때 구형낭의 털을 위로 밀어 올린다. 이러한 효과와 사람이 뒤로 또는 위로 가속할 때 발생하는 반대 효과가 감각신경섬유의 활동전위 패턴을 변화시킴에 따라, 우리는 선형 가속 동안 중력에 대한 평형을 유지할 수 있게 되는 것이다.

반고리관

3개의 **반고리관**(semicircular canals)은 서로 거의 직각으로 세 개의 평면에서 돌출되어 있다. 각 반고리관은 **반규관**이라고 하는 막미로의 내부 확장을 포괄하고 있으며 각 관의 기저부에는 **막팽대부**(membraneous ampulla)라고 하는 커다란 종창이 있다. 막팽대부의 융기된 부위인 **팽대부릉**은 감각유모세포가 위치해 있는 곳이다. 이러한 기계감각세포의 돌기(부동섬모)는 **팽대정**(cupula)이라고 하는 젤라틴 구조에 내재되어 있다(그림 7.13). 바람 속의 돛처럼, 팽대정도 머리의 각 운동에 의해 야기되는 내림프액의 움직임에 의해 한 방향 또는 다른 방향으로 밀릴 수 있다.

반고리관의 내림프액은 이석막과 유사한 기능을 한다. 즉 각 프로세스가 각 가속도와 반대 방향으로 구부러지도록 관성을 제공한다. 예를 들어, 머리가 오른쪽으로 회전함에 따라, 내림프액은 팽대정을 왼쪽으로 구부러지게 해서 유모세포를 자극한다. 앞 반고리관의 유모세포는 공중제비를 할 때 자극되고, 뒤 반고리관의 유모세포는 옆돌기를 수행할 때 자극되며, 기쪽 반고리관의 유모세포는 몸의 장축을 중심으로 회전할 때 자극된다.

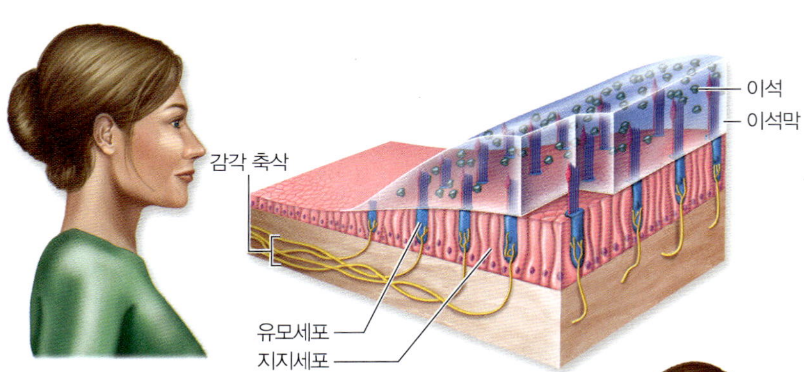

(a) **똑바로 직립한 머리**

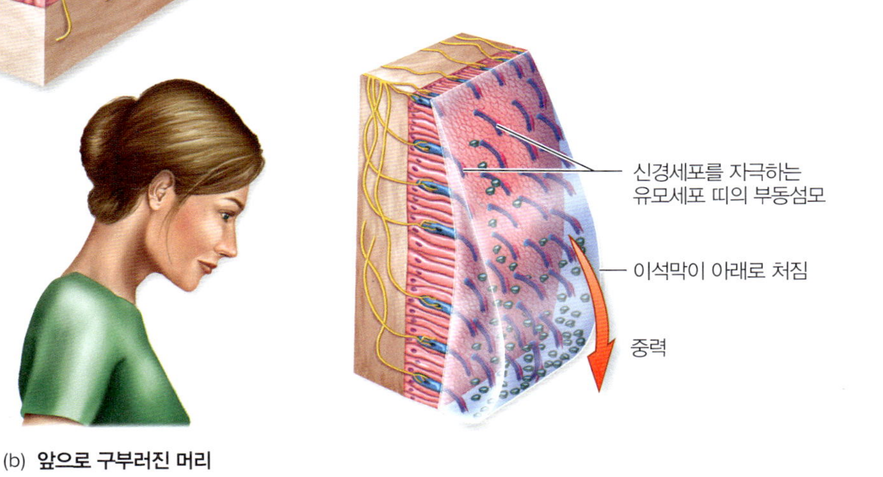

(b) **앞으로 구부러진 머리**

그림 7.12 이석기관. (a) 머리를 똑바로 세울 때, 이석의 무게로 인해 유모세포의 감각 부동섬모는 직접적인 압력을 받는다. (b) 머리를 앞으로 숙일 때, 유모세포의 부동섬모는 중력에 반응하여 구부러지면서, 감각신경섬유가 자극을 받게 된다.

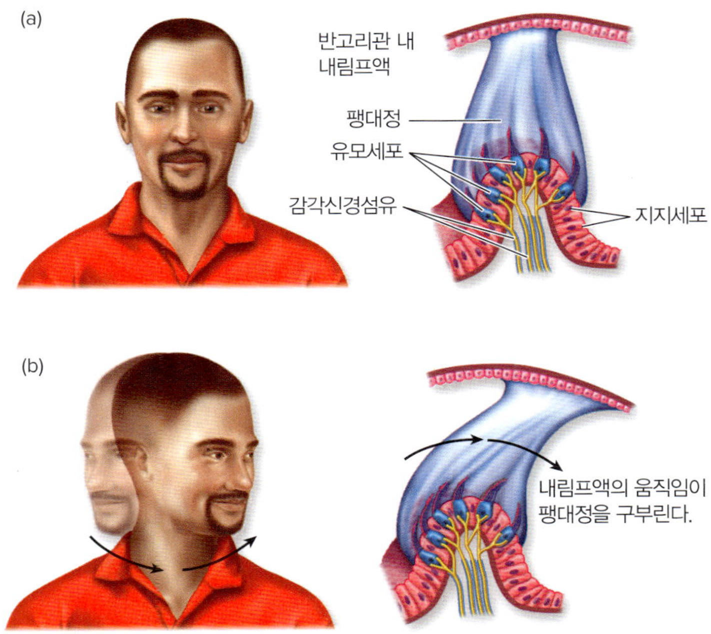

그림 7.13 반고리관 안의 팽대정과 유모세포. (a) 여기서 볼 수 있듯이, 구조물은 움직이지 않거나 속도가 일정하다. (b) 여기서 회전하는 동안 내림프액이 움직이면 팽대정이 구부러져 유모세포를 자극하게 된다.

신경 통로

전정기관에서 유모세포를 자극하면 내이신경(VIII)의 감각신경세포이 활성화된ㄷ. 이러한 섬유는 소뇌와 연수의 전정핵에 충동을 전달한다. 이어서 전정핵은 뇌줄기의 중추와 척수에 섬유를 보낸다. 동안중추의 신경세포는 눈의 움직임을 조절하고, 척수의 신경세포는 머리, 목, 사지의 움직임을 자극한다.

안진과 어지럼

팽대정이 구부러지면 신경 통로를 통해 눈과 몸의 근육조절이 영향을 받는다. 회전 중에 머리가 움직이는 반대 방향으로 눈이 부드럽게 움직이도록 함으로써 안정적인 시각고정점이 유지될 수 있다. 회전이 갑자기 멈출 때, 눈은 이전의 회전 방향으로 계속 부드럽게 움직이며(팽대정의 지속적인 굽힘 때문에), 그 다음에 정중선 위치로 다시 빠르게 움직인다. 이것은 **전정안진**(vestibular nystagmus)이라고 하는 눈의 비자발적 진동을 생성한다.

회전의 결과인 **어지럼**(vertigo)은 전정기관의 자연스러운 반응이다. 병리학적으로, 어지럼은 내이신경들 중에 하나(우측 또는 좌측)의 활동전위빈드를 다른 것의 활동전위빈도에 비교하여 변화시키는 어떤 것에 의해서도 야기될 수 있다. 이것은 일반적으로 전정신경염을 유발하는 바이러스 감염 때문이다. 심한 어지럼은 자율신경계의 관여 때문에 현기증, 창백함, 발한, 메스꺼움, 구토를 동반하는 경우가 많다.

임상적용

메이에르병(Meniere's dise)을 가진 환자는 회전 어지럼(빙빙 도는 느낌), 전정안진, 이명(귀에서 울리는 것)이 있을 수 있다. 병이 진행됨에 따라 영구화될 수 있는 이명과 청력 상실은 어지럼을 동반하는데, 이는 전정기관과 달팽이관의 내림프액이 작은 관을 통해 지속되기 때문이다. 막미로의 팽창과 손상을 야기하는 과도한 내림프액은 메이에르병의 원인으로 지목되어 왔다. 다양한 증상을 완화하기 위해 다양한 약물로 치료할 수 있으며, 심한 경우에는 내이 수술로 치료할 수 있다.

7.5 귀와 청각

소리는 고막과 중이 이소골의 움직임을 유체로 채워진 달팽이관으로 전달함을 유발한다. 이것은 유모세포로 덮여 있는 기저막의 진동을 생성한다. 유모세포의 부동섬모가 구부러지면 활동전위가 생성되며, 이는 뇌에서 소리로 해석된다.

음파는 일반적으로 공기나 물과 같은 매질에서 이동하는 높은 압력과 낮은 압력이 번갈아 발생하는 구역이다(따라서 음파는 일부 영화에서처럼 우주공간으로 이동할 수 없다). 음파는 연못에 돌을 던졌을 때 잔물결처럼 발생지에서 모든 방향으로 이동한다. 이러한 음파는 주파수와 강도를 그 특징으로 한다. **주파수**(frequency)는 **초당 사이클**(cps)의 현대 명칭인 **헤르츠**(Hz)로 측정된다. 소리의 **피치**(음조)는 주파수와 직접적인 관련이 있다. 소리의 주파수가 클수록 피치가 높아진다.

소리의 **강도**(intensity 또는 loudness)는 음파의 진폭과 직접적인 관련이 있으며 **데시벨**(dB)이라고 하는 단위로 측정된다. 거의 들리지 않는 소리, 즉 청각의 임계치에 있는 소리는 그 강도가 0 dB이다. 10 dB은 소리 강도가 10배 증가함을 나타낸다. 소리는 10 dB에서 임계치보다 10배, 20 dB에서 100배, 60 dB에서 100만 배, 100 dB에서 100억 배 더 크다.

잘 훈련된 젊은 사람의 귀는 20~20,000 Hz의 주파수 범위에 걸친 소리를 들을 수 있으나, 여전히 주파수의 차이가 0.3%에 불과한 두 피치를 구별할 수 있다. 인간의 귀는 불과 0.1~0.5 dB의 소리 강도 차이를 감지할 수 있는 반면에, 가청 강도 범위는 거의 들을 수 없는 것에서부터 고통스러운 소리를 세기의 한계까지 10의 12승(10^{12})에 이른다.

외이

음파는 **귓바퀴**에 의해 **외이도**로 보내진다(그림 7.14). 이러한 두 구조가 **외이**(outer ear)를 형성한다. 외이도는 음파를 **고막**(eardrum 또는 tympanic membrane)으로 보낸다. 외이도에서 음파는 극도로 작은 고막 진동을 생성한다. 말하는 동안(약 60 dB의 평균소리 강도) 고막의 움직임은 대략 수소 분자의 지름 정도가 될 것으로 추정된다.

> **임상적용**
>
> **전도난청**(conduction deafness)은 고막에서 내이로 소리 정보를 전달하는 것을 무언가가 방해할 때 발생한다. 일반적인 원인으로는 귀지의 축적, 이물질이나 양성 종양에 의한 폐색, 고막 파열 또는 유체 축적 등이 있다. 유체가 중이에 축적되는 것은 특이 어린이에서 가장 흔한 원인이며, 중이염(귀 감염) 및 이관을 통한 배액을 차단하는 알레르기로 인해 발생할 수 있다. 비교적 흔하지 않은 원인으로 뼈가 난원창 위에서 자라 등골을 못 움직이게 하는 귀경화증은 수술로 교정할 수 있다.

중이

중이(middle ear)는 외측의 고막과 내측의 달팽이관 사이에 있는 공동이다(그림 7.15). 이 공동 안에는 **추골**(malleus), **침골**(incus), **등골**(stapes)의 세 가지의 **이소골**(auditory ossicles)이 있다. 추골은 고막에 붙어 있어서, 막의 진동은 추골과 침골을 통해 등골로 전달된다. 이어서 등골은 **난원창**(oval window)이라고 하는 달팽이관의 막에 붙어 있는 창을 진동시킨다.

고막의 진동이 단 하나 대신에 세 개의 뼈를 통해 전달된다는 사실은 보호와 관련이 있다. 만일 소리가 너무 쎄면 이소골이 휠 수 있다. 이러한 보호는 등골에 붙어 있는 **등골근**의 작용에 의해 조절될 수 있다. 소리가 너무 클 때 등골근은 수축해서 난원창에 대한 등골의 움직임을 약화시킨다. 이러한 작용은 달팽이관 안의 신경 손상을 예방하는 데 도움이 된다.

달팽이관

두개골의 조밀한 측두골 안에는 길이가 약 34 mm(완두콩 크기)이고 달팽이 껍데기 모양의 **달팽이관**(cochlea)이라는 기관이 둘러싸여 있다. 달팽이관은 전정기관(앞서 설명)과 함께 내이를 구성한다.

등골과 난원창의 진동은 달팽이관 안에 있는 세 가지 방 가운데 상부에 있는 방인 **전정계**(scala vestibuli)로 알려진 골미로의 일부 안

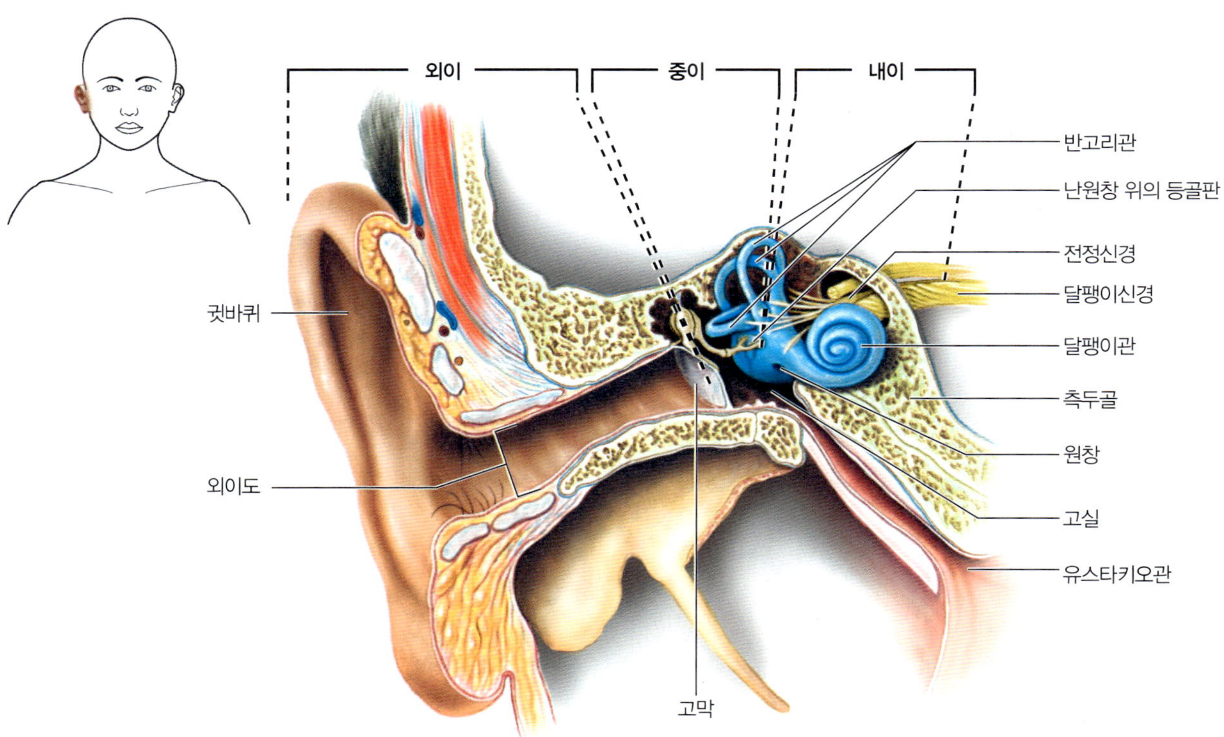

그림 7.14 귀. 외이, 중이, 내이의 구조에 대해 알 수 있다. 외이와 중이는 고막에 의해 분리된다. 중이와 내이는 등골이라는 중이 청소골이 부착되어 있는 달팽이관의 난원창과 원창에 의해 분리된다.

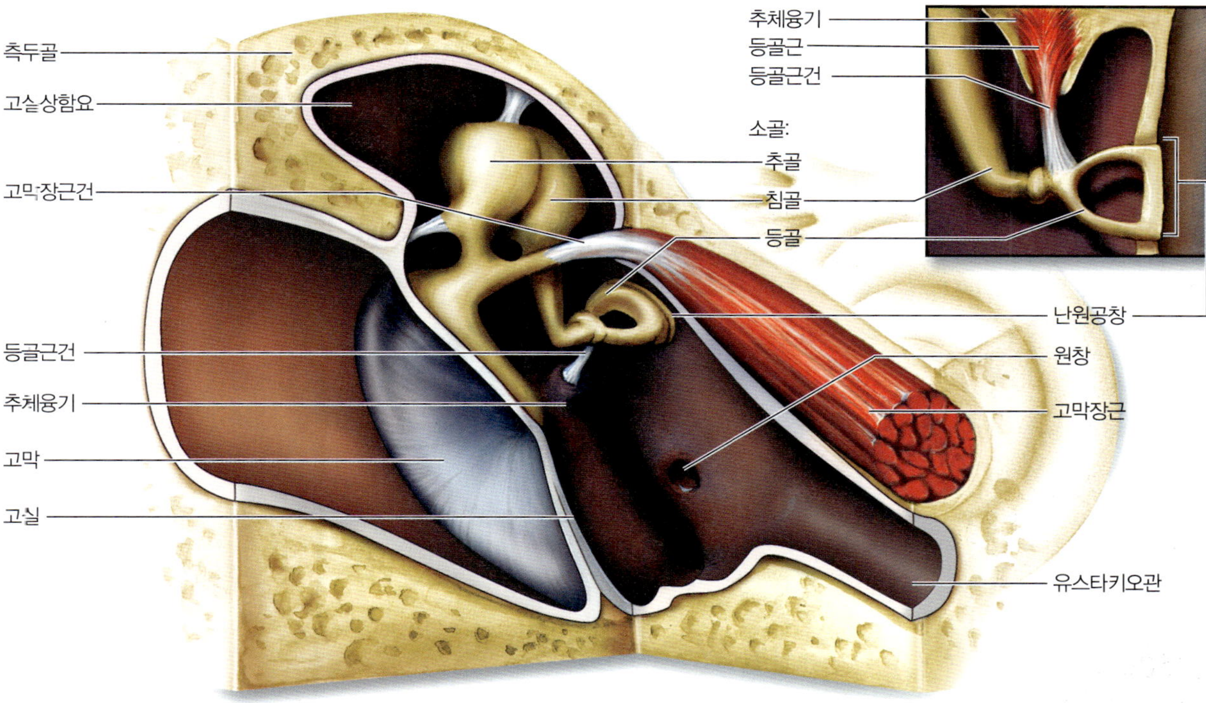

그림 7.15 중이 내측도. 중이 청소골에 부착되어 있는 청각근육의 위치가 표시되어 있다.

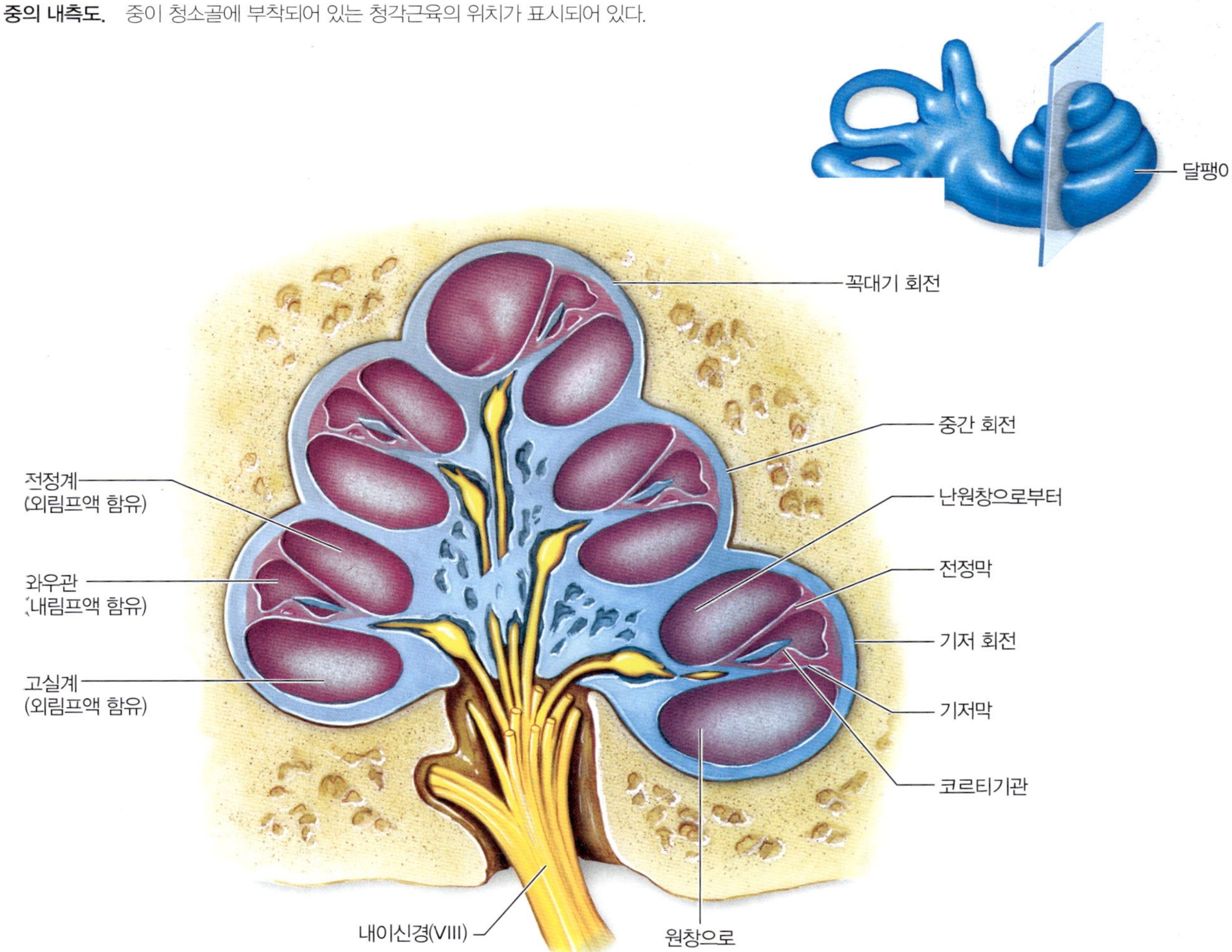

그림 7.16 달팽이관의 단면. 이 그림에서, 세 개의 바퀴와 세 개의 구획(전정계, 와우관(중간계), 고실계)를 볼 수 있다. 나선기관에 신경을 통하게 하는 전정와우신경도 보인다.

에서 외림프액의 위치를 바꾼다. 세 가지 방 가운데 하부에 있는 방도 골미로의 일부이며 **고실계**(scala tympani)로 알려져 있다. 달팽이관의 중간 방은 **와우관**(cochlear duct) 또는 **중간계**(scala media)라고 하는 막미로의 일부이다. 달팽이관 전체와 마찬가지로 와우관도 감겨 있으며, 달팽이 껍데기의 기저부, 중간부, 정점부와 유사하게 세 개의 바퀴(그림 7.16)를 형성한다. 와우관은 막미로의 일부이기 때문에 외림프액보다는 내림프액을 포괄하고 있다.

와우관이 앞이 안 보이는 채로 끝나서 와우관의 끝과 달팽이관의 벽 사이에 **달팽이 구멍**이라고 하는 작은 공간을 남기기 때문에, 전정계와 고실계의 외림프액은 달팽이관의 정점에서 연속적이다.

소리 주파수(피치)가 충분히 낮으면, 상부 전정계 안의 외림프액 압력파가 달팽이 구멍을 통해 고실계로 이동하기에 시간이 충분하다. 하지만 소리 주파수가 증가함에 따라, 전정계 안의 외림프액 압력파는 달팽이관의 정점으로 완전히 이동할 시간이 없다. 대신에 압력파는 전정계를 와우관과 분리하는 **전정막**과, 와우관을 고실계와 분리하는 **기저막**(basilar membrane) 또는 **나선막**(spiral membrane)을 통해 고실계의 외림프액으로 전달된다. 따라서 이러한 압력파가 이동하는 거리는 소리 주파수가 증가함에 따라 감소한다.

따라서 외림프액을 통하여 전정계에서 고실계로 전달되는 음파는 전정막과 기저막의 변위를 생성한다. 비록 전정막의 움직임이 직접적으로 청각에 기여하지는 않지만, 기저막의 변위는 피치(pitch) 식별의 핵심이다. 각 소리 주파수는 기저막의 다른 부위에서 최대 진동을 생성한다. 주파수(피치)가 높은 소리일수록 그림 7.17에서 보는 것처럼 등골에 더 가까운 기저막의 최대 진동을 유발한다.

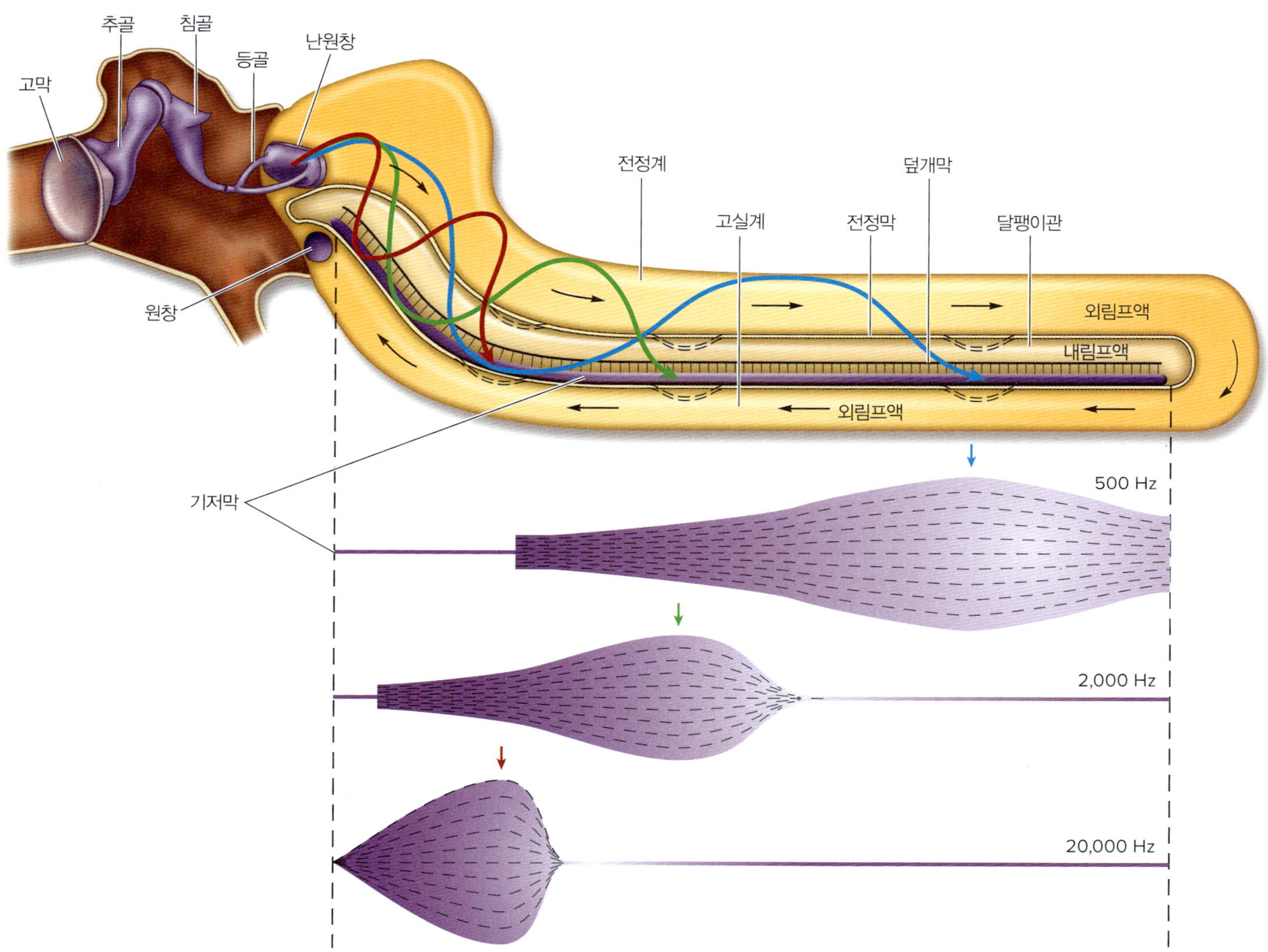

그림 7.17 여러 가지 소리 피치가 기저막에 미치는 영향. 소리의 각 피치는 여러 부위에서 기저막의 피크 진동을 유발한다. 500 Hz와 같은 저주파(피치) 소리는 달팽이관의 정점 쪽으로(이 그림에서 오른쪽으로) 움직여서 기저막(파란색으로 표시)의 피크 진동을 더 많이 발생시킨다. 20,000 Hz와 같은 고주파는 달팽이관의 기저부 쪽으로(그림에서 왼쪽으로) 움직여서 피크 진동을 더 많이 발생시킨다.

나선기관(코르티기관)

감각유모세포(sensory hair cells)는 기저막에 위치해 있으며 "섬모 형태의 털"은 와우관의 내림프액 안으로 투사된다. 털은 실제로는 다발로 배열된 크고 전문화된 미세융모인 부동섬모이다. 부동섬모는 전정기관에서처럼 각 다발 안에서 단계적으로 크기가 증가한다. 그들의 부동섬모는 원형질막에서 기계적 변환하는데, 연결되어 있는 단섬유(filament)에 의해 끝 근처에서 서로 연결되어 있다. 이러한 경로는 각 다발 안의 부동섬모가 가장 키가 큰 부동섬모의 방향으로 구부러질 때 열리고, 앞에서 설명한 것처럼 K^+는 원형질막을 가로질러 움직일 수 있게 된다. 유모세포는 내부와 외부의 두 가지 범주로 나뉜다. 달팽이관 하나당 약 3,500개인 **내부 유모세포**(inner hair cells)는 한 행을 형성하여 기저막의 길이를 확장한다.

또한 약 11,000개의 **외부 유모세포**(outer hair cells)가 여러 행으로 배열되어 있다. 유모세포의 부동섬모는 와우관 안의 유모세포 위에 걸려 있는 젤라틴성 **덮개막**(tectorial membrane)에 내재되어 있다(그림 7.18). 기저막, 감각섬유가 있는 내부 유모세포, 덮개막의 결합은 **나선기관**(spiral organ) 또는 **코르티기관**(organ of corti)이라고

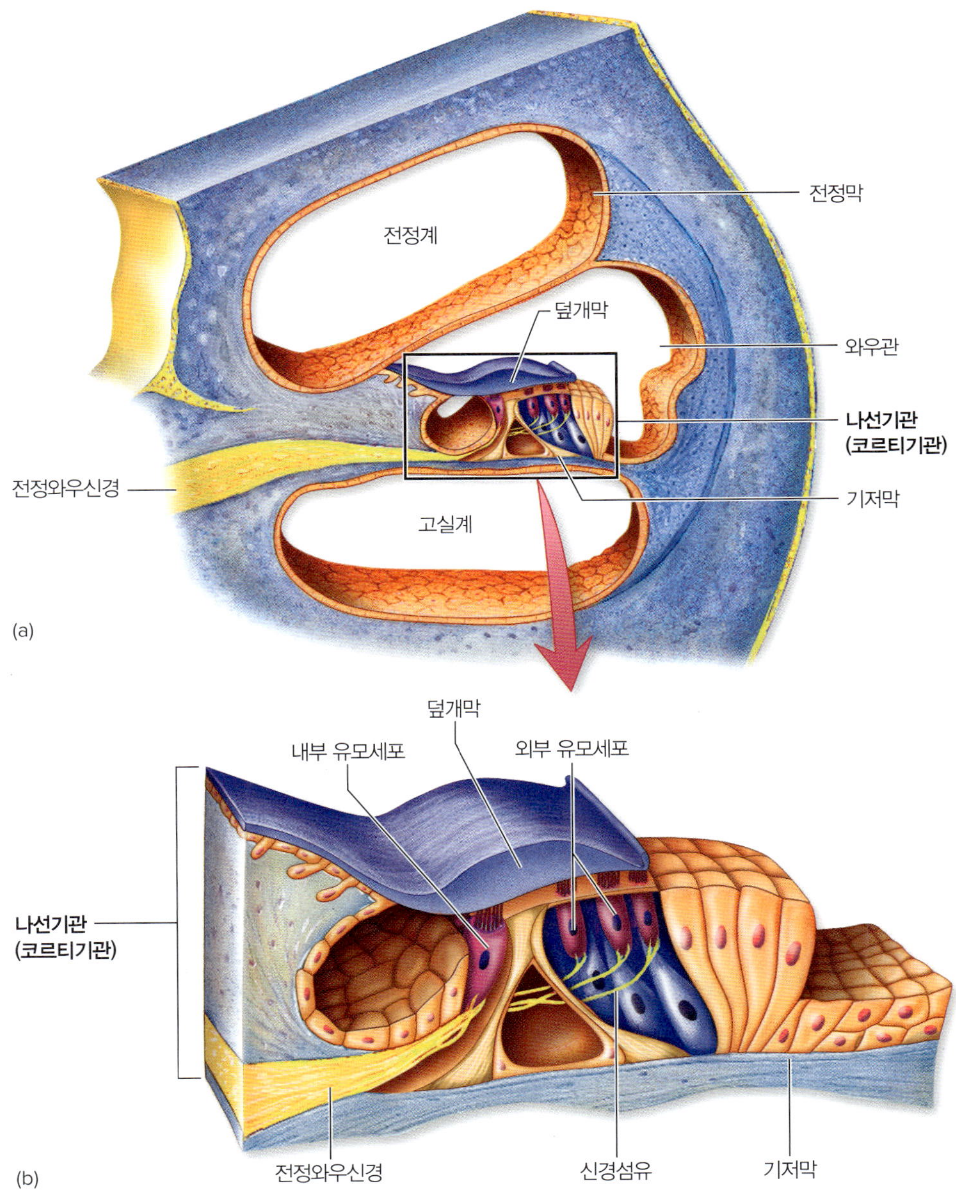

그림 7.18 나선기관. 이 청각 기능장치는 (a) 와우관 안에 그리고, (b) 더 자세히 보여주기 위해 분리되어 표시된다. 내부 유모세포는 감각성으로, 부동섬모의 굽힘을 신경 충동으로 변환한다. 외부 유모세포는 운동성으로, 탈극성화나 재극성화에 반응하여 짧아지거나 길어진다.

하는 기능 단위를 형성한다. 와우관이 외림프액의 압력파에 의해 변위될 때, 기저막과 덮개막 사이에 전단력이 생성된다. 이로 인해 부동섬모가 구부려지며, 이러한 기계적 프로세스를 통해 부동섬모의 상단을 덮고 있는 원형질막에서 K^+ 통로가 열린다.

기저막의 변위와 부동섬모의 굽힘이 클수록, 내부 유모세포에 의해 방출되는 전달물질의 양이 더 많아지며, 따라서 감각신경세포에서 생성되는 발생기전위도 커진다. 이런 식으로, 부동섬모의 굽힘이 커질수록 유모세포에 의해 자극된 달팽이관 신경의 섬유에 의해 생성되는 활동전위 주파수도 증가할 것이다. 실험결과, 부동섬모는 청력의 역치값에서 감지되려면 단지 0.3 nm만 구부리면 된다. 굽힘이 커질수록 활동전위 주파수가 높아지며, 이것은 더 큰 소리로 인식될 것이다.

7.6 눈과 시력

관찰된 물체의 빛은 각막과 수정체에 의해 눈 뒤에 있는 광수용성 망막으로 모아진다. 초점은 수정체의 두께와 곡률 정도를 변화시키는 근육 수축에 의해 물체와 눈 사이 다양한 거리로 망막에서 유지된다.

눈은 전자기 스펙트럼의 에너지를 신경 충동으로 변환한다. 이 스펙트럼의 제한적인 부분만이 광수용체를 자극시킬 수 있다. 파장이 400~700 나노미터(1 nm = 10^{-9} m 또는 1 m의 10억분의 1)인 전자기적 에너지가 가시광선을 구성한다.

눈의 가장 바깥쪽 층은 외부에서 눈의 흰자위처럼 보일 수 있는 **공막**이라고 하는 결합조직의 거친 외피이다. 공막의 조직은 투명한 **각막**과 이어져 있다. 투명한 상피는 각막을 덮고 있으며, 공막과 눈꺼풀의 내부 표면을 덮고 있는 점막인 **결막**과 이어져 있다.

빛은 각막을 통과하여 눈의 **전방**으로 들어간다. 그런 다음, 빛은 **홍채**라고 알려진 색소 근육(pigmented muscle)에 의해 둘러싸인 **동공**이라고 하는 개구부를 통과한다. 빛은 동공을 통과한 후 **수정체**로 들어간다(그림 7.19).

홍채는 카메라의 격막과 같다. 그것은 빛을 더 많게 혹은 더 적게 받아들이기 위해 조리개(동공)의 직경을 늘리거나 줄일 수 있다. 동공의 수축은 홍채 내의 환상근섬유의 수축에 의해 생성된다. 확장은 동공확대근의 방사근섬유(radial muscle fibers)의 수축에 의해 생성된다. 동공 수축은 동안 신경(III)을 통한 부교감신경자극으로 인해 발생하는 반면, 확장은 교감신경자극으로 인해 발생한다(그림 7.20).

수정체는 생세포(living cell)로 구성되어 있지만 무혈관성이기 때문에(혈관이 없음), 세포 유지를 위한 자체적인 미세순환계를 필요로 한다. 그럼에도 불구하고, 신진대사는 혐기성이며, 중추 가까이에 있는

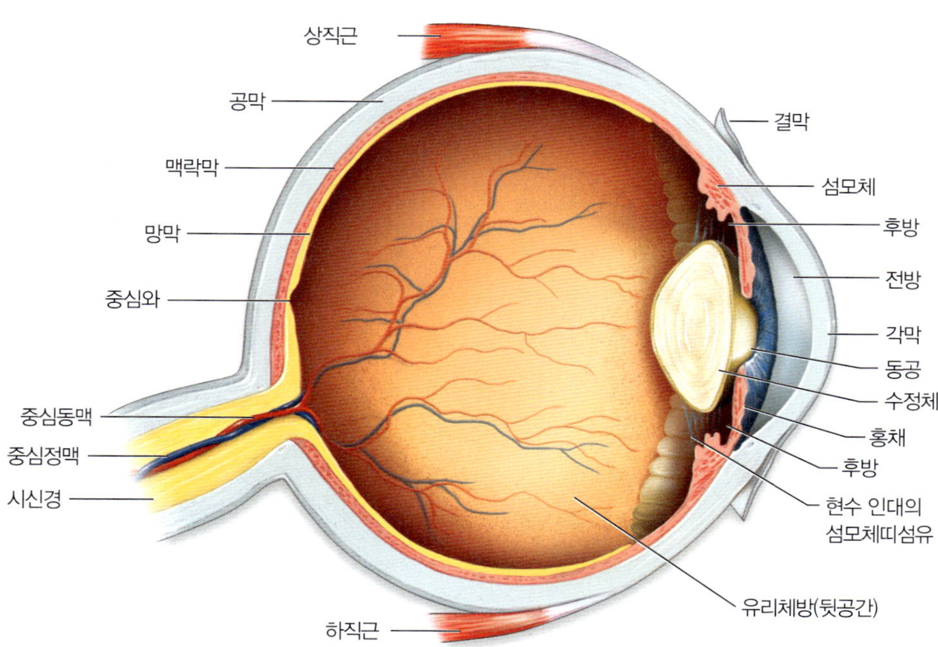

그림 7.19 안구의 내부 해부학. 빛은 이 그림의 오른쪽에서 눈으로 들어오고 망막에서 초점이 맺힌다.

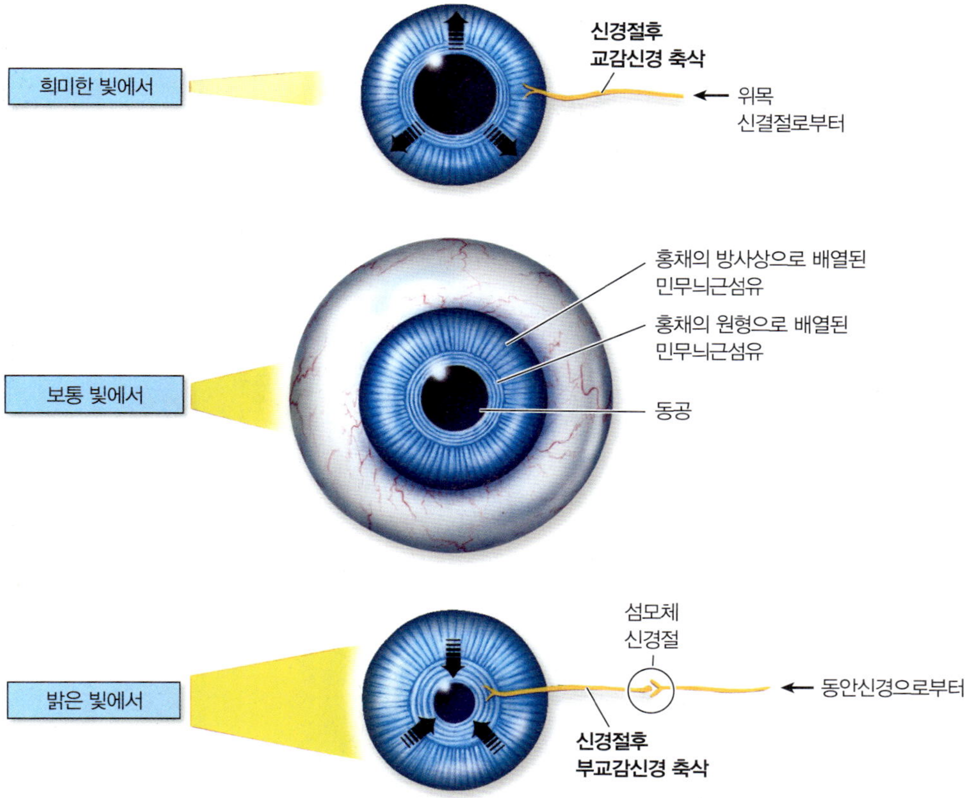

그림 7.20 동공의 확장과 수축. 희미한 빛에서, 방사상으로 배열된 평활근섬유는 교감신경세포에 의한 자극을 통해 수축됨으로써 동공을 확장한다. 밝은 빛에서, 원형으로 배열된 평활근섬유는 부교감신경세포에 의한 자극을 통해 수축됨으로써 동공을 수축시킨다.

세포는 대사율이 낮다.

수정체는 공막에 연결되어 수정체를 둘러싸고 있는 **섬모체**(ciliary body)라고 하는 근육 돌기에 매달려 있다. **섬모체띠섬유**(zon＝거들)는 수정체를 섬모체에 매달리게 해서, 수정체를 지지하는 **현수 인대**(suspensory ligament)를 형성한다. 각막과 홍채 사이 공간은 **전방**이고, 홍채와 므양체 및 수정체 사이 공간은 **후방**이다(그림 7.21).

임상적용

백내장(cataract)은 혼탁해진 수정체 부위를 가리키는 것으로, 일반적으로 수정체는 (1) 무혈관성이고, (2) 세포소기관이 제거되었으며, (3) 세포질이 결정질(crystalline)이라고 하는 단백질로 채워져 있어서 투명하다. 자외선, 탈수 또는 산화로 인한 손상은 결정성 단백질의 변형 및 응집을 초래하여 백내장을 일으킬 수 있다. 백내장은 65세 이상 인구의 절반 이상에서 시력을 방해하며, 종종 수정체 제거 수술로 치료된다. 이것은 각막과 수정체낭을 절개하고 초음파를 방출하는 탐침을 삽입하여, 수정체를 연화 및 파편화(fragment)하여 흡인으로 수정체를 제거하는 것이다. 기존 수정체는 유연한 인공수정체로 교체되는데, 이 인공수정체는 수정체낭으로 삽입되며 거의 모든 경우에서 시력을 크게 향상시킨다.

전방과 후방은 **수양액**(aqueous humor)이라고 하는 유체로 채워져 있다. 이 유체는 섬모체에 의해 후방으로 분비되며, 동공을 통과하여 무혈성 수정체와 각막에 영양을 공급하는 전방으로 흐른다. 수양액은 전방에서 **공막정맥동**(쉴렘관)으로 배출되며, 공막정맥동은 수양액을 정맥혈로 되돌려 보낸다(그림 7.21).

수정체 뒤에 위치한 눈 부분은 **유리체**(vitreous body) 또는 **유리체액**(vitreous humor)으로 알려진 두껍고 점성이 있는 물질로 채워져 있다. 유리체를 통과한 수정체의 빛은 눈의 뒤쪽에 있는 광수용체를 포괄하고 있는 신경층으로 들어간다. 이 신경층을 **망막**(retina)이라고 한다. 망막을 통과한 빛은 아래에 있는 어두운 색깔의 **맥락막층**에 의해 흡수된다. 이러한 빛의 일부는 망막을 통과하는 동안에 광수용체를 자극하며, 광수용체는 이어서 다른 신경세포를 활성화한다. 망막에 있는 신경세포는 **시신경유두**(optic disc, 그림 7.22)라고 하는 부위에 함께 모여 있는 섬유에 기여하며, 여기서 신경세포는 시신경으로서 망막을 빠져나간다. 이 부위는 광수용체가 없어서 사각지대로 알려져 있다. 또한 시신경유두는 혈관이 들어오고 나가는 곳이기도 하다.

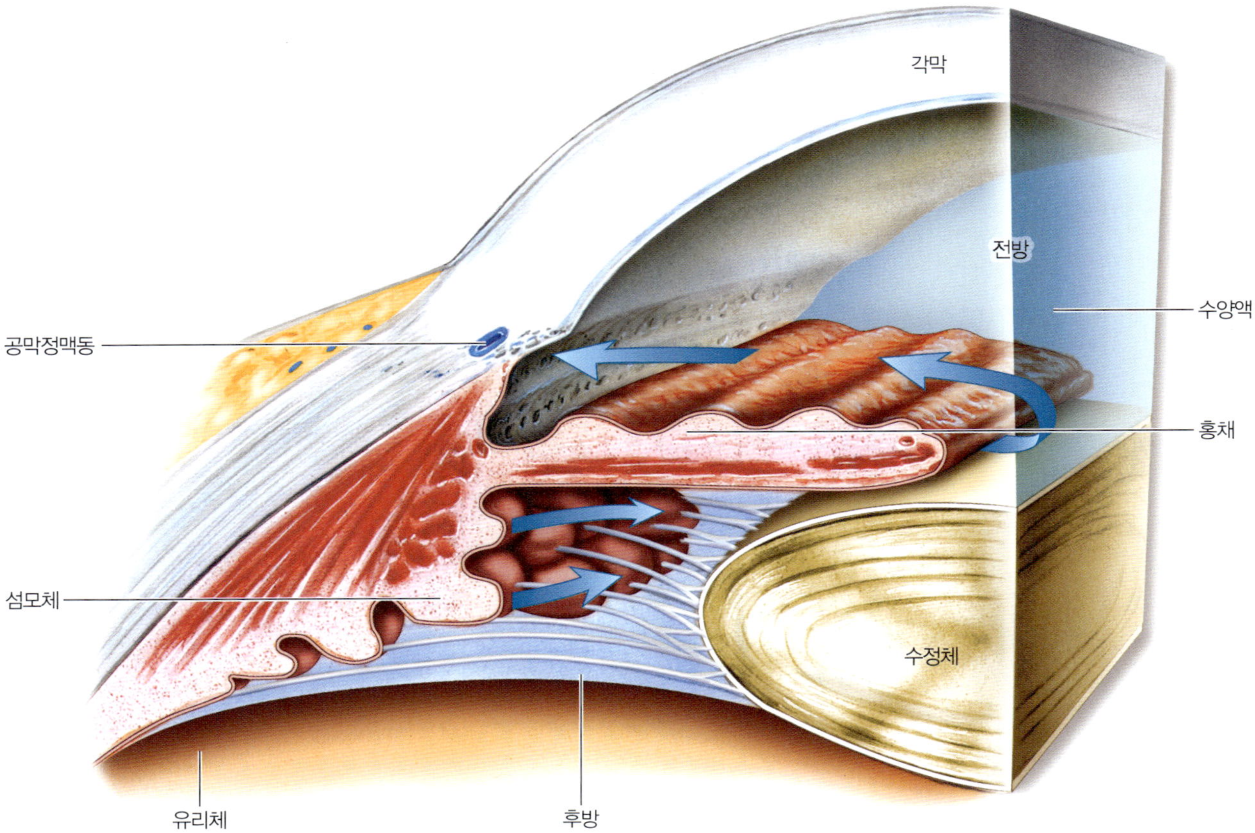

그림 7.21 수양액의 생성 및 배수. 수양액은 전방 및 후방 안에서 안구 내약을 유지시킨다. 수양액은 선모체에 의해 후방으로 분비되어, 동공을 통해 전방으로 흘러, 안구에서 공막정맥동(쉴렘관)을 통해 배출된다.

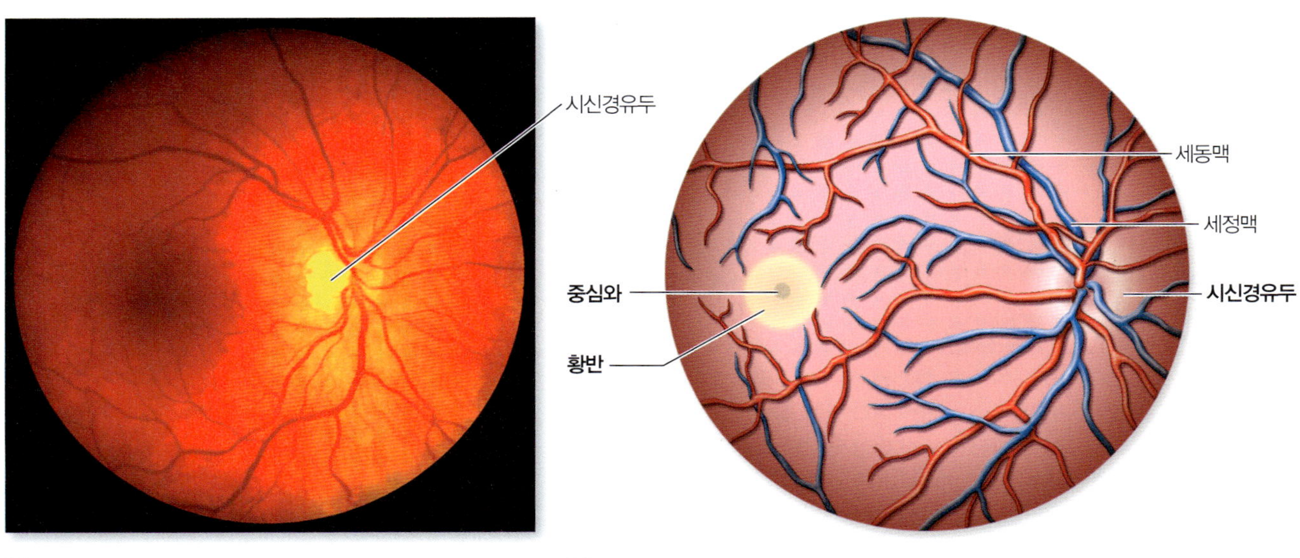

그림 7.22 검안경으로 본 망막의 모습. (a) 사진, (b) 안저(눈의 뒤쪽)의 그림이다. 시신경섬유는 시신경유두에서 안구를 떠나 시신경을 형성한다. 시신경유두에서 안구로 들어가는 혈관을 볼 수 있다. (a) ©Steve Allen/Getty Images

임상적용

녹내장(glaucoma)은 망막신경절세포 축삭돌기의 상실을 수반하여 시력을 다시 회복할 수 없는 시신경의 손상이다. 전방의 수양액이 홍채와 각막이 만나는 지점에 위치한 "각" 또는 개구부를 통해 눈으로부터 빠져나가는 **개방각 녹내장**(open-angle glaucoma)이 가장 흔하다. 하지만 유체는 여기로부터 해면 공막정맥동을 통해 적절하게 배액되지 않아 안구내압은 정상적인 10~21 mmHg 이상으로 올라갈 수 있다. 시신경 손상은 안구내압과 정확한 상관관계가 없으며, 정상 안압인 사람들과 안압이 약간 높은 사람들은 걸리지 않을 수 있다. 개방각 녹내장은 통증이 없고 주변 시력의 상실 외에 다른 증상이 없을 수 있다. 그 진행은 약물과 일부 수술로 치료할 수 있다. 반대로, 홍채 일부에 의한 각 차단으로 안구내압이 갑자기 상승해서 발생하는 **폐쇄각 녹내장**(angle-closure glaucoma)은 실명을 방지하기 위하여 레이저 수술로 즉시 치료해야 한다.

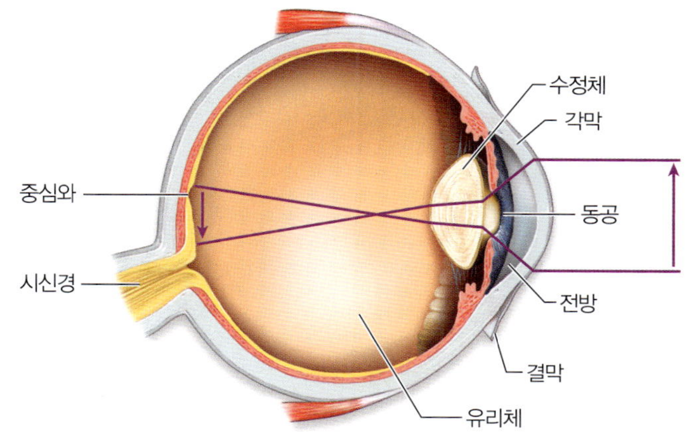

그림 7.23 이미지는 망막에서 뒤집힌다. 이미지를 뒤집히게 하는 빛의 굴절은 공기-각막 경계면에서 가장 크게 일어난다. 하지만 수정체 곡률의 변화는 필요한 미세 초점 조정을 가능케 한다.

굴절

한 가지 밀도의 매질에서 다른 밀도의 매질로 통과하는 빛은 **굴절**되거나 구부러진다. 굴절 정도는 두 매질의 비교 밀도에 따라 달라지며, **굴절률**로 표시된다. 공기의 굴절률은 1.00이고, 이에 비해 각막의 굴절률은 1.38이며, 수양액과 수정체의 굴절률은 각각 1.33과 1.40이다. 굴절률은 공기-각막 경계면에서 가장 크게 차이가 나기 때문에, 빛은 각막에서 가장 많이 굴절된다.

굴절 정도는 두 매질 사이 경계면의 곡률에 따라 달라진다. 각막의 굴절률은 일정하지만, 수정체의 굴절률은 다양할 수 있다. 따라서 수정체의 굴절 특성은 망막에 빛을 모으기 위한 미세 제어를 제공할 수 있다. 빛 굴절로 인해, 망막에 형성된 이미지는 상하좌우가 뒤집힌다(그림 7.23).

망막에 투사된 외부 세계의 일부인 **시야**는 굴절 때문에 눈에서 거꾸로 된다. 각막과 수정체는 각 눈의 망막의 왼쪽 절반에 시야의 오른쪽 부분을 맞추는 반면, 시야의 왼쪽 절반은 각 망막의 오른쪽 절반에 맞추어진다. 따라서 왼쪽 눈의 안쪽 망막 절반은 오른쪽 눈의 바깥쪽(또는 코측) 망막 절반과 동일한 이미지를 받는다. 오른쪽 눈의 코측 망막 절반은 왼쪽 눈의 측두부 망막 절반과 동일한 이미지를 받는다.

원근조절

정상적인 눈으로 물체를 볼 때, 빛의 평행 광선은 망막의 한 점 또는 **초점**으로 굴절된다(그림 7.26a). 굴절 정도가 일정하게 유지될 경우, 물체가 눈에 더 가깝거나 더 멀리 움직이면 초점이 그에 맞춰 이동하게 되므로 초점은 망막의 뒤나 앞에 있게 된다.

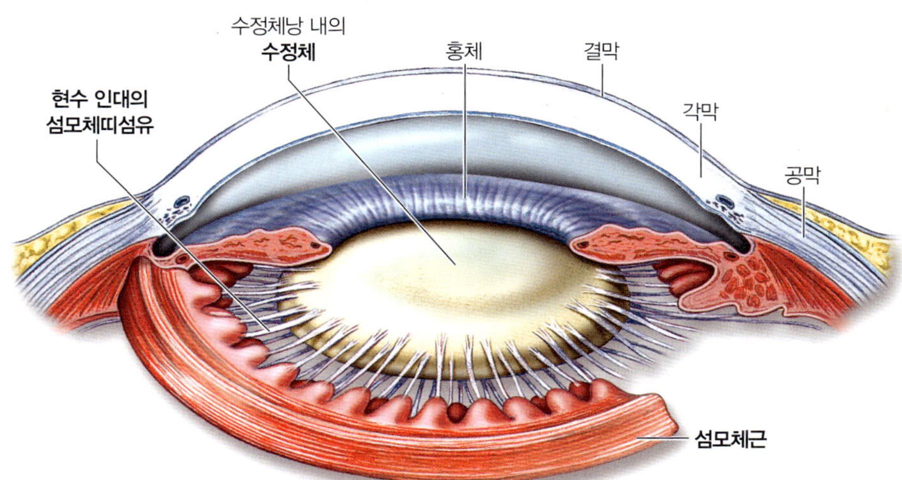

그림 7.24 섬모체근과 수정체의 관계. 눈의 수정체, 섬모체띠섬유, 섬모체근 사이 관계를 보여주는 다이어그램이다.

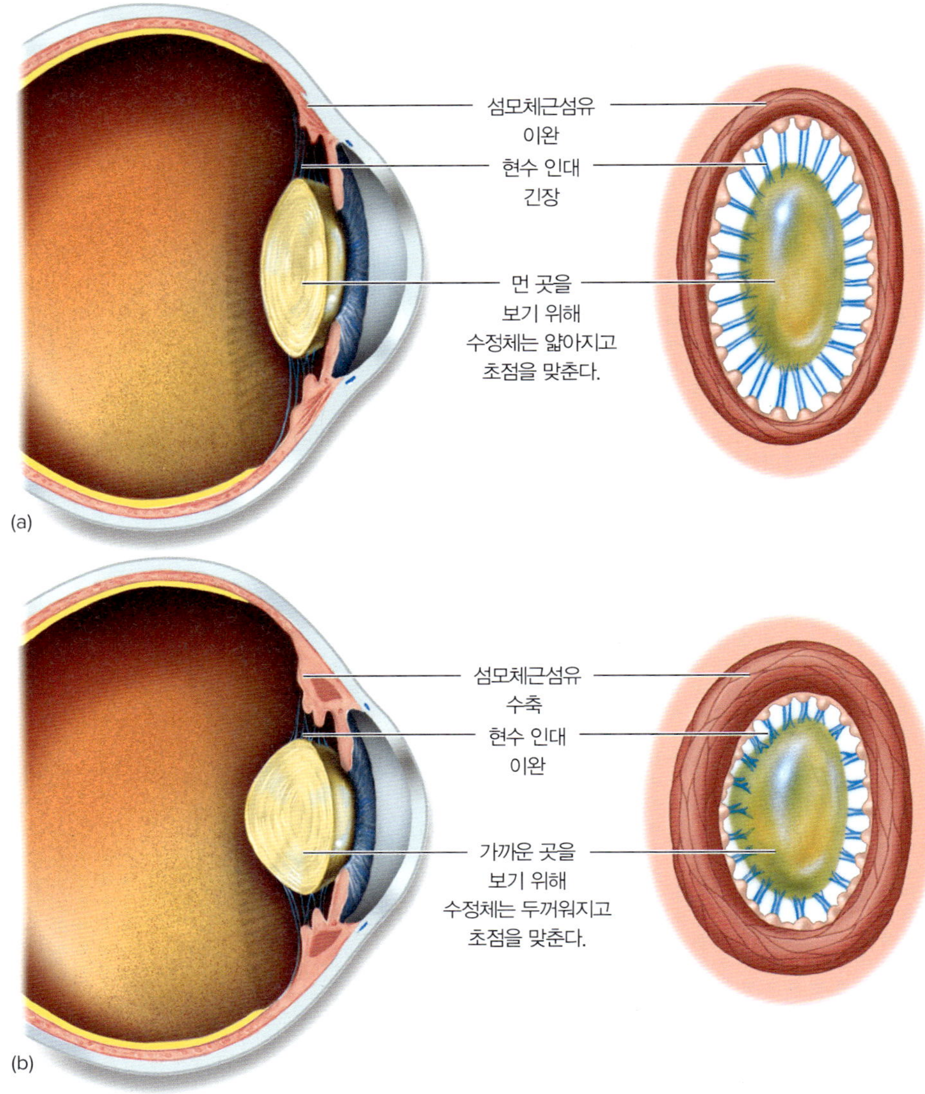

그림 7.25 수정체 모양의 변화로 원근조절이 가능해진다. (a) 수정체는 섬모체근이 이완되고 현수 인대가 팽팽해질 때 먼 거리를 볼 수 있게 납작해진다. (b) 수정체는 섬모체근이 수축하고 현수 인대가 이완될 때 가까운 거리를 볼 수 있도록 더 구형이 된다.

눈과 물체 사이 거리가 달라질 때, 이미지가 망막에 맞춰 지도록 하는 눈의 능력을 **원근조절**(accommodation)이라고 한다. 원근조절은 섬모체근의 수축으로 인해 가능하며, 섬모체근은 조리개를 변경할 수 있는 조임근과 같다(그림 7.24). 섬모체근이 이완되면, 조리개가 넓어진다. 따라서 섬모체근이 이완되면 현수 인대의 섬모체띠섬유에 장력이 가해지고 수정체가 팽팽하게 당겨진다. 이것이 눈에서 20 ft 이상 떨어진 물체를 볼 때 나타나는 조건이다. 이미지는 망막에 맞추어지고, 수정체는 가장 평평하고 볼록하지 않은 형태이다. 물체가 눈에 더 가깝게 이동함에 따라 섬모체근은 수축한다. 이러한 근 수축은 섬모체의 조리개를 좁힘으로써 수정체를 매달고 있는 섬모체띠섬유의 긴장을 감소시킨다. 긴장이 감소할 때 수정체는 선천적인 탄성 때문에 더 둥글어지고 볼록해진다(그림 7.25).

원근조절할 수 있는 눈의 능력은 시력 근점 테스트로 측정할 수 있다. **시력 근점**(near point of vision)은 물체에 초점을 맞출 수 있는 눈으로부터의 최소 거리이다. 이 거리는 나이가 들면서 늘어난다. 실제로, 45세 이상인 거의 모든 사람들의 원근조절은 크게 손상된다. 나이가 듦에 따른 원근조절 능력 상실은 **노안**(presbyopia, presby=늙은)이라고 한다. 이러한 상실은 수정체의 유연성 감퇴와 수정체에 부착된 섬모체띠섬유의 전방 이동 등 여러 가지 원인이 있는 것으로 보인다.

시력

시력(visual acuity)은 시각의 선명도를 말한다. 이미지의 선명도는 시각 시스템의 **분해능**, 즉 가까운 거리에 있는 두 개의 점을 구별(분해)하는 시각 시스템의 능력에 달려 있다.

근시와 원시

정상 시력을 가진 사람은 **스넬렌 시력표**(Snellen eye chart)로부터 6,096 m(20 ft) 떨어져 서 있을 때(원근조절이 시력에 영향을 미치는 요인이 되지 않도록), "20/20"으로 표시된 글자 선(line of letters)을 읽을 수 있다(그림 7.26a). **근시**(myopia)인 경우, 이미지가 망막보다는 망막 앞에 맞추어질 것이기 때문에 이 선이 흐릿하게 보일 것이다. 이는 일반적으로 안구가 너무 길기 때문이다. 근시는 광선을 발산시키는 오목렌즈가 부착된 안경으로 교정되며, 이 경우 초점은 수정체에서 더 멀어져 망막을 향해 뒤로 밀려나게 된다(그림 7.26b).

안구가 너무 짧으면, "20/20"으로 표시된 선은 수정체의 초점 길이가 망막까지의 거리보다 길어지기 때문에 흐릿하게 보일 것이다. 따라서 이미지의 초점은 망막 뒤에 있었을 것이며, 물체가 명확히 보이려면 눈에서 더 멀리 있어야 할 것이다(그림 7.26c). 이 조건을 **원시**(hyperopia)라고 한다. 원시는 빛의 수렴을 증가시키는 볼록렌즈가 부착된 안경으로 교정되며, 이 경우 초점은 수정체와 더 가까워져 망막에 있게 된다.

난시

각막과 수정체의 굴절이 완벽하게 대칭이 아니기 때문에, 이러한 구조의 일부를 통과하는 빛은 다른 부분을 통과하는 빛과는 굴절 정도에서 차이가 난다. 각막 그리고/또는 수정체의 비대칭이 심한 경우, 그 사람은 **난시**(astigmatism)가 있다고 말한다(그림 7.26d). 난시가 있는 사람이 바퀴의 바큇살처럼 중심에서 뻗어 나가는 선들의 원을 보면 선의 이미지가 360도 전체에서 선명하게 보이지 않는다. 따라서 흐릿하게 보이는 원의 부분은 난시를 매핑(문제부분 확인)하는데 사용할 수 있다. 이 조건은 눈의 각막이나 수정체의 비대칭을 보상하는 원주형 렌즈로 교정된다.

임상적용

라식(LASIK, 레이저각막상피절삭성형술)은 근시, 원시, 난시를 교정하는 외과적 시술이다. 외과의사는 먼저 뒤쪽으로 접힌 각막의 피부 판(flap)을 절단한다. 그런 다음, 컴퓨터 유도 레이저가 각막조직을 태워 재형성한다. 근시의 경우, 레이저가 각막의 만곡을 줄임으로써 굴절을 줄여 망막에 초점을 맞춘다. 원시의 경우에는, 레이저가 곡률과 굴절력을 증가시키고, 난시의 경우에는 레이저가 각막을 더 구형으로 정확하게 재형성한다. 라식은 노안을 교정할 수 없으므로 독서용 안경이 여전히 필요할 수 있다. 또한, 근시가 있는 사람의 한쪽 눈은 더 가까운 것을 볼 수 있도록 의도적으로 덜 교정하고, 반대쪽 눈은 단안시라고 하는 기법으로 20/20에 가깝게 교정한다.

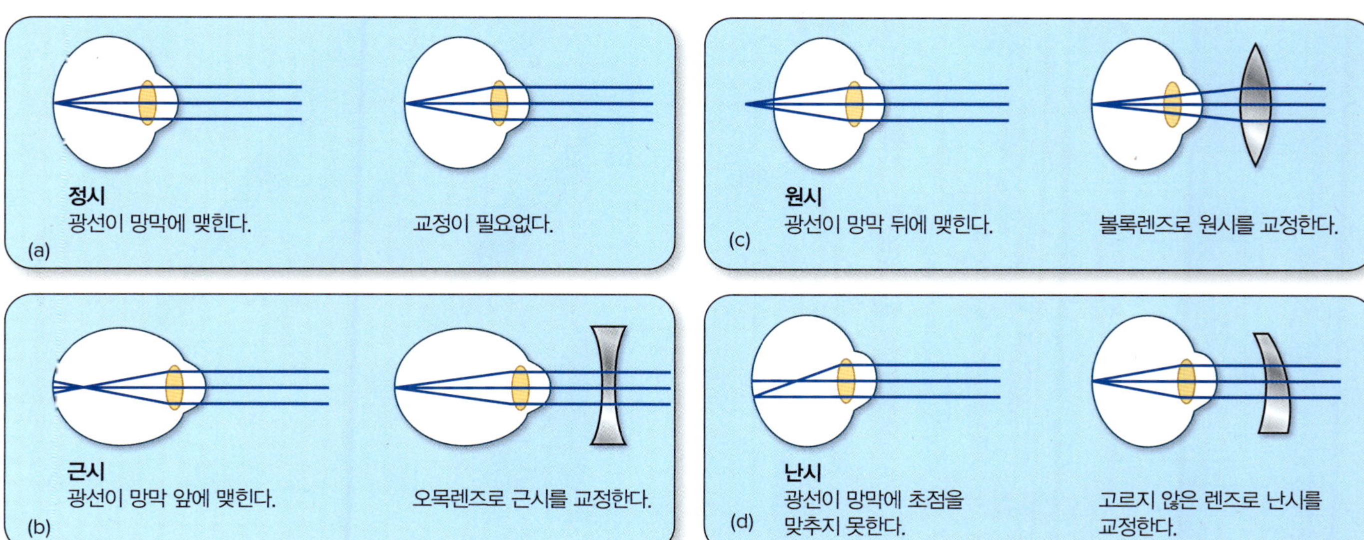

그림 7.26 굴절의 문제와 이를 교정하는 방법. 정상 눈(a)에서 빛의 평행광선은 각막과 수정체의 굴절에 의해 망막에 초점이 맞춰진다. 근시(b)와 같이 눈이 너무 길면, 초점은 망막 앞에 있다. 따라서 망막에서 이미지는 흐릿해지지만 오목렌즈로 교정할 수 있다. 원시(c)와 같이 눈이 너무 짧으면, 초점은 망막 뒤에 있다. 따라서 망막에서 이미지는 흐릿해지지만 블록렌즈로 교정할 수 있다. 난시(d)에서 빛 굴절은 각막이나 수정체의 모양이 불규칙하기 때문에 고르지 못하다.

7.7 망막

광수용체 신경세포에는 2가지 유형인 간상체와 원추체가 있다. 둘다 빛에 반응하여 해리되는 색소 분자를 포함하고 있으며, 결국 시신경에서 활동전위를 생성하는 광화학 반응을 통해 활성된다.

망막(retina)은 단일세포 두께의 색소상피세포(간상체와 원추체라고 하는 광수용체 신경세포)와 다른 신경세포층으로 구성된다. 망막의 신경층의 방향은 뇌의 전방으로의 확장 구조이다.

망막은 뇌의 확장이기 때문에 신경층은 들어오는 빛을 향해 바깥쪽으로 향해 있다. 따라서 빛은 광수용체를 닿기 전에 여러 신경층을 통과해야 한다(그림 7.27). 그런 다음 광수용체는 다른 신경세포와 시냅스함으로써, 시냅스 활동은 망막에서 바깥쪽으로 이동하는 형태이다.

시신경에 축삭돌기를 기여하는 신경세포의 바깥층은 **망막신경절세포**(retinal ganglion cells)라고 한다. 이들 신경세포는 **쌍극세포**

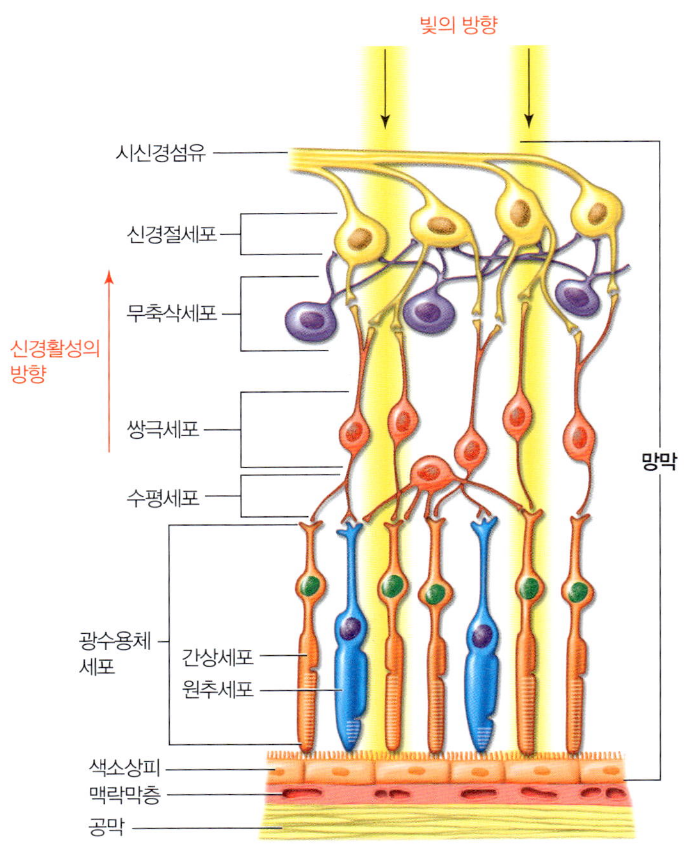

그림 7.27 망막의 층. 망막이 뒤집히기 때문에, 빛은 광수용체(간상체와 원추체)에 도달하기 전에 여러 가지 층의 신경세포를 통과해야 한다. 그런 다음, 신경활동은 광수용체에서 쌍극세포로, 쌍극세포에서 신경절세포로 전달된다.

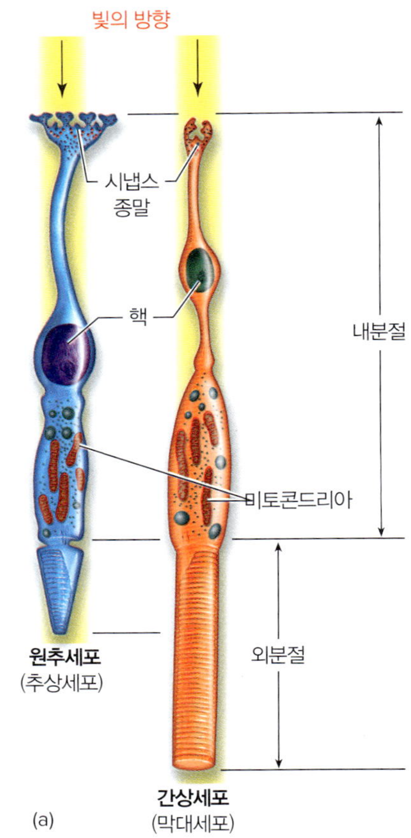

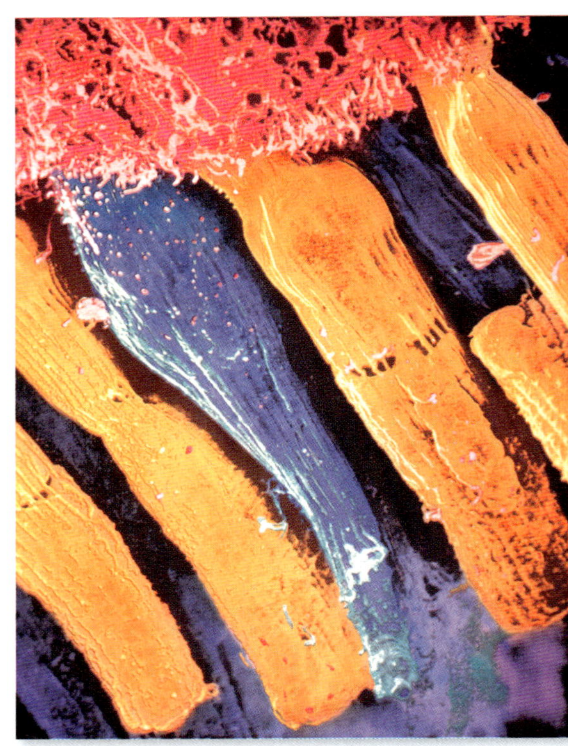

그림 7.28 간상체와 원추체. (a) 간상체와 원추체의 구조를 보여주는 다이어그램. (b) 간상체와 원추체의 스캔 전자현미경 사진이다. 각 수용체는 외분절과 내분절을 포괄하고 있다. 외분절은 다량의 막 디스크를 포괄하고 있다. (b) ©Ominkron/Science Source

(bipolar cells)로부터 자극을 받으며, 쌍극세포는 간상체와 원추체로부터 자극을 받는다. 광수용체로부터 쌍극세포로, 쌍극세포에서 신경절로의 정보 흐름 외에도, **수평세포**(horizontal cells)라고 하는 신경세포는 여러 광수용체와 (어쩌면 쌍극세포와도) 시냅스하고, **무축삭세포**(amacrine cells)라고 하는 신경세포는 여러 신경절세포와 시냅스를 형성한다.

각 간상체와 원추체는 내분절와 외분절로 구성된다(그림 7.28). **내분절**은 세포의 세포기관 대부분을 포괄하고 있으며, **외분절**은 수백 개의 평평한 막낭 또는 **막 디스크**(membranous discs)를 포괄하고 있다. 막낭에는 시력에 필요한 광색소 분자가 위치해 있다. 광수용체세포는 끝 부위에서 새로운 막 디스크를 지속적으로 추가하는데, 광수용체세포 외분절의 기저부에 위치한 **망막색소상피**(retinal pigment epithelium, 그림 7.27)의 세포 포식과정이 관여된다. 각 망막색소상피세포는 50~100개의 광수용체 외분절과 접촉하며 매일 포식과정을 통해 외분절의 먼 쪽 10%를 제거한다.

빛이 간상체에 미치는 영향

광수용체(간상체와 원추체)는 빛이 수용체세포의 외분절의 막 디스크 안에 포함된 색소 분자의 화학적 변화를 일으킬 때 활성화된다. 각 간상체는 이러한 디스크에서 **로돕신**(rhodopsin)이라고 하는 수천 개의 보라색 색소 분자를 포함하고 있다. 색소는 스펙트럼의 빨간색과 파란색 부위에서 빛을 전달하고 녹색 부위에서 빛에너지를 흡수하기 때문에 보라색(빨간색과 파란색의 조합)으로 보인다. 가장 잘 흡수되는(**흡수 극대**) 빛의 파장은 약 500 nm(청록색 빛)이다.

로돕신은 흡수된 빛에 반응하여 비타민 A에서 파생된 색소, **레티넨**(retinene) 또는 **레티날**(retinal)이라고도 하는 **레틴알데하이드**(retinaldehyde)와 **옵신**(opsin)이라는 단백질 두 가지 성분으로 해리된다. 이 작용을 **표백반응**(bleaching reaction)이라고 한다.

> **임상적용**
>
> **색소성 망막염**(retinitis pigmentosa)은 광수용체의 변성을 일으키는 유전 질환군이다. 많은 유전자가 관련되어 있는 것으로 보이며, 이 질병의 형태는 상염색체 우성, 상염색체 열성, X-연관 형질로 유전된다. 하나의 상염색체 우성 형태에서, 과학자들은 광수용체의 변성을 초래하는 옵신 단백질 유전자에서 단일염기 변화를 발견했다. 간상체가 먼저 죽어서 야간 시력을 잃게 된다. 하지만 간상체는 분명히 원추체를 유지하는 데 필요한 인자를 분비한다. 간상체의 상실에 따라 원추체는 퇴화되어 죽기 시작함으로써 시력이 시야의 주변부(간상체가 지배적인 곳)에서부터 중심부(원추체가 지배적인 곳)로 점진적으로 저하된다. 결과적으로, 색소성 망막염이 있는 사람들은 점점 더 "터널 시야"를 갖게 된다. 이것은 황반변성이 있는 사람, 망막의 중심부(중심와)에서 시력을 잃는 사람, "눈의 모서리"에서 보려고 노력해야 하는 사람과는 대조적이다. 현재 임상시험 III 단계에 있는, 색소성 망막염을 일으키는 돌연변이 유전자 치료는 망막 아래 아데노바이러스 벡터 안에 기능성 유전자를 주입하는 방법이다.

레티날은 전-트랜스(all-*trans*) 형태(광입자 자극에 의한 구조적 변형)라고 알려진 것과 11-시스(11-*cis*) 형태라고 하는 것 두 가지 구성(모양)으로 존재할 수 있다(그림 7.29). 전-트랜스 형태는 더 안정적일 수 있으나 11-시스 형태만이 옵신에 부착된 것으로 밝혀졌다. 11-시스-레티날은 흡수된 빛에너지에 반응하여 전-트랜스 이성체로 전환됨으로써 표백반응에서 옵신으로부터 해리된다. 빛에 대한

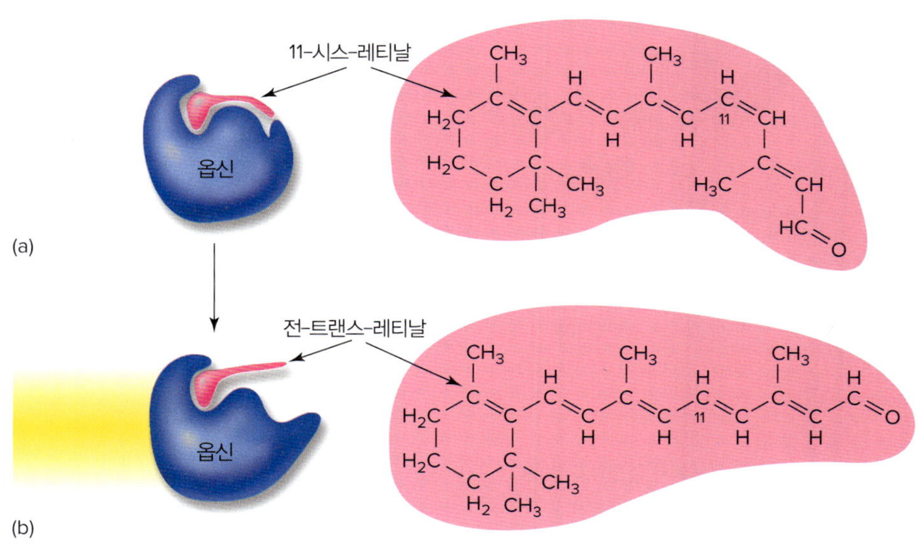

그림 7.29 로돕신의 광해리. (a) 광색소 로돕신은 11-시스-레티날(레티넨)과 결합된 단백질 옵신으로 구성된다. (b) 레티날은 빛에 노출되면 전-트랜스라고 하는 다른 형태로 전환되고 옵신에서 해리된다. 이 광화학 반응은 결국 망막에서 신경절세포의 자극을 초래하는 이온 투과성의 변화를 유도한다.

이러한 해리성 반응은 간상체 원형질막의 이온 투과성의 변화를 일으키고 궁극적으로 망막신경절세포에서 신경 충동(impulse)의 생성으로 이어진다.

암순응

빛에서 발생하는 표백반응으로 인해, 간상체에서는 로돕신의 양이 줄어들고 원추체에서는 시각 색소의 양이 줄어든다. 따라서 빛에 적응한 사람이 처음에 어두운 방에 들어가면 빛에 대한 민감도가 낮아지고 시력이 떨어지는 현상이 나타난다. 이후 시간이 흐르면 광수용체 민감도의 점진적인 증가를 뜻하는 **암순응**(dark adaptation)이 발생하여 약 20분이 지나면 최대 민감도에 도달하게 된다. 낮은 빛 강도에 대한 민감도가 올라가는 것은 부분적으로 어둠 속에서 생성된 시각 색소의 양이 증가하기 때문이다. 원추체의 색소 증가로 인해, 처음 5분이 지나면 약간의 암순응이 발생하게 된다. 간상체에서 로돕신이 증가하면 낮은 빛 수준에 대한 민감도가 훨씬 더 많이 높아지는데, 이는 부분적으로 어둠 속에서 약 5분 후에 발생하는 순응 때문이다.

망막세포의 전기적 활동

간상체나 원추체는 외분절의 원형질막에 다수의 Na^+ 통로를 포괄하고 있으며(그림 7.30), 어둠 속에서 이러한 통로 중 다수가 열린다. 결과적으로 Na^+는 외분절과 좁은 줄기를 가로질러 내분절로 지속적으로 확산된다. 빛 자극이 없을 때 발생하는 Na^+의 이러한 작은 흐름은 **암전류**(dark current)라고 하며, 광수용체막이 어둠 속에서 어느 정도 탈분극되도록 유도한다. 외분절의 Na^+ 통로는 빛에 반응하여 빠르게 닫힘으로써 암전류는 감소하고 광수용체는 과분극된다.

Na^+ 통로가 열린 상태로 유지하는 데에는 고리형 GMP(cGMP)가 필요하며, cGMP가 GMP 전환되는 경우 통로는 닫힐 것이다. 빛은 이러한 전환과 Na^+ 통로의 폐쇄를 유발한다. 광색소가 빛을 흡수하면, 11-시스-레티날이 전-트랜스-레티날으로 전환되고 옵신에서 해리됨으로써, 옵신 단백질의 모양이 바뀌게 된다. 각 옵신은 **트랜스듀신**(transducins)이라고 하는 100개 이상의 조절 G-단백질과 결합하고, 빛에 의해 유도된 옵신의 변화로 인해 이러한 G-단백질의 알파 아단위체는 해리된다. 알파 트랜스듀신(G-단백질)은 비활성화되어 있던 cGMP 포스포디에스테라아제 효소(cGMP가 GMP로 전환하는 것을 촉매함)에 결합하여 이들을 활성화한다. 이후 광수용체 외분절의 좁은 공간 안에서 cGMP의 농도는 급격히 떨어지게 되며 원형질막에서 cGMP-개폐 Na^+ 통로가 닫히고 암전류가 억제된다(그림 7.30).

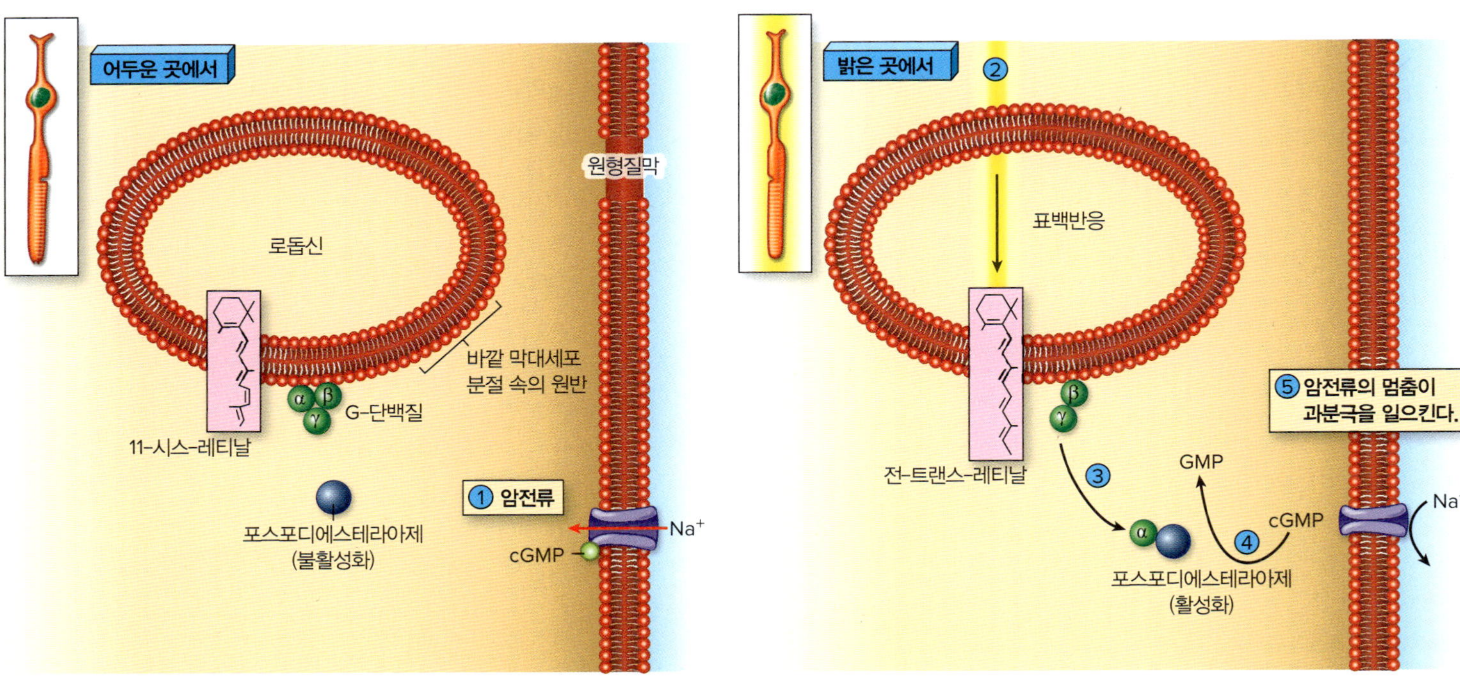

그림 7.30 빛은 광수용체에서 암전류를 멈춘다. (1) 어둠 속에서, Na^+는 광수용체로 들어가 부분적인 탈극성화를 일으키는 암전류를 생성한다. (2) 빛에서, 11-시스-레티날은 전-트란스 레티날로 전환된다. (3) 알파 아단위체는 고리형 GMP(cGMP)를 GMP로 변환하는 cGMP 포스포디에스테라아제 효소와 결합하여 이를 활성화시킨다. 결과적으로, Na^+ 통로가 닫힘으로써 암전류가 멈추고 광수용체가 과극성화된다.

원추체와 칼라시각

원추체는 빛에 대해서 간상체보다 덜 민감하지만 칼라시각 구분과 더 선명한 시력을 제공한다. 특히, 낮 동안에는 높은 빛 강도를 통해 간상체를 여르게 하고 높은 정확성의 칼라시각이 원추체에 의해 제공된다.

각 유형의 원추체에는 로돕신에 있는 레티날이 포함되어 있기는 하지만, 원추체의 레티날은 **포돕신**(photopsins)이라고 하는 색소단백질과 연관이 된다. 각 유형의 원추체가 고유한 빛 흡수 특성을 띠도록 하는 것은 바로 세 가지 포돕신 단백질(세 가지 유전자에 의해 코딩)이다. 각 유형의 원추체는 관련 유전자 중 단 하나만 발현하여 포돕신 가운데 한 종류만을 생성한다. 인간과 인간 외의 영장류(침팬지, 고릴라, 긴팔원숭이 포함)에게는 **삼원색 시력**(trichromatic color vision)이 있다. 이에 맞게 우리는 세 가지 유형의 원추체를 갖고 있다. 그리고 각 원추체의 색소가 빛을 가장 잘 흡수하는 가시 스펙트럼 영역에 다라 파란색, 녹색, 빨간색으로 지정될 수 있다(그림 7.31). 특정 파장에서 각 원추체의 **흡수 극대화**가 이뤄진다.

420 nm에서 파란색 원추체에 대한 흡수 극대화는 단파장에서 있으므로 이들은 **S 원추체**(S cones)로도 알려져 있다. 녹색 원추체에 대한 흡수 극대화(530 nm에서)는 중간 파장에서 있으므로 이들은 **M 원추체**(M cones)라고 한다. 빨간색 원추체(흡수 극대화가 562 nm임)는 더 긴 파장에서 가장 잘 흡수하므로 **L 원추체**(L cones)이다.

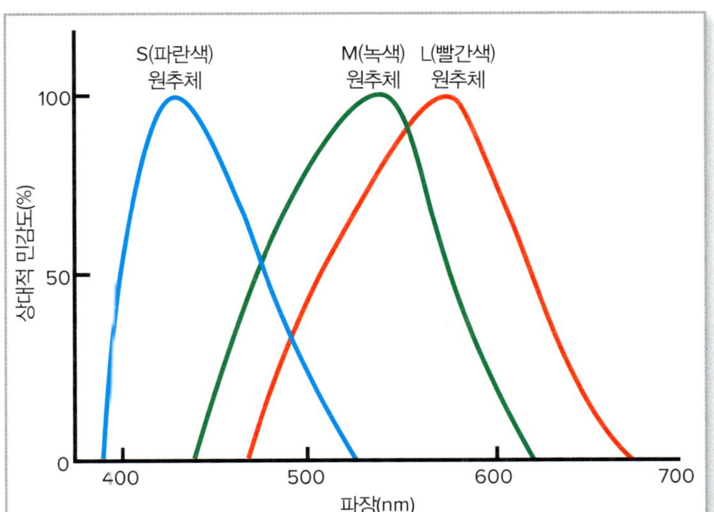

그림 7.31 원추체의 세 가지 유형. 각 유형은 레티넨을 포괄하고 있으나 레티넨이 결합된 단백질은 경우마다 다르다. 이 때문에, 각기 다른 색소가 각기 다른 파장에서 최대로 빛을 흡수한다. 파란색, 녹색, 빨간색 등 세 가지 유형의 원추체는 가장 잘 흡수하는 색상에 따라 명명된 것이다(세포의 색상에 따라서가 아니라 그들이 반사하는 빛에 의해 결정된다).

과학자들은 우리의 삼색 시각이 M 원추체에 대한 유전자가 X 염색체에서 복제된 후 이색 시각을 지닌 조상 종에서 진화되었다고 생각한다.

시력과 민감도

대낮에 독서를 하거나 비슷하게 물체를 보고 있을 때, 각 눈은 이미지가 **중심와**(fovea centralis)라고 하는 망막의 작은 부위 안에 있도록 방향을 잡는다. 중심와는 **황반**(macula lutea, 그림 7.22)이라고 하는 망막의 노란색 부위 안에 있는 핀 머리 크기의 구덩이이다. 이 구덩이는 주변부 주위의 신경층의 구성 차이로 구분된다. 빛은 중앙의 광수용체에는 직접 투사되지만(그림 7.32), 다른 부위에 떨어지는 빛은 여러 층의 신경세포를 통과해야 한다.

임상적용

황반과 중심와의 변성을 수반하는 **연령 관련 황반변성**(age-related macular degeneration, AMD)은 75세 이상의 인구 가운데 3명 중 1명에게 영향을 미치며, 실명의 주요 원인이다. 황반변성이 있는 사람들은 중심와가 제공하는 시야의 선명도와 시야의 중심부 시력을 30%를 잃는다. 손상은 일반적으로 망막색소상피 손실과 관련이 있다. 색소상피세포는 산화스트레스와, 아마도 세포자멸사를 촉진하는 선천성 면역계의 활성화에 의해 손상될 수 있다. 초기 단계에서, 황반변성은 황반에 있는 드루젠이라고 하는 크림색의 지방 축적물의 출현으로 감지할 수 있다. 드루젠은 일반적으로 망막색소상피와 색소상피 아래의 콜라겐 기저막인 부르크막 사이에 위치해 있다. 비록 드루젠이 50세 이상의 거의 모든 사람에서 발견되지만, 과도한 드루젠은 색소상피에 손상을 일으킬 수 있다. **건성 황반변성**(dry AMD) 형태의 질병이 있는 사람들은 시력을 중간 정도 잃게 된다. 이런 사람들은 일반적으로 읽을 수는 있으나 야간 운전은 할 수 없다.

부르크막은 혈관이 들어 있는 결합조직 맥락막이다. 황반변성이 더 심한 **습성 황반변성**(wet AMD)로 진행되면, 맥락막에 신생혈관이 증식되는데(새로운 혈관이 자라는데) 혈관내피성장인자(VEGF)라고 하는 주변분비 조절인자에 의해 자극된다. 혈관은 맥락막에서 망막을 침범하여 유체 누출, 부종, 광수용체의 변성을 유발한다. 이로 인한 종창은 황반과 중심와의 두께를 최대 3배까지 증가시키고, 시야를 심각하게 방해할 수 있다. 습성 AMD는 황반변성이 있는 사람들에서 실명의 가장 큰 원인이다.

연령 외에도, 다른 위험 요인으로는 흡연, 빛에 대한 노출, 이 질환에 대한 유전적 소인 등이 있다. 사람들이 황반변성에 걸리게 쉽게 만드는 유전자가 최근 확인되었으나, 이 질병은 유전적 영향과 환경적 영향 둘 다의 복잡한 상호작용으로 인해 발생한다. 진행은 흡연 중단, 선글라스 착용, 항산화제, 아연, 어쩌면 루테인(녹색 입 채소에서 발견)이 포함된 종합비타민제 복용 등으로 늦출 수 있다. 습성 AMD 치료는 현재 VEGF에 결합하여 신생혈관 증식의 자극을 방지하는 항체를 눈에 주입하는 형태로 이루어진다.

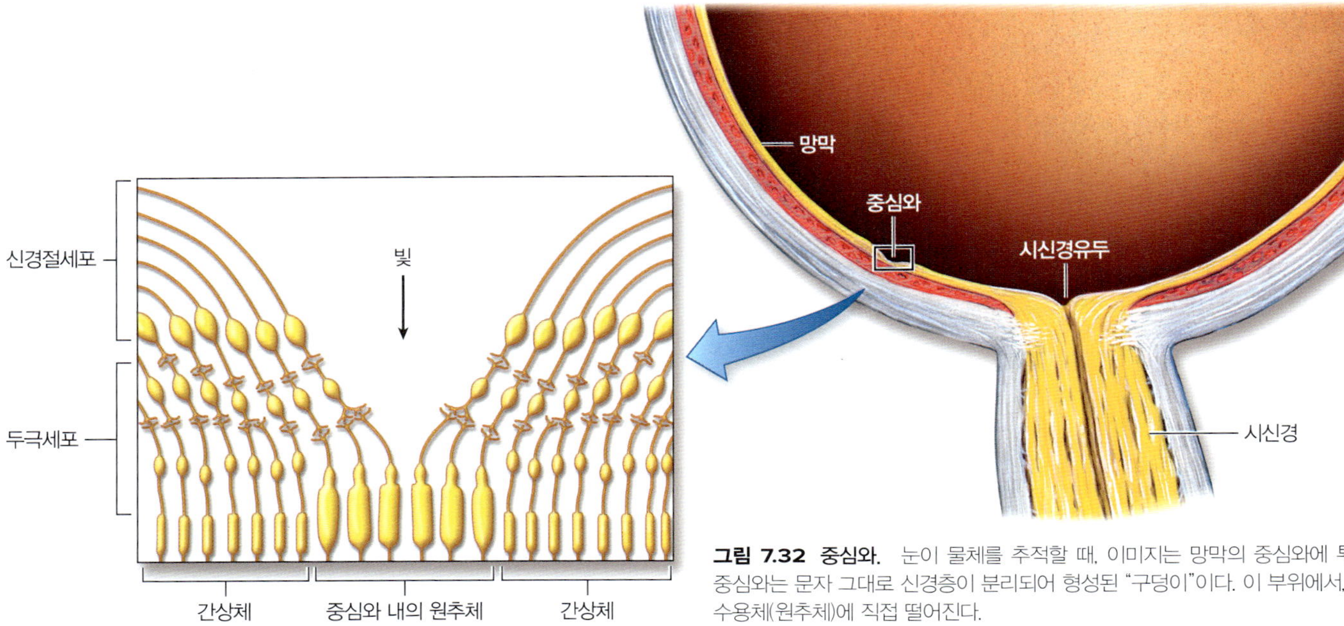

그림 7.32 중심와. 눈이 물체를 추적할 때, 이미지는 망막의 중심와에 투사된다. 중심와는 문자 그대로 신경층이 분리되어 형성된 "구덩이"이다. 이 부위에서, 빛은 광수용체(원추체)에 직접 떨어진다.

각 망막에 약 120백만 개의 간상체와 6백만 개의 원추체가 있으나 각 눈의 시신경에는 고작 1.2백만 개의 축삭돌기가 있다. 이 때문에 신경절세포에서 광수용체의 전반적인 수렴 비율은 약 105 대 1이 된다. 하지만 이것은 수렴(convergence) 정도가 간상체에 비해 원추체에서 훨씬 더 낮기 때문에 실제 망막신경절과의 연결은 수렴현상을 고려해야 한다. 그리고 중심와에서 원추체와의 연결 비율은 1:1이다.

중심와에 있는 약 4,000개의 원추체는 약 4,000개의 망막신경절세포에 입력사항을 제공한다. 따라서 이 부위에 있는 각 신경절세포는 시야에 대한 전용 선을 갖고 있다. 따라서 중심와의 각 신경절세포는 원추체 1개의 지름(약 2 μm)에 해당하는 망막 부위로부터 입력

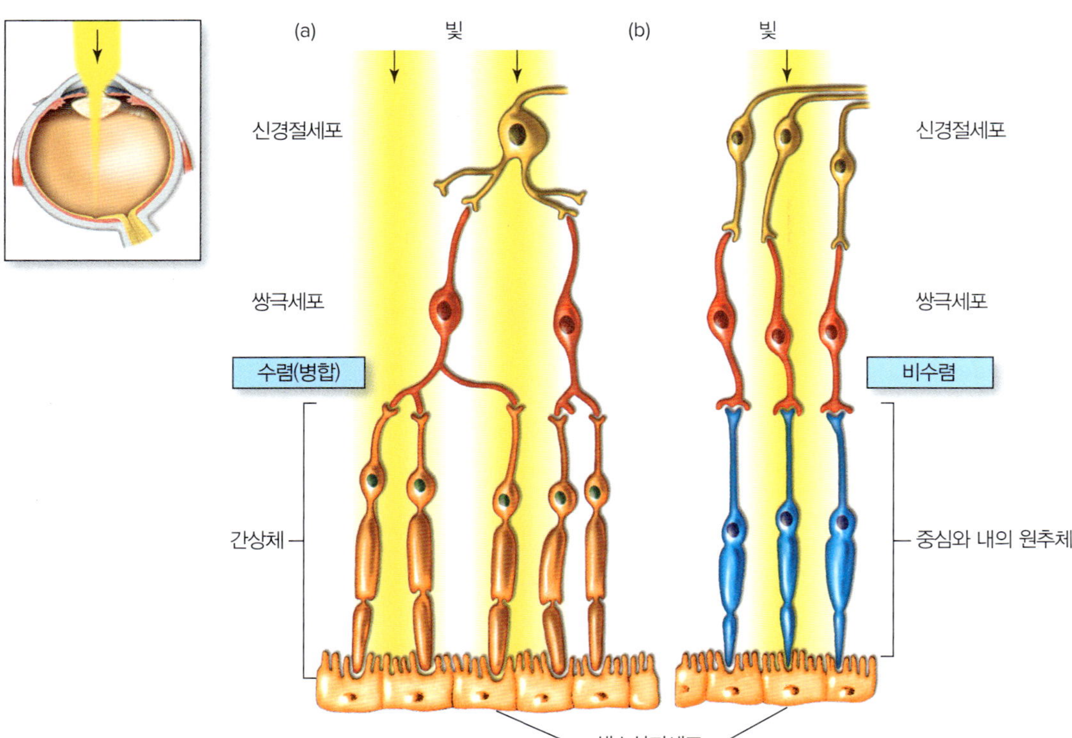

그림 7.33 망막의 수렴과 빛 민감도. 쌍극세포가 많은 간상체(a)의 수렴으로부터 입력사항을 받고 그러한 수많은 쌍극세포가 단일 망막신경절세포에서 수렴하기 때문에, 간상체는 시력을 희생하는 대가로 낮은 수준의 빛에 대한 민감도를 최대화한다. 대조적으로, 중심와(b)에서 원추체 : 쌍극세포 : 신경절세포의 1 : 1 : 1 비율은 높은 시력을 제공하지만, 빛에 대한 민감도는 감소한다.

사항을 받는다.

주변부로부터 중심와에 걸쳐있는 많은 간상체는 단일 쌍극세포와 시냅스 형성을 보여준다. 많은 쌍극세포는 단일 신경절세포와 연접한다. 따라서 중심와 밖에 있는 단일 신경절세포라도 망막의 약 1 mm^2 면적에 해당하는 많은 수의 간상체로부터 입력사항을 받을 수 있다(수렴현상, 그림 7.33).

중심와에 있는 각 원추체는 망막신경절세포에 대한 전용 선을 갖고 있고, 각 신경절세포가 망막의 작은 부위로부터만 입력사항을 받기 때문에 빛이 중심와에 떨어질 때 시력은 매우 좋아지고 낮은 빛에 대한 민감도는 크게 떨어지게 된다. 빛이 희미할 때에는 간상체만 활성화되고 시력은 이미지가 중심와에서 멀어질수록 눈의 모서리에서 가장 좋다. 이러한 조건에서 많은 수의 간상체가 단일 쌍극세포에 수렴되고 많은 수의 쌍극세포가 단일 신경절세포에 수렴되면 시력을 희생시키면서, 희미한 빛에 대한 민감도가 증가되어 빛이 약한 야간에도 어느 정도 시야를 확보할 수 있다.

중심와에 있는 원추체와 망막의 주변부에 있는 간상체 사이의 시각적 감도(visual sensitivity) 차이는 **주변시**(averted vision)라고 하는 기법을 사용하여 쉽게 입증할 수 있다. 맑은 저녁에 밖에 나가 매우 희미한 별을 열심히 응시하면 별이 사라질 것이다. 이것은 빛이 중심와에 떨어지고 원추체를 활성화할 만큼 충분히 밝지 않기 때문이다. 그런 다음, 옆쪽으로 약간 눈을 떼면 빛이 중심와에서 멀어져 간상체로 떨어지기 때문에 별이 다시 나타날 것이다.

요약

1. 감각수용체는 구조, 전달하는 자극에너지 또는 반응의 특성 등에 따라 범주화될 수 있다.
2. 수용체는 수상돌기 신경종말, 전문화된 신경세포 또는 감각신경종말과 관련된 전문화된 상피세포일 수 있다.
3. 수용체는 화학수용체, 광 수용체, 열수용체, 기계수용체 또는 통각수용체일 수 있다.
4. 수용체는 지속적인 자극에 반응하여 발화 지속시간이 저마다 다르다.
5. 발생기전위는 감각신경세포의 수상돌기 종말의 막전위에서 단계별 변화(일반적으로 탈분극)이다.
6. 피부수용체 및 고유수용체로부터의 체성 정보는 3차 신경세포에 의해 대뇌의 중심후회로 전달된다.
7. 미각은 미뢰에 의해 매개된다. 잘 입증된 맛의 양상으로는 짠맛, 신맛, 단맛, 쓴맛 등 네 가지 맛이 있으며, 이제는 글루탄산염에 의해 자극되는 감칠맛이라는 다섯 번째 맛도 인정되고 있다.
8. 후각수용체는 뇌의 후각망울 안에서 시냅스하는 신경세포이다.
9. 평형 및 청력을 위한 구조는 막미로 내의 내이에 위치해 있다.
10. 전정기관으로 알려진 평형에 관여하는 구조는 이석기관(난형낭과 구형낭)과 반고리관으로 구성된다.
11. 전장 장치에 있는 유모세포를 자극하면, 소뇌와 연수의 전정핵으로 투사되는 내이신경(VIII)의 감각신경세포이 활성화된다.
12. 나선기관은 기저막에 있으며, 감각유모세포를 포괄하고 있다.
13. 빛은 눈의 각막으로 들어가 동공(홍채의 개구부)에 이어 수정체를 통과하여 눈의 뒤에 있는 망막으로 투사된다.
14. 망막에는 쌍극세포와 연접하는 광수용체 신경세포인 간상체와 원추체가 있다.
15. 빛이 간상체에 부딪히면, 로돕신이 레티넨과 옵신으로 광해리된다.
16. 색각의 삼색성 이론에 따르면 빨간색, 파란색 또는 녹색 중 한 가지에 반응하는 세 가지 원추체 시스템이 있다.
17. 중심와는 단 한 가지 원추체만을 포함하며, 망막의 주변부일수록 원추체와 간상체를 모두 포함하고 있다.

문제

1. 전정기관이 우주에서 우리 몸의 위치 변화에 대한 정보를 어떻게 제공하는지 설명하시오.

2. 빛이 광수용체에 미치는 효과에 대해 기술하고, 이러한 효과가 쌍극세포에 어떻게 영향을 미치는지 설명하시오.

3. 중심와에 떨어지는 이미지가 망막의 주변부에 떨어지는 이미지보다 더 선명하게 보이는 이유를 설명하시오. "눈의 모서리"가 중심와보다 빛에 더 민감한 이유는?

4. 간상체가 흑백 시각만을 제공하는 이유를 설명하시오. 답변 시, 다양한 유형의 색맹에 대한 설명을 포함하시오.

5. 녹색 물체가 다른 색깔의 물체보다 저녁에 더 잘 보이는 이유를 설명하시오. 어두운 방에서 빨간색 빛은 암순응된 눈에 어떤 영향을 미치는가?

6. 망막신경절세포의 수용장에 대해 기술하고, 이러한 수용장의 특성이 시력 개선에 어떤 도움을 주는지 설명하시오.

8 내분비샘 : 호르몬의 분비 및 작용

임상연구

레이첼은 관절염 치료로 한동안 합성 부신피질호르몬제제(prednisolone)를 복용해 왔지만, 부종이 있어 복용을 중단했다. 갑자기 중단한 이후 잠을 잘 못자고, 계속 불편하며 기분이 좋지 않았기에 의사에게 갔다. 의사는 그녀가 땀에 젖어 있고, 빈맥과 고혈압 증상이 있다고 진단했다. 또한 눈이 부풀어 오른 것처럼 보인다는 것을 진단했다. 의사는 레이첼이 백색세포종을 가지고 있을 수도 있지만, 다른 가능성을 확인해 볼 필요가 있다고 말했다. 그는 그녀의 혈당이 낮다는 것에 놀랐다. 왜냐하면 이전에는 혈당이 다소 높았기 때문이다. 그는 다른 결과들은 그녀의 증상이 그레이브스병 때문이라는 것을 암시한다고 말했다.

개 요

8.1 내분비샘과 호르몬

호르몬은 내분비샘에서 혈액으로 분비되는 조절분자이다. 호르몬을 화학적 특성에 따라 분류해보면 스테로이드, 아민, 폴리펩타이드, 당단백질 등으로 구분할 수 있다. 호르몬 간의 상호작용은 상승적 효과, 허용적 효과, 길항적 효과를 만들어 낸다.

내분비샘(endocrine gland)에는 외분비샘에 있는 관이 없다. 내분비샘은 혈액으로 **호르몬**(hormone)이라 불리는 생물학적 활성분자를 분비한다. 혈액은 이 호르몬을 이 호르몬특이수용체를 가지는 **표적세포**로 이송하고, 이로써 특이적 유형의 반응을 할 수 있게 된다. 대부분의 내분비샘은 일차적인 기능이 호르몬을 생성하고 분비하는 것이다(그림 8.1a). 이자는 내분비샘과 외분비샘으로서의 기능을 수행한다. 이자의 내분비 기능을 수행하는 부분은 이자섬(췌도, pacreatic islets)으로 불리는 세포의 무리로 구성된 부분이다(그림 8.1b). 내분비샘 기관에 심장, 간, 지방조직, 신장이 포함되어 있음을 알 수 있다.

특히 시상하부에 있는 신경세포는 시냅스틈이 아니라 혈액으로 화학전달자(chemical messenger)를 분비한다. 이러한 경우 신경세포가 분비하는 화학물질은 종종 **신경호르몬**(neurohormone)으로 불린다. 또한 노르에피네프린(norepinephrine) 같은 많은 화학물질이 신경전달자와 호르몬으로 모두 분비된다. 이로 신경계와 내분비계를 뚜렷하게 구분하는 것은 분비되는 화학물질을 기반하여 항상 할 수 없다. 호르몬은 그 표적기관의 대사에 영향을 주기 때문에 이를 이용하여 신체의 대사, 성장, 생식을 조절하는 것을 돕는다.

신경 조절과 내분비 조절의 일반적 양상

내분비 조절은 특성상 화학적이어서 세포의 전기적 특성에 의존적인 신경조절계와 근본적으로 다르다는 믿음으로 이끌 수 있다. 그러나 활동전위는 이온의 전기화학적 농도 구배를 줄이는 이동에 의한 것이고 이러한 이동은 몇몇 호르몬의 작용을 동반한다. 막전위의 변화는 신경세포에서만 일어나는 것이 아니다. 대부분의 신경섬유는 그들이 분비한 화학물질인 신경전달물질을 통해 세포를 자극한다. 신경전달물질은 호르몬처럼 혈액을 따라 이동하지 않고 대신 좁은 시냅스틈을 통해 시냅스후 세포의 막에 다다른다. 그러나 다른 면에서 보면, 신경전달물질의 작용은 호르몬의 작용과 매우 유사하다.

특정 화학물질이 신경전달물질 또는 호르몬으로 작용하건 간에 생리적 조절 기능을 하기 위하여 (1) 조절분자와 결합할 수 있는 특이 **수용체단백질**(receptor protein)을 가지고 있는 표적세포가 있고, (2) 조절분자와 그 수용체의 결합은 표적세포 내에서 특정 변화가 진

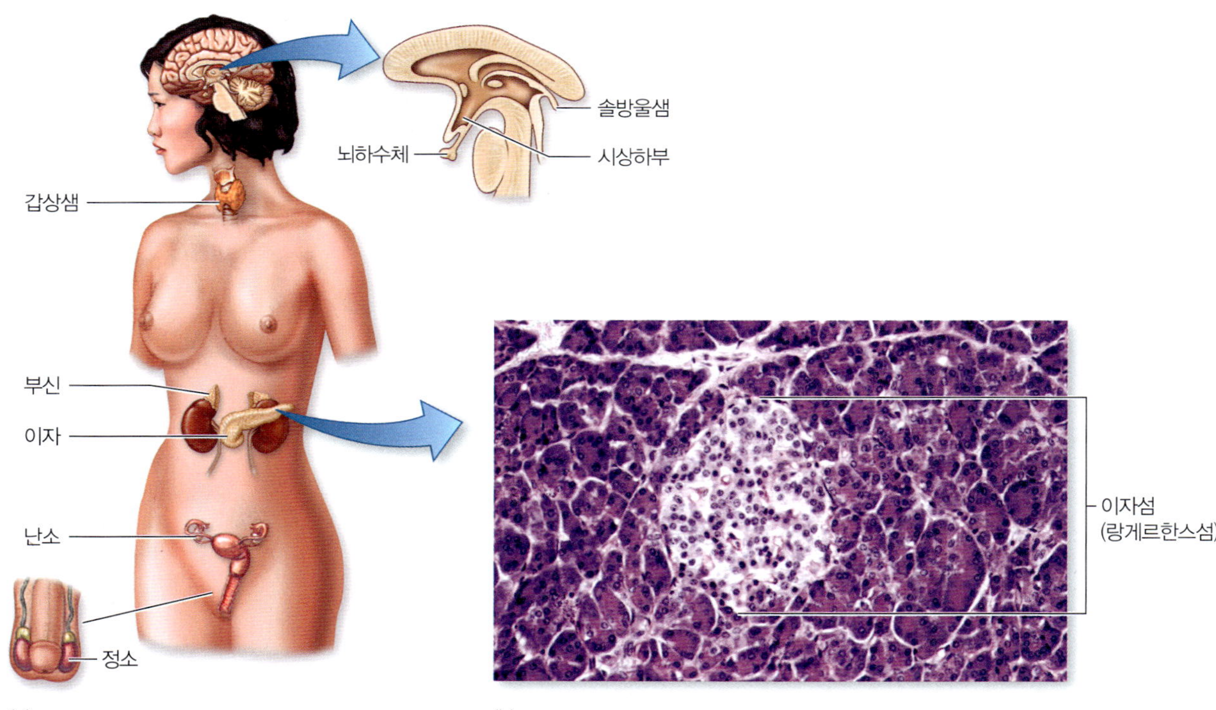

그림 8.1 주요 내분비샘. (a) 일부 내분비샘의 해부학적 위치와 (b) 이자 내 이자섬(췌도)의 현미경사진이다. (b) © Victor P. Eroschenko

행되는 원인이 되어야 하며, (3) 조절자의 활동을 정지시키는 기작이 있어야 한다.

호르몬의 화학적 특성에 따른 분류

다른 내분비샘에서 분비되는 호르몬은 화학적 구조가 매우 다양하다. 그러나 모든 호르몬은 다음과 같이 몇 개의 화학적 부류로 나눌 수 있다.

1. **아민**(amines). 이는 아미노산인 타이로신(tyrosine, 티로신)과 트립토판(tryptophan)에서 유래한 호르몬이다. 부신수질, 갑상샘, 송과샘에서 분비되는 호르몬이 이에 해당한다.
2. **폴리펩타이드**(polypeptides)와 **단백질**(proteins). 단백질은 큰 폴리펩타이드이기 때문에 두 부류를 구분하는 것은 다소 임의적인 면이 있다. 항이뇨호르몬은 9개의 아미노산으로 구성된 폴리펩타이드이고, 단백질이라 불리기 뭐하다. 만약 폴리펩타이드 사슬이 191개의 아미노산으로 구성된 성장호르몬처럼, 대략 100개 이상의 아미노산으로 구성되었을 때, 이는 단백질로 불릴 수 있다.
3. **당단백질**(glycoproteins). 이 분자는 하나 또는 그 이상의 탄수화물 군이 결합된 단백질이다. 그 예로는 난포자극호르몬(FSH)와 난포형성호르몬(LH)을 들 수 있다.
4. **스테로이드**(steroids). 스테로이드호르몬은 콜레스테롤이 효소 활동을 통하여 5개의 탄소로 구성된 "디(D)"환의 잔기를 떼어냄으로 형성된다(그림 8.2). 스테로이드호르몬에는 테스토스테론, 에스타라디올, 프로제스테론, 코르티솔이 있다.

표적세포에서 이들 호르몬의 작용이라는 면에서 볼 때, 호르몬 분자는 극성이어서 수용성인 것과 비극성이어서 비수용성인 것으로 나눌 수 있다. 비극성 호르몬이 지질에 녹기 때문에, **친지질성호르몬**

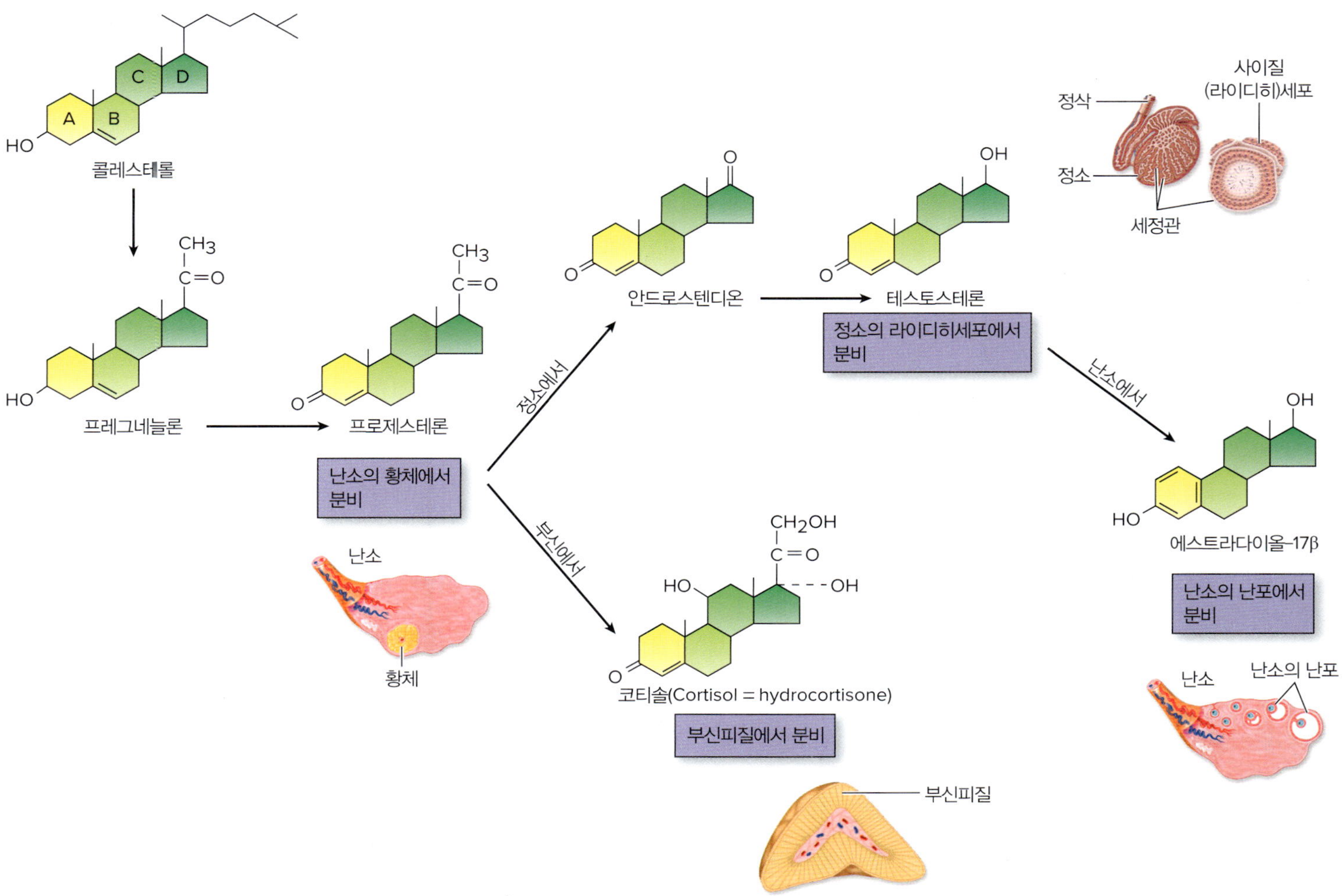

그림 8.2 단순화한 스테로이드호르몬 생합성 경로. 프로제스테론(난소의 황체에서 분비되는 호르몬의 하나)은 다른 모든 스테로이드호르몬의 공통 전구물이나 황체에서만 분비된다. 테스토스테론은 정소의 간질 내분비세포에서 분비되는 주요 남성호르몬이나 난포에서 분비되는 주요 에스트로겐인 에스트라디올-17β의 전구체 역할을 한다.

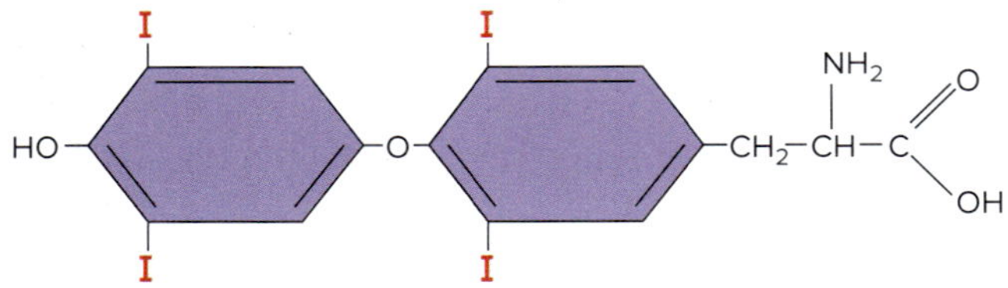

티록신 또는 사요오드티로닌(T_4)

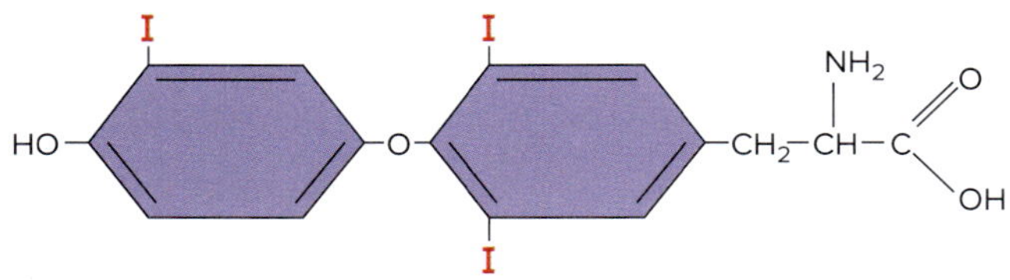

삼요오드티로닌(T_3)

그림 8.3 갑상샘호르몬의 구조식. 티록신(사요오드티로닌(T_4)로 불리기도 함)과 삼요오드티로닌(T_3)는 9 : 1 비율로 분비된다.

(lipophilic hormones)이라 종종 불린다. 원형질막을 통과할 수 없는 극성 호르몬과는 달리, 친지질성 호르몬은 그들의 표적세포 내로 들어갈 수 있다. 이들 친지질성 호르몬에는 스테로이드호르몬과 갑상샘호르몬이 포함된다.

스테로이드호르몬은 부신피질과 생식소의 내분비샘에서만 분비된다. 생식소는 **성스테로이드**를 분비한다. 부신피질은 **코르티코스테로이드**(코르티솔과 알도스테론을 포함)와 소량의 성스테로이드를 분비하다.

주된 갑상샘호르몬은 두 개의 타이로신이 결합된 것의 파생물이다(그림 8.3). 4개의 요오드 원소를 함유하고 있을 때 이 호르몬은 **사요오드티로닌**(T_4) 또는 **티록신**이라 분린다. 3개의 요오드 원소를 함유하고 있을 때 **삼요오드티로닌**(T_3)이라 불린다. 비록 이 호르몬이 스테로이드는 아닐지라도, 스테로이드처럼 상대적으로 작고 비극성 분자이다. 스테로이드와 갑상샘호르몬은 구강을 통하여 먹어도 활성을 갖는다. 이와는 대조적으로 폴리펩타이드호르몬과 당단백질호르몬은 혈액으로 흡수되기 전에 소화관에서 소화되기 때문에 복용을 통해 효과를 볼 수 없다.

극성을 가지고 있고 수용성인 호르몬으로는 폴리펩타이드호르몬, 당단백질호르몬, 부신수질에서 분비되는 **카테콜아민**호르몬인 에피네프린, 노르에피네프린이 있다. 에피네프린과 노르에피네프린호르몬은 아미노산인 타이로신에서 유래한다. 따라서 카테톨아민은 폴리펩타이드호르몬과 당단백질호르몬처럼 원형질막의 인지질부분을 통과하여 이동하기에는 너무 극성이 크다. 송과샘에서 분비되는 호르몬인 멜라토닌은 다르다. 비극성 아미노산인 트립토판에서 유래하고 멜라토닌 알약은 효과를 낸다. 왜냐하면 스테로이드나 티록신처럼 이 호르몬은 원형질막을 통과할 수 있기 때문이다. 그러나 멜라토닌은 세포에서의 효과라는 면에서 극성 호르몬과 유사한 면을 가진다.

호르몬의 상호작용

주어진 한 표적기관은 오직 하나의 호르몬에만 반응하는 것이 아니라 여러 많은 다른 호르몬에 반응한다. 이들 호르몬은 서로서로 길항적으로 작용하거나 어느 특정 효과를 함께 만들도록 동업하기도 하는, 즉 상호협조나 상호보완적으로 작동한다. 따라서 특정 호르몬에 대한 표적기관의 반응은 그 특정 호르몬의 농도뿐만이 아니라 표적조직상의 다른 호르몬의 효과에 영향을 받는다. 호르몬의 상호작용이라는 용어는 **상승적** 상호작용, **허용적** 상호작용, **길항적** 상호작용을 포함한다.

상승적이고 허용적인 효과

두 개 이상의 호르몬이 함께 특정 결과를 만들어 낼 때 그들의 효과를 **상승적**(synergistic)이라고 말한다. 이 효과는 더해지거나 상호보완적이다. 심장에서 에피네프린과 노르에피네프린의 상호작용은 효과가 더해지는 좋은 예이다. 이 호르몬들은 각각 따로 심장박동수를 증가시킨다. 동일 농도로 함께 작용하여 개별적으로 활동하는 것에 비하여 훨씬 더 심장박동수를 증가시킨다. 젖샘의 젖 생성과 분비 능력은 에스트로겐, 코르티솔, 프로락틴, 옥시토신과 같은 여러 호르몬의 상호보완하는 협동적 활동이 필요하다. 즉, 각각의 호르몬들은 젖 생성과 관련된 여러 젖샘 기능 중 서로 다른 것을 촉진함으로 이들의 상호협동적 효과로 수유가 가능하게 되는 것이다.

다른 호르몬의 활동에 **허용적**(permissive)인 효과를 갖는 호르몬은 이차호르몬이 표적기관에서 그 효과를 낼 수 있도록 반응을 촉진하거나 이차호르몬의 활성을 증가시킨다. 예를 들면, 일차적으로 에스트라디올(주된 에스트로겐)에 자궁이 노출된 후에야 프로제스테론의 수용체단백질 발현이 유도된다. 이로 차후의 프로제스테론에 자궁이 노출될 때 프로제스테론에 대한 반응을 향상시킨다.

비타민 D_3는 신장과 간에 있는 효소에 의해 변형되어야만 하는 프리호르몬으로 두 개의 수산화기(OH^-)를 붙여 활성형 호르몬의 1,25-다이하이드록시비타민 D_3이 된다. 이 호르몬은 혈중 칼슘 농도를 높인다. 부갑상샘호르몬(PTH)은 비타민 D_3의 작용에 허용적 효과를 가진다. 왜냐하면 부갑상샘호르몬이 신장과 간에서 수산화효소의 생성을 촉진하기 때문이다. 이러한 의미에서, 부갑상샘호르몬의 분비 증가는 비타민 D_3이 장에서 칼슘의 흡수를 자극하는 능력을 허용하는 효과를 가진다.

길항적 효과

어떤 경우에는, 어떤 한 호르몬의 작용이 다른 호르몬의 효과를 억제하기도 한다. 예를 들어, 임신기간에 젖 생성이 억제되는데 이는 혈중의 높은 에스트로겐 농도가 프로락틴의 분비와 작용을 억제하기 때문이다. 길항적 효과의 다른 예는 인슐린과 글루카곤(이 둘은 이자섬에서 분비됨)의 지방조직에서의 작용이다. 지방의 형성은 인슐린에 의해 촉진되고 지방의 분해는 글루카곤에 의해 촉진된다.

8.2 호르몬 작용 기작

표적세포에서 호르몬의 작용 기작은 이 호르몬의 화학적 성격에 기인한다. 비극성 호르몬은 원형질막을 쉽게 통과해 들어갈 수 있어 표적세포 내 수용체단백질에 결합할 수 있다. 이들 수용체단백질은 핵수용체로 유전자 발현을 조절한다. 반면, 극성 호르몬은 표적세포 내로 들어갈 수 없기 때문에 대신 원형질막에 있는 수용체에 결합한다. 결합한 후 호르몬은 이차전달계를 통하여 효과를 표출한다.

비록 각각의 호르몬이 그 나름의 특징적 효과를 표적세포에서 나타나게 하지만, 같은 화학적 부류로 구분된 호르몬은 작용 기작에서 유사성을 가진다. 이러한 유사성은 수용체단백질의 세포 내 위치와 호르몬이 그 수용체에 결합한 후 일어나는 일련의 반응경로에서 관찰된다.

호르몬은 혈액을 통하여 신체의 모든 세포로 보내지나 오직 **표적세포**(target cell)만이 이들 호르몬에 반응할 수 있다. 주어진 호르몬에 반응하기 위해서는 표적세포가 이 호르몬에 대한 특이 수용체를 가져야 한다. 수용체단백질-호르몬의 상호작용은 매우 특이적이다. 이러한 **특이성**과 함께, 호르몬은 **높은 친화력**(높은 결합력)과 **낮은 용량**으로 수용체단백질에 결합한다.

표적세포에서 호르몬 수용체단백질의 분포 위치는 호르몬의 화학적 성질에 의존한다. 친지질성호르몬(스테로이드와 티록신)은 원형질막을 통과할 수 있어 표적세포 안으로 들어갈 수 있다. 수용성 호르몬(카테콜아민, 폴리펩타이드, 당단백질)은 원형질막을 통과할 수 없어 그들의 수용체는 원형질막의 바깥 표면에 위치한다. 이 경우, 호르몬 작용은 세포 안쪽의 이차전달자의 작용을 필요로 한다.

핵수용체에 결합하는 호르몬

수용성 호르몬과는 달리, 친지질성 스테로이드호르몬과 갑상샘호르몬은 혈장의 수용액에 녹아 이동하지 않는다. 오히려 혈장 **운반단백질**에 부착하여 표적세포로 수송된다(그림 8.4).

친지질성호르몬 수용체는 **핵호르몬수용체**(nuclear hormone receptor)로 알려져 있는데 이는 핵에서 유전자 전사(mRNA 생성)를 활성화시키는 기능 때문이다. 따라서 핵수용체가 **전사인자**(transcription factor)로서의 기능을 하기 위해서는 우선적으로 그들의 호르몬 리간드에 결합하여 활성화되어야 한다. 활성된 유전자에서 전사된 mRNA는 표적세포의 대사를 변화시키는 효소단백질 등의 특이 단백질로 바로 합성된다.

각각의 핵수용체는 **리간드(호르몬)-결합 도메인**과 **DNA-결합 도메인**의 부위 또는 도메인을 가진다. 수용체는 DNA 상의 **호르몬-반응 요소**(hormone-response element)라 불리는 특정 부위에 결합하기 전에 그 호르몬 리간드가 결합하여 활성화되어야만 한다.

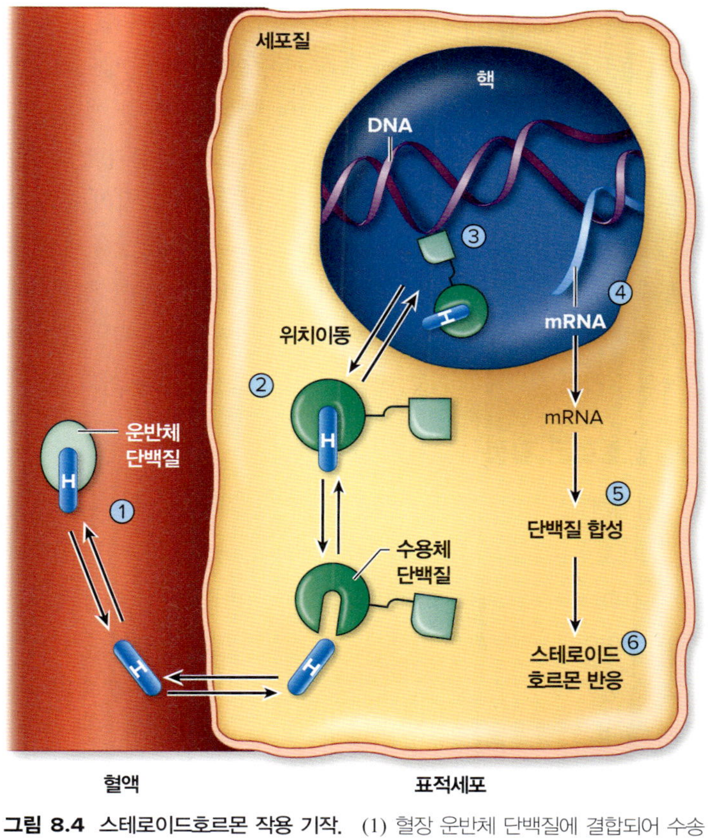

그림 8.4 스테로이드호르몬 작용 기작. (1) 혈장 운반체 단백질에 결합되어 수송되는 스테로이드호르몬은 혈장 운반체에서 떨어져 표적세포의 원형질막을 투과하여 이동한다. (2) 스테로이드호르몬은 세포질에 위치할 수용체에 결합한다. (3) 호르몬에 결합한 수용체는 핵으로 이동하여 DNA에 결합한다. (4) 이것은 유전자 전사를 자극하여 결국 새로운 mRNA의 합성이 일어난다. (5) 새롭게 형성된 mRNA는 새로운 단백질 생성을 암호화하고 있다. (6) 표적세포에서의 호르몬 효과가 생성된다.

핵수용체는 2개의 주요 군, 즉 **스테로이드계**와 **갑상샘호르몬계**(또는 **비스테로이드계**)로 구성된 상위가계를 구성한다.

스테로이드호르몬의 작용 기작

일반적으로 스테로이드호르몬은 그들은 표적세포 안으로 들어가 핵수용체단백질에 결합함으로 그 효과를 나타낸다. 이로 그들은 표적세포에서 유전자 전사자극을 통하여 영향을 준다.

스테로이드호르몬의 유전자 작용에서, 그 수용체단백질은 세포 안에 위치하고 있는데 핵과 세포질 사이에 서로 다른 정도로 분포한다. 그 분포는 조직과 호르몬에 따라 매우 다양하다. 예를 들면, 부신피질에서 분비되는 스테로이드호르몬인 **코르티코스테로이드**에 결합해 있지 않은 수용체는 세포질에 위치한다. 세포질내 수용체가 그들 특이 스테로이드호르몬 리간드에 결합하면, 이들 수용체는 핵으로 이동한다. 일단 핵으로 들어간 호르몬-수용체단백질 복합체는 표적 유전자의 조절 부위상의 **호르몬-반응 요소**라 불리는 DNA 서열에 결합한다.

DNA의 호르몬-반응 요소는 두 개의 **반쪽**으로 구성되어 있는데 각각의 반쪽은 6개의 뉴클레오타이드 염기로 구성되어 있고, 이들 반쪽 사이에 3개의 뉴클레오타이드가 끼어 있다. 한 개의 스테로이드호르몬 분자가 결합한 한 개의 스테로이드수용체는 한 개의 단위체로 반쪽 중의 하나에 결합한다. 동종의 다른 호르몬 분자에 결합한 수용체는 나머니 반쪽에 결합한다. 두 수용체단위가 각각의 반쪽 부분에 결합하는 과정을 **이합체화**(dimerization)라 한다. 쌍을 이룬 두 수용체단위가 동일한 것일 때 **동형이합체**(homodimer)를 형성하였다고 말한다. 일단 이합체가 형성되면, 활성화된 핵수용체는 특정 유전자의 전사를 자극하고 이로 표적세포의 호르몬 조절을 한다.

갑상샘호르몬 활동 기작

갑성샘에서 분비되는 주된 호르몬은 티로신(사요오드티로닌, T_4)이다. 스테로이드호르몬처럼, 티록신은 운반단백질(일차적인 것은 **티록신-결합글로불린**)에 부착되어 혈액을 따라 이동한다. 갑상샘은 소량의 삼요오드티로닌(T_3)을 분비한다. 운반단백질은 T_3보다는 T_4에 화학적 친화력이 커서 결과적으로 혈장 내 운반단백질에 결합하지 않은 (유리) T_3의 농도가 유리 T_4의 양보다 10배 많다.

혈중 티록신의 약 99.96%가 혈장 운반단백질에 결합되어 있고 나머지는 유리된 상태로 있다. 유리된 티록신과 T_4만이 표적세포 안으로 들어갈 수 있다. 단백질에 결합된 티록신은 혈중 저장물로 기능을 가진다. 일단 유리 티록신이 표적세포의 세포질 내로 들어가면, 효소 작용으로 T_3로 전환된다. 8.1절에서 논의하였듯이, 표적세포 내에서

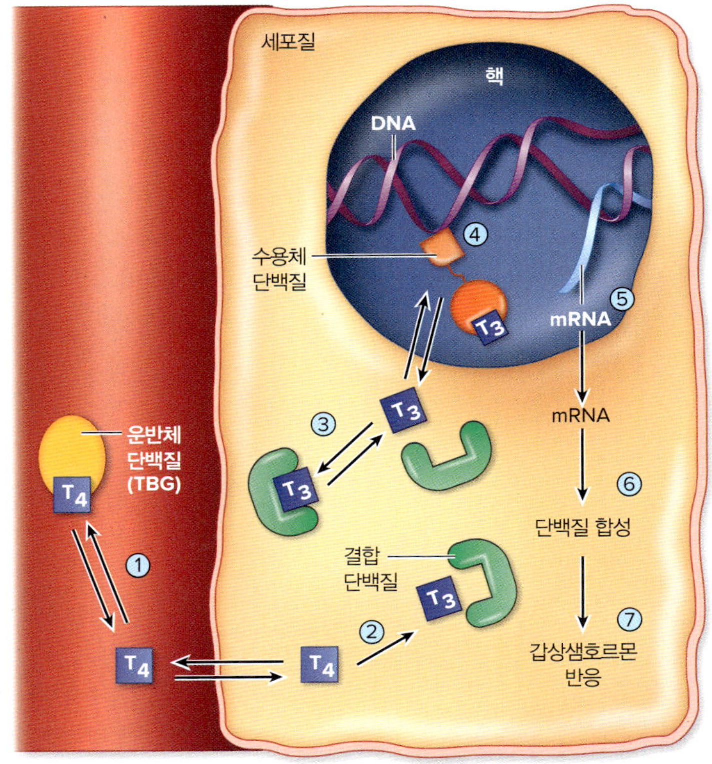

그림 8.5 갑상샘호르몬 작용 기작. (1) 티록신(T_4)은 혈장내 운반체 단백질에 결합하여 표적세포로 수송되고, 운송단백질에서 떨어져나와 그 표적세포의 원형질막을 관통하여 수송된다. (2) 표적세포의 세포질에서 T_4는 T_3로 전환되고, (3) 결합단백질을 이용하여 핵으로 이동한다. (4) DNA에 결합되어 있는 호르몬수용체 복합체는 공억제자를 상실하고 보조활성자를 얻는다. (5) 새로운 mRNA의 합성을 자극한다. (6) 새롭게 합성된 mRNA는 새로운 단백질의 합성을 암호화하고 있다. (7) 이것은 표적세포에서 호르몬 효과를 생성한다.

활동을 하는 것은 T_4라기보다는 T_3이다.

T_3는 혈장에서 세포 내로 들어가나 대부분은 세포 내에서 T_4로부터 전환되어 생성된다. 이 두 경우, 핵으로 들어가기 위한 징검다리로 세포질 내 비특이 결합단백질을 이용한다. 핵에서 T_3는 수용체의 리간드결합도메인에 결합한다(그림 8.5). 일단 이 일이 일어나면, 수용체의 모양이 변하게 되어 공억제자단백질을 제거할 수 있게 되고 보조활성자를 모집하게 되어 유전자 전사를 촉진한다. 특정 효소단백질을 암호화하는 특정 mRNA 산물로 세포의 대사를 변화한다.

이차전달자를 이용하는 호르몬

카테콜아민계열(에피네프린과 노르에피네프린), 폴리펩타이드, 당단백질 계열 호르몬은 표적세포의 원형질막의 지질 경계를 통과할 수 없다. 비록 호르몬의 일부가 음세포 작용을 통하여 세포 내로 들어갈 수 있어도, 이들 호르몬에 의한 대부분의 효과는 표적세포의 원형질

막 바깥 표면에 위치한 수용체단백질에 결합한 결과이다. 표적세포 안으로 들어가지 않고 효과를 내야 하기 때문에, 이들 호르몬의 작용은 표적세포 내 다른 분자에 의해 매개되어야만 한다. 만약 당신이 호르몬을 내분비샘으로부터 유래하는 전달자로 생각한다면, 호르몬 작용을 하는 세포 내 매개자를 **이차전달자**(second messengers)로 부를 수 있다.

이들 호르몬이 막수용체단백질에 결합하면, 그 효과를 만들어 내는데 필요한 이차전달자를 생성하기 위하여 원형질막에 위치한 특정 효소단백질을 활성해야만 한다. 막 효소의 활동에 기반하여, (1) 아데닐산 고리화효소(아데닐레이트사이클라아제), (2) 포스포리파아제 C, (3) 타이로신인산화효소(타이로신키나아제)의 활성화를 포함하는 이차전달자를 구분할 수 있다.

아데닐산 고리화효소-고리형 AMP 이차전달자계

고리형 아데노신 1인산(cyclic adenosine monophosphate, cAMP)은 처음으로 발견된 이차전달자이고 가장 잘 알려진 것이다. 에피네프린과 노르에피네프린이 그들의 베타-아드레날린수용체에 결합하고, 이들 호르몬은 표적세포 내에서 cAMP 생성에 기인한다. 나중에 알려진 사실이지만 대부분의 폴리펩타이드와 당단백질호르몬의 효과는 cAMP를 매개로 된다.

이들 호르몬 중의 하나가 그 수용체단백질에 결합할 때, G-단백질 복합체의 알파-아단위체가 해리된다. 이 알파-아단위체는 막을 따라 이동하여 세포의 세포질 내에서 다음 반응을 촉매하는 **아데닐산 고리화효소**(adenylate cyclase)를 활동하게 한다(그림 8.6).

$$\text{ATP} \rightarrow \text{cAMP} + \text{PP}_i$$

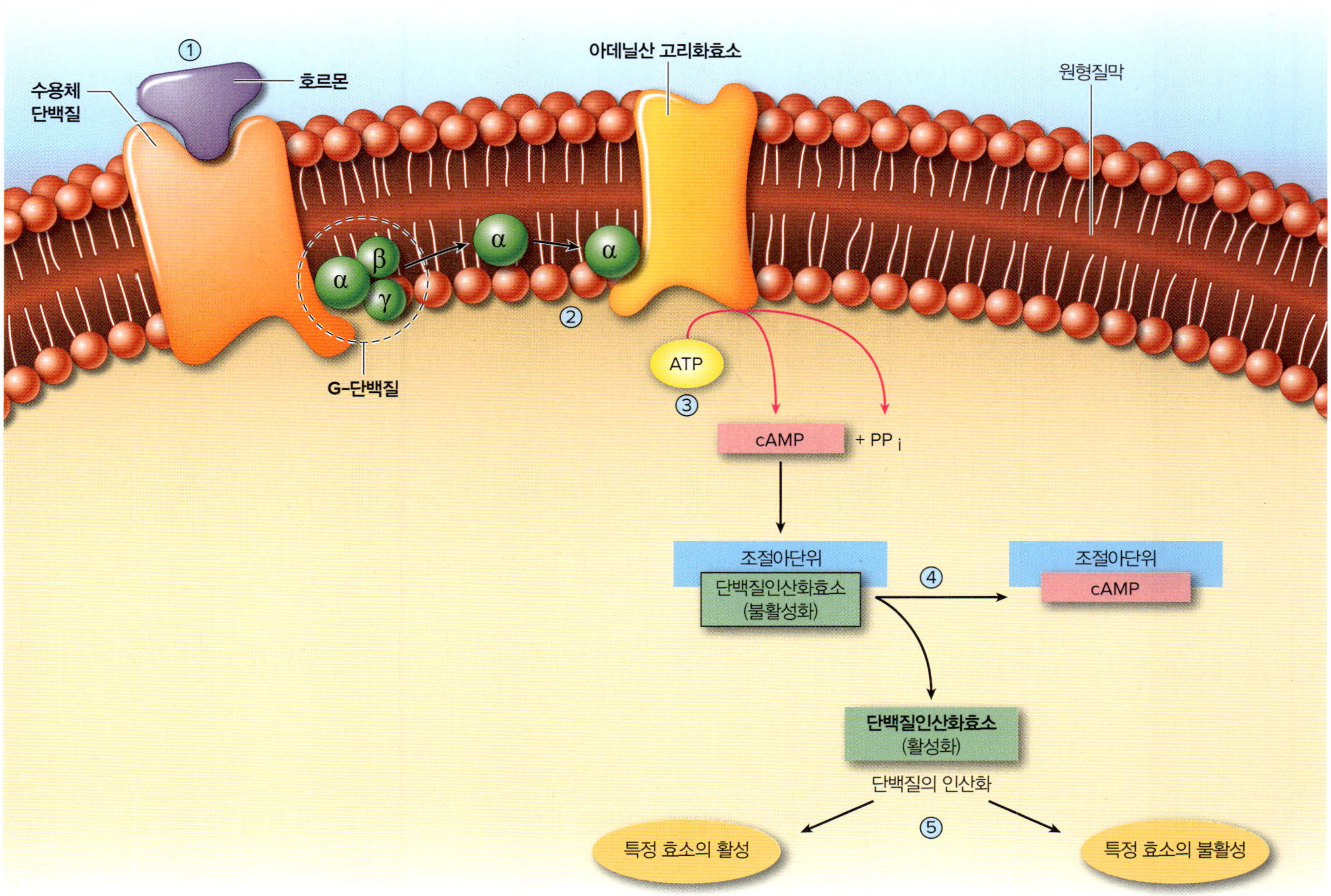

그림 8.6 아데닐산 고리화효소-고리형 에이엠피(cAMP) 이차전달계. (1) 호르몬이 표적세포의 원형질막에 위치한 수용체에 결합한다. (2) 이는 G-단백질의 해리의 원인이 되고 이로 자유 알파 아단위가 아데닐산 고리화효소를 활성화할 수 있게 된다. (3) 이 효소는 cAMP의 생성을 촉매하고, (4) 단백질인산화효소에서 조절아단위를 제거한다. (5) 활성화된 단백질인산화효소는 다른 효소단백질을 인산화하여 특정 효소를 활성화하거나 불활성화시켜 표적세포에서 호르몬 효과를 생성한다.

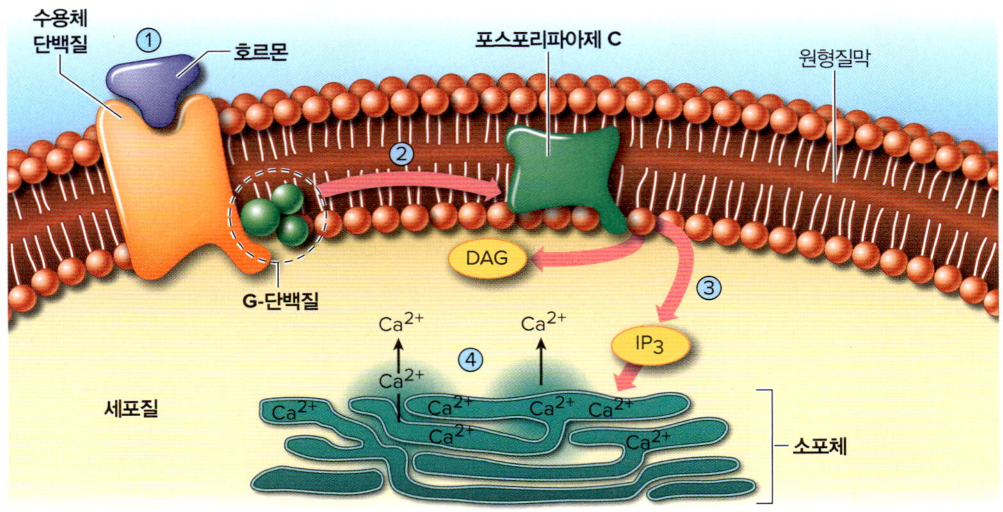

그림 8.7 포스포리파아제 C-Ca^{2+} 이차전달계. (1) 호르몬은 그 표적세포의 원형질막 상에 있는 수용체에 결합하고, (2) 이는 G-단백질이 해리되는 원인이 된다. (3) G-단백질 아단위체는 원형질막을 따라 이동하여 포스포리파아제 C를 활성화시켜 원형질막 상의 특정 인지질을 디아실글리세롤(DAG)과 이노시톨 3인산(IP_3)으로 쪼갠다. (4) IP_3은 세포질로 이동하여 활면소포체 내 수용체에 결합하여 저장되었던 Ca^{2+}를 방출하게 한다. 이로 Ca^{2+}는 세포질로 확산함으로, 이차전달자가 표적세포에서 호르몬의 효과가 나타나게 한다.

이로 아데노신 3인산(ATP)은 고리형 AMP(cAMP)와 두 개의 무기인산인 **피로인산염**(pyrophosphate, PP_i)으로 전환된다. 호르몬과 그 수용체의 상호작용과 아데닐산 고리화효소의 활성 결과로 세포 내 cAMP의 농도가 증가한다. cAMP는 불활성형의 세포질 내 **단백질인산화효소**(protein kinase)를 활동하게 한다. 이 효소의 불활성형은 촉매 아단위체와 조절 아단위체의 두 아단위체로 구성되어 있다. 이 효소는 불활성형으로 생성되며 cAMP가 조절 아단위체에 결합할 때만 활동하게 된다. cAMP의 조절 아단위체에의 결합은 촉매 아단위체에서 해리되는 원인이 되며 이때 활성이 된다.

활성형 단백질인산화효소는 표적세포 내 다른 단백질의 인산화(인산기 부착)를 촉매한다. 이는 일부 효소가 활성화되는 원인이 되고 다른 것은 불활성화된다. cAMP는 단백질인산화효소를 통하여 활동하기 때문에 표적세포 내에 이미 존재하는 효소의 활동을 변화시킨다.

포스포리파아제 C-Ca^{2+} 이차전달계

축삭 종말단추에 원혈질막 상의 전압 조정성 Ca^{2+} 통로를 통한 Ca^{2+} 유입은 신경전달물질 방출 신호로 역할을 한다. 추가적으로, Ca^{2+}은 수많은 호르몬의 활동에서 이차전달계로서 역할을 하는 것이 알려져 있다.

에피네프린이 그 수용체인 알파-아드레날린 수용체에 결합은 G-단백질을 매개로 **포스포리파아제 C**(phospholipase C, 인지질분해효소 C)로 알려진 원형질막 상의 효소를 활성화한다(그림 8.7). 이 효소의 기질인 특정 막 인지질은 이 효소에 의해 **이노시톨 3인산**(inositol triphosphate, IP_3)과 **다이아실글리세롤**(diacylglycerol, DAG)로 쪼개진다. 두 파생물은 무척 다양한 기능을 가지는 이차전달자 역할을 하지만 호르몬 자극에 반응하여 세포질 내 Ca^{2+}을 증가시키는 활동은 IP_3이다.

IP_3이 그 수용체에 결합함은 Ca^{2+} 통로가 열리는 원인이 되고 이로 Ca^{2+}가 소포체 밖으로 확산되어 세포질로 간다. 이 결과로, 세포질 내 Ca^{2+} 농도가 빠르고 일시적으로 증가한다. 세포질로 들어간 Ca^{2+}은 **칼모둘린**(calmodulin)이라 불리는 단백질에 결합한다. Ca^{2+}이 칼모둘린에 결합하면, 활동성을 갖는 칼모둘린이 되어 특이 단백질키나아제 효소가 되는데(단백질에 인산기를 부착시킴) 세포 내 다른 효소의 작용을 변형시킨다. 칼모둘린 의존성 특이 효소의 활성은 cAMP-의존 단백질키나아제에 의해 활성화되는 효소와 유사하다.

8.3 뇌하수체

뇌하수체는 뇌하수체전엽과 뇌하수체후엽을 포함한다. 뇌하수체후엽은 시상하부에서 생성되는 호르몬을 저장하고 분비하며, 한편 뇌하수체전엽은 그 자체의 호르몬을 생성하고 분비한다. 그러나 뇌하수체전엽은 시상하부에서 분비되는 호르몬에 의해 조절되고 또한 표적샘호르몬에 의한 되먹임으로 조절된다.

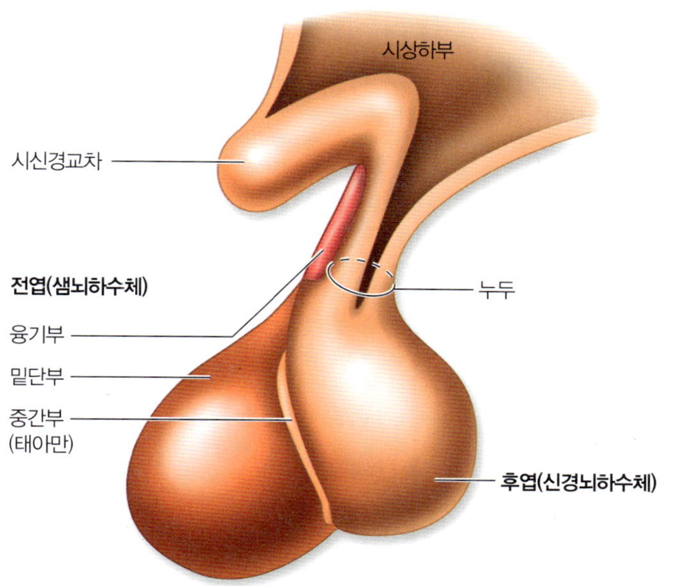

그림 8.8 뇌하수체의 구조. 전엽은 샘조직으로 구성되어 있는 반면, 후엽의 대부분은 신경교와 신경섬유로 구성되어 있다.

뇌하수체(pituitary gland 또는 hypophysis)는 뇌의 간뇌 하단 측면에 위치한다. 대략적으로 직경이 약 1.3 cm의 완두콩 크기로 **누두**라 불리는 자루모양의 구조로 시상하부에 연결되어 있다(그림 8.8).

뇌하수체는 구조와 기능적인 면에서 **샘뇌하수체**(adenohypophysis)라 불리는 전엽과 **신경뇌하수체**(neurohypophysis)라 불리는 후엽으로 나뉜다. 이들 두 부위는 배발생 과정에서 서로 다른 기원을 가진다. 전엽은 배아단계의 구함 부위에서 위쪽으로 자란 상피조직의 낭(**라트케 낭**)에서 유래한 반면, 후엽은 뇌가 아래쪽으로 자라나서 형성된 것이다.

뇌하수체호르몬

뇌하수체전엽(샘뇌하수체의 원위부)에서 분비되는 호르몬은 **다른 호르몬을 분비시키는 호르몬**(trophic hormone)이다.

1. **성장호르몬**(생장호르몬, growth hormone, GH 또는 somatotropin). 성장호르몬은 세포 내로 아미노산의 이송을 촉진하고 아미노산을 단백질 생성에 사용되게 함으로 조직과 기관 전체의 크기가 커지게 끔 촉진한다. 연골과 뼈의 성장 그리고 근육 단백질의 합성을 포함한 일부 성장호르몬의 작용은 성장호르몬의 자극하에 있는 간에서 생성된 분자군(소마토메딘)에 의한 결과이다.
2. **갑상샘자극호르몬**(thyroid-stimulating hormone, TSH 또는 thyrotropin). 갑상샘자극호르몬은 갑상샘이 티록신(사요오드티로닌, T_4)과 삼요오드티로닌(T_3)을 생성하고 분비하도록 자극한다.
3. **부신피질자극호르몬**(adrenocorticotropic hormone, ACTH 또는 corticotropin). 부신피질자극호르몬은 부신피질을 코디솔(하이드로코르시손)과 같은 글루코코르티코이드 분비를 하도록 자극한다.
4. **난포자극호르몬**(follicle stimulating hormone, FSH 또는 folliculotropin). 난포자극호르몬은 여성에서 난포의 성장을 촉진하고 남성의 정소에서 정자의 생성을 촉진한다.
5. **황체형성호르몬**(luteinizing hormone, LH 또는 luteotropin). 이 호르몬과 난포자극호르몬을 합쳐서 **성선자극호르몬**(gonadotropic hormone)이라 부른다. 여성에서 황체형성호르몬은 난소를 자극하여 배란된 난포를 황체라 불리는 내분비 구조물로 전환시킨다. 남성에서 황체형성호르몬은 종종 **간질세포자극호르몬**(interstitial cell stimulating hormone, ICSH)이라 불리는데 이는 정소 내 간질내분비세포인 라이디히세포(Leydig cells)에서 남성호르몬(주로 테스토스테론) 분비를 자극한다.
6. **프로락틴**(prolactin, PRL). 이 호르몬은 남성과 여성 모두에서 분비된다. 분만 후 여성에서 젖 생성을 자극하는 기능이 가장 잘 알려져 있다. 프로락틴은 생식소자극호르몬(FSH와 LH)에 의한 남성생식계의 조절을 보조하는 역할을 하고 신장에 작용하여 물과 전해질 균형조절에 관여한다.

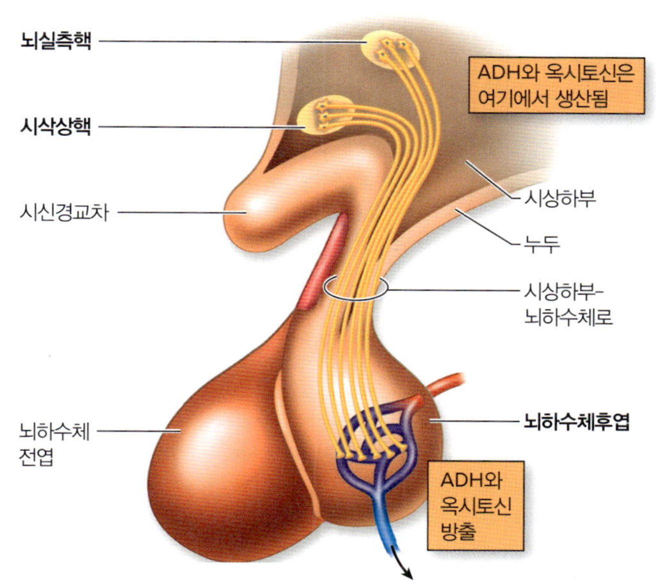

그림 8.9 시상하부의 뇌하수체후엽 조절. 뇌하수체후엽 또는 신경뇌하수체는 시상하부의 시신경교차상핵과 뇌실측핵상의 신경세포에서 생성된 호르몬인 바소프레신과 옥시토신을 저장하고 분비한다. 이들 호르몬은 시상하부-뇌하수체의 관내 축상을 통해 뇌하수체후엽으로 수송된다.

후엽 또는 신경부는 뇌하수체에서 생성된 두 호르몬을 저장하고 분비한다.

1. **항이뇨호르몬**(antidiuretic hormone, ADH). 사람에서 이 호르몬은 화학적으로 **아르기닌 바소프레신**(arginine vasopressin, AVP)으로도 알려져 있으나, 혈압증진의 효과(혈관수축에 의한 혈압 상승)는 사람에게서 이차적인 의미를 갖는다. 이 호르몬의 항이뇨 효과인 신장에서 물을 보존하도록 자극함으로 적은 양의 물이 오줌으로 분비되는 것이 일차적인 의미성을 갖는다.
2. **옥시토신**(oxytocin). 여성에서 옥시토신은 출산할 때 자궁에 수축을 자극하고 이러한 이유로 분만(아이출생)에 필요하다. 또한 옥시토신은 젖샘의 꽈리와 관의 수축을 자극하여 수유하는 여성에게 젖배출반사를 일으키게 한다. 남성에서는 사정시 옥시토신 분비의 증가가 측정되지만 남성생식에서 이 호르몬의 생리적 역할은 아직 잘 알려져 있지 않다.

뇌하수체후엽의 시상하부조절

항이뇨호르몬과 옥시토신인 두 뇌하수체후엽호르몬은 실질적으로는 **시삭상핵**과 **뇌실측핵**에 위치한 세포체에서 합성된다. 시상하부에서 생성되는 항이뇨호르몬과 옥시토신호르몬은 **시상하부-뇌하수체로**(hypothalamo-hypophyseal tract)의 축삭을 따라 뇌하수체후엽으로

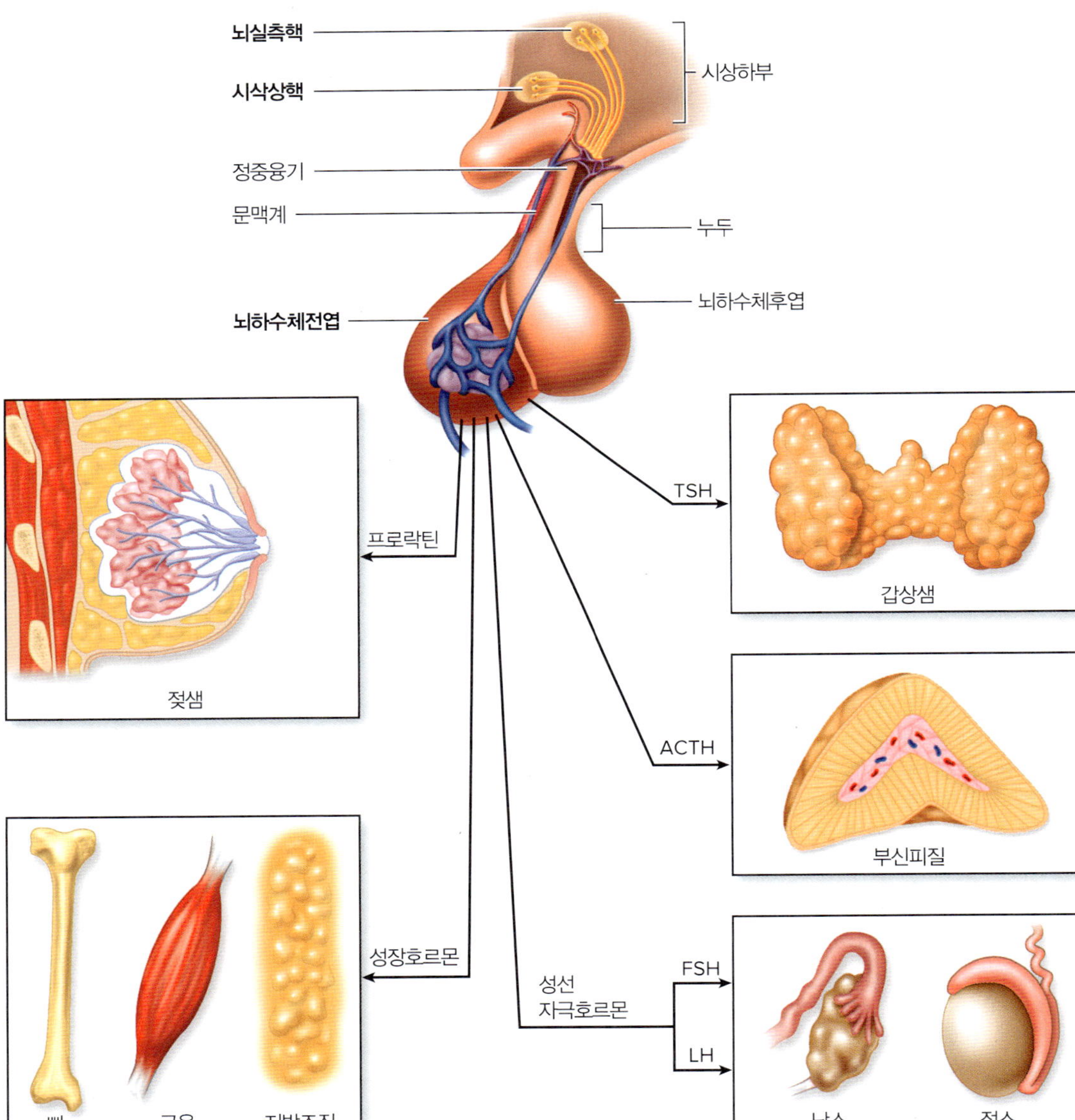

그림 8.10 뇌하수체전엽에서 분비되는 호르몬과 그 표적기관. 뇌하수체전엽은 다른 내분비기관을 조절함에 주목한다.

수송되어 저장되고 이후 적절한 자극에 반응하여 분비된다(그림 8.9). 따라서 뇌하수체후엽은 진정한 분비샘이라기보다는 저장기관의 성격이 더 크다.

뇌하수체후엽에서 항이뇨호르몬과 옥시토신의 분비는 **신경내분비 반사**(neuroendocrine reflexes)에 의해 조절된다. 예를 들어, 아기의 젖을 빠는 기계적 자극이 시상하부에 감각신경 신호를 보내고 옥시토신의 분비 반사를 자극한다. 항이뇨호르몬의 분비는 혈장 삼투몰농도와 삼투압의 증가에 반응하여 시상하부의 3뇌실벽에 위치한 **삼투수용체 신경세포**(osmoreceptor neurons)에 의해 자극을 받는다. 이들 삼투수용체 신경세포는 큰 빈도의 활동전위를 만들게 하여 이들의 축삭 종말단추에서 엄청난 양의 항이뇨호르몬이 분비하는 결과를 가져온다.

시상하부의 뇌하수체전엽 조절

한때 뇌하수체전엽은 일부 다른 내분비샘을 조절하는 호르몬을 분비하여 주분비샘(master gland)이라 불렸었다(그림 8.10). 부신피질자극호르몬(ACTH), 갑상샘자극호르몬(TSH), 성선자극호르몬인 FSH와 LH는 각각 부신피질, 갑상샘, 생식소에서 그들의 호르몬을 분비하도록 자극한다.

분비와 억제호르몬

시상하부에 있는 신경에서 생성된 분비와 억제호르몬은 시상하부의 기저부에 있는 축삭 끝으로 수송된다. **정중융기**(median eminence)로 알려진(그림 8.11) 부분의 모세혈관은 뇌하수체경의 정맥에 연결되어 있다.

정중융기 너 일차 모세혈관이 연결된 혈관은 뇌하수체전엽 내 이차 모세혈관 총체로 혈액을 운반한다. 이차 모세혈관 총체는 정중융기 내 일차 모세혈관 다음에 위치하기 때문에 이로부터 혈액을 받는다. 정중융기와 뇌하수체전엽 간 혈관으로의 연결은 **문맥계**(portal system)를 형성한다. 시상하부와 뇌하수체전엽을 연결하는 혈관은 **시상하부-뇌하수체 문맥계**(hypothalamo-hypophyseal portal system)로 불린다.

분비호르몬은 시상하부의 신경세포에서 시상하부-뇌하수체 문맥계로 분비된다. 이들 호르몬은 뇌하수체의 분비를 조절한다(그림 8.11). **갑상샘자극호르몬-방출호르몬**(thyrotropineleasing hormone, TRH)는 TSH의 분비를 자극하고 **부신피질자극호르몬-방출호르몬**(corticotropin-releasing hormone, CRH)는 뇌하수체전엽에서 부신피질자극호르몬(ACTH)의 분비를 자극한다. 단일 분비호르몬,

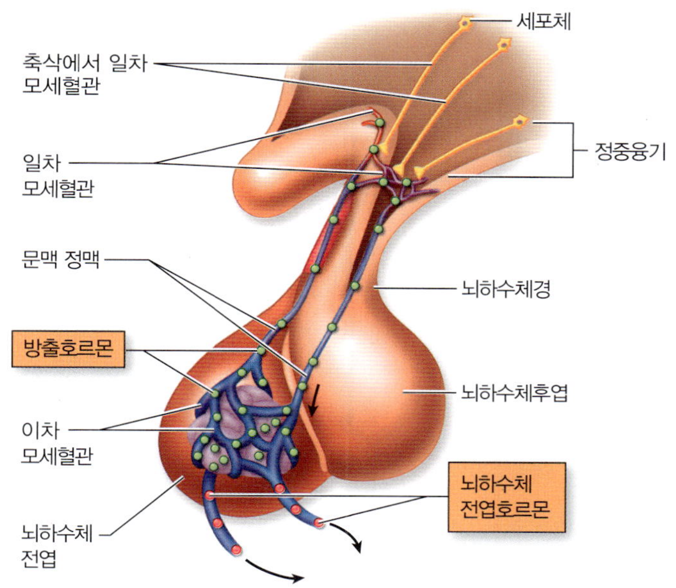

그림 8.11 시상하부의 뇌하수체전엽의 조절. 시상하부에 있는 신경세포는 분비자극호르몬(녹색 구)을 시상하부-뇌하수체 문맥계의 혈관 내로 배출한다. 이 배출된 분비자극호르몬은 체순환계로 호르몬(분홍색 구)을 분비하도록 뇌하수체전엽을 자극한다.

생식소자극호르몬-방출호르몬(GnRH)은 뇌하수체전엽에서 생식소호르몬인 FSH와 LH 둘 다를 분비하도록 자극한다.

뇌하수체전엽에서 성장호르몬의 분비는 시상하부에서 유래하는 두 개의 폴리펩타이드호르몬의 조절하에 있다. 시상하부에서 분비되는 **성장호르몬-방출호르몬**(growth hormone-releasing hormone, GHRH)은 뇌하수체전엽에서 성장호르몬 분비를 촉진하고, 시상하부에서 분비되는 **소마토스타틴**(somatostatin)은 성장호르몬 분비를 억제한다. 신경전달물질인 **도파민**(dopamine)으로 확인된 **프로락틴 분비-억제호르몬**(prolactin-inhibiting hormone)은 뇌하수체전엽에서 프로락틴의 분비를 억제한다. 비록 몇몇 인자(옥시토신과 TRH를 포함)들이 도파민 분비가 감소할 때 프로락틴 분비를 촉진하지만, 프로락틴분비-억제호르몬에 의한 조절은 프로락틴분비 조절에서 생리학적으로 가장 중요한 조절자이다.

뇌하수체전엽의 되먹임 조절

부신피질자극호르몬(ACTH), 갑상샘자극호르몬(TSH), 생식소호르몬(FSH와 LH)의 뇌하수체전엽에서의 분비는 표적샘호르몬을 매개한 **음성되먹임 억제**(negative feedback inhibition)로 조절된다. 예를 들어, 부신피질자극호르몬 분비는 코르티코스테로이드 분비 증가에 의해 억제되고, 갑상샘자극호르몬은 갑상샘에서 티록신의 분비가 증가함에 따라 억제된다. 이들 음성되먹임 상호관계는 표적샘을 제

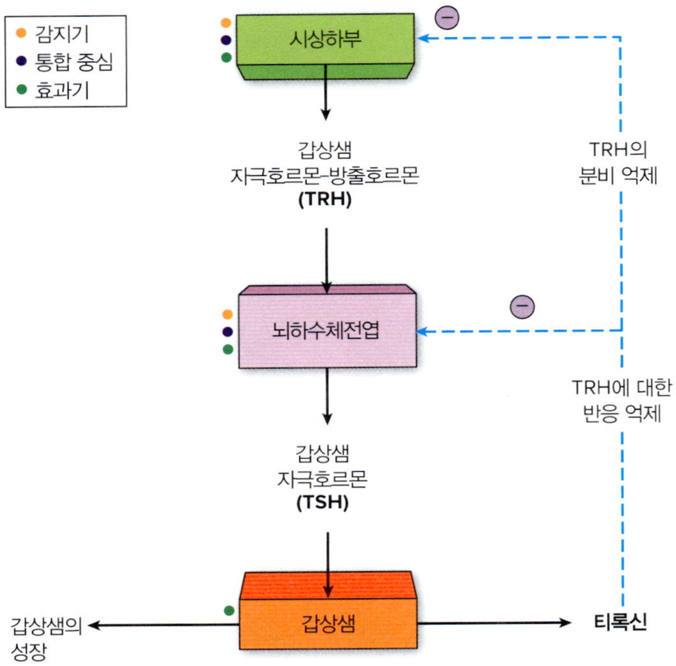

그림 8.12 시상하부-뇌하수체-갑상샘 축(조절계). 갑상샘에서 티록신의 분비는 뇌하수체전엽의 갑상샘자극호르몬의 자극에 의한다. 갑상샘자극호르몬의 분비는 시상하부에서 분비되는 갑상샘자극호르몬-분비자극호르몬(TRH)의 자극에 의한다. 이 자극은 티록신의 음성되먹임에 의한 억제(파란색 화살표)에 의해 균형이 잡힌다. 티록신은 TRH 분비를 억제하고 TRH의 자극에 대한 뇌하수체전엽의 민감도를 낮춘다.

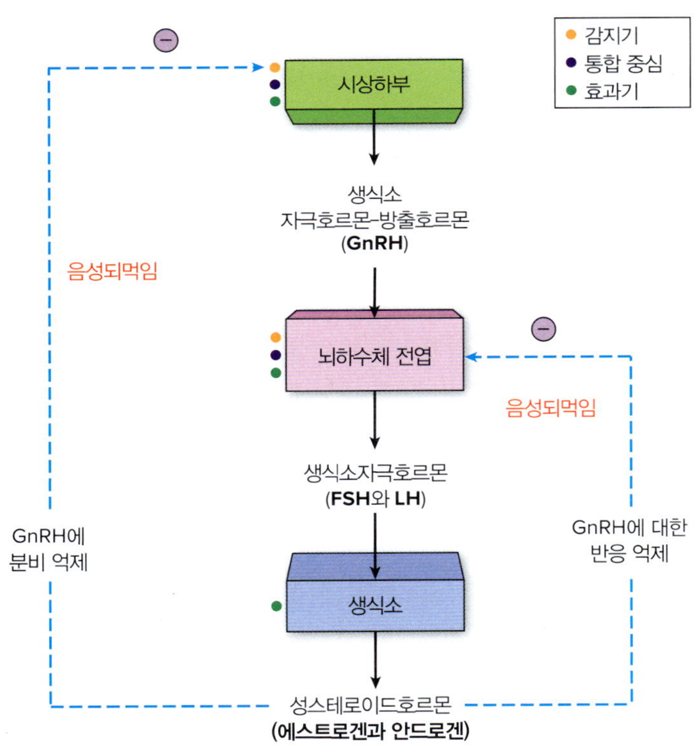

그림 8.13 시상하부-뇌하수체-생식소 축(조절계). 시상하부는 생식소자극호르몬-분비자극호르몬(GnRH)을 분비하고, GnRH는 뇌하수체전엽에서 생식소자극호르몬(FSH와 LH)을 분비하도록 뇌하수체전엽을 자극한다. 다음으로 이들 호르몬은 성스테로이드 분비가 되도록 생식소를 자극한다. 시상하부와 뇌하수체의 분비는 성호르몬의 음성되먹임에 의한 억제(파란색 화살표)로 그들 스스로 조절된다.

거함으로 쉽게 설명된다. 예를 들어, 수술적으로 생식소를 제거하는 거세는 FSH와 LH의 양을 증가시킨다.

표적샘의 제거 효과는 정상 조건에서 이들 샘이 뇌하수체전엽에 억제 효과를 가진다는 것을 잘 설명한다. 이러한 억제 효과는 2개의 수준에서 진행된다. (1) 표적샘호르몬은 시상하부에서 분비자극호르몬의 분비를 억제하도록 작용할 수 있다. 그리고 (2) 표적샘호르몬은 뇌하수체전엽에서 분비호르몬에 대한 반응을 억제하도록 작용할 수 있다. 예를 들면, 티록신은 갑상샘자극분비호르몬 자극에 반응하여 뇌하수체전엽에서 갑상샘자극호르몬의 분비와 합성을 억제하는 것으로 알려져 왔다(그림 8.12). 성스테로이드는 시상하부에서 GnRH의 분비와 자극에 반응하여 뇌하수체전엽에서 생식소호르몬(FSH와 LH)의 분비를 모두 억제한다(그림 8.13).

8.4 부신샘

부신피질과 부신수질은 구조적으로 기능적으로 다르다. 부신수질은 싸움-도망 반응에서 교감신경계의 하나로 카테콜아민 호르몬을 분비한다. 부신피질은 무기물과 에너지 균형을 조절하는데 관여하는 스테로이드호르몬을 분비한다.

부신샘(adrenal glands)은 쌍을 이루는데 신장의 위쪽 경계 부위를 덮고 있는 기관이다(그림 8.14). 각 부신은 서로 구획된 샘 구조물로 바깥쪽의 피질과 안쪽의 수질로 구성되어 있다. 부신피질과 부신수질의 기능의 차이는 배아 유래의 차이와 관련이 있다. 부신수질은 외배엽의 신경능선(교감신경절을 생성하는 것과 같은 조직)에서 유래하는 반면, 부신피질은 다른 배아조직(중배엽)에서 유래한다.

배아 유래에 따른 결과, 부신수질은 신경절전 시냅스를 형성하는 축삭의 자극에 반응하여 혈액 내로 카테콜아민 호르몬(에피네프린이 주되고 이보다 적은 양의 노르에피네프린)을 분비한다. 부신피질에는 신경분포가 없으며 호르몬적 조절을 받는다(뇌하수체전엽에서 분비되는 부신피질호르몬에 의해). 피질은 3개의 구역으로 구성되어 있다. 가장 바깥쪽은 **사구대**(zona glomerulosa), 가운데 구역은 **속상대**(zona fasciculata), 피질의 가장 안쪽 구역은 **망상대**(zona reticularis)이다(그림 8.14).

부신피질의 기능

부신피질은 **코르티코스테로이드**(corticosteroids) 또는 **코르티코이드**

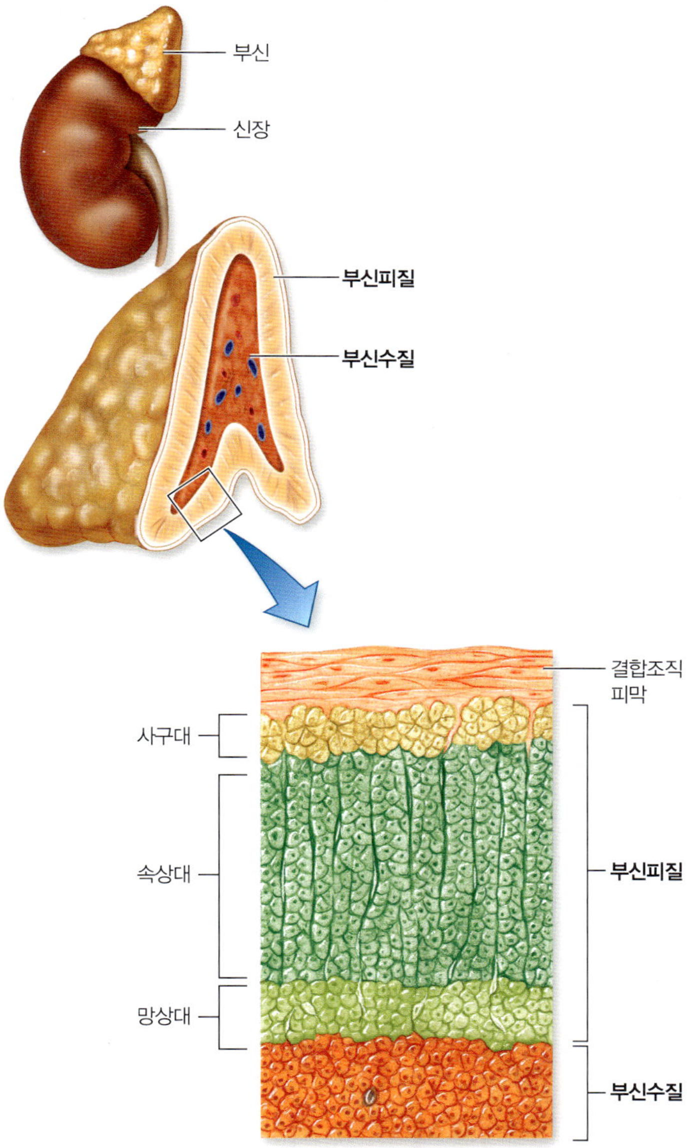

그림 8.14 부신의 구조로 3개의 부신수질대. 사구대는 미네랄로코르티코이드(알도스테론 포함)을 분비하고, 다른 두 대는 글루코코르티코이드(코티솔 포함)를 분비한다. 이 그림어서 부신피질을 나타내는데 사용된 색은 그림 11.19에 있는 색과 동일하다.

(corticoids)라 불리는 스테로이드호르몬을 분비한다. 코르티코스테로이드에는 3가지 분류가 있는데 (1) 소듐이온과 칼륨이온 균형을 조절하는 **미네랄로코르티코이드**(mineralocorticoids), (2) 포도당과 다른 유기분자의 대사를 조절하는 **글루코코르티코이드**(glucocorticoids), (3) **부신피질 안드로겐**(adrenal androgens)은 생식샘에서 분비되는 성 활성이 약한 남성호르몬인 **디하이드로에피안드로스테론**(DHEA)를 포함한다. 이들 세 부류의 스테로이드호르몬은 동일한 전구물질인 콜레스테롤에서 유래한다.

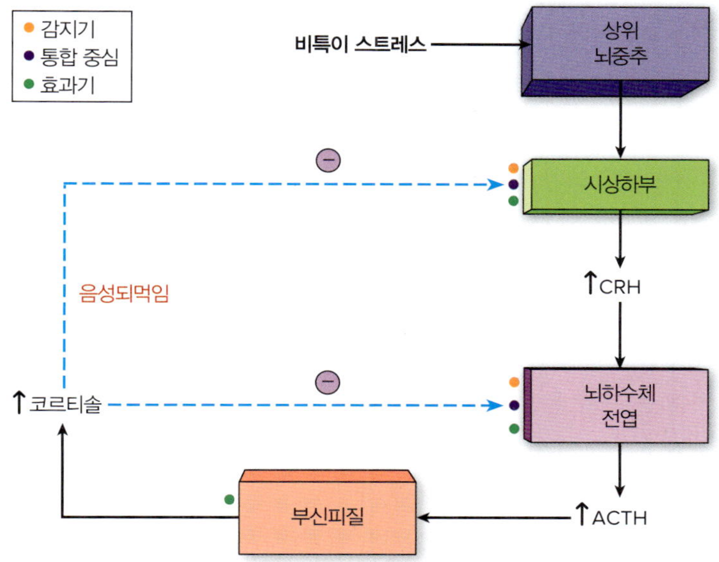

그림 8.15 비특이 스트레스에 의한 뇌하수체-부신 축의 활성화. 부신피질의 음성되먹임 조절을 보여주고 있다(파란색 화살표).

알도스테론(Aldosterone)은 가장 잠재력이 큰 미네랄로코르티코이드이다. 미네랄로코르티코이드는 사구대에서 생성되고 신장에서 Na^+과 물을 보존하게 하고 K^+을 오줌으로 배설하도록 자극한다. 이러한 활동은 혈액 부피를 증가시키고 혈압을 높이는 것을 돕고, 혈액 전해질 균형을 조절한다.

사람에게서 우세한 글루코코르티코이드인 **코르티솔**(cortisol, hydrocortisone)은 속상대에서 분비되고 또한 망상대에서도 분비되는 것으로 알려져 있다. 코르티솔의 분비는 스트레스가 가해질 때 뇌하수체전엽의 부신피질자극호르몬에 의해 자극된다(그림 8.15). 코르티솔과 다른 글루코코르티코이드는 물질대사에 다양한 영향을 준다. 영향으로는 (1) 단백질 분해 자극, (2) 포도당신생(아미노산과 다른 비탄수화물 분자에서 포도당 생성)을 촉진하고, 포도당 사용을 억제하여 혈중 포도당 농도를 높이고, (3) 지질 분해(지방 분해)를 자극하며 그 산물인 지방산의 혈액으로의 방출을 자극한다.

외인성 글루코코르티코이드(알약, 주사제, 스프레이제, 크림제 처치)는 면역반응억제와 염증억제를 위해 의학적으로 사용된다. 따라서 이 약은 천식이나 류머티스성 관절염과 같은 염증성 질병치료에 매우 유용하다. 이들이 물질대사에 미치는 작용에 기반하여 예측할 수 있는 것처럼, 글루코코르티코이드의 부작용은 고혈당과 포도당 내성의 감소가 있다. 다른 부정적 부작용은 콜라겐이나 다른 세포 외 기질 단백질 합성의 감소와 뼈흡수의 증가로 골다공증의 원인이 되는 것을 포함한다.

부신수질의 기능

부신수질세포는 **에피네프린**(epinephrine)과 **노르에피네프린**(norepinephrine)을 약 4:1 비율로 분비한다. 이들 카테콜아민 호르몬의 효과는 호르몬의 효과가 10배 이상 길게 유지된다는 것을 빼고는 교감신경계의 자극에 의한 것들과 유사하다. 부신수질에서 분비되는 호르몬은 심박출량과 심박수를 증가시키고, 관상혈관의 이완, 정신적 각성 증가, 호흡률 증가, 물질대사율을 향상시킨다.

부신수질은 신경절전 교감신경 축삭이 분포하고 있고 교감신경계가 싸움-도망 동안 활성됨에 의해 그 호르몬이 분비된다. 이러한 교감적 효과는 에피네프린과 노르에피네프린의 대사 작용을 통하여 알 수 있다. 간에서 글리코겐 분해 자극에 의한 혈당의 증가와 지질 분해 자극을 통한 혈지방산의 증가가 이뤄진다.

스트레스와 부신샘

어떤 사람이 심한 감염, 외상, 화상, 수술 스트레스를 겪으면, 코르티솔의 수준이 스트레스의 정도에 따라 다양하고 많게는 기저 수준보다 6배 이상 증가할 수 있다.

교감부신계는 개체가 생리적으로 반응하게 요구하는 스트레스원에 대한 반응에 있어서 에피네프린과 노르에피네프린 분비 증가와 함께 강하게 작용한다. 이는 싸움-또는-도망 반응이다.

뇌하수체-부신 축과 교감부신계의 다른 스트레스원에 대한 서로 다른 반응은 상위 뇌지역, 특히 전액피질(전전두엽피질), 편도체, 해마(변연계 구조)에 의해 조정된다. 이들 상위 뇌지역은 연수와 척수 내 시냅스를 통하여 그리고 부신피질자극분비호르몬을 분비하는 시상하부의 뇌실측핵 내 신경세포의 활동을 통하여 스트레스 반응에 영향을 미친다. 부신피질자극분비호르몬의 분비는 결과적으로 뇌하수체전엽에서 부신피질자극호르몬이 분비를 하게 된다. 이로 부신피질에서 글루코코르티코이드의 분비량 증가가 자극된다. 이 **시상하부-뇌하수체전엽-부신 축**은 스트레스가 만성적 특성을 가질 때 그리고 사람이 수동적이고 자신감이 낮을 때 더욱 활성되게 된다.

8.5 갑상샘과 부갑상샘

갑상샘은 기초대사율(BMR)을 결정하는 일차적 역할을 하고 적절한 성장과 발육에 필요한 티록신(T_4)와 삼요오드티로닌(T_3)을 분비한다. 부갑상샘은 혈중 Ca^{2+}의 농도 증가를 돕는 부갑상샘호르몬을 분비한다.

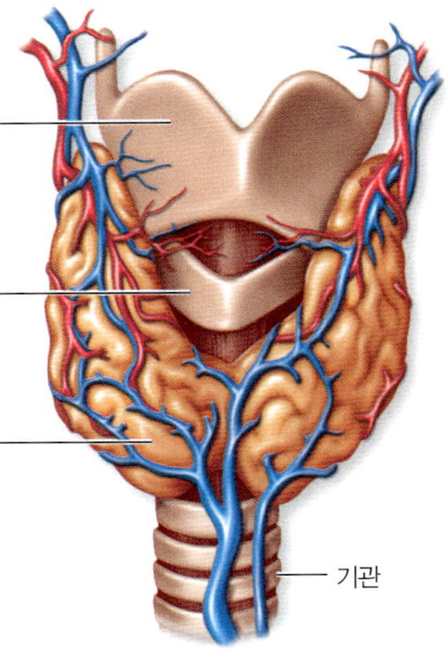

그림 8.16 갑상샘. 후두와 기관과의 상호연계이다.

갑상샘(thyroid gland)은 후두 바로 아래에 위치하고 있다(그림 8.16). 갑상샘은 2개의 엽으로 구성되어 있는데 이들은 각각 기관의 양 옆에 자리잡고 있으며 앞쪽에 위치하는 **협부**(isthmus)로 불리는 갑상샘 조직의 중간부분으로 서로 연결된 형상이다.

현미경 수준에서, 갑상샘은 수많은 속이 빈 구형의 **갑상샘여포**(thyroid follicles)로 구성되어 있다(그림 8.17). 이들 여포는 **여포세포**를 구성하는 갑상샘의 일차 호르몬인 **티록신**을 합성하는 단층입방상피로 둘러싸여 있는 구조이다. 여포의 내부는 단백질이 풍부한 **교질**로 차 있다. 여포세포가 티록신을 분비하는 것에 더하여, 갑상샘은 여포곁세포를 포함하고 있는데 이 세포는 **칼시토닌** 또는 **티로칼시토닌**으로 알려진 호르몬을 분비한다.

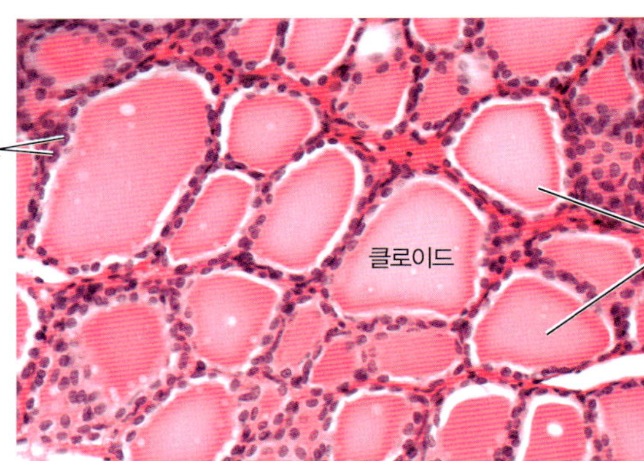

그림 8.17 갑상샘의 현미경 사진(250×). 수많은 갑상샘여포가 보인다. 각 여포는 티로글로불린을 함유하는 교질로 알려질 액체를 감싸는 여포세포로 구성되어 있다.

갑상샘호르몬의 생성과 작용

갑상샘여포는 요오드이온(I^-)을 능동적으로 축적하고 교질 내로 부비한다. 일단 요오드가 교질로 들어가면, 산화되어 **티로글로불린**(thyroglobulin)이라 불리는 단백질의 폴리펩타이드사슬 내 특정 아미노산(타이로신)에 결합한다. 타이로신에 한 개의 요오드가 부착한 것은 **단요오드티로신**(monoiodotyrosine, MIT), 두 개의 요오드가 부착한 것은 **이요오드티로신**(diiodotyrosine, DIT)이다.

교질 내에 있는 효소들이 MIT와 DIT의 구조를 변형시켜 서로 짝을 이루게 한다. 두 개의 DIT 분자가 짝을 이루면 **사요오드티로닌**(tetraiodothyronine, T_4) 또는 **티록신**(thyroxine) 분자가 생성된다. 한 개의 MIT와 한 개의 DIT가 결합하면 **삼요오드티로닌**(triiodothyronine, T_3)를 형성한다. 이점에서 주의할 것은 T_4와 T_3는 계속 티로글로불린어 붙어 있다는 것이다. 갑상샘자극호르몬의 자극을 받은 갑상샘여포세포는 음세포 작용을 통해 소량의 교질을 취하여 티로글로불린에서 T_3와 T_4를 가수분해로 떼어내 혈액에 자유 호르몬으로 분비한다.

칼시토닌(calcitonin)은 갑상샘의 **여포곁세포**(**C 세포**)에서 분비되고 뼈의 인산칼슘 결정의 용해를 촉진하는 파골세포의 활동을 억제한다. 또한 신장에서 Ca^{2+}을 오줌으로의 방출을 자극한다.

갑상샘 질환

갑상샘암(thyroid cancer)은 남성보다 여성에서 더 일반적인 질환으로 매우 좋은 치료율을 보이고 있다. 갑상샘암의 약 85%에 해당하는 **유두갑상샘암종**(papillary thyroid carcinoma)은 갑상샘여포세포에서 유래한 것이다.

뇌하수체전엽에서 유래한 갑상샘자극호르몬은 갑상샘이 티록신을 분비하도록 자극하나, 갑상샘의 크기를 크게 하는 효과를 또한 가지고 있다. 이러한 크기효과는 **요오드결핍 갑상샘비대증**(iodine-deficiency goiter), **풍토병성 갑상샘비대증**(endemic goiter) 또는 갑상샘의 비정상적 성장을 가진 사람에서 쉽게 알 수 있다(그림 8.18). 음식을 통하여 충분한 요오드가 없으면, 갑상샘은 적절한 양의 T_4와 T_3을 생성할 수 없다. 결과적으로 음성되먹임 억제가 형성되지 않아, 비정상적으로 매우 높은 수준의 갑상샘자극호르몬분비를 하게 되고 이로 갑상샘의 비정상적인 성장을 촉진하게 된다(그림 8.19). 풍토병

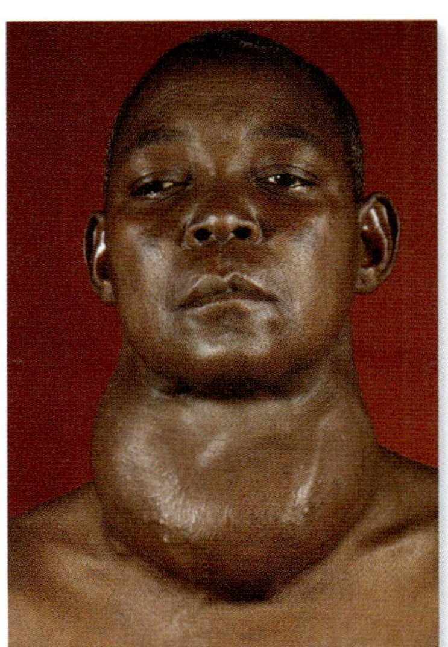

그림 8.18 풍토병성 갑상샘종은 음식 내 불충분한 요오드가 원인이 됨. 요오드 결핍은 갑상샘저항증의 원인이고 결과적으로 TSH의 양적 증가가 갑상샘의 과도한 성장을 자극한다. © Dr. M.A. Ansary/Science Source

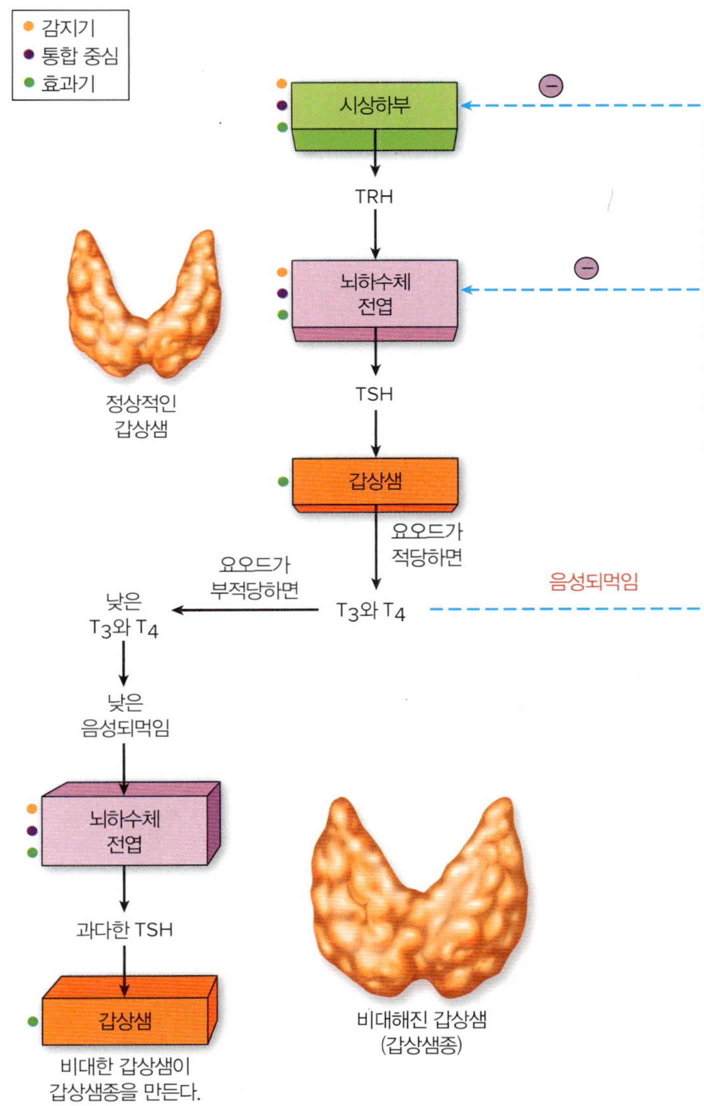

그림 8.19 요오드결핍이 어떻게 풍토병성 갑상샘종의 원인이 되는가. 음식에 적당량의 요오드가 없으면 TSH 분비의 음성되먹임 억제가 감소하고 결과적으로 과량의 TSH가 분비되어 풍토적인 갑상샘종 형성을 자극한다.

성 갑상샘비대증은 요오드화된 염이나 해산물 공급이 원활하지 않은 곳에서 공통적으로 발병한다.

갑상샘호르몬의 분비가 불충분한 사람은 **갑상샘저하증**(hypothyroid)이 있다고 한다. 티록신이 세포호흡과 대사를 자극하는 능력에서 유추할 수 있듯이, 갑상샘저하증이 있는 사람은 비정상적으로 낮은 기초대사율을 가지고 몸무게가 늘고 무기력을 경험한다. 매우 심한 갑상샘저하증이 있는 성인은 눈 주위 조직, 얼굴, 다리, 손이 퉁퉁 붓는 부종을 유발하는 피하결합조직과 내장에 점액단백질(그리코사미노글리칸류)과 액체가 차는 **점액수종**(myxedema)의 원인이 될 수 있다.

갑상샘호르몬이 단백질합성을 자극하기 때문에, 어린이는 신체 성장을 위해서 티록신을 필요로 하고, 가장 중요한 것은 중추신경계의 적절한 발생을 위한 필요성이다. 티록신의 필요성이 가장 클 때는 뇌 발생이 매우 많이 진행되는 임신 1기말에서 생후 6개월 사이이다. 이 기간의 갑상샘저하증은 **크레틴병**(cretinism)의 원인이 될 수 있다. 왜소증 사람과는 달리, 뇌하수체전엽에서 성장호르몬의 분비가 적은 사람은 심한 지적장애를 가지는 크레틴병을 가진다. 출생후 바로 티록신으로 치료하면, 특히 생후 1개월 내에, 5년 후 IQ 검사를 통해 지적발달이 거의 완전히 회복될 수 있음이 밝혀졌다.

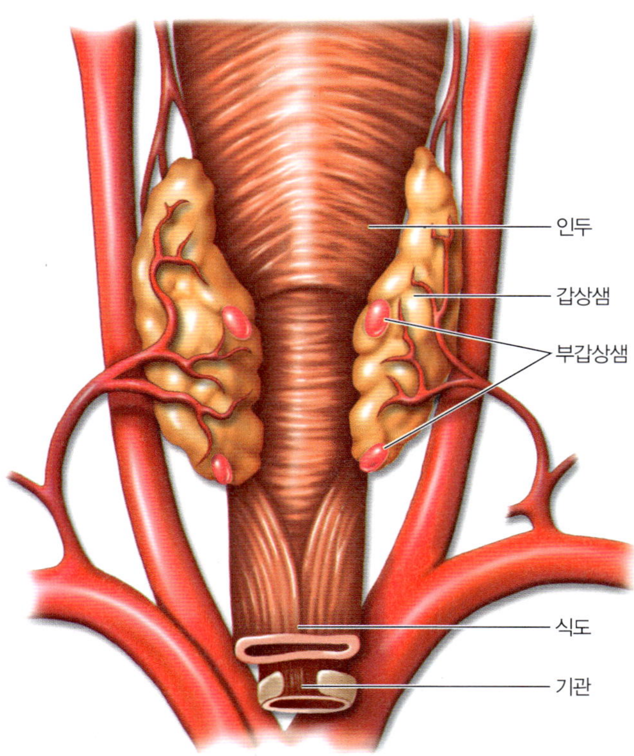

그림 8.20 부갑상샘의 뒤쪽 모습. 부갑상샘은 갑상샘조직 내에 파묻여 있다.

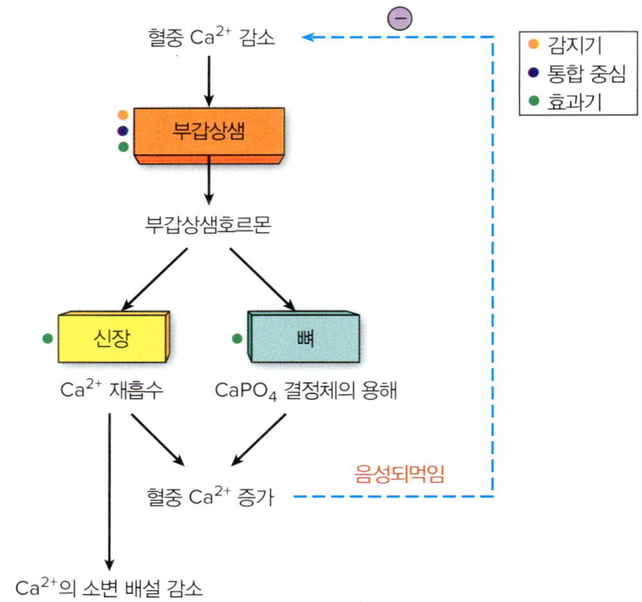

그림 8.21 부갑상샘호르몬의 작용과 부갑성샘호르몬 분비의 조절. 부갑상샘호르몬의 증가는 뼈에서 칼슘의 방출 원인이 되고 신장에서 칼슘을 유지하고 배설하지 않게 하는 원인이 된다. 이로 인해 혈중 Ca^{2+}가 증가하고 이는 부갑상샘호르몬분비에 음성되먹임으로 작용할 수 있다.

부갑상샘

작고 납작한 **부갑상샘**(parathyroid glands)은 그림 8.20에서 보듯이 갑상샘 측엽의 뒤쪽 표면에 묻혀 있다. 실제로는 그 수가 다양하나 보통 4개의 부갑상샘이 있는데, 위쪽 쌍과 아래쪽 쌍이다. 각 부갑상샘은 작은 노란색을 띤 갈색으로 길이가 3~8 mm (0.1~0.3인치), 폭이 2~5 mm (0.07~0.2인치), 깊이가 약 1.5 mm (0.05인치)이다.

부갑상샘호르몬(parathyroid hormone, PTH)은 부갑상샘에서 분비되는 유일한 호르몬이다. 그러나 부갑상샘호르몬은 신체에서 칼슘의 농도를 조절하는 가장 중요한 호르몬이다. 부갑상샘호르몬은 뼈, 신장, 장에 작용하여 혈중 칼슘 농도 증가를 촉진한다(그림 8.21).

8.6 이자와 다른 내분비샘

이자섬(췌도)은 두가지 호르몬, 즉 인슐린과 글루카곤을 분비한다. 인슐린은 혈당이 낮아지도록 촉진하고 글라이코겐(글리코겐)과 지방형태의 에너지로 저장함을 촉진한다. 글루카곤은 길항적 효과를 가지고 있어 혈당 농도를 높인다. 추가적으로 많은 다른 기관은 소화, 물질대사, 성장, 면역기능, 생식을 돕는 호르몬을 분비한다.

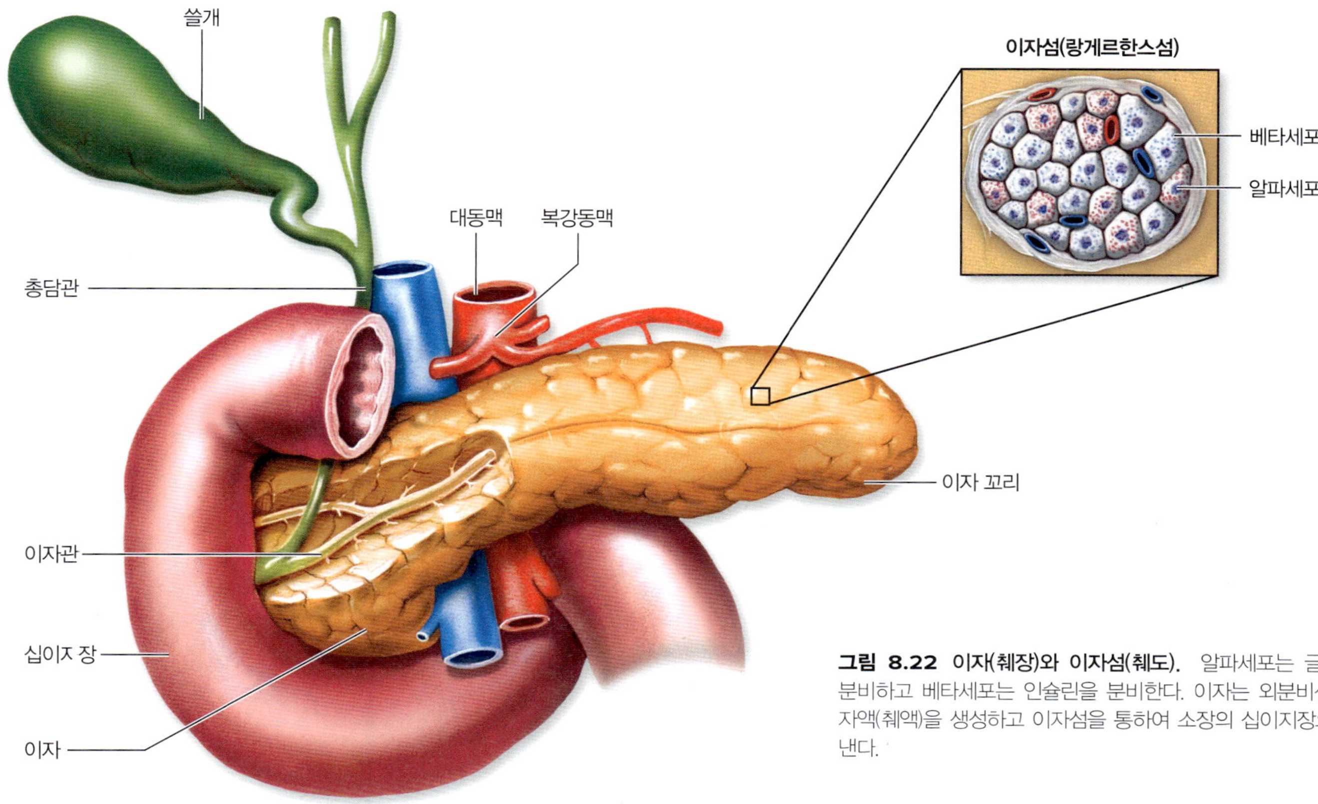

그림 8.22 이자(췌장)와 이자섬(췌도). 알파세포는 글루카곤을 분비하고 베타세포는 인슐린을 분비한다. 이자는 외분비샘으로 이자액(췌액)을 생성하고 이자섬을 통하여 소장의 십이지장으로 내보낸다.

이자(pancreas)는 대부분(무게의 99%)이 외분비샘이나 매우 중요한 내분비샘이다. 이자의 내분비 부분은 **이자섬**(pancreatic islets), **랑게르한스섬**(islets of Langerhans)으로 불리는 흩어져 있는 세포무리로 구성된 부분이다. 사람의 이자는 약 일만 개의 섬을 가지고 있으며 주로 이자의 몸통과 꼬리 부분에 위치한다(그림 8.22).

이자섬(췌도)

현미경상에서, 이자섬에서 가장 눈에 잘 띄는 세포는 **알파세포**와 **베타세포**이다(그림 8.22). 알파세포는 **글루카곤**(glucagon)을 분비하고, 베타세포는 **인슐린**(insulin)을 분비한다. 사람의 이자섬은 약 50%가 베타세포, 35~40%가 알파세포, 10~15%가 소마토스타틴을 분비하는 델타세포이다.

탄수화물 음식 또는 당을 포함한 음료를 마시고 나면, 혈장 포도당 농도가 올라간다. 혈장 포도당의 증가는 이자섬의 베타세포를 자극하여 높은 농도의 인슐린을 분비하게 한다. 인슐린은 그 표적세포의 원형질막에 있는 수용체에 결합하고 그 신호분자의 활동을 매개로 GLUT4 운반체 단백질을 포함하고 있는 세포 내 소낭을 원형질막에 위치하게 한다. 이들 운반체 단백질은 인슐린의 표적기관(일차적인 표적기관은 근육, 간, 지방조직)의 세포 내로 포도당이 촉진확산되도록 촉진한다.

또한, 인슐린은 간접적으로 골격근과 간에서 글리코겐합성효소의 활성을 자극하여 세포 내 포도당을 글리코겐으로 저장하도록 전환을 촉진한다. 따라서 인슐린은 포도당이 혈장에서 표적세포로 이동하게 하는 원인이 되고, 표적세포에서 에너지 저장분자인 글리코겐(골격근과 간)과 지방(지방세포)으로 전환하게 한다. 이러한 효과를 통하여, 인슐린은 혈당 농도를 낮추고, 동화를 촉진한다.

송과샘

작은 원뿔모양의 **송과샘**(pineal gland)은 간뇌의 제3뇌실의 천정에 위치하며, 뇌를 감싸는 뇌척수막에 감싸여져 있다. 비록 송과샘이 뇌의 다른 부분과 신경세포로 직접 연결되어 있지는 않으나, 상경부신경절(superior cervical ganglion) 내의 교감신경계가 매우 많이 분포하고 있다. 송과샘은 호르몬인 **멜라토닌**(melatonin)을 분비한다.

시상하부의 **시교차상핵**(suprachiasmatic nucleus, SCN)은 송과샘에 분포하고 있는 교감신경의 시상하부 조절을 통하여 송과샘에서의 멜라토닌 분비를 조절한다(그림 8.23). 또한 시교차상핵은 24시

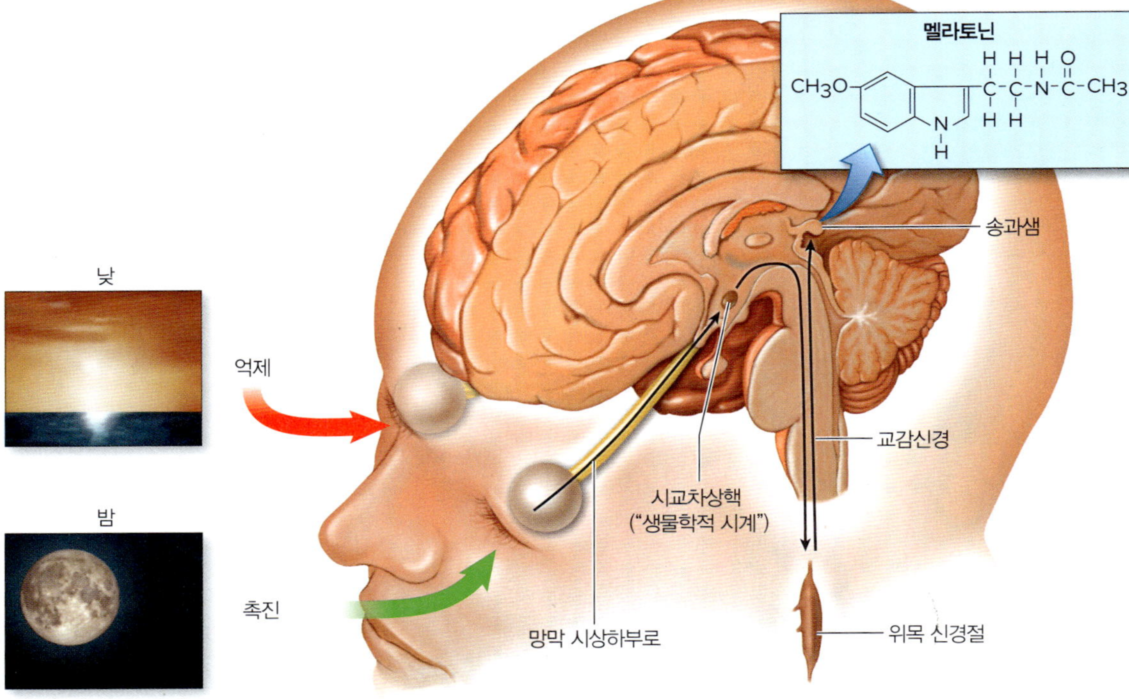

그림 8.23 멜라토닌의 분비. 송과샘에서의 멜라토닌의 분비는 상경부신경절에서 기인한 교감신경 축삭에 의해 자극받는다. 이 신경세포의 활성은 시상하부의 시교차상핵의 주기적 활성에 의하여 조절된다. 이 리듬은 망막 내 신경세포에 의한 낮/밤 주기에 편승하여 낮시간에 멜라토닌의 분비를 억제하게 한다.

간 유형으로 진행되는 생리학적 활성리듬인 신체의 **일일주기** 조절의 일차중추이다.

시교차상핵 내 대부분의 신경세포는 새벽에 활동전위를 생성하기 시작한다. 활동전위 빈도는 정오로 가면서 증가하고 이후에는 감소하기 시작하여 밤에는 거의 잠잠한 상태가 된다. 빛은 시신경 내에 묻혀 있는 **망막시상하부**를 통해 작용(그림 8.23)하여 낮/밤 주기에서 시교차상핵에서 주기리듬을 더 잘 일치화시킨다. 특히 파장대가 460~480 nm인 파란 빛의 일광은 송과샘에서 멜라토닌의 분비를 억제한다. 결과적으로 멜라토닌 분비는 어두워지면서 증가하기 시작하여 한밤에 최고치에 이른다.

송과샘은 다양한 생리적 과정에 연루되어 있다. 가장 광범위하게 연구된 것 중의 하나는 계절번식하는 동물의 분만시기 결정에 도움을 주는 멜라토닌의 역할이다. 이와 관련하여, 멜라토닌은 뇌하수체-생식소 축에 영향을 준다.

위장관

위와 소장은 위장관 그 자체와 이자(췌장)와 담낭에 작용하는 많은 호르몬을 분비한다. 자율신경계에 의한 조절과 협력하며 활동하는 이들 호르몬은 소화관의 다른 부위의 활동, 이자액(췌장액)과 담즙의 분비를 잘 어우러지게 한다. 위와 소장에서 분비되는 여러 호르몬은 이자섬(췌도)에서 인슐린 분비를 자극하여 식후 혈당의 증가를 예측하여 인슐린이 증가하게 된다.

생식소와 태반

생식소인 **정소**(testes)와 **난소**(ovaries)는 성스테로이드를 분비한다. 이는 남성호르몬(또는 **안드로겐**)과 여성호르몬인 **에스트로겐**과 **프로제스테론**을 포함한다. 프로제스테론은 성스테로이드호르몬 전구체로서 여러 내분비샘에서 생성되나 난소와 태반의 주된 호르몬으로 혈액으로 분비된다. 정소에서 분비되는 일차적인 남성호르몬은 **테스토스테론**이고, 난소에서 분비되는 일차적인 에스트로겐은 **에스트리올-17β**이다. 그러나 임신기간의 일차적인 에스트로겐은 **에스트리올**(estriol)이라 불리는 약한 에스트로겐이다. 폐경 이후, 주요 에스트로겐은 **에스트론**(estrone)으로 지방세포에서 일차적으로 생성된다.

테스토스테론은 남성 외음부(음경과 음낭), 남성 부생식기관(전립샘, 정낭, 부정소, 수정관)의 발생과 유지에 필요하며, 또한 남성의 이차성징의 발달에도 필요하다.

태반(placenta)은 태아와 모체 사이의 영양분과 노폐물을 교환하는 기관으로 많은 양의 에스트로겐과 프로제스테론을 분비하는 내분비샘이다. 또한 태반은 뇌하수체전엽에서 몇몇 호르몬의 분비를 자극하는 여러 펩타이드와 단백질호르몬을 분비한다. 이 호르몬에는 LH와 유사한 **사람 융모막성 생식소자극호르몬**(human chorionic gonadotropin, hCG)과 성장호르몬과 프로락틴과 유사한 작용을 하는 **소마토마모트로핀**(somatomammotropin)이 포함된다.

8.7 측분비와 자가분비 조절

신체에서 생성되는 대부분의 조절분자는 그것을 분비하는 기관 내에서 활동한다. 분자는 한 조직 내 다른 세포를 조절하거나 동일 기관 내 한 조직에서 생성되어 그 기관 내 다른 조직을 조절한다.

신경전달물질은 축삭에서 방출되어 좁은 시냅스틈을 가로질러 이동하여 시냅스후 세포에 영향을 준다. 호르몬은 내분비샘에서 혈액으로 분비되고 혈액을 따라 수송되어 하나 또는 그 이상의 표적기관의 활동에 영향을 미친다. 아직 다른 분류의 조절분자는 없다. 분자는 매우 다양한 기관에서 생성되고 생성된 기관 내에서 활동한다. 이들 국소적으로 활동하는 화합물은 기관에 이웃한 세포를 조절하고, 특히 한 유형의 세포에서 생성되어 다른 유형의 이웃한 세포를 조절할 때 이를 일반적으로 **측분비 조절자**(paracrine regulators)라 한다. 분비하는 세포와 동일한 세포나 동일 유형의 세포에 작용하는 조절자는 **자가분비 조절자**(autocrine regulator)라 불린다.

측분비와 자가분비 조절자의 예

대부분의 측분비 조절분자는 면역계 내 서로 다른 세포를 조절하면 **사이토카인**(cytokine)으로, 어떤 기관 내 세포의 분열과 성장을 촉진하면 **성장인자**(growth factor)로 알려져 있다. 그러나 이러한 구분은 일부 불분명한데, 그 이유는 일부 사이토카인이 성장인자로 역할을 하기 때문이다. 지방조직에서 생성되는 사이토카인은 아디포카인으로 불리고, 근육조직에서 생성되는 사이토카인은 마이오카인으로 불린다. 이들 중의 일부는 순환 혈액으로 분비되어 멀리 떨어진 조직에 작용하여 호르몬으로 기능을 하기도 한다. 림프구(특이 면역에 관련된 백혈구세포 유형)에서 생성되는 사이토카인은 **림포카인**(lymphokines)으로도 알려져 있는데 관련된 특이 분자는 **인터루킨**(interleukins)으로 불린다.

대식세포(결합조직에서 발견되는 대식세포)에서 분비되는 사이토카인과 림프구는 면역반응에 관련된 특이 세포의 증식을 자극한다. 신경세포와 그 교세포는 **신경성장인자**(nerve growth factor)와 같은 **뉴로트로핀**(neurotrophins)을 분비하고, 이들 인자는 신경계에서 자가조절자로 기능을 한다.

일산화질소(NO)는 축삭 말단에서 분출되면 신경전달물질로 기능을 하는데 혈관의 내상피에서도 생성된다. 이렇게 생성된 일산화질소는 평활근층으로 확산하여 이완되도록 촉진하게 하여 혈관 확장을 하게 하는 측분비 조절자로 기능을 한다. 이 경우 신경과 측분비 조절이 상호작용한다. 즉 혈관에서 아세틸콜린을 분비하는 자율신경 축삭이 혈관에서 일산화질소 합성을 자극하여 혈관 확장의 원인이 되기 때문이다.

모든 측분비/자가분비 조절자는 그들의 표적에서 일정수준의 유전자 발현을 조절한다. 이는 여러 성장인자에서 분명히 알 수 있다. 예로 **혈소판-유래 성장인자**, **표피성장인자**, **인슐린-유사 성장인자**를 들 수 있고 이들은 표적세포의 세포증식과 세포분열을 자극한다.

프로스타글란딘

매우 다양한 그룹의 측분비/자가분비 조절자는 **프로스타글란딘**(prostaglandins)이다. 이 20개의 탄소를 가진 지방산은 5개의 탄소를 갖는 환 구조를 포함하고 있다. 프로스타글란딘은 **아이코사노이드계열**(eicosanoids) 화합물로 전구물질인 **아라키돈산**(arachidonic acid)에서 유래한다. 호르몬이나 다른 중간물질에 의한 자극으로 아라키돈산이 원형질막 상의 인지질에서 방출되고 두 개의 가능한 물질대사 경로 중의 하나로 들어간다. 가능한 다른 경우는, 아라키돈산이 **사이클로옥시게나아제**(cyclooxygenase) 효소에 의해 프로스타글란딘으로 전환되고 이후 다른 효소에 의해 다른 프로스타글란딘으로 변환되는 것이다. 다른 경우는, 아라키돈산이 효소 **리폭시게나아제**에 의해 **류코트리엔**(leukotrienes)으로 전환되는 것인데 이는 프로스타글란딘과 밀접히 연계된 아이코사노이드이다(그림 8.24).

프로스타글란딘은 거의 모든 기관에서 생성되고 매우 넓은 조절기능을 가진다. 예를 들면, 혈관의 평활근은 프로스타글란딘 E_2(약자로 PGE_2)에 반응하여 이완한다. 이러한 효과는 염증 반응이 진행되는 동안의 충혈과 열을 나게 한다. 그러나 세기관지의 평활근은

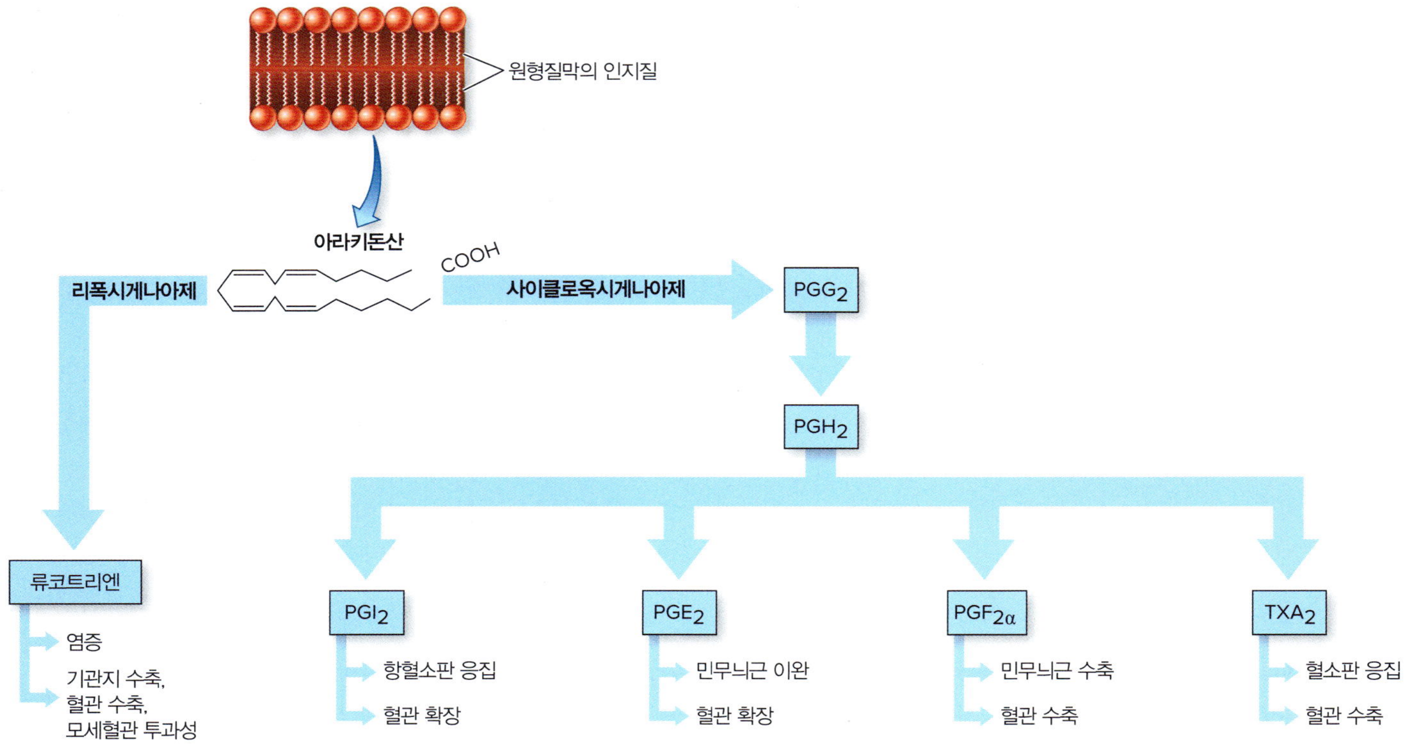

그림 8.24 류코트리엔과 프로스타글란딘의 형성. 이 둘은 원형질막에서 유래한 아라키돈산으로부터 형성된다. 이들 자가분비 조절자의 작용(PG = 프로스타글란딘, TX = 트롬복산)을 요약하였다.

$PGF_{2\alpha}$에 의해 수축이 진행되어 천식 증상을 나타나게 한다.

혈액응고에서 프로스타글란딘 간의 길항적 효과는 좋은 생리적 분별을 만든다. 혈액 응고에 필요한 혈소판은 **트롬복산 A_2**(thromboxane A_2)를 생성한다. 이와는 상반적으로 혈관의 내상피세포는 PGI_2 또는 **프로스타사이클린**으로 알려진 프로스타글란딘을 생성하는데 그 효과는 트롬복산 A_2와는 반대작용을 보여 혈액 응고를 억제하고 혈관 확장의 원인이 된다.

요약

1. 호르몬은 내분비샘에서 혈액으로 분비되는 화학물질이다.

2. 화학적 특성에 따른 호르몬을 분류해보면 아민계, 폴리펩타이드계, 당단백질계, 스테로이드계가 있다.

3. 활성호르몬의 전구체는 프로호르몬 또는 프리호르몬으로 나뉜다.

4. 신체에서 호르몬의 효과는 그 농도에 의존적이다. 비정상적으로 높은 양의 호르몬은 불규칙한 영향을 가져온다.

5. 친지질성호르몬(스테로이드와 갑상샘호르몬)은 리간드-의존성 전사인자인 핵수용체단백질에 결합한다.

6. 수용체에 결합하는 극성 호르몬은 원형질막의 표면 쪽에 위치한다. 이것은 이차전달자를 만들어내는 효소를 활성화시킨다.

7. 대부분의 호르몬은 그들의 수용체와 결합할 때 아데닐산 고리화 효소를 활성화한다. 이 효소는 cAMP를 생성하고 cAMP는 세포질 내의 단백질인산화 효소를 활성화한다.

8. 뇌하수체전엽은 성장호르몬, 갑상샘자극호르몬, 부신피질자극호르몬, 난포자극호르몬, 황체형성호르몬, 프로락틴을 분비한다.

9. 뇌하수체후엽은 항이뇨호르몬(바소프레신이라 하기도 함)과 옥시토신을 분비하는데, 이 둘은 시상하부에서 생성되어 시상하부-뇌하수체로를 따라 뇌하수체후엽으로 수송된다.

10. 부신피질은 미네랄로코르티코이드(주된 것은 알도스테론), 글루코코르티코이드(주된 것은 코르티솔), 성스테로이드(일차적인 것으로 약한 활성을 가지는 남성호르몬)을 분비한다.

11. 부신수질은 에피네프린을 분비하는데 소량의 노르에피네프린을 또한 분비한다. 이들 호르몬은 교감신경계의 작용과 동일한 효과를 가져온다.

12. 갑상샘여포는 사요오드티로닌(T_4 또는 티록신)과 소량의 삼요오드티로닌(T_3)을 분비한다.

13. 이장섬(췌드) 내 베타세포는 인슐린을 분비하고 알파세포는 글루카곤을 븐비한다.

14. 인슐린은 혈당을 낮추고 글라이코겐(글리코겐), 지방, 단백질의 생성을 자극한다.

15. 글루카곤은 혈당이 높아지도록 간에서 글리코겐의 분해를 자극한다. 또한 지질 분해와 케톤체의 형성을 촉진한다.

16. 뇌의 제3뇌실 천정부분에 위치한 송과샘은 멜라토닌을 분비한다.

17. 멜라토닌 분비는 밤에 가장 많이 일어나며 잠을 촉진하는 효과를 가진다. 대부분의 종에서 항생식소자극 효과를 가지고 있으며, 완전히 밝혀지지는 않았으나 사람에서 사춘기의 시작과 관련된 것으로 여겨진다.

18. 정소의 간질내분비세포(레이디히세포)는 테스토스테론과 기타 다른 남성호르몬을 분비한다. 난소의 황체는 프로제스테론 뿐만이 아니라 에스트로겐을 분비한다.

19. 자가분비 조절자는 기관에서 이를 분비하는 동일조직 내에서 활동하는 반면, 측분비 조절자는 기관의 한 조직에서 생성되어 다른 기관을 조절한다. 이 두 유형은 국소적 조절자의 유형으로 혈액을 따라 이동하지 않는다.

20. 프로스타글란딘은 20개의 탄소로 구성된 지방산을 가지는 특화된 분자로 많은 기관에서 생성된다. 이들은 생성된 기관 내에서 조절기능을 가진다.

문제

1. 뇌하수체와 부신수질의 조절 방식과 이들 기관의 배아 기원과의 상관성을 설명하시오.

2. 스테로이드호르몬과 티록신의 작용 기작을 설명하시오.

3. 극성 호르몬이 왜 이차전달자를 사용하지 않고 표적세포를 조절할 수 없는지를 설명하시오. 또한 호르몬 작용에서 AMP가 어떻게 사용되는가를 단계적으로 설명하시오.

4. 호르몬이 표적세포 내의 Ca^{2+} 농도를 높일 수 있는 이유와 관련된 과정을 간계적으로 설명하시오. 증가된 Ca^{2+}이 어떻게 표적세포의 물질대사에 영향을 줄 수 있는가?

5. 왜 뇌하수체전엽이 주샘으로 가끔씩 이야기되고 있는가와 왜 이 설명이 오해를 불러일으키는지 설명하시오.

6. 사람의 면역체계가 인슐린수용체단백질에 대한 항체를 만들었다고 가정해보자. 그리고 이러한 상황이 탄수화물과 지방의 물질대사에 어떤 영향을 가지는가?

7. 내분비와 자가분비/측분비 조절자를 구분해보자. 자가분비/측분비 조절자의 목록을 만들고 이들의 기능을 설명하시오.

8. 부신피질이 어떻게 뇌, 간, 신장과 상호작용하는지 설명하시오.

9 근육 : 수축과 신경제어 기작

임상연구

미아는 미용 목적으로 보톡스 주사를 맞기 위하여 병원에 갔다. 의사에게 며칠 밤 고통스러운 다리 경련을 겪고 있다고 호소하니 의사는 칼슘 보충제를 섭취하도록 권고하였다. 또 다리를 튕기지 말고 천천히 뻗으라고 하였다. 한 달 후, 미아는 가슴 통증과 두근거림을 느꼈고 심장형 크레아틴키나에(CK-MB)와 트로포닌 T 혈액검사를 받았다. 이들 결과는 정상이었으나 심장전문의는 그녀가 고혈압이 있다고 하였다. 고혈압과 두근거림 치료를 위하여 칼슘-통로 차단제를 처방하였다.

개 요

9.1 골격근

골격근은 체성운동신경세포에 의해 자극될 때 수축하는 개별 근섬유로 구성된다. 각 신경세포는 많은 근섬유를 자극하기 위해 가지를 친다. 다양한 수의 운동신경세포가 활성화되면 전체 근육의 수축 강도가 점진적으로 증가한다.

골격근은 일반적으로 단단한 결합조직인 힘줄(건)에 의해 뼈의 양쪽 끝에 부착된다. 근육이 수축하면 힘줄과 부착된 뼈에 긴장이 가해진다. 근육 긴장은 관절에서 뼈의 움직임을 유발하며, 관절에 부착된 뼈 중 하나가 일반적으로 다른 뼈보다 더 많이 움직인다. 예를 들어, **굴근**(flexor muscles)이 수축하면 관절의 각도가 감소한다. **신근**(extensor muscles)의 수축은 관절에 부착된 두 뼈의 각도를 증가시킨다. 모든 골격 운동의 주동자를 **주동근**(agonist muscle)이라고 한다. 같은 관절에 작용하여 반대 작용을 하는 굴근과 신근은 **길항근**(antagonistic muscles)이다.

골격근의 구조

힘줄 내의 조밀하고 규칙적인 결합조직 단백질은 불규칙한 배열로 근육 주위로 확장되어 **근외막**으로 알려진 외피를 형성한다. 이 외피의 결합조직은 근육의 몸체로 확장되어 **근육 다발**(muscle fascicles)로 세분된다. 따라서 이러한 각각의 근육 다발은 **근주막**으로 알려진 자체 결합조직으로 둘러싸여 있다.

근육 다발은 근육세포인 많은 **근섬유**(muscle fibers)로 구성되어 있다. 각각은 **원형질막**(sarcolemma)으로 둘러싸여 있으며, 밖에는 **근내막**이라고 하는 얇은 결합조직층으로 둘러싸여 있다(그림 9.1).

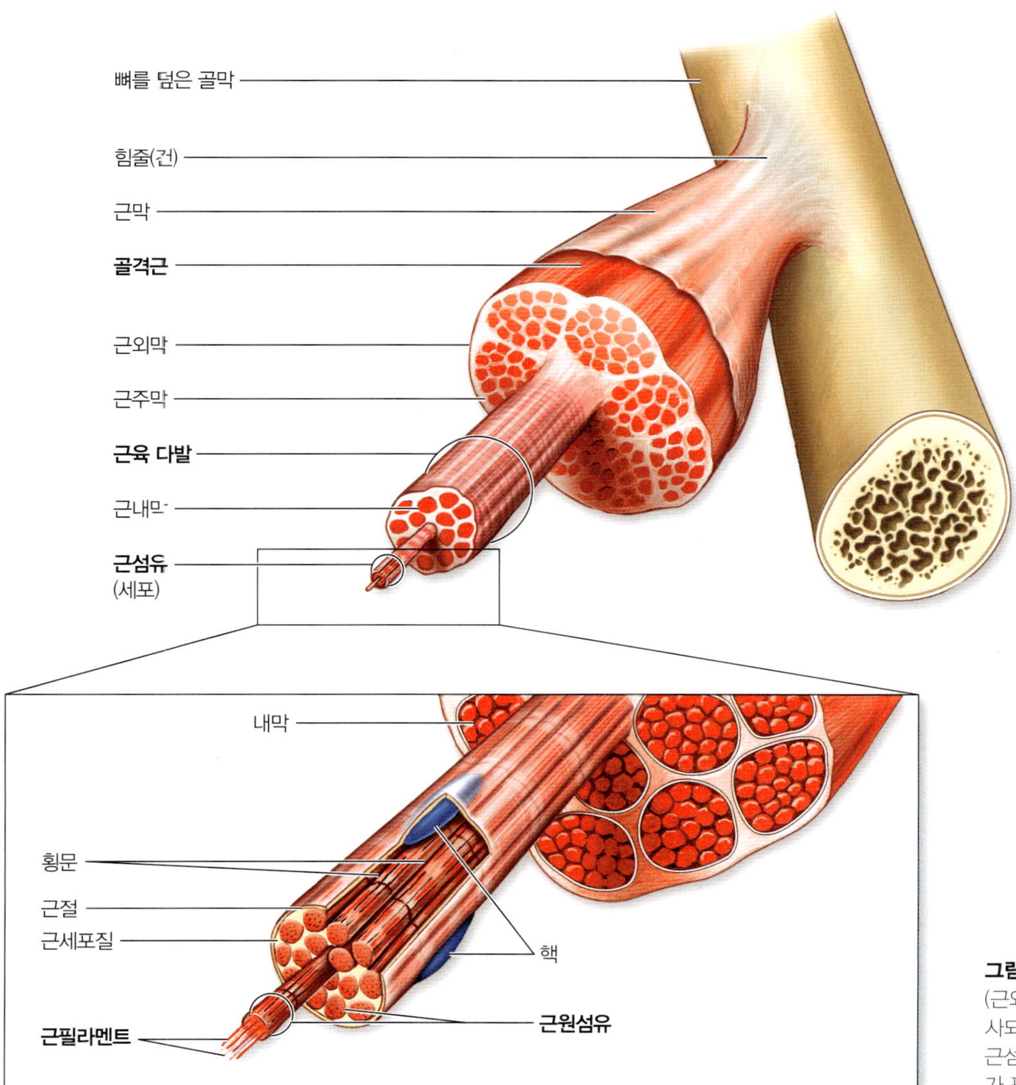

그림 9.1 골격근의 구조. 근섬유와 힘줄(건)의 결합조직(근외막, 근주막 및 근내막) 사이의 관계가 위쪽 그림에 묘사되어 있다. 아래 그림은 단일 근섬유를 확대한 것이다. 근섬유에는 근원섬유가 있으며, 근원섬유에는 근필라멘트가 포함되어 있다.

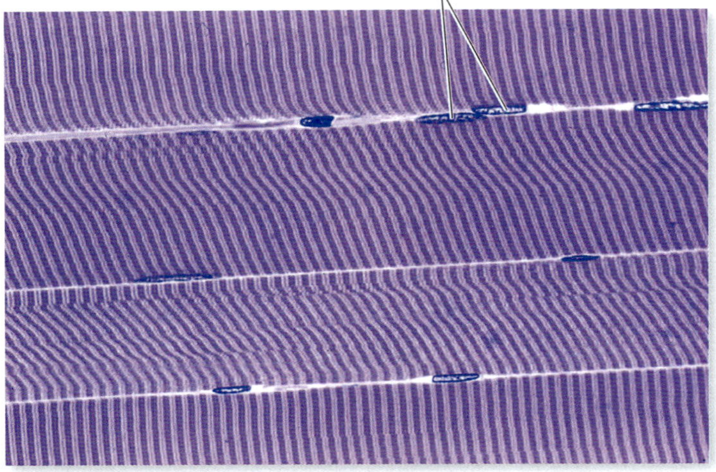

그림 9.2 광학현미경을 통한 골격근섬유의 모습. 어두운 A 대와 밝은 I 대가 번갈아가며 횡무늬를 생성한다. ©Victor P. Eroschenko

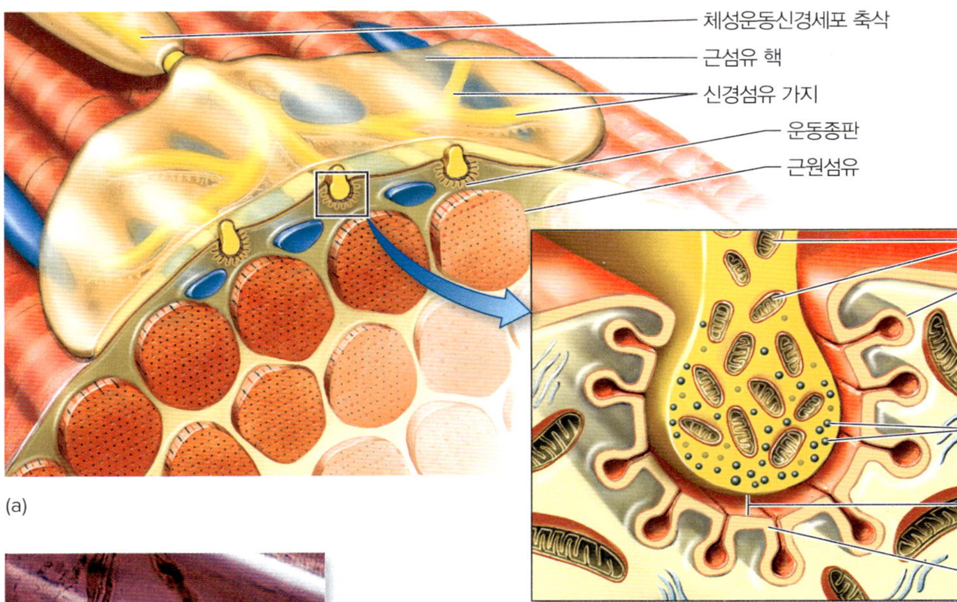

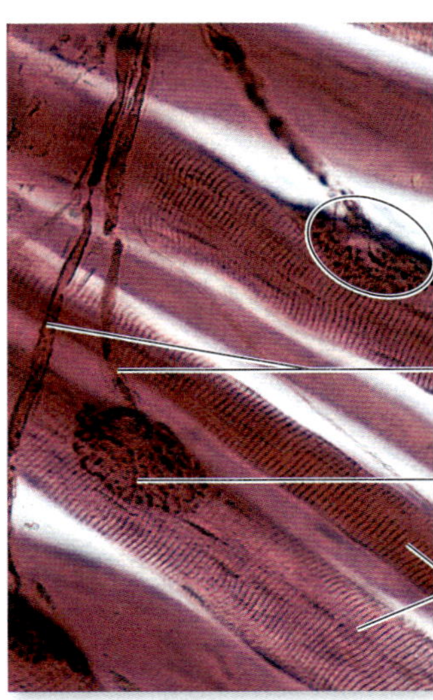

그림 9.3 신경근 연접의 운동종판. 신경근 연접은 신경섬유와 근섬유 사이의 시냅스이다. 운동종판은 축삭의 말단 종말단추(terminal bouton)를 둘러싸고 있는 근섬유 원형질막의 특수한 부분이다. (a) 신경근 연접의 그림이다. 축삭의 막과 근섬유의 막 사이에 약간의 틈이 있다. (b) 신경근 연접에서 근섬유와 운동종판의 현미경 사진이다. (b) ©Victor B. Eichler, Ph.D.

비정상적으로 길쭉한 모양에도 불구하고 근섬유는 미토콘드리아, 소포체, 글리코겐 과립 등 다른 세포에 존재하는 동일한 소기관을 가지고 있다. 신체의 다른 대부분의 세포와 달리 골격근섬유는 다핵체이며 여러 개의 핵을 포함한다. 이것은 각 근섬유가 융합체 구조이기 때문이다. 즉, 각 근섬유는 여러 배아 근모세포의 결합으로 형성된다. 그러나 골격근섬유의 가장 독특한 특징은 현미경으로 볼 때 **횡무늬**(striated) 모양이다(그림 9.2). 횡무늬 근섬유에 어둡고 밝은 밴드가 교대로 만들어진다.

어두운 띠를 **A 대**(A bands), 밝은 띠를 **I 대**(I bands)라고 한다. 전자현미경의 고배율에서는 I 대의 중간에 가는 검은색 선을 볼 수 있다. 이것을 **Z 선**(Z lines)이라고 한다. 문자 A와 I는 각각 **비등방성**(anisotropic)과 **등방성**(isotropic)을 나타내며, 이는 편광된 빛이 이러한 영역을 통과할 때의 특성이다.

운동종판과 운동단위

생체 내에서 각 근섬유는 체성운동신경세포의 말단과 연결된다. 운동신경세포는 **신경근 연접**(neuromuscular junction)이라고도 하는 **신경근 시냅스**(neuromuscular synapse)에서 아세틸콜린(ACh)을 방출하여 근섬유가 수축하도록 자극한다. 이것은 근섬유의 시냅스후막을 자극하는데, 이 막은 **운동종판**(motor end plate)이라고 하는 원형질막의 특수영역이다(그림 9.3). 운동종판은 ACh 수용체가 풍부한 부위와 전압-개폐성 Na^+ 통로가 많은 부위가 있다.

ACh는 좁은 시냅스틈을 가로질러 빠르게 확산되고 운동종판에 있는 수천 개의 수용체에 결합하여 리간드-개폐성 통로를 연다. 이것은 반대방향으로 동시에 Na^+와 K^+을 확산한다. Na^+ 유입이 우세하고 **종판전위**(end plate potential)로 알려진 국소적 탈분극을 생성한다. 이 국소적 탈분극은 전압-개폐성 Na^+ 통로가 풍부한 운동종판으로 퍼지고, 근섬유로 전파되는 활동전위를 생성한다. 근섬유 활동전위는 이어서 근육을 수축한다.

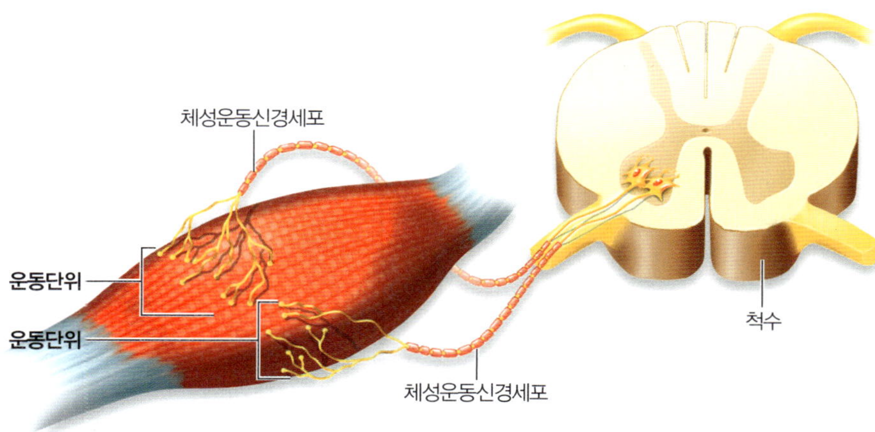

(a)

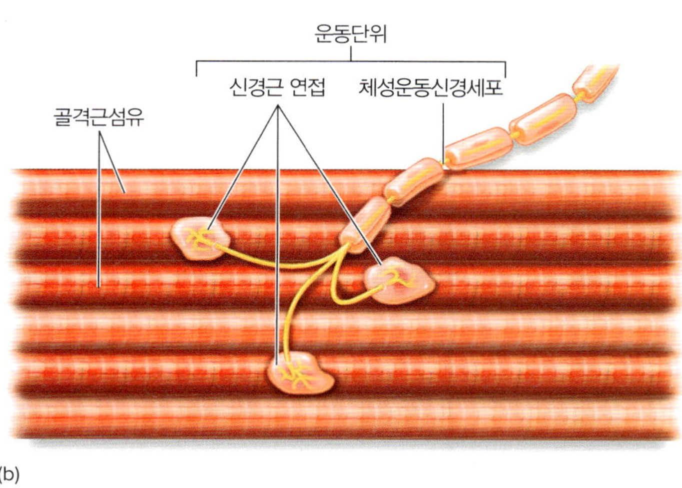

(b)

그림 9.4 운동단위. 운동단위는 체성운동신경세포와 신경이 지배하는 근섬유로 구성된다. (a) 두 개의 운동단위를 포함하는 근육이다. 실제로 근육에는 수백 개의 운동단위가 포함되어 있고 각 운동단위에는 여기에 표시된 것보다 훨씬 더 많은 근섬유가 있다. (b) 분지된 운동신경 축삭과 그것이 분포하는 3개의 근섬유(강조 표시된 섬유)로 구성된 운동단위이다. 다른 근섬유는 다른 운동단위의 일부이며 다른 신경세포(표시되지 않음)의 지배를 받는다.

체성운동신경세포의 세포체는 척수 회백질의 복각(배쪽 뿔, ventral horn)에 위치하고 척수신경의 복근(배쪽 뿌리)으로 단일 축삭을 내보낸다. 각 축삭은 근섬유로 많은 옆가지를 뻗어낸다. 각 운동신경세포와 이 신경세포가 지배하는 모든 근섬유를 포함하여 **운동단위**(motor unit)라고 부른다(그림 9.4).

체성운동신경세포가 활성화될 때마다 이 신경세포가 뻗어나간 모든 근섬유가 자극되어 수축한다. 생체 내에서 전체 근육의 **점진적 수축**이 활성화되는 운동단위 수에 따라 일어난다. 이러한 점진적 수축이 부드럽고 지속적으로 이루어지기 위해서는 빠르고 비동시적인 자극에 의해 다양한 운동단위가 활성화되어야 한다.

신경분포 정도는 1 : 100에서 1 : 2000으로 다양하다. 더 적은 수의 근섬유를 신경지배하는 신경세포는 더 작은 세포체를 갖는다. 또 더 많은 수의 근섬유를 신경지배하는 더 큰 신경세포보다 더 약한 흥분성 입력 신호에 의해 활성화된다. 결과적으로 작은 운동단위가 자주 사용된다. 큰 강도의 수축이 필요할 때 운동단위의 **동원**(recruitment)이라는 과정을 거치며 점점 더 큰 운동단위가 활성화된다.

임상적용

보툴리눔 독소(Botulinum toxin)는 **클로스트리디움 보툴리눔**(Clostridium botulinum) 박테리아에 의해 생성되는 치명적인 독이다. 이것은 선택적으로 흥분성 콜린성 신경말단으로 흡수되어 시냅스 소포의 방출에 필요한 SNARE 단백질(SNAP-25)을 절단한다. 이것은 근육의 신경자극을 차단하여 이완성 마비를 일으킨다. 보툴리눔 독소는 현재 과도한 신경자극으로 인한 근육 경련을 완화하기 위해 특정 경우에 의학적으로 사용된다. 예를 들어, **사시**(strabismus, 안구의 편위)를 교정하기 위해 외안근에 주사한다. 국소 근육마비를 일으키는 **보톡스**(보툴리눔 톡신의 상표명)를 근육 주사하여 피부 주름의 일시적인 미용치료도 한다. 피부 탄력이 떨어지면(노화, 탈수, 태양 손상, 흡연 등으로) 안면 근육의 수축으로 인해 주름이 진 후 회복이 잘 일어나지 않는다.

9.2 수축 기작

각 근섬유 내의 A 대는 굵은 필라멘트로, I 대는 가는 필라멘트로 구성된다. 굵은 필라멘트에서 가는 필라멘트로 이어지는 교차교는 필라멘트의 미끄러짐을 유발하여 근육 긴장과 수축을 유발한다. 교차교의 활성은 Ca^{2+}에 의해 조절되며, 이는 근섬유막에 의해 생성된 활동전위에 의해 증가된다.

전자현미경으로 관찰하면 근섬유는 **근원섬유**(myofibrils)로 채워져 있다(그림 9.5). 이러한 근원섬유는 대략 직경이 1 μm이고 근섬유의 한쪽 끝에서 다른 쪽 끝으로 평행하게 늘어서 있다. 근원섬유는 너무 조밀하게 채워져 있어 미토콘드리아 및 세포내막과 같은 다른 소기관은 인접한 근원섬유 사이에 남아 있는 좁은 세포질 공간에 위치한다.

근섬유를 전자현미경으로 관찰하면 어두운 **A 대**(A bands)와 밝은 **I 대**(I bands)가 각 근원섬유 내에서 횡무늬를 만든다(그림 9.6a).

각 근원섬유는 **근필라멘트**(myofilaments)라는 훨씬 더 작은 구조를 담고 있다. 세로 단면(측면도)에서 고배율로 근원섬유를 관찰하면, A 대는 어둡게 보이며 **굵은 필라멘트**(thick filaments)를 포함한다. 이들은 두께 약 110 옹스트롬(110 Å, 1 Å = 10^{-10} m)이며 줄을 맞추어 쌓여 있다. 반대로 밝게 보이는 I 대는 **가는 필라멘트**(thin filaments, 두께 50~60 Å)를 포함한다. 굵은 필라멘트는 단백질 **미오신**(myosin, 마이오신)으로, 가는 필라멘트는 단백질 **액틴**(actin)으로 구성된다.

근원섬유 내의 I 대는 굵은 필라멘트 부위 사이의 영역이다. 그러나 가는 필라멘트는 옆의 A 대와 부분적으로 겹쳐진다. A 대의 가장자리에는 굵은 필라멘트와 가는 필라멘트가 중첩되어 있기 때문에 A 대의 가장자리는 중앙부보다 더 어둡다. A 대 중앙의 밝은 영역을 **H 대**(H bands)라고 한다. 따라서 중앙 H 대에는 가는 필라멘트가 겹치지 않는 두꺼운 필라멘트만 포함된다(그림 9.6b).

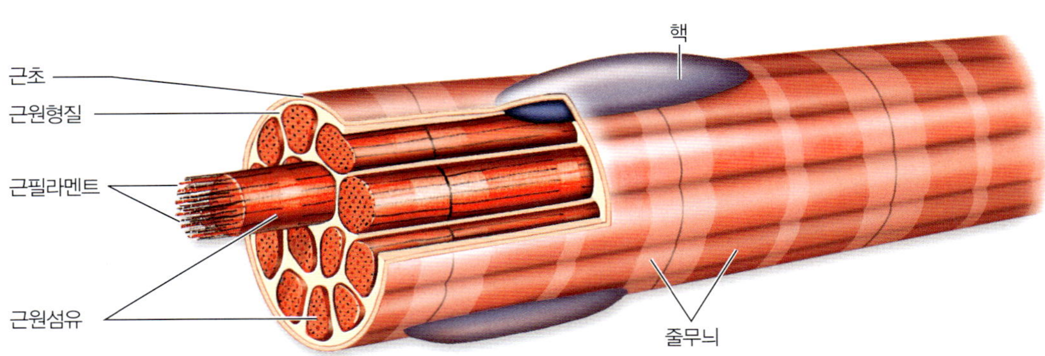

그림 9.5 골격근섬유의 구성요소. 골격근섬유는 액틴과 미오신의 근필라멘트를 포함하는 수많은 근원섬유로 구성된다. 근필라멘트가 겹쳐 횡무늬 모양을 나타낸다. 각 골격근섬유는 다핵화되어 있다.

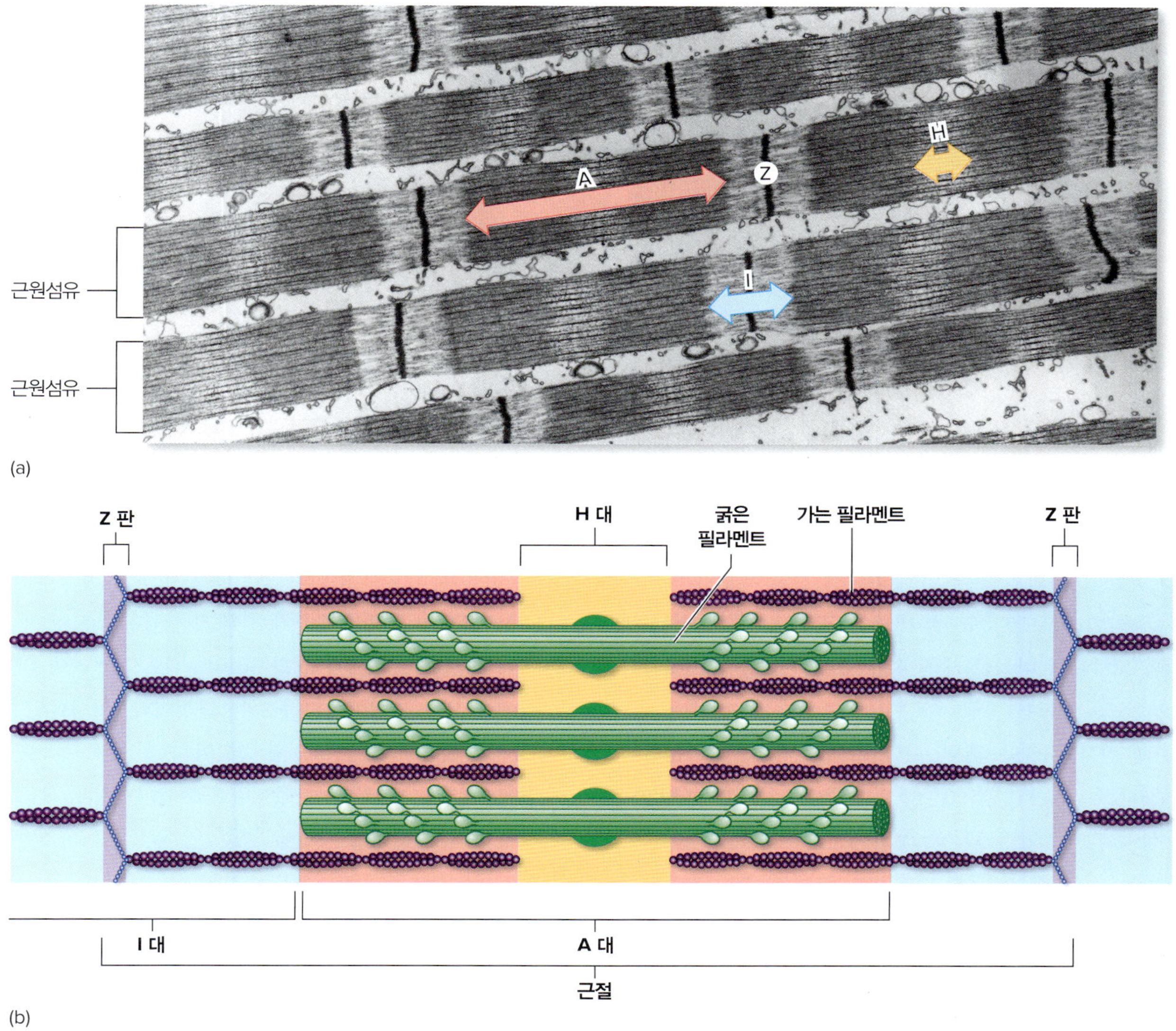

그림 9.6 골격근의 횡무늬는 굵고 가는 필라멘트에 의해 만들어진다. (a) 횡무늬근의 특징적인 띠 형태를 보여주는 근원섬유의 세로 단면의 전자현미경 사진이다. (b) 띠 형태를 생성하는 굵은 필라멘트와 가는 필라멘트 배열의 예시이다. 다른 띠 구조를 묘사하기 위해 (a)에서 사용된 색상은 (b)의 색상에 해당한다. (a) ©C. F. Armstrong/Science Source

각 I 대의 중앙에는 가늘고 어두운 Z 선이 있다. 한 쌍의 Z 선 사이에 있는 굵은 필라멘트와 가는 필라멘트는 횡무늬 근육 수축의 기본 소단위 역할을 한다. Z 선에서 Z 선까지 기본 소단위를 **근절**(sarcomeres)이라고 한다.

수축의 활주필라멘트설

근육이 수축하면 각 근섬유가 짧아지면서 길이가 줄어든다. 근섬유의 수축은 Z 판에서 Z 판까지의 거리가 줄어들게 하는 근원섬유 수축의 결과이다. A 대는 근절의 길이가 짧아짐에 따라 짧아지지 않고 대신 서로 더 가깝게 이동한다. 따라서 연속적인 근절의 A 대 사이의 거리를 나타내는 I 대 길이가 감소한다.

굵은 필라멘트와 가는 필라멘트의 길이는 근육 수축 동안 변하지 않는다. 근절의 수축은 필라멘트 길이의 감소가 아니라 가는 필라멘트가 굵은 필라멘트 사이를 **미끄러지**면서 발생한다. 각 A 대의 양쪽에 있는 가는 필라멘트는 중심을 향해 점점 더 깊이 미끄러지며 굵은 필라멘트와 중첩되는 양이 증가한다. 따라서 I 대(가는 필라멘트만 포함)와 H 대(굵은 필라멘트만 포함)는 수축 중에 더 짧아진다(그림 9.7).

교차교

필라멘트의 미끄러짐은 미오신에서 액틴 쪽으로 뻗어 있는 수많은 **교차교**(cross bridges)에 의해 일어난다. 미오신 분자당 2개의 구형 머리가 있으며, 이들은 미오신 꼬리 부분과 이어지는 **경첩 부분**의 끝

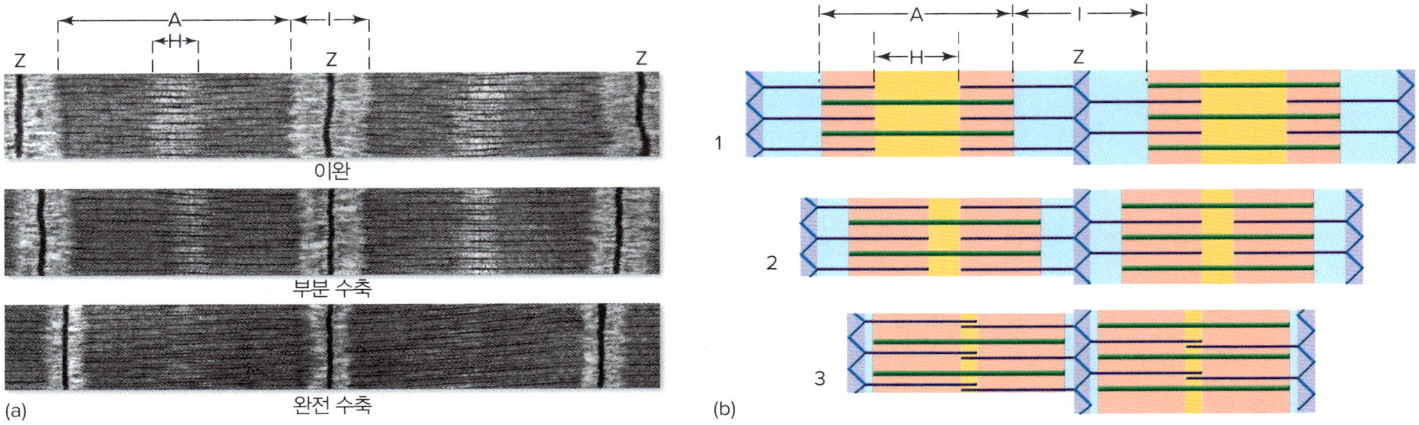

그림 9.7 근육 수축의 활주필라멘트 모델. (a) 위쪽 이미지는 이완된 근육에 있는 근절의 전자현미경 사진이다. 아래 두 이미지는 수축 중에 발생하는 변화이다. (b) (1) 이완된 근섬유, (2) 부분적으로 수축한 다음, (3) 완전히 수축하는 횡무늬근 수축 그림이다. 근절은 짧아지지만, 필라멘트는 미끄러진다. (a) ©C. F. Armstrong/Science Source/ Photo illustration by David A. Tietz

에 있다(그림 9.8). 근절의 한쪽에 있는 미오신 경첩 부분과 머리의 방향이 맞은 쪽과 반대이므로 미오신 머리가 근절의 양쪽에 있는 액틴에 부착되어 교차교를 형성할 때 양쪽에서 액틴을 중앙으로 당길 수 있다.

각 구형 미오신 머리에는 **액틴-결합 부위**와 밀접하게 관련된 **ATP-결합 부위**가 있다(그림 9.8 왼쪽). 구형 머리는 **미오신-ATPase** (myosin ATPase)로 기능하여 ATP를 ADP와 P_i로 나눈다.

이 반응은 미오신 머리가 액틴에 결합하기 전에 일어나야 한다. ATP가 ADP와 P_i로 가수분해될 때 인산염은 미오신 머리에 결합하여 인산화시키고 형태를 변화시킨다. 미오신 머리의 위치가 바뀌며 수축에 필요한 위치에너지를 얻는 과정이다. 활성화된 미오신 머리는 당겨진 활줄과 같다. 액틴과 결합할 수 있도록 자리를 잡고 이어서 저장된 에너지가 다음 단계에서 방출된다(그림 9.8, 오른쪽).

일단 미오신 머리가 액틴에 결합하여 교차교를 형성하면 결합된 P_i

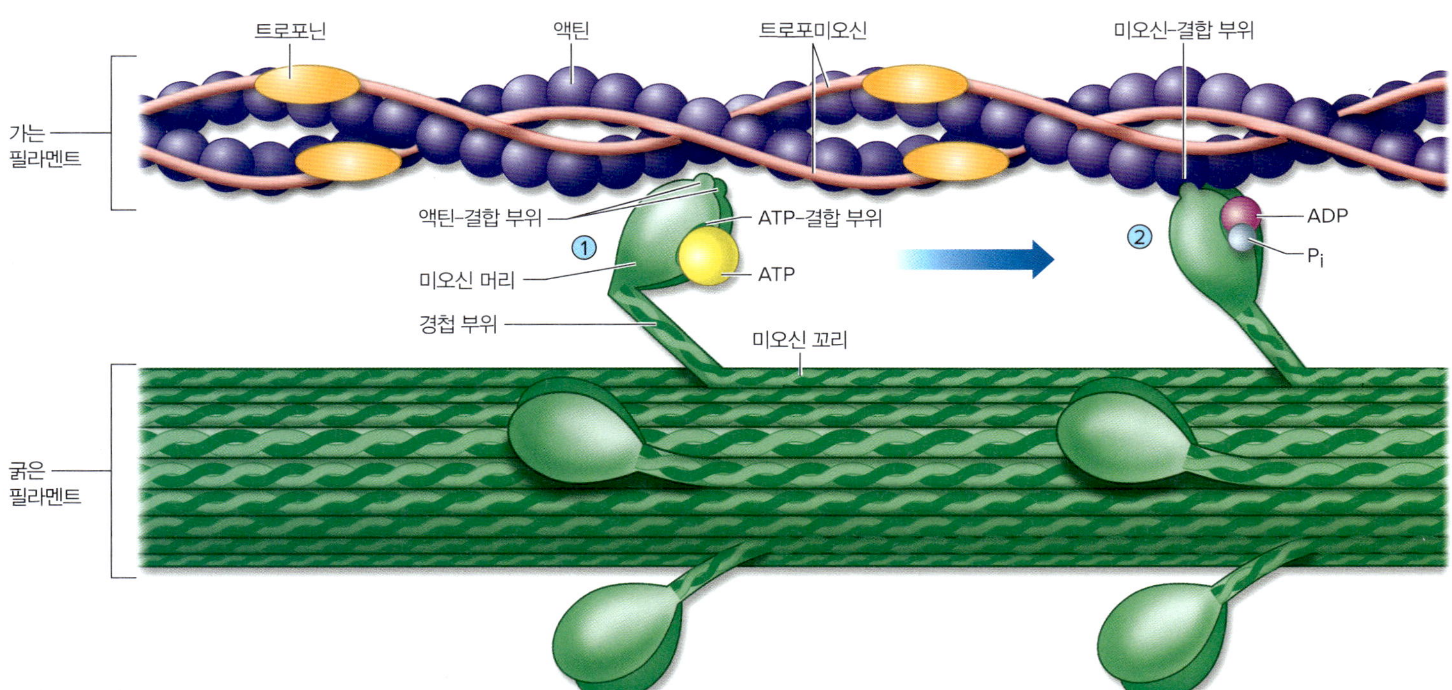

그림 9.8 미오신 머리의 활성화. (1) 미오신 머리에는 액틴-결합 부위와 ATP-결합 부위가 있어 ATP를 가수분해하는 ATPase 역할을 한다. (2) ATP가 ADP와 P_i로 가수분해되면 미오신 머리가 활성화되고 방향이 바뀐다. 이어서 액틴 소단위에 결합할 수 있다. 이 시점에서 ADP와 P_i는 여전히 미오신 머리에 붙어 있다.

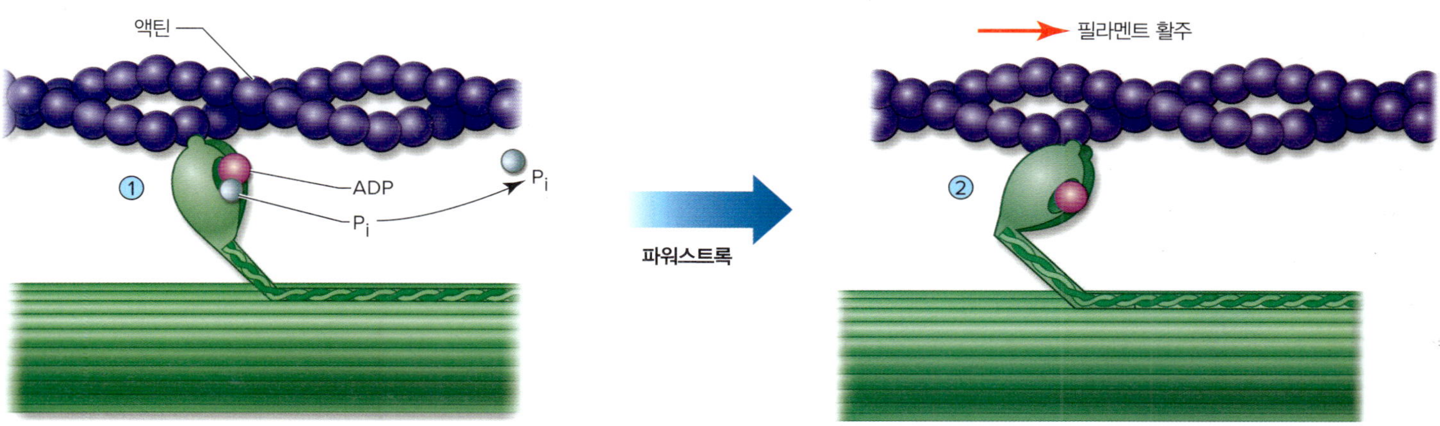

그림 9.9 교차교 파워스트록. (1) 미오신 머리는 ATP가 ADP와 P_i로 분해되어 활성화되어 결합된 상태로 남아 있다. 이 시점에서 미오신 머리는 액틴에 결합되어 굵은 필라멘트와 가는 필라멘트 사이에 다리를 형성한다. (2) P_i 그룹이 교차교에서 떨어지고 미오신 머리는 방향을 바꾸어 액틴 필라멘트를 당기는 파워스트록을 생성한다.

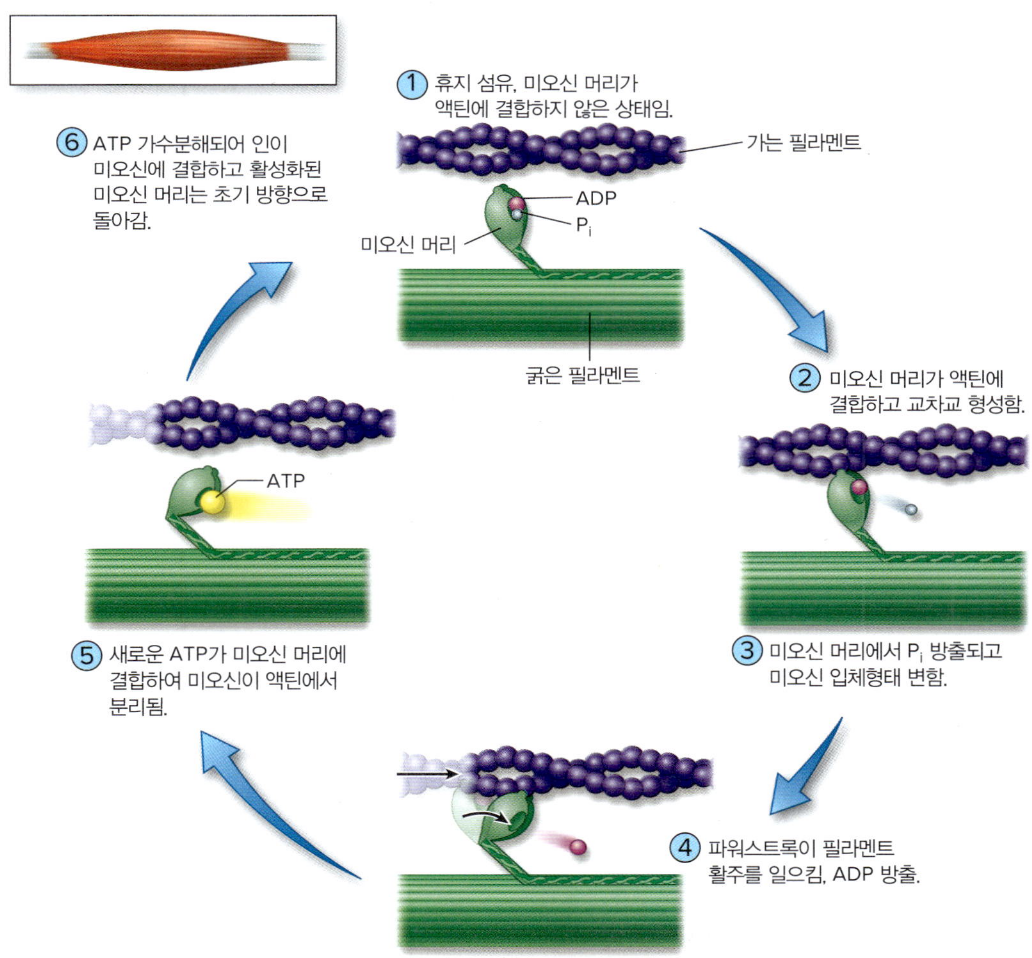

그림 9.10 교차교 주기. ATP 가수분해와 그에 따른 미오신 머리의 인산화가 교차교의 활성화에 필요하다. 미오신 머리에서 P_i가 떨어지면(탈인산화) 미오신의 구조적 변화가 일어나 파워스트록을 유발한다. 새로운 ATP가 미오신 머리에 결합하면 교차교가 액틴에서 분리된다.

가 분리된다(미오신 머리는 탈인산화됨). 미오신의 구조적 변화를 초래하여 교차교가 **파워스트록**(power stroke)을 생성한다(그림 9.9). 이것은 가는 필라멘트를 A 대의 중심으로 당기는 힘이다.

파워스트록 후 미오신 머리가 구부러진 자세가 되고 결합된 ADP가 떨어져 나온다. 이 순간에는 미오신과 액틴이 단단히 결합되어 있다. 사망하면 ATP가 없기 때문에 발생하는 사후경직(rigor mortis)과 유사하여 **경직 상태**(rigor state)라 표현한다. 살아있으면 미오신 머리는 이제 새로운 ATP에 결합한다. 이것은 파워스트록이 완료된 후 미오신 머리가 액틴과의 결합을 끊을 수 있도록 한다(교차교를 끊음). 이어서 미오신 머리는 ATP를 ADP와 P_i로 분할하고, 미오신 머리가 액틴에 결합하는 것을 막는 것이 없으면 새로운 교차교 주기가 발생한다(그림 9.10).

ATP 분리는 교차교가 액틴에 부착되어 파워스트록을 일으키기 전에 일어나야 하며 파워스트록이 끝난 후 교차교가 액틴에서 떨어지기 위해서는 **새로운 ATP**가 부착되어야 한다.

임상적용

사후경직(Rigor mortis)은 사망 후 몇 시간 후에 시작하여 온도에 따라 다르지만 약 2일 동안 지속적으로 몸이 뻣뻣해지는 현상이다. 사후경직에서 미오신 머리는 분리되지 않는 액틴과 경직복합체를 형성한다. 이것은 죽은 세포에 ATP가 부족하고 ATP가 없으면 Ca^{2+}를 세포질에서 근소포체로 이동시키는 데 필요한 능동수송 펌프가 기능할 수 없기 때문이다. 결과적으로 Ca^{2+}는 트로포닌에 계속 부착되어 트로포미오신이 교차교 형성을 억제할 수 없다. 미오신 머리는 새로운 ATP와 결합할 수 없기 때문에 액틴에서 분리될 수 없다.

수축 조절

미오신 머리가 액틴에 부착되어 교차교를 형성하면 파워스트록이 발생하여 근육이 수축한다. 따라서 근육이 이완되기 위해서는 미오신이 액틴과 교차교가 형성되는 것을 막아야 한다. 교차교 형성 조절은 액틴과 관련된 두 종류 단백질의 기능이다.

액틴 필라멘트(**F-액틴**)는 300~400개의 구형 소단위(**G-액틴**)으로 구성된 중합체로, 두 개의 줄이 꼬여 나선을 형성한다(그림 9.11). **트로포미오신**(tropomyosin, 트로포마이오신)으로 알려진 다른 유형의 단백질은 G-액틴 단량체로 만들어진 줄 사이의 홈(groore) 안에 있다. 가는 필라멘트당 40~60개의 트로포미오신 분자가 있으며 각 트로포미오신은 약 7개의 액틴 소단위의 거리에 걸쳐 있다.

액틴에 직접 붙어 있지 않고 트로포미오신에 붙는 **트로포닌**(troponin)이 있다. 트로포닌은 세 가지 단백질의 복합체이다. 이들은 **트로포닌 I**(액틴에 대한 교차교의 결합을 억제함), **트로포닌 T**(트로포미오신에 결합함) 및 **트로포닌 C**(Ca^{2+}에 결합함)이다. 트로포닌과

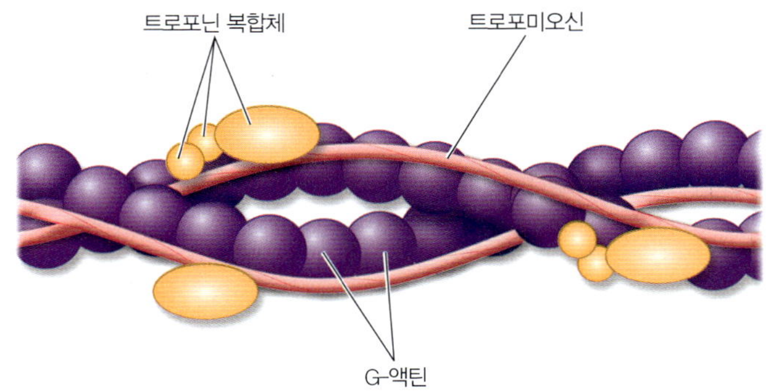

그림 9.11 트로포닌, 트로포미오신, 액틴의 구조적 관계. 트로포미오신은 액틴에 부착되고, 3개의 소단위체의 트로포닌 복합체는 트로포미오신에 부착되어 있다(액틴에 직접 부착되지 않음).

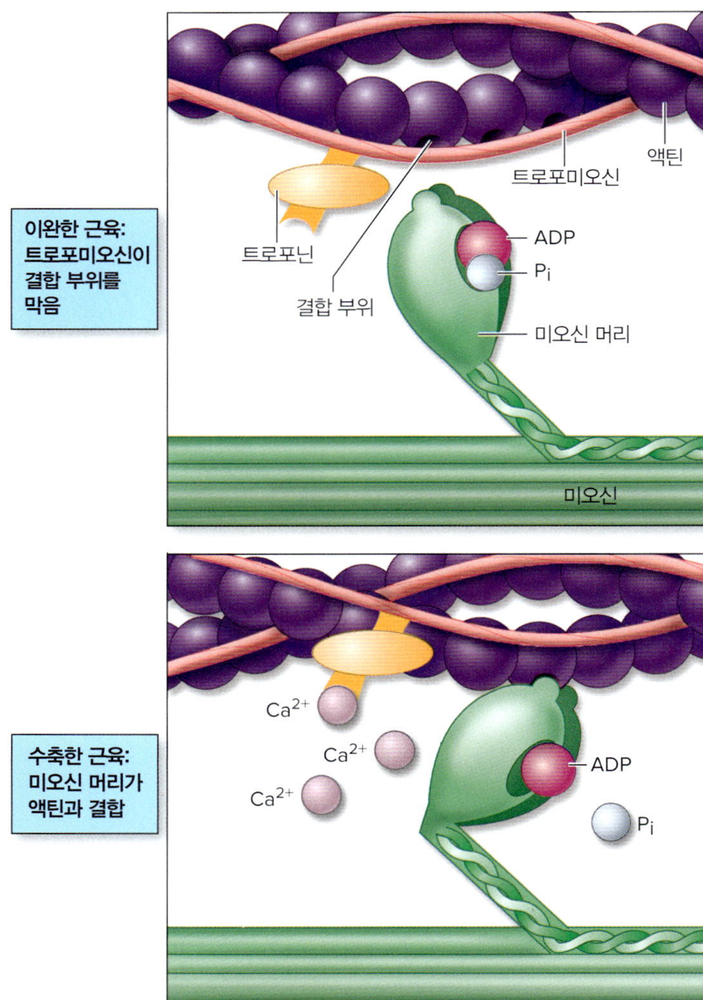

그림 9.12 근육 수축에서 Ca^{2+}의 역할. Ca^{2+}가 트로포닌에 부착되면 트로포닌-트로포미오신 복합체가 이동하여 액틴의 결합 부위가 노출된다. 미오신 교차교가 액틴에 부착되어 파워스트록이 일어날 수 있다.

트로포미오신은 교차교의 형성을 조절하여 근육 수축 스위치 역할을 한다.

근육 수축에서 Ca^{2+} 영향

이완된 근육에서 근원형질(근육세포의 세포질)의 Ca^{2+}농도가 매우 낮다. 근육세포가 수축하도록 자극되면 근원형질의 Ca^{2+}농도가 빠르게 상승한다. 이 Ca^{2+}은 트로포닌에 결합되어 트로포닌 복합체와 이에 부착된 트로포미오신을 이동시켜 미오신 머리가 액틴에 부착될 수 있다(그림 9.12). 액틴의 부착 부위가 노출되면 미오신 머리가 액틴에 결합하여 교차교를 형성하고 파워스트록을 생성하여 근육을 수축한다.

Ca^{2-}이 트로포닌에 결합되지 않으면 트로포미오신은 미오신 머리가 액틴에 부착되는 것을 억제하여 근육 수축이 일어나지 않는다. Ca^{2+}이 트로포닌에 부착되면 트로포닌-트로포미오신 복합체가 조금 이동한다. 그런 다음 미오신 머리는 액틴에 부착되어 파워스트록이 일어난다.

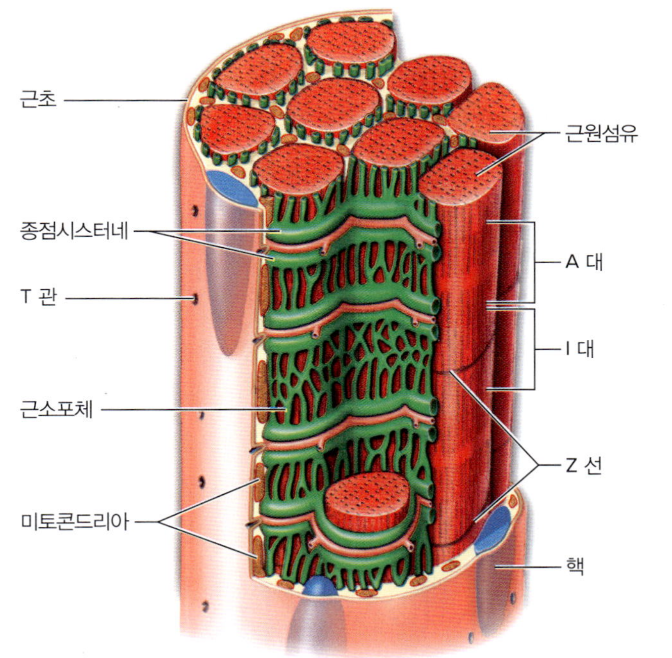

그림 9.13 근소포체. 근원섬유, T 관 및 근소포체 사이의 관계를 보여준다. 근소포체(녹색)은 Ca^{2+}를 저장하고 T 관에 도달하는 활동전위에 의해 Ca^{2+}를 방출한다.

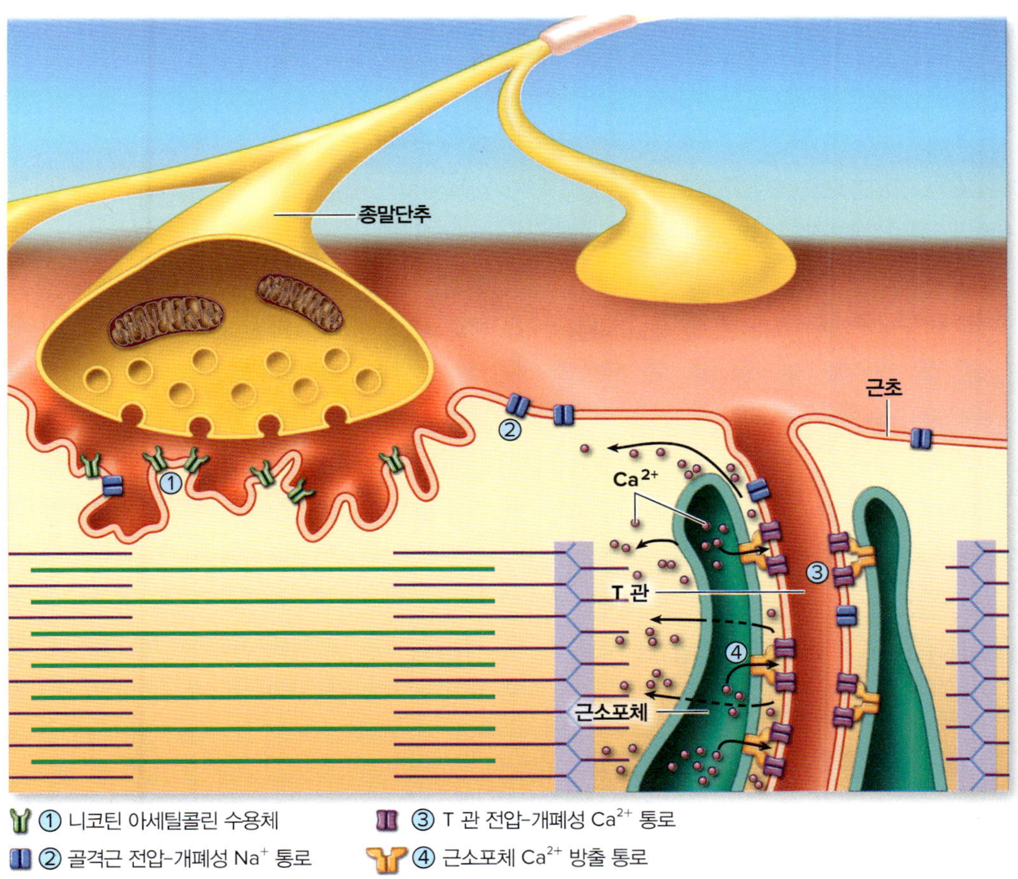

그림 9.14 골격근의 흥분-수축 짝이룸. (1) 체성운동신경세포에서 방출된 ACh는 근초의 니코틴성 ACh 수용체에 결합하여 탈분극을 유발한다. (2) 전압-개폐성 통로를 자극하여 활동전위를 생성한다. (3) T 관을 따라 활동전위가 전도되어 전압-개폐성 Ca^{2+} 통로를 연다. (4) T 관의 이 통로는 근소포체 Ca^{2+} 방출 통로와 기계적으로 연결되어 열리게 한다. Ca^{2+}은 근소포체 밖으로 확산되어 트로포닌에 결합하고 근육 수축을 자극한다.

흥분-수축 짝이룸

충분한 양의 Ca^{2+}이 트로포닌에 결합하면 근육 수축이 활성화된다. 이것은 근원형질의 Ca^{2+}농도가 10^{-6} 몰 이상으로 상승할 때 발생한다. 따라서 근육 이완이 일어나기 위해서는 근원형질의 Ca^{2+}농도가 이 수준 이하로 낮아져야 한다. 근원형질에서 **근소포체**(sarcoplasmic reticulum)로 Ca^{2+}의 능동수송에 따라 근육이 이완된다(그림 9.13).

이완된 근섬유에 있는 대부분의 Ca^{2+}은 **종전시스터네**(terminal cisternae)로 알려진 근소포체의 확장된 부분 내에 저장된다. 근섬유가 **생체 내**에서 운동신경세포 또는 **시험관 내**에서 전기충격에 의해 수축하도록 자극되면 저장된 Ca^{2+}은 **칼슘방출 통로**(calcium release channels)라고 하는 막 통로를 통한 수동확산에 의해 근소포체에서 방출된다(그림 9.14). 이들은 특이적으로 결합하는 알칼로이드 약물의 이름을 따서 **리아노딘 수용체**(ryanodine receptors)라고도 한다. 칼슘방출 통로는 전압-개폐성 Ca^{2+} 통로보다 10배 더 커서 근원형질 내로 매우 많은 Ca^{2+}이 확산한다. 방출된 Ca^{2+}는 트로포닌에 결합하여 수축을 자극한다. 근섬유가 더 이상 자극되지 않으면 Ca^{2+}은 근소포체로 다시 돌아간다.

근소포체의 말단 부위는 **T 관**(transverse tubules 또는 T tubules)과 매우 가깝게 있다. 따라서 T 관은 구멍을 통해 세포 밖으로 열려 있고, 활동전위를 전도할 수 있다.

T 관에는 **전압-개폐성 칼슘 통로**(voltage-gated calcium channels)가 포함되어 있으며, 이 통로는 **다이하이드로피리딘(DHP) 수용체**라고도 한다. 이들은 세포막의 탈분극에 반응한다. T 관을 따라 활동전위가 전도될 때 전압-개폐성 칼슘 통로는 구조적(모양) 변화를 겪는다. 이 칼슘 통로와 근소포체의 칼슘방출 통로(리아노딘 수용체) 사이에는 직접적인 분자 결합이 있다. T 관의 전압-개폐성 통로의 구조적 변화는 근소포체 칼슘방출 통로를 연다. 이어서 Ca^{2+}이 세포질로 방출되어 수축을 자극한다(그림 9.14). 이와 같이 활동전위가 수축을 일으키는 과정을 **흥분-수축 짝이룸**(excitation-contraction coupling)이라고 한다(그림 9.15).

골격근에서 이러한 흥분-수축 짝이룸 기작은 전압-개폐성 칼슘 통로와 칼슘방출 통로가 물리적으로 결합되어 있기 때문에 **전기기계 방출기작**으로 설명된다. 결과적으로 Ca^{2+}는 저장되어 있는 근소포체에서 세포질로 방출된다.

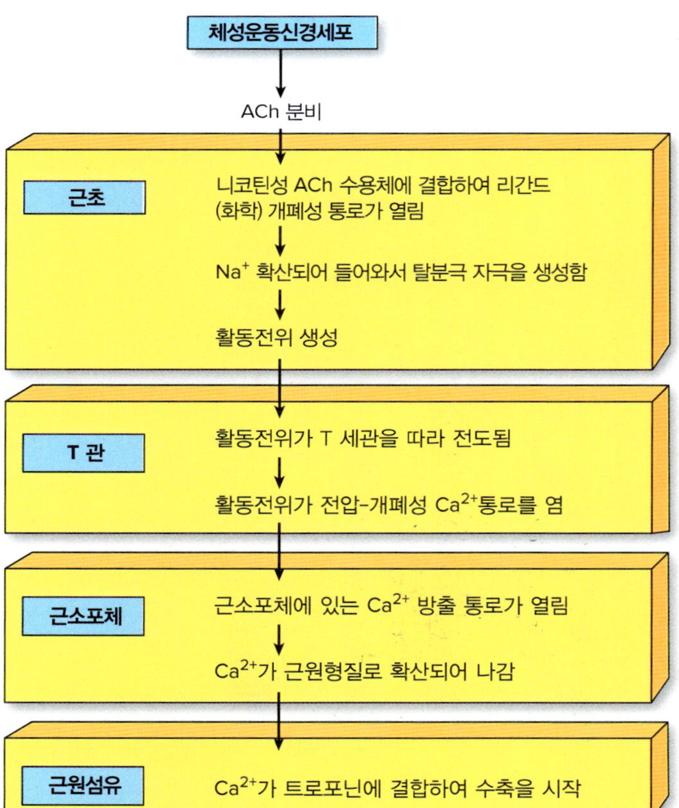

그림 9.15 흥분-수축 짝이룸 요약. 근섬유의 전기적 흥분(근초 T 관을 따라 전도된 활동전위)는 근소포체에서 Ca^{2+} 방출을 유발한다. Ca^{2+}가 트로포닌에 결합하면 수축이 일어나기 때문에 Ca^{2+}는 흥분과 수축을 연결한다고 할 수 있다.

근육 이완

활동전위가 계속 생성되는 한(근육의 신경자극이 유지되는 한) 근소포체의 칼슘방출 통로는 열린 상태로 유지되고 Ca^{2+}은 근소포체 밖으로 수동적으로 확산되어 근섬유의 세포질 Ca^{2+}농도는 높게 유지된다. 따라서 Ca^{2+}은 트로포닌에 부착된 상태로 유지되고 근수축을 계속 유지한다.

활동전위 생성이 멈추면 수축도 멈춘다. 칼슘방출 통로가 닫히면 Ca^{2+}이 소포체 밖으로 수동적으로 확산될 수 없다. 세포질의 Ca^{2+}은 농도구배를 거슬러 다시 근소포체의 내강으로 이동한다. Ca^{2+} 능동수송 펌프는 세포질에서 Ca^{2+}을 격리하여 축적하는 **근소포체/소포체 Ca^{2+}ATPase 펌프**(sarcoplasmic/endoplasmic reticulum Ca^{2+} ATPase pumps)에 속한다. 이렇게 하면 Ca^{2+}이 트로포닌에 결합하지 않고 트로포미오신이 미오신 머리가 액틴에 결합하는 것을 차단한다. 능동수송 펌프는 ATP의 가수분해에 의해 작동되기 때문에 ATP는 근육 이완과 수축에 필요하다.

9.3 골격근의 수축

근육의 수축은 긴장을 생성하여 근육이 짧아지며 역할을 수행할 수 있게 한다. 수축되기 위해서는 골격근의 수축 강도는 근육에 가해지는 하중을 극복할 수 있을 만큼 충분히 커야 한다.

골격근의 수축은 관절에서 뼈의 움직임을 생성하며, 하중을 이동시키는 지렛대 역할을 한다. 근육 수축의 기계적 힘은 전류로 변환되고 증폭되어 기록한다.

연축, 중첩, 강직

근육이 충분한 전압의 단일 전기충격으로 자극되면 빠르게 수축하고 이완된다. 이 반응을 **연축**(twitch)이라고 한다. 근육이 첫 번째 연축에서 완전히 이완되기 전에 두 번째 전기충격이 가해지면 두 번째 연축은 첫 번째 연축에 올라탄다. 이 반응을 **중첩**(summation)이라고 한다.

자극 전압을 높이면 활동전위의 빈도와 세포질 내 Ca^{2+} 양이 증가하여 각 근섬유의 수축 강도가 증가한다. 자극 전압을 높이면 더 많은 근섬유가 활성화되어 수축에 동원된다. 따라서 전기충격에 대한 반응으로 **점진적 수축**이라고 하는 다양한 수축 강도가 나타난다.

전기충격의 주기를 증가하면 수축의 강도가 증가하면서 동시에 연속적인 연축 사이의 이완 시간이 점점 짧아진다. 이 효과는 **불완전 강축**(incomplete tetanus)으로 알려져 있다. 마지막으로, 자극의 특정 "융합 주기"에서는 연속적인 근육 연축 사이에 이완이 없다. 수축은 생체 내에서 정상적인 근육 수축처럼 연속적으로 지속된다. 이 부드럽고 지속적인 수축을 **완전 강축**(complete tetanus)이라고 한다.

우리의 근육은 일반적으로 생체 내에서 완전 강축으로 수축한다. 그러나 완전한 강축은 축삭에서 거의 달성되기 어려운 매우 높은 빈도의 활동전위에서만 생성될 수 있다. 그렇다면 생체 내에서 완전 강축의 부드럽고 지속적인 수축을 어떻게 생성할까? 운동단위의 **비동기적 활성화**(asynchronous activation)를 통해 이를 수행한다. 다른 운동단위가 약간 다른 시간에 활성화함에 따라 일부 운동단위의 근섬유의 수축은 다른 운동단위의 섬유가 이완되기 시작할 때 시작되어 전체 근육의 부드러운 수축을 생성한다.

근 수축의 종류

근섬유가 수축할 때 길이가 줄어들기 위해서는 근육 움직임을 막는 힘보다 더 큰 힘을 생성해야 한다. 예를 들어, 팔꿈치 관절을 구부려서 무게를 들어올릴 때 상완이두근 수축으로 생성되는 힘은 들어 올리는 물체가 받는 중력보다 크다. 각 근섬유의 수축에 의해 생성된 장력은 반대되는 힘을 극복하기에 충분하지 않지만, 수많은 근섬유의 수축의 합은 반대하는 힘을 극복하고 팔뚝을 구부리기에 충분할 수 있다. 이 경우 근육과 모든 섬유의 길이가 짧아진다.

단축 근육에 의해 생성된 장력은 각 값에서 힘(부하)보다 더 크므로 근육이 짧아진다. 수축 강도는 각 부하에서 일정하다. 따라서 단축 동안의 이 근육 수축을 **등장성 수축**(isotonic contraction, **iso** = 동일, **tonic** = 강도)이라고 한다.

부하가 0이면 근육이 수축하고 최대 속도로 짧아진다. 부하가 증가함에 따라 근육 단축 속도가 감소한다. 수축에 반대하는 힘(부하)이 충분히 커지면 근육이 장력을 생성하여도 근육이 줄어들 수 없다. 즉, 단축 속도는 0이다. 이 지점에서 근육 장력이 근육 단축을 일으키지 않는 경우의 수축을 **등축성 수축**(isometric contraction, 말 그대로 "동일한 길이")이라고 한다.

근육의 장력이 부하보다 크면 수축할 때 근육이 짧아진다. 이를 **동심수축**(concentric contraction) 또는 **단축**(shortening contraction)이라고 한다. 근육을 늘리기 위해 근육에 가해지는 힘이 근육 수축의 힘보다 클 때 근육은 늘어난다. 즉, 근육은 수축에도 **불구하고** 길어진다. 이를 **편심수축**(eccentric contraction) 또는 **신장**(lengthening contraction)이라고 한다. 예를 들어, 아령을 들고 팔뚝을 구부릴 때 상완이두근이 동심수축을 일으킨다.

9.4 골격근의 에너지 사용

골격근은 세포호흡과 크레아틴 인산염이 제공한 인산염 그룹을 사용하여 ATP를 생성한다. 골격근섬유의 유산소능력은 근섬유 유형에 따라 다르며 수축 속도, 색상 및 주요 에너지 대사 방식에 따라 구별된다.

근육이 소비하는 에너지(ATP)의 약 70%는 근절의 미오신 ATPase가 수축을 위해 사용한다. 나머지는 주로 (1) 근육 이완에 필요한 근소포체에 의한 Ca^{2+} 수송과 (2) 막 극성 및 전기화학적 구배를 유지하는 데 필요한 Na^+/K^+ 펌프에 사용된다. 운동을 하지 않는 휴식 중인 골격근은 대부분의 에너지를 지방산의 호기성호흡에서 얻는다. 운동 중

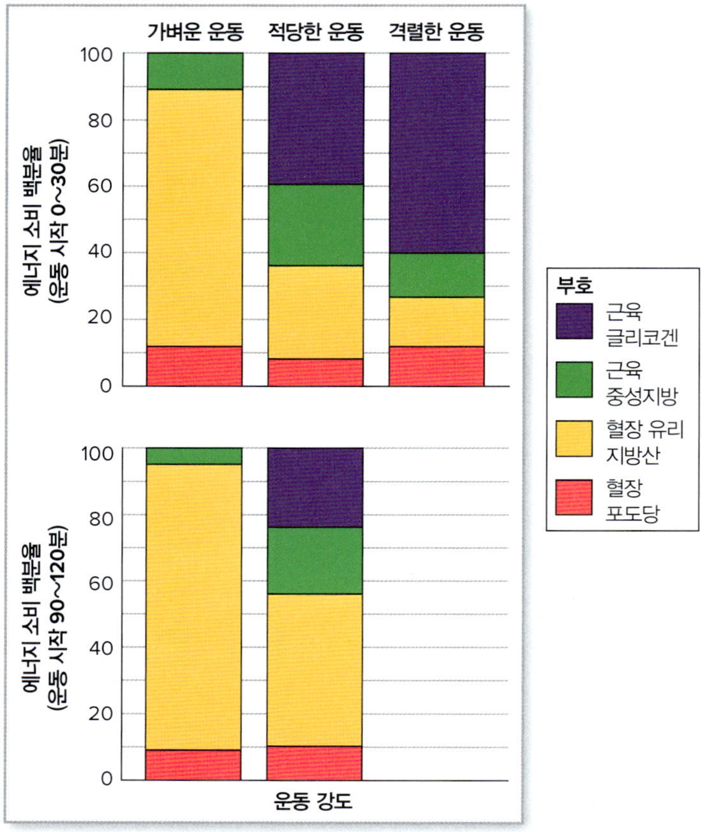

그림 9.16 운동 중 근육소모량. 운동 근육의 에너지 소비에 대한 혈장 포도당, 혈장 유리지방산, 글리코겐 및 중성지방의 상대적 기여도. 가벼운 운동($\dot{V}_{O2}$ max의 25%), 적당한 운동($\dot{V}_{O2}$ max 65%) 및 격렬한 운동($\dot{V}_{O2}$ max의 85%)에서 나타내었다. 예를 들어, 90분 이상의 적당한 운동에서는 근육 글리코겐에 대한 의존도가 감소하고 혈장 유리지방산 사용이 증가한다. 격렬한 운동 시 근육 글리코겐에 대한 의존도가 높아진다. 90~120분에 실시한 격렬한 운동에 대한 데이터는 없다.

에는 근육 글리코겐과 혈당도 에너지원으로 사용된다(그림 9.16).

운동 중 골격근 수축이 GLUT4 운반체를 근초로 삽입하는 것을 자극하므로 혈당을 사용할 수 있다. 이것은 주로 근초의 표면에 있는 T 관에서 발생한다. 운동 강도가 높을수록 삽입된 GLUT4 운반체의 수가 많아지고 포도당 흡수율이 높아진다. 증가된 포도당 섭취에 더하여 운동은 글리코겐 합성의 억제와 지방산의 섭취와 산화를 촉진한다. 운동의 이러한 효과는 왜 운동이 제2형 당뇨병의 증상을 조절하는 데 도움이 될 수 있다.

골격근의 물질대사

골격근은 적당-격렬 범위 운동에서 처음 45~90초 동안 혐기성 대사를 한다. 운동하는 근육에 산소 공급을 충분히 증가시키기 위해 이 시간이 필요하기 때문이다. 적당한 운동에서 유산소호흡이 처음 2분 후 골격근 에너지 요구량의 대부분을 차지한다.

최대산소섭취량과 젖산 역치

운동이 가벼운지, 적당한지, 격렬한지는 그 사람의 유산소운동 최대능력에 달려 있다. 신체의 **최대산소소비량**(호기성 세포호흡에 의한)을 **최대산소섭취량**(maximal oxygen uptake) 또는 **호기성 용량**(aerobic capacity)이라고 하며 종종 약어 $\dot{V}_{O2}$ max로 표시한다.

최대산소섭취량은 사람의 나이, 크기 및 성별에 따라 결정된다. 남성의 경우 여성보다 15~20% 더 높으며 남녀 모두 20세에 가장 높다.

운동 강도는 **젖산 역치**(lactate threshold) 또는 **혐기성 역치**(anaerobic threshold)로도 판단할 수 있다. 이것은 혈중 젖산 수치가 매우 상승하였을 때의 최대산소섭취량의 백분율이다.

운동 중 에너지 사용

가벼운 운동($\dot{V}_{O2}$ max의 약 25%)을 하는 동안 근육의 에너지 대부분은 지방산의 유산소호흡에서 얻는다. 이것들은 주로 지방조직에 저장된 지방에서 유래하고, 일부는 근육에 저장된 중성지방이다. 적당히 강한 운동으로 표현되는 젖산 역치 바로 아래에서 운동($\dot{V}_{O2}$ max의 50%에서 70%)할 때 에너지는 지방산과 포도당(저장된 근육 글리코겐과 혈장에서 얻음)에서 거의 동등하게 얻는다.

그림 9.16은 근육 글리코겐이 격렬한 운동을 하는 동안 주요 에너지원이며 실제로 근육의 글리코겐 함량이 과중한 운동을 지속할 수 있는 기간을 결정하는 데 도움이 된다는 것을 보여준다. 글리코겐은 매우 많은 가지를 형성한 포도당의 다당류이다. 고도로 분지된 형태의 글리코겐은 **인산화효소**(phosphorylase)에 의해 효율적으로 가수분해되어 저장된 글리코겐에서 포도당이 빠르게 방출될 수 있다.

산소 부채

사람이 운동을 중단하면 산소흡수율이 즉시 운동 전 수준으로 돌아가지 않고 천천히 돌아온다. 이 여분의 산소는 운동 중 발생하는 **산소 부채**(oxygen debt)를 상환하는 데 사용되며, 이는 **운동 후 초과 산소 소비**(excess post-exercise oxygen consumption)라고도 한다.

포스포크레아틴

짧고 강한 운동을 하는 동안 ATP는 혐기성 대사와 유산소호흡으로 보충되는 것보다 더 빨리 소모될 수 있다. 이때 ATP의 빠른 재생은 운동을 계속하는 데 매우 중요하다. ATP의 빠른 생산은 ADP를 **포스포크레아틴**(phosphocreatine) 또는 **크레아틴 인산**(creatine phosphate)으로 알려진 근육세포의 다른 고에너지 화합물에서 얻는 무기인산염과 결합하여 이루어진다.

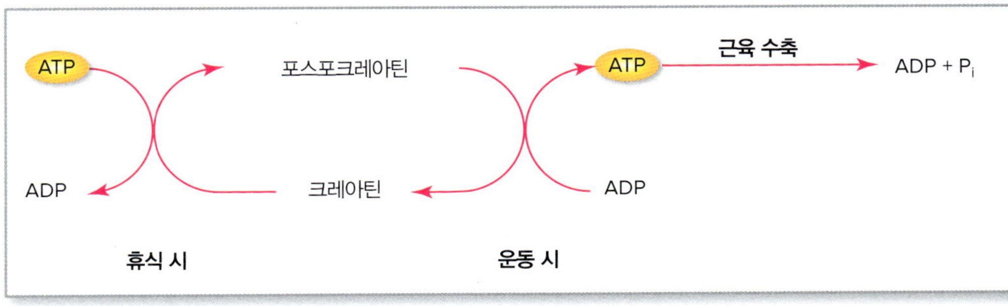

그림 9.17 근육에서 포스포크레아틴의 생산과 사용. 포스포크레아틴은 ATP를 빠르게 제공하므로 근육에서 예비 고에너지 인산염 역할을 한다. 이러한 반응은 크레아틴포스포키나아제(CPK)에 의해 촉매된다.

근육세포 내에서 포스포크레아틴 농도는 ATP 농도의 3배 이상이며 ADP에 직접 제공할 수 있는 고에너지 인산염을 저장하는 방법이다(그림 9.17). ADP와 포스포크레아틴에서 ATP 생성은 매우 효율적이어서 운동할 때 ATP 분해 속도가 급격히 증가하더라도 근육 ATP 농도는 유산소적으로 적응된 근육에서는 약간만 감소한다. 소모된 포스포크레아틴은 역반응(ATP에서 유래한 인산염으로 크레아틴을 인산화)에 의해 휴식시간에 회복될 수 있다. 포스포크레아틴의 형성과 분해는 모두 **크레아틴키나아제**(CK) 또는 **크레아틴 포스포키나아제**(CPK)에 의해 촉매된다.

임상적용

크레아틴포스포키나아제(CPK)라고도 하는 **크레아틴키나아제(CK)**는 **심근경색**(myocardial infarction, 심장마비), **근이영양증**(muscular dystrophy), **횡무늬근 융해증**(rhabdomyolysis) 등의 진단을 위해 혈액 샘플에서 측정되는 효소이다. 혈액 내 CK 농도를 크게 증가시킬 수 있는 횡무늬근 융해증은 근육 약화와 통증을 유발하는 골격근 손상을 나타낸다. 다양한 약물, 외상 및 독소가 횡무늬근 융해증을 유발할 수 있다. 진단에 필요한 경우 다양한 동종효소 형태의 CK를 검사할 수 있다. 예를 들어, 손상된 골격근은 CK-MM 동종효소를 방출하는 반면 손상된 심장 근육은 CK-MB 동종효소를 방출한다.

느린 연축 근섬유와 빠른 연축 근섬유

골격근섬유는 수축 속도(최대 장력에 도달하는 데 필요한 시간)에 따라 **느린 연축(I형) 근섬유**(slow-twitch fibers 또는 type I fibers)와 **빠른 연축(II형) 근섬유**(fast-twitch fibers 또는 type II fibers)로 나눌 수 있다.

일반적으로 팔은 II형 섬유가 더 많으며 따라서 다리의 근육보다 빠르다. 수축 속도의 차이는 느린 또는 빠른 미오신 ATPase 동종효소 등의 차이와 관련이 있다. 예를 들어, 느린 가자미근(다리)과 빠른 요근(엉덩이)의 미오신 간에 ATP 가수분해 속도는 6배 차이가 있다(그림 9.18).

가자미근과 같은 근육은 **자세 근육**(postural muscle)이다. 그들은 피로하지 않고 오랜기간 수축을 유지할 수 있다. 이 근육이 나타내는 피로에 대한 저항은 유산소호흡을 위한 높은 산화 능력을 갖는 느린 연축(유형 I) 섬유 때문이다. 따라서 유형 I 섬유는 종종 **느린 산화 근**

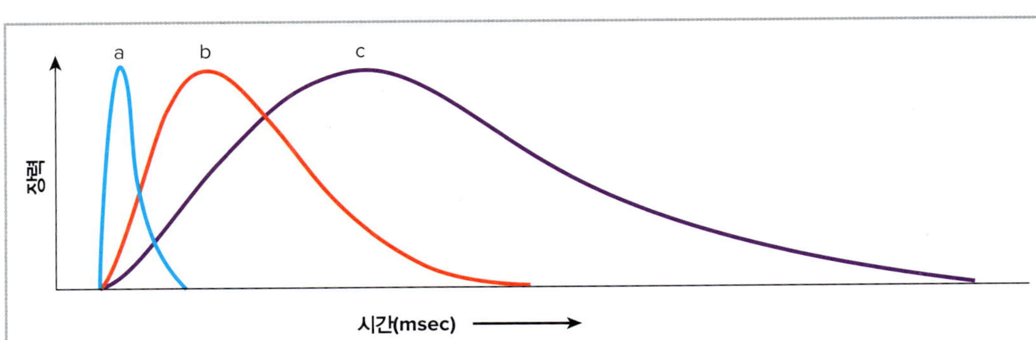

그림 9.18 세 개의 근육에서 최대 장력이 발생하는 비율 비교. (a) 상대적으로 빠른 연축 외안근과 (b) 비복근, (c) 느린 연축 가자미근이다.

섬유(slow oxidative fibers)라고 한다. 이 섬유는 풍부한 모세혈관, 수많은 미토콘드리아 및 호기성호흡효소 및 높은 농도의 **미오글로빈**(마이오글로빈, myoglobin)을 가지고 있다. 미오글로빈은 적혈구의 헤모글로빈과 유사한 적색 색소로 느린 연축 섬유로의 산소 전달을 향상시킨다. 미오글로빈 함량이 높기 때문에 느린 연축 섬유는 **적색 근섬유**(red fibers)라고도 한다.

더 두꺼운 빠른 연축(II형) 근섬유는 느린 연축 근섬유보다 모세혈관과 미토콘드리아가 적고 미오글로빈도 많지 않다. 미오글로빈이 거의 없기 때문에 이 섬유를 **백색 근섬유**(white fibers)라고도 한다. 빠른 연축 근섬유는 글리코겐 저장량이 많고 해당 효소 농도가 높아 혐기성 대사가 가능하다. 사람의 경우 이러한 섬유를 **빠른 해당성(IIX형) 근섬유**(fast glycolytic fibers 또는 type IIX fibers)라고 한다.

IIX형 빠른 해당성(흰색) 근섬유 외에도 사람의 근육에는 중간 빠른 연축 근섬유 유형이 있다. 이 중간 섬유는 빠른 연축이지만 또한 높은 산화 능력을 가지므로 피로에 더 강하다. 중간 근섬유는 느린 산화(I형) 근섬유와 구별하기 위해 **빠른 산화-해당성(IIA형) 근섬유**(fast oxidative-glycolytic fibers 또는 type IIA fibers)라고 한다.

근육 피로

근육 피로(muscle fatigue)는 가역적이며 운동으로 인한 근육의 힘 생성 능력의 감소이다.

젖산이 축적되면 피로가 발생하고 호기성호흡을 회복하면 근육 글리코겐과 수축 능력이 회복된다. 일반적으로 젖산에서 방출된 H^+에 의해 근육 pH가 낮아지고 근육 피로를 유발한다고 믿어 왔다.

운동 중 몇 가지 다른 변화는 근소포체에서 Ca^{2+} 방출 및 Ca^{2+} 자극에 의한 수축이 미치는 영향을 통해 근육 피로를 유발할 수 있다. 근육 피로에 대한 이들 각각의 상대적 기여도는 수행되는 운동 유형에 따라 다르다. 피로를 유발할 수 있는 운동에 인한 근육 변화는 다음과 같다.

1. 세포질에서 포스포크레아틴의 분해로 인한 PO_4^{3-}의 농도 증가는 교차교에 의해 발생하는 힘을 감소시키고 근육 피로의 주요 원인으로 여겨진다.
2. ATP의 감소는, 특히 T 관과 근소포체의 접합부 주변에서, Ca^{2+} 펌프의 작용을 방해할 수 있다. ATP는 고강도 운동하는 동안 빠른 연축 근섬유에서 상당히 감소하지만, 강직 상태를 만들 만큼 감소하지 않는다. ATP는 운동 중에 느린 연축 근섬유에서는 측정 가능할 만큼 감소하지 않는다.
3. 근육 글리코겐 고갈은 근소포체에서 Ca^{2+} 의 방출을 감소시키는 것으로 보인다.
4. 세포질에서 ADP 증가는 근육 피로 동안 근육 단축의 속도를 감소시킨다.

근육 손상과 회복

횡무늬 근섬유의 파괴는 남아 있는 건강한 근섬유가 손상된 근섬유를 대체하기 위해 분열할 수 없기 때문에 심각한 손실이다. 그러나 골격근에는 근원형질막과 근내막 사이에 **위성세포**(satellite cells)로 알려진 줄기세포가 있다. 위성세포는 근육 손상 부위에서 활성화되어 손상된 근섬유와 융합할 수 있는 근모세포로 분화한다.

위성세포(근육 줄기세포)는 일반적으로 정지(휴식) 상태에 있으며, 세포 주기는 자극을 받아 근모세포로 분열 및 분화될 때까지 가역적으로 정지된다. 그러나 나이가 들면 가역적인 휴지기 상태에서 회복할 수 없는 노화 상태로 바뀌며, 이 상태에서는 스스로를 보충하거나 근육을 복구할 수 없다. 이것은 근감소증(근육량 손실)과 그에 따른 근력 손실로 이어진다.

마이오스테틴(myostatin)은 자가분비 방식으로 작용하여 골격근 성장을 억제하는 골격근의 사이토카인이다. 생쥐와 소에서 마이오스테틴 유전자가 "녹아웃"되면 이 동물의 근육 성장이 크게 증가한다. 이것은 배아발달 동안 형성된 근섬유의 수가 증가하고 위성세포 기능이 향상되고 출생 후 근섬유의 비대가 나타나기 때문이다.

9.5 골격근의 신경조절

골격근에는 근육이 늘어날 때 감각신경세포에서 자극 생성을 자극하는 근방추라고 하는 신장 수용체가 있다. 이 감각신경세포는 알파운동신경세포와 시냅스를 이루며 신장에 반응하여 근육이 수축하도록 자극한다.

하위운동신경세포(lower motor neurons)는 골격근 수축을 자극하기 위해 뇌간 및 척수에 세포체가 있고 신경 내에서 이동하는 축삭이 있는 체성운동신경세포이다. 이 신경세포의 활동은 다음과 같은 영향을 받는다. (1) 근육과 힘줄의 감각 피드백, (2) 하행운동로에 축삭을 내보내는 뇌의 연합신경세포인 **상위운동신경세포**(upper motor neurons)에 의한 촉진 및 억제 효과이다. 따라서 하위운동신경세포는 감각자극과 상위 뇌중추가 골격 운동을 제어하는 **최종공통경로**(final common pathway)라고 한다.

골격근 반사

골격근은 의식적으로 제어되는 하행운동경로에 의해 제어되기 때문에 수의근이라고 부르지만 특정자극에 반응하여 무의식적으로 반사적으로 수축하는 경우가 많다. 가장 단순한 유형의 반사에서 골격근은 근육 신장의 자극에 반응하여 수축한다. 더 복잡한 반사는 길항근의 억제와 몸의 양쪽에 있는 많은 근육의 조절을 포함한다.

단일시냅스 신장반사

골격근의 반사 수축은 감각 입력에 대한 반응으로 발생하며 상위운동신경세포의 활성화에 의존하지 않는다. 이러한 반사에서 감각에서 운동종말까지의 신경자극 경로인 **반사궁**(reflex arc)은 중추신경계의 몇 개의 시냅스를 포함한다. 모든 반사 중 가장 단순한 **근육-신장반사**는 중추신경 내의 단 하나의 시냅스로 구성된다. 감각신경세포는 척수의 연합신경세포를 포함하지 않고 운동신경세포와 직접 시냅스를 형성한다. 따라서 신장반사는 **단일시냅스 반사**(monosynaptic reflex)이다. 신장반사는 최적의 길이로 근육을 유지한다.

신장반사는 모든 근육에 존재하지만 팔다리의 신근근육에서 가장 뚜렷하다. 가장 일반적으로 유발되는 신장반사인 **무릎반사**(knee-jerk reflex, 슬개건 반사)는 고무 망치로 슬개골 인대를 쳐서 시작한다. 이것은 근육의 전체를 늘이기 때문에 근육 내의 근방추를 수동적으로 늘려 방추에 있는 일차(고리모양) 종말을 갖는 감각신경이 활성화된다. 이러한 감각신경세포의 축삭은 척수의 복부회백질 내에서 알파운동신경세포와 시냅스를 형성한다. 이 크고 빠르게 전도하는 신경세포는 대퇴사두근의 방추 외 근섬유를 자극하여 동심(단축) 수축을 일으켜 무릎 관절의 반사 신장을 유발한다. 이것은 음성 되먹임의 예이다. 근육과 방추의 신장은 근육과 방추의 단축을 자극한다(그림 9.19).

골지건 기관

골지건 기관(Golgi tendon organs)은 근육 수축 또는 근육의 수동적 신장에 의해 생성된 힘줄의 장력을 지속적으로 추적한다. 이 수용체의 감각신경세포는 척수의 연합신경세포와 시냅스를 형성한다. 이

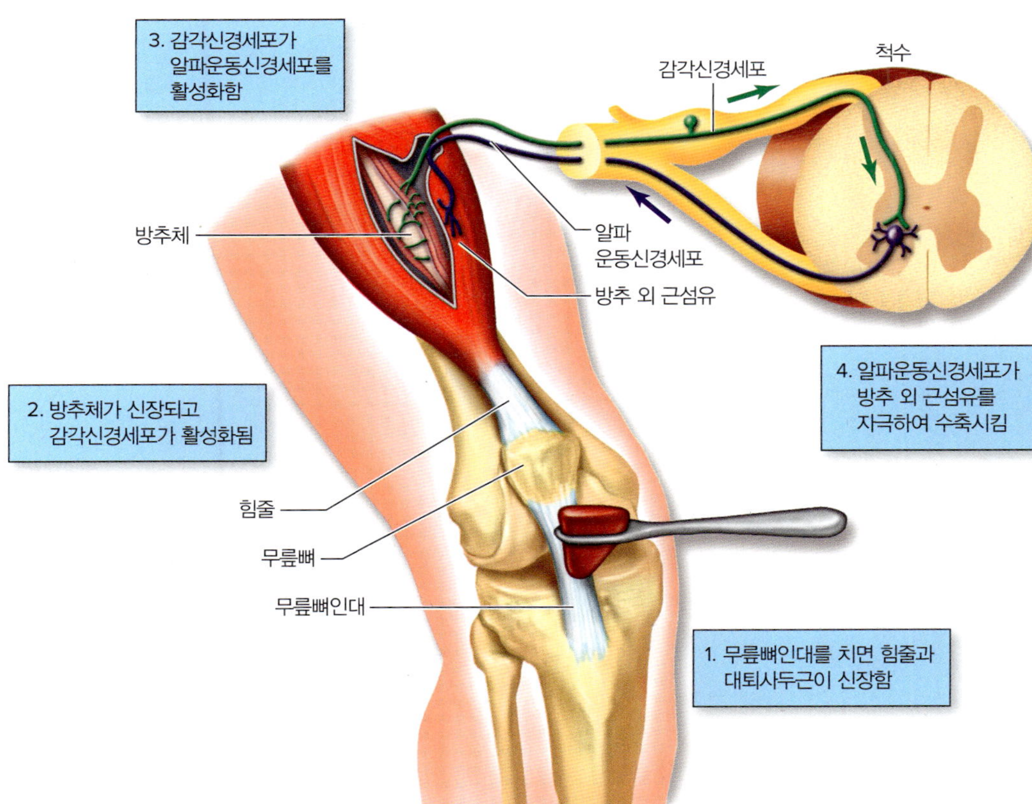

그림 9.19 무릎반사. 이것은 단일시냅스 신장반사의 예다. 망치로 치면 대퇴사두근이 순간적으로 늘어나고, 그 근방추도 늘어나 무릎이 펴지는 빠른 반사수축이다.

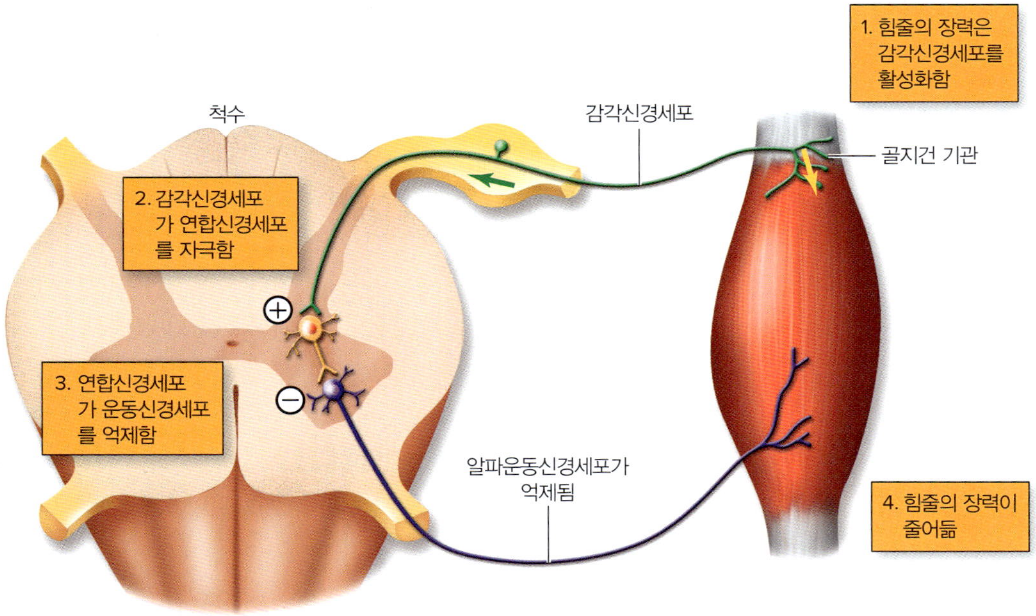

그림 9.20 골지건 기관의 작용. 근육 장력의 증가는 골지건 기관의 감각신경말단을 자극한다. 이 시냅스반사에서 힘줄로부터의 감각 입력이 연합신경세포를 자극하고, 이는 차례로 해당 근육과 연결된 운동신경세포의 활동을 억제하여 근육을 이완한다.

연합신경세포는 근육과 연결된 운동신경세포와 **억제성 시냅스**(inhibitory synapses)를 가지고 있다(그림 9.20). 억제성 골지-힘줄 반사는 중추신경계에서 2개의 시냅스가 교차하기 때문에 **이중시냅스 반사**(disynaptic reflex)이다. 이 억제반사는 과도한 근육 수축으로 인한 힘줄의 위험한 긴장이나 근육의 수동적 신장 동안 힘줄의 장력을 가중시킬 수 있는 근육 수축을 예방한다.

9.6 심근과 평활근

심근은 골격근과 마찬가지로 횡무늬가 있으며 가는 또는 굵은 필라멘트가 미끄러지면서 짧아지는 근절을 가진다. 그러나 골격근은 수축하기 위해 신경자극을 필요로 하지만 심장 근육은 자발적으로 자극을 생성하고 수축할 수 있다. 평활근에는 근절이 없지만 고유한 조절 기작에 반응하여 수축을 생성하는 액틴과 미오신이 포함되어 있다.

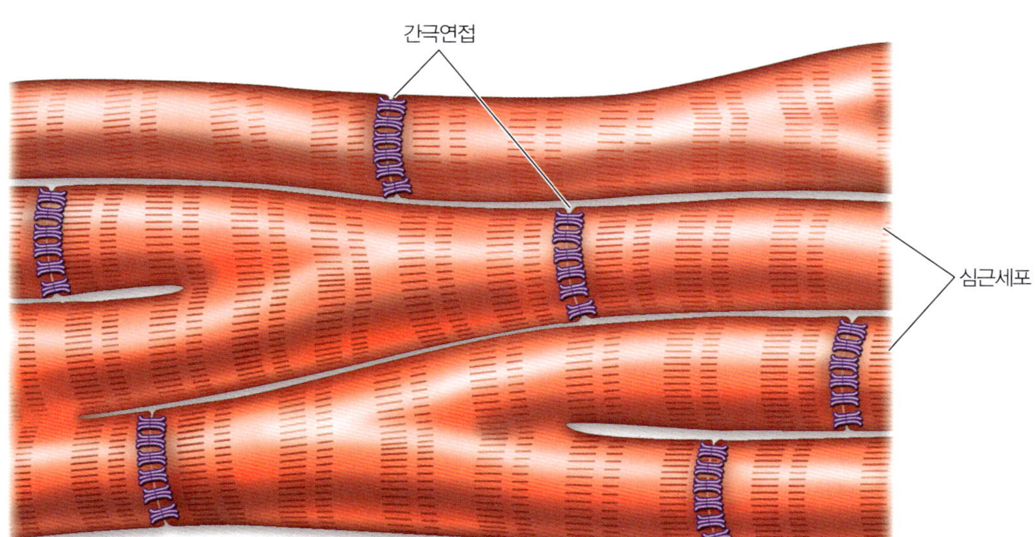

그림 9.21 심근세포는 간극연접으로 서로 연결되어 있다. 간극연접은 인접한 세포의 원형질막을 통과하는 액체가 채워진 통로로 한 세포에서 다음 세포로 자극을 전도할 수 있다. 간극연접은 각 심근세포의 말단에 집중되어 있으며, 각 간극연접은 커넥신 단백질로 구성된다(7장, 그림 7.21 참조).

체성운동신경세포에 의해 조절되는 자발적 작동체인 골격근과 달리 심근 및 평활근은 자율운동신경세포에 의해 조절되는 비자발적 작동체이다. 골격근과 심근 및 평활근 사이에는 차이점이 있지만 유사점도 있다.

심근

골격근세포와 마찬가지로 **심장근육세포**(cardiac muscle cells) 또는 **심근세포**(myocardial cells)는 횡무늬가 있다. 그들은 근절 형태로 배열된 액틴과 미오신 필라멘트를 포함하고 활주필라멘트 기작을 통해 수축한다. 그러나 길고 섬유형의 골격근세포는 구조적으로나 기능적으로 서로 분리되어 있는 반면 심근세포는 짧고 가지가 있으며 서로 연결되어 있다. 각 심근세포는 구조가 관형이며 전기적 시냅스 또는 **간극연접**(gap junctions)에 의해 인접한 심근세포에 연결된다.

간극연접은 각 심근세포의 끝 부분에 집중되어 있어(그림 9.21) 전기충격이 세포에서 세포로 긴 축을 따라 전도되도록 한다. 심근세포 사이의 간극연접은 **개재원반**(intercalated discs)에 있으며, 이는 심장조직을 염색하고 현미경으로 볼 때 인접세포 사이에 검은색 선으로 나타난다.

수축하기 전에 체성운동신경의 외부 자극이 필요한 골격근과 달리 심근은 자동으로 활동전위를 생성할 수 있다. 심장 활동전위는 일반적으로 **심박조율기**(pacemaker)라고 하는 특수화된 세포 그룹에서 발생한다. 그러나 이러한 자발적인 탈분극의 속도에 따라서 심장박동의 속도는 자율신경에 의해 조절된다.

또한 T 관과 근소포체 사이에 직접적인 흥분-수축 짝이룸이 있는 골격근과 달리 심근세포에서는 원형질막의 전압-개폐성 Ca^{2+} 통로와 근소포체의 Ca^{2+} 방출 통로가 직접 상호작용하지 않는다. 대신,

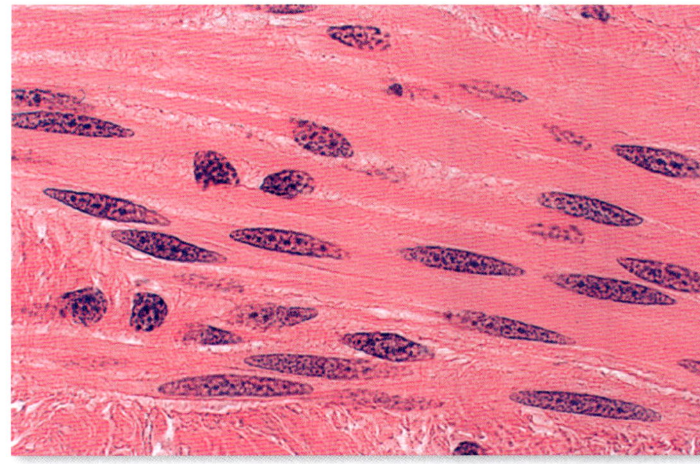

(a)

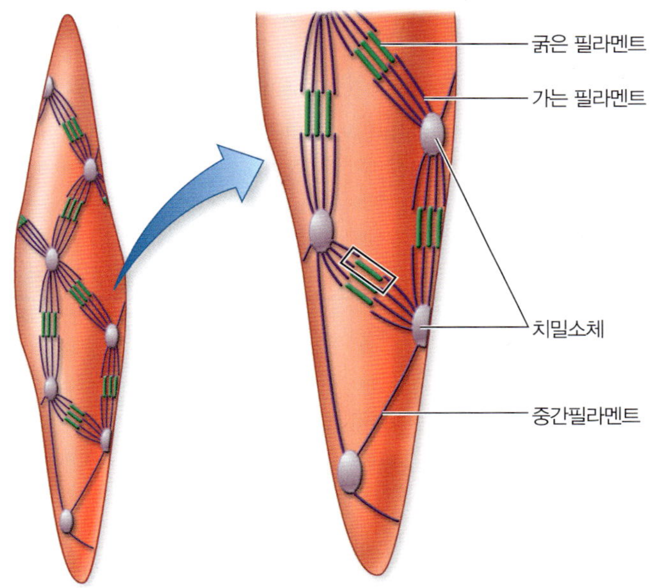

(b)

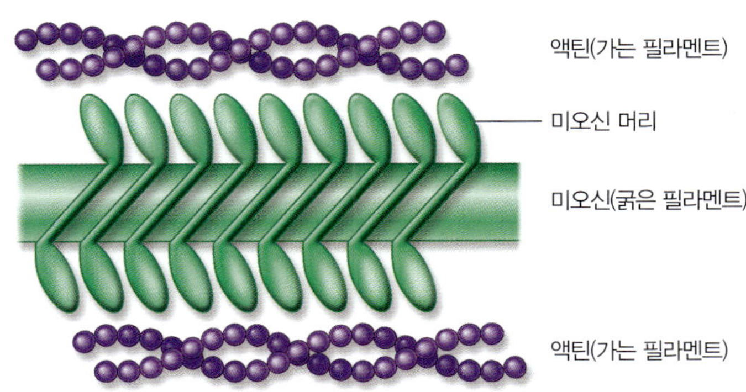

(c)

그림 9.22 평활근과 수축 기구. (a) 소장에 있는 평활근세포의 현미경 사진. (b) 평활근의 굵은 필라멘트와 가는 필라멘트의 배열이다. 치밀소체는 중간섬유로 연결되어 있다. (c) 굵은 필라멘트의 미오신 단백질은 평활근에서 다른 배열로 횡무늬근과 쌓여 있다. (a) ©McGraw-Hill Education/Dennis Strete, photographer

임상적용

심장 근육의 트로포닌 단백질은 골격근에서와 마찬가지로 수축을 조절한다. **심장 특이적 트로포닌 T**(cardiac-specific troponin T) 또는 **트로포닌 I**(troponin I) 측정은 **심근경색**(myocardial infarction, MI 또는 "심장마비")을 감지하기 위한 혈액검사로, 심근세포가 죽으면 이 단백질을 혈액으로 방출한다. 특정 항체에 대한 결합에 의존하는 트로포닌 T 또는 트로포닌 I 혈액검사는 크레아틴키나아제 동종효소(CK-MB) 검사보다 훨씬 더 심장 특이적이다. 다른 지표(흉통, ECG 이상 등)와 함께 혈장 트로포닌 T 또는 트로포닌 I가 비정상적으로 증가하면 MI가 발생했음을 나타낼 수 있다. 트로포닌 T는 트로포미오신에 결합한다. 트로포닌 I은 미오신 머리가 액틴에 결합하는 것을 억제한다. 트로포닌 C는 Ca^{2+}에 결합한다.

T 관은 근소포체의 영역에 매우 가깝다. 활동전위 동안 T 관의 탈분극은 원형질막에 있는 전압-개폐성 Ca^{2+} 통로를 열고 세포질로 확산되는 Ca^{2+}은 근소포체의 Ca^{2+} 방출 통로에 작용한다. 이것은 저장된 Ca^{2+}을 세포질로 방출하게 하며, 이 과정을 **칼슘유도 칼슘방출**(calcium-induced calcium release)이라고 한다. 따라서 Ca^{2+}은 Ca^{2+} 방출 통로의 이차전달자 역할을 한다. 결과적으로 흥분-수축 짝이룸은 골격근보다 심근에서 더 느리다.

평활근

평활(내장)근은 혈관벽과 소기관지(폐의 작은 공기 통로)에 원형 층으로 배열된다(그림 9.22a). 원형 및 종방향 평활근층은 모두 관형 소화관, 요관(소변을 운반), 정관(정자세포를 운반) 및 난관(난자를 운반)에서 나타난다. 장에서 원형 평활근층과 종방향 평활근층의 교대 수축은 **연동파**(peristaltic waves)를 생성하여 이 관의 내용물을 한 방향으로 이동시킨다.

평활근세포에는 근절이 있지 않지만, 액틴과 약간의 미오신이 포함되어 있어 약 16:1 비율의 가는 필라멘트와 굵은 필라멘트가 있다. 횡무늬근에서 그 비율은 2:1이다. 가는 필라멘트가 비교적 짧은(Z 판에서 근절로 연장되는) 횡무늬근과 달리 평활근세포의 가는 필라멘트는 상당히 길다. 그들은 평활근세포의 원형질막 영역이나 횡무늬근의 Z 판과 유사한 **치밀소체**(dense bodies)라고 하는 세포질 단백질 구조에 부착된다(그림 9.22b). 근육 필라멘트와 치밀소체는 너무 많아 평활근세포 부피의 90%를 차지한다.

평활근에서 미오신 단백질은 굵은 필라멘트의 장축과 수직을 이루며 길게 배열된다(그림 9.22c). 이런 식으로 미오신 머리는 굵은 필라멘트의 전체 길이에서 액틴과 교차교를 형성할 수 있다. 이것은 횡무늬 근육의 굵은 필라멘트에 있는 미오신 단백질의 수평 배열과 다르다.

요약

1. 골격근은 힘줄에 의해 뼈에 부착된다.
2. 골격근은 힘줄에 평행하게 부착된 별도의 세포 또는 섬유로 구성된다. 골격근섬유는 횡무늬가 있다.
3. 생체 내에서 근섬유의 수축은 체성운동신경세포에 의해 자극된다.
4. 운동신경세포와 그 신경이 지배하는 근섬유를 운동단위라고 한다.
5. 미오신 교차교는 굵은 필라멘트에서 가는 필라멘트로 확장된다.
6. 교차교의 활동은 가는 필라멘트가 근절의 중심을 향해 미끄러지도록 한다.
7. 근육이 쉬고 있을 때 근세포질의 Ca^{2+} 농도는 매우 낮아서 교차교가 액틴에 부착되는 것을 방지한다.
8. 활동전위는 T관에 의해 근섬유로 전달된다.
9. 시험관 내 근육은 연축, 중첩 및 강직을 나타낼 수 있다.
10. 근육 수축의 강도는 휴지 때의 길이에 따라 다르다.
11. 호기성 세포호흡은 교차교 활동에 필요한 ATP 생산에 궁극적으로 필요하다.
12. 근육을 지배하는 체성운동신경세포를 하위운동신경세포라고 한다.
13. 근방추는 근육 길이 감지기 역할을 한다.
14. 하행로를 지나는 대부분의 신경섬유는 척수 연합신경세포와 시냅스를 형성하고, 이 연합신경세포는 하위운동신경세포와 시냅스를 한다.
15. 심장 근육은 횡무늬가 있고 근절을 포함한다.
16. 평활근에서 가는 필라멘트와 굵은 필라멘트는 근절로 구성되지 않는다.

문제

1. 운동단위 개념을 사용하여 생체 내에서 골격근이 점진적이고 지속적으로 수축하는 방법을 설명하시오.

2. 운동단위 동원과 근육의 직렬 탄성 개념을 사용하여 등축성 수축이 등장성 수축으로 변환하는 방법을 설명하시오.

3. 활주필라멘트 수축 이론을 사용하여 특정 근육 길이에서 근육의 수축 강도가 최대인 이유를 설명하시오.

4. 운동 강도가 증가함에 따라 근육 대사에 어떤 변화가 발생하는가? 지구력 훈련의 결과로 발생하는 변화를 기술하고, 이러한 변화가 어떻게 격렬한 운동에 따른 근육피로 시작을 늦출 수 있는지 설명하시오.

5. 횡무늬근의 흥분-짝이름 기작을 평활근과 비교하시오.

6. 자발적인 골격 운동과 반사에서 골격근의 수축과 이완을 신경계가 어떻게 조절하는지 설명하시오.

7. 수축 조절과 관련하여 심장 근육, 단단위 평활근 및 다단위 평활근을 비교하시오.

10 혈액, 심장과 순환

임상연구

제시카는 주치의를 찾아가 피로를 호소하였다. 지난 몇 달 동안 월경이 더 힘겨웠다고 말했다. 주치의는 제시카에게 승모판 탈출증이 있지만 그것이 피로의 원인이 아니라고 생각하고 혈액검사 결과를 기다리는 동안 식단에서 철분을 더 많이 섭취하라고 조언했다. 그러나 이후의 ECG에서 그녀가 심방세동이 있는 것으로 나타났으며, 이는 그녀의 피로를 설명할 수도 있다고 말했다. 의사는 리바록사반이라는 약을 처방했고 제시카에게 운동은 적당히 할 수 있지만 격렬하게는 할 수 없으며 반드시 금연해야 한다고 말했다.

개요

10.1 순환계의 기능 및 구성요소

혈액은 호흡 가스, 영양 분자, 대사 폐기물 및 호르몬의 운반을 포함하여 수많은 기능을 수행한다. 혈액은 심장을 통해 혈관계로 이동하고 심장으로 돌아온다.

혈액은 이런 수송 기능을 제공한다. 성인의 몸 전체에 걸쳐 있는 약 96,560 km(60,000마일)의 혈관은 수조 개의 살아있는 세포 각각에 지속적인 영양 공급을 보장한다. 그러나 혈액은 질병을 유발하는 바이러스, 박테리아 및 독소를 운반할 수도 있다. 이를 방지하기 위해서 순환계에는 백혈구, 림프계와 같은 보호 기작이 있다. 순환계는 다양한 기능을 수행하기 위해 호흡계, 비뇨계, 소화계, 내분비계, 피부계와 함께 항상성을 유지한다.

순환계의 기능

순환계의 기능은 크게 수송, 조절, 방어의 3가지 영역으로 나눌 수 있다.

1. **수송**(transportation). 세포대사에 필수적인 모든 물질은 순환계를 통해 운반된다.
   a. **호흡기**. 적혈구는 세포에 산소를 운반한다. 폐에서 흡입된 공기의 산소는 적혈구 내의 헤모글로빈 분자에 부착되어 호기성호흡을 위해 세포로 운반된다. 세포호흡에 의해 생성된 이산화탄소는 혈액에 의해 폐로 운반되어 내쉬는 공기 중에 제거된다.
   b. **영양**. 소화계는 음식이 장벽을 통해 혈액과 림프관으로 흡수될 수 있도록 기계적, 화학적 분해를 담당한다. 그리고 나서 혈액은 이 흡수된 소화 생성물을 간을 통해 몸의 세포로 운반한다.
   c. **배설물**. 대사성 폐기물(요소 등), 과도한 수분과 이온, 신체에 필요하지 않은 기타 분자는 혈액을 통해 신장으로 운반되어 소변으로 배설된다.
2. **조절**(regulation). 순환계는 호르몬과 체온조절에 모두 기여한다.
   a. **호르몬**. 혈액은 호르몬을 원점에서 먼 표적조직으로 운반하여 다양한 조절기능을 수행한다.
   b. **온도**. 온도조절은 깊은 피부 혈관에서 표면적인 피부 혈관으로 또는 그 반대로 혈액의 순환에 의해 도움을 받는다. 주변 온도가 높을 때 깊은 혈관에서 표면 혈관으로 혈액이 순환되어 몸의 체온을 내리는데 도움이 된다. 주위 온도가 낮을 때, 혈액의 순환은 표면 혈관에서 깊은 혈관으로 혈액이 순환된다.
3. **보호**(protection). 순환계는 상처로 인한 혈액 손실과 신체에 유입된 외래 미생물 및 독소를 포함한 병원체로부터 방어한다.
   a. **응고**. 응고 기작은 혈관이 손상될 때 혈액 손실을 방지한다.
   b. **면역**. 혈액의 면역 기능은 많은 질병유발인자(병원체)로부터 보호하는 백혈구에 의해 수행된다.

순환계의 주요 구성요소

순환계(circulatory system)는 심혈관계와 림프계 두 부분으로 구성된다. **심혈관계**(cardiovascular system)는 심장과 혈관으로 구성되며, **림프계**(lymphatic system)는 비장, 가슴샘, 편도샘 및 림프절 내의 림프관 및 림프조직을 포함한다.

심장(heart)은 4개의 방이 있는 이중펌프이다. 펌핑 작용은 **폐순환**(폐)과 **전신순환**(신체의 나머지 부분)을 통해 혈액을 밀어내는데 필요한 압력을 생성한다. 휴식 시 성인의 심장은 각 순환을 통해 분당 약 5 L의 혈액을 펌핑한다.

혈관(blood vessels)은 혈액이 심장에서 신체의 모든 살아있는 세포로 유입되어 다시 심장으로 되돌아 올 수 있도록 하는 관형 네트워크를 형성한다. **동맥**은 심장에서 혈액을 운반하는 반면, **정맥**은 혈액을 심장으로 되돌려준다.

동맥은 점차적으로 더 굵기가 작은 혈관 "가지"를 형성하기 위해 광범위하게 분기되어 있다. 동맥 중 가장 굵기가 작은 부분을 **소동맥**이라 한다. 혈액은 가장 얇고 가장 많은 혈관인 미세한 **모세관**을 통해 동맥에서 정맥계로 전달된다. 혈액과 조직 사이의 체액, 영양소, 노폐물의 모든 교환은 모세혈관벽을 가로질러 발생한다. 혈액은 모세혈관을 통해 **세정맥**이라고 하는 미세한 정맥으로 흐르고, 정맥은 혈액을 점진적으로 더 큰 정맥으로 전달하여 결국 혈액을 심장으로 되돌려보낸다.

림프관에 있는 액체를 **림프**라고 한다. 이 체액은 특정 부위의 정맥혈로 되돌아가고 그곳에 위치한 **림프절**(lymph nodes)은 정맥혈로 돌아가기 전에 림프를 정화한다.

10.2 혈액의 구성

혈액은 혈장이라고 불리는 액체 속에 부유되고 운반되는 형성된 원소로 구성되어 있다. 적혈구, 백혈구 및 혈소판과 같은 형성된 요소는 각각 산소 수송, 면역 방어 및 혈액 응고 기능을 한다.

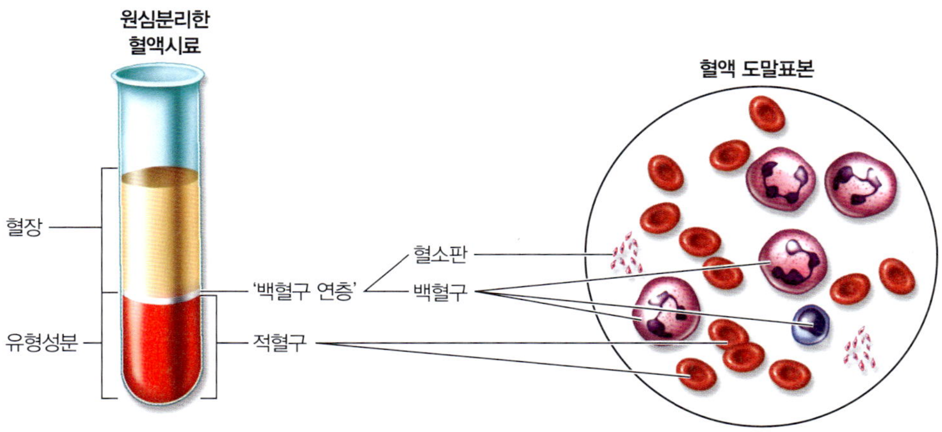

그림 10.1 피의 구성성분. 혈액세포는 전혈을 원심분리할 때 시험관의 바닥에 채워지고 혈장은 시험관의 상단에 남는다. 적혈구는 혈액세포 중 가장 풍부한다. 백혈구와 혈소판은 포장된 적혈구와 혈장 사이의 경계면에서 얇고 밝은색의 "버피 코트"만 형성한다.

평균 체격의 성인 총 혈액량은 약 5 L로 전체 체중의 8%를 차지한다. 심장에서 나가는 혈액을 **동맥혈**이라고 한다. 폐로 가는 혈액을 제외하고 동맥혈은 적혈구에 산소 헤모글로빈(산소와 헤모글로빈의 조합)의 농도가 높기 때문에 밝은 빨간색이다. **정맥혈**은 심장으로 되돌아오는 혈액이다.

혈액은 **유형성분**이라고 하는 세포 부분과 **혈장**이라고 하는 액체 부분으로 구성된다. 혈액을 원심분리하면 더 무거운 형태의 요소가 시험관의 밑바닥으로 채워지고 혈장은 상단에 남는다(그림 10.1). 유형성분은 전체 혈액량의 약 45%를 구성하고 혈장은 나머지 55%를 구성한다. 적혈구는 유형성분의 대부분을 구성한다. 원심분리 혈액 샘플에서 **용적률**(총 혈액량에 대한 적혈구 부피의 비율)은 여성이 36%에서 46%, 남성이 41%에서 53%이다.

혈장

혈장(blood plasma)은 물과 용해된 용질로 구성된 볏짚색깔 액체이다. 농도 측면에서 혈장의 주요 성분은 Na^+이다. Na^+ 외에도 혈장에는 대사 산물, 호르몬, 효소, 항체 및 기타 단백질과 같은 유기분자뿐만 아니라 다른 많은 이온도 포함되어 있다.

혈장단백질

혈장단백질(plasma proteins)은 혈장의 7~9%를 구성한다. 세 가지 유형의 단백질은 알부민, 글로불린 및 피브리노겐이다. **알부민**(albumins)은 혈장단백질의 대부분(55%~60%)을 차지하며 크기가 가장 작다. **글로불린**(globulins)은 **알파 글로불린**(alpha globulins), **베타 글로불린**(beta globulins) 및 **감마 글로불린**(gamma globulins)의 세 가지 유형으로 분류된다. 알파 및 베타 글로불린은 간에서 생성되며 지질과 지용성 비타민을 운반하는 기능을 한다. 감마 글로불린은 림프구(혈액 및 림프 조직에서 발견되는 형성요소 중 하나)에 의해 생성되고 면역 기능을 하는 항체이다. 전체 혈장단백질의 약 6%만을 차지하는 **피브리노겐**(fibrinogen)은 간에서 생성되는 중요한 응고인자이다. 혈전 형성 과정 동안 피브리노겐은 불용성 **피브린**으로 전환된다. 따라서 **혈청**(serum)이라고 하는 응고된 혈액의 체액에는 피브리노겐이 포함되어 있지 않지만 그 외에는 혈장과 동일하다.

혈액의 형성요소

혈액의 **유형성분**(formed elements)에는 **적혈구**와 **백혈구**의 두 가지 유형의 혈액세포가 있다. 적혈구는 둘 중 훨씬 더 많으며 혈액 1 mm^3에는 일반적으로 남성의 경우 510만~580만 개의 적혈구가 있고 여성의 경우 430만~520만 개의 적혈구가 있다. 대조적으로 같은 부피의 혈액에는 5,000~9,000개의 백혈구가 있다.

적혈구

적혈구(erythrocytes)는 지름이 약 7 μm, 두께가 2.2 μm인 편평한 양면 오목한 원반이다. 그들의 독특한 모양은 산소를 운반하는 기능과 관련이 있다. 가스가 확산될 수 있는 증가된 표면적을 제공한다. 적혈구에는 핵과 미토콘드리아가 없다(무산소대사를 통해 에너지를 얻음). 이러한 부분적 결핍으로 인해 적혈구는 약 120일이라는 비교적 짧은 순환 수명을 가진다. 오래된 적혈구는 간, 비장 및 골수의 식세포에 의해 순환에서 제거된다.

각 적혈구는 약 2억 8천만 혈액을 붉은색으로 만드는 **헤모글로빈**(hemoglobin) 분자이다. 각 헤모글로빈 분자는 **글로빈**이라고 하는 4개의 단백질 사슬로 구성되며, 각각은 철을 포함하는 붉은색 분자인 하나의 **헴**(heme)에 결합되어 있다. 헴의 철 그룹은 폐의 산소와 결합하여 조직에서 산소를 방출할 수 있다.

헴철은 간 및 비장의 식세포에 의해 노화(노화) 적혈구에서 재활용된다. 이 철분은 혈액을 통해 **트랜스페린**(transferrin)이라는 단백질 운반체에 부착된 골수로 이동하며, 이는 수용체매개 내 구성세포에 의해 적혈구로 들어간다. 이 재활용된 헴 철은 몸에 필요한 철분의 대부분을 공급한다.

임상적용

가장 흔한 형태의 빈혈(낮은 적혈구 및/또는 헤모글로빈 농도)인 **철분 결핍성 빈혈**(iron-deficiency anemia)은 정상적인 양의 헤모글로빈 생성에 필요한 철이 불충분할 때 발생한다. 이것은 심한 월경, 소화성 궤양 또는 위장관 출혈 등 다른 원인으로 인한 출혈로 인해 가장 자주 발생한다. 또한 철분 흡수 불능(예: 체강 질환)이나 임신으로 인한 태아의 요구사항으로 발생할 수 있다. **악성빈혈**(pernicious anemia)은 가장 일반적으로 위 상피에서 생성되고 비타민 B_{12}(헤모글로빈 생성에 필요)의 장 흡수에 필요한 분자인 내인성 인자의 결핍으로 인해 발생한다. 이것은 위 상피의 자가면역 공격으로 인해 발생할 수 있다. 또한 식이비타민 B_{12}의 장내 흡수 장어로 인해 발생할 수 있다. 크론병 또는 비타민 B_{12}의 부적절한 식이섭취로 인한 것이다. 골수 손상으로 인해 발생하는 **재생불량성 빈혈**(aplastic anemia)은 심각하지만 일반적으로 치료할 수 있다. 가장 일반적으로 암에 대한 화학요법 및 방사선 요법으로 인해 발생하지만 독소(예: 벤젠)에 대한 노출 및 일부 유전적 돌연변이로 인해 발생할 수도 있다.

백혈구

백혈구(leukocytes)는 여러 면에서 적혈구와 다르다. 백혈구에는 핵과 미토콘드리아가 포함되어 있으며 아메바 형태로 이동할 수 있다. 백혈구는 아메바와 같은 형태와 같이 모세관벽의 구멍을 통해 압착되어 감역 부위로 이동할 수 있는 반면, 적혈구는 일반적으로 혈관 내에 갇혀 있다. 모세관벽을 통한 백혈구의 이동을 **혈구 유출**이라고 한다.

백혈구는 염색되지 않는 한 현미경으로 거의 보이지 않는다. 따라서 염색 특성에 따라 분류된다. 세포질에 과립이 있는 백혈구를 **과립백혈구**(granular leukocytes) 또는 **과립구**(granulocytes)라고 한다. 명확하게 과립이 없어 보이는 것을 **무과립백혈구**(agranular leukocytes) 또는 **무과립구**(agranulocytes)라고 한다.

붉게 착색된 과립이 있는 과립형 백혈구를 **호산구**(eosinophils)라고 하며, 파란색으로 염색되는 과립이 있는 것을 **호염구**(basophils)라고 한다. 두 염색약에 대해 친화도가 거의 없으며 과립이 있는 것은 **호중구**(neutrophils)이다(그림 10.2). 호중구는 혈액 내 백혈구의 50~70%를 차지하는 가장 풍부한 유형의 백혈구이다.

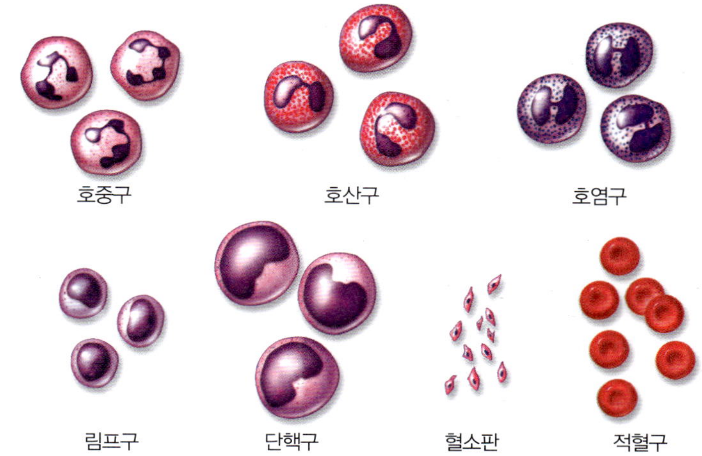

그림 10.2 혈액세포와 혈소판. 위에 묘사된 백혈구는 과립백혈구이며 얼룩에 대한 친화력에 따라 명명된다. 아래에 표시된 림프구와 단핵구는 무과립백혈구이다.

무과립백혈구에는 림프구와 단핵구의 두 가지 유형이 있다. **림프구**(lymphocytes)는 일반적으로 두 번째로 많은 유형의 백혈구이고 둥근 핵과 작은 세포질을 가진 작은 세포이다. 대조적으로 **단핵구**(monocytes)는 가장 큰 백혈구이며 일반적으로 말 말굽 모양의 핵을 가지고 있다.

임상적용

빈혈(anemia)이 비정상적으로 낮은 적혈구 수를 의미하는 반면(이전에 논의된 바와 같이), **적혈구 증가증**(polycythemia)은 비정상적으로 높은 적혈구 수를 나타낸다. 이것은 높은 고도에서 생명체의 낮은 산소를 포함하여 많은 원인이 있을 수 있다. **백혈구 감소증**(leukopenia)은 다른 원인 중에서 암에 대한 방사선에 의해 생성될 수 있는 비정상적으로 낮은 백혈구 수이다. **백혈구 증가증**(leukocytosis)은 그 반대이다. 감염 중에 염증에서 방출되는 사이토카인으로 인해 발생할 수 있는 비정상적으로 높은 백혈구 수이다. **백혈병**(leukemia)은 많은 수의 비정상적이고 미성숙한 백혈구가 혈액에 나타나는 골수암이다.

혈소판

혈소판(platelets 또는 thrombocytes)은 형성된 요소 중 가장 작으며 실제로 골수에서 발견되는 **거핵세포**라고 하는 큰 세포의 단편이다. 거핵세포는 위족을 골수의 모세혈관으로 확장시키고, 이 위족으로부터 혈소판을 형성한다. 혈소판은 핵이 없지만 아메바 운동으로 움직일 수 있는 균일한 모양의 세포 조각으로 순환계에 들어간다. 혈액 입방 밀리미터당 혈소판 수는 130,000에서 400,000 사이이며 이 수는 생리학적 조건에 따라 크게 다를 수 있다. 혈소판은 비장과 간에 의해 파괴되기 전에 약 5~9일 동안 생존한다.

혈소판은 혈액 응고에 중요한 역할을 하고 혈병의 대부분을 구성하며, 원형질막의 인지질은 혈장의 응고인자를 활성화하여 혈소판 응고를 강화하는 피브린을 생성한다. 혈소판은 혈관 수축을 자극하는 화학물질인 **세로토닌**을 방출하여 손상부위로의 혈액 흐름을 감소시킨다.

적혈구 항원 및 혈액형

신체의 모든 세포 표면에는 다른 개인의 면역 체계에 의해 이물질로 인식될 수 있는 특정 분자가 있다. 이 분자는 항원으로 알려져 있다. 면역 반응의 일부로 특정 림프구는 **항원**과 특정 방식으로 결합하는 **항체**라고 하는 단백질 종류를 분비한다. 항원에 대한 항체의 특이성은 기질에 대한 효소의 특이성과 신경전달물질 및 호르몬에 대한 수용체단백질의 특이성과 유사하다.

ABO 체계

적혈구 항원에는 여러 그룹이 있지만 주요 그룹은 **ABO 체계**(ABO system)로 알려져 있다. 적혈구 표면에 존재하는 항원의 관점에서, 사람은 **A형**(A 항원만 있음), **B형**(B 항원만 있음), **AB형**(A 및 B 항원 모두 있음) 또는 **O형**(A 또는 B 항원 없음)이다. 각 사람의 혈액형(A, B, AB 또는 O)은 적혈구 표면에 존재하는 항원을 나타내며, 이는 이러한 항원을 코딩하는 유전자(9번 염색체에 위치)의 산물이다.

각 사람은 ABO 항원 생산을 제어하는 두 개의 유전자(각 부모로부터 하나씩)를 물려받는다. A 또는 B 항원에 대한 유전자는 O에 대한 유전자보다 우세하다. O 유전자는 A 또는 B 적혈구 항원을 코딩하지 않기 때문에 열성이다. A와 B에 대한 유전자는 종종 I^A와 I^B로 표시되고 O에 대한 열성 유전자는 소문자 i로 표시된다. 따라서 A형인 사람은 각 부모로부터 A 유전자(유전자형 I^AI^A를 가질 수 있음) 또는 한 부모로부터 A 유전자를, 다른 부모로부터 O 유전자를 물려받았을 수 있다(따라서 유전자형 I^Ai를 가짐). 마찬가지로, B형인 사람은 유전자형 I^BI^B 또는 I^Bi를 가질 수 있다. 따라서 O형 사람은 각 부모로부터 O 유전자를 물려받았고(유전자형 ii를 가짐), AB형 사람은 한 부모로부터 A 유전자를, 다른 부모로부터 B 유전자를 물려받았다(A와 B 사이에는 우성-후행 관계가 없다).

예를 들어, A형 사람은 항-A 항체를 생성하지 않는다. 그러나 놀랍게도 그들은 B 항원에 대한 항체를 만들고, 반대로 B형 혈액형을 가진 사람은 A 항원에 대한 항체를 만든다(그림 10.3). 이것은 "천연 항체"가 감염에 대한 반응으로 생성되고 A 또는 B 항원과 교차 반응하기 때문일 수 있지만 과학자들은 여전히 정확한 기원에 대해 불확실하다.

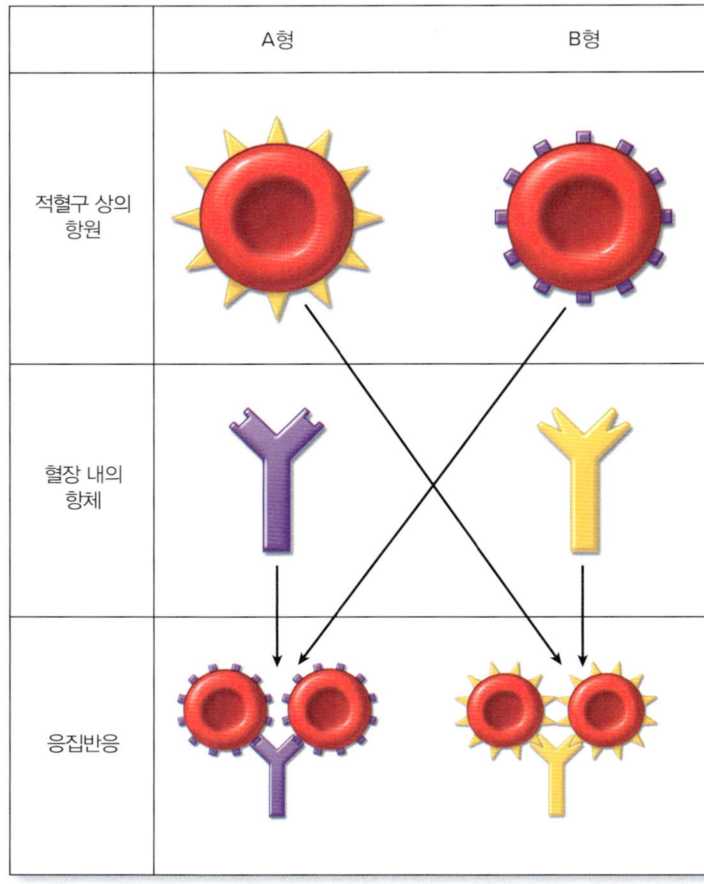

그림 10.3 응집반응. A형 혈액을 가진 사람은 적혈구에 A형 항원이 있고 혈장에는 B형 항원에 대한 항체가 있다. B형 혈액을 가진 사람은 적혈구에 B형 항원이 있고 혈장에는 A형 항원에 대한 항체가 있다. 따라서 한 혈액형의 적혈구가 다른 혈액형 혈장의 항체와 혼합되면 응집반응이 발생한다. 이 반응에서 적혈구는 항원-항체 결합 때문이다.

수혈 반응

수혈이 수행되기 전에 수혈자의 혈청과 공여자의 혈구를 혼합하여 **주요 교차시험**이 이루어진다. 유형이 일치하지 않는 경우(예: 기증자가 A형이고 수혜자가 B형인 경우), 수혜자의 항체가 기증자의 적혈구에 부착되어 다리를 형성하여 세포가 함께 뭉치거나 **응집**(agglutinate)되도록 한다(그림 10.4). 이러한 응집반응 때문에 A 항원과 B 항원을 **응집원**이라고 부르고, 이에 대한 항체를 **응집소**라고 한다. 이러한 응집을 초래하는 수혈 오류는 작은 혈관을 막고 용혈(적혈구 파열)을 일으켜 신장 및 기타 기관을 손상시킬 수 있다.

응급상황에서 O형 혈액은 A, B, AB 또는 O형인 사람들에게 수혈되었다. O형 적혈구에는 A 및 B 항원이 없기 때문에 수혜자의 항체는 기증자 적혈구를 응집시킬 수 없다. 따라서 O형은 **보편적인 기증자**이다.

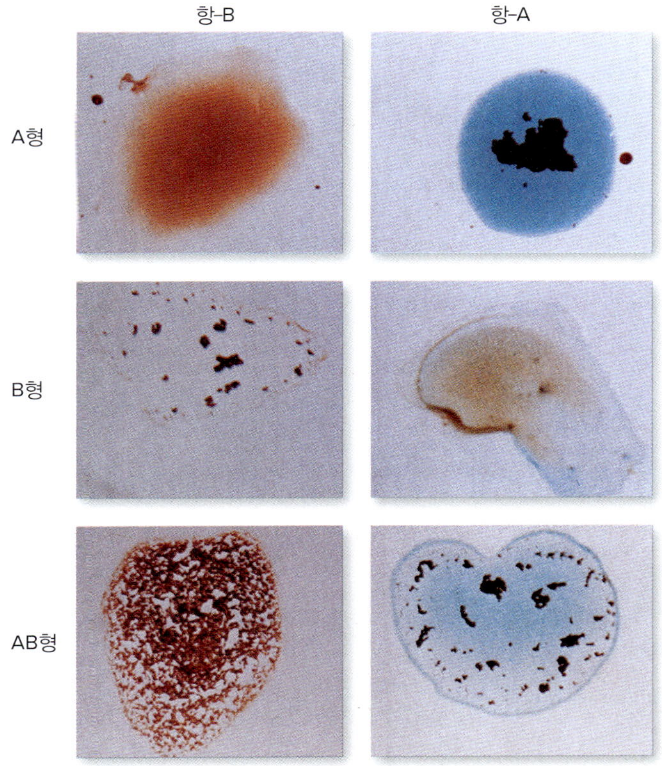

그림 10.4 혈액형. 적혈구의 응집(덩어리)은 A형 항원을 가진 세포가 항-A 항체와 혼합될 때, B형 항원이 있는 세포가 항-B 항체와 혼합될 때 발생한다. O형 혈액에서는 응집이 일어나지 않는다(표시되지 않음). ©Stuart Fox

Rh 인자

대부분의 사람들의 적혈구에서 발견되는 또 다른 항원 그룹은 **Rh 인자**(Rh factor)이다(이 항원이 처음 발견된 붉은털원숭이의 이름을 따서 명명됨). 이 그룹에는 다양한 항원이 있지만 의학적 중요성 때문에 한 가지가 눈에 띈다. 이 Rh 항원은 D라고 하며 종종 Rho(D)로 표시된다. 이 Rh 항원이 사람의 적혈구에 존재하면 사람은 **Rh 양성**(Rh positive)이다. 그것이 없으면 사람은 **Rh 음성**(Rh negative)이다. Rh 양성 상태는 훨씬 더 일반적이다.

Rh 인자는 Rh 음성 산모가 Rh 양성 아기를 낳을 때 특히 중요하다. 태아와 산모의 혈액은 일반적으로 태반을 가로질러 분리되어 있으므로 Rh 음성인 산모는 일반적으로 임신 중에 태아의 Rh 항원에 노출되지 않는다. 그러나 출생 시 노출 정도가 다양할 수 있으며, 산모의 면역계가 민감해지고 Rh 항원에 대한 항체가 생성될 수 있다. 그러나 노출이 최소일 수 있고 Rh 음성 여성이 Rh 인자에 대한 민감도가 다양하기 때문에 이것이 항상 발생하는 것은 아니다. 여성이 Rh 인자에 대한 항체를 생성하면 이 항체는 후속 임신에서 태반을 통과하여 태아의 Rh 양성 적혈구 용혈을 유발할 수 있다. 따라서 다음 아기는 **태아적아구증**(erythroblastosis fetalis) 또는 **신생아 용혈성 질환**이라고 하는 상태로 태어날 수 있다.

혈액 응고

혈관이 손상되면 **지혈**(hemostasis)을 촉진하는 여러 생리학적 기작이 활성화된다. 혈관의 내피 내막이 파손되면 내피하 결합조직의 콜라겐 단백질이 혈액으로 노출된다. 이것은 개별적이지만 겹치는 세 가지 지혈 기작을 시작한다. (1) 혈관 수축, (2) 혈소판 마개 형성, (3) 혈소판 마개를 관통하고 둘러싸는 섬유소 단백질 망의 생성이다.

혈소판 및 혈관벽

내피는 결합조직 콜라겐과 혈소판을 활성화하여 혈전 형성을 시작할 수 있는 기타 단백질 위에 있는 단순한 편평상피이다. 따라서 손상되지 않은 내피는 혈관벽에 있는 콜라겐 및 기타 혈소판 활성제로부터 혈액을 물리적으로 분리한다. 또한, 내피세포는 **프로스타사이클린**(또는 프로스타글란딘의 일종인 PGI_2)과 **산화질소**(NO)를 분비하며, 이는 (1) 혈관 확장제 역할을 하고, (2) 혈소판에 작용하여 혈소판을 억제한다. 또한 내피세포의 원형질막에는 **CD39**라는 효소가 포함되어 있으며 활성부위는 혈액과 마주하고 있다. CD39 효소는 혈액 내 ADP를 AMP 및 P_i로 분해한다(ADP는 활성화된 혈소판에 의해 방출되고 간략히 설명된 바와 같이 혈소판 응집을 촉진한다). 이러한 보호 기작은 혈소판이 혈관벽과 서로 달라붙지 않도록 하여 내피가 온전할 때 혈액의 흐름이 방해받지 않도록 하는 데 필요하다(그림 10.5a).

혈관이 손상되고 내피가 부서지면 혈소판 원형질막의 당단백질이 노출된 콜라겐섬유에 결합할 수 있다. 그러나 혈류의 힘은 콜라겐과 혈소판 모두에 결합하는 **폰 빌레브란트 인자**(VWF, 그림 10.5b)로 알려진 내피세포에서 생성되는 다른 단백질이 아니라면 콜라겐에서 혈소판을 끌어낼 수 있다.

활성화된 혈소판에서 방출된 ADP와 트롬복산 A_2는 새로운 혈소판을 주변으로 끌어들여 "끈적끈적"하게 만들어 콜라겐에 붙어 있는 혈소판에 달라붙게 한다. 혈소판의 두 번째 층은 차례로 혈소판 방출 반응을 일으키고 분비되는 ADP와 트롬복산 A_2는 손상부위에 추가 혈소판을 응집시킨다. 이것은 손상된 혈관에 **혈소판 마개**(platelet plug, 그림 10.5c)를 생성한다.

응고인자: 섬유소 형성

혈소판 마개는 **피브린**(fibrin)으로 알려진 불용성 단백질섬유의 섬유소에 의해 강화되어 완전한 **혈전**(blood clot)을 형성한다. 따라서 혈

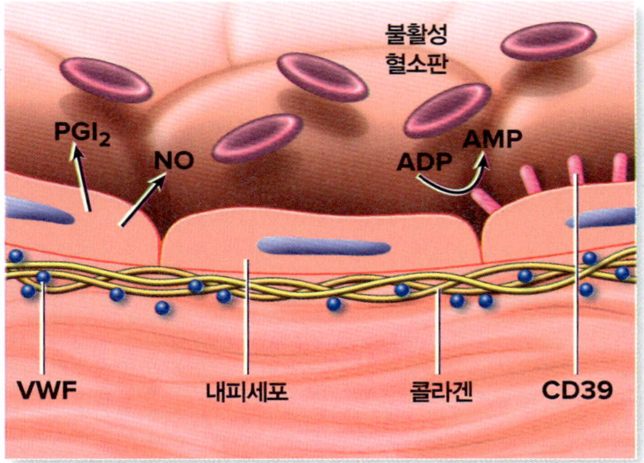

(a)

그림 10.5 혈소판 응집. (a) 혈소판 응집은 잠재적인 혈소판 활성제인 콜라겐에서 혈액을 분리하기 때문에 손상되지 않은 내피에서 방지된다. 또한 내피는 혈소판 응집을 억제하는 산화질소(NO)와 프로스타글란딘 I_2(PGI_2)를 분비한다. CD39라는 효소는 혈액에서 ADP를 분해하여 혈소판 응집을 촉진한다. (b) 내피가 파괴되면 혈소판은 콜라겐과 폰 빌레브란트 인자(VWF)에 부착되어 이 과정과 ADP 및 프로스타글란딘인 트롬복산 A_2(TxA_2)의 분비에 의해 활성화되는 혈소판을 고정하는 데 도움이 된다. (c) 혈소판 플러그가 형성되고 섬유소 단백질로 강화된다.

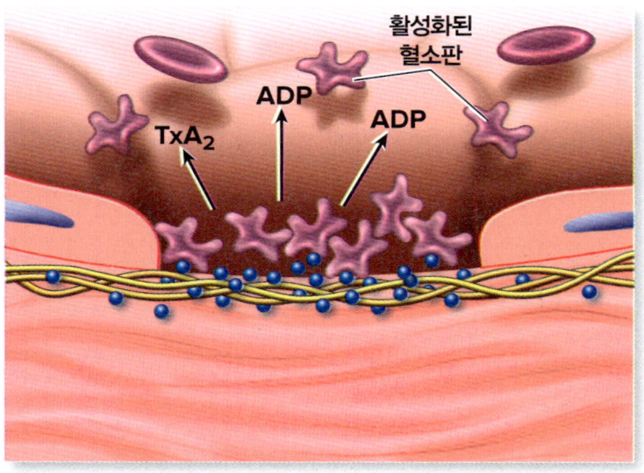

(b)

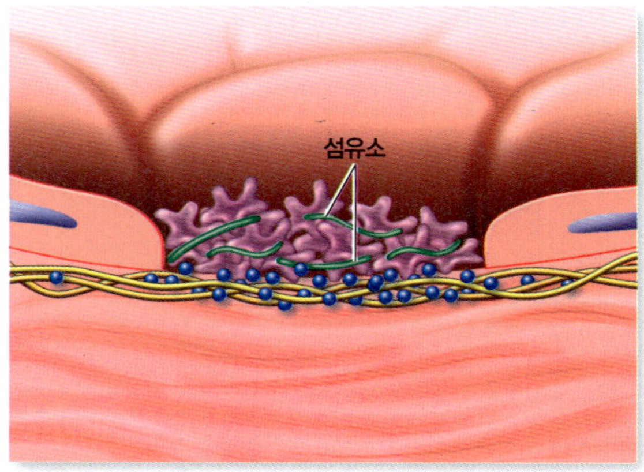

(c)

전은 혈소판과 섬유소로 구성되며, 일반적으로 혈전을 붉은색으로 만드는 갇힌 적혈구를 포함한다. 마지막으로, 혈전이 수축하면서 짜낸 액체를 **혈청**(serum)이라고 하며, 이는 섬유소의 가용성 전구체인 섬유소원이 없는 혈장이다. 혈청은 시험관에서 혈액을 응고시킨 후 원심분리하여 혈전과 혈구가 시험관 바닥에 채워지도록 하여 실험실에서 얻는다.

피브리노겐의 피브린으로의 전환은 두 가지 경로 중 하나를 통해 발생할 수 있다. 시험관에 남아 있는 혈액은 외부 화학물질을 추가하지 않아도 응고된다. 모든 성분이 혈액에 존재하기 때문에 이 응고 경로를 **내인성 경로**(intrinsic pathway)라고 한다. 그러나 손상된 조직은 섬유소 형성에 대한 "단축"을 시작하는 화학물질을 방출한다. 이 화학물질은 혈액의 일부가 아니기 때문에 더 짧은 경로를 **외인성 경로**(extrinsic pathway)라고 한다.

다음 단계는 Ca^{2+}와 인지질의 존재를 필요로 하며 후자는 혈소판에 의해 제공된다. 이러한 단계를 통해 **프로트롬빈**(prothrombin)이라고 하는 비활성 당단백질이 활성효소 **트롬빈**(thrombin)으로 전환된다. 트롬빈은 가용성 단백질 **피브리노겐**(fibrinogen)을 **피브린**(fibrin) 단량체로 전환한다. 이러한 단량체는 함께 결합되어 혈소판마개를 지지하는 그물망을 형성하는 불용성 섬유소 중합체를 생성한다.

혈전 형성의 외인성 경로는 **조직인자**(tissue factor, 또는 **조직 트롬보플라스틴**, **인자 III**로도 알려짐), 혈관 벽 내부(중막 및 외막에서 발견됨) 및 세포에 의해 시작된다. 주변 조직의 혈관이 손상되면 조

임상적용

A형 혈우병(hemophilia A)은 X-연관 열성형질로 유전되는 유전질환으로 유럽 왕실에서 만연해 있다. A형 혈우병에서 인자 VIII의 한 소단위의 결함은 이 인자가 내인성 응고 경로에 참여하는 것을 방해한다. 인자 VIII의 다른 소단위의 결함을 포함하는 **폰 빌레브란트병**(Von Willebrand's disease)은 상염색체 열성형질로 유전되며 가장 흔한 출혈 장애이다. 대부분의 경우 응고 장애는 혈관 손상부위의 콜라겐에 부착하기 위해 빠르게 순환하는 혈소판에 필요한 큰 당단백질인 폰 빌레브란트 인자의 결핍으로 인해 발생한다. 인자 VIII의 결함으로 인한 혈우병 A는 인자 IX에 대한 결함 X-연관 유전자로 유전되는 **B형 혈우병**(hemophilia B)보다 약 6배 더 흔한다. 두 가지 형태의 혈우병에 대한 유전자 요법의 최근 보고는 바이러스 벡터(보인자) 내에 포장된 DNA 서열의 전달을 포함한다.

직인자가 혈액 내 인자 VII 및 VIIa에 노출되어 인자 VIIa와 복합체를 형성한다. 이 복합체를 형성함으로써 조직인자는 인자 X 및 인자 IX를 활성화하는 인자 VIIa의 능력을 크게(2백만 배) 증가시킨다.

외인성 응고 경로는 이제 생체 내에서 응고 형성을 시작하는 것으로 설명된다. 현재 연구결과로는 내인성 응고 경로가 증폭 역할을 하여 외인성 경로에 의해 시작된 응고 연속을 증가시킨다는 것으로 나타낸다.

혈전 용해

손상된 혈관벽이 복구됨에 따라 활성화된 인자 XII는 혈장의 비활성 분자를 **칼리크레인**이라고 하는 활성 형태로 전환하는 것을 촉진한다. 칼리크레인은 차례로 비활성 **플라스미노겐**을 활성분자 **플라스민**(plasmin)으로 전환하는 것을 촉매한다. 플라스민은 섬유소를 "분할 생성물"로 분해하여 혈전 용해를 촉진하는 효소이다.

항응고제

시험관의 혈액 응고는 **구연산소듐** 또는 EDTA(**에틸렌디아민테트라아세트산**)를 첨가하여 억제할 수 있고 칼슘을 킬레이트(결합)한다. 이를 통해 응고 순서에 참여할 수 있는 혈액 내 Ca^{2+} 수치가 낮아져 응고가 억제된다. **헤파린**(heparin)이라는 점액단백질을 시험관에 추가하여 응고를 방지할 수도 있다. 헤파린은 트롬빈과 결합하고 비활성화하는 혈장단백질인 **항트롬빈 III**를 활성화한다. 헤파린은 또한 응고를 방지하기 위해 특정 의료 절차 중에 정맥으로 투여된다. **와파린**(warfarin)인 쿠마린(coumadin)은 **비타민 K 에폭사이드 환원** 효소를 억제하여 비타민 K의 세포 활성화를 차단한다.

비타민 K(vitamin K)는 혈액 응고에 필요하기 때문에 이 약은 항응고제 역할을 한다. 비타민 K는 많은 응고인자 단백질에서 발견되는 아미노산인 글루탐산을 **감마 카르복시글루탐산**이라는 유도체로 전환하는 데 필요하다.

10.3 심장의 구조

심장에는 4개의 방이 있다. 2개의 심방은 정맥혈을 수용하고 2개의 심실은 혈액을 동맥으로 배출한다. 우심실은 혈액을 폐로 펌핑하여 혈액에 산소를 공급한다. 좌심실은 산소가 공급된 혈액을 전신으로 펌핑한다.

주먹만 한 크기의 속이 빈 원뿔 모양의 **심장**(heart)이 4개의 방으로 나뉜다. 오른쪽 및 왼쪽 **심방**(atria)은 정맥계에서 혈액을 받는다. 우심실과 좌심실은 혈액을 동맥계로 펌핑한다. 우심방과 **심실**(ventricles, 때때로 우심 펌프라고도 함)은 근육벽 또는 **중격**에 의해 좌심방 및 심실(좌심 펌프)과 분리된다. 이 중격은 일반적으로 심장의 양쪽에서 혈액이 섞이는 것을 방지한다.

심방의 심근과 심실은 구조적, 기능적으로 서로 분리되어 있으며, 심방에서 심실로 활동전위를 전달하기 위해서는 특별한 전도조직이 필요하다. 또한 섬유성 골격의 결합조직은 4개의 심장판막 주위에 **섬유륜**(annuli fibrosi)이라고 하는 고리를 형성하여 판막을 지지하는 기초를 제공한다.

폐순환 및 전신순환

폐동맥은 혈액을 폐로 운반하기 위해 분기되며 폐 모세관과 폐포 사이에서 가스 교환이 발생한다. 산소는 공기에서 모세관으로 확산되는 반면 이산화탄소는 반대 방향으로 확산된다.

따라서 **폐정맥**을 통해 좌심방으로 돌아가는 혈액은 산소가 풍부하고 이산화탄소가 부분적으로 고갈된다. 심장(우심실)에서 폐를 거

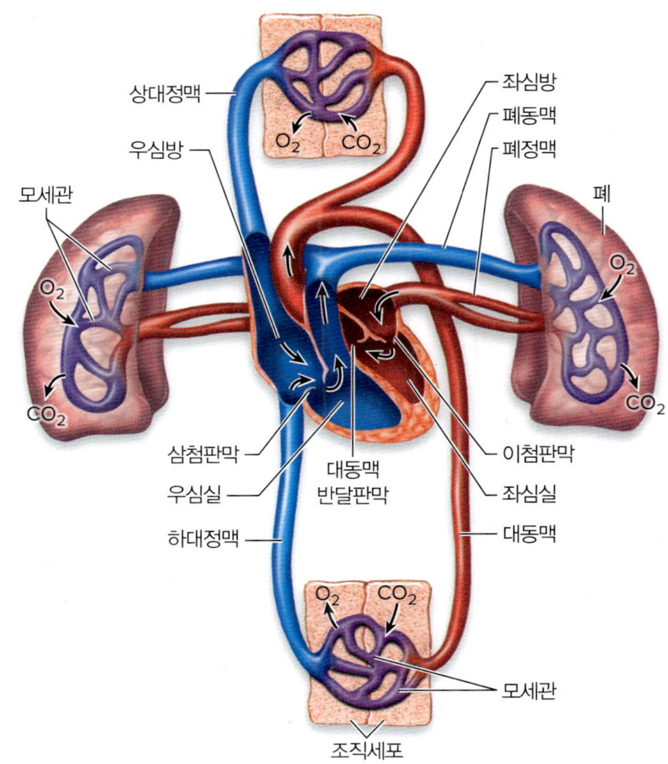

그림 10.6 순환계 다이어그램. 전신순환에는 대동맥과 대정맥이 포함되며, 폐순환에는 폐동맥과 폐정맥이 포함된다.

쳐 다시 심장(좌심방)으로 가는 혈액의 경로는 **폐순환**(pulmonary circulation)이라는 하나의 회로를 완성한다.

좌심방의 산소가 풍부한 혈액은 좌심실로 들어가 매우 크고 탄력 있는 동맥인 **대동맥**으로 펌핑된다. 대동맥은 짧은 거리를 오르고 U턴을 한 다음 흉부(가슴)와 복강을 통해 하강한다. 대동맥의 동맥 가지는 모든 기관계에 산소가 풍부한 혈액을 공급하므로 **전신순환**(systemic circulation)의 일부이다.

전신순환의 수많은 작은 근동맥과 세동맥은 폐순환보다 혈류에 대한 저항이 더 크다. 저항의 차이에도 불구하고 전신순환을 통한 혈류 속도는 폐순환의 흐름 속도와 일치해야 한다. 좌심실이 하는 일의 양이 우심실보다 더 많기 때문에(5~7배) 좌심실의 근육벽이 우심실보다 더 두꺼운(8~10mm) 것은 놀라운 일이 아니다. 그 때문에 좌심실 벽의 두께는 우심실벽의 두께(2~3mm)보다 더 두껍다(그림 10.6).

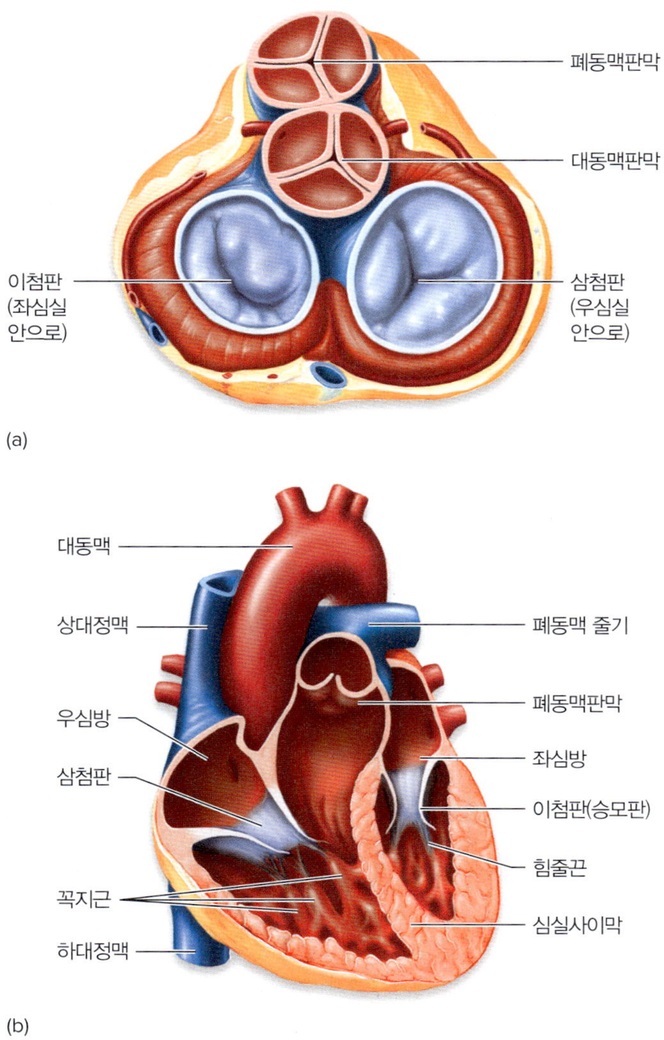

그림 10.7 심장판막. (a) 심장판막의 우수한 보기. (b) AV 판막과 폐동맥판막을 모두 보여주는 심장을 통한 시상단면(대동맥판막은 이 보기에서 볼 수 없음)이다.

방실판막 및 반월판

인접한 심근세포들은 개재판에 의해 기계 및 전기적으로 함께 연결되어 있지만, 심방과 심실은 결합조직 시트(앞서 언급한 섬유성 골격)에 의해 두 개의 기능단위로 분리된다. 이 조직 안에는 일방통행성 **방실판막**(atrioventricular valves, AV 판막)이 내장되어 있다. 우심방과 우심실 사이에 위치한 방실판막에는 3개의 판막이 있어 **삼첨판**이라고 한다. 좌심방과 좌심실 사이의 방실판막은 일반적으로 두 개의 판을 가지고 있으며 **승모판** 또는 **이첨판**이라고 한다(그림 10.7).

AV 판막은 혈액이 심방에서 심실로 흐르게 하지만 일반적으로 혈액이 심방으로 역류하는 것을 방지한다. 이러한 판막의 개폐는 심방과 심실 사이의 압력 차이로 발생한다.

일방통행성 **반월판**(semilunar valves)은 폐동맥과 대동맥의 기시점에 있다. 이 판막은 심실 수축 중에 열리고 혈액이 폐순환 및 전신순환으로 들어갈 수 있다. 심실이완 동안 동맥의 압력이 심실의 압력보다 높으면 반월판이 닫혀 혈액이 심실로 역류하는 것을 방지한다.

10.4 심장주기

두 개의 심방은 혈액으로 가득 차고 동시에 수축하며 폐순환 및 전신순환을 통해 혈액을 보내는 두 심실의 동시 수축이 뒤따른다. 심방과 심실이 심장주기를 통과할 때 심방과 심실에 나타나는 압력변화 때문에 동맥으로 나가는 혈액의 흐름을 담당한다.

심장주기(cardiac cycle)는 심장의 수축과 이완이 반복되는 패턴이다. 수축하는 단계를 **수축기**(systole), 이완하는 단계를 **이완기**(diastole)라고 한다. 심방 수축은 심실이 이완될 때 이완기 말에 발생한다. 수축기 동안 심실이 수축하면 심방이 이완된다(그림 10.8).

심장은 2단계 펌프 작용을 한다. 우심방과 좌심방이 거의 동시에 수축하고 0.1~0.2초 후에 우심실과 좌심실이 수축한다. 심방과 심실이 모두 이완되는 동안 정맥환류로(정맥에서 나오는 혈액)이 심방을 채운다. 심방 충전으로 인한 압력 증가로 인해 AV 판막이 열리고 혈액이 심방에서 심실로 흐른다.

수축기에서 심실의 수축은 포함된 혈액의 약 2/3(박출률)을 구출한다. 배출된 양은 **일회박출량**(stroke volume)이다. 심실은 다음 주기에 혈액으로 채워진다. 분당 75회의 평균 **심박수**(cardiac rate)에

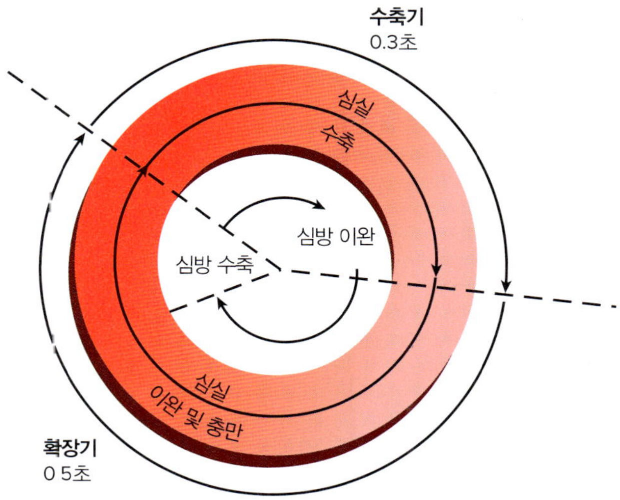

그림 10.8 심실 수축기와 이완기의 심장주기. 심방의 수축은 심실확장기의 마지막 0.1초에 발생한다. 심방의 이완은 심실수축기 동안 발생한다. 수축기와 이완기에 주어진 기간은 분당 75회 심박수와 관련이 있다.

서 각 주기는 0.8초 동안 지속된다. 이완기에 0.5초, 수축기에 0.3초가 소요된다.

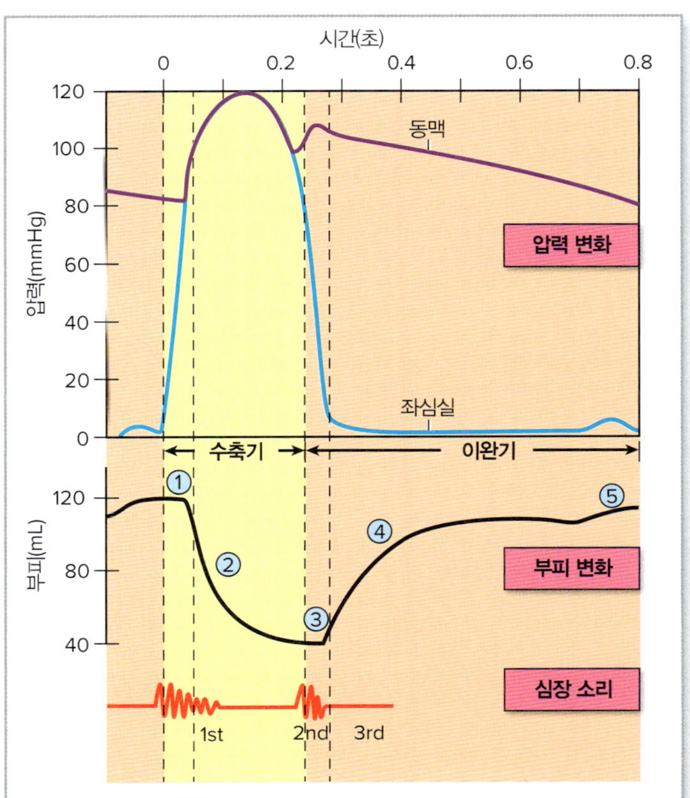

그림 10.9 좌심실의 압력 변화와 심장주기의 영향. 그림은 좌심실 압력 변화가 좌심실 용적 및 동맥압에 미치는 영향과 이들과 심장소리의 상관관계를 보여준다. 숫자는 텍스트에서 설명하고 오른쪽 그림 부분에 설명된 이벤트를 나타낸다.

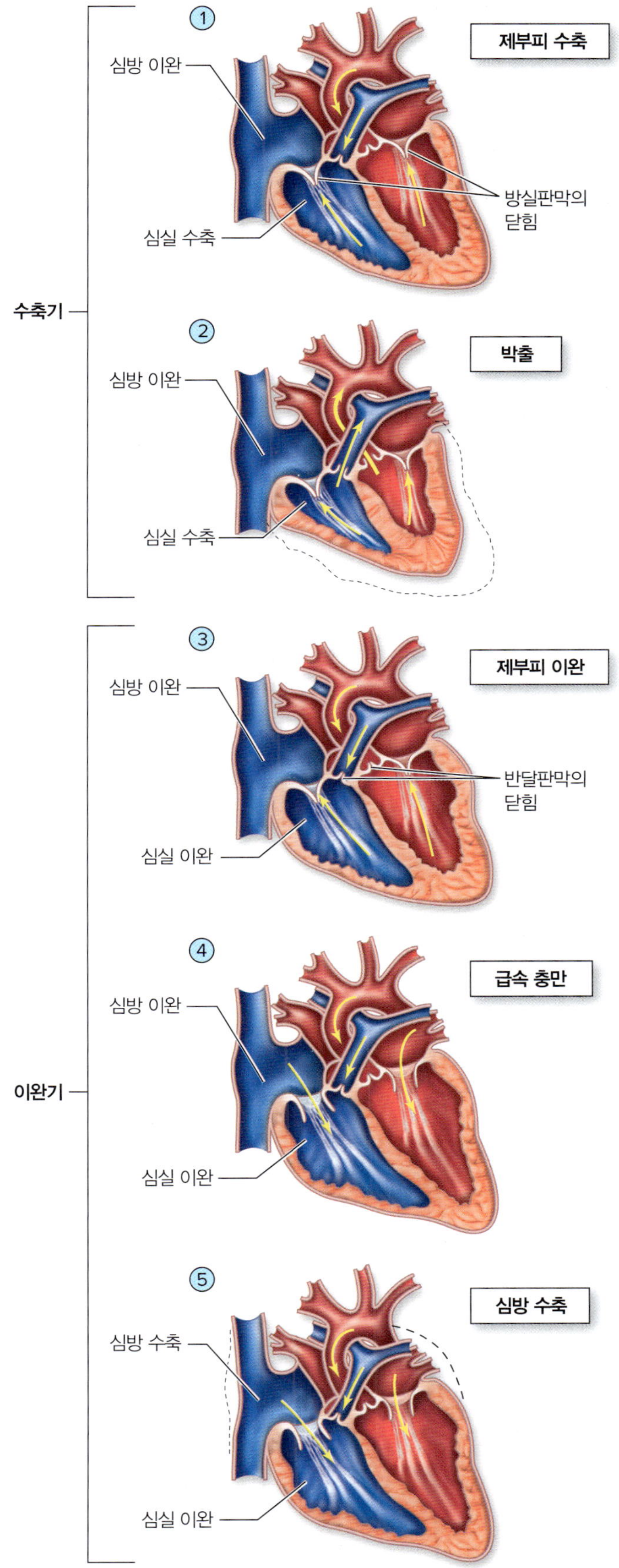

> **임상적용**
>
> **심방세동**(atrial fibrillation)이 있는 경우 심방이 수축하지 않지만, 심실을 채우고 심실에서 배출되는 혈액의 양은 때때로 환자가 명백한 증상 없이 살 수 있을 만큼 충분한다. 그러나 환자는 심박출량을 충분히 증가시킬 수 없기 때문에 피로와 운동에 어려움을 겪을 수 있다. 더 심각하게는 심방에 혈액이 고이면 혈전이 형성될 가능성이 높아져 뇌졸중 위험이 4~5배 증가한다. 이것은 아스피린, 와파린(비타민 K의 활성화를 차단함), 리바록사반(자렐토)을 포함한 항응고제로 예방할 수 있다. 이는 응고 순서에서 인자 X 활성을 억제한다.

심장주기 동안의 압력 변화

심장이 이완기에 있을 때 전신 동맥의 압력은 평균 약 80 mmHg(수은 밀리미터)이다. 그러면 다음과 같은 심장주기 작용이 발생한다(그림 10.9).

1. 심실이 수축을 시작하면 심실 내 압력(심실 내부의 압력)이 상승하여 AV 판막이 닫히고 첫 번째 심장소리가 발생한다. 이때 심실은 혈액으로 채워지지 않고(AV 판막이 닫혀 있기 때문에) 혈액을 내보내지 않는다(심실 내 압력이 반월판을 열 수 있을 만큼 충분히 상승하지 않았기 때문에). 이것은 **등용적 수축**의 단계이다.
2. 좌심실의 압력이 대동맥의 압력보다 높아지면 반월판이 열리면서 **배출 단계**가 시작된다. 좌심실과 대동맥의 압력은 배출이 시작되고 심실 부피가 감소할 때 약 120 mmHg까지 상승한다.
3. 좌심실의 압력이 대동맥의 압력 아래로 떨어지면 후방압력이 반달판을 닫고 두 번째 심실 소리가 생성된다. 대동맥의 압력은 80 mmHg로 떨어지고 좌심실의 압력은 0 mmHg로 떨어진다. **등용적 이완** 동안에는 AV 판막과 반월판이 모두 닫힌다. 이 단계는 심실의 압력이 심방의 압력 아래로 떨어질 때까지 지속된다.
4. 심실의 압력이 심방의 압력 아래로 떨어지면 AV 판막이 열리고 심실이 빠르게 채워지는 단계가 발생한다.
5. **심방 수축(심방 수축기)**은 심실의 등용적 수축의 다음 단계 직전에 최종 양의 혈액을 심실로 전달한다.

우심실의 수축기에 생성되는 최대 압력은 25 mmHg이며 이완기에는 8 mmHg로 낮아진다.

10.5 심장과 심전도의 전기적 활동

심장의 박동조율기 영역(동방결절)은 활동전위를 유발하는 자발적인 탈분극을 나타내어 심장의 자동 박동을 유발한다. 활동전위는 심방의 심근세포에 의해 전도되고 특수 전도조직에 의해 심실로 전달된다. 심전도파는 심장에서 이러한 활동에 해당한다.

심근(심장근육)세포는 짧고 가지가 있으며 간극접합으로 서로 연결되어 있다. 간극접합으로 연결된 전체 세포덩어리를 심근이라고 한다. 심근은 단일 기능단위 또는 기능적 합성세포이다.

심장의 전기적 활동

심장박동의 자동 특성을 **자동성**이라고 한다. 격리된 심근세포에 대한 실험과 심장의 전도성 조직에 블록이 있는 환자를 관찰한 결과, 과학자들은 자발적으로 활동전위를 생성하여 심박조율기 역할을 할 수 있는 세 영역이 있음을 알게 되었다. 정상 심장에서는 이들 중 하나인 **동방결절**(sinoatrial node, SA 결절)만이 박동조율기 역할을 한다. 동방결절은 상대 정맥이 열리는 곳 근처의 우심방에 위치하며 심장의 일차(정상) 심박조율기 역할을 한다.

심박조율기 전위

동방결절의 세포는 휴지기 신경세포나 골격근세포와 같은 방식으로 휴지기 막전위를 유지하지 않는다. 대신, 이완기 동방결절의 세포는 **심박조율기 전위**(pacemaker potential)라는 느린 **자발적 탈분극**을 나타낸다. 이 심박조율기 전위는 이완기 동안 발생하기 때문에 **이완기 탈분극**(diastolic depolarization)이라고도 한다. 동방결절의 세포는 다른 막 이온 채널과 수송체의 상호작용을 통해 시계와 같은 방식으로 이 자발적 이완기 탈분극을 생성한다.

자발적 탈분극과 이에 따른 자동 심장박동의 생성은 원형질막과 근형질 세망의 이온 통로를 포함한다. 원형질막의 한 유형은 심박조율기 세포에 고유한 **HCN 통로**(HCN channels)로 알려져 있다. 이름의 "H"는 과분극을 의미한다. 이 통로는 다른 모든 전압-개폐성 이온 통로와 달리 탈분극보다는 과분극에 반응하여 열린다. 열리면 Na^+가 들어와서 탈분극이 발생한다. 이완기 탈분극이 임계값(약 −40mV)에 도달하면 원형질막에서 전압-개폐성 Ca^{2+} 통로가 열린다. 이때의 Ca^{2+} 유입은 일반적인 Na^+ 유입보다 심박조율기 세포에서 활동전위의 상승 단계를 생성한다(그림 10.10). 활동전위의 이 상향 단계가 발생하는 동안, 들어간 Ca^{2+}는 Ca^{2+} 과정에서 근소포체

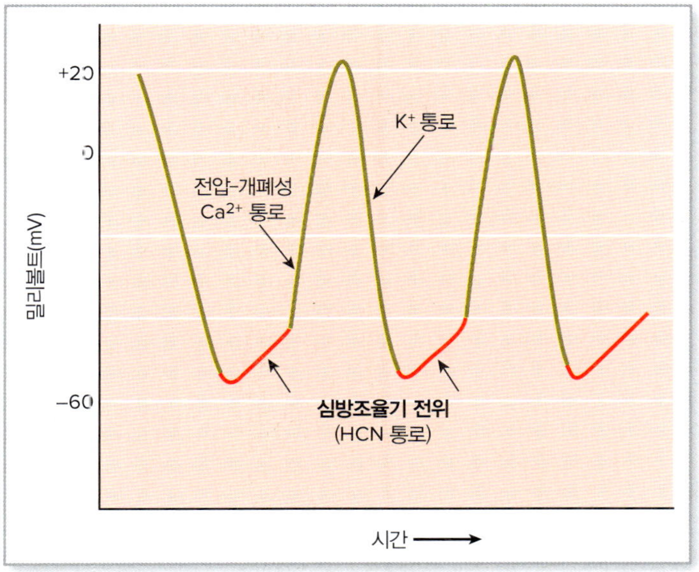

그림 10.10 동방결절의 심박조율기 전위 및 활동전위. 심박조율기 전위(빨간색)는 자발적인 탈분극이다. 임계값에 도달하면 활동전위(녹색)를 유발한다.

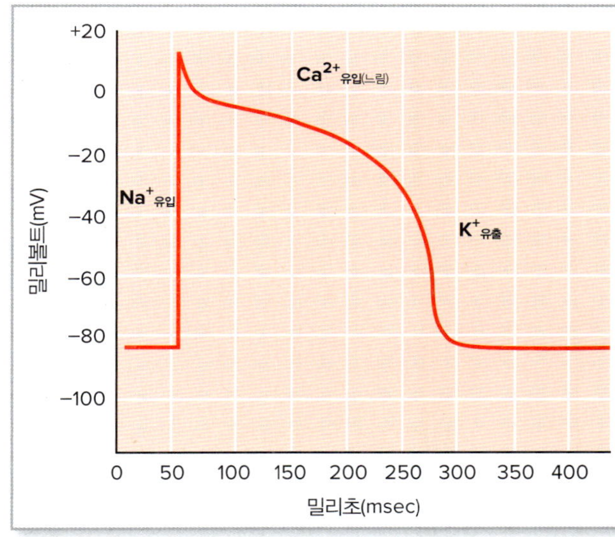

그림 10.11 심실의 심근세포에서 활동전위. 활동전위의 안정기는 Ca^{2+}의 느린 내부 확산에 의해 유지된다. 결과적으로 심장 활동전위는 축삭에서 스파이크 같은 활동전위보다 지속 시간이 약 100배 더 길다.

(리아노딘수용체라고도 함)에서 Ca^{2+} 방출 통로의 개방을 자극한다. 이것은 심근세포의 수축을 일으키는 근소포체에서 Ca^{2+}의 대량 방출을 생성한다. 그런 다음 전압-개폐성 K^+ 통로가 열리면 재분극이 발생한다.

심근 활동 가능성

다른 심근세포가 SA 결절에서 발생하는 활동전위에 의해 자극되면 자체 활동전위를 생성한다. 대부분의 심근세포는 약 −85 mV의 휴지 막전위를 가지고 있다. 심박조율기 영역의 활동전위에 의해 자극을 받으면 이 세포는 역치까지 탈분극되고, 이 지점에서 전압으로 조절되는 Na^+ 관문이 열린다. 비심박조율기 세포의 활동전위의 상승 단계는 빠른 내부를 통한 Na^+의 **빠른 Na^+ 통로** 확산 때문이다. 막극성의 급격한 반전에 따라 막전위는 약 −15 mV로 빠르게 감소한다. 그러나 다른 세포의 활동전위와 달리 이 수준의 탈분극은 재분극 전에 200~300 msec 동안 유지된다(그림 10.11). 이 안정기는 Ca^{2+}의 느린 내부 확산으로 인해 발생한다. **느린 Ca^{2+} 통로**는 K^+의 느린 외부 확산의 균형을 유지한다. 안정기의 끝에서 급속한 재분극은 다른 세포에서와 같이 전압-개폐성 K^+ 통로의 개방과 그 결과 K^+의 급속한 외부 확산에 의해 달성된다.

심장조직 전도

SA 결절에서 시작된 활동전위는 이들 세포 사이의 간극접합을 통해 우심방과 좌심방의 인접한 심근세포로 퍼진다. 그러나 심방의 심근은 심장의 섬유성 골격에 의해 심실의 심근과 분리되어 있기 때문에 충동은 심방에서 심실로 직접 전도될 수 없다. 따라서 변형된 심근세포로 구성된 특수 전도조직이 필요하다. 이러한 특수 심근세포는 **방실결절**, **His 다발** 및 **푸르키니에섬유**를 형성한다.

SA 결절에서 심방을 통해 퍼진 활동전위는 방실중격의 아래쪽 부분에 위치한 **방실결절**(atrioventricular node, AV 결절)로 전달된다(그림 10.12). 여기에서 활동전위는 방실중격의 상단에서 시작하여 **방실다발**(atrioventricular bundle) 또는 **His 다발**(bundle of His, "히스"로 발음)을 통해 계속된다. 이 전도조직은 심장의 섬유성 골격을 관통하고 심실중격을 따라 계속 내려간다. 방실다발은 심실벽 내에서 **푸르키니에섬유**(Purkinje fibers)와 연속되는 오른쪽 및 왼쪽 다발가지로 나뉜다. 심실의 심근 내에서 활동전위는 내부(심내막)에서

임상적용

부정맥(arrhythmias)은 심장박동의 이상을 초래하는 비정상적인 전기적 활동 패턴이다. 부정맥 치료에 사용되는 약물은 심장 활동전위의 특성과 전도에 영향을 미치며 4가지 그룹으로 분류된다. 그룹 1 약물은 빠른 Na^+ 통로(퀴니딘, 프로카인아미드, 리도카인)를 차단하는 약물이다. 2군 약물은 베타 차단제로서 카테콜라민이 베타 아드레날린성 수용체(프로프라놀롤, 아테놀롤)를 자극하는 능력을 방해한다. 그룹 3 약물은 K^+ 통로(아미오다론)를 차단하여 재분극을 늦춘다. 그룹 4 약물은 느린 Ca^{2+} 통로를 차단한다(베라파밀, 딜티아젬). 다양한 부정맥은 각 약물의 특정 작용으로 가장 잘 치료된다.

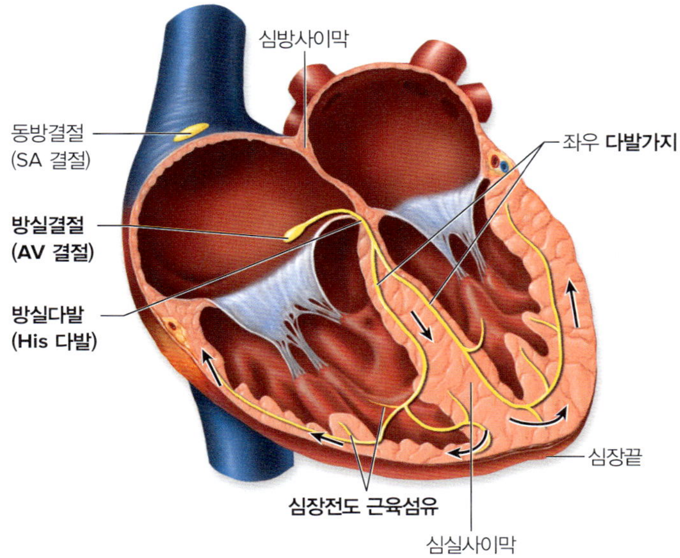

그림 10.12 심장의 전도시스템. 전도시스템(굵게 표시)은 심방에서 심실로 충동을 빠르게 전도하는 특수 심근세포로 구성된다.

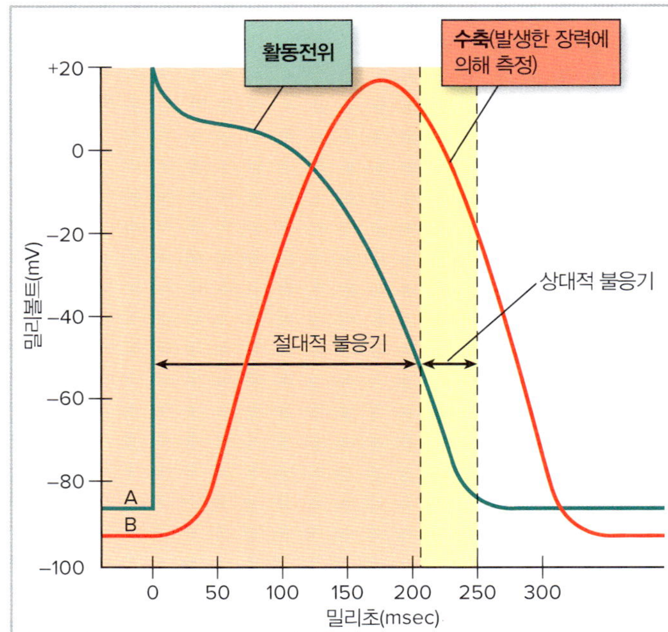

그림 10.13 심근 수축과 심근 활동전위의 상관관계. 심근 활동전위(녹색)의 시간 경과는 수축 기간(빨간색)과 비교된다. 긴 활동전위는 그에 상응하는 긴 절대 불응기간과 상대 불응기간을 초래한다. 이러한 불응기간은 수축만큼 오래 지속되므로 심근세포는 첫 번째 자극으로 수축이 완료될 때까지 두 번째로 자극될 수 없다.

외부(심외막) 쪽으로 퍼진다. 이로 인해 두 심실이 동시에 수축하고 혈액을 폐순환 및 전신순환으로 배출한다.

심근의 흥분-수축 짝이룸

근관(주로 횡세관을 따라)에 의해 전도된 활동전위는 원형질막에서 전압-개폐성 Ca^{2+} 통로를 잠시 연다. 이것은 Ca^{2+}가 세포외액에서 세포질로 확산되도록 하여 근소포체에서 Ca^{2+} 방출 통로의 개방을 자극하는 역할을 하는 Ca^{2+}의 짧은 "펌프"를 생성한다. 근소포체의 세포 내 저장소에서 방출되는 Ca^{2+}의 양은 근초의 전압-개폐성 통로를 통해 세포외액에서 유입되는 양보다 훨씬 많다. 따라서 트로포닌에 결합하고 수축을 자극하는 것은 대부분 근소포체의 Ca^{2+}이다.

이러한 이벤트는 근초가 근소포체에 매우 근접한 영역인 **신호복합체**에서 발생한다. 심근세포에는 약 20,000개의 신호복합체가 있으며, 모두 활동전위의 탈분극 자극에 의해 동시에 활성화된다. 이것은 활동전위의 탈분극 단계에서 발생하는 심근 수축을 초래한다(그림 10.13).

골격근과 달리 심장은 수축을 유지할 수 없다. 이는 심방과 심실이 각각 하나의 세포로 구성된 것처럼 행동하기 때문에 **기능적 융합체**라고 한다. 심방의 기능적 융합체 및 심실의 기능적 융합체는 단일 단위로 자극되고 하나의 단위로 수축한다. 심근세포는 활동전위의 긴 지속시간에 해당하는 **긴 불응기간**을 가지고 있기 때문에 심장은 정상적으로 이전 수축에서 이완될 때까지 다시 자극될 수 없다. 따라서 수축의 합산이 방지되고 심근은 다시 채워질 수 있도록 각 수축 후에 이완되어야 한다. 이를 통해 심장의 리드미컬한 펌핑 작용이 보장된다.

심전도

조직액은 전위차에 반응하여 이동(전류 생성)하는 이온 농도가 높기 때문에 신체는 우수한 전기전도체이다. 심장에서 생성된 전위차는 신체 표면으로 전도되어 피부에 부착된 표면 전극에 의해 기록될 수 있다. 이렇게 얻은 기록을 **심전도**(electrocardiogram, ECG 또는 EKG)라고 한다. 기록 장치를 **심전계**라고 한다. 각 심장주기는 P, QRS 및 T로 지정된 3개의 고유한 ECG 파를 생성한다(그림 10.14a).

ECG는 활동전위의 기록이 아니지만 심장에서 활동전위의 생성 및 전도의 결과라는 점에 유의하자. 심실에서 생성된 활동전위와 ECG 파동의 상관관계는 그림 10.14b에 나와 있다. 이 그림은 심실을 통한 탈분극의 확산(QRS로 표시, 간략히 설명됨)이 활동전위에 해당하므로 심실의 수축에 해당함을 보여준다.

심방을 통한 탈분극의 확산은 ECG 라인의 상향 편향으로 표시되는 전위차를 유발한다. 심방 질량의 약 절반이 탈분극되면 이 상향 편향은 심방의 탈분극된 부분과 자극되지 않은 부분 사이의 전위차가 최대이기 때문에 최대값에 도달한다. 심방의 전체 질량이 탈분극

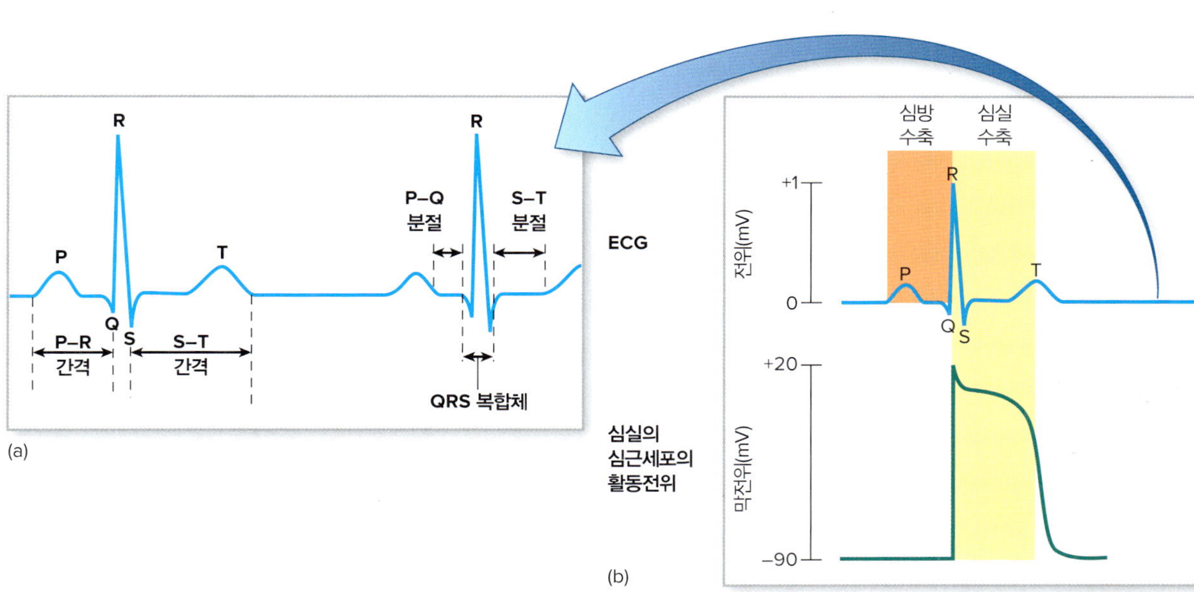

그림 10.14 ECG와 심장주기. (a) 심전도(ECG) 파동 및 간격. (b) 심방 및 심실의 ECG파 및 수축(상단)과 심근 활동전위(하단)의 상관관계이다.

되면 심방의 모든 영역이 동일한 극성을 갖기 때문에 ECG가 기준선으로 돌아간다. 따라서 심방 탈분극의 확산은 **P 파**(P wave)를 생성한다.

자극을 심실로 전도하면 유사하게 전위차를 생성하여 ECG 라인의 급격한 상향 편향을 초래하고 심실의 전체 질량이 탈분극됨에 따라 기준선으로 돌아간다. 심실로의 탈분극의 확산은 **QRS 파**(QRS wave)로 표현된다.

ECG 기록 전극 또는 "리드"에는 두 가지 유형이 있다. **양극사지 리드**는 손목과 다리에 있는 전극 사이의 전압을 기록한다(그림 10.15). 이러한 양극성 리드에는 리드 I(오른팔에서 왼팔로), 리드

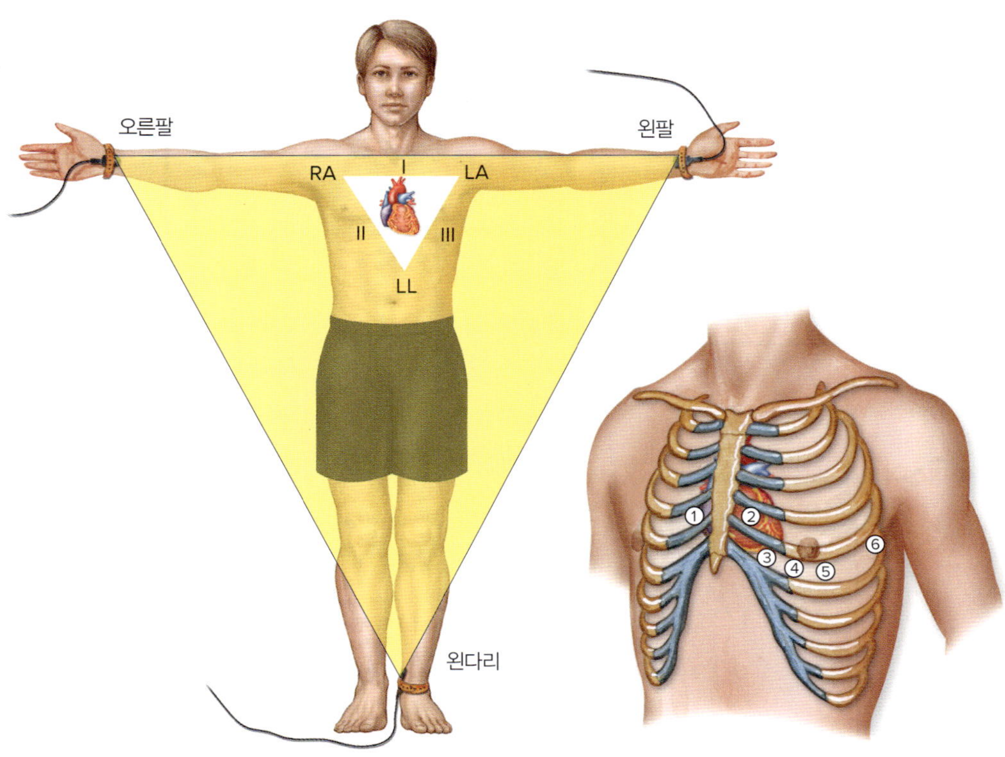

그림 10.15 심전도 리드. 양극사지 리드의 배치와 단극성 흉부의 탐색 전극은 심전도(ECG)에서 리드한다. 번호가 매겨진 가슴 위치는 표 13.7에 나와 있는 것처럼 V_1에서 V_6까지에 해당한다(RA = 오른팔, LA = 왼팔, LL = 왼다리).

II(오른팔에서 왼다리로) 및 리드 III(왼팔에서 왼다리로)가 포함된다. 오른다리는 접지 리드로 사용된다. **단극 리드**에서 전압은 신체에 배치된 단일 "탐색 전극"과 심전도계에 내장되고 0 전위(접지)로 유지되는 전극 사이에 기록된다.

단극사지 리드는 오른팔, 왼팔, 왼다리에 배치되며 각각 AVR, AVL 및 AVF로 축약된다. 단극흉부 리드는 정중선 위치에서 시작하여 1에서 6까지 레이블이 지정되어 있다.

ECG와 심장소리의 상관관계

근절 영역으로 Ca^{2+}의 확산을 촉진하여 수축을 자극한다. 따라서 QRS 파는 수축기의 시작 부분에서 볼 수 있다. 그 결과 심실 내 압력이 상승하면 AV 판막이 닫히므로 QRS 파동 직후 첫 번째 심장음(S_1 또는 lub)이 생성된다(그림 10.16).

표시된 심실의 재분극은 이완기 시작 시 심실이 이완되는 것과 동시에 발생한다. 결과적으로 심실 내압이 떨어지면 대동맥판과 폐 반월판이 닫히게 되어 심전도에서 T 파가 시작된 직후 두 번째 심장음(S_2 또는 dub)이 생성된다.

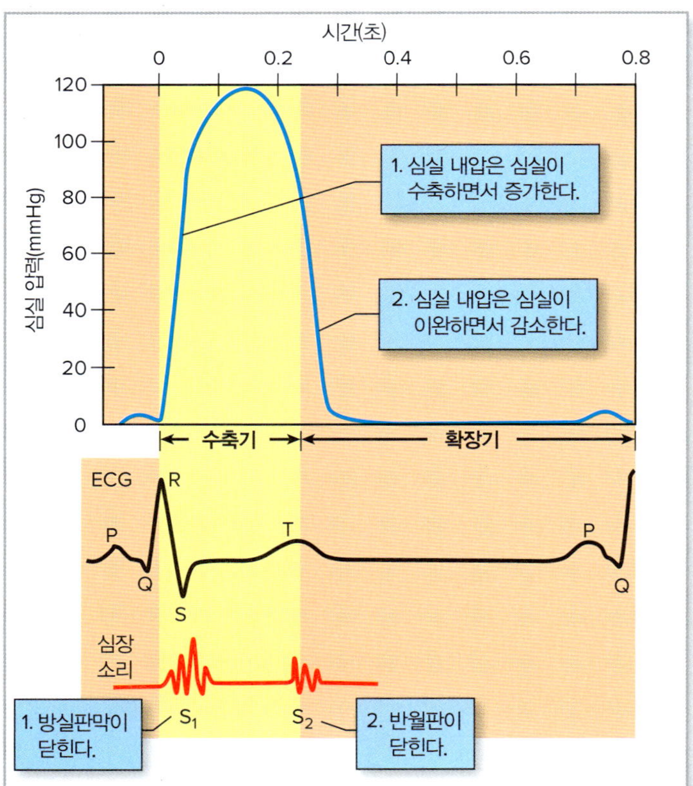

그림 10.16 심실 내압 변화와 ECG의 관계. QRS 파(심실의 탈분극을 나타냄)는 수축기 시작 시 발생하는 반면, T 파(심실의 재분극을 나타냄)는 이완기 시작 시 발생한다. 그림 하단에 번호가 매겨진 단계는 상단에 번호가 매겨진 단계에 해당한다.

10.6 혈관

동맥의 두꺼운 근육층은 그들이 높은 압력으로 심장에서 배출된 혈액을 운반할 수 있게 해준다. 정맥의 더 얇은 근육층은 증가된 양의 혈액이 정맥에 들어갈 때 팽창할 수 있게 하며, 정맥의 단방향 판막은 혈액이 심장으로 다시 흐르도록 한다. 모세혈관은 혈액과 간질액 사이의 물질의 신속한 교환을 촉진한다.

혈관은 혈액이 심장에서 신체의 모든 살아있는 세포로 흐른 다음 다시 심장으로 돌아가게 하는 몸 전체에 관 모양의 네트워크를 형성한다. 심장에서 나오는 혈액은 **동맥**, **세동맥** 및 **모세혈관**이라고 하는 점차적으로 더 작은 직경의 혈관을 통과한다. 모세혈관은 동맥류와 정맥류를 연결하는 미세한 혈관이다. 모세혈관에서 심장으로 되돌아오는 혈액은 **정맥**이라고 하는 점점 더 큰 직경의 혈관을 통과한다.

동맥과 정맥의 벽은 세 개의 외피, 즉 "튜닉"으로 구성되어 있다. 가장 바깥층은 **외막**(tunica externa), 중간층은 **중간막**(tunca media)이고, 내부층은 **내막**(tunica interna)이다. 외막은 결합조직으로 구성되어 있는 반면, 중막은 주로 평활근으로 구성되어 있다. 내막은 세 부분으로 구성된다. (1) 모든 혈관의 내강을 둘러싸고 있는 가장 안쪽의 단순 편평상피인 **내피**로, (2) 일부 결합조직섬유 위에 있는 기저막(당단백질 층), (3) 내부 탄성층을 형성하는 탄성섬유 또는 **엘라스틴층**이다.

동맥과 정맥은 기본 구조가 동일하지만(그림 10.17) 몇 가지 중요한 차이점이 있다. 동맥은 비슷한 크기의 정맥보다 직경에 비해 더 많은 근육을 가지고 있다. 결과적으로 동맥은 단면이 더 둥글게 나타나는 반면 정맥은 부분적으로 수축되어 있다. 또한 많은 정맥에는 동맥에 없는 판막이 있다.

동맥

대동맥과 다른 큰 동맥에는 중막의 평활근세포 사이에 수많은 엘라스틴섬유층이 있다. 이 큰 **탄성 동맥**(elastic arteries)은 심실 수축의 결과로 혈액 압력이 상승할 때 확장된다. 심실이 이완되는 동안 혈압이 떨어지면 늘어난 고무줄처럼 반동한다.

직경이 100 μm 이하인 작은 근동맥이 나뉘어 더 작은 **세동맥**(arterioles, 직경 20~30 μm)을 형성한다. 일부 조직에서는 세동맥의 혈액이 **동정맥 문합**을 통해 직접 세정맥으로 들어갈 수 있다. 그러나 대부분의 경우 세동맥의 혈액은 모세혈관으로 들어간다(그림 10.18). 모세혈관은 가장 좁은 혈관(직경 7~10 μm)이다. 그들은 혈

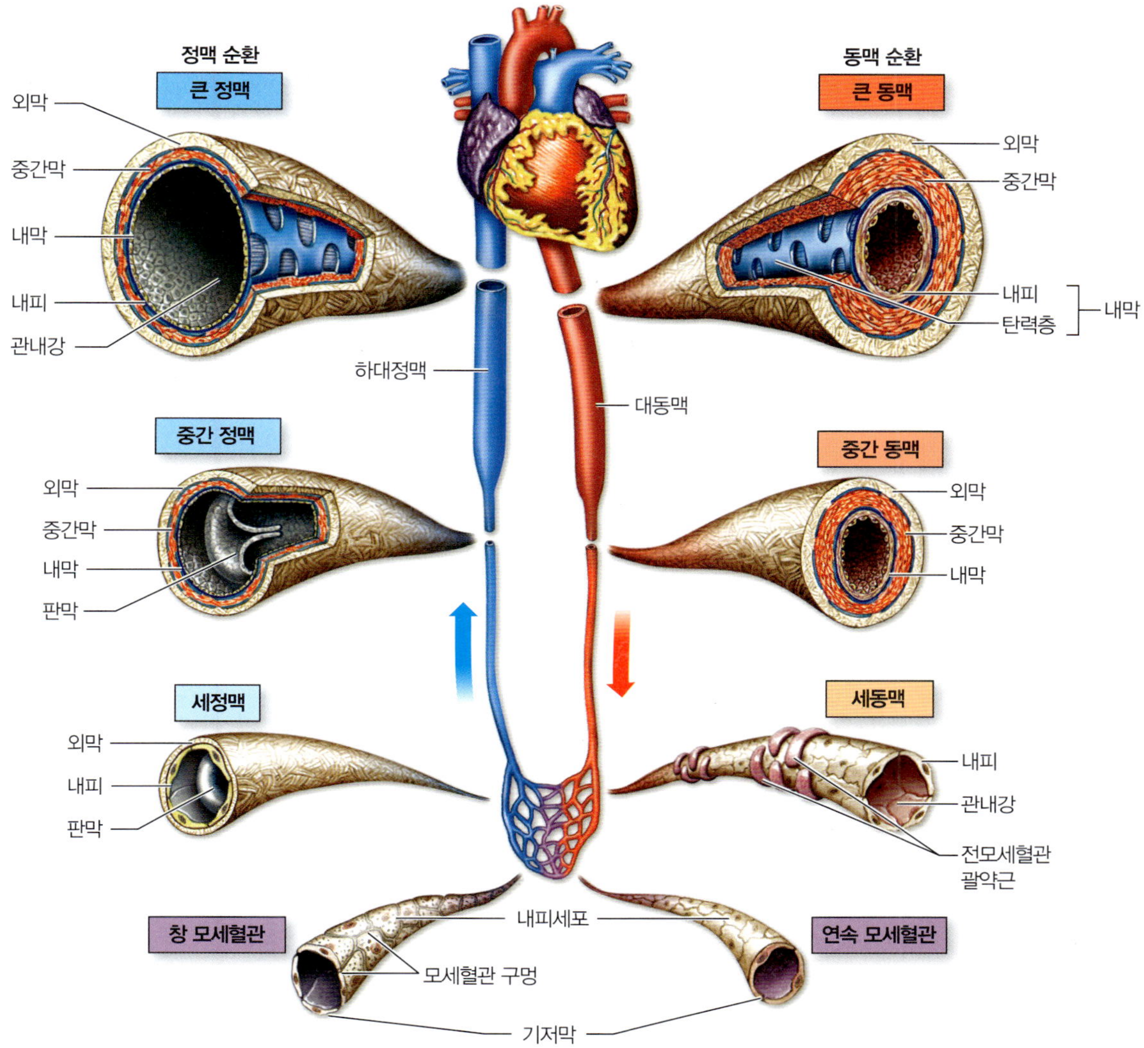

그림 10.17 혈관의 구조. 비슷한 동맥과 정맥에서 튜닉(층)의 상대적인 두께와 구성에 주목하자.

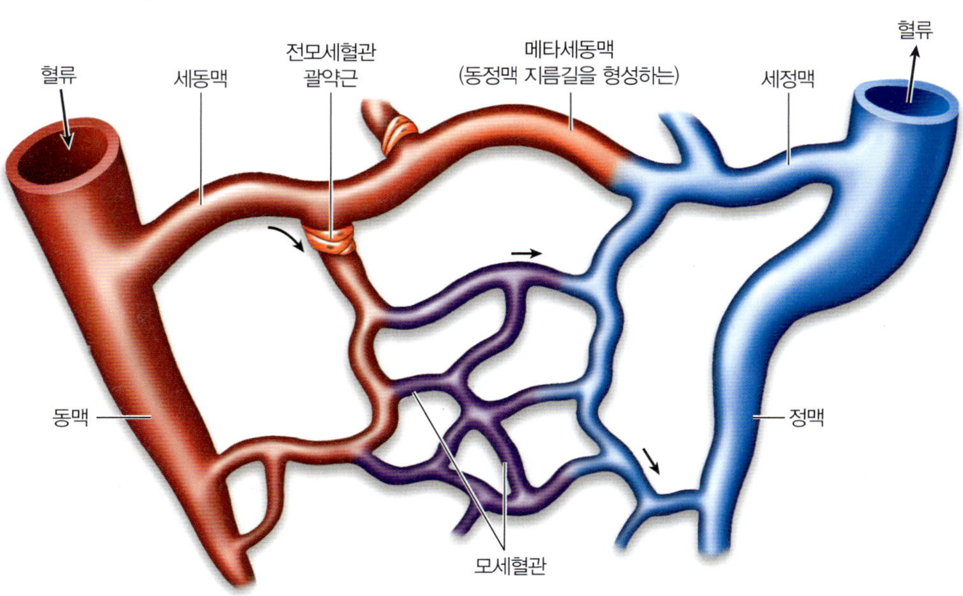

그림 10.18 미세순환. 메타세동맥(동정맥 문합)은 세동맥과 정맥 사이에 저항이 가장 적은 경로를 제공한다. 전모세혈관 괄약근은 모세혈관을 통한 혈액의 흐름을 조절한다. 혈액과 조직 사이의 가스, 영양소 및 폐기물 교환은 모세혈관벽을 가로질러 발생한다.

액과 조직 사이에서 가스와 영양소가 교환되는 순환계의 "기능의 끝" 역할을 한다.

모세혈관

동맥계는 신체의 400억 개 이상의 모세혈관에 혈액을 전달하기 위해 광범위하게 분기된다. 모세혈관의 가지 수가 너무 많아 체내의 어떤 세포도 모세혈관에서 60~80 μm 이상 떨어져 있지 않는다.

동맥계 및 정맥계의 혈관과 달리 모세혈관의 벽은 단 하나의 세포층으로 구성된다. 즉, 단순한 편평상피 또는 내피이다. 평활근과 결합조직층이 없기 때문에 혈액과 조직 사이의 물질교환이 더 빨라진다.

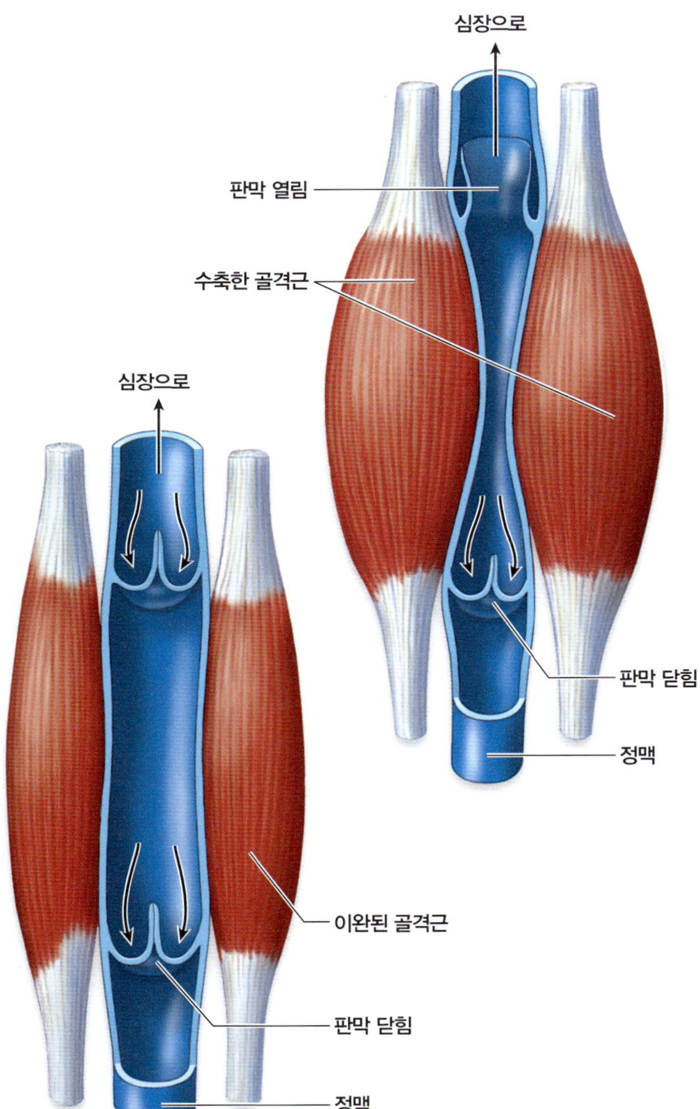

그림 10.19 단방향 정맥 판막의 작용. 골격근의 수축은 혈액을 심장 쪽으로 펌핑하는 데 도움이 되지만 정맥 판막이 닫혀 심장에서 멀어지는 혈액의 흐름이 방지된다.

정맥

전체 혈액량의 대부분은 정맥계에 들어 있다. 심장으로부터의 혈액 흐름에 대한 저항을 제공하는 동맥과 달리 정맥은 추가 양의 혈액을 축적함에 따라 확장될 수 있다.

낮은 정맥압은 특히 하지에서 심장으로 혈액을 되돌리기에 충분하지 않다. 그러나 정맥은 수축할 때 마사지 작용을 제공하는 골격근 그룹 사이를 통과한다(그림 10.19). 골격근을 수축시켜 정맥이 압착될 때 **정맥 판막**(venous valves)이 있어 심장으로의 일방향 혈액 흐름이 보장된다.

정맥 혈류에 대한 골격근의 마사지 작용 효과는 종종 **골격근 펌프**(skeletal muscle pump)로 설명된다. 심장으로의 정맥 복귀 속도는 대부분 골격근 펌프의 작용에 따라 달라진다.

골격근 펌프의 작용은 하지에서 큰 복부 정맥으로 정맥혈의 복귀를 도와준다. 그러나 복부에서 흉부 정맥으로의 정맥혈 이동은 호흡이라는 추가적인 기작에 의해 도움을 받는다.

10.7 죽상동맥경화증과 심장 부정맥

죽상동맥경화증은 관상동맥 혈류의 폐쇄로 이어질 수 있는 질병이다. 결과적으로 심장의 전기적 특성과 심장의 펌프 기능이 심각하게 손상될 수 있다. 비정상적인 심장박동, 즉 부정맥은 비정상적인 심전도 패턴을 통해 검출될 수 있다.

죽상동맥경화증

죽상동맥경화증(atherosclerosis)은 가장 흔한 형태의 동맥경화증(동맥 경화)이다. 죽상동맥경화증에서 국부적 **플라크**(plaques) 또는 **죽종**은 동맥의 내강으로 돌출되어 혈류를 감소시킨다. 죽종은 추가로 **혈전**(혈액 응고) 형성부위 역할을 하여 장기로의 혈액 공급을 더욱 차단할 수 있다(그림 10.20).

현재 죽상동맥경화증의 과정은 "내피 손상"의 결과로 시작되는 것으로 믿어진다. 이러한 손상은 흡연, 고혈압, 고콜레스테롤 및 당뇨병에 의해 생성된다.

질병의 진행은 내피의 손상에 의해 유발될 수 있지만, 진행은 내피와 혈소판, 대식세포 및 림프구를 포함한 다른 참여세포에서 분비되는 다양한 사이토카인 및 기타 주변분비 조절제에 의해 자극되는 염증에 의해 촉진된다.

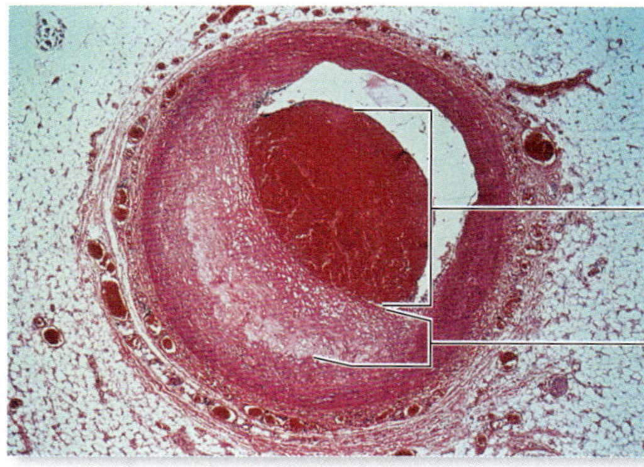

(a)

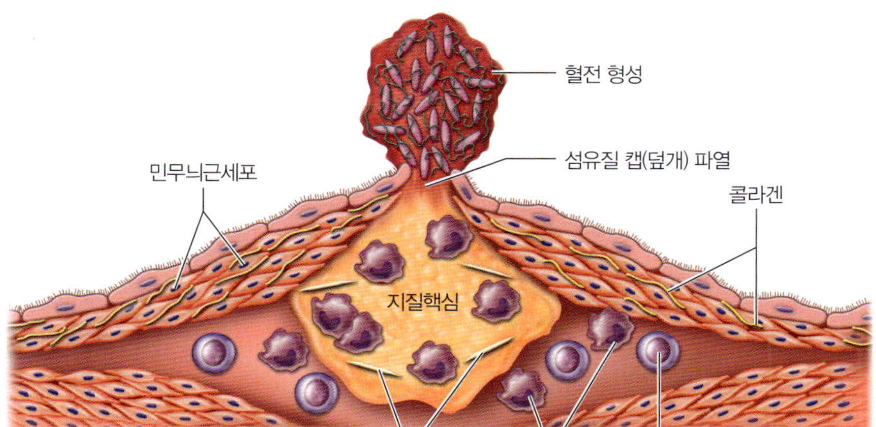

(b)

그림 10.20 죽상동맥경화증. (a) 죽상경화성 플라크와 혈전에 의해 부분적으로 폐색된 인간 관상동맥의 내강(강) 사진이다. (b) 파열되어 혈전 형성을 유도한 죽상경화성 플라크의 구조 그림이다. (a) ©Biophoto Associates/Science Source

콜레스테롤 및 혈장 지질단백질

높은 혈중 콜레스테롤이 죽상동맥경화증의 위험 증가와 관련이 있다는 상당한 증거가 있다. 높은 혈중 콜레스테롤은 콜레스테롤과 포화지방이 풍부한 식단으로 생성되거나 **가족성 고콜레스테롤혈증**으로 알려진 유전적 조건의 결과일 수도 있다.

콜레스테롤을 포함한 지질은 단백질운반체에 부착된 혈액으로 운반된다. 콜레스테롤은 **저밀도 지질단백질**(low-density lipoproteins, LDL)이라고 하는 혈장단백질에 의해 동맥으로 운반된다. LDL은 간에서 생성되고 콜레스테롤, 트라이글리세라이드, 유리지방산 및 인지질로 구성된 작은 단백질 코팅 방울인 **극저밀도 지질단백질**(VLDL)에서 파생된다.

콜레스테롤과 포화지방이 많은 음식을 먹는 사람과 가족성 고콜레스테롤혈증이 있는 사람은 간에 LDL 수용체 수가 적기 때문에 혈중 LDL 농도가 높다. LDL 수용체가 적으면 간은 혈액에서 LDL을 제거할 수 없고 동맥의 내피세포에 더 많은 LDL을 사용할 수 있다.

이와 대조적으로 **고밀도 지질단백질**(high-density lipoprotein, HDL)은 동맥벽에서 콜레스테롤을 운반하여 죽상동맥경화증을 예방한다. 죽상동맥경화증의 발달에서 단핵구는 동맥내피를 통해 내막으

임상적용

스타틴(statins)은 LDL-콜레스테롤 농도를 낮추어 죽상동맥경화증의 위험을 줄이는 데 도움이 되는 약물이다. 스타틴은 콜레스테롤 합성의 속도 제한단계를 촉매하는 효소인 HMG-코엔자임 A 환원효소의 억제제이다. 결과적으로 스타틴은 간세포가 콜레스테롤을 생성하는 능력을 감소시킨다. 낮아진 세포 내 콜레스테롤은 원형질막에서 더 많은 LDL 수용체의 생산을 자극하여 간세포가 더 많은 LDL을 삼키도록 한다. 이것은 혈중 LDL-콜레스테롤 농도를 낮추어 동맥의 내피세포에 들어가는 양이 적어진다. 스타틴은 또한 다른 유익한 효과가 있다. HDL 수치를 약간 증가시키고 동맥경화를 촉진하는 염증을 감소시킨다.

생활양식 적용

운동과 적절한 식단(exercise and a proper diet)은 심혈관 건강에 기여한다. 규칙적인 신체활동과 운동은 고혈압 및 고지혈증과 같은 위험요소에 대한 유익한 효과를 통해 심혈관질환의 위험을 직접적으로 감소시키는 정도의 "심장 보호"를 제공한다. 미국 심장협회(AHA)는 위험요인이 없는 사람들에게 일주일에 150분 동안 적당한 운동을 하거나 일주일에 75분 동안 격렬한 운동을 할 것을 권장한다. 위험요인이 있는 사람들은 일주일에 3∼4회 40분의 적당한 운동을 해야 한다. 사람들은 모든 식품군을 포괄하고 고칼로리/저영양 식품을 적게 포함하는 식단을 섭취해야 한다. 혈중 콜레스테롤을 낮추는 목표를 달성하려면 포화지방과 트랜스지방을 총 칼로리의 5∼6%로 제한해야 한다. 대조적으로, 많은 전형적인 패스트푸드 식사에서 칼로리의 40%에서 50%는 지방에서 파생된다. AHA는 사람들이 적어도 일주일에 두 번 생선을 먹을 것을 권장한다. 이것의 이점 중 하나는 생선, 특히 송어, 연어, 고등어, 청어, 정어리와 같은 기름기가 많은 생선에 오메가-3(또는 n-3) 지방산이 풍부하다는 것이다. 심혈관질환. 호두, 대두, 유채(카놀라) 기름은 또한 생선에서 발견되는 n-3 지방산인 EPA와 DHA가 풍부한다. 그러나 흡연자가 죽상동맥경화증의 위험을 낮추기 위해 취할 수 있는 가장 효과적인 단일 조치는 흡연을 중단하는 것이다. 흡연은 관상동맥 심장질환 및 뇌졸중, 대동맥 동맥류 및 말초 혈관질환의 위험을 크게 증가시킨다.

로 이동하여 산화된 LDL을 삼킬 수 있는 대식세포가 된다. 콜레스테롤이 풍부한 대식세포는 거품세포로 알려져 있으며 동맥경화 병변의 발달에 중요한 역할을 한다.

허혈성 심장질환

부적절한 혈류로 인해 조직에 산소 공급이 부족할 때 조직을 **허혈성**(ischemic)이라고 한다. 심근 허혈의 가장 흔한 원인은 관상동맥의 동맥경화이다. 최근의 증거는 또한 정신적 스트레스가 동맥경화성 관상동맥의 수축을 일으켜 심장근육의 허혈을 유발할 수 있음을 시사한다. 혈관 수축은 정신적 스트레스에 대한 반응으로 수축을 정상적으로 방지하는 손상된 내피의 비정상적인 기능으로 인한 것으로 믿어진다.

심근 허혈은 허혈조직에서 혐기성대사에 의해 생성되는 혈중 젖산 농도 증가와 관련이 있다. 이 상태는 종종 왼쪽 어깨와 팔뿐만 아니라 다른 부위에도 나타날 수 있는 심각한 통증을 유발한다. 이 **연관 통증**을 **협심증**(angina pectoris)이라고 한다. 협심증 환자는 허혈 및 통증 완화에 도움이 되는 니트로글리세린 또는 관련 약물을 자주 복용한다. 이러한 약물은 혈관 확장을 일으켜 심장으로의 관상동맥 순환을 개선하고 심실이 동맥으로 혈액을 내보내는데 수행해야 하는 작업을 감소시키기 때문에 효과적이다.

심근세포는 호기성호흡에 적합하며 몇 분 이상 혐기성대사를 할 수 없다. 허혈과 혐기성대사가 연장되면 산소가 가장 결핍된 부위에서 **괴사**(세포사멸)가 일어날 수 있다. 이러한 종류의 돌이킬 수 없는 돌발성 손상을 **심근경색증**(myocardial infarction) 또는 **MI**라고 한다. 종종 "심장마비"라고 불리는(이 부정확한 용어는 다른 상태를 나타낼 수도 있음), 심근경색증은 서구 세계에서 사망의 주요 원인이다.

심전도로 감지된 부정맥

부정맥(arrhythmias) 또는 비정상적인 심장박동은 발생하는 비정상적인 ECG 추적으로 감지하고 설명할 수 있다.

분당 60회보다 느린 심박수는 **서맥**(bradycardia)을 나타낸다. 분당 100회보다 빠른 속도를 **빈맥**(tachycardia)이라고 한다(그림 10.21).

서맥과 빈맥 모두 정상적으로 발생할 수 있다. 예를 들어, 지구력

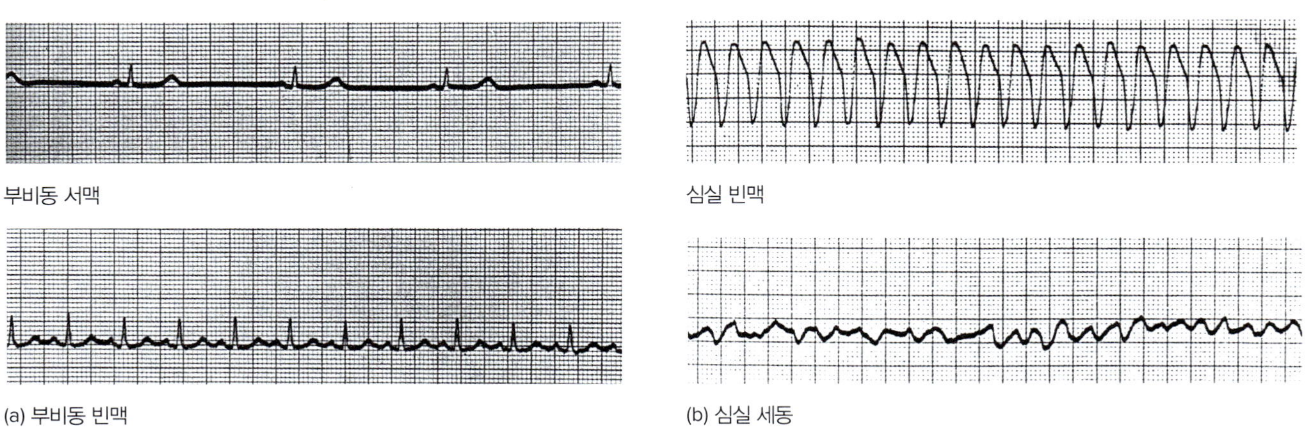

그림 10.21 ECG에 의해 감지된 일부 부정맥. (a)에서 심장박동은 정상 심박조율기, 즉 SA 결절(따라서 부비동 리듬이라는 이름)에 의해 조정된다. 이것은 비정상적으로 느리거나(서맥, 이 예에서 분당 42회) 빠를 수 있다(빈맥, 이 예에서 분당 125회). (a)의 빈맥 패턴을 (b)의 빈맥과 비교하자. 심실 빈맥은 심실의 이소성 심박조율기에 의해 생성된다. 이 위험한 상태는 (b)에서도 볼 수 있듯이 빠르게 심실 세동으로 이어질 수 있다.

훈련을 받은 많은 운동선수의 안정시 심박수는 분당 40~60회이다. 이 **운동선수의 서맥**은 SA 결절의 부교감신경(미주신경) 억제 수준이 높아서 발생하며 유익한 적응이다. 운동 또는 비상시("싸움 또는 도망") 동안 ANS의 교감신경 분열이 활성화되면 정상적인 빈맥이 발생한다.

조동 및 세동

심방이나 심실의 전기적 흥분과 수축의 매우 빠른 속도는 **조동**(flutter)이나 **세동**(fibrillation)을 일으킬 수 있다. 조동에서는 수축이 매우 빠르지만(분당 200~300회) 조정된다. 세동에서는 서로 다른 심근세포 그룹의 수축이 서로 다른 시간에 발생하므로 심방의 조화로운 펌핑 작용이 불가능하다.

심방 조동(atrial flutter)은 일반적으로 빠르게 퇴행하여 **심방 세동**(atrial fibrillation)으로 진행되며, 여기서 무질서한 충동 생성이 매우 빠르게 일어나고(분당 약 600회) 심방 수축이 효과적이지 않는다.

심방 세동은 가장 흔한 심장 부정맥이며 일반적으로 항혈전제 및 항부정맥제로 치료한다.

대조적으로, **심실 세동**(ventricular fibrillation)이 있는 사람은 심폐소생술(CPR)로 연장하거나 전기 제세동(간단히 설명)으로 세동을 종료하지 않는 한 몇 분 동안만 살 수 있다. 사망은 세동성 심실이 혈액을 펌프질하여 심장과 뇌에 필요한 산소를 공급할 수 없기 때문에 발생한다.

10.8 림프계

림프관은 과도한 간질액을 흡수하고 이 액체(지금은 림프라고 함)를 정맥으로 배출되는 관으로 운반한다. 림프절과 가슴샘, 비장, 편도샘의 림프조직은 면역에 관여하는 백혈구인 림프구를 생성한다.

림프계(lymphatic system)에는 세 가지 기본 기능이 있다. (1) 처음에 혈액 여과액으로 형성된 간질(조직)액을 다시 혈액으로 운반한다. (2) 소장에서 혈액으로 흡수된 지방을 운반한다. (3) 림프구라고 하는 세포는 질병유발인자(병원체)에 대한 면역학적 방어를 제공하는 데 도움이 된다.

림프계의 가장 작은 혈관은 **림프 모세혈관**(lymphatic capillaries)이다(그림 10.22). 림프 모세혈관은 대부분의 기관 내의 세포 간 공간

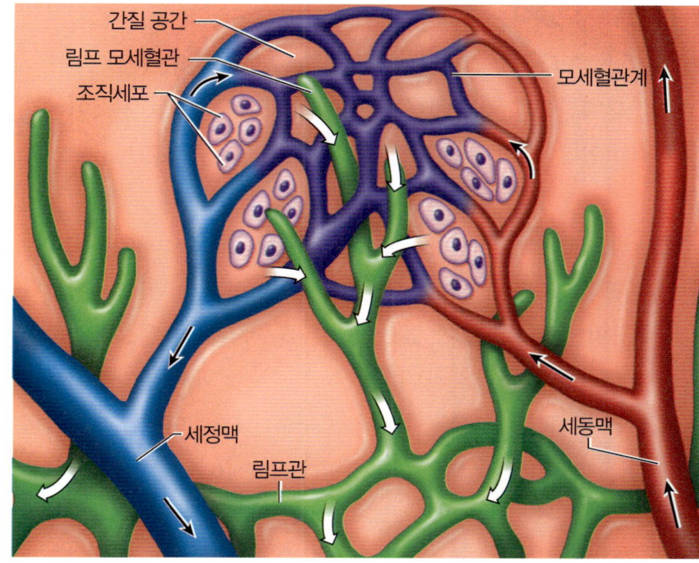

그림 10.22 혈액 모세혈관과 림프 모세혈관의 관계. 림프 모세혈관이 막혀 있음을 주목하자. 그러나 그들은 투과성이 높기 때문에 간질 공간 내의 과도한 체액과 단백질이 림프계로 배출될 수 있다.

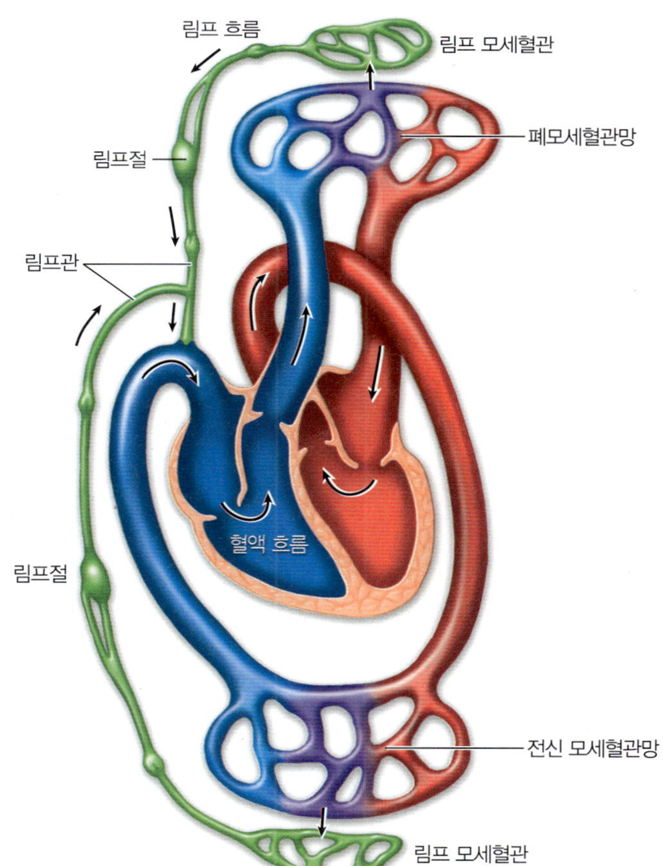

그림 10.23 순환계와 림프계의 관계. 이 개략도는 림프계가 림프관 시스템을 통해 간질 공간에서 혈액으로 유체를 다시 운반한다는 것을 보여준다. 림프는 결국 쇄골하 정맥에서 혈관계로 되돌아간다.

에서 광대한 네트워크를 형성하는 미세한 폐쇄형 튜브이다. 림프 모세혈관의 벽은 다공성 접합을 가진 내피세포로 구성되어 있기 때문에 간질액, 단백질, 혈관 외 백혈구, 미생물, 흡수된 지방(장내)이 쉽게 들어갈 수 있다. 액체가 림프 모세혈관에 들어가면 **림프**(lymph)라고 한다.

병합 림프 모세혈관에서 림프는 **림프관**(lymph ducts)이라고 하는 더 큰 림프관으로 운반된다. 림프관의 벽은 정맥의 벽과 유사하다. 그들은 동일한 3개의 층이 있으며 역류를 방지하는 밸브도 포함한다. 이러한 혈관 내의 유체 이동은 수축의 연동파의 결과로 발생한다. 림프관 내의 평활근에는 수축을 자극하는 Ca^{2+}의 유입과 관련된 활동전위를 시작하는 심박조율기가 있다(그림 10.23).

림프는 심혈관계로 돌아가기 전에 **림프절**(lymph nodes)을 통해 여과된다(그림 10.24). 림프절에는 병원체를 제거하는 데 도움이 되는 식세포와 림프구 생성 부위인 **배 중심**(germinal center)이 있다. 편도샘, 가슴샘 및 비장을 **림프기관**(lymphoid organs)이라 하고, 마찬가지로 배 중심을 포함하며 림프구 생산 부위이다. 림프구는 특정 방식으로 항원에 반응하는 면역계의 세포이며, 림프계는 면역 보호를 위해 림프구와 항원 제시 세포를 수송하지만 또한 수송할 수도 있다. 다공질 림프 모세혈관에 들어갔다가 나중에 나올 수 있는 암세포가 먼 장기에 전이될 수 있다. 이를 통해 림프계는 암이 퍼지거나 **전이**되도록 도울 수 있다.

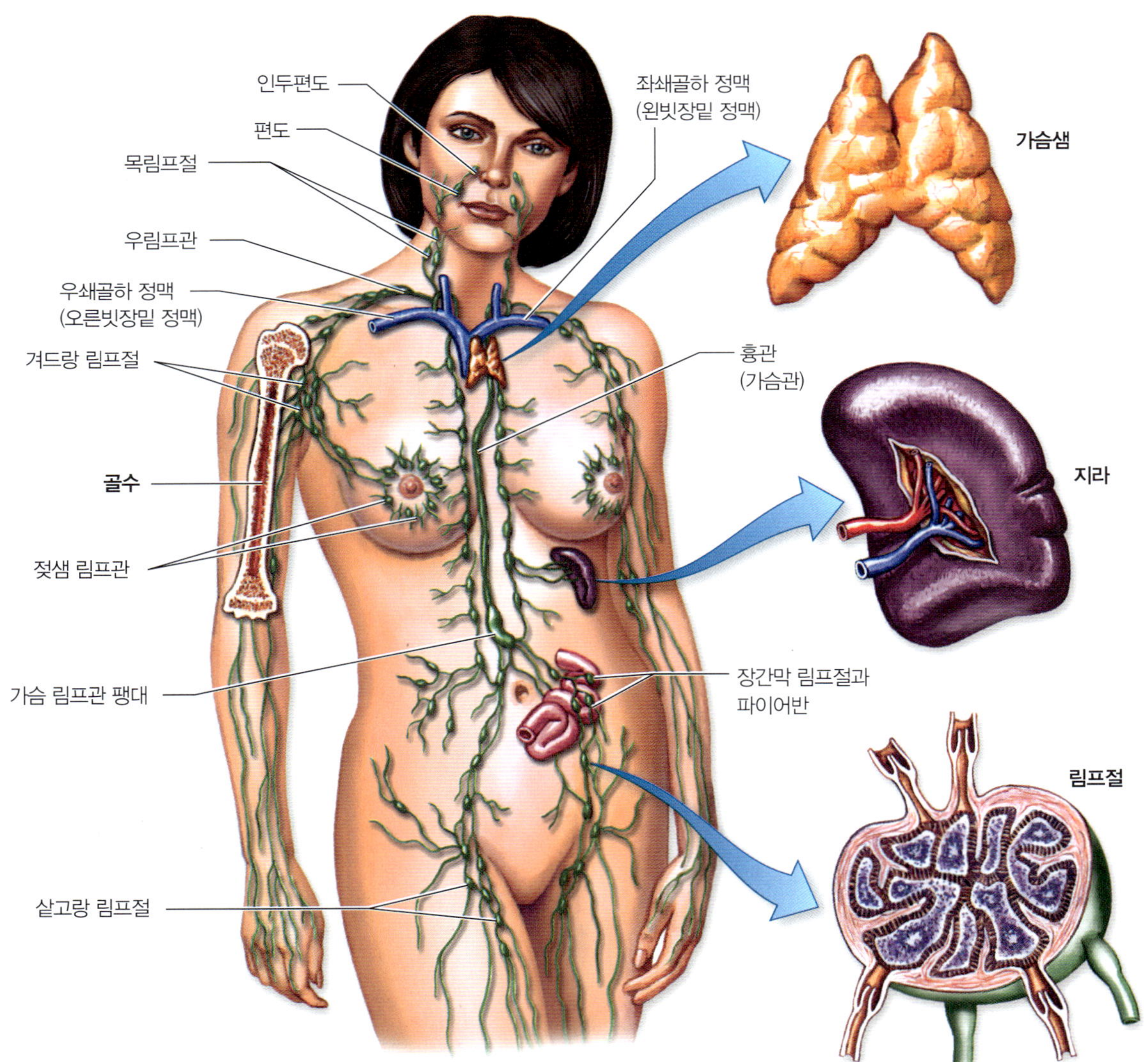

그림 10.24 림프 경로를 따라 림프절의 위치. 림프절은 조밀한 결합조직 캡슐로 둘러싸인 작은 콩 모양의 몸체이다.

요약

1. 혈액은 산소와 영양분을 신체의 모든 세포로 운반하고 조직에서 노폐물을 제거한다. 또한 호르몬 수송을 통해 조절기능을 수행한다.

2. 순환계는 심혈관계(심장과 혈관)와 림프계로 구성된다.

3. 혈액의 형성요소는 적혈구, 백혈구 및 혈소판이다.

4. 적혈구 또는 적혈구는 헤모글로빈을 함유하고 산소를 운반한다.

5. 백혈구는 과립형(다형핵이라고도 함) 또는 무과립형일 수 있다. 그들은 면역에서 기능한다.

6. 적혈구 생성은 호르몬 에리트로포이에틴에 의해 자극되고, 다양한 종류의 백혈구 생성은 사이토카인이라는 화학물질에 의해 조절된다.

7. 주요 혈액형 그룹은 ABO 체계와 Rh 체계이다.

8. 세로토닌과 트롬복산 A_2는 혈관 수축을 일으킨다. ADP와 트롬복산 A_2는 다른 혈소판을 끌어당겨 부러진 혈관의 콜라겐에 달라붙어 성장하는 혈소판 덩어리에 달라붙게 한다.

9. 혈전 형성에서 피브리노겐이라고 하는 가용성 단백질은 불용성 섬유소실로 전환된다.

10. 혈전의 용해는 결국 플라스민의 작용에 의해 일어나며, 이는 피브린을 분할 생성물로 절단한다.

11. 심장의 오른쪽과 왼쪽은 각각 폐순환 및 전신순환을 통해 혈액을 펌프한다.

12. 우심실은 혈액을 폐로 펌핑한다. 그런 다음 이 혈액은 좌심방으로 돌아간다. 좌심실은 혈액을 대동맥과 전신 동맥으로 펌핑한다. 그런 다음 이 혈액은 우심방으로 돌아간다.

13. AV 판막이 닫히면 수축기에서 첫 번째 심장소리 또는 "lub"이 생성된다. 반월판이 닫히면 이완기에 두 번째 심장음 또는 "dub"이 생성된다. 비정상적인 판막은 잡음이라는 비정상적인 소리를 유발할 수 있다.

14. 수축기에 심실이 수축할 때 심실 내의 압력은 먼저 AV 판막을 닫을 만큼 충분히 상승한 다음 반월판을 열 수 있을 만큼 충분히 상승한다.

15. 정상적인 심장에서 활동전위는 심박조율기 전위라고 하는 자발적인 탈분극의 결과로 SA 결절에서 시작된다.

16. SA 결절에 의해 생성된 활동전위가 다른 심근세포에 도달하면 Ca^{2+}의 느린 내부 확산으로 인해 긴 안정기를 가진 활동전위를 생성한다.

17. 심근세포의 긴 활동전위와 긴 불응기는 수축하는 동안 세포 전체가 불응기에 있게 한다. 이것은 이완될 때까지 심근이 다시 자극되는 것을 방지한다.

18. 심장의 전기적 활동으로 인한 이러한 변화하는 패턴의 기록을 심전도(ECG)라고 한다.

19. 동맥에는 세 개의 층 또는 튜닉(내, 중, 외)이 있다.

20. 많은 엘라스틴층을 포함하는 큰 동맥은 혈압이 오르고 내리면 팽창하고 반동을 일으킬 수 있다. 중간 및 작은 동맥과 세동맥은 덜 팽창하므로 혈류에 대한 저항이 더 크다.

21. 모세혈관벽은 내피세포의 단 한층으로 구성되며 혈액과 주변 조직 사이의 분자 교환을 제공한다.

22. 정맥에는 동맥과 같은 세 개의 튜닉이 있지만 일반적으로 비슷한 크기의 동맥보다 근육층이 더 얇다.

23. 죽상동맥경화증은 흡연, 고혈압, 높은 혈장 콜레스테롤 농도와 같은 위험요인에 의해 촉진된다. 콜레스테롤을 동맥벽으로 운반하는 저밀도 지질단백질(LDL)은 내피에 의해 산화되어 죽상동맥경화증의 주요 원인이 된다.

24. 림프는 림프절을 통과하여 림프관을 거쳐 정맥혈로 돌아간다.

문제

1. 심박조율기 세포가 어떻게 자발적인 이완기 탈분극을 생성하고 이것이 어떻게 활동전위를 생성하는지 설명하시오.

2. SA 결절의 어떤 특성이 다른 가능한 심박조율기 영역과 구별되며 정상적인 심박조율기로 기능할 수 있는가? SA 결절의 활동전위는 어떻게 심방과 심실에 도달하는가?

3. ECG의 P 파, QRS 파 및 T 파의 원인을 설명하고 이러한 파동이 각각 심장주기의 어느 지점에서 발생하는지 표시하시오. QRS 파 직후 첫 번째 심음이 발생하는 이유와 T 파 발생 시 두 번째 심장음이 발생하는 이유를 설명하시오.

4. 폐는 심실의 전체 출력을 받는 유일한 기관이다. 이 진술을 설명하고 이것이 우심실과 좌심실 사이의 구조와 기능의 차이와 어떻게 관련되는지 설명하시오.

5. 혈액이 동맥, 모세혈관 및 정맥을 통해 어떻게 이동하는지 설명하시오. 운동은 이 동작에 어떤 영향을 주는가?

6. 죽상동맥경화증의 발병과 관련된 과정을 설명하시오. 항산화제가 이 질병의 진행을 지연시키는 데 어떻게 도움이 될 수 있는가? 운동이 어떻게 도움이 되는가? 생활방식의 다른 어떤 변화가 죽상동맥경화성 플라크를 예방하거나 줄이는 데 도움이 될 수 있는가?

11 심박수, 혈류 및 혈압

임상연구

마크는 복통과 다리의 붓기를 호소했으며 의사는 부종과 저단백혈증이 있다고 말했다. 조직검사를 동반한 대장내시경검사 후 그는 자가면역 장질환인 크론병(Crohn's disease) 진단을 받았다. 그는 나중에 고강도 운동 프로그램을 시작하여 무거운 역기를 들고 마라톤 훈련을 받았다. 더운 날 장거리를 달리고 다음 날 일어서면 어지러움이 심하다는 것을 느꼈다. 그는 그런 훈련 중에 더 많이 마시고 스포츠 음료로 바꾸라는 조언을 들었다. 몇 년 후 마크는 본태성 고혈압 진단을 받고 안지오텐신전환효소(ACE) 억제제를 처방받았다. 의사는 무거운 역기를 들어 올릴 때 숨을 참지 말라고 조언했다.

개요

11.1 심박출량

심장의 분출 능력은 분당 박동수(심박수)와 박동당 분출되는 혈액의 양(일회박출량)의 함수이다. 심박수와 일회박출량은 자율신경과 심혈관계 고유의 기작에 의해 조절된다.

심박출량(cardiac output)은 각 심실에서 분당 분출되는 혈액의 양이다. 성인의 평균 안정시 **심박수**(cardiac rate)는 분당 70회이다. 평균 **일회박출량**(stroke volume)은 각 심실에 의해 박동당 분출되는 혈액의 양으로 박동당 70~80 mL이다. 따라서 분당 5.5 L (5,500 mL)가 평균 심박출량이다.

$$\underset{(\text{mL/min})}{\text{심박출량}} = \underset{(\text{mL/beat})}{\text{일회박출량}} \times \underset{(\text{beats/min})}{\text{심박수}}$$

우심실의 심박출량은 일반적으로 좌심실의 심박출량과 같으므로 폐로 전체 심박출량이 들어가지만 다른 기관은 좌심실의 심박출량을 나누어 받는다. 폐순환이 체순환에 비해 저항과 압력이 낮고, 혈류량이 많다.

심박수 조절

신경계의 영향이 없는 상태에서 심근세포가 살아있는 한 심장은 계속 뛴다. 이 자율리듬은 SA 결절에 있는 심박조율기 세포의 자발적인 확장기 탈분극의 결과이다. 이 심박조율기 전위는 활동전위를 만드는 탈분극 과정이다. 각각의 심근 활동전위는 심근의 수축과 함께 나타난다.

심장에 대한 교감 및 부교감신경은 모두 어느 정도 활성화되어 있다. 교감신경 축삭의 노르에피네프린과 부신수질의 에피네프린은 심장의 β_1-아드레날린 수용체에 결합하여 고리형 AMP(cAMP) 생성을 유도한다. cAMP는 심박조율기 세포의 HCN 및 Ca^{2+} 통로에 작용하여 심박조율기 전위를 생성하여 확장기 탈분극 속도를 증가시킨다. 이것은 활동전위를 빠르게 생성하고 결국 더 빠른 심장박동이 일어나게 한다.

SA 결절의 자율신경분포는 심박수를 조절하는 주요 수단이다. 교감신경은 심방과 심실 근육에서 수축강도를 증가시키고 심박수가 높을 때 수축기에 소요되는 시간을 감소시킨다.

안정 시 심박수는 대부분 부교감 미주신경 활동에 의해 결정되며, 운동선수는 일반적으로 심박수에 대한 미주신경의 억제 수준이 높기 때문에 안정 시 심박수(서맥)가 더 낮다. 운동 중 심박수는 초기에는 SA 결절에 대한 미주신경 억제 감소와 교감신경 활동 증가로 인해 증가한다.

일회박출량의 조절

일회박출량은 다음의 세 가지 요인에 의해 조절된다.

1. 확장기 말기에 있는 심실의 혈액량인 **확장기말 용적**(end-diastolic volume, EDV)
2. 신체의 모든 동맥에서 나타나는 마찰저항 또는 혈류에 대한 저항인 **총말초저항**(total peripheral resistance)
3. 심실 수축의 **수축성**(contractility) 또는 강도

확장기말 용적은 수축을 시작하기 직전에 심실에 있는 혈액의 양이다. 이것은 수축 전에 심실에 가해지는 부하이므로 **예비하중**(preload)이라고 한다. 일회박출량은 예비하중에 정비례한다. EDV가 증가하면 일회박출량이 증가한다. 또한 일회박출량은 수축력에 정비례한다. 심실이 더 세게 수축하면 더 많은 혈액을 분출한다.

혈액을 내보내려면 심실이 수축할 때 생성되는 압력이 동맥의 압력보다 커야 한다. 심실이 수축하기 전 동맥계의 압력은 총말초저항의 함수이다. 말초저항이 높을수록 압력이 높아진다. 혈액이 심실에서 분출되기 시작하면 동맥에 추가된 혈액이 말초저항에 의한 "병목 효과" 때문에 평균 동맥압의 상승을 유발한다. 대동맥압이 심실 내압과 같아지면 혈액 분출이 곧 멈춘다. 따라서 총말초저항은 심실로부터 혈액 분출에 대한 저항 또는 수축이 시작된 후 심실에 가해지는 **후하중**(afterload)의 의미이다. 총말초저항이 높은 사람은 동맥 혈압이 높으므로 심실 근육에 가해지는 후하중이 높다.

보상이 없는 경우 일회박출량은 말초저항에 반비례한다. 말초저항이 클수록 일회박출량은 낮아진다.

심장의 프랑크-스탈링 법칙

두 명의 생리학자인 프랑크(Otto Frank)와 스탈링(Ernest Starling)은 심실 수축의 강도가 확장기말 용적에 따라 직접적으로 변한다는 것을 보였다. 신체에서 분리되어 (따라서 신경 또는 호르몬 조절의 대상이 아님) 혈액이 공급되는 심장에서 EDV 증가는 수축강도와 일회박출량을 증가시켰다. EDV, 수축강도 및 일회박출량 사이의 이러한 관계는 심장 근육의 **고유 속성**(intrinsic)이며 **심장의 프랑크-스탈링 법칙**(Frank-Starling law of the heart)으로 알려져 있다.

수축강도의 내인적 조절

수축강도와 일회박출량의 조절은 심근이 확장기말 용적에 의해 늘어

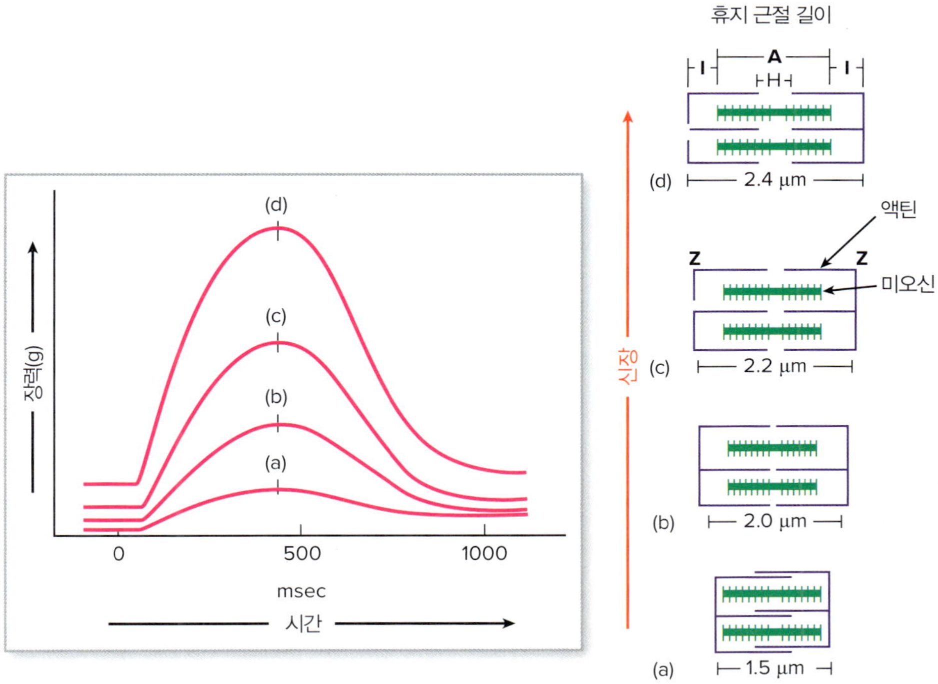

그림 11.1 심장의 프랑크-스탈링 법칙. 심근이 더 신장되면(a~d, 오른쪽) 더 강하게 수축한다(왼쪽). 수축 강도는 y축에 장력으로 표시된다. 최대 수축에 도달하는 데 필요한 시간은 늘어나는 정도에 관계없이 일정하게 유지된다.

나는 정도의 변화 때문이다. EDV가 생리학적 범위 내에서 증가하면 심근은 점점 늘어나고 결과적으로 더 강하게 수축한다.

확장기 동안 혈액을 채우기 전 심근세포의 근절 길이는 약 1.5 μm에 불과하다. 이 길이에서 양쪽의 액틴 필라멘트는 근절의 중앙에서 겹치고 세포는 약하게만 수축할 수 있다(그림 11.1).

심실이 혈액으로 채워지면 심근이 늘어나서 A 대의 가장자리에서만 액틴 필라멘트가 미오신과 겹친다. 이것은 액틴과 미오신 사이의 상호작용 수를 증가시켜 수축 중에 더 많은 힘을 발생한다. 또한, 확장기 동안 심근세포의 신장은 근소포체(sarcoplasmic reticulum)의 Ca^{2+} 방출 통로의 민감도를 증가시켜 자극에 대한 반응으로 Ca^{2+} 방출을 촉진한다. 더 많은 Ca^{2+} 방출은 더 강한 수축을 일으킨다.

프랑크-스탈링 법칙은 심장이 총말초저항 증가에 어떻게 적응할 수 있는지 설명한다. (1) 말초저항 증가는 심실의 일회박출량을 감소시켜, (2) 더 많은 혈액이 심실에 남아 확장기말 용적은 다음 주기에 더 크다. 결과적으로 (3) 심실은 다음 주기에서 더 많이 늘어나고 더 강하게 수축하여 더 많은 혈액을 배출한다. 따라서 총말초저항에 변화가 있을 때 건강한 심실이 정상적인 심박출량을 유지할 수 있도록 한다.

수축의 외인성 조절

수축성은 주어진 근섬유 길이에서 수축의 강도이다. 동일한 길이에서 심실 수축의 강도는 교감자율신경부신계의 활동에 달려 있다. 교감신경의 노르에피네프린과 부신수질의 에피네프린은 수축강도를 증가시킨다. 이 **양성 수축촉진효과**(positive inotropic effect)는 근절에서 사용할 수 있는 Ca^{2+} 양이 증가하기 때문이다.

심박출량은 교감자율신경부신계의 활동에 의해 (1) 수축성에 대한 양성 수축촉진효과, (2) 심박수에 대한 심박동 증가효과의 영향을 받는다(그림 11.2).

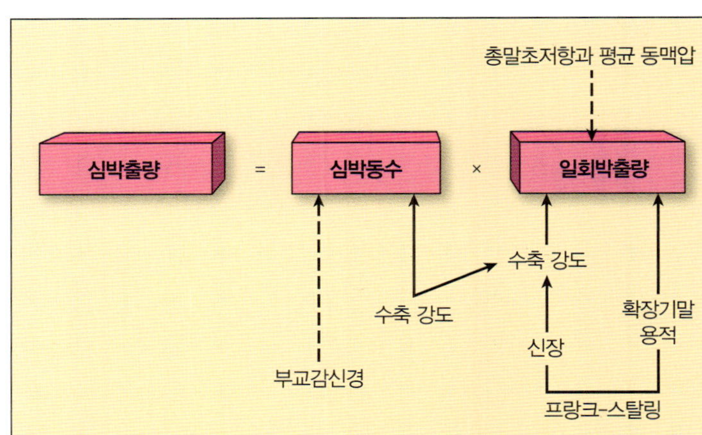

그림 11.2 심박출량 조절. 심박출량을 자극하는 요인은 실선 화살표로, 억제하는 요인은 점선 화살표로 표시된다.

정맥 환류

확장기말 용적(따라서 일회박출량 및 심박출량)은 혈액이 정맥을 통해 심장으로 돌아오는 **정맥 환류**(venous return)에 영향을 미치는 요인에 의해 제어된다. 심방과 심실이 정맥혈로 채워지는 속도는 총혈액량과 정맥압에 따라 다르다. 정맥압은 혈액을 심장으로 되돌리는 힘으로 작용한다.

정맥은 동맥보다 얇고 근육이 적은 벽을 가지고 있어 결과적으로 더 높은 **순응도**(compliance)를 보인다. 일정한 압력에서 동맥보다 정맥을 더 확장하므로 정맥이 더 많은 혈액을 보유할 수 있음을 의미한다. 전체 혈액량의 약 2/3가 정맥에 있다(그림 11.3). 정맥 환류는 (1) 정맥벽 평활근의 수축을 자극하여 순응도를 감소시키는 교감신경, (2) 근육 수축 동안 정맥을 압착하는 골격근 펌프, (3) 흉강과 복강 사이의 압력 차에 의하여 촉진된다(그림 11.4).

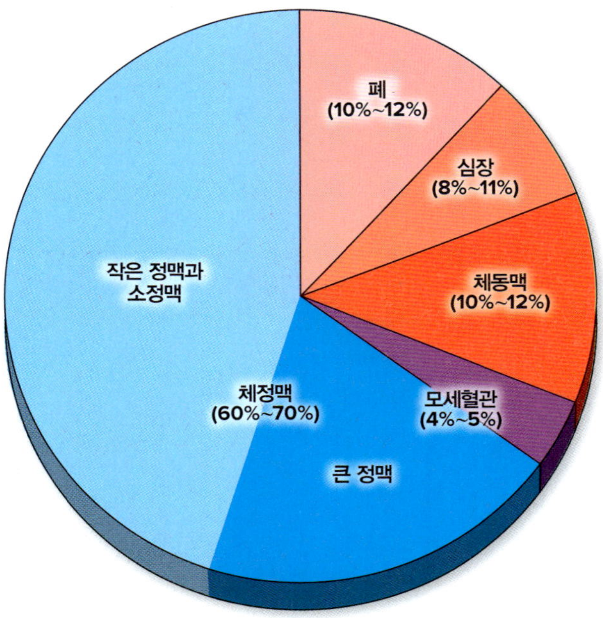

그림 11.3 휴식 시 순환계 혈액 분포. 정맥계에 대부분의 혈액이 있다. 필요할 때(예: 운동) 순환에 더 많은 혈액을 제공하는 저장소 역할을 한다.

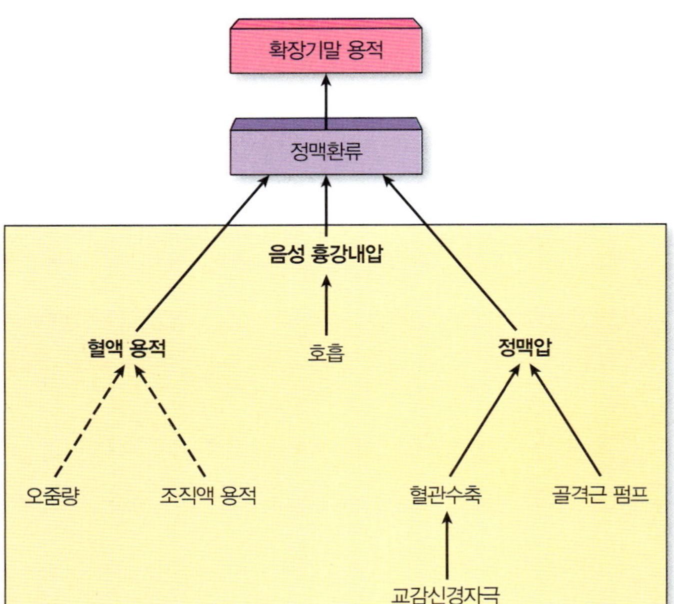

그림 11.4 정맥 환류 및 확장기말 용적에 영향을 미치는 변수. 정비례관계는 실선, 역비례관계는 점선 화살표로 표시된다.

11.2 혈액량

신체의 세포 외 체액은 모세혈관 벽에 작용하는 힘에 의해 혈액과 간질액 구획 사이에 분포한다. 오줌은 혈장에서 유래되므로 신장은 혈액량에 영향을 미치고 ADH와 알도스테론 호르몬은 신장에 작용하여 혈액량을 조절한다.

혈액량은 전체 체수분의 일부이다. 전체 체수분의 약 3분의 2가 세포 내 구획에 있다. 나머지 1/3은 **세포 외 구획**(extracellular compartment)에 있다. 이 세포외액은 약 80%가 조직(**조직** 또는 **간질액**)에 포함되고 혈장이 나머지 20%를 차지한다(그림 11.5).

간질액과 혈장 사이의 수분 분포는 모세혈관에서 작용하는 힘의 균형에 의해 결정된다. 세포 내 및 세포외액의 총부피는 수분 손실과 증가 사이의 균형에 의해 일정하게 유지된다. 따라서 음주, 오줌량 및 혈장과 간질액 사이의 수분 분포에 관여하는 요인은 혈액량, 심박출량과 혈류를 조절한다.

모세혈관과 조직 사이의 용액 교환

혈장과 간질 구획 사이의 세포외액 분포는 동적 평형 상태에 있다. 간질액은 "정체된 연못"이 아니다. 오히려 혈관계에서 형성되고 되돌아오는 지속적으로 순환하는 매체이다. 이러한 방식으로 세포는 모세혈관벽의 작은 내피 통로 통해 여과되는 신선한 포도당 및 기타 혈장 용질을 지속적으로 공급을 받는다.

여과는 모세혈관 내의 혈압으로 인해 발생한다. 내부 모세혈관 벽에 가해지는 정수압(hydrostatic pressure)은 소동맥 말단에서 약 37 mmHg이고 정맥 말단에서 약 17 mmHg로 떨어진다. **순 여과압**(net filtration pressure)은 모세혈관 혈액의 정수압에서 여과에 반대하는 모세혈관 외부 간질액의 정수압을 뺀 것과 같다.

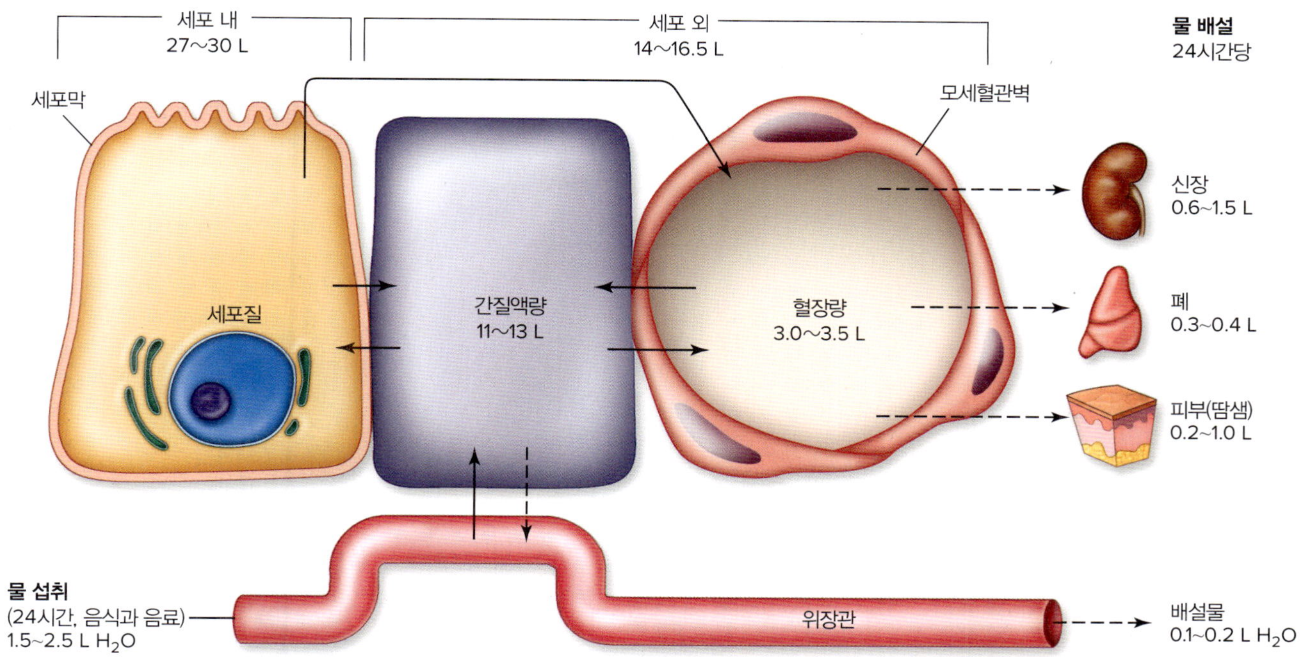

그림 11.5 세포 내 구획과 세포 외 구획 사이의 체수분 분포. 세포 외 구획은 혈장과 간질(조직)액을 포함한다.

포도당, 비슷한 크기의 유기분자, 무기 염 및 이온은 모세혈관 구멍을 통해 물과 함께 여과된다. 따라서 간질(조직)액에서 이러한 물질의 농도는 혈장에서와 동일하다. 그러나 간질액의 단백질 농도(2g/100 mL)는 혈장의 단백질 농도(6~8g/100 mL)보다 낮다. 모세혈관 구멍을 통한 단백질 여과가 제한적으로 일어나기 때문이다. 따라서 혈장 단백질에 의해 가해지는 삼투압(단백질이 콜로이드 현탁액으로 존재하기 때문에), 즉 혈장의 **콜로이드 삼투압**(colloid osmotic pressure)은 간질액의 콜로이드 삼투압보다 훨씬 크다. 이 두 삼투압의 차이를 **교질삼투압**(oncotic pressure)이라고 한다.

체액의 이동 방향은 순 여과압의 크기와 모세혈관의 소동맥부터 소정맥 말단에서 교질삼투압에 따라 달라진다. 모세혈관을 경계로 액체 분포에 영향을 미치는 힘은 **스탈링 힘**(Starling forces)으로 알려져 있다.

모세혈관벽을 가로지르는 액체 이동은 다음에 비례한다.

$$\underbrace{(p_c + \pi_i)}_{\text{(용액 유출)}} - \underbrace{(p_i + \pi_p)}_{\text{(용액 유입)}}$$

즉,

P_c = 모세혈관의 정수압

π_i = 간질(조직)액의 콜로이드 삼투압

P_i = 간질액의 정수압

π_p = 혈장의 콜로이드 삼투압

빼기 기호 왼쪽의 식은 모세혈관 밖으로 액체를 이동시키는 데 작용하는 힘의 합, 오른쪽은 세포외액에서 모세혈관으로 액체를 이동시키는데 작용하는 힘의 합을 나타낸다.

그림 11.6은 골격근의 모세혈관에 대한 일반적인 값이다. 모세혈관에 작용하는 힘의 합은 소동맥 말단에서 양의 값이고 소정맥 말단에서 음의 값이다. 혈액이 소동맥에서 소정맥 말단으로 이동할 때 모세혈관 내의 정수압(혈압)이 감소한다. 소동맥 말단에서 양의 값은 모세혈관 밖으로 액체의 여과를 선호하는 스탈링 힘이 우세함을 나타낸다. 소정맥 말단에서 음의 값은 스탈링 힘이 액체를 모세혈관으로 되돌리는 것을 선호함을 나타낸다. 따라서 체액은 소동맥 말단의 모세혈관에서 나와 소정맥 말단의 모세혈관으로 돌아간다(그림 11.6 상단).

부종의 원인

간질액이 과도하게 축적되는 것을 **부종**(edema)이라고 한다. 일반적으로 모세혈관 여과와 물의 삼투 흡수 사이의 균형과 적절한 림프 방출로 예방된다. 따라서 부종은 다음으로 인해 발생할 수 있다.

1. **높은 동맥 혈압**: 모세혈관 압력을 증가시키고 과도한 여과를 유발함.
2. **정맥 폐쇄**(venous obstruction): 정맥염(정맥에 혈전이 형성되는 경우) 또는 정맥의 기계적 압박(예: 임신 중)에서와 같이 모세혈관 압력의 울혈성 증가를 유발함.

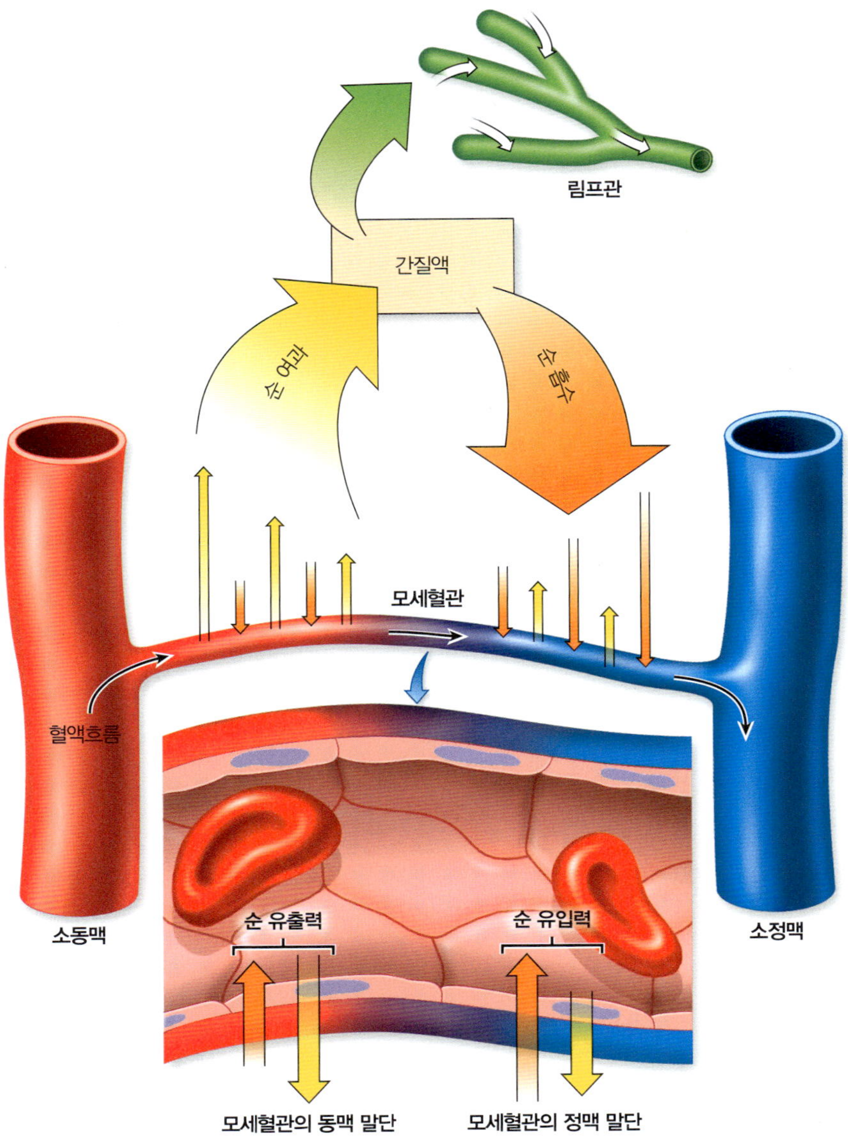

$(P_c + \pi_i) - (P_i + \pi_p)$
(유출) (유입)

(37 + 0) − (1 + 25) = 11 mmHg **순 여과**	(17 + 0) − (1 + 25) = −9 mmHg **순 흡수**

P_c = 모세혈관의 정수압
π_i = 간질액의 콜로이드 삼투압
P_i = 간질액의 정수압
π_p = 혈장의 콜로이드 삼투압

그림 11.6 모세혈관벽을 가로지르는 액체 분포. 모세혈관의 소동맥 말단에서 혈압에 따른 여과(노란색 화살표)로 간질액이 형성된다. 이것은 혈장 단백질의 콜로이드 삼투압(주황색 화살표)에 의해 모세혈관의 정맥 말단에서 혈관으로 되돌아간다. 수치는 수은의 밀리미터 단위의 압력을 나타낸다. 모세혈관의 정맥 말단으로 되돌아가는 체액은 소동맥 말단에서 여과된 양보다 적으며 남겨진 간질액은 림프관을 통해 빠져나간다.

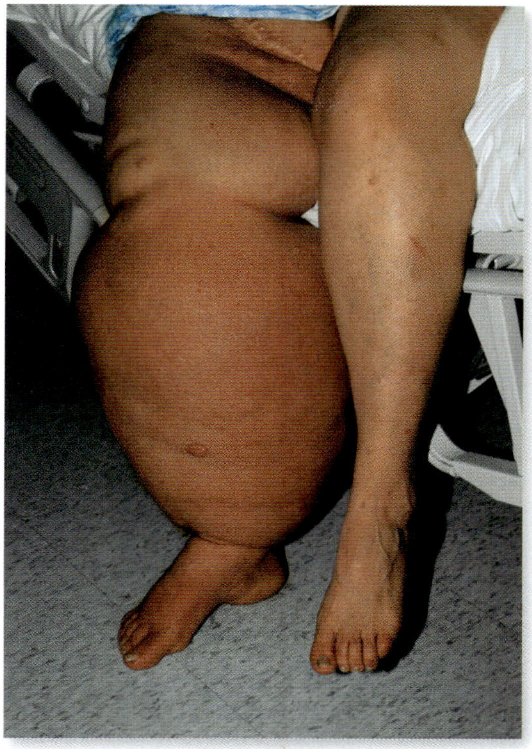

그림 11.7 상피증의 심한 부종. 림프 배수를 차단하는 기생 유충은 상피증에서 조직 부종과 팔다리와 음낭의 엄청난 비대를 유발한다. ©John Greim/Science Source

3. **혈장 단백질이 간질액으로 누출**: 모세혈관에서 삼투압 감소(이는 염증 및 알레르기 반응 동안 모세혈관 투과성 증가로 발생).
4. **점액수종**(myxedema): 갑상샘저하증으로 인한 세포 외 기질에서 특정 당단백질(뮤신)의 과도한 생산.
5. **혈장 단백질 농도의 감소**: 간 질환(간은 대부분의 혈장 단백질을 생산함) 또는 혈장 단백질이 오줌으로 배출되는 신장의 질환으로 나타남.
6. **림프 배출 장애**: 상피증 또는 수술(유방 수술이 림프부종의 주요 원인임)로 발생함(그림 11.7).

임상적용

사상충증(filariasis)은 모기와 같은 흡혈 곤충이 기생 선충류(nematode)를 퍼뜨리는 열대성 질병이다. **상피증**(elephantiasis)에서 이 벌레는 림프계에 거주하며 유충이 림프 배수를 차단한다. 부종으로 인해 조직이 크게 부풀어 오르고 피부가 두꺼워지고 갈라질 수 있다. 이 질병은 10억 명이 넘는 사람들이 살고 있는 약 72개의 열대 국가에서 발견된다. 그러나 사상충 기생충에 대해 유효한 약물 요법이 있으며, 2015년 노벨 생리의학상이 이 약물을 개발한 과학자에게 수여되었다. 사상충증 퇴치를 위한 글로벌 프로그램은 수백만 명의 사람들을 성공적으로 치료했으며 앞으로 몇 년 안에 이 질병이 근절되기를 기대한다.

신장에 의한 혈액량 조절

재흡수되는 사구체 여과액의 비율(오줌량 및 혈액량)은 신장에 작용하는 호르몬에 의해 필요에 따라 조정된다. 이 호르몬은 신장에 미치는 영향과 그에 따른 혈액량의 변화를 통해 심혈관계 조절에 중요한 기능을 한다.

교감신경계 또한 혈액량의 항상성에 관여한다. 혈액량의 증가는 교감신경 활동을 선택적으로 조절하는 심장 심방에 있는 신장수용체에 의해 감지된다. 심장에 대한 교감신경 활동은 증가하는 반면 신장에 대한 교감신경 활동은 감소한다(다른 기관에 대한 교감신경 활동에는 거의 변화가 없음). 신동맥에서 교감신경자극이 감소하면 혈관이 확장되고 혈류와 오줌 생성을 증가시켜 혈액량을 낮추고 음성되먹임 회로를 완성한다.

항이뇨호르몬(ADH)에 의한 조절

혈액량을 조절하는 주요 호르몬 중 하나는 **아르기닌 바소프레신**(arginine vasopressin)이라고도 알려진 **항이뇨호르몬**(antidiuretic hormone, ADH)이다. 이 호르몬은 시상하부의 신경세포에 의해 생성되어 축삭에 의해 뇌하수체후엽으로 운반되고, 시상하부가 자극을 받으면 분비된다. 뇌하수체후엽에서 ADH 분비는 **삼투수용체**(osmoreceptors)라고 하는 시상하부의 신경세포가 혈장 삼투도의 증가를 감지할 때 발생한다.

삼투수용체 신경세포의 자극은 갈증을 일으켜 수분 섭취를 증가시키고 뇌하수체후엽에서 방출되는 ADH의 양을 증가시킨다. ADH는 여과액에서 수분 재흡수를 자극한다. 따라서 ADH는 더 적은 양의 오줌이 배설되게 한다(그림 11.8).

따라서 탈수된 사람이나 염분을 과도하게 섭취하는 사람은 더 많이 마시고 오줌을 적게 배설한다. 이것은 혈액량을 증가시키고 혈장을 희석하여 상승한 삼투압 농도를 낮춘다. 혈액량의 증가는 혈액량 및 혈압이 낮은 탈수된 사람의 상태를 안정화하는 데 매우 중요하다.

혈액량이 증가하면 심방에 있는 신장수용체를 자극하여 **심방성 나트륨이뇨펩타이드**(atrial natriuretic peptide)를 분비할 수 있다. 이 호르몬은 오줌의 염분과 수분의 배설을 증가시켜 ADH 분비 감소와 같은 작용을 하여 혈액량을 낮춘다.

알도스테론에 의한 조절

혈액량과 혈압을 유지하기 위해 일정량의 식이염분이 필요하다. Na^+와 Cl^-은 신장에서 쉽게 여과되므로 염분 섭취량이 부족할 때 소금의 재흡수와 보유(retention)를 촉진하는 기작이 있어야 한다.

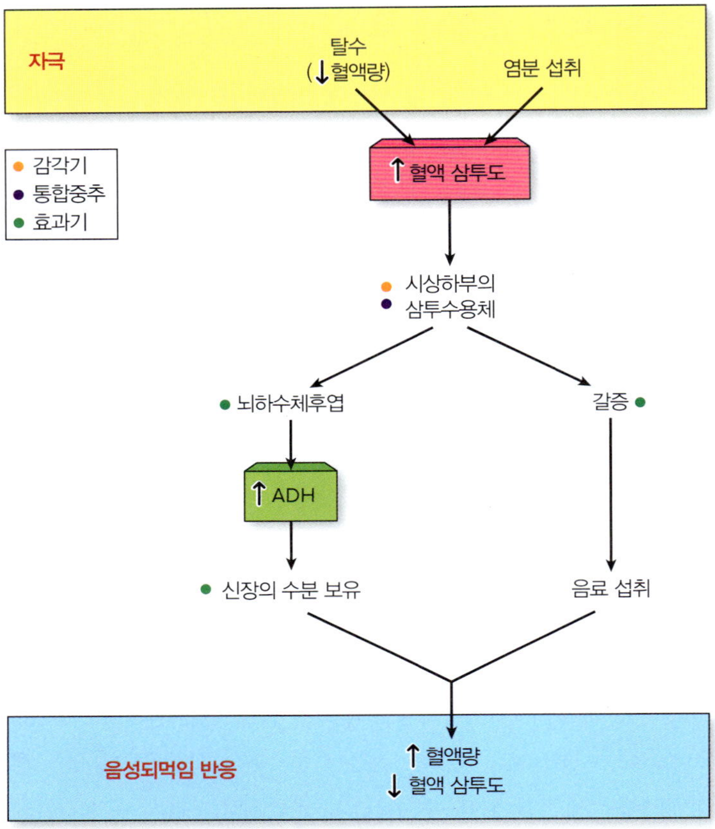

그림 11.8 혈액량과 혈액 삼투도의 음성되먹임 조절. 갈증과 ADH 분비는 혈장 삼투압 농도의 상승에 의해 유발된다. 항상성은 물의 섭취 및 신장에 의한 보존 등에 의하여 유지된다.

부신피질에서 분비되는 스테로이드 호르몬인 **알도스테론**(aldosterone)은 신장에서 염분(NaCl)의 재흡수를 촉진한다. 알도스테론의 작용은 혈액량을 증가시키지만 ADH와 달리 혈장 삼투압 농도의 변화를 일으키지 않는다. 알도스테론은 염분과 물의 재흡수를 비례적으로 촉진하는 반면 ADH는 물의 재흡수만을 촉진하기 때문이다. 따라서 ADH와 달리 알도스테론은 혈액을 희석시키지 않는다.

알도스테론의 분비는 혈액량과 혈압이 감소하는 염분 결핍 동안 촉진된다. 그러나 부신피질은 이러한 조건에 직접 자극되어 알도스테론을 분비하는 것은 아니다.

레닌-안지오텐신-알도스테론계

염분 결핍은 혈액량과 혈압을 낮춘다. 이것은 신장 동맥의 혈압을 낮추고 신장 여과액에서 NaCl과 물의 양을 감소시킨다. 신장의 **방사구체장치**(juxtaglomerular apparatus)는 이러한 변화를 감지하고 효소 **레닌**(renin)을 혈액으로 분비한다. 이 효소는 **안지오텐시노겐**이라는 혈장 단백질을 절단하여 아미노산 10개의 **안지오텐신 I**(angiotensin I)을 생성한다. 안지오텐신 I이 폐의 모세혈관을 통과할 때 **안지오텐신-전환 효소**(angiotensin-converting enzyme, ACE)가 두 개의 아미노산을 제거하여 **안지오텐신 II**(angiotensin II)를 만든다(그림 11.9). 요약하자면 염분 결핍, 낮은 혈액량, 저혈압에서 안지오텐신 II 생성은 증가한다(반대로 고혈압은 레닌 분비를 억제하여 안지오텐신 II 생성을 감소한다).

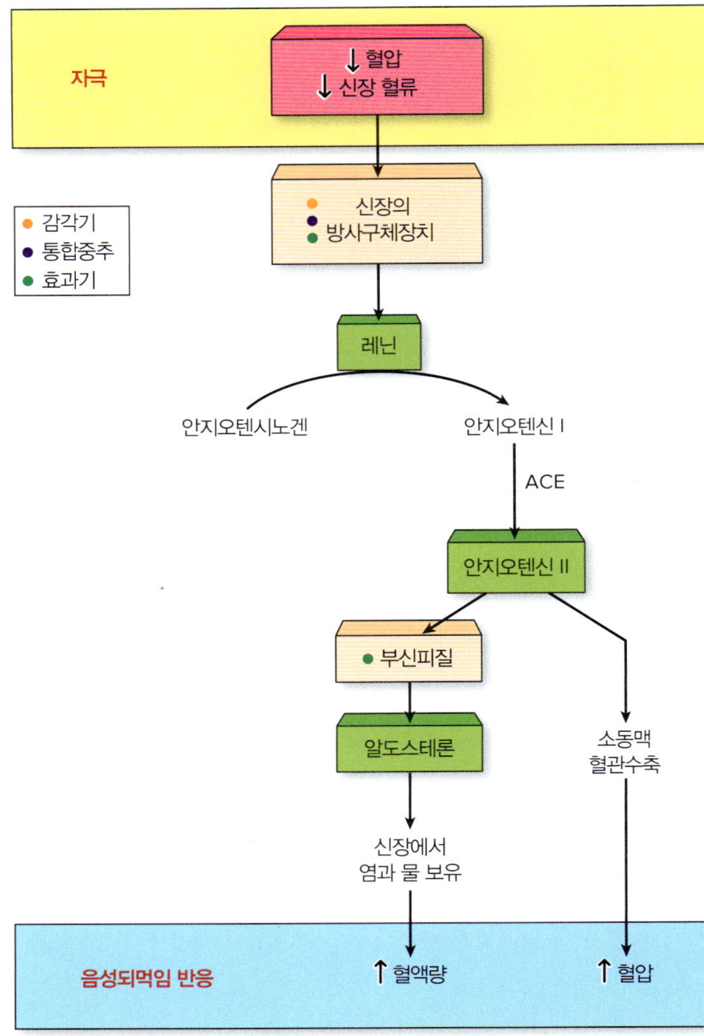

그림 11.9 레닌-안지오텐신-알도스테론계. 음성되먹임 제어를 통해 혈액량과 압력의 항상성을 유지하는 데 도움이 된다(ACE = 안지오텐신-전환 효소).

안지오텐신 II는 혈압을 상승시키는 수많은 효과를 발휘한다. 가장 직접적인 효과는 작은 동맥과 소동맥에서 평활근의 수축을 자극하는 것이다. 안지오텐신 II는 강력한 혈관수축제로서 총말초저항을 증가시켜 동맥 혈압을 증가시킨다. 또한 안지오텐신 II는 (1) 시상하부의 갈증 중추, (2) 알도스테론을 분비하는 부신피질을 자극하여 혈액량의 증가(그로 인한 혈압 상승)를 촉진한다.

시상하부의 갈증 중추가 자극되면 더 많은 물이 섭취되고 혈액으로 유입된다. 안지오텐신 II이 부신피질을 자극하면 더 많은 알도스테론이 분비되어 신장이 더 많은 염분과 수분을 보유하도록 한다. 신장, 안지오텐신 II 및 알도스테론 사이의 관계는 **레닌-안지오텐신-알도스테론계**(renin-angiotensin-aldosterone system)로 설명된다.

> **임상적용**
>
> **안지오텐신-전환 효소 억제제**(ACE 억제제)는 안지오텐신 I의 안지오텐신 II로의 전환을 억제하는 약물이다. 따라서 혈관 확장을 촉진하고 총말초저항을 낮추어 혈압을 낮춘다. 캡토프릴(Captopril), 에날라프릴(enalapril) 및 리시노프릴(lisinopril) 등의 ACE 억제제는 고혈압, 심부전, 뇌졸중 및 잠재적인 신부전을 치료하고 심근경색증이 있는 사람의 생존을 돕는다. 텔미사르탄(Telmisartan), 로살탄(losartan) 및 발사르탄(valsartan) 등의 **안지오텐신 수용체 차단제**(ARB)는 혈관 평활근에 있는 수용체와 안지오텐신 II의 결합을 억제하여 혈관 수축을 감소시킨다. 이것은 ACE 억제제의 작용과 마찬가지로 혈관 확장과 혈압 저하를 촉진한다.
>
> 안지오텐신 II의 강력한 효과는 일반적으로 안지오텐신-전환 효소 2 (ACE2)에 의해 파괴되면 종료된다. ACE2와 ACE의 기능은 다르다. 불행하게도 SARS-CoV-2 바이러스(Covid-19를 유발함)의 스파이크 단백질은 원형질막의 ACE2에 결합하여 체세포로 들어간다.

심방성 나트륨이뇨펩타이드

혈액량 또는 정맥 환류가 증가하면 오줌 생산(이뇨)이 증가한다. 실험에 따르면 혈액량이나 정맥 환류가 많을 때 수분 배설 증가는 부분적으로는 오줌의 Na^+ 배설 증가 또는 **나트륨이뇨** 때문이다.

Na^+ 배설 증가(나트륨이뇨)는 알도스테론 분비 감소에 의해 나타나지만 나트륨이뇨를 자극하는 호르몬이 있다. **나트륨이뇨호르몬**은 알도스테론에 길항적이며 혈액량이 증가하면 오줌의 Na^+ 및 수분 배출을 촉진한다. 이러한 특성을 가진 폴리펩티드 호르몬은 **심방성 나트륨이뇨펩타이드**(atrial natriuretic peptide, ANP)이며 심장의 심방에서 생성된다.

ANP 증가는 ADH 감소와 함께 더 많은 염분과 물을 오줌으로 배출한다. 이것은 혈액량을 낮추고 항상성을 유지하기 위한 음성되먹임 회로로 작동한다.

11.3 혈류에 대한 혈관 저항

신체기관으로 가는 혈류 속도는 작은 동맥과 소동맥에서 혈류에 대한 저항과 관련된다. 혈관 확장은 저항을 감소시키고 혈류를 증가시키는 반면, 혈관 수축은 저항을 증가시키고 혈류를 감소시킨다. 이러한 변화는 다양한 조절 기작을 통해 발생한다.

분당 심장이 분출하는 혈액의 양은 정맥 환류 속도와 같으므로 결국 전체 순환에서의 혈류 속도와 같다. 심박출량은 신체 크기 및 기타 요인에 따라 분당 약 5~6 L이다. 이 총심박출량은 혈류에 대한 불균등한 저항 때문에 각 기관에 다르게 분포된다.

혈류에 대한 물리적 법칙

관을 통한 유체의 흐름과 마찬가지로 혈관계를 통한 혈액의 흐름은 관의 두 끝의 압력 차이에 따라 달라진다. 관의 양쪽 끝의 압력이 같으면 흐르지 않는다. 한쪽 끝의 압력이 다른 쪽 끝보다 크면 혈액은 압력이 높은 곳에서 낮은 곳으로 흐른다. 혈류 속도는 관의 두 끝 사이의 압력차($P_1 - P_2$)에 비례한다. **압력차**(pressure difference)라는 용어는 ΔP로 약칭된다.

혈류는 관의 두 끝 사이의 압력차(ΔP)에 정비례하고 혈관의 혈류에 대한 마찰저항에 **반비례**한다.

$$\text{혈류} \propto \frac{\Delta P}{\text{저항}}$$

혈류에 대한 **저항**(resistance)은 혈관의 길이와 혈액의 점도(viscosity)에 정비례한다. 특히 저항은 혈관 반경의 4제곱에 반비례한다.

$$\text{저항} \propto \frac{L\eta}{r^4}$$

L = 혈관 길이

η = 혈액의 점도

r = 혈관 반경

총말초저항

체순환 내의 모든 혈관 저항의 합을 **총말초저항**(total peripheral resistance)이라고 한다. 기관에 혈액을 공급하는 동맥은 일반적으로 병렬로 연결되어 있다. 즉, 동맥혈은 심장으로 돌아오기 전에 한 세트의 소동맥만 통과한다. 어떤 기관은 혈액 공급 측면에서 다른 기관의 "하위"가 아니기 때문에 기관 내의 저항 변화는 해당 기관의 혈류에만 직접적인 영향을 미친다.

그러나 큰 기관에서 혈관 확장은 총말초저항을 상당히 감소시킬 수 있으며, 이에 의해 평균 동맥압을 감소시킬 수 있다. 보상 작용이 없으면 모든 기관을 통한 혈류의 이동력이 감소할 수 있다. 이러한 상황은 일반적으로 심박출량의 증가와 다른 부위의 혈관 수축에 의해 제어된다. 혈압은 운동에 의한 심박출량 증가와 내장기관에서의 혈관 수축으로 실제로는 상승한다.

외인성 혈류 조절

외인성 조절(extrinsic regulation)은 자율신경계와 내분비계에 의한 조절을 의미한다. 예를 들어, 안지오텐신 II는 혈관 평활근을 직접 자극하여 혈관 수축을 일으킨다. 또한 항이뇨호르몬(ADH)은 고농도에서 혈관 수축 효과를 나타낸다.

교감신경에 의한 조절

교감자율신경부신계의 자극은 심박출량과 총말초저항을 증가시킨다.

사람이 안정 시에도 교감자율신경부신계는 어느 정도 활성화되어 혈관 평활근의 "긴장"을 설정하는 데 도움이 된다. 이 경우, **아드레날린성 교감신경섬유**(adrenergic sympathetic fibers, 노르에피네프린을 방출하는 섬유)는 알파-아드레날린성 수용체를 활성화하여 몸 전체에 기본 수준의 혈관 수축을 유발한다. 싸움 또는 도망 반응 동안 아드레날린성 섬유의 활동이 증가하면 소화관, 신장 및 피부에서 혈관이 수축한다.

골격근의 소동맥은 신경전달물질인 아세틸콜린을 분비하는 **콜린성 교감신경섬유**(cholinergic sympathetic fibers)의 영향을 받는다. 싸움 또는 도망 반응 동안 이러한 콜린성 섬유의 활동이 증가한다. 이것은 혈관 확장을 일으킨다. 부신수질에서 분비되는 에피네프린도 베타-아드레날린 수용체를 자극하여 골격근의 혈관을 확장한다.

부교감신경의 혈류 조절

소동맥의 부교감신경 말단은 항상 콜린성이며 혈관 확장을 촉진한다. 그러나 혈관에서 부교감신경분포는 소화관, 외부 생식기 및 침샘으로 제한된다. 따라서 부교감신경계는 총말초저항 조절에서 교감신경계보다 덜 중요하다.

측분비의 혈류 조절

측분비(paracrine) 조절자는 분비되어 같은 기관에 있는 다른 조직을 조절할 수 있는 분자이다.

평활근 이완은 **브래디키닌**(bradykinin), **산화질소**(nitric oxide) 및 여러 프로스타글란딘, 특히 **프로스타글란딘 I_2**(prostaglandin I_2, 프로스타사이클린) 등 혈관 내피에서 생성되는 많은 분자의 국소 효과로 인해 발생한다. 혈관 평활근의 이완은 혈관 확장을 일으키는데 의학적으로도 유용하다. 예를 들어, 산화질소가 혈관을 확장하므로 **니트로글리세린**(nitroglycerin) 및 관련 약물(산화질소로 전환될 수 있음)이 협심증 치료에 유익하다.

내피는 혈관 수축을 촉진하는 측분비 조절제도 생성한다. 이들 중 주목할 만한 것은 폴리펩타이드 **엔도텔린-1**(endothelin-1)이다. 이 측분비 조절제는 소동맥의 혈관 수축을 자극하여 총말초저항을 증가시킨다. 의학적으로 엔도텔린-1 수용체 길항제는 엔도텔린-1의 혈관 수축 효과를 차단하여 혈관 확장을 촉진하기 위해 이용한다. 예를 들어, 엔도텔린-1 수용체 길항제는 폐고혈압 치료에 사용할 수 있다.

내인성 혈류 조절

내인성 기작은 혈관 저항 및 혈류를 국소적으로 조절한다. **자동조절**(autoregulation)은 혈압의 변동에도 불구하고 일정한 혈류를 유지하기 위해 내인성 기작을 활용하는 기관, 특히 뇌와 신장에서 많이 나타낸다. 내인성은 **근원성** 또는 **대사성**으로 분류된다.

근원성 조절 기작

뇌와 여러 기관에서 체순환 동맥압의 변화는 혈관 평활근의 적절한 반응에 의해 조절된다. 동맥압이 감소하면 뇌혈관이 확장되어 혈압이 감소하더라도 적절한 혈류를 유지한다. 고혈압 경우 대뇌 혈관을 수축시켜 미세한 혈관을 높은 압력으로부터 보호한다. 이는 압력 변화에 대한 혈관 평활근 자체의 근원적(myogenic) 반응이다.

대사성 조절 기작

체순환에서 혈관의 국소적 확장은 기관의 신진대사에 의해 생성된 화학적 환경의 결과로 발생한다. 혈관 확장을 촉진하는 국소적인 화학적 조건에는 (1) 대사율 증가로 인한 **산소 농도 감소**, (2) **이산화탄소 농도 증가**, (3) 조직 pH 감소(CO_2, 젖산 및 기타 대사 산물) 및 (4) 조직 세포로부터 **K^+ 및 측분비 조절제**(예: 아데노신, 산화질소 등)의 방출 등이다. 이러한 화학적 변화를 통해 기관은 혈관에 산소 전달을 증가시켜야 한다고 신호를 보낸다.

11.4 심근과 골격근으로의 혈류

심근과 골격근으로의 혈류는 외인성 및 내인성 기작에 의해 조절된다. 이는 운동 중에 조직의 대사 요구가 증가할 때 혈류를 증가시킨다.

심장과 뇌는 항상 적절한 혈액 공급을 받아야 한다. 골격근이 비상시에 신속하게 대응하고 지속적으로 높은 수준의 활동을 유지하는 능력도 생존에 중요하다. 비상 시에 골격근으로의 혈류 속도 증가는 심장과 뇌로의 혈류를 손상시키지 않아야 한다. 따라서 심장, 골격근 및 뇌가 충분한 혈류를 받도록 심박출량을 증가시키고 내장과 피부로의 혈류를 감소한다.

심장의 산소 요구

심근의 수축은 관상동맥을 압박한다. 따라서 다른 기관과 달리 관상동맥에서 혈류는 확장기보다 수축기에 적다. 안정 시에 좌심실로의 혈류 중 15~20%만이 수축기에 흐른다. 그러나 심근에는 헤모글로빈과 유사한 색소 단백질인 **미오글로빈**이 많이 포함되어 있다. 심근의 미오글로빈은 확장기에 산소를 저장하고 수축기에 방출한다. 이런 방법으로 수축기에 관상동맥 혈류가 일시적으로 감소하더라도 심근세포가 지속적으로 산소를 공급받을 수 있다.

많은 양의 미오글로빈에 더하여 심근에는 수많은 미토콘드리아와 호기성호흡 효소가 포함되어 있다. 느린 연축 골격근보다 심장이 호

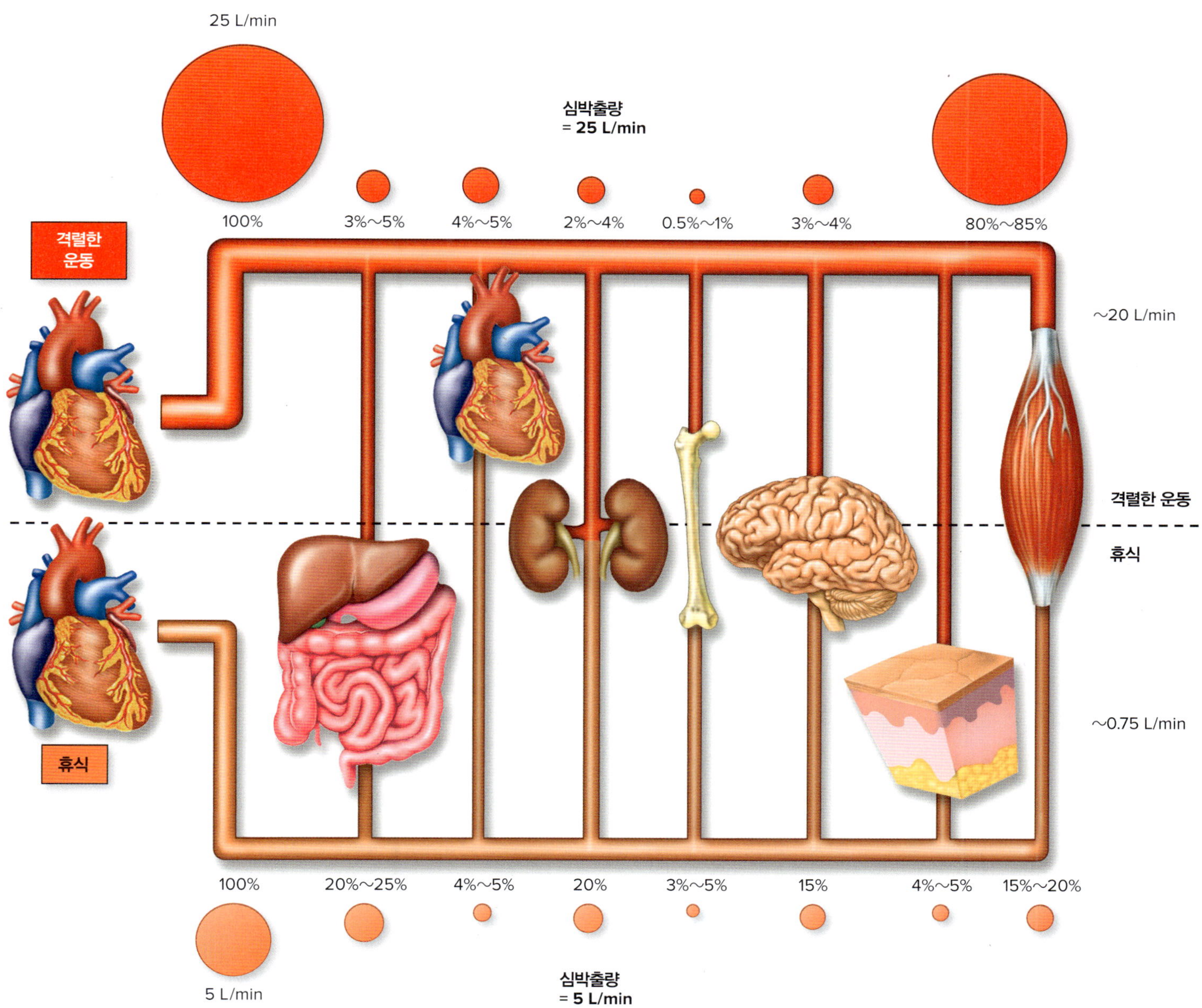

그림 11.10 휴식 및 격렬한 운동 중 혈류(심박출량) 분포. 심박출량은 휴식 시 5 L/min(아래 그림), 격렬한 운동 중 25 L/min이다(위 그림). 예를 들어, 휴식 시 뇌는 5 L/min의 15%(= 750 mL/min)를 받는 반면 운동 중에는 25 L/min의 3~4%(750~1000 mL/min)를 받는다. 골격근으로의 흐름은 총심박출량이 5 L/min에서 25 L/min으로 증가하고 근육이 받는 총량의 백분율이 15%에서 80%로 증가하기 때문에 20배 이상 증가한다. 격렬한 운동을 하는 동안 피부로 흐르는 혈류의 비율은 매우 낮아 표시되지 않았다. 또한 휴식 중인 다른 기관의 혈류 비율은 추정된 평균이므로 총합이 95%로 나타났다.

기성호흡에 더욱 특화되어 있다. 심장에서 생성되는 거의 모든 ATP는 미토콘드리아에서 호기성호흡과 산화적 인산화의 결과이다. 이것은 매우 효과적이어서 심근세포 내의 ATP가 10초마다 완전히 전환(분해 및 재합성)된다고 추정한다. 휴식 시 심장은 지방산의 β-산화에 의해 생성된 아세틸 CoA로부터 ATP의 50~70%를 얻는다.

관상 혈류 조절

관상동맥에는 각각 혈관 수축과 혈관 확장을 촉진하는 알파 및 베타 아드레날린 수용체가 모두 있다. 교감신경섬유의 노르에피네프린은 알파-아드레날린 수용체를 자극하여 휴식 시 혈관 저항을 높인다. 싸움 또는 도망 반응 동안 교감자율신경부신계가 활성화될 때 부신수질에서 방출되는 에피네프린은 베타-아드레날린성 수용체를 자극하여 혈관 확장을 생성할 수 있다.

운동 훈련은 (1) 관상동맥과 모세혈관의 밀도를 증가시키고, (2) 혈관 확장을 촉진하기 위해 산화질소 생성을 증가시키며, (3) 심박수를 감소(수축기의 빈도를 감소)하여 관상혈관의 압박을 감소시킨다.

골격근으로의 혈류 조절

근육이 운동하지 않을 때 상대적으로 높은 혈관 저항(교감신경자극으로 인한)이 있지만, 휴식 시 골격근은 신체의 전체 혈류의 약 20~25%를 받는다. 심장에서와 마찬가지로 골격근의 혈류는 근육이 수축하여 소동맥을 압박할 때 감소하고, 근육이 약 70% 이상으로 수축하면 혈류가 완전히 멈춘다.

골격근 소동맥에는 알파-아드레날린성 수용체의 자극에 의해 혈관 수축을 촉진하는 아드레날린성 신경섬유 외에도 콜린성 교감신경이 있다. 이 콜린성 신경섬유는 호르몬 에피네프린에 의한 베타-아드레날린성 수용체의 자극과 함께 스트레스에 대한 싸움 또는 도망 반응으로 혈관 확장을 자극한다. 이러한 외인성 조절 기능은 휴식 시와 운동 시작 때 근육을 통하는 혈류를 조절한다.

동적 운동을 할 때 혈관 확장 및 골격근 혈류 증가는 거의 전적으로 내인성 대사 조절에 기인한다. 운동 중 골격근의 높은 대사율은 이산화탄소 농도 증가, pH 감소(탄산 및 젖산으로 인한), 산소 감소, 세포외 K^+ 증가 및 아데노신 분비와 같은 국소적 변화를 유발한다. 관상동맥 순환의 내인성 조절에서와 같이 이러한 변화는 골격근에서 소동맥의 혈관 확장을 유발한다. 이것은 혈관 저항을 감소시키고 혈류를 증가시킨다. 골격근은 최대 운동 중에 신체의 총혈류량의 85%를 받을 수 있다(그림 11.10).

운동 중의 혈액순환 변화

동적으로 운동하는 근육으로의 혈류는 (1) 총혈류(심박출량) 증가, (2) 운동 근육의 대사성 혈관 확장 및 (3) 내장 및 피부에서 혈관 수축으로 혈류 감소에 의해 증가한다.

단지 몇 주만의 지구력 훈련 후 평균적으로 건강한 청년은 심박출량과 최대산소섭취량을 크게 증가시킬 수 있지만, 수년간 훈련을 받고 유전적 혜택을 받은 가능성이 높은 엘리트 운동선수의 수준에는 미치지 않는다. 엘리트 운동선수의 높은 심박출량은 평균적인 청년보다 거의 두 배로 높은 일회박출량에 기인한다.

평균적인 성인은 휴식 시에서 최대 심박출량으로 갈 때 일회박출량을 70 mL에서 100 mL 이상으로 늘릴 수 있다. 심장이 더 빨리 뛰고 운동하는 동안 박동 사이에 혈액을 채울 시간이 더 적어지지만 일

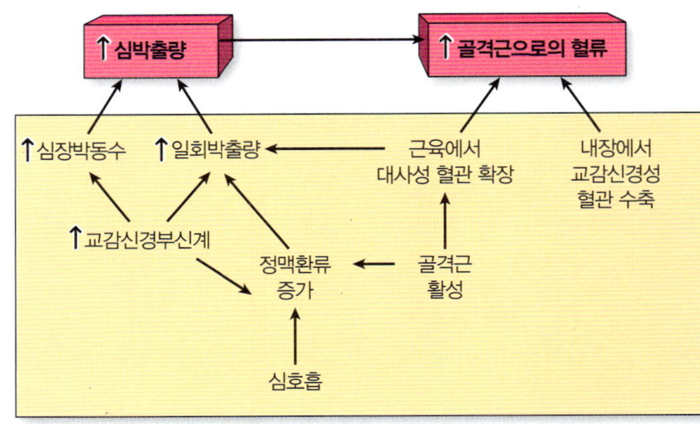

그림 11.11 운동에 대한 심혈관 적응. 이러한 적응은 (1) 심박출량을 증가시켜 전체 혈류를 증가시키고, (2) 운동하는 근육에 혈관 확장을 일으켜 더 높은 비율의 혈류를 근육으로 우회시킨다.

생활양식 적용

규칙적인 **유산소 운동 훈련**(aerobic exercise training)은 휴식 중 심박수를 감소시키는 반면 휴식 시와 운동 중 일회박출량을 증가시킨다. 증가된 일회박출량으로 인해 이 훈련을 받은 사람의 휴식 시 심박수는 동일한 심박출량을 유지하면서 더 낮을 수 있다. 훈련은 휴식 시 심박수를 늦추기 위해 SA 결절의 미주신경의 부교감신경 억제를 증가시킨다. 운동 훈련은 또한 혈액량을 증가시켜 확장기말 용적과 일회박출량을 증가시킨다. 실제로 연구에 따르면 단 8일의 훈련 후에 혈액량이 약 500 mL 증가할 수 있다. 이것은 심장 근육을 더 유연하게 만들고 더 강하게 수축시키는 운동 훈련의 능력에 의해 도움을 받는다. 이러한 변화는 증가된 혈액량과 함께 작용하여 운동 중 일회박출량을 증가시키고 더 높은 심박출량을 생성한다. 운동 중 이러한 더 큰 심박출량 덕분에 유산소 운동 훈련의 결과로 근육으로의 향상된 산소 전달이 가능하다. 장기적으로 운동으로 인한 심박출량 증가와 혈류량 증가는 심근 강도 증가와 혈관 탄력 개선 등으로 심혈관계의 건강을 증진한다.

회박출량은 증가할 수 있다. 운동 중 골격근 펌프의 향상과 횡격막의 호흡 운동 증가에 의해 정맥 환류가 도움을 받기 때문이다(그림 11.11). 확장기말 용적(EDV)은 운동 중에 크게 변하지 않는다. EDV가 일정하면 운동 중 발생하는 일회박출량 증가는 박동당 EDV에서 방출되는 비율의 증가로 인한 것이어야 한다.

박동당 EDV 분출량의 비율인 **분출률**(ejection fraction)은 휴식 시 60%에서 격렬한 운동 중에는 90%까지 증가할 수 있다. 이러한 증가된 분출률은 교감자율신경부신자극으로 인한 수축성 증가에 의한다. 또한 운동하는 골격근의 혈관 확장의 결과로 총말초저항이 감소할 수 있으며, 이는 후하중(afterload)를 감소시켜 일회박출량를 더욱 증가시킨다.

11.5 뇌와 피부로의 혈류

내인성 조절 기작은 뇌로 가는 혈류를 비교적 일정하게 유지하는 데 도움이 된다. 대조적으로, 피부로의 혈류는 교감신경에 의하여 변할 수 있다.

대뇌 혈류는 주로 내인성 기작에 의해, 피부 혈류는 외인성 기작에 의해 조절된다. 대뇌 혈류는 비교적 일정한다. 피부 혈류는 다른 기관의 혈류보다 더 많은 변화를 보인다. 뇌는 낮은 혈류량에 취약한 기관인 반면, 피부는 낮은 혈류량에 다른 어떤 기관보다도 잘 견딜 수 있다.

뇌순환

관상동맥 및 골격근 혈류와 달리 뇌 혈류는 정상적인 조건에서 교감신경의 활동에 크게 영향을 받지 않는다. 평균동맥압이 약 200 mmHg로 상승할 때만 교감신경은 뇌순환에서 혈관을 수축한다. 혈관을 수축하고 혈류를 줄여서 작고 얇은 소동맥이 터지지 않도록 보호하여 뇌혈관 사고(뇌졸중)를 방지한다.

정상 범위의 동맥압에서 뇌 혈류는 국소적 내인성 기작에 의해 주로 조절된다. 이 과정이 **자동조절**(autoregulation)이다. 예를 들어, 혈액량으 40~50% 증가, 심박출량 증가, 혈압 약간 증가 및 총말초저항 감소 등으로 다른 기관의 혈류가 증가하는 임신 중에도 자동조절은 뇌 혈류를 일정하게 유지한다. 뇌 혈류의 자동조절은 근원성 및 대사성이다.

근원성 조절

근원성 조절은 체순환 동맥압의 변화가 있을 때 발생한다. 혈압이 떨어지면 뇌동맥이 자동으로 확장되고, 상승하면 수축된다.

뇌혈관은 또한 동맥혈의 이산화탄소 농도에 민감하다. 부적절한 호흡(저호흡)의 결과로 이산화탄소 농도가 상승하면 뇌 소동맥이 확장된다. 이것은 뇌혈관에 대한 CO_2의 직접적인 영향보다는 뇌척수액의 pH 감소로 인한 것이다. 반대로, 과호흡 동안 동맥 CO_2가 정상 이하로 떨어지면 뇌혈관이 수축한다. 뇌 혈류의 감소는 과호흡 중에 나타나는 어지러움의 원인이다.

물질대사 조절

뇌 활동이 혈류를 증가시키는 기작은 복잡하고 완전히 이해되지 않았다. 활성 신경세포는 K^+, 아데노신, 산화질소(NO) 등을 포함하여 혈관 확장을 자극하는 많은 물질을 방출한다. 실제로, 성상세포는 신경전달물질인 글루탐산에 의해 자극을 받을 때 혈관 확장물질(프로스타글란딘 E_2 및 일산화탄소 포함)을 분비한다. 또한 성상세포와 활성 신경세포에서 방출되는 분자는 소동맥의 내피세포를 자극하여 산화질소 등의 확장제를 생성할 수 있다.

이러한 방식으로 신경세포, 성상세포 및 소동맥이 함께 기능하여 증가된 신경 활동은 해당 영역으로의 대뇌 혈류를 증가시킨다. 이 **기능적 충혈**(functional hyperemia, 활동에 대한 반응으로 혈류 증가)로 활성 신경세포는 필요한 만큼 더 많은 산소와 포도당을 받는다.

피부의 혈류

피부 혈류는 약 37°C (98.6°F)의 심부(deep-body) 온도를 유지하도록 조정된다. 이는 소동맥과 독특한 **동정맥문합**(arteriovenous anastomoses)의 수축 또는 확장 정도의 변화에 의해 이루어진다. 주로 손가락 끝, 손바닥, 발가락, 발바닥, 귀, 코, 입술에서 발견되는 망상구조 혈관은 혈액을 소동맥에서 소정맥으로 직접 전달하여 표재성 모세혈관 회로를 우회한다. 일반 소동맥과 동정맥문합은 모두 교감신경의 지배를 받는다. 주변 온도가 낮을 때 교감신경은 피부 혈관 수축을 자극한다. 따라서 피부 혈류가 감소하여 신체에서 손실되는 열이 줄어든다. 이때 동정맥문합도 수축하고 혈액이 피부 모세혈관 고리로 우회하여 피부가 붉은 장밋빛으로 보일 수 있다. 이때 총피부혈류량과 열 손실 속도는 일반적인 조건보다 낮아진다.

피부 혈류의 변화는 교감신경의 영향을 받는다. 교감신경계의 활동은 뇌에 의해 제어되기 때문에 연수를 통해 작용하는 감정 상태는 교감신경 활동과 피부 혈류에 영향을 줄 수 있다.

11.6 혈압

동맥압은 혈액량, 총말초저항, 심박수의 영향을 받는다. 이러한 요인은 항상성을 유지하기 위해 여러 음성되먹임으로 조절된다. 동맥압은 심장이 수축기와 확장기를 거치면서 증감을 반복한다.

모세혈관의 수가 많기 때문에 총단면적은 동맥과 소동맥보다 더 크며(그림 11.12), 모세혈관의 혈압과 혈류를 더욱 감소시킨다. 따라서 각 모세혈관이 각 소동맥보다 직경이 훨씬 작지만 소동맥에서 형성되는 모세혈관 집단에서는 혈류에 대한 저항이 소동맥보다 작다. 혈관 수축과 확장으로 인한 소동맥 직경의 변화는 모세혈관으로 가는 혈류와 동시에 모세혈관의 "위쪽" **동맥 혈압**(arterial blood pressure, 의료 검진에서 일반적으로 측정되는 혈압)에 영향을 준다. 즉, 소동맥에서 혈관 수축으로 인한 총말초저항의 증가는 동맥 혈압을 높일

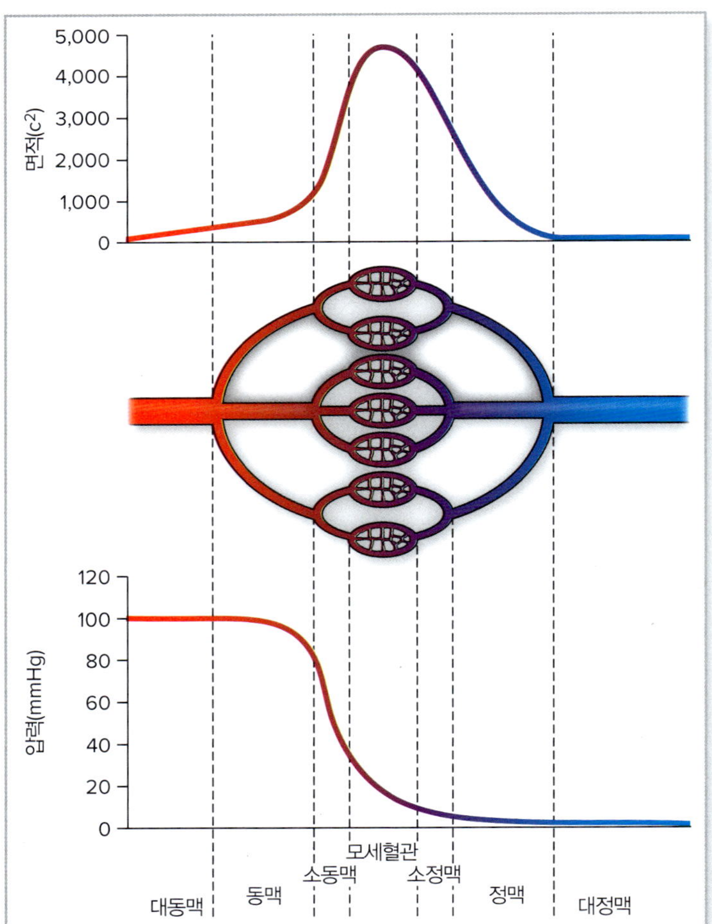

그림 11.12 혈압과 혈관 단면적의 관계. 혈액이 대동맥에서 더 작은 동맥, 소동맥 및 모세혈관으로 이동하면서 총단면적이 증가한다(위 그래프). 따라서 각 혈관 내에서 혈압이 떨어진다(아래 그래프).

수 있다. 또한 혈압은 심박출량의 증가로 인해 상승할 수 있다. 따라서 혈압에 영향을 미치는 가장 중요한 변수는 **심박수**(cardiac rate), **일회박출량**(stroke volume) 및 **총말초저항**(total peripheral resistance)이다. 다른 변수의 감소로도 보상되지 않는다면 이들 중 하나라도 증가하면 혈압이 증가한다.

$$\text{동맥 혈압} \propto \text{심박출량} \times \text{총말초저항}$$

(심박출량 ↑ 심박수, 일회방출량; 총말초저항 ↑ 혈관수축)

혈압은 혈액량과 그에 따른 일회박출량을 조절하는 신장과 교감자율신경부신계에 의해 조절될 수 있다. 교감자율신경부신계의 활동이 증가하면 소동맥에서 혈관을 수축하고(따라서 총말초저항 증가) 심박출량 증가를 촉진하여 혈압을 높인다.

압력수용기 반사

혈압이 정상 범위에서 유지되기 위해서는 압력을 감지하는 특수 수용체가 필요하다. 이 **압력수용기**(baroreceptors)는 **대동맥궁**과 **경동맥동**(carotid sinuses)에 위치한 신장수용체이다. 압력수용기는 긴장적으로(지속적으로) 활성화되어 감각신경세포에서 활동전위를 주기적으로 생성한다. 혈압이 상승하면 대동맥궁과 경동맥동의 벽이 늘어나 감각신경섬유를 따라 활동전위의 빈도가 증가한다. 대조적으로 혈압이 정상 범위 아래로 떨어지면 이러한 감각섬유에서 활동전위의 빈도가 감소한다.

압력수용기의 감각신경자극은 미주신경(X)과 설인두신경(IX)을 통해 연수로 올라가며, 이는 자율신경계가 적절하게 반응하도록 지시한다. 연수의 **혈관운동 조절중추**(vasomotor control center)는 혈관 수축/확장의 정도를 조절하므로 총말초저항을 조절하는 기능을 한다. 연수의 **심장조절중추**(cardiac control center)는 심장박동수를 조절한다(그림 11.13).

압력수용기 반사(baroreceptor reflex)는 (1) 대동맥궁과 경동맥동 압력수용기, (2) 통합중추로서 연수의 혈관운동 및 심장조절중추, (3) 심장 및 혈관에 작용하는 부교감 및 교감신경 축삭으로 구성되어 있다. 압력수용기 반사에서 혈압의 감소는 교감신경 활성을 증가시키고 부교감신경 활성을 감소시킨다. 결과적으로 심박출량과 총말초저항이 보상적으로 증가한다. 반대로, 혈압이 상승하면 교감신경 활성이 감소하는 반면 부교감신경의 활성은 증가한다. 결과적으로 혈압이 상승하면 심박출량과 총말초저항이 감소한다.

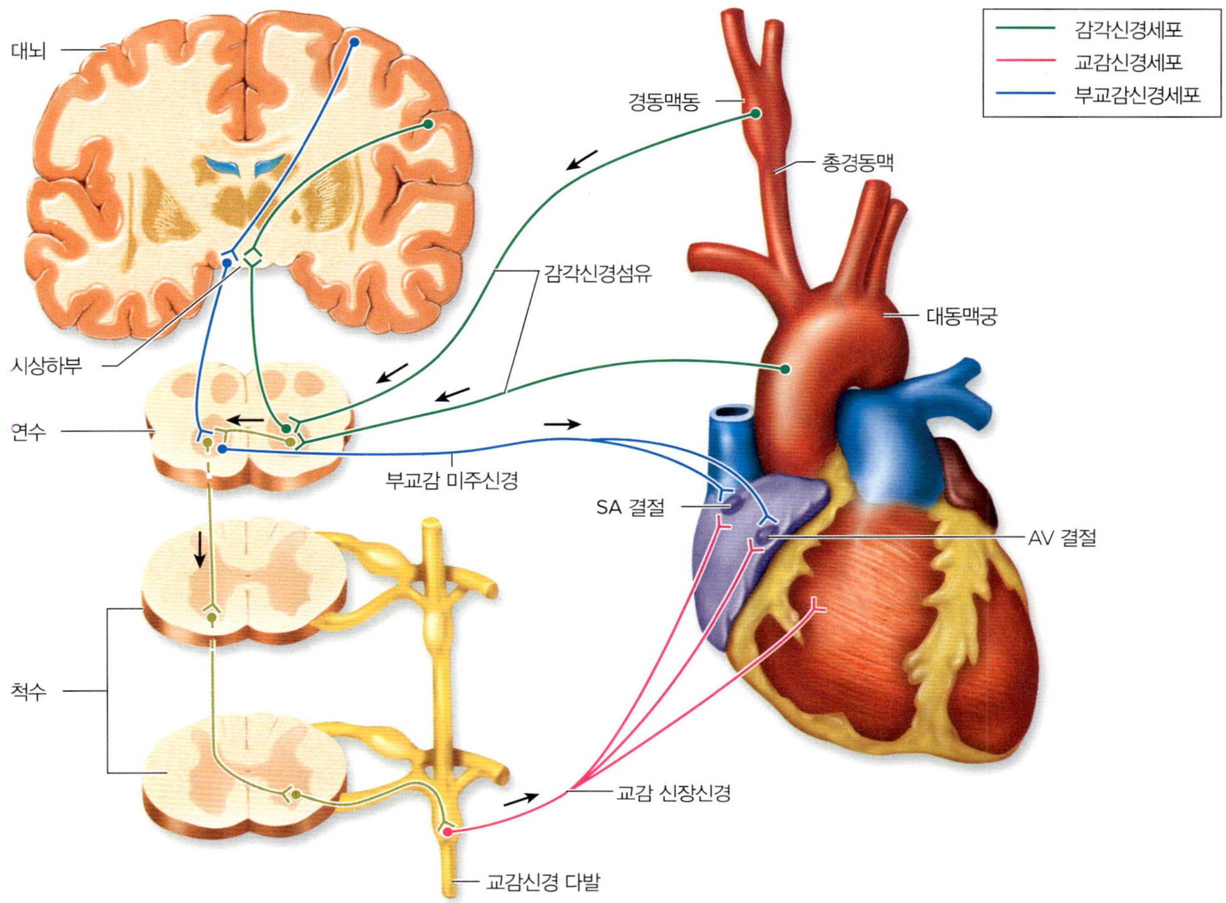

그림 11.13 압력수용기 반사와 관련된 구조. 경동맥의 압력수용기 및 대동맥궁의 감각자극은 연수의 심장운동 조절중추를 통해 작용하여 심장에 미치는 교감신경 및 부교감신경의 활성을 변화시킨다. 또한 연수에 있는 혈관운동 중추는 소동맥의 자율신경을 조절하여 총말초저항에 영향을 준다(표시되지 않음).

사람이 누웠다가 일어서면 흉강의 정맥에서 하지의 정맥으로 500~700 mL의 혈액이 이동한다. 하지에 혈액이 고이면 정맥 환류와 심박출량이 감소하지만 압력수용기 반사에 의해 혈압 저하를 즉시 보상한다. 설인두신경과 미주신경에서 연수로 전달되는 압력수용기 감각자극이 감소하면 부교감신경 활성은 억제되고 교감신경 활성은 촉진된다. 따라서 심박수와 혈관 수축을 증가시켜 서 있을 때 적절한 혈압을 유지하게 한다(그림 11.14).

혈압 측정

최초의 문서화된 혈압 측정은 영국의 성직자이자 생리학자인 헤일즈(Stephen Hales, 1677~1761)에 의해 수행되었다. 헤일즈는 말의 동맥에 가는 관을 삽입하고 수직 튜브에서 혈액이 상승하는 높이를 측정했다. 이 혈액 기둥의 높이는 심장이 수축기와 확장기를 반복할 때 최고 **수축기압**(systolic pressure)과 최저 **확장기압**(diastolic pressure) 사이에서 움직였다.

청진법에서는 천으로 된 커프 안에 있는 고무 주머니를 팔에 감고 상완 동맥에 청진기를 댄다. 커프가 팽창하기 전에는 혈액이 동맥을 통해 원활하게 이동하기 때문에 조용하다. **층류**(laminar flow)는 모든 부분의 유체가 혈관과 평행하게 동일한 방향으로 이동할 때 발생한다. 층이라는 용어는 "겹쳐진"을 의미한다. 중심 축의 혈액은 가장 빨리 움직이고 동맥벽에 가깝게 흐르는 혈액은 천천히 움직인다. 흐름이 완벽하게 층류라면 각 층 사이에 섞이는 횡적 이동이 없다. 혈액은 원활하게 흐르고 소리를 유발하는 동맥벽의 진동도 없다. 반면 **난류**(turbulent flow)는 유체의 일부가 다른 방향으로 이동하여 혈액을 휘젓고 섞을 때 나타난다. 난류는 혈관의 진동을 일으켜 소리를 낼 수 있다. 혈압 커프가 팽창되기 전에 상완 동맥의 혈류는 난류가 거의 없으므로 조용하다.

그러나 동맥을 압박하면 수축된 부위를 통과하는 혈류는 난류가 된다. 이로 인해 동맥은 마치 정원 호스의 꼬인 부분을 통해 흐르는

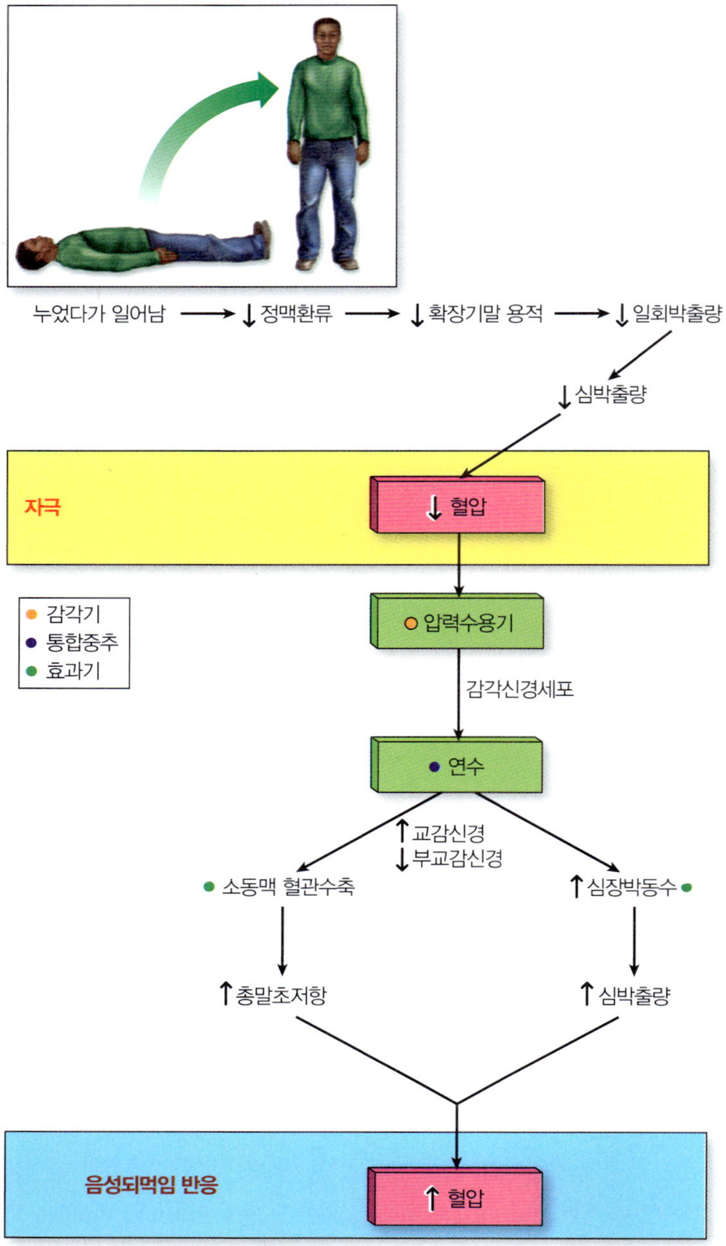

그림 11.14 압력수용기 반사에 의한 혈압의 음성되먹임 조절. 이 반사는 서 있을 때 적절한 혈압을 유지하는 데 도움이 된다.

물처럼 소리를 낸다. 동맥을 압박하는 커프 압력에 혈압이 대항하므로 확장기 동안 동맥을 압박하여 수축시키려면 커프 압력이 확장기압보다 커야 한다. 커프 압력이 수축기압보다 높으면 확장기와 수축기 모두에서 동맥이 닫히고 조용해진다. 난류 및 이 흐름의 결과로 나타나는 소리는 커프 압력이 확장기압보다 크고 수축기압보다 낮은 경우에만 발생한다. 그 조건에서 동맥혈은 수축기에서 부분적으로 흐르고 난류가 나타난다.

사람의 수축기압이 120 mmHg이고 확장기압이 80 mmHg라고 가정한다. 커프 압력이 80~120 mmHg일 때 동맥은 확장기에서 닫히고 수축기에서 열린다. 동맥이 수축기에서 열리면 커프 압력에 의하여 수축된 혈관을 지나는 혈액의 난류가 **코로트코프의 소리**(sounds of Korotkoff)를 만든다(그림 11.15). 이것은 일반적으로 확장기에서는 소리가 멈추기 때문에 "두드리는(tapping)" 소리이다. 코로트코프의 소리는 심장판막을 닫을 때 생성되는 "두근두근(lub-dub)" 소리가 아니다(이 소리는 상완 동맥이 아니라 가슴에서만 들을 수 있음).

먼저 커프를 팽창시켜 수축기 혈압보다 높은 압력을 생성하여 동맥을 조이면 소리가 사라진다. 커프의 압력은 부착된 혈압계에서 읽는다. 이어서 밸브를 돌려 커프에서 공기를 방출하여 커프 압력을 점진적으로 감소시킨다. 커프 압력이 수축기압과 같을 때 혈액이 조여진 동맥의 구멍을 통해 난류로 흐를 때 첫 번째 코로트코프 소리가 들린다.

커프 압력이 확장기압보다 높으면 코로트코프 소리는 수축기마다 계속 들린다. 커프 압력이 확장기압과 같거나 낮아지면 동맥이 충분하게 열려 층류가 다시 시작되기 때문에 소리가 사라진다. 따라서 **마지막 코로트코프 소리**(last Korotkoff sound)는 커프 압력이 확장기압과 같을 때 발생한다.

맥압과 평균 동맥압

누군가가 "맥박을 잰다면" 동맥(예: 요골 동맥)을 손으로 잡고 심장박동에 따라 동맥이 확장되는 것을 느낀다. 따라서 맥박수는 심박수의 반영이다. 각 맥박과 함께 동맥의 확장은 좌심실에서 분출되는 혈액이 동맥으로 들어오고 동맥 내의 혈압이 상승하여 나타난다.

맥박은 확장기에서 수축기 수준으로 압력이 상승하여 생성되므로 이 두 압력의 차이를 **맥압**(pulse pressure)이라고 한다. 따라서 혈압이 120/80 (수축기/확장기)인 사람의 맥압은 40 mmHg이다.

$$\text{맥압} = \text{수축기압} - \text{확장기압}$$

이 예에서 확장기의 대동맥압은 80 mmHg이다. 좌심실이 수축하면 심실 내 압력이 80 mmHg 이상으로 상승하고 박출이 시작된다. 그 결과, 대동맥에 있는 혈액의 양은 좌심실에서 분출한 양(일회박출량)만큼 증가한다. 부피의 증가로 인해 혈압이 증가한다. 따라서 혈압을 측정하는 상완 동맥의 압력은 120 mmHg로 증가한다. 따라서 확장기에서 수축기 수준으로의 압력 상승(맥박)은 일회박출량의 반영이다.

평균 동맥압(mean arterial pressure)은 심장주기 동안의 평균 동맥압을 나타낸다. 기관의 모세혈관층을 통해 혈액을 이동시키는 힘

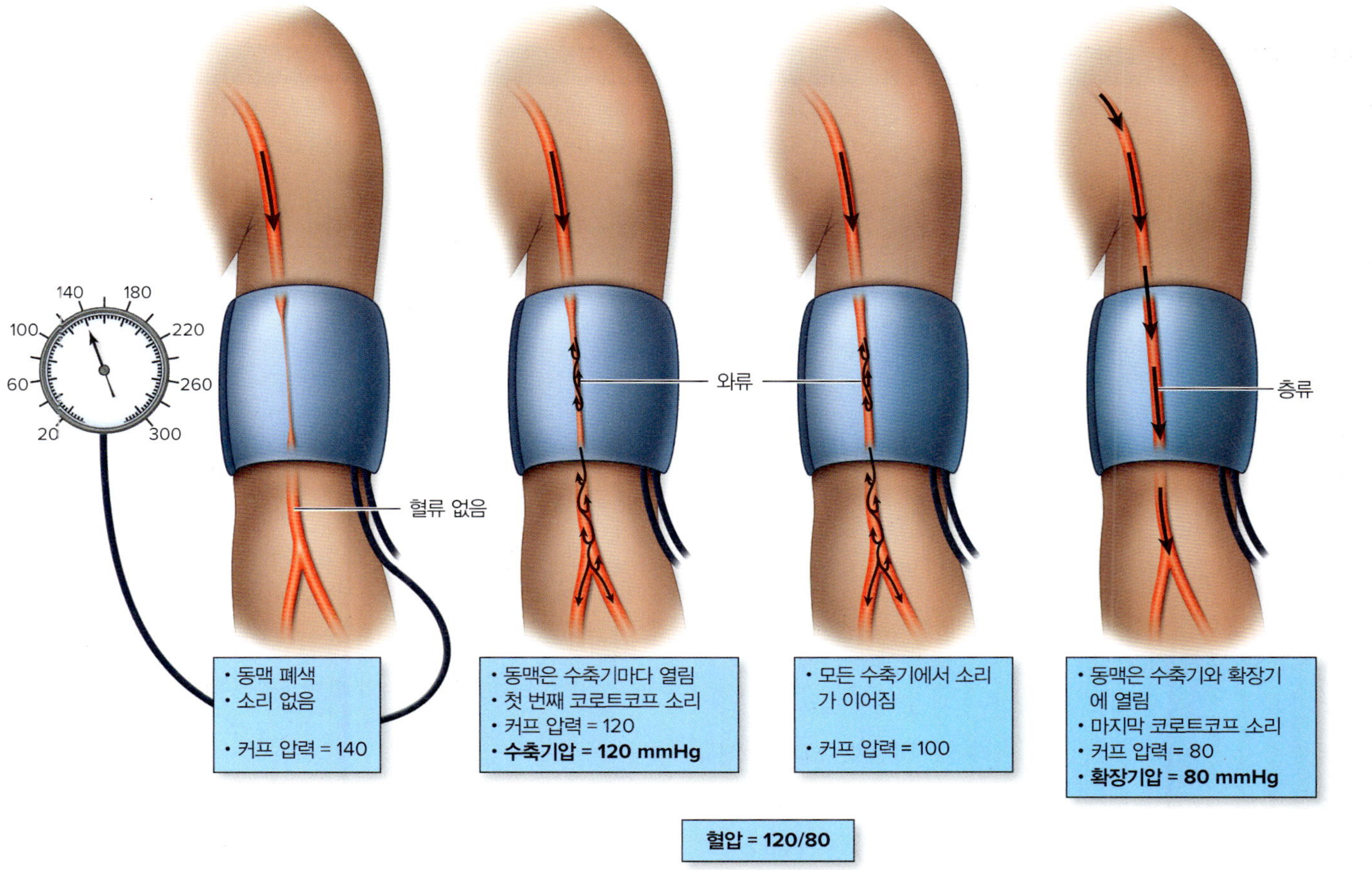

그림 11.15 혈압 측정 중 혈류와 코로트코프 소리. 커프 압력이 수축기압보다 높으면 동맥이 수축되어 소리가 나지 않는다. 커프 압력이 확장기압보다 낮으면 동맥이 열리고 흐름이 층류가 되어 소리가 나지 않는다. 커프 압력이 확장기압과 수축기압 사이에 있을 때 혈류는 확장기에서는 멈추고 수축기에서 다시 시작된다. 각 수축기에서 부분적으로 수축된 동맥을 통한 격렬한 혈류는 코로트코프 소리를 생성한다.

이 바로 이 압력과 정맥압과의 차이다. 평균 동맥압은 확장기가 수축기보다 길기 때문에 단순 산술평균이 아니다. 평균 동맥압은 확장기압에 맥압의 1/3을 더하면 근사치에 이른다. 혈압이 120/80인 사람의 경우 평균 동맥압은 약 80 + 1/3(40) = 93 mmHg이다.

$$\text{평균 동맥압} = \text{확장기압} + 1/3\ \text{맥압}$$

11.7 고혈압, 쇼크, 울혈성 심부전

심혈관계의 정상적인 생리 작용에 대한 이해는 그 병태적 또는 비정상적인 생리 기능을 연구하기 위한 전제 조건이다. 비정상적인 심혈관 기능의 기작을 연구하는 것은 의학적으로 중요하며 정상적인 생리 작용에 대한 이해를 향상시킬 수 있다.

고혈압

고혈압은 정상 범위를 초과하는 혈압이다(표 11.1). 만성신부전이나 부신종양과 같은 알려진 질병의 결과인 고혈압을 **이차성 고혈압**(secondary hypertension)이라고 한다. 고혈압 인구 중 이차성 고혈압이 차지하는 비율은 약 5%에 불과하다. 복잡하고 제대로 이해되지 않은 과정의 결과인 고혈압을 **원발성 고혈압**(primary hypertension) 또는 **본태성 고혈압**(essential hypertension)이라고 한다.

미국심장학회의 '미국심장협회 2017 지침'에 따르면 정상 혈압은 수축기압 120 mmHg 미만, 확장기압 80 mmHg 미만으로 정의된다. 이 지침에서는 이전 지침보다 낮은 혈압에서 기준을 정하여 수축기압 130~139 mmHg 또는 확장기압 80~89 mmHg를 고혈압 시작(1단계)으로 진단하도록 했다(표 11.1). 이전 지침과 마찬가지로 건강한 1단계 고혈압 환자에게 Na^+ 섭취량, 알코올 섭취량 줄이기 등의 생활방식 수정을 권장한다.

표 11.1 | 성인 혈압 분류

혈압 분류	수축기압		확장기압	약물 처리
정상	120 mmHg 아래	그리고	80 mmHg 아래	약물 치료 없음
증가	120~129 mmHg	그리고	80 mmHg 미만	생활습관 개선*, 항고혈압제 치료 없음
1단계 고혈압	130~139 mmHg	또는	80~89 mmHg	생활습관 개선, 항고혈압제 가능**
2단계 고혈압	140 mmHg 또는 이상	또는	90 mmHg 또는 이상	생활습관 개선, 항고혈압제

*생활습관 개선 중의 하나는 체중 감소이다. 식이 지방 감소 및 야채 및 과일 섭취 증가, 식이 소듐(소금) 감소, 일주일 중 대부분의 날에 하루 30분 이상 빠르게 걷기와 같은 규칙적인 유산소 운동 참여 그리고 음주의 자제.
**1단계 고혈압이 있고 10년 심혈관 위험이 10% 미만인 사람에게는 생활습관 개선만 권장된다. 10% 이상의 위험이 있는 사람들에게는 항고혈압제를 추가하는 것이 좋다.
출처: 2017년 미국심장학회-미국심장협회. 성인 고혈압의 예방, 감지, 평가 및 관리에 대한 지침.

본태성 고혈압

고혈압 환자의 대다수는 본태성이다. 혈압은 심박출량과 총말초저항에 정비례하므로 고혈압 환자에서 이 중 하나 또는 모두가 높다. 염분(NaCl) 함량이 높은 식단이 고혈압을 유발할 수 있다는 것은 잘 알려져 있지만, 염분 민감도는 개인마다 다르다. 식이 Na^+(소금)과 고혈압 사이의 연관성에 대한 하나의 설명은 고염식이는 혈장 삼투압 농도를 증가시켜 ADH 분비를 자극한다는 것이다. ADH는 신장에서 수분 재흡수를 증가시켜 혈액량을 증가시키고 심박출량과 혈압을 증가시킨다.

신장은 과도한 염분과 물을 배설하는 능력이 있다. 그러나 Na^+을 배설하는 능력은 신장의 여과 능력(사구체여과율) 저하와 함께 나이가 들면서 감소한다. 또한 부적절하게 높은 수준의 알도스테론 분비에 의한 염분 및 수분 재흡수가 있을 수 있다. 본태성 고혈압을 가진, 레닌 분비가 낮아야 하는, 사람 중 일부에서 레닌 수치가 정상이거나 심지어 상승하여 알도스테론 분비를 자극하는 안지오텐신 II 생성이 증가한다.

보상되지 않은 만성적인 혈액량 증가 및 이에 따른 심박출량은 지속적인 고혈압을 유발한다.

염분 식이(diet)와 혈압 또한 복잡한 관계를 보여준다. 고염분 식이는 특히 고령자와 고혈압 환자에서 고혈압 및 심혈관 질환과 상관관계가 높았지만 젊고 정상 혈압인 사람들에서는 관련성이 적었다. 고염분 식이를 하는 고혈압 환자에게는 염분 섭취를 줄이는 것이 여전히 권장되지만 일반 대중의 경우 염분이 너무 적은 식사도 건강에 해로울 수 있다.

고혈압 치료

일반적으로 첫 번째 치료는 생활습관의 교정이다. 금연, 알코올 섭취 조절 그리고 필요하면 체중 감소가 포함된다. 또한 프로그램된 운동과 적당한 소듐 섭취를 포함할 수 있다. 본태성 고혈압이 있는 사람은 칼륨 결핍이 있을 수 있으며 칼륨이 풍부한 음식을 먹으면 혈압을 낮추는 데 도움이 될 수 있다.

생활습관 교정만으로는 부족할 경우 다양한 약물이 처방된다. 소변량을 증가시켜 혈액량과 압력을 감소시키는 이뇨제(diuretics)가

표 11.2 | 고혈압 치료제의 작용 기작

약물의 종류	예	기작
이뇨제	티아지드, 푸로세미드	오줌 배설량 증가, 혈액 부피 감소
교감부신계 억제제	클로니딘, α-메틸도파	뇌 α_2-아드레날린 수용체에 결합하여 교감부신자극을 감소
	구아네티딘, 레세르핀	교감신경 말단에서 노르에피네프린 고갈
	아테놀롤	β-아드레날린성 수용체를 차단하여 심박출량 그리고/또는 레닌 분비 감소
	펜톨라민	α-아드레날린성 수용체를 차단하여 교감신경에 의한 혈관 수축 감소
직접적 혈관 확장	하이드랄라진, 미녹시딜 소듐 니트로프루시드	혈관 평활근에 직접 작용하여 혈관 확장 유발
칼슘 통로 억제제	베라파밀, 딜티아젬	평활근세포로 Ca^{2+}의 확산을 억제하여 혈관 확장 및 말초저항 감소를 유발
안지오텐신-전환 효소(ACE) 억제제	캅토프릴, 에날라프릴	안지오텐신 I의 안지오텐신 II로의 전환을 억제
안지오텐신 II 수용체 차단제	로살탄	안지오텐신 II의 수용체와의 결합을 차단

포함될 수 있다. β_1-아드레날린 수용체를 차단하는 약물(예: 아테놀롤)은 심박수를 감소시켜 혈압을 낮춘다. **ACE**(안지오텐신-전환 효소) **억제제**, **칼슘 통로 차단제**, 다양한 혈관 확장제(표 11.2)도 사용할 수 있다.

또 다른 종류의 약물인 **안지오텐신 II 수용체 차단제**(ARB)는 안지오텐신 II가 형성되도록 하지만 수용체에 대한 안지오텐신 II의 결합을 차단한다. 이것은 안지오텐신 II에 의한 혈관 수축, 염분 및 수분 보유를 감소시킨다. ACE 억제제와 ARB는 현재 가장 널리 처방되는 고혈압 치료제이다. 최신 약물에는 레닌 활성을 억제하거나 레닌-안지오텐신-알도스테론계의 활성을 감소시키는 약물이 포함된다.

> **임상적용**
>
> 이전에 **임신중독증**이라고 불렸던 **자간전증**(preeclampsia)은 20주 이후에 임신한 전 세계 여성의 최대 8%에서 발생한다. 고혈압이 새로 발병하는 것이 특징이지만 간, 신장과 같은 장기에 손상이 있다는 점에서 임신성 고혈압과 다르다. **혈소판감소증**이 발생할 수 있으며 오줌에 비정상적으로 많은 양의 단백질(단백뇨)이 존재할 수 있다. 오줌에는 일반적으로 단백질이 거의 없으며 단백뇨는 혈장 단백질이 신장의 여과장치(사구체)를 통해 오줌으로 비정상적으로 누출되고 있음을 나타낸다. 이것은 혈장 단백질 농도와 교질삼투압을 낮추어 발, 다리 또는 손의 부기와 부종을 유발한다. 자간전증의 원인은 잘 알려져 있지 않지만 태반의 기능 장애에 기인하며 비만에 의해 자간전증의 위험이 증가한다. 자간전증이 심해지면 고혈압이 발작과 뇌졸중을 유발할 수 있다. 자간전증의 유일한 치료법은 아기를 분만하는 것이다.

순환 쇼크

순환 쇼크(circulatory shock)는 조직에서 부적절한 혈류 및/또는 산소 이용이 있을 때 발생한다. 쇼크의 징후는 부적절한 조직 관류(perfusion)의 결과이다. 또 다른 징후는 빈약한 조직 관류를 보상하려는 심혈관 반응에 의해 나타난다. 이러한 보상이 효과적일 때(응급의료와 함께) 적절한 조직 관류를 회복할 수 있다. 그러나 어떤 경우에는 명확하게 이해되지 않는 이유로 쇼크가 돌이킬 수 없는 단계로 진행되어 사망에 이를 수 있다.

저혈량 쇼크

저혈량 쇼크(hypovolemic shock)는 출혈, 탈수 또는 화상으로 나타나는 낮은 혈액량으로 인한 순환 쇼크이다. 이는 혈압 및 심박출량 감소와 함께 나타난다. 이러한 변화에 교감자율신경부신계는 압력수용기 반사에 의해 활성화된다. 그 결과 빈맥(tachycardia)이 생성되고 피부, 소화관, 신장 및 근육에서 혈관이 수축한다. 신장에서 혈류의 감소는 레닌을 분비하고 레닌-안지오텐신-알도스테론계를 활성화한다. 따라서 저혈량 쇼크에 걸린 사람은 저혈압, 빠른 맥박, 차갑고 축축한 피부 및 소변량 감소를 나타낸다.

패혈 쇼크

패혈 쇼크(septic shock)는 지속적인 저혈압이 있는 패혈증이다. **패혈증**은 감염에 대한 비정상적인 면역 반응으로 생명을 위협하는 기능 장애이다. 이것은 **내독소**(endotoxin)라고 하는 세균성 지질다당류의 작용으로 발생할 수 있다. 패혈 쇼크의 사망률은 50~70%로 추정된다. 내독소는 면역 반응에서 중요한 역할을 하는 대식세포 내에서 산화질소 합성효소를 활성화한다. 산화질소 합성효소는 산화질소를 생성하여 혈관 확장을 촉진하고 결과적으로 혈압을 떨어뜨린다. 패혈 쇼크는 산화질소 생성을 억제하는 약물로 치료된다.

울혈성 심부전

울혈성 심부전(congestive heart failure, CHF)은 심박출량이 부족하여 신체에 필요한 혈류를 공급하지 못한다. 이것은 심근경색, 선천적 결함으로 인한 심장 질환, 심장의 후하중을 증가시키는 고혈압 때문이다.

심부전은 또한 혈액의 전해질 농도 이상으로 나타날 수 있다. 과도한 혈장 K^+ 농도는 심근세포의 휴지 막전위를 낮추고 낮은 혈액 Ca^{2+}는 흥분-수축 짝이룸을 감소시킨다. 따라서 혈액에서 높은 K^+ 및 낮은 Ca^{2+}는 심장을 확장기에 머무르게 한다. 반대로, 낮은 K^+와 높은 Ca^{2+}는 수축기에 심장을 정지시킬 수 있다.

울혈성이라는 용어는 정맥 용적과 압력이 증가한 심부전을 설명하는 데 자주 이용된다. 예를 들어, 좌심실의 부전은 좌심방 압력을 높이고 폐 울혈과 부종을 일으킨다.

CHF는 혈장 레닌의 활성 및 안지오텐신 II 생성 증가, 교감신경 활성 증가와 관련이 있다. 안지오텐신-전환 효소(ACE) 억제제이거나 안지오텐신 수용체 차단제(ARB)인 약물은 일반적으로 CHF에 대한 1차 치료제이다. 그 외에 β-아드레날린 수용체 차단제를 심근 수축성을 증가시키는 디기탈리스와 함께 처리하거나 니트로글리세린과 같은 혈관 확장제 또는 소변량을 증가시켜 혈장량과 혈압을 낮추는 이뇨제를 처리할 수 있다.

요약

1. 심박수는 교감부신자극에 의해 증가되고 부교감신경에 의해 감소한다.
2. 일회박출량은 외인성 및 내인성 조절을 받는다.
3. 심장으로 혈액의 정맥 환류는 총혈액량과 정맥에서 혈류를 증가시키는 기작에 크게 의존한다.
4. 간질액은 혈액에서 형성되어 혈액으로 돌아간다.
5. 신장은 재흡수될 여과된 체액의 양을 조절하여 혈액량을 조절한다.
6. 혈류는 혈관 두 끝 사이의 압력 차이와 직접적으로 관련되고 혈관의 혈류에 대한 저항과 반비례한다.
7. 혈관 저항의 외인성 조절은 주로 내장과 피부에서 소동맥의 혈관 수축을 자극하는 교감신경계에 의해 제공된다.
8. 심장은 광범위한 모세혈관 공급과 높은 미오글로빈 및 효소 함량 때문에 일반적으로 호기성호흡을 한다.
9. 운동 직전과 운동 시작 시에는 콜린성 교감신경의 활동으로 혈관 확장되고 골격근을 통한 혈류가 증가한다.
10. 대뇌 혈류는 근원성 및 대사적으로 조절된다.
11. 대동맥궁과 경동맥동의 압력수용기는 교감신경계를 통해 심박수와 총말초저항에 영향을 미친다.
12. 혈압은 일반적으로 압력 커프가 팽창 및 수축될 때 상완 동맥에서 청진을 하여 간접적으로 측정된다.
13. 평균동맥압은 동맥을 흐르는 혈류의 추동력을 나타낸다.
14. 고혈압은 본태성과 이차성으로 분류된다.
15. 순환기 쇼크는 신체기관으로의 산소 전달이 불충분할 때 발생한다.
16. 울혈성 심부전은 심박출량이 신체에 필요한 혈류를 공급하기에 불충분할 때 나타난다.

문제

1. 수축성, 예비하중 및 후하중을 정의하고 이러한 요소가 심박출량에 어떻게 영향을 미치는지 설명하시오.
2. 심장의 프링크-스탈링의 법칙을 사용하여 일회박출량이 (a) 서맥과 (b) 박동 누락에 의해 어떻게 영향을 받는지 설명하시오.
3. 심혈관계에서 가장 많은 혈액을 포함하는 부분, 혈류에 가장 큰 저항을 주는 부분, 단면적이 가장 큰 부분을 설명하시오.
4. 신장이 혈액량을 조절하는 방법과 내분비계는 이 조절에 어떻게 영향을 미치는지 설명하시오.
5. 동맥혈류가 한 기관에서 다른 기관으로 어떻게 우회될 수 있는지 설명하시오.
6. 운동 중 심박출량을 증가시키고 심장과 골격근으로 가는 혈류 속도를 증가시키는 기작을 설명하시오.
7. (a) 저혈량 쇼크와 (b) 패혈 쇼크에서 저혈압이 어떻게 발생할 수 있는지 설명하시오. 또한 쇼크를 받은 사람들이 빠르지만 약한 맥박, 차갑고 축축한 피부, 적은 오줌량을 보이는 기작을 설명하시오.
8. 염분이 많은 식단이 혈압을 올리는 이유를 설명하시오.

12 면역계

임상연구

11살의 티미는 파상풍 추가접종을 맞기로 결심하였다. 간호사인 그의 어머니는 그것이 박테리아의 불활성화 독소를 함유한 백신이며 파상풍, 디프테리아, 백일해로부터 그를 보호할 것이라고 설명하였다. 그는 그것이 무엇을 의미하는지 몰랐지만 시련이 끝난 것을 기뻐했다. 그러나 일주일 후 그는 자전거에서 떨어져 길에서 낡은 깡통에 손을 베었을 때 다시 불행하다고 생각했다. 그의 어머니는 상처를 깨끗이 씻고 살균 연고를 바르고 붕대를 감고 "우리는 감염이 퍼지는 것을 원하지 않는다." 라고 말했다. 상처가 아프고 붉어지고 부어 오르고 약간의 농이 흘러 나왔지만 결국 치유되었다. 티미는 그의 어머니가 그에게 어린이용 항히스타민제를 주었고, 계절성 기침을 제외하고는 다시 행복했다.

개요

12.1 방어기작

비특이적 면역 보호는 포식세포작용, 발열 및 인터페론의 방출과 같은 기작에 의해 제공된다. 림프구의 기능을 포함하는 특정 면역은 특정 분자 또는 항원으로 알려진 분자의 부분에 집중되어 있다.

면역계는 잠재적인 **병원체**(pathogen, 질병 유발 인자)에 대한 방어를 제공하는 모든 구조와 과정을 포함한다. 이러한 방어는 **선천성(비특이) 면역**(innate immunity 또는 nonspecific immunity)과 **적응(특이) 면역**(adaptive immunity 또는 specific immunity)의 두 가지 범주로 나눌 수 있다. 비록 두 범주는 서로 다른 방어기작을 나타내고 있을지라도 중복되는 부분도 있다.

선천성 또는 비특이 방어기작은 각 생명체 구조의 일부로서 유전된다. 피부의 표피를 포함하는 상피막, 위장관, 생식관, 호흡관 및 비뇨생식관 등을 포함하는 점막은 모든 신체 표면을 덮는다. 상피막은 병원성 미생물에 대한 물리적 장벽의 높은 표면적일 뿐 아니라, 다양한 항균 펩타이드를 분비한다.

선천성 방어 외에도, 각 개인은 특정 병원체에 사전노출됨으로써 특정 병원체에 대하여 방어하는 능력을 가질 수 있다. 이러한 적응(특이) 면역 반응은 림프구의 기능이다. 감염과 싸우는 림프구의 능력인 **면역 기억**은 사전노출에 의해 크게 향상되고 적응 면역의 특징으로 간주되며 예방접종의 기초이다. 그러나 자연살생세포(natural killer cell)와 같은 선천성 면역계의 일부 세포는 이차 노출로 인해 효과가 증가되는 과정인 "면역 훈련"을 나타낸다.

선천성(비특이) 면역

선천성 면역에는 외부 및 내부 방어가 모두 포함된다. 이러한 방어는 항상 신체에 존재하며 잠재적인 병원체의 침입에 대한 일차 방어선을 구축한다.

상피 장벽을 통과한 박테리아와 같은 침입 병원체는 다음에 결합조직으로 들어간다. 이러한 침입자 또는 화학물질에서 분비되는 **독소**는 혈액이나 림프 모세혈관으로 들어가 신체의 다른 부위로 이동할 수 있다. 선천성 면역학적 방어는 감염의 침입과 확산을 막기 위한 첫 번째 방어선이다.

선천성 면역의 활성화

선천성 면역계는 침입자에게 고유한 **병원체 관련 분자 유형**(pathogen-associated molecular patterns, **PAMP**)이라는 물질을 인식하여 몸 자신의 조직세포("자기")와 침입한 병원체를 구별한다. 이러한 PAMP 중 가장 잘 알려진 것은 그람음성 박테리아의 외피에서 발견되는 **지질다당류**(lipopolysaccharides, LPS)와 그람양성 박테리아의 세포벽에서 발견되는 펩티도글리칸(peptidoglycan) 등이 있다.

선천성 면역계의 일부 세포에는 PAMP를 인식하는 **병원체 인식 수용체**(pathogen recognition receptors)라 불리는 수용체단백질을 가진다.

선천성 면역계의 병원체 인식 수용체의 중요한 그룹은 **톨-유사 수용체**(toll-like receptors)로, 초기에 초파리에서 발견된 수용체와 유사하기 때문에 톨 수용체라고 명명되었다. Toll은 독일어로 "이상한"을 의미한다.

예를 들어, 박테리아로부터 LPS에 노출되면 **수지상세포**(dendritic cell) 및 **대식세포**(macrophage)라고 하는 선천성 면역계의 특정 세포에 있는 톨-유사 수용체 중 하나를 자극하게 된다. 이러한 세포들은 선천성 면역계의 다른 세포를 유인하는 **케모카인**(chemokine, 세포유인물질)과 면역 반응의 다양한 측면을 촉진하는 **사이토카인**(cytokine, 세포 성장 및 조절분자)을 분비하도록 자극하게 된다.

보체계(complement system)는 선천성 면역 반응과 적응 면역 반응을 통합하는데 도움이 된다. 보체계는 **항체**(antibody, 적응 면역계의 일부)가 **항원**(antigen)이라고 하는 분자 표적에 결합할 때 활성화되는 혈장 및 기타 체액의 단백질로 구성된다. 이런 일이 발생하면 선천성 면역계의 일부인 보체단백질이 포식세포작용, 표적세포의 용해(파괴) 및 국부염증의 다른 측면을 촉진한다.

포식세포작용

세 가지 주요 포식세포(phagocytic cell)에는 (1) **호중성백혈구**(neutrophil), (2) 혈액의 **단핵구** 및 **대식세포**(단핵구에서 유래) 및 결합조직의 **수지상세포**를 포함하는 **단핵식세포계**(mononuclear phagocyte system)의 세포, (3) 간, 비장, 림프절, 폐 및 뇌의 **기관-특이 대식세포**(organ-specific phagocyte)가 있다. 기관-특이 대식세포에는 표피의 **랑게르한스세포**(Langerhans cell), 간의 **쿠퍼세포**(Kupffer cells, **별모양 대식세포**라고도 함) 및 뇌의 **소교세포**(microglia)가 포함된다. 기관-특이 대식세포는 발생학적 및 기능적으로 대식세포와 관련이 있으며 단핵식세포계의 일부로 간주된다.

비장과 림프절의 포식세포뿐만 아니라 간의 쿠퍼세포도 **고정 식세포**(fixed phagocytes)이다. 이 세포는 기관 내의 동양혈관(sinusoids)의 벽에서 움직이지 않는다는(고정) 것을 나타낸다. 혈액이 간과 비장의 동양혈관을 통해 흐를 때 외래 화학물질과 파편이 포식세포작용에 의해 제거되고 포식세포 내에서 화학적으로 비활성화 된다.

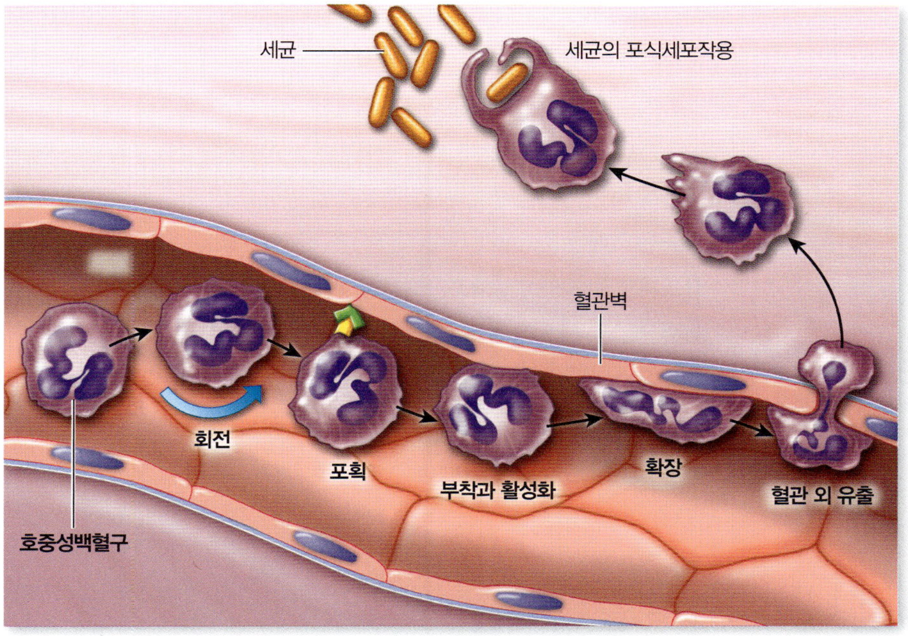

그림 12.1 백혈구가 혈관에서 조직으로 이동하는 단계. 그림은 회전(rolling), 포획(captrue), 부착(adhesion) 및 활성화(activation) 그리고 마지막으로 혈관벽을 통한 혈관 외 유출(diapedesis)의 단계를 거치는 호중성백혈구를 묘사하고 있다. 이 과정은 침입하는 박테리아가 백혈구를 끌어들이고 활성화시키는 특정 화학물질을 분비할 때 시작된다. 혈관 외 유출의 단계는 백혈구 표면의 특정 분자(노란색)와 내피세포 표면의 수용체 분자(녹색)의 결합을 필요로 한다.

호중성백혈구와 단핵구는 감염된 부위의 혈관과 상호작용하여 다단계 과정을 시작한다. 백혈구는 내피벽을 따라 구르고, 묶여 있고, 포획되고, 활성화된 다음, 내피세포 사이의 접합부에서 출구 부위로 기어간다. 백혈구와 내피세포 사이의 신호는 이 부위를 일시적으로 열어 호중성백혈구와 단핵구가 혈관벽을 빠져나와 주변 결합조직으로 들어갈 수 있도록 한다. **혈관 외 유출**(extravasation) 또는 **혈구누출**(diapedesis)이라고 하는 이 과정은 그림 12.1에 설명되어 있다.

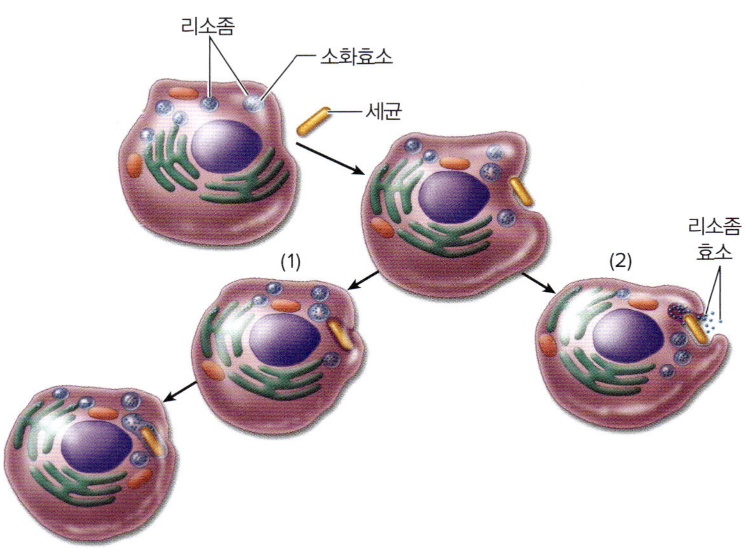

그림 12.2 호중성백혈구 또는 대식세포에 의한 식세포작용. 포식세포는 삼킬 대상(박테리아 등) 주위로 위족(pseudopods)을 확장한다(파란색 점은 리소좀 효소를 나타낸다). (1) 위족이 융합하여 완전한 식포를 형성하면, 리소좀 효소는 리소좀과 식포에 의해 형성되는 소기관으로 제한된다. (2) 위족의 융합이 완료되기 전에 리소좀이 액포와 융합하면 리소좀 효소가 조직의 감염 부위로 방출된다.

포식세포는 미생물 분자에 대한 막수용체와 포식세포작용을 유발하는 병원체 표면에 항체(**옵소닌화**라고 하는 과정) 및 보체단백질에 대한 수용체를 가지고 있다. 포식세포는 미생물(아메바가 먹는 방식과 유사)을 세포질로 삼켜 미생물을 "삼켜 먹기" 때문에 미생물이 세포 내 함입된다. 따라서 미생물은 원형질막(그림 12.2)에서 파생된 막으로 둘러싸이고 액포(vacuole) 내에 갇히게 된다. 그런 다음 이 액포는 소화효소를 초함하는 리소좀(lysosome)과 융합한다. 그러나 리소좀 효소는 융합이 완료되기 전에 방출되어 세포를 죽이고 감염된 부위의 염증을 유발할 수 있다.

세포자살(세포자멸사)을 하는 우리 몸의 세포들은 일반적으로 원형질막의 내부층에서만 발견되는 인지질 분자(**포스파티딜세린**)를 표면에 표시하여 대식세포가 공격하도록 신호를 보낸다.

인터페론

1957년 과학자들은 바이러스에 감염된 세포들이 같은 배양에서 관련 없는 다른 바이러스가 다른 세포들을 감염하는 능력을 간섭하는 폴리펩타이드를 생성한다는 것을 발견하였다. 따라서 이것을 **인터페론**(interferon)이라 부르고, 인터페론은 바이러스 감염에 대해 비특이적이며 일시적으로 내성을 갖게 되었다. 바이러스와 박테리아로부터 숙주세포의 세포질로 들어가는 핵산이 **STING**("인터페론 유전자의 자극제"의 약어)이라고 불리는 숙주세포에서 단백질 생성을 자극한다는 것이 이제 알려졌다.

α-인터페론(alpha interferon)과 **β-인터페론**(beta interferon)은

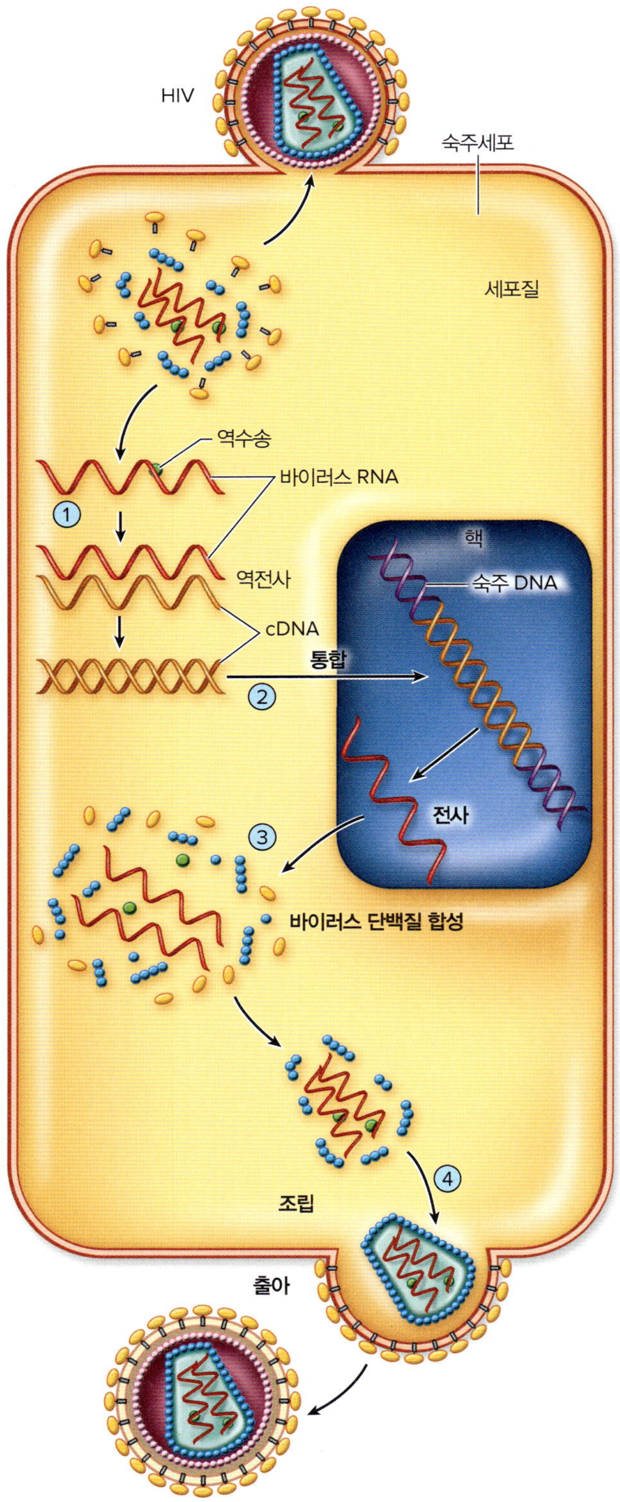

그림 12.3 사람 면역결핍 바이러스(HIV)의 생활사. HIV는 DNA가 아닌 RNA를 가진다. 바이러스 RNA가 세포에 삽입된 후, (1) 역전사효소에 의해 상보적 DNA(cDNA)로 전사되고, (2) 핵으로 들어가 숙주 DNA에 통합된다. 그런 다음 cDNA는 (3) 바이러스 단백질을 코딩하는 바이러스 RNA의 합성을 지시하여 새로운 바이러스 입자의 조립을 가능하게 한다. (4) 이 새로운 바이러스는 숙주세포로부터 출아되어 다른 세포를 감염시킬 수 있다.

미생물 감염에 반응하여 신체의 거의 모든 세포에서 생성된다(α-인터페론은 주로 조혈세포에서 생성됨). 이 폴리펩타이드는 바이러스 감염으로부터 주변의 다른 세포를 보호하는 메신저 역할을 한다. 그림 12.3은 AIDS를 일으키는 HIV(인간면역결핍 바이러스)를 예로 들어서 바이러스 감염, 복제, 확산을 설명하고 있다.

γ-인터페론(gamma interferon)은 감염의 초기 단계에서 **선천성 림프계세포**(**자연살생세포** 포함)에 의해 분비되고 적응 면역의 **도움 T 림프구**와 **세포독성 T 림프구**에 의해 더 많이 분비된다.

α-인터페론은 현재 B형 및 C형 간염, 모세포 백혈병(hairy-cell leukemia), 바이러스 유발 생식기 사마귀(virally induced genital wart) 및 카포시 육종(Kaposi's sarcoma)을 치료하기 위해 사용되고 있다.

적응(특이) 면역

독일의 세균학자인 폰 베링(Emil Adolf von Behring)은 1890년에 치사량 이하의 디프테리아 독소를 주사한 기니피그(guinea pig)가 이후에 치사량의 디프테리아 독소를 주사해도 살아남을 수 있다고 주장했다. 또한 폰 베링은 면역화된 기니피그의 혈청을 주사함으로써 이 면역이 노출되지 않은 두 번째 동물에게 전달될 수 있음을 보여주었다. 그는 면역된 동물의 혈청에 면역을 담당하는 화학물질인 **항체**(antibody)을 가지고 있다고 결론지었다. 항체는 그 작용에 있어서 특이성을 나타냈다. 항체는 특정 유형의 림프구에서 생성되는 단백질이라는 것이 나중에 밝혀졌다.

항원

항원(antigen)은 특정 항체(antibody) 또는 기타 특정 면역 반응의 생성을 자극하고 해당 항체와 특이적으로 결합하는 분자이다. 대부분의 항원은 분자량이 약 10,000보다 큰 분자(단백질)이다. 또한 대부분의 항원은 혈액 및 체액에 대해 이물질이다. 이것은 면역계가 자신의 "자기(self)" 분자를 다른 유기체의 "비자기(nonself)" 분자와 구별할 수 있고, 일반적으로 비자기항원(nonself antigen)에 대해서만 면역 반응을 시작하기 때문이다.

크고 복잡한 분자는 여러 다른 **항원 결정 부위**(antigenic determinant site 또는 epitope)를 가질 수 있으며, 이는 서로 다른 항체의 생성을 자극하고 다른 항체와 결합하는 분자 영역이다.

합텐

많은 작은 유기분자는 그 자체로는 항원은 아니지만 단백질에 결합하면 항원이 될 수 있다(따라서 단백질의 항원 결정 부위가 됨). 란트슈타이너가 **합텐**(hapten)이라고 불렀던 이 작은 분자를 실험실의 단백질에 결합함으로써 연구 또는 진단 목적으로 새로운 항원을 생성할 수 있었다.

면역측정

분자기항원으로 작용하여 항체에 결합할 수 있는 경우 항원-항체 반응에 의해 항원을 분석(검출 및 측정)할 수 있다. 항체가 세포 표면에 부착되거나 작은 폴리스티렌 구슬(polystyrene bead)처럼 인공입자(상업 진단테스트에서)에 부착되면 세포 또는 입자가 응집(응괴)되기 때문에 항원-항체 반응이 맨눈으로 잘 보인다. 응집은 세포 또는 입자 사이에 다리를 만드는 항원-항체 결합에 의해 발생한다(그림 12.4). 이러한 응집 입자는 다양한 항원을 분석하는 데 사용할 수 있으며 이 절차를 사용하는 검사를 **면역측정**(immunoassays)이라고 한다. 혈액형 검사와 현대의 임신 검사가 그러한 면역측정의 예이다. 민감도를 높이기 위해 현대의 면역측정법은 일반적으로 단 하나의 항원 결정 부위에 대해 특이성을 나타내는 항체를 사용한다.

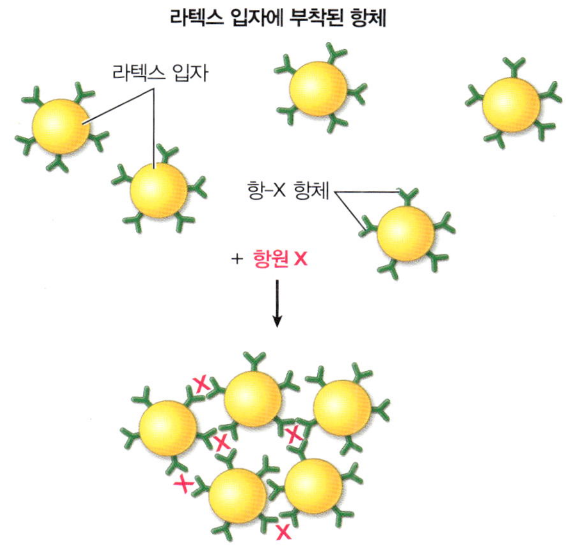

그림 12.4 응집반응 기술을 사용한 면역분석법. 특정 항원에 대한 항체는 라텍스 입자에 흡착되어 항원-항체 결합을 가시화할 수 있다. 이들을 적절한 항원이 포함된 용액과 혼합하면 항원-항체 복합체가 형성되어 육안으로 볼 수 있는 응괴(응집)를 생성한다.

림프구 및 림프기관

백혈구, 적혈구 및 혈소판은 모두 궁극적으로 골수 내에서 비전문화된 세포에서 파생된다. 림프구는 가슴샘, 비장 및 림프절에 들어가 이러한 기관에 자가교체 림프구 군락을 생성한다.

가슴샘에 들어간 림프구는 **T 림프구**(T lymphocyte) 또는 **T 세포**(T cell)가 된다(문자 T는 **가슴샘-의존성**을 나타냄). 이 세포는 다른 림프구와는 다른 표면적 특성과 면역학적 기능을 가지고 있다. T 림프구가 아닌 대부분의 림프구를 **B 림프구**(B lymphocyte) 또는 **B 세포**(B cell)라고 한다.

표 12.1 | B 림프구와 T 림프구의 비교

특징	B 림프구	T 림프구
가공 장소	골수	가슴샘
면역 유형	체액성(항체 분비)	세포매개성
아집단(subpopulation)	기억 B 세포 및 형질세포(plasma cell)	세포독성 T 세포, 도움 T 세포, 조절 T 세포
표면 항체의 존재	존재(IgM 또는 IgD)	존재하지 않음
항원 수용체	존재(표면 항체)	존재(면역글로불린과 관련)
수명	짧다	길다
조직 분포	비장에 많고 혈액에 적음	혈액과 림프에 많음
혈액 림프구의 비율	10%～15%	75%～80%
항원에 의한 변형	형질세포	활성화된 림프구
분비 생성물	항체	림포카인
바이러스 감염에 대한 면역	소아마비, 장바이러스	대부분
박테리아 감염에 대한 면역	연쇄상구균, 포도상구균, 기타	결핵, 나병
진균 감염에 대한 면역	알려져 있지 않음	많음
기생충 감염에 대한 면역	트리파노소마증, 말라이아	대부분

B 림프구와 T 림프구는 모두 특정 면역 기능을 한다. B 림프구는 항체를 혈액과 림프로 분비함으로써 박테리아 감염과 일부 바이러스 감염과 싸우게 된다. 혈액과 림프는 체액이기 때문에 B 림프구가 **체액 면역**(humoral immunity)을 제공하지만, **항체 매개 면역**(antibody-mediated immunity)이라는 용어도 사용된다. T 림프구는 바이러스나 진균에 감염된 숙주세포, 이식된 인간세포, 암세포를 공격한다. T 림프구는 항체를 분비하지 않는다. T 림프구가 세포를 파괴하기 때문에 세포에 가까이 접근하거나 실제로 물리적 접촉을 해야 한다. 따라서 T 림프구는 **세포매개 면역**(cell-mediated immunity)을 제공한다고 한다(표 12.1).

가슴샘

가슴샘(thymus)은 목의 갑상샘 아래에서 흉강으로 뻗어 있다. 이 기관은 어린 시절에 성장하지만 사춘기 이후 점차적으로 퇴행한다. 태아의 간과 비장 그리고 출생 후 골수의 림프구는 가슴샘에 씨를 뿌리고 T 세포로 변형된다. 이 림프구는 차례로 혈액과 종자 림프절 및 기타 기관으로 들어가 항원에 의해 자극을 받을 때 새로운 T 세포를 생성하기 위해 분열한다.

항원에 의해 아직 자극을 받지 않은 작은 T 림프구는 수명이 매우 길다(추정 6~9년). 그러나 효율적인 세포매개 면역을 제공하려면 새로운 T 세포가 지속적으로 생성되어야 한다. 이것은 암 화학요법 이후와 T 림프구의 개체수가 고갈된 상태의 HIV 감염(AIDS에서) 동안 특히 중요하다. 이러한 상태에서 가슴샘은 소년기 이후의 T 림프구 집단을 보충할 수 있다. T 림프구의 재증식은 성인기에 더 천천히 이루어지는데 대부분 가슴샘보다는 이차림프기관에서의 T 림프구의 생산에 의해 이루어진다.

이차림프기관

이차림프기관(secondary lymphoid organs)에는 약 450개의 림프절과 비장, 편도샘 및 장의 점막 아래에 있는 파이어판(Peyer's patches)라고 하는 영역이 포함된다. 이 기관은 항원이 혈액이나 림프로 들어갈 수 있는 영역의 상피막에 걸쳐 있다. 비장은 혈액을 걸러내는 반면 다른 이차림프기관은 림프관에서 받은 림프를 걸러낸다.

이차림프기관은 병원체를 포획 및 농축하여 대식세포 및 기타 세포에 제공하고 순환하는 림프구가 외부 항원과 접촉할 수 있는 부위의 역할을 한다. 림프구는 일차림프기관(골수 및 가슴샘)에서 혈액으로 이동하고 림프절의 특수 모세관 세정맥을 통해 혈액과 림프를 빠져나와 림프기관에서 림프기관으로 이동한다. 이렇게 하면 이동이 줄어들어 특정 항원에 대해 특정한 림프구가 해당 항원을 만날 수 있는 가능성이 높아진다. 이 과정은 특히 T 림프구의 경우 **항원-표지 세포**(antigen-presenting cell)로 알려진 다른 세포의 도움을 받는다. 주로 수지상세포인 항원-표지 세포도 림프절에서 림프절로 이동하여 해당 항원에 대해 특이적인 림프구를 만날 가능성이 높아진다.

국부염증

선천성 및 적응 면역 반응의 측면과 그 상호작용은 박테리아가 피부에 침입하여 **국부염증**(local inflammation)을 일으킬 때 발생하는 사건에 의해 설명된다. 조직에 상주하는 대식세포와 주세포(간단히 논의됨)는 포식세포 호중성백혈구를 유인하고 포식세포작용 및 보체 활성화의 선천성 면역 반응을 촉진하는 다수의 사이토카인 및 케모카인을 방출한다. 활성화된 보체는 새로운 포식세포와 주세포를 해당 부위로 끌어들이고 이들의 활동을 자극함으로써 염증 동안 선천성(비특이적) 반응을 더욱 증가시킨다.

주세포(mast cell)는 대부분의 조직에서 발견되지만 특히 피부, 세기관지(폐의 기도) 및 장 점막에 집중되어 있다. 주세포는 많은 알레르기 증상을 일으키는 분자인 **히스타민**(histamine)을 생산하는 것으로 가장 잘 알려져 있다. 히스타민 외에도 주세포는 세로토닌, 혈관 활성 분자, 전염증성 사이토카인 및 다양한 효과를 갖는 기타 분자를 분비한다. 예를 들어, 주세포 분자는 모세혈관의 내피세포와 모세혈관 뒤 세정맥이 서로 멀어지도록 수축하여 내피세포 사이에 틈을 만든다. 이것은 모세혈관의 투과성을 증가시켜 더 많은 체액과 혈장 단백질이 세포 외 공간으로 빠져나갈 수 있도록 하여 국소 부종을 유발한다. 모세혈관 뒤 세정맥의 내피에 형성된 틈은 또한 백혈구가 염증 부위로 유출되는 것을 허용한다(그림 12.5).

백혈구는 인접한 내피세포 사이를 빠져나와(혈관밖 유출과정) 내피밑 결합조직으로 들어간다. 그곳에서 백혈구막의 특정 분자는 백혈구를 감염으로 안내하는 주변 분자와 상호작용한다. 호중성백혈구는 내피를 통과하는데 2~5분이 걸리고 기저막을 통과하여 공격을 이끄는데 5~15분이 더 소요된다. 이들은 "최초 대응자"이다. 단핵구(대식세포로 변할 수 있음)와 T 림프구는 호중성백혈구를 따른다(그림 12.6). 대부분의 포식작용 백혈구(호중성백혈구 및 단핵구)는 감염 과정에서 죽지만 림프구는 림프계를 통해 이동하여 순환계에 다시 들어갈 수 있다.

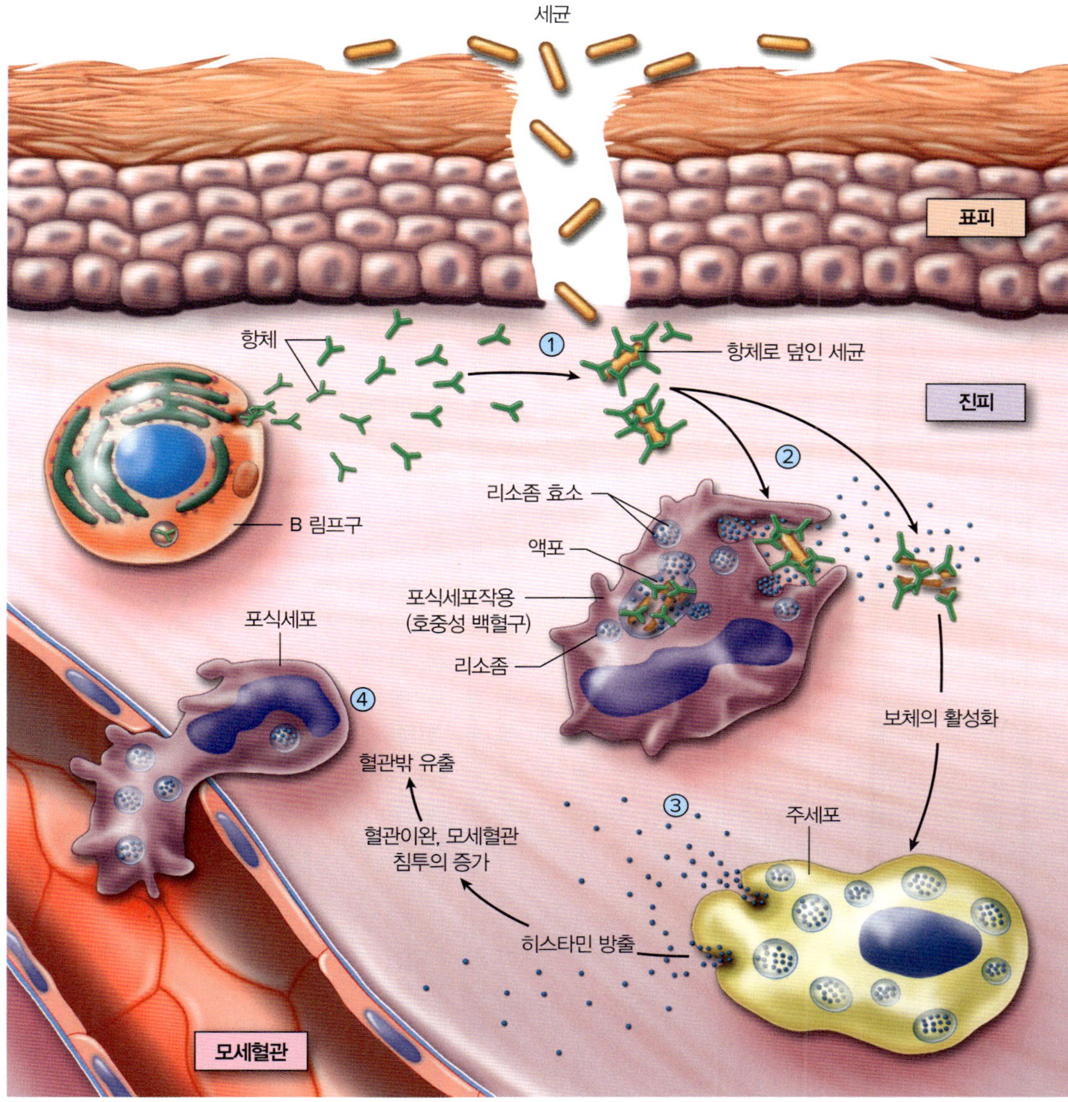

그림 12.5 국부염증의 과정. 박테리아 세포 표면의 항원은 (1) 박테리아를 코팅하는 항체에 결합한다. 이것은 보체를 활성화하고, (2) 호중성백혈구와 대식세포에 의한 포식세포작용을 촉진한다. 보체의 활성화는 또한 (3) 주세포가 히스타민 및 모세관 투과성을 촉진하는 화학물질을 포함하여 염증의 다른 매개체를 방출하도록 자극하고, (4) 염증 부위를 침범하는 백혈구의 유출(투석)을 한다.

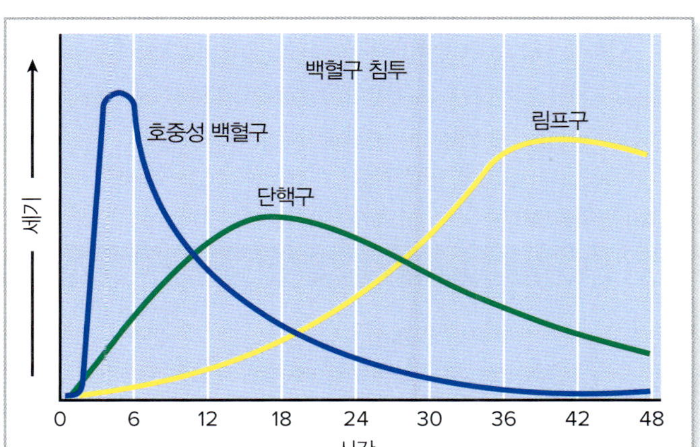

그림 12.6 백혈구에 의한 염증 부위의 침투. 다양한 유형의 백혈구가 국부염증 부위에 침투한다. 호중성백혈구(파란색)가 먼저 도착한 다음 단핵구(녹색), 림프구(노란색)가 뒤따른다.

12.2 B 림프구의 기능

B 림프구는 특정 항원에 결합하는 항체를 분비한다. 이 결합은 보체라고 하는 혈장 단백질이 활성화되는 일련의 반응을 자극한다. 활성화된 보체단백질 중 일부는 항원을 포함하는 세포를 죽인다. 다른 것들은 포식세포작용을 촉진하여 병원체에 대해 효과적인 방어를 초래한다.

림프구는 특정 항원을 만날 때까지 이차림프기관에서 다른 기관으로 이동하면서 몸 전체를 순환한다. B 림프구가 적당한 항원에 노출되면 B 림프구는 활성화되어 많은 세포분열을 겪는 이차림프기관의 **배중심**으로 들어가게 된다. 자손 중 일부는 **기억세포**(memory cells)가 되고, 이들은 원래 세포와 시각적으로 구별할 수 없으며 능동 면역에 중

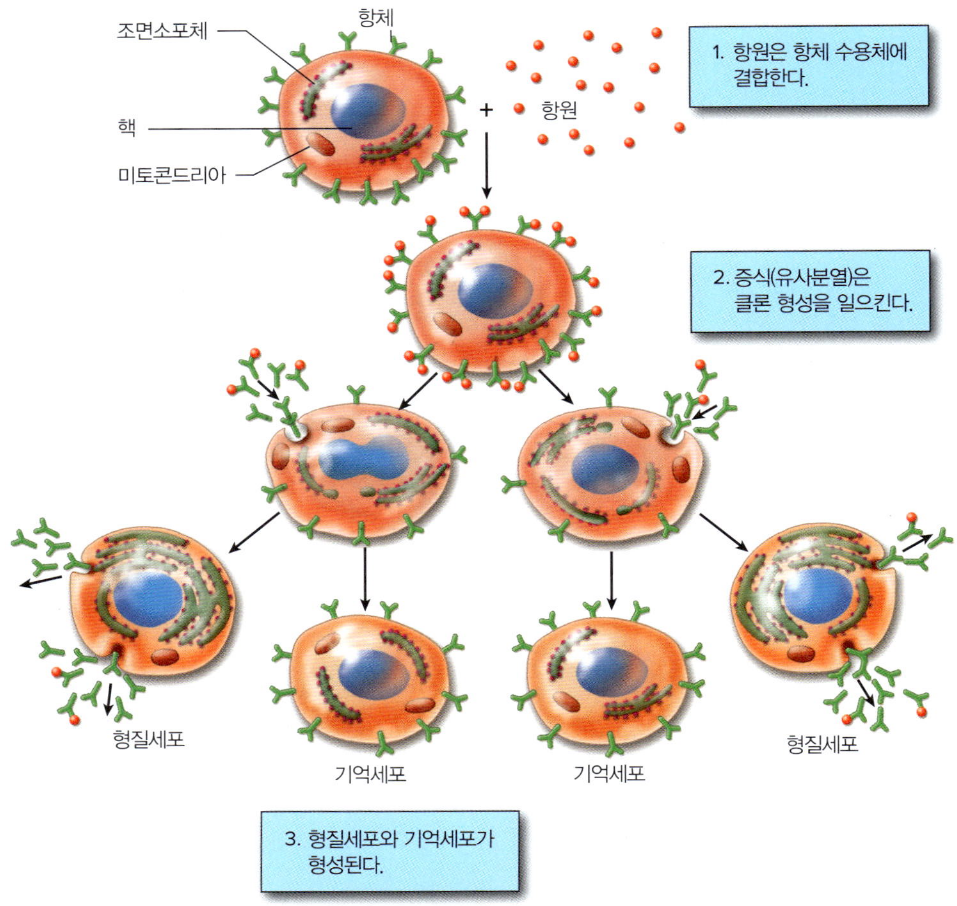

그림 12.7 **B 림프구가 자극을 받아 형질세포와 기억세포가 된다.** B 림프구의 표면에는 특정 항원에 대한 수용체로 작용하는 항체가 있다. 표면에 있는 항원과 항체의 상호작용은 B 세포 자손의 세포분열과 기억세포 및 형질세포로의 성숙을 자극한다. 형질세포는 많은 양의 항체를 생산하고 분비한다. 이러한 세포의 광범위한 조면소포체에 유의하자. 기억세포는 수명이 더 길고 동일한 항원에 이어서 노출 시 신속하고 효과적으로 반응할 수 있는 세포 풀을 제공한다.

요한 역할을 한다. 그리고 다른 것들은 **형질세포**(plasma cells)로 변형된다(그림 12.7).

B 림프구가 특정 항원에 노출될 때 형질세포에 의해 생성되는 항체는 해당 항원과 특이적으로 반응한다. 이러한 항원은 그림 12.7에서와 같이 분리된 분자이거나 침입하는 외부세포의 표면에 있는 분자일 수도 있다(그림 12.8). 항원에 대한 항체의 특이적 결합은 적을 식별하고 침입자를 파괴하는 방어기작을 활성화하는 역할을 한다.

항체

혈장 단백질은 전기장에서 단백질이 움직이는 **전기영동**이라는 기술에 의해 5가지 주요 부류로 분리될 수 있다. 혈장 단백질의 주요 부류 5가지는 알부민, α-1 글로불린, α-2 글로불린, β 글로불린 및 γ 글로불린이다. γ 글로불린 계열의 혈장 단백질에는 항체가 포함되어 있다. 항체는 그 작용이 특이적이기 때문에 항체의 종류에 따라 구조가 달라야 한다. 예를 들어, 천연두에 대한 항체는 소아마비에 대한 면역력을 부여하지 않으므로 소아마비에 대한 항체와 구조가 약간 달라야 한다.

항체 단백질은 **면역글로불린**(immunoglobulins, Ig)이라고도 한다. 항체 단백질에는 5개의 Ig 하위 분류, 즉 IgG, IgA, IgM, IgD 및 IgE가 있다. 혈장에서 순환하는 대부분의 항체는 IgG인 반면, 점막 분비에서 가장 풍부한 항체는 IgA이다. 예를 들어, IgA 항체는 상업용 박테리아와 병원체 모두로부터 장의 점막층을 보호하고 타액과 우유의 외부 분비물에 존재한다(표 12.2). IgE 하위 클래스의 항체는 알레르기(즉시성 과민증) 반응에 관여한다.

표 12.2 | 면역글로불린

면역글로불린	기능
IgG	혈액순환에서의 주요 항체: 예방접종 후 생산 증가 및 이차 반응 동안 분비
IgA	침, 모유와 같은 외부 분비물의 주요 항체 유형
IgE	즉시성 과민증에서 알레르기 증상을 유발
IgM	예방접종 전에 림프구 표면의 항원 수용체로 기능, 일차반응 동안 분비
IgD	예방접종 전에 림프구 표면의 항원 수용체로 기능, 알 수 없는 다른 기능

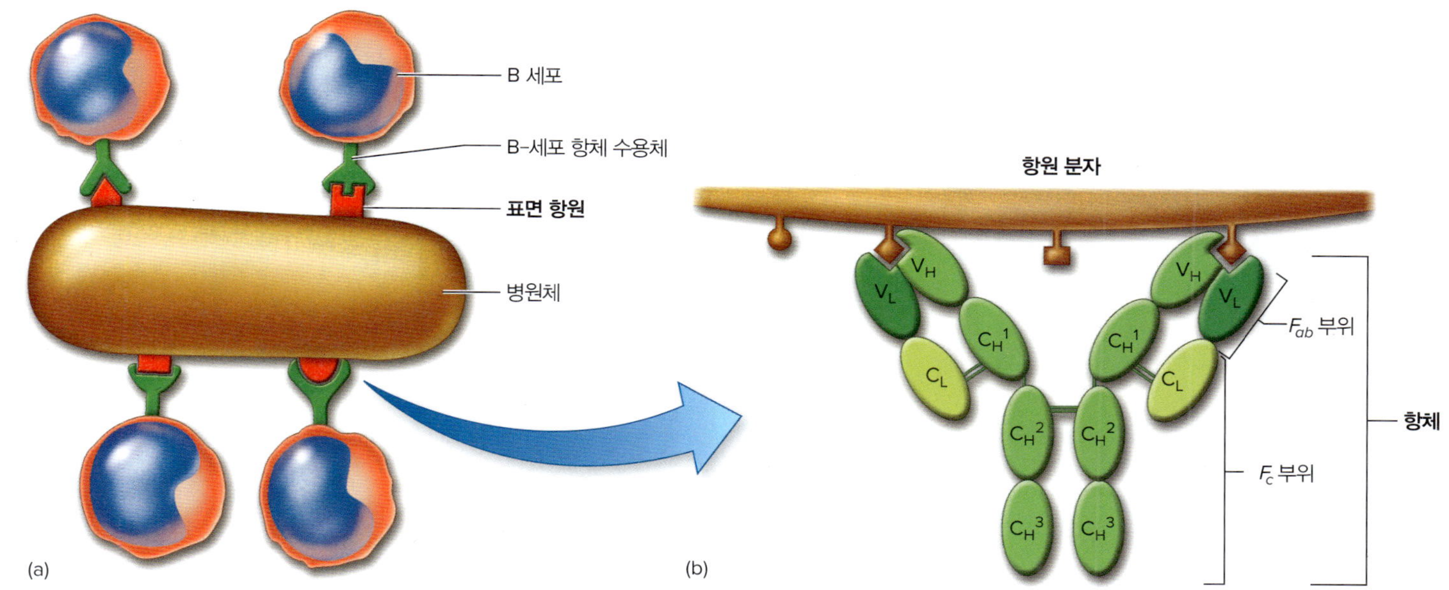

그림 12.8 항체는 박테리아의 항원에 결합한다. (a) 박테리아와 같은 병원체는 표면에 많은 항원을 가지고 있으며, 이는 해당 항원에 대한 항체를 생성하는 B 세포를 활성화할 수 있다. (b) 각 항체는 4개의 폴리펩타이드 사슬로 구성되어 있는데, 2개는 무거운 사슬(H)이고 2개는 가벼운 사슬(L)이다. 일정한 아미노산 서열을 갖는 영역은 C로 약칭되고, 가변적 아미노산 서열을 갖는 영역은 V로 약칭된다. 항원은 가변적 영역에 결합한다. 각 항체는 항원-결합 조각(F_{ab})과 결정가능 조각(F_c)으로 나뉜다.

항체 구조

모든 항체 분자는 4개의 상호연결된 폴리펩타이드 사슬로 구성된다. 2개의 길고 무거운 사슬(**H 사슬**)이 2개의 더 짧고 가벼운 **L 사슬**에 연결된다. 연구에 따르면 이 4개의 사슬이 Y 형태로 배열되어 있다. Y의 줄기는 "결정가능 조각"(약칭 F_c)이라고 불리는 반면 Y의 상단은 "항원-결합 조각"(F_{ab})이라고 불린다. 이 구조는 그림 12.8에 나와 있다.

항체의 분석 결과 상이한 항체의 F_c 영역은 동일(불변)인 반면 F_{ab} 영역은 가변부임을 보여주었다. 항원 결합 영역의 가변성은 항원에 대한 항체의 특이성을 위해 필요하다. 따라서 특정 항원과 결합하여 항원 항체 복합체를 형성하는 특정 부위를 제공하는 것은 항체의 F_{ab} 영역이다(그림 12.9).

보체계

항체와 항원의 결합 자체는 항원 또는 이러한 항원을 포함하는 병원성 유기체의 파괴를 일으키지 않는다. 오히려 항체는 면역공격을 위한 표적을 식별하고 침입자를 파괴하는 비특이적 면역 과정을 활성화하는 역할을 한다. 예를 들어, 항체와 결합된 박테리아는 호중성백혈구와 대식세포에 의한 포식작용을 위해 더 나은 표적이 된다. 포식작용을 자극하는 항체의 능력을 **옵소닌화**(opsonization)라고 한다.

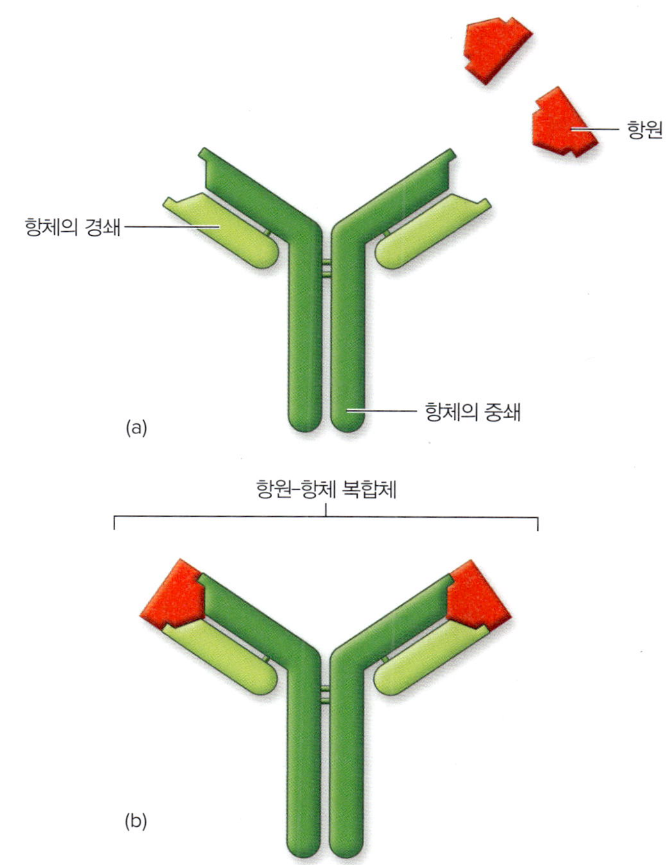

그림 12.9 항원-항체 복합체의 형성. 항체 분자 당 중쇄 및 경쇄 부분으로 구성된 2개의 항원 결합 부위가 있다. 이들은 두 개의 특정 항원에 결합하여 항원-항체 복합체를 형성한다.

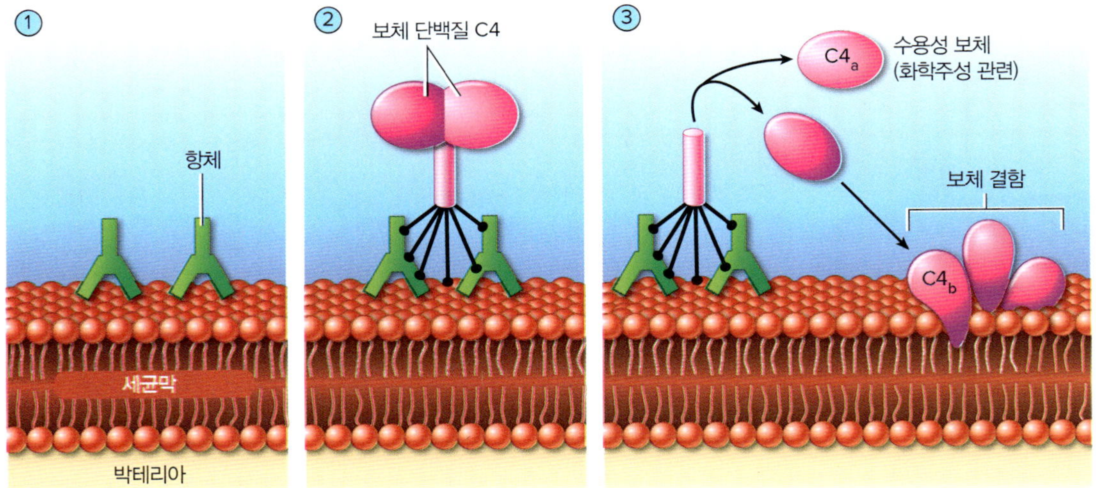

그림 12.10 보체단백질의 고정. (1) 세균막에 항체-항원 복합체가 형성되면, (2) 보체단백질 C4가, (3) 두 개의 아단위체 $C4_a$와 $C4_b$로 분할된다. $C4_b$가 파괴될 세포의 막(예: 박테리아)에 부착(고정)된다. 이는 다른 보체단백질의 활성조절을 일으키며, 그 중 일부는 막 표면의 $C4_b$에 부착된다.

또한 면역체계에 의한 박테리아의 파괴는 보체로 알려진 혈청 단백질 시스템의 항체 유도 활성 조절에 의해 촉진된다.

20세기 초에 과학자들은 양의 적혈구 항원에 결합하는 토끼 항체는 혈청 속의 특정 단백질이 존재하지 않으면 이 적혈구를 용해(파괴)할 수 없다는 것을 알아냈다. **보체**(complement)라고 하는 이 단백질은 항원에 대한 항체의 결합에 의해 활성화되어, 항체에 의해 식별된 특정 병원체에 작용하는 비특이적 방어체계를 구축한다.

보체단백질에는 C1에서 C9까지 있다. 이 단백질들은 혈장 및 기타 체액 내에서 불활성화 상태로 존재하지만, 항체가 항원에 부착되면 활성화된다. 보체단백질은 기능 면에서 세 가지 성분으로 나뉘는데, (1) 인식(C1), (2) 활성화(C4, C2, C3 순서), (3) 공격(C5에서 C9까지) 등이다. 공격 단계는 **보체 결합**(complement fixation)으로 구성되며, 보체단백질이 원형질막에 부착되어 희생세포를 파괴한다.

보체 활성화에는 두 가지 경로가 있다. **전형적 경로**(classic pathway)는 침입하는 세포의 원형질막에 있는 항원에 대한 IgG 및 IgM 아단위 항체의 결합에 의해 시작된다. 이것은 박테리아세포를 덮는 독특한 다당류에 의해 시작되는 **대체 경로**(alternative pathway)보다 더 빠르고 효율적이다.

보체-의존 세포독성의 전형적 경로(보체에 의한 세포 파괴)는 IgG 항체가 세포 표면 항원에 결합함으로써 시작된다. 이 과정에서 보체단백질 C1이 활성화되어 C4가 $C4_a$와 $C4_b$라는 두 개의 단편으로 가수분해되는 것을 촉매한다(그림 12.10). $C4_b$ 단편은 원형질막에 결합(고정)되어 활성화된 효소가 된다. 그다음 C2의 분할을 포함하는 중간 단계를 거쳐 C3은 $C3_a$와 $C3_b$로 분리된다. 다른 일련의 과정을 통해 작용하는 보체 활성화의 대체 경로는 또한 C3를 $C3_a$와 $C3_b$로 전환시켜 두 경로가 이 지점에서 모이도록 한다.

12.3 T 림프구의 기능

세포독성 T 세포는 특정 희생세포의 세포매개 파괴를 유발하고, 도움 및 억제 T 세포는 지원 역할을 한다. T 세포는 특정 항원-표지 세포의 표면에 제시된 항원에 의해서만 활성화된다. 활성화된 도움 T 세포는 면역계의 다른 세포를 자극하는 림포카인을 생성한다.

가슴샘은 림프구의 기능이 B 세포의 기능과 상당히 구별되는 방식으로 림프구를 가공한다. 가슴샘에 상주하거나 다른 곳에 상주하지만 가슴샘에서 기원한 림프구 또는 가슴샘에서 유래한 이전 세대의 세포에서 유래한 림프구는 모두 T 림프구이다. B 세포와 달리 T 림프구는 항체를 분비하지 않고 특정 면역 보호 기능을 제공한다.

세포독성 T 림프구, 도움 T 림프구와 조절 T 림프구

세포독성 T 림프구(cytotoxic T lymphocyte) 또는 **살생 T 림프구**(killer T lymphocyte)는 실험실에서 CD8이라고 하는 세포 표면 분자에 의해 식별되므로 **$CD8^+$ 세포독성 T 림프구**로 지정된다. 그들의 기능은 외부 분자를 품고 있는 체세포들을 파괴하는 것이다.

체액성 면역(항체 분비)을 통해 원거리에서 죽이는 B 림프구의 작용과 대조적으로, 세포독성 T 림프구는 **세포매개 파괴**(cell-mediated destruction)에 의해 희생세포를 죽인다. 이는 T 림프구가 희생세포와 밀접한 물리적 접촉을 해야 함을 의미한다. 이런 일이 발생하면 세포독성 T 세포는 **퍼로린**(perforin)이라는 분자와 **그랜자임**(granzyme)이라는 효소를 분비한다. 퍼로린은 희생세포의 원형질막으로 들어가 중합되어 매우 큰 기공을 형성한다.

세포독성 T 림프구는 바이러스 및 진균 감염을 방어하고 또한 이식거부 반응 및 암에 대한 면역학적 감시를 담당한다.

도움 T 림프구(helper T lymphocyte)는 **CD4**라는 표면 분자에 의해 실험실에서 식별된다. 이름에서 알 수 있듯이 이 세포는 면역반응을 향상시킨다. 도움 T 림프구는 형질세포로 분화하고 특정 항체를 분비하는 B 림프구의 능력을 향상시키고(그림 12.11), 세포매개 면역 반응을 일으키는 세포독성 T 림프구의 능력을 증가시킨다. 도움 T 림프구는 짧게 논의된 **림포카인**(lymphokine)이라는 화학적 조절물질의 분비를 통해 B 림프구와 세포독성 T 림프구의 특정 면역반응을 돕는다. 예를 들어, 도움 T 림프구는 **인터루킨-2**(IL-2)라는 림포카인을 분비하여 세포독성 T 림프구 반응을 돕는다(그림 12.16 참조).

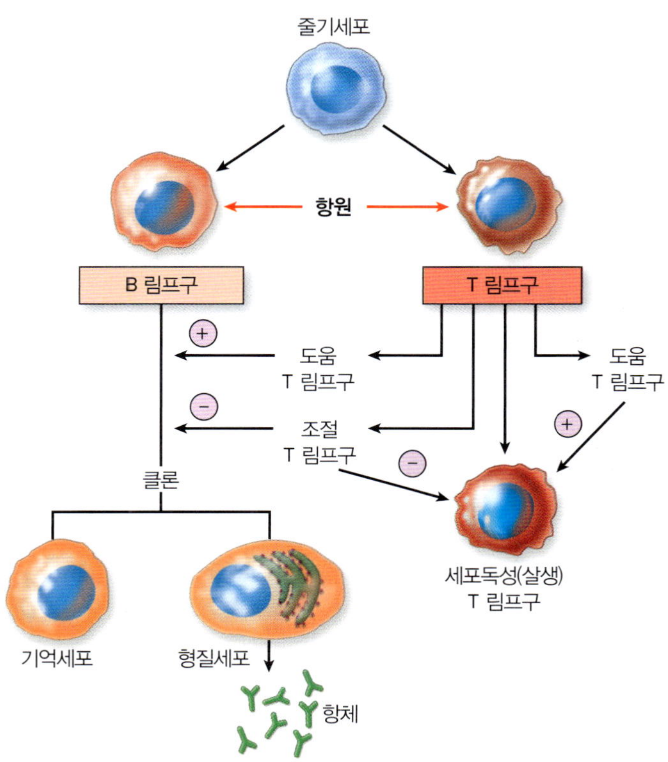

그림 12.11 B 및 T 림프구에 대한 항원의 효과. 주어진 항원은 B 및 T 림프구 클론의 생산을 자극할 수 있다. 그러나 B 림프구 클론을 생성하는 능력은 도움 T 림프구와 조절 T 림프구의 상대적 효과에 의해서도 영향을 받는다. 도움 T 림프구는 보조(+)하고 조절 T 림프구는 B와 세포독성 T 림프구의 활성을 감소(−)시킨다.

조절 T 림프구(regulatory T lymphocyte) 또는 **T_{reg} 림프구**(T_{reg} lymphocytes)로 약칭하여 사용되며 세포독성 T 림프구 및 B 림프구의 활성을 억제함으로써 특정 면역 반응(그림 12.11)에 "제동(brake)"을 제공한다. T_{reg}-세포 기능에 유전적 결핍이 있는 사람들은 심각한 자가면역 질환과 알레르기가 발생한다. T_{reg} 림프구는 조절 T 림프구의 발달 및 유지에 필요한 전사인자를 암호화하는 FOXP3로 알려진 유전자의 활성화에 의해 구별된다.

조절 T 림프구는 항원-표지 세포(간단히 설명)가 제시하는 특정 항원에 의해 활성화되며, T_{reg}-세포와 표적세포 사이에 근접 또는 물리적 접촉이 필요한 다양한 기작을 통해 면역 기능을 억제하는 기능을 한다.

임상적용

후천성면역결핍증후군(acquired immune deficiency syndrome, **AIDS**)으로 인해 전세계적으로 수백만 명이 사망했으며 현재 수백만 명이 더 감염되었다. AIDS는 **사람 면역결핍바이러스**(human immunodeficiency virus, **HIV**)에 의해 유발되며, 이는 도움 T 세포, 특히 도움 T 세포의 최대 30%가 존재하는 위장관 점막의 세포를 우선적으로 감염시키고 파괴한다. 그 결과 면역 기능이 감소하고 기회 감염 및 암에 대한 감수성이 높아진다.

HIV는 유전코드가 RNA에 전달되기 때문에 **레트로바이러스**(retrovirus)로 분류된다. 역전사효소는 이 바이러스 RNA를 바이러스 복제를 위한 상보적 DNA로 전사하는 데 필요하다. **항레트로바이러스 치료**(antiretroviral therapy, **ART**)에는 이 효소를 억제하는 약물이 포함된다. 두 가지 역전사효소 억제제가 단백질분해효소 억제제(바이러스 외피를 조립하는 데 필요한 효소)와 결합되어 HIV 복제를 무기한 억제할 수 있는 약물 "칵테일(cocktail)"을 생성한다. 이것은 매우 효과적인 치료법으로 입증되었으며, 감염 후 바로 이 치료법을 시작할 수 있는 사람들에게는 더욱 효과적이었다. 그러나 HIV의 바이러스 DNA가 기억 도움 T 세포의 숙주 DNA에 통합되기 때문에 ART는 AIDS를 치료하지 않는다. ART 약물을 중단하면 바이러스가 다시 나타난다. 더욱이, 전세계적으로 감염된 사람들의 극히 일부만이 생명을 유지하는 데 필요한 이러한 약물에 접근할 수 있다.

희망이 제기된 이유는 (1) 감염된 사람을 현재 사용가능한 약물로 조기에 지속적으로 치료하면 HIV 수치가 낮아져 성 파트너를 감염시킬 위험이 96% 감소할 수 있기 때문이다. (2) 항레트로바이러스 약물이 함유된 질용 젤은 여성에서 HIV가 전파되는 것을 감소시킨다. (3) 남성 포경수술은 남성이 HIV에 감염될 위험을 크게 줄인다. (4) 수동 면역을 자극하는 방법은 광범위하게 중화하는 항체를 주입하거나 골격근에 주입되는 바이러스 벡터 내에서 이러한 항체에 대한 유전자를 주입함으로써 어느 정도 가능성이 있음을 보여주었다. (5) HIV에 대한 능동 면역을 자극하기 위한 가능한 백신이 개발 중이다. HIV에 대한 능동 면역을 위한 백신 개발은 많은 중요한 항원결정인자(항원결정자부위)가 바이러스에 숨겨져 있고 HIV 항원의 높은 돌연변이율이 있기 때문에 매우 어렵다. 그러나 다양한 항원결정인자를 포함하는 새로 설계된 항원은 효과적인 백신이 가능할 수 있다는 희망을 제공한다.

림포카인

T 림프구와 대식세포와 같은 일부 다른 세포는 면역계의 자가분비 조절자 역할을 하는 다수의 폴리펩타이드를 분비한다. 이러한 물질을 일반적으로 **사이토카인**(cytokine)이라고 한다. **림포카인**(lymphokine)이라는 용어는 종종 림프구의 사이토카인을 지칭하는데 사용된다. 과학자들은 사이토카인의 아미노산 서열이 결정되면 그 사이토카인을 나타내기 위해 **인터루킨**이라는 이름 뒤에 숫자를 사용하는데 동의했다.

11개의 서로 다른 분자로 구성된 패밀리인 **인터루킨-1**은 최초로 발견된 인터루킨이다. 대식세포와 선천성 면역계의 다른 세포에 의해 분비되며, 종종 톨-유사 수용체의 활성화에 대한 반응으로, 이 분자는 T 세포 시스템을 활성화하고 다른 효과를 촉진할 수 있다(IL-1β는 뇌로 순환할 수 있고 발열을 촉진함). **인터루킨-2**는 주로 림프절 및 다른 이차림프기관에 있는 도움 T 림프구에 의해 생성되며 도움, 세포독성 및 조절 T 림프구의 발달 및 기능에 매우 중요하다. **인터루킨-4**는 B 세포의 증식 및 클론 발달에 필요하다. **인터루킨-5**는 호산구(eosinophil) 분화, 증식 및 활성화에 중심적인 역할을 한다. 다른 인터루킨은 기능과 함께 설명된다.

T-세포 수용체단백질

B 림프구가 인식하는 항원은 단백질 또는 탄수화물일 수 있지만 대부분의 T 림프구는 단백질 항원만 인식한다. B 세포와 달리 T 세포는 항체를 만들지 않으므로 표면에 항원 수용체 역할을 하는 항체가 없다. 그러나 T 세포의 표면에는 면역글로불린과 밀접하게 관련된 항원 수용체가 있다. T 세포 수용체는 매우 중요한 측면에서 B 세포의 항원 수용체와 다르다. T 세포 수용체는 **유리 항원(free antigen)에 결합할 수 없다.** T 림프구가 외부 항원에 반응하기 위해서는 **항**

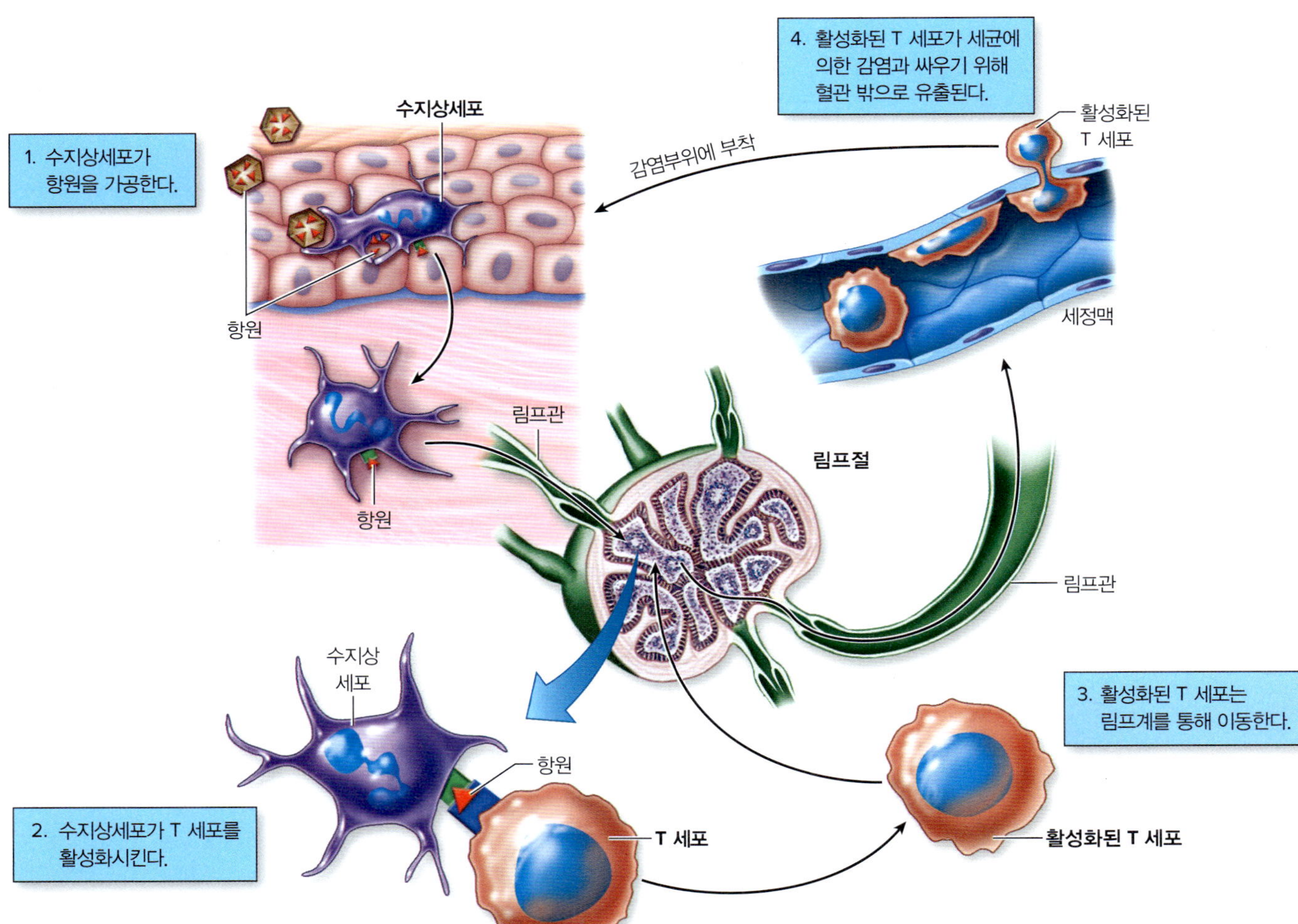

그림 12.12 항원-표지 수지상세포의 이차림프기관으로의 이동은 T 세포를 활성화한다. T 세포가 수지상세포에 의해 제공된 항원에 의해 활성화되면 활성화된 세포는 분열하여 클론을 생성한다. 그런 다음 이들 세포 중 일부는 림프기관에서 혈액으로 이동한다. 일단 혈액에 들어가면 활성화된 T 세포는 염증으로 생성되는 화학유인물질로 인해 감염부위에 정착할 수 있다.

원-표지 세포(antigen presenting cell)의 막에 있는 T 세포에 항원을 제시해야 한다.

항원-표지 세포인 반면, 기능을 덜 수행할 수 있는 다른 세포는 대식세포, 단핵구 및 B 세포이다.

조직적합성 항원

한 사람에게서 다른 사람으로 이식된 조직에는 숙주에 대한 외래 항원이 포함되어 있다. 이것은 성숙한 적혈구를 제외한 모든 조직세포가 유전적으로 막 표면에 **조직적합성 항원**(histocompatibility antigen)의 특징적인 조합으로 표시되기 때문이다. 이식에서 기증자와 수혜자 사이에 이러한 항원의 차이가 클수록 이식 거부 가능성이 커진다. 따라서 장기 이식 전에 수용자의 "조직 유형"이 잠재적 기증자의 조직 유형과 일치하다. 사람의 백혈구가 이러한 목적으로 사용되기 때문에 사람의 조직적합성 항원은 **사람 백혈구 항원**(human leukocyte antigens, HLAs)이라고도 한다. 그것들을 암호화하는 유전자의 이름을 따서 **MHC 분자**라고도 한다.

조직적합성 항원은 6번 염색체에 위치한 **주조직적합성 복합체**(major histocompatibility complex, **MHC**)라고 하는 유전자 그룹에 의해 암호화된 단백질이다.

항원-표지 세포와 T 림프구 사이의 상호작용

유전자의 주조직적합성 복합체는 세포 표면에서 발견되는 **클래스 1** 및 **클래스 2**로 지정된 두가지 클래스의 MHC 분자를 생성한다.

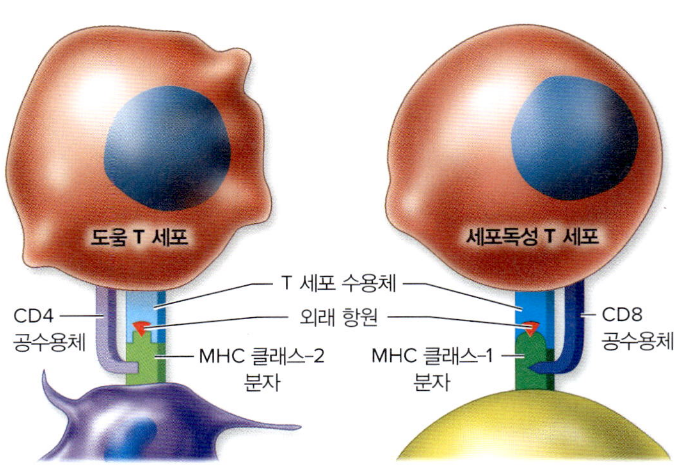

그림 12.13 도움 T 세포와 세포독성 T 세포에 있는 공수용체. 외래 항원이 MHC 분자와 연관하여 T 림프구에 제공된다. 도움 T 세포상의 CD4와 세포독성 T 세포상의 CD8 공수용체들은 T 세포의 각 종류가 MHC 분자의 특정한 클래스와만 상호작용하도록 한다.

MHC 클래스-1 분자(class-1 MHC molecules)는 적혈구를 제외한 신체의 모든 세포에서 생성되며, 세포의 세포질과 핵에 단백질에서 파생된 폴리펩타이드를 나타낸다. 즉, MHC 클래스-1 분자는 일반적으로 "자체" 항원을 제시하지만 세포에 들어간 외래 항원을 제시할 수 있다(바이러스에서처럼, 곧 논의됨). 대조적으로, **MHC 클래스-2 분자**(class-2 MHC molecules)는 항원-표지 세포, 즉 수지상 세포, 대식세포 및 B 림프구에 의해서만 생성된다(그림 12.12). 이들 세포는 세포 내 섭취(endocytosis)를 통해 외부 단백질을 흡수하고 처리하고 외부 폴리펩타이드 항원을 표면으로 이동시킨다. 그곳에서 외부 폴리 펩타이드 항원을 MHC 클래스-2 분자와 함께 T 림프구를 보조하기 위해 제시한다.

도움 T 림프구는 MHC 클래스-2 분자와 관련하여 제시된 항원에 의해서만 활성화될 수 있다. 대조적으로, 세포독성 T 림프구는 세포가 MHC 클래스-1 분자와 관련하여 항원을 제시하는 경우에만 희생세포를 파괴하도록 활성화할 수 있다. MHC 클래스-1 분자 또는 MHC 클래스-2 분자에 대한 다른 요구사항은 T 세포 수용체와 관련

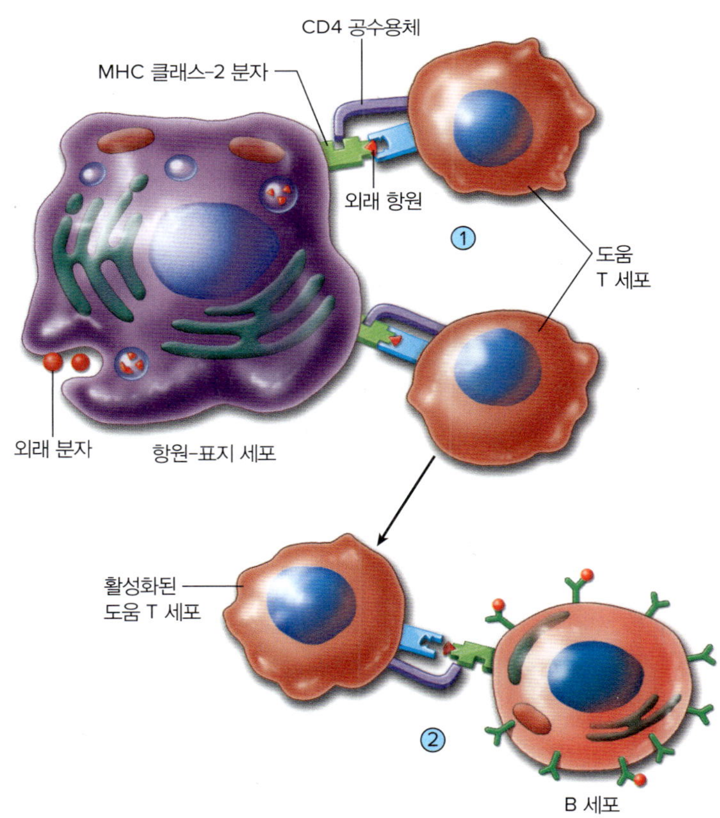

그림 12.14 항원-표지 세포, T 세포와 B 세포 사이의 상호작용. (1) 항원-표지 세포는 표면의 MHC 클래스-2 분자에 결합된 외래 항원을 도움 T 세포에 제시한다. T 세포 수용체는 T 세포가 활성화되기 위해 이러한 방식으로 항원이 제시될 것을 요구한다. (2) 일단 활성화되면 도움 T 세포는 외래 항원에 대한 면역 반응을 개선하기 위해 B 세포와 상호작용한다.

된 단백질인 **공수용체**(coreceptor)의 존재로 인해 발생한다. CD8로 알려진 공수용체는 세포독성 T 림프구 수용체와 연관되어 있으며 MHC 클래스-1 분자와만 상호작용한다. CD4로 알려진 공수용체는 도움 T 림프구 수용체와 연관되어 있으며 MHC 클래스-2 분자와만 상호작용한다. 이러한 구조는 그림 12.13에 나와 있다.

바이러스에 대한 T 림프구 반응

바이러스에 의한 감염은 감염 초기에 선천성 면역기작을 자극한다. 항원-표지 세포(주로 수지상세포와 대식세포)에는 병원체 인식 수용체가 있어 이러한 세포가 바이러스를 삼키고 이차림프기관으로 이동한다. 일단 그곳에 도달하면 이 세포들은 도움 T 림프구에 MHC 클래스-2 분자와 함께 바이러스 폴리펩타이드를 제시한다. 이것은 도움 T 세포(그림 12.14)를 바이러스 항원에 대해 활성화시키고 이를 효과적인 T_H1, T_H2 및 앞서 논의한 다른 전문화된 도움 T 세포들로 변화시킨다. 이러한 활성화된 도움 T 세포는 B 세포를 자극하여 기억세포와 항체 생성 형질세포를 형성하고 세포독성 T 림프구의 증식을 돕는데 필요하다.

세포독성 T 세포는 해당 세포가 MHC 클래스-1 분자와 함께 외래 항원을 표시하는 경우에만 감염된 세포를 파괴할 수 있다(그림

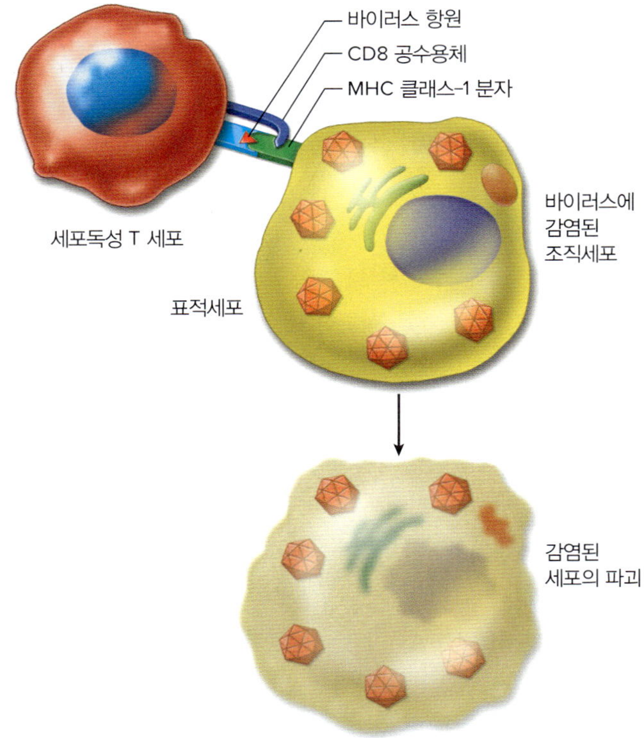

그림 12.15 세포독성 T 세포는 감염된 세포를 파괴한다. 세포독성 T 세포가 바이러스로 감염된 세포를 파괴하려면 T 세포는 외래 항원과 감염된 세포 표면의 MHC 클래스-1 분자와 상호작용해야 한다.

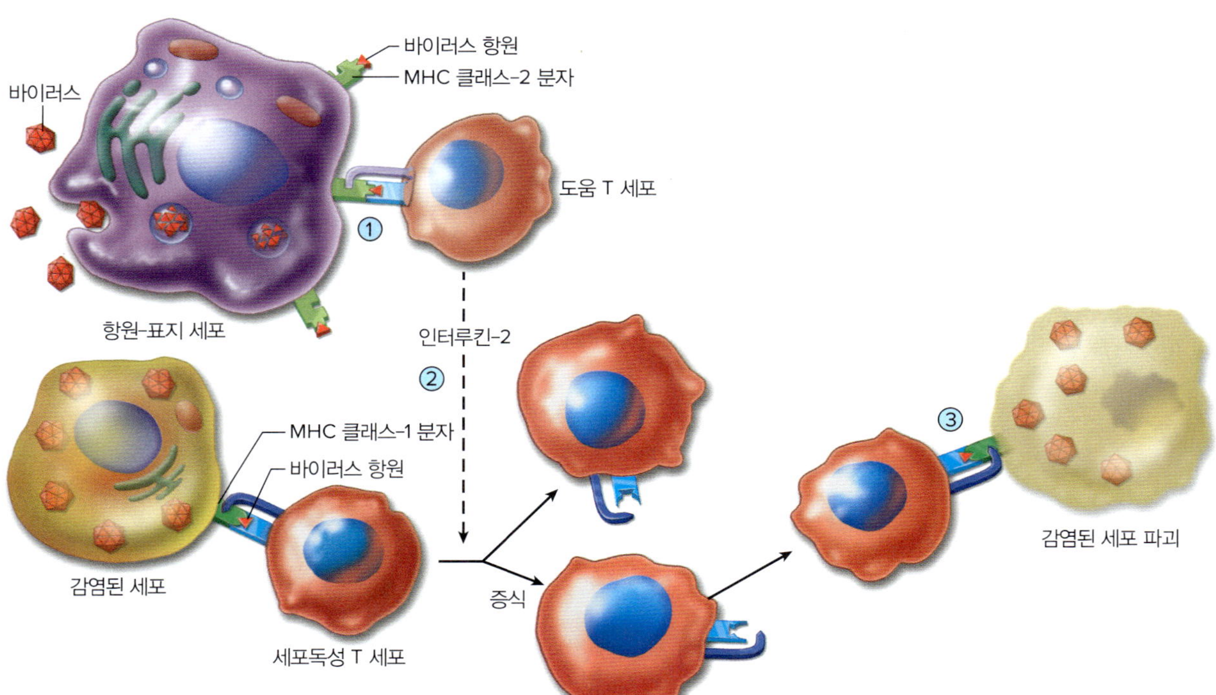

그림 12.16 항원-표지 세포, 도움 T 세포 및 세포독성 T 세포 사이의 상호작용. (1) 항원-표지 세포인 대식세포는 MHC 클래스-2 분자와 연합하여 바이러스 항원과 함께 제시함으로써 도움 T 세포를 활성화한다. (2) 도움 T 세포는 활성화된 세포독성 T 세포의 증식을 촉진하는 인터루킨-2를 분비한다. (3) 세포독성 T 세포는 바이러스로 감염된 세포를 죽인다.

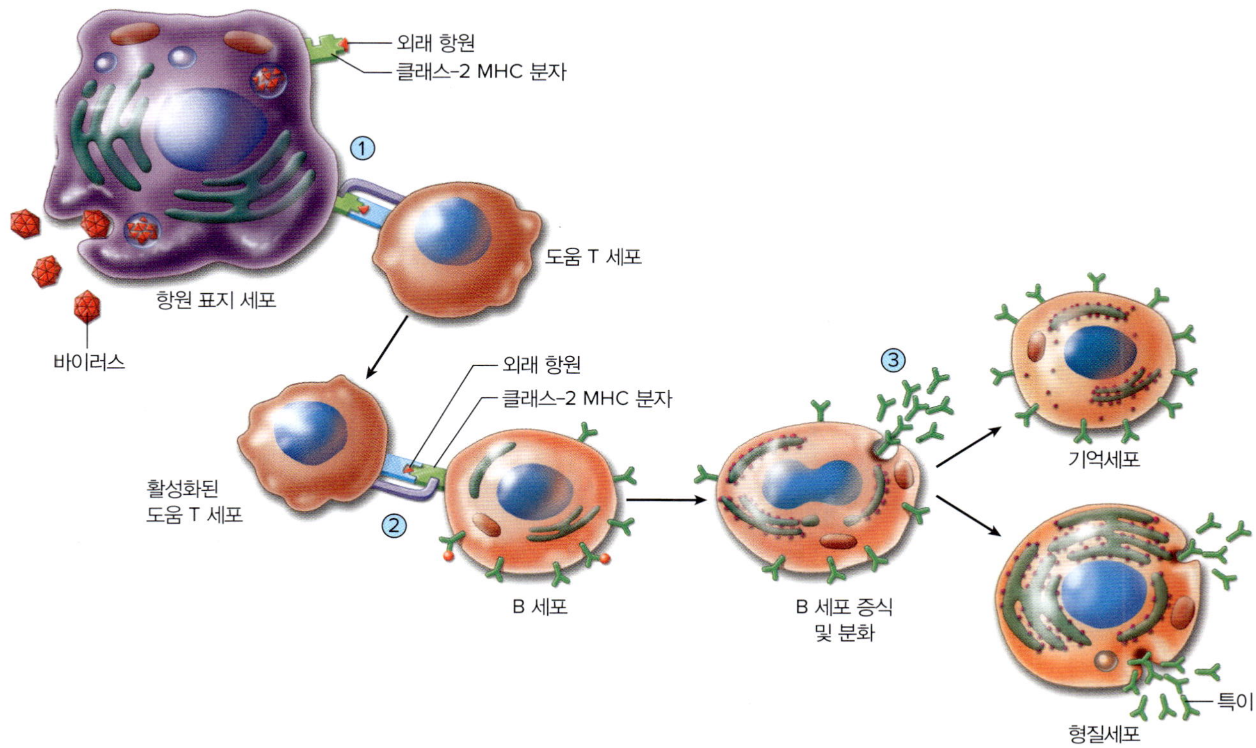

그림 12.17 항원-표지 세포, 도움 T 세포와 B 세포 사이의 상호작용. (1) 항원-표지 세포는 MHC 클래스-2 분자와 연합하여 바이러스 항원과 함께 제시함으로써 도움 T 세포를 활성화한다. (2) 활성화된 도움 T 세포는 항원에 대해 특이적인 B 세포와 상호작용한다. (3) 이는 B 세포를 자극하여 클론을 형성하는데, 어떤 클론은 기억세포가 되고 어떤 클론은 항체-분비 형질세포가 된다.

12.15). 외래 항원-MHC 클래스-1 복합체와 세포독성 T 세포의 이러한 상호작용은 세포독성 T 세포의 증식을 자극한다. 또한 세포독성 T 림프구의 증식은 대식세포 또는 수지상세포에 의해 활성화된 도움 T 림프구에서 분비되는 인터루킨-2에 의해 자극된다(그림 12.16).

도움 T 세포는 또한 B 세포의 체액성 면역 반응을 촉진할 수 있다. 항체에 대한 B 세포 유전자는 림프절의 배중심 내에서 체세포 초돌연변이(somatic hypermutation) 및 클래스 스위치 재조합(class switch recombination)을 겪는다. B 세포가 항원에 대해 높은 친화도를 갖는 클래스 전환 항체(IgM에서 IgG, IgA 또는 IgE로)를 생성하는 능력은 도움 T 림프구에 달려 있다. 이 도움 T 세포는 항원-표지 세포에 의해 활성화될 수 있는 림프절의 배중심에 위치한다(그림 12.17). 그곳에서 이 보조세포들은 B 세포가 형질세포와 기억 B 세포로 분열하고 발달하도록 돕는다. 도움 T 세포와 B 세포 사이의 이러한 상호작용은 장기간 체액성 면역과 능동 면역을 유발하는 백신의 능력을 제공하는데 도움이 된다.

12.4 능동 면역과 수동 면역

사람이 병원체에 처음 노출되면 면역 반응이 병원체를 퇴치하기에 불충분할 수 있다. 그러나 이 과정에서 해당 항원에 대한 특성을 가진 림프구가 여러 번 분열하여 클론을 생성하도록 자극된다. 이것이 능동 면역이며 차후의 노출로부터 질병에 걸리지 않도록 보호할 수 있다.

천연두와 유사하지만 **독성**(virulent)이 덜한(병원성이 낮은) 질병인 우두에 걸린 젖 짜는 여성이 천연두에 면역이 있다는 것이 관찰됨에 따라 에드워드 제너(Edward Jenner)라는 영국의 의사는 건강한 소년에게 우두를 접종하였다. 소년이 회복되었을 때 제너는 그 소년에게 치사량의 천연두를 접종했으며 그 결과 면역을 획득한 것으로 나타났다. 1796년에 수행된 이 실험은 최초의 광범위한 예방접종의 시작이다.

약 100년 후 루이스 파스퇴르(Louis Pasteur)가 탄저병을 일으키는 박테리아를 분리하고 **항원성**(항원의 성질)은 크게 변하지 않지만 발병력(질병을 일으키는 능력)이 크게 감소(또는 **약화된**)될 때까지 가열했다(그림 12.18). 그다음 그는 약화된 박테리아를 25마리의 젖

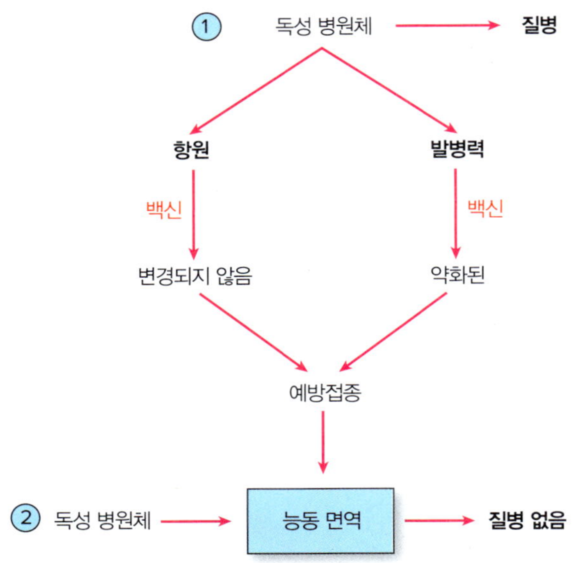

그림 12.18 발병력 및 항원성. (1) 독성 병원체의 항원에 처음 노출되면 일반적으로 질병으로부터 사람을 보호하지 않지만 해당 병원체에 대한 능동 면역의 발생을 자극하는 일차 면역 반응을 유발한다. (2) 결과적으로 동일한 병원체(그림 왼쪽)에 대한 후속 노출은 질병으로부터 사람을 보호하는 이차 면역 반응을 유발한다. 그림의 오른쪽은 발병력이 약화된 병원체의 항원(질병 유발 능력 감소)이 있는 백신에 대한 사전 노출에 의해 동일한 능동 면역 보호가 제공됨을 보여준다.

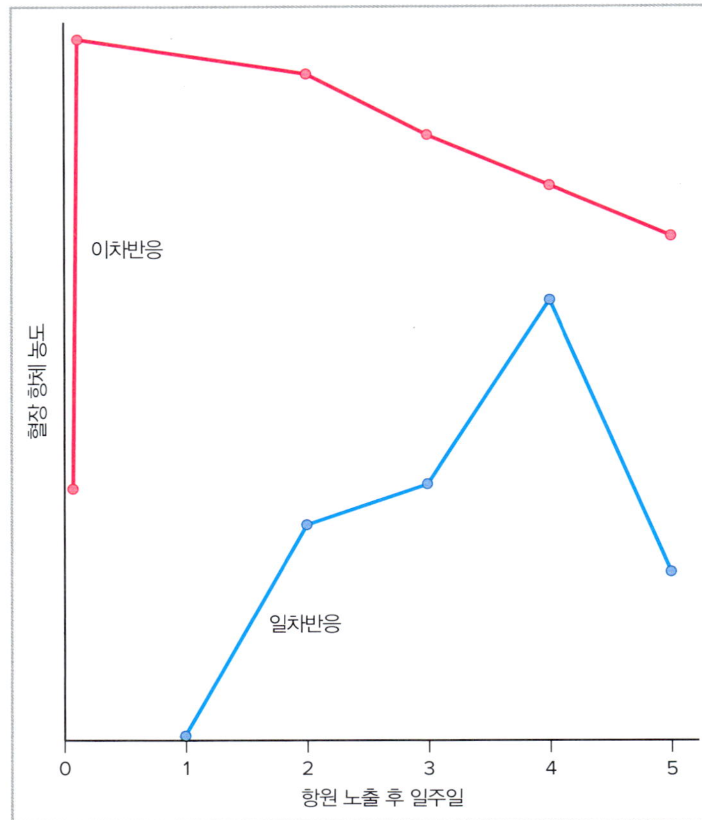

그림 12.19 일차 및 이차 면역 반응. 일차반응(항원에 처음 노출되었을 때)에서의 항체 생산과 이차반응(항원에 후속적으로 노출되었을 때)에서의 항체 생산의 비교이다. 이차반응에서 항체가 더 빠르게 생성되는 것은 일차반응 동안 생성된 림프구 클론발생에 의한 것으로 보인다.

소에 주입했고, 나머지 25마리에는 주사하지 않았다. 몇 주 후, 그는 모든 50마리의 소에 활성 있는 탄저균을 주입했다. 그 결과 면역되지 않은 소 25마리는 모두 죽었으나 면역된 소 25마리는 모두 살아남았다.

능동 면역과 클론선택설

사람이 특정 병원체에 처음 노출되면 측정 가능한 양의 특정 항체가 혈액 속에 나타나기까지 5~10일간의 잠복기가 있다. 이처럼 느린 **일차반응**(primary response)은 병원체에 의한 질병으로부터 사람을 보호하기에 충분하지 않다. 이 일차반응 동안 혈액 내 항체의 농도는 며칠 내에 안정기에 도달하고 몇 주 후에 감소한다.

그 사람이 동일한 항원에 계속 노출되면 **이차반응**(secondary response)이 나타난다(그림 12.19). 일차반응에 비해 이차반응 중 항체 생성은 훨씬 더 빠르다. 혈액 내 최대 항체 농도는 2시간 이내에 도달하고 일차반응에서보다 더 오랜시간 유지된다.

클론선택설

이차반응이 생성되는 기작은 완전히 알려지지는 않았지만, **클론선택설**(clonal selection theory)이 이차반응 기작의 대부분을 설명한다. 이 이론에 따르면 B 림프구는 특정 항체를 생성하는 능력을 유전받고, T 림프구는 특정 항원에 반응하는 능력을 유전받는다. B 림프구는 하나의 항원에 대해 특이성을 가진 한 가지 유형의 항체만을 생산할 수 있다. 이 능력은 후천적이라기보다는 유전적으로 물려받기 때문에 예를 들어, 일부 림프구는 천연두에 한 번도 노출된 적이 없는데도 천연두에 반응할 수 있으며, 이전에 질병에 노출된 적이 없더라도 이에 대한 항체를 생성할 수 있다.

각 림프구의 유전적 특성은 림프구 원형질막 표면의 항원 수용체 단백질에 반영된다. 따라서 천연두 항원에 대한 노출은 이 특정 림프구를 자극하여 유전적으로 동일한 세포(**클론**)의 대규모 집단이 생성될 때까지 많은 세포분열을 야기한다. 이 세포 중 일부는 일차반응에 대한 항체를 분비하는 형질세포가 된다. 다른 것은 이차반응 동안 항체를 분비하도록 자극될 수 있는 **기억 B 세포**(memory B cells)가 된다(그림 12.20). 기억세포는 림프구보다 더 오래 살고 더 쉽게 활성화되며, 일단 활성화되면 더 효과적이다.

기억 T 세포(memory T cells)의 생성을 유발하는 항원에 대해 특이적인 다른 아형의 장수하는 기억 T 세포는 성인에서 가장 풍부한

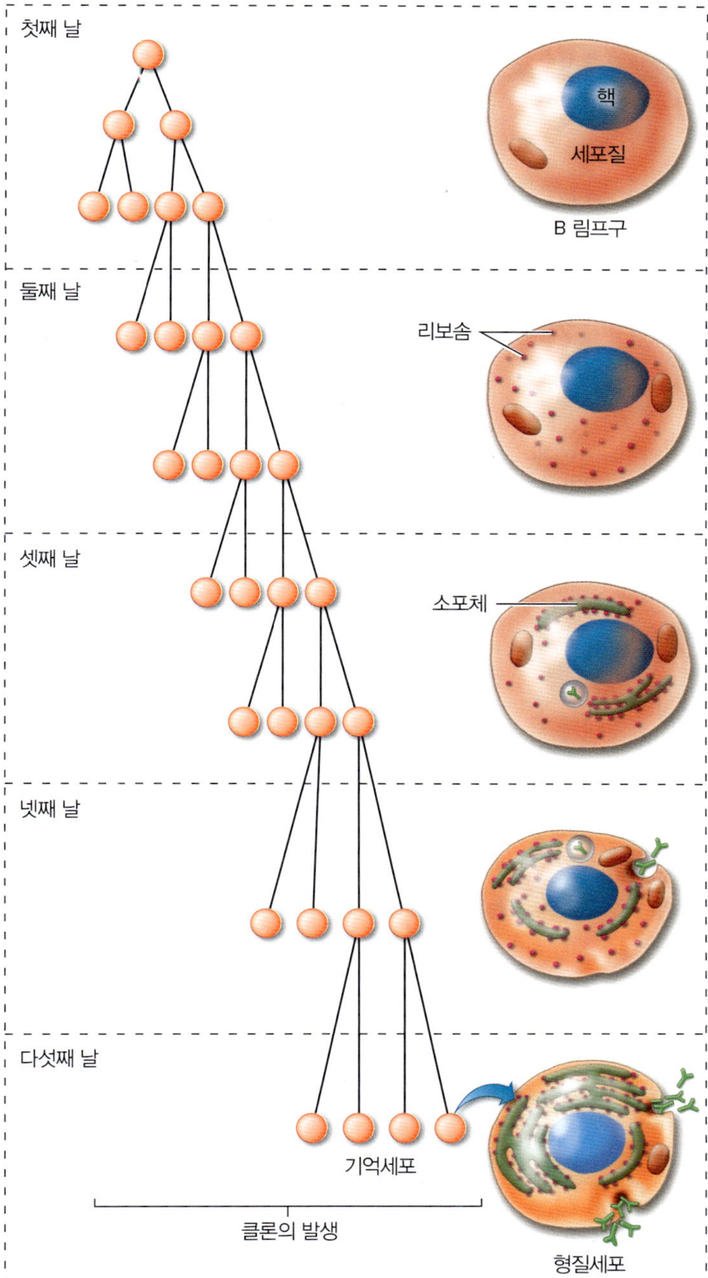

그림 12.20 B 림프구에 적용된 클론선택설. B 림프구 클론의 대부분의 구성원은 기억세포가 되지만 일부는 광범위한 조면소포체로 구별되는 항체-분비 형질세포가 된다.

림프구이다. 이 기억 T 세포는 순환계와 다른 림프기관에 위치하며, 그 수는 유년기부터 중년기까지 증가하여 병원체로부터 더 큰 보호를 제공한다. 특정 항원에 다시 노출되면 예를 들어, 기억세포독성 T 세포는 그랜자임과 퍼포린의 생산을 통해 감염된 세포를 죽이는 능력을 빠르게 획득할 수 있다. 기억 T 세포의 수는 감염병에 대한 감수성이 증가하는 약 70세 이후에 감소한다.

능동 면역

이차반응의 발달은 특정 병원체에 대한 **능동 면역**(active immunity)을 제공한다. 능동 면역의 발달은 특정 항원에 대한 사전노출을 필요로 하며, 이때 일차반응의 불활성으로 인해 질병이 발병할 수 있다. 예를 들어, 홍역, 수두 또는 유행성 귀밑샘염에 걸린 어린이는 나중에 성인이 되어서 이러한 질병들에 면역성을 갖게 될 것이다.

임상 면역 프로그램은 발병력이 약화되거나 파괴된 병원체(예: 열처리로 불활성화된 파스퇴르의 탄저병)를 사람들에게 접종하거나 항원적으로 유사하지만 병원성이 낮은 밀접하게 관련된 미생물 균주(예: 제너의 우두 접종)를 사용함으로써 일차반응을 유도한다. 이 절차의 이름인 **예방접종**(vaccinations)은 "소"를 의미하는 라틴어 *vacca*에서 따왔으며 이 기술의 역사를 반영한다. 이러한 모든 절차는 이차반응을 생산함으로써 악성 병원체와 싸울 수 있는 림프구 클론의 발달을 유발한다.

최근 백신은 세 가지 방법으로 생산된다.

1. 질병을 일으키지 않지만 독성 바이러스에 대해 강력한 면역 반응을 유발하는 발병력이 약화된 "살아있는" 바이러스로 사빈 소아마비 백신과 홍역 및 볼거리 예방접종이 있다.
2. 질병을 일으키지 않는 "죽은" 악성 바이러스로 Salk 소아마비 백신이 있다.
3. 유전자 조작을 통해 생산된 재조합 바이러스 단백질로 B형 간염 백신과 HIV 백신이 있다.

예방접종은 **보조제**(adjuvants)라고 불리는 특정 분자가 백신 항원과 함께 전달될 때 면역 반응을 높일 수 있다는 발견으로 1920년대 이후에 개선되었다. 보조제는 일반적으로 미생물과 관련된 분자이며 앞서 선천성 면역계를 활성화하는 것으로 논의된 PAMP(병원체 관련 분자 유형) 중 하나라는 것이 나중에 밝혀졌다. 보조제는 B 및 T 림프구 반응을 활성화하는 항원-표지 세포의 능력을 향상시켜 적응 면역 반응을 향상시킨다.

면역 내성

자기항원(self-antigen)에 대해 내성(항체를 생산하지 않음)이 있으면서 **비자기항원**(nonself (foreign) antigens)에 대해 항체를 생산하는 능력은 **면역학적 능력**(immunological competence)이 확립되는 출생 후 첫 한 달 동안 발생한다.

자기항원을 인식하고 견딜 수 있는 개인의 면역계 능력은 그 항원에 대한 면역계의 지속적인 노출이 필요하다. 태아와 신생아처럼 면

표 12.3 | 능동 면역과 수동 면역의 비교

특징	능동 면역	수동 면역
사람에게 주사	항원	항체
항체의 원천	접종한 사람	자연(모체), 인공(항체 주입)
방법	사멸되거나 약화된 병원체 또는 그 독소를 주입	자연(태반을 통한 항체 전달), 인공(항체 주입)
내성 발달시간	5~14일	주사 직후
저항 지속시간	길다(아마도 몇 년)	짧다(며칠에서 몇 주)
사용 시기	병원체에 노출되기 전	병원체에 노출되기 전이나 후에

역계가 약할 때 이 노출이 시작되면 면역 내성은 노년기에 노출될 때보다 더 완전하고 오래 지속된다. 자기항원에 대해 만들어진 항체를 **자기항체**(autoantibodies)라고 하고, 자기항원을 공격하는 세포독성 T 세포를 **자가반응 T 세포**(autoreactive T cells)라고 한다.

면역학적 내성의 기작에는 (1) 자기항원을 인식하는 림프구가 파괴되는 **클론결손**(clonal deletion), (2) 자기항원을 인식하는 림프구가 활성화되는 것이 방해되는 **클론무반응**(clonal anergy)이 있다. **중심 관용**(central tolerance) 기작은 가슴샘(T 세포의 경우)과 골수(B 세포의 경우)에서 발생하였다. 가슴샘의 내성은 주로 자가반응 T 세포의 세포자멸사 및 제거에 의해 생성되지만, 조절 T 림프구(T_{reg})에 의한 면역 억제도 포함한다. 유사하게, 골수에서 B 세포의 중심 관용은 클론결손과 무반응을 모두 포함한다. 가슴샘과 골수를 제외하고 림프구를 포함하는 **말초 내성**(peripheral tolerance)은 무반응을 생성하는 복잡한 기작에 의한 것이다.

수동 면역

수동 면역(passive immunity)이라는 용어는 사람 또는 동물 공급자로부터 수혈자에게 항체를 전달함으로써 생성될 수 있는 면역 보호를 의미한다. 기성 항체를 받은 사람들은 동일한 항원에 대해 수동적으로 면역화된다. 또한 임신 중에는 어머니에서 태아로, 수유 중에는 어머니에서 아기로 면역이 전달되는 과정에서 수동 면역은 자연적으로 발생한다.

면역학적 능력(immunological competence)이라고 하는 특정 면역 반응을 일으키는 능력은 출생 후 약 1개월까지 발달하지 않는다. 따라서 태아는 어머니를 면역학적으로 거부할 수 없다. 산모의 일부 IgG 항체는 태반을 통과하여 태아 순환계로 들어가며, 이들은 태아에게 수동 면역을 부여하는 역할을 한다.

이러한 항체 전달을 통해 태아와 신생아는 엄마와 동일한 항원에 면역이 된다. 그러나 아기는 이러한 항체를 형성하는 데 필요한 림프구 클론을 스스로 생성하지 않기 때문에 이러한 수동 면역은 점차 사라진다. 아기에게 모유수유를 하는 경우, 모유와 **초유**(확실한 수유가 시작될 때까지 처음 2~3일 동안 아기가 먹는 젖샘분비물)에서 IgA 하위 클래스의 추가 항체를 받을 수 있다. 이것은 면역학적 능력이 발달하고 아기가 자체 항체를 생산할 수 있을 때까지 추가적인 수동 면역을 제공한다.

수동 예방접종은 파상풍, 간염, 광견병, 뱀 독과 같은 극도로 치명적인 감염이나 독소에 노출된 사람들을 보호하기 위해 임상적으로 사용된다. 이러한 경우 영향을 받은 사람에게 이전에 병원체에 노출된 적이 있는 동물로부터 항독소라고도 하는 항혈청(항체를 함유한 혈청)을 주사한다. 동물은 림프구 클론과 능동 면역을 발달시켜 혈액에 항체 농도가 높다. 이 항체를 주사한 사람은 능동 면역이 발달하지 않기 때문에 이후 노출 시 항독소를 다시 주사해야 한다.

능동 및 수동 면역은 표 12.3에서 비교된다.

12.5 종양 면역학

표면에서 종양세포는 면역계를 자극하여 종양을 파괴하는 항원을 나타낼 수 있다. 암이 발병하면 이 면역학적 감시시스템(주로 T 세포와 자연살생세포의 기능)은 종양의 성장과 전이를 예방하는 데 실패했다.

종양학(oncology, 종양 연구)은 종양 생물학(tumor biology)이 면역계의 기능과 유사하고 상호연관되어 있음을 보여준다. 대부분의 종양에는 복잡한 억제 통제를 받는 정상 림프구 클론과 달리 조절되지 않는 방식으로 분열하는 단일세포에서 형성된 클론(유전적으로 동일한 세포집단)이 있다. 세포가 암이 되어 통제할 수 없을 정도로 분열되면

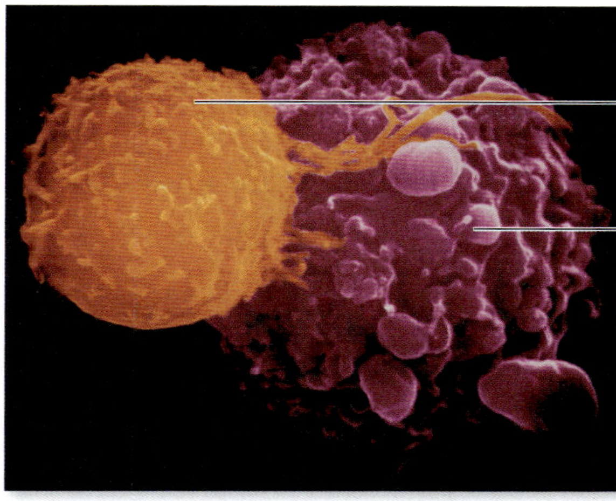

그림 12.21 T 세포에 의한 암세포 파괴. 주사전자현미경 사진에서, 세포독성 T 세포(주황색)는 자주색으로 착색된 암세포의 세포자멸사(프로그램된 세포사멸)를 유도한다. 암세포의 세포자멸사는 소포의 발아 또는 세포자살체에 의해 나타난다. ©Dr. Andrejs Liepins/SPL/Science Source

탈분화되는데, 이는 세포가 전문화를 상실하여 배아의 세포와 더 유사해짐을 의미한다.

종양은 상대적으로 느리게 성장하고 특정 위치에 국한된 경우 **양성**(benign)으로 설명된다(사마귀가 한 예임). **악성종양**(malignant tumor)은 더 빠르게 성장하고 **전이**(metastasis)를 나타내는데, 이는 종양세포의 분산 및 결과적으로 다른 위치에 새로운 종양의 파종을 나타내는 용어이다. **암**(cancer)이라는 용어는 일반적으로 적용되는 악성종양을 말한다. 암은 이제 종양 유전자(oncogenes, 암을 유발하는 유전자), 종양 억제 유전자(tumor-suppressor gene), microRNA (miRNA)를 코딩하는 유전자의 발현으로 인해 발생하는 것으로 알려져 있다.

수지상세포는 종양 부위의 세포독성 T 림프구에 종양 항원을 제시하거나 림프관을 통해 림프절의 세포독성 T 림프구로 이동함으로써 T 세포를 활성화하여 항원을 표시하는 암세포를 죽일 수 있다(그림 12.21).

선천성 림프계세포

선천성 림프계세포(innate lymphoid cells, **ILCs**)는 적응 면역계의 더 많은 림프구와 현미경으로 구별할 수 없지만 선천 면역계의 일부분으로 최근에 발견되 세포류이다. 선천성 림프구는 적응 면역계의 림프구와 달리 표면에 특정 항원에 대한 수용체가 없고 항원에 대해 특정한 방식으로 반응하지 않는다. 대신, 그들은 타고난 면역계의 일부로서 감염되거나 손상된 조직의 신호에 빠르게 반응한다. 선천성 림프세포에는 비세포독성 도움세포와 자연살생(NK)세포의 두 가지 하위 분류가 있다.

비세포독성 선천성 도움 림프세포(noncytotoxic innate helper lymphoid cell)는 선천성 면역계가 적응 면역계의 도움 T 세포에 해당한다. 이들은 T 세포의 특징인 항원에 대한 T 세포 수용체가 없지만 면역과 알레르기에 기여하는 IL-5, IL-6 등의 림포카인을 생성한다. 비세포독성 선천성 도움 림프세포는 잠재적으로 병원성 미생물에 노출된 장 및 기타 점막 장벽에서 두드러지며, 여기에서 바이러스, 박테리아 및 곰팡이와 같은 병원체에 대한 적절한 면역 반응을 형성하는 데 도움이 된다.

자연살생세포(natural killer cell, NK 세포)는 적응 면역계의 세포독성 T 세포와 유사한 ILC이지만 특정 항원에 대한 수용체를 제공하기 위해 유전적 재배열에 의해 생성된 수용체 다양성이 부족하다. 대신에 악성 형질전환 세포(암)와 바이러스처럼 세포내 병원체에 감염된 세포를 표적으로 삼을 수 있는 수용체가 있다. 또한 NK 세포는 사람 자신의 세포에 있는 MHC 클래스-1 분자와 상호작용하는 수용체를 가지고 있어 사람의 자기항원에 대한 내성을 부여하고 자가면역 공격을 예방한다.

휴지 NK 세포는 인테페론-γ 등을 포함한 사이토카인을 방출한다. 그들은 또한 그랜자임(granzyme)과 퍼로린(perforin)이 있는 세포내 과립을 포함한다. 따라서 세포독성 T 림프구와 같이 세포 간 접촉을 통해 표적세포를 파괴할 수 있다. 세포독성 T 림프구와 달리 NK 세포는 사전에 외부 항원에 노출되지 않고도 이를 효율적으로 수행할 수 있다. 그러나 NK 세포가 완전히 효과적이기 위해서는 먼저 인터페론-α, 인터페론-β 등의 전염증성 사이토카인에 의해 활성화되어야 한다.

노화와 스트레스의 효과

암에 대한 감수성은 매우 다양하다. 나이가 들수록 암 위험이 증가하는 것으로 알려져 있다. 한 이론에 따르면 노화된 림프구가 점차적으로 효율성을 감소시키는 유전적 오류를 축적하기 때문이다. 가슴샘의 기능은 또한 세포매개 면역 능력의 감소와 함께 나이가 들면서 감소한다. 이 두 가지 변화와 아직 발견되지 않은 다른 변화는 암에 대한 감수성을 증가시킬 수 있다.

수많은 실험에서 스트레스를 받지 않은 대조군 동물보다 스트레스를 덜 받은 실험동물에서 종양이 더 빨리 성장한다는 것이 입증되었다. 최근의 일부 실험에서는 스트레스로 인한 면역계의 억제가 부신피질과 관련이 없는 다른 요인 때문일 수도 있음을 시사한다.

12.6 면역계에 인한 질환

일반적으로 신체를 보호하는 면역 기작은 매우 복잡하고 질환을 유발할 수 있는 오류가 발생하기 쉽다. 자가면역 질환과 알레르기는 침입한 병원체에 의한 것이 아니라 면역계의 정상적인 기능의 이상으로 인해 발생하는 두 가지 범주의 질병이다.

외래 항원을 식별하고 공격하는 동안 자기항원을 견디는 정상 면역계의 능력은 침입하는 병원체에 대한 특정 방어를 제공한다. 그러나 모든 개인에게 침입자에 대한 이러한 방어 시스템은 때때로 국내 범죄를 저지른다. 이것은 코를 킁킁거리며 돌연사에 이르기까지 다양한 질환을 유발할 수 있다.

면역계에 의해 유발되는 질환은 (1) 자가면역 질환, (2) 면역복합 질환, (3) 알레르기 또는 과민증의 세 가지 상호 관련된 범주로 분류할 수 있다. 이러한 질병은 외부 병원체에 의한 것이 아니라 면역계의 비정상적 반응에 의한 것임을 기억하는 것이 중요하다.

자가면역

자가면역 질환(Autoimmune diseases)은 면역계가 자기항원을 인식하고 견디지 못하여 발생하는 질병이다. 이 실패는 **자가반응 T 세포**의 활성과 B 세포에 의한 **자기항체** 생성을 일으켜 염증과 장기 손상을 유발한다. 자가반응 B 세포(자기항체를 생산하는 세포)의 생산은 이러한 필수 과정의 불가피한 부산물로 발생한다.

가장 흔한 자가면역 질환은 **류마티스 관절염**, **제1형 당뇨병**, **다발성 경화증**, **그레이브스병**, **사구체신염**, **갑상샘염**, **악성빈혈**, **건선**, **전신 홍반성 루프스**이다.

자가 관용이 실패할 수 있는 이유에는 적어도 6가지가 있다.

1. 혈액 내에서 정상적으로 순환하지 않는 항원이 면역계에 노출될 수 있다.
2. 허용되지 않는 자기항원은 외래 합텐과 결합하여 변경될 수 있다.
3. 다른 항체에 대한 항체가 생성될 수 있다.
4. 외래 항원에 대해 생성된 항체는 자기항원과 교차 반응할 수 있다.
5. 수용체단백질과 같은 자기항원은 MHC 클래스-2 분자와 함께 도움 T 림프구에 제시될 수 있다.
6. 자가면역 질환은 조절(억제) T 림프구의 활동이 부적절할 때 발생할 수 있다.

면역복합 질환

면역복합체(immune complexes)라는 용어는 박테리아나 다른 세포에 부착되지 않고 자유로운 항원-항체 조합을 나타낸다. 이러한 복합체의 형성은 보체단백질을 활성화하고 염증을 촉진한다. 면역복합체가 포식세포에 의해 제거되기 때문에 이 염증은 일반적으로 자가 제한적이다. 그러나 많은 수의 면역복합체가 지속적으로 형성되면 염증이 연장될 수 있다. 또한 면역복합체가 다른 부위로 분산되면 광범위한 염증과 장기 손상이 발생할 수 있다. 이 염증 반응에 의해 생성된 손상을 면역복합 질환이라고 한다.

면역복합 질환은 박테리아, 기생충 및 바이러스에 의한 감염으로 발생할 수 있다. 면역복합 질환은 자기항원과 자기항체 사이에 복합체가 형성되어도 발생한다. 이것은 염증과 조직 손상이 특정 위치에 국한되지 않는 전신 자가면역 질환을 유발한다.

류마티스 관절염(rheumatoid arthritis)에는 관절의 연골과 뼈에 손상을 일으키는 말초 관절의 활막과 액체에 염증이 있다. 이 질병의 초기 원인은 알려져 있지 않지만 도움 T 세포에 의한 활막의 조기 침윤이 있는 것으로 보인다. 이들은 자기항체를 분비하는 B 세포의 활성화를 유도하는 전염증성 사이토카인을 분비한다.

전신 홍반성 루프스(systemic lupus erythematosus, SLE)는 신장, 관절, 피부, 중추신경계 및 기타 신체 구조를 침범하는 전신성 자가면역 질환이다. SLE에서 영향을 받은 사람들(이 중 90%가 가임기 여성임)은 광범위한 자기항체를 생성한다. 그러나 SLE의 큰 특징은 자체 핵 구성 성분에 대한 IgG 항체의 생산이다. 실제로, **항핵항체**(antinuclear antibodies, ANA)에 대한 실험실 검사는 질병 진단을 돕는 데 사용된다. SLE가 있는 사람은 자신의 염색질(DNA 및 단백질), 소핵리보핵산단백질(snRNP) 등에 대해 자기항체를 생성한다. 자기항체에 대한 핵 항원의 결합은 전신에 면역복합체를 형성하여 장기를 손상시킬 수 있는 염증을 유발할 수 있다.

알레르기

종종 **과민증**(hypersensitivity)과 같은 의미로 사용되는 **알레르기**(allergy)라는 용어는 항원에 대한 특정 유형의 비정상적인 면역 반응을 나타내며, 이러한 경우에는 **알레르기항원**(allergens)이라고 한다. 알레르기에는 두 가지 주요 형태가 있다. (1) 몇 초 또는 몇 분 안에 증상을 일으키는 알레르기항원에 대한 비정상적인 B 림프구 반응으로 인한 **즉시성 과민증**(immediate hypersensitivity), (2) 항원에 노출된 후 24시간에서 72시간 사이에 증상이 나타나는 비정상적인

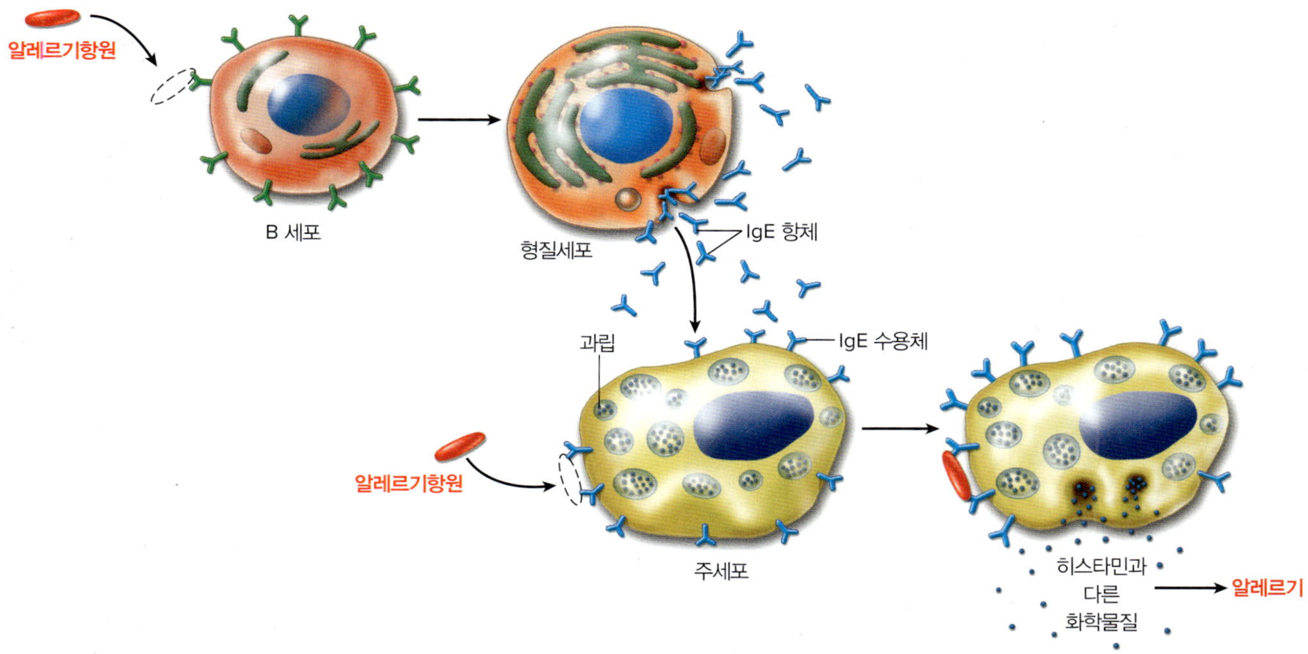

그림 12.22 즉시성 과민증의 기작. 알레르기(즉시성 과민증)는 IgE 하위 클래스의 항체가 조직 주세포에 부착될 때 생성된다. 이러한 항체와 알레르기항원(알레르기 반응을 유발하는 항원)의 조합은 주세포가 히스타민 및 알레르기 증상을 일으키는 기타 화학물질을 분비하도록 한다.

T 세포 반응인 **지연성 과민증**(delayed hypersensitivity)이다.

즉시성 과민증

즉시성 과민증(immediate hypersensitivity)은 **알레르기성 비염**(만성 콧물 또는 코막힘), **결막염**(적목 현상), **알레르기성 천식**, **아토피 피부염**(두드러기) 그리고 **음식 알레르기**를 유발할 수 있다. 이러한 증상은 알레르기항원에 대한 면역 반응의 결과이다. 림포카인은 또한 B 림프구와 형질세포를 자극하여 정상 IgG 항체 대신 IgE 하위 클래스의 항체를 분비한다. IgE 항체는 종종 덜 익은 고기로 섭취되는 벌레 같은 **장내 기생충**(helminth parasites)을 방지하지만, 알레르기성 즉시성 과민증 반응을 중재하기도 한다.

혈장에서 순환하는 IgG 항체와 달리 IgE 항체는 점막에 집중되어 있다. 거기에서 항체의 일정한 조각(F_c) 부분은 비만세포 및 호염기성세포 표면의 수용체단백질에 결합한다. 사람이 다시 알레르기항원에 노출되면 알레르기항원은 이러한 IgE 항체에 결합한다. 알레르기항원은 주세포와 호염기성세포의 수용체에 결합된 IgE를 교차 연결하여 세포를 자극하고 즉시성 과민증 반응을 일으키는 **히스타민**(histamine) 및 기타 사이토카인(**프로스타글란딘** 및 **류코트리엔** 포함)을 방출한다(그림 12.22).

히스타민은 호흡기도의 평활근 수축을 자극(기관지 수축 생성)하지만 혈관의 평활근 이완(혈관 확장 생성)을 유발한다.

꽃가루 알레르기(가려움증, 재채기, 눈물, 콧물)의 증상은 주로 히스타민에 의해 생성되며 H_1-히스타민 수용체를 차단하는 항히스타민제로 효과적으로 치료할 수 있다.

즉시성 과민증을 유발하는 알레르기항원에는 다양한 음식, 벌침, 꽃가루 등이 있다. 이 유형의 가장 흔한 알레르기는 계절성 꽃가루 알레르기로 돼지풀(**암브로시아**) 꽃가루에 의해 유발될 수 있다(그림 12.23a). 일반적으로 먼지나 깃털에 대한 알레르기로 인해 만성 알레르기성 비염과 천식이 있는 사람들은 먼지 속에 살고 몸에서 끊임없이 떨어지는 피부 비늘을 먹는 작은 진드기(그림 12.23b)에 알레르기가 있다. 사실, 집먼지 진드기의 항원 대부분은 몸에 있는 것이 아니라 대변에 있다. 꽃가루처럼 코 점막층에 들어갈 수 있는 작은 입자다.

지연성 과민증

지연성 과민증(delayed hypersensitivity)에서는 이름에서 알 수 있듯이 즉시성 과민증보다 증상이 나타나는 데 더 오랜시간(몇 시간에서 며칠)이 걸린다. 지연성 과민증은 세포매개 T 림프구 반응이기 때문일 수 있다. 증상은 히스타민의 분비보다는 림포카인의 분비로 인해 발생하기 때문에 항히스타민제 치료는 효과가 거의 없다. 현재 코르티코스테로이드는 지연성 과민증을 효과적으로 치료할 수 있는 유일한 약물이다.

지연성 과민증의 가장 잘 알려진 예로는 옻나무, 덩굴옻나무, 거

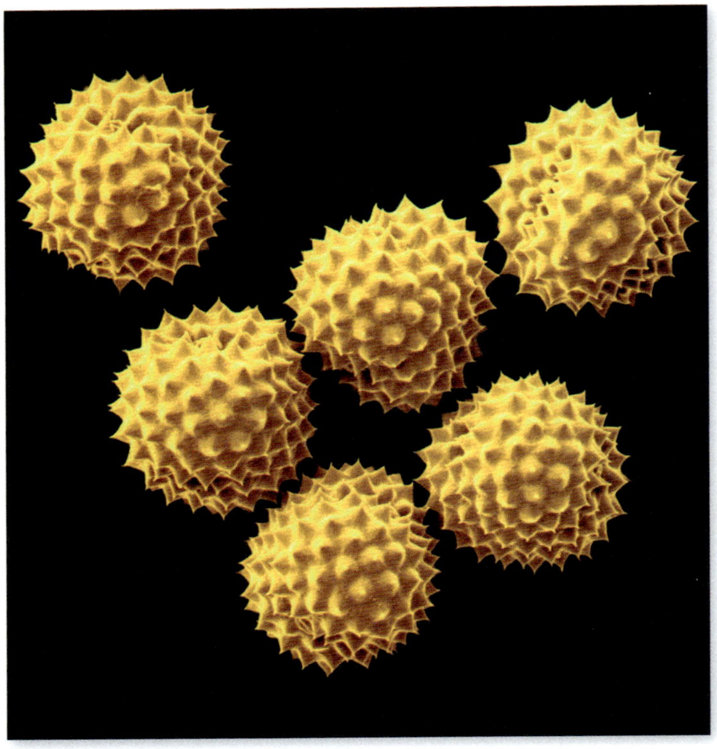
(a)

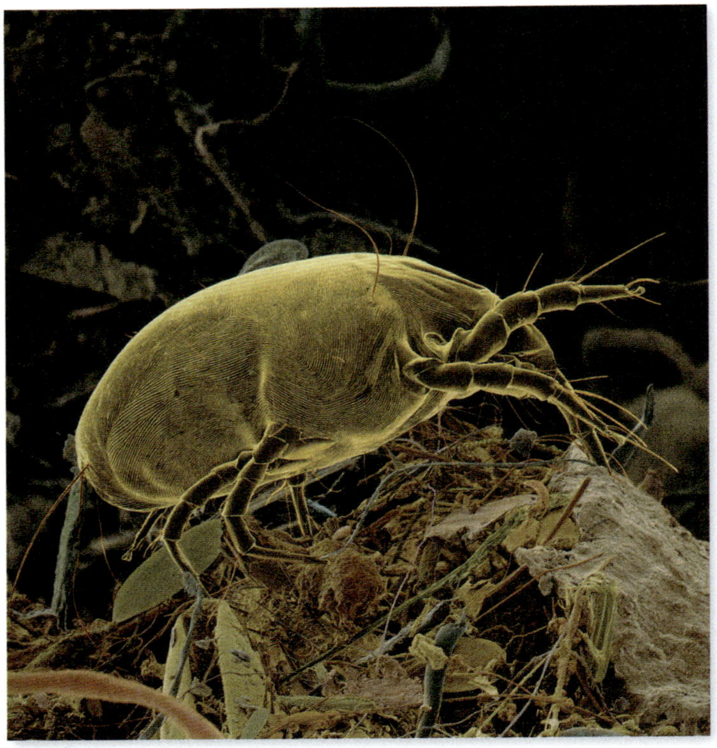
(b)

그림 12.23 흔한 알레르기항원. (a) 꽃가루 알레르기를 일으키는 돼지풀(암브로시아)의 주사전자현미경 사진이다. (b) 집먼지 진드기(*Dermatophagoides farinae*)의 주사전자현미경 사진이다. 집먼지 진드기에 의해 생성된 폐기물 입자는 만성 알레르기성 비염 및 천식의 원인이 된다. (a) ©Medical-on-Line/Alamy, (b) ©David Scharf/Science Source

양옻나무에 의한 **접촉성 피부염**(contact dermatitis)이 있다. 폐결핵에 대한 피부 검사인 타인 검사와 망토우스 검사도 지연성 과민증 반응에 의존한다. 결핵 항원을 작은 바늘로 피부에 문지르거나(타인 검사) 피부 아래에 주사(망토우스 검사) 후 며칠 이내에 피부 반응이 나타난다.

요약

1. 포식세포가 침입하는 병원체를 잡아먹는다.

2. 인터페론은 다른 세포를 바이러스 감염으로부터 보호하는 데 도움이 되는 바이러스에 감염된 세포에서 분비되는 폴리펩타이드이다.

3. 항원은 일반적으로 크고 복잡하며 이질적인 분자 또는 분자의 일부이다.

4. 특이 면역은 림프구의 기능이다. B 림프구는 항체를 분비하고 체액성 면역을 제공한다.

5. T 림프구는 세포매개 면역을 제공한다. 가슴샘과 골수는 일차림프기관으로, 이차림프기관에 종자를 공급하는 림프구를 생산한다.

6. 면역글로불린에는 5개의 하위 분류(IgG, IgA, IgM, IgD 및 IgE)가 있다.

7. 항원-항체 복합체는 보체계라고 불리는 단백질의 시스템을 활성화한다.

8. 가슴샘은 T 림프구를 처리하고 전신에 걸쳐 T 림프구의 효과적인 면역 반응에 필요한 것으로 여겨지는 호르몬을 분비한다.

9. 세포독성 T 림프구는 항체를 포함하지 않지만 세포독성 T 세포와 희생세포 사이의 긴밀한 접촉을 필요로 하는 기작에 의해 희생세포를 죽인다.

10. 도움 T 림프구는 세포독성 T 림프구와 B 림프구의 활동을 자극하는 사이토카인을 분비한다.

11. T 림프구는 림프구와 대식세포의 작용을 촉진하는 림포카인이라는 화합물을 분비한다.

12. 대식세포 및 수지상세포와 같은 항원-표시 세포는 바이러스와 같은 외래 단백질을 부분적으로 소화하고 MHC 클래스-2 항원과 조합하여 항원을 표면의 림프구에 제시한다.

13. 인터루킨-2는 외래 항원에 대해 특이적인 세포독성 T 림프구의 증식을 자극한다.

14. 사람이 병원체에 처음 노출되었을 때 일차반응이 생성된다. 후속 노출은 이차반응으로 이어진다.

15. 이차반응은 적절한 림프구의 항원 자극 증식의 결과로 림프구 클론의 발달로 인한 것이다.

16. 단항체는 B 림프구와 다발성 골수증 세포의 융합에 의해 인공적으로 형성된 융합세포에 의해 만들어진다.

17. 자가면역 질환은 자기항원에 대한 자기항체의 생성으로 인해 발생하거나 자가반응 T 림프구의 발생으로 인해 발생할 수 있다.

18. 알레르기 반응에는 즉시성 과민증과 지연성 과민증 두 가지 유형이 있다.

19. 알레르기항원이 IgE 클래스의 항체 생성을 유발하면 즉시성 과민증이 나타난다. 이 항체는 조직 주세포에 부착하고 주세포에서 화학물질의 방출을 자극한다.

20. 접촉성 피부염에서와 같이 지연성 과민증은 T 림프구의 세포매개 반응이다.

문제

1. 항체가 침입하는 박테리아세포를 파괴하는 데 어떻게 도움이 되는지 설명하시오.

2. 항원에 대한 특정 면역 반응을 활성시키는 대식세포의 역할을 설명하시오.

3. 도움 T 림프구의 두 가지 주요 하위 유형을 구별하시오.

4. 형질세포가 항원을 공격하는 방법과 침입한 외부 세포를 파괴하는 방법을 설명하시오. 이 기작을 세포독성 T 림프구가 표적세포를 파괴하는 기작과 비교하시오.

5. 자기항원에 대한 내성이 어떻게 생길 수 있는지 설명하시오. 또한 자가면역병에서의 두 가지 예를 제시하고 가능한 원인을 설명하시오.

6. 즉시성 과민증과 지연성 과민증을 구별하시오. 즉시성 과민증을 치료하는데 사용되는 약물은 무엇이며, 이러한 약물은 어떻게 작용하는가? 이러한 화합물이 지연성 과민증 치료에 효과가 없는 이유는 무엇인가?

13 호흡생리학

임상연구

천식이 있는 흡연자인 피터는 2개의 흡입기를 사용하는데 하나는 주기적인 발작을 조절하기 위해 사용하고 또다른 하나는 필요한 경우 한달에 한번 정도 사용한다. 그는 어느날 자신의 차로 일하다가 폐쇄된 차고에서 기절했다. 다행히 그의 아내에 의해 빠른 시간내로 발견이 되었고 고압산소를 통한 치료를 받았다. 그해 말, 그는 노상강도에 의해 가슴에 흉기를 찔렸다. 내과의사가 그의 가슴에 실을 주사기로 찔러넣어 공기를 빼낸 뒤에야 심각한 통증은 해소되었다. 그의 회복을 축하하기 위해 피터와 그의 아내는 고도 9.000피트의 시에라네바다산맥으로 휴가를 갔는데 그곳에서 그는 심각한 두통과 현기증을 느껴 병원에 갔다. 맥박산소측정 결과 혈액의 산소 섭취는 정상이었지만 폐기능검사 결과는 비정상적으로 낮은 초당 강제날숨폐활량(FEV_1)를 나타냈다.

개요

13.1 호흡계

호흡계는 공기와 혈액 사이의 기체교환 장소인 호흡구역과 공기를 호흡구역으로 나르는 전도구역으로 나뉜다. 공기와 혈액 사이의 기체교환은 가스 확산의 빠른 속도를 가능하게 하는 호흡 폐포벽을 통해 일어난다.

호흡(respiration)이라는 용어는 서로 관련된 기능을 갖는 세 가지의 구분된 단어를 포함한다. (1) **환기**(ventilation 또는 breathing), (2) 공기와 폐 속의 혈액 사이 그리고 혈액과 몸의 다른 조직 사이에서 일어나는 **기체교환**(gas exchange), (3) 세포호흡의 에너지-생성 반응에서 조직에 의한 **산소이용**(oxygen utilization) 등이다. 환기 및 공기와 혈액 사이의 기체교환(산소와 이산화탄소)은 **외호흡**(external respiration)이라고 하며 혈액과 다른 조직 사이의 기체교환과 조직에 의한 산소 이용은 **내호흡**(internal respiration)이라고 한다.

공기와 혈액 사이의 기체교환은 전적으로 폐조직을 통한 확산에 의해 일어난다. 이러한 확산은 폐의 표면적이 넓고 혈액과 공기 사이의 확산거리가 매우 짧기 때문에 매우 빠르게 일어난다.

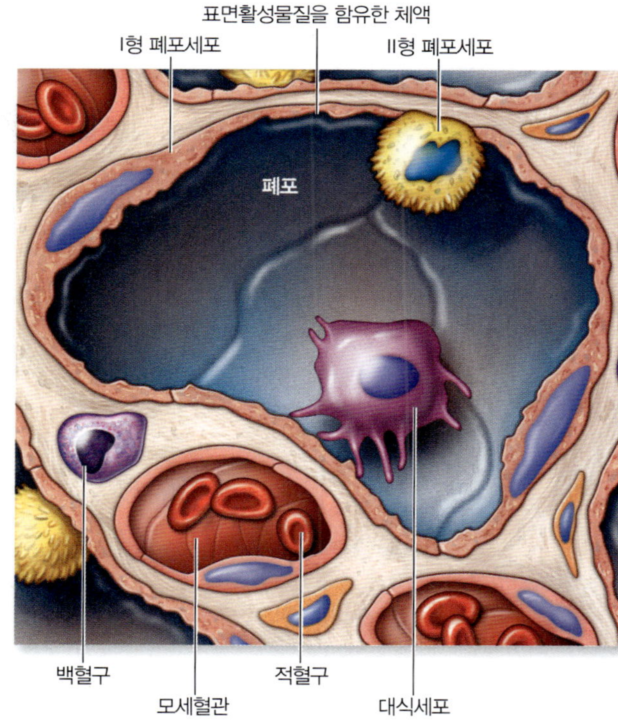

그림 13.1 폐포와 폐 모세혈관 사이의 관계. 폐포벽은 매우 좁고 I형과 II형 폐포세포로 구성된다. 폐 대식세포는 폐에 들어온 입자를 포식할 수 있다.

호흡계의 구조

폐에서의 기체교환은 **폐포**(pulmonary, alveoli)라고 부르는 약 3억 개의 아주 작은(지름 0.25~0.50 mm)크기의 기낭(공기주머니)을 통해 일어난다. 이러한 많은 숫자의 폐포는 넓은 표면적(60~80 m^2)을

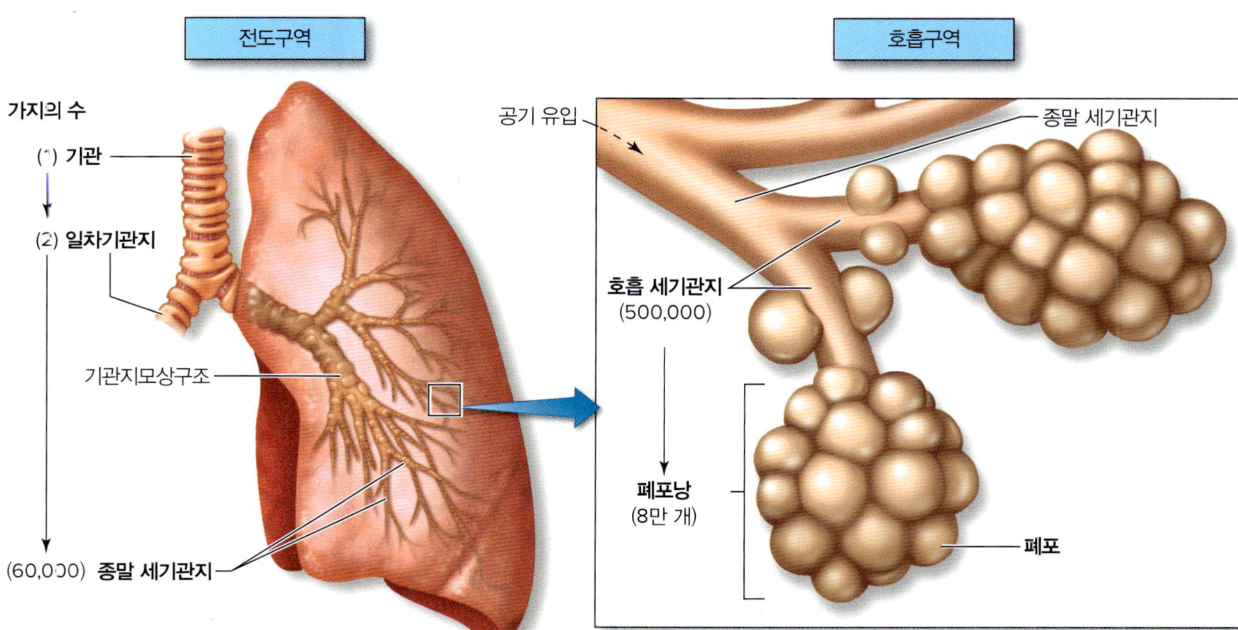

그림 13.2 호흡계의 전도구역과 호흡구역. 전도구역은 기체교환이 일어나는 구역인 호흡구역으로 공기를 전도하는 기도로 구성된다. 괄호 안의 숫자는 기도와 폐포낭의 총 개수를 나타낸다.

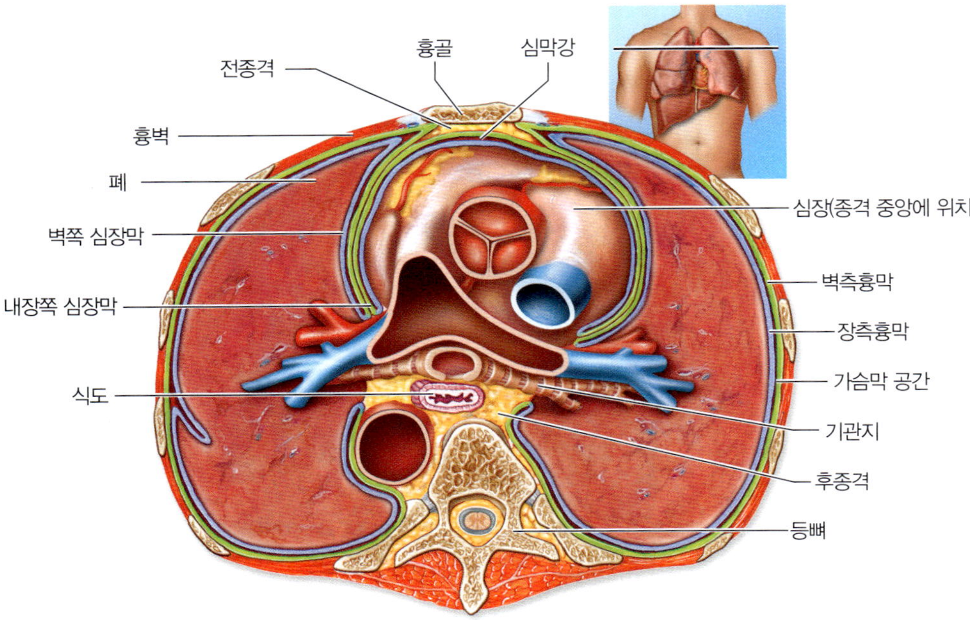

그림 13.3 흉강의 횡단면. 폐와 더불어 종격와 흉막을 볼 수 있다. 벽쪽 가슴막은 연두색이고, 내장쪽 가슴막은 회색으로 표시했다.

제공하여 기체교환을 용이하게 한다.

폐포벽을 구성하는 세포에는 I형과 II형 2종류가 있으며 **II형 폐포세포**(type II alveolar cell)가 **I형 폐포세포**(type I alveolar cell)보다 더 두껍다(그림 13.1). I형 폐포세포는 폐의 전체 표면적의 95~97%를 차지한다. 혈액과의 기체교환은 주로 I형 폐포세포를 통해 일어나며 앞서 언급했듯이 I형 폐포세포는 매우 얇다. II형 폐포세포는 폐 표면활성물질을 분비하고 Na^+와 H_2O를 재흡수함으로서 폐포 속에 체액이 축적되는 것을 막는다.

호흡계의 기도는 그 기능에 따라 2개의 구역으로 나뉜다. **호흡구역**(respiratory zone)은 기체교환이 일어나는 곳이며, 따라서 호흡구역은 호흡 세기관지와 말단 폐포낭이 포함된다. **전도구역**(conducting zone)은 호흡구역에 이르기 전에 공기가 통과하는 모든 해부학적 구조가 포함된다(그림 13.2).

흉강

돔(dome) 모양의 얇은 횡문근인 **횡경막**(가로막)은 전방체강(anteior body cavity)인 복측강을 두 부분으로 나눈다. 횡경막 하부의 **복부골반강**(abdominopelvic cavity)에는 간, 이자, 위장관, 지라, 생식비뇨기관, 기타 기관이 포함된다. 횡경막 상부의 흉강(가슴안) 중앙 부분에는 심장, 큰 혈관, 기관, 식도, 가슴샘이 포함되어 있고, 양 측면은 좌폐와 우폐로 채워져 있다.

중앙 부분의 **종격**(세로칸)은 **흉막**(가슴막)이라고 하는 두 층의 젖은 상피막에 의해 둘러싸여 있다. 표면층인 **벽쪽 가슴막**(벽측흉막)은 흉벽 안쪽을 형성한다. 심층인 **내장쪽 가슴막**(장측흉막)은 폐의 표면을 덮고 있다(그림 13.3).

13.2 환기의 물리적 양상

폐의 안과 밖으로의 공기이동은 폐부피(폐용적의 변화에 의해 생긴 압력 차이로 일어난다. 그러므로 환기는 늘임성(신전성), 탄력성, 표면장력을 포함하는 폐의 물리적 성질에 의해 영향을 받는다.

공기는 압력이 높은 곳에서 압력이 낮은 곳으로 이동하는데, 전도구역과 호흡구역 사이의 공기이동은 기도의 두 말단 간 압력 차이로 인해 일어난다. 혈액이 혈관을 통해 흐르는 것처럼 세기관지를 통한 공기의 흐름은 압력 차이와 직접 비례하며 또한 흐름에 대한 마찰저항과 반비례한다.

폐의 물리적 성질

들숨이 일어나기 위해서는 폐가 늘어날 때 팽창할 수 있어야 한다. 즉 폐는 높은 순응도를 가져야 한다. 날숨이 일어나기 위해서는 폐의 장력이 소진될 때 작아질 수 있어야 한다. 즉 폐는 탄력성을 가져야 한다. 작아지는 경향은 폐포 내의 표면장력의 도움을 받는다.

늘임성

폐는 매우 탄력이 있는(신축성이 있는) 상태, 즉 아마도 장난감 풍선보다도 100배 가량은 더 탄성이 높다. **폐늘임성**(lung compliance)은 경폐압의 변화(ΔP)에 대한 폐부피의 변화(ΔV)로 정의할 수 있으며, $\Delta V/\Delta P$로 나타낸다. 다시 말하면, 경폐압은 폐의 늘임성에 의존하여 크고 작은 팽창을 일으킬 것이다.

탄력성

탄력성(elasticity)이란 팽창된 후에 처음의 크기로 되돌아가려는 성질을 의미한다. 폐는 탄력소(엘라스틴) 단백질을 많이 함유하고 있기 때문에 매우 신축적이고, 팽창에 대해 저항한다. 장력은 폐가 확장되는 들숨 동안에는 증가하고, 날숨 동안에는 탄력성 반동에 의해 감소된다.

표면장력

팽창에 저항하기 위해 작용하는 힘으로는 탄력성 저항과 폐포 내 액체에 의해 발휘되는 **표면장력**(surface tension)이 있다. 폐는 액체를 분비하고 흡수하는 길항 과정을 가지고 있어서 정상적으로 폐포 표면에는 얇은 수막이 존재한다. 액체 흡수는 Na^+의 능동수송에 의해 (삼투 작용을 통해) 추진되고, 액체 분비는 폐포 상피세포 밖으로 Cl^-의 능동수송에 의해 추진된다.

표면에 있는 물 분자는 공기보다 다른 물 분자에게 더 끌린다는 사실을 통해 폐에는 정상적으로 존재하는 얇은 수막은 표면장력을 가질 것이라고 예상할 수 있다. 그 결과로 표면 물 분자는 바닥부터 인력에 의해 서로 강하게 끌린다. 이러한 표면장력은 폐포를 허탈시키고 그 과정에서 폐포 내의 압력을 상승시킨다. **라플라스의 법칙**(low of Laplace)으로 설명되듯이 생성된 압력은 표면장력에 직접적으로 비례하며, 폐포의 반지름에 반비례한다. 이 법칙에 따르면, 만약 표면장력이 양쪽에서 동일하다면, 상대적으로 작은 폐포의 압력이 큰 폐포보다 더 클 것이다. 작은 폐포의 더 큰 압력은 작은 폐포의 공기를 큰 폐포로 이동시킬 것이다.

표면활성물질과 호흡곤란증후군

폐포액은 표면장력을 감소시키는 물질을 갖고 있다. 이 물질을 **표면활성물질**(surfactant)이라고 한다. 표면활성물질은 II형 폐포세포(그림 13.4)에 의해 폐포로 분비되고, 소수성 표면활성 단백질과 함께

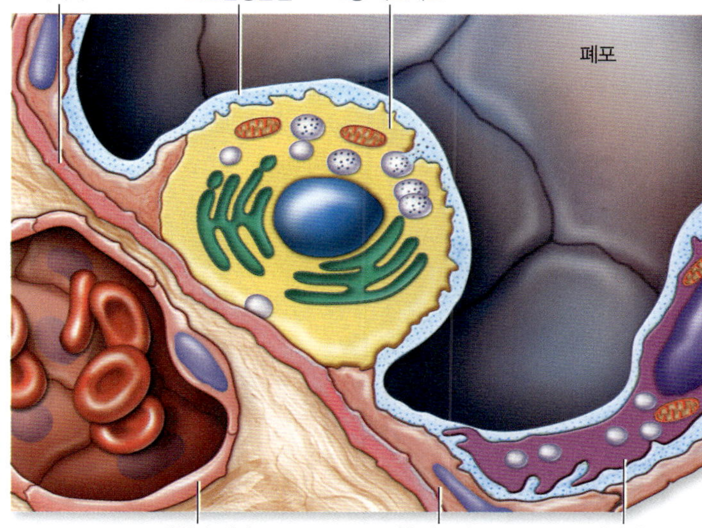

그림 13.4 폐 표면활성물질의 생산. II형 폐포세포에 의해 생산된 표면활성물질은 단백질과 결합한 레시틴(lecithin) 유도체로 구성된다.

주로 **포스파티딜콜린**(phosphatidylcholine)과 **포스파티딜글리세롤**(phosphatidylglycerol) 등의 인지질로 구성된다. 표면활성물질은 물-공기 경계면(water-air interface)에서 물 분자들 사이에 산재해 있는데, 이것이 물 분자들 사이의 수소결합을 감소시켜 표면장력을 감소시킨다. 이러한 폐 표면활성물질의 효과로 인해 폐포의 표면장력은 매우 미미하다. II형 폐포세포에 의해 폐포로 분비된 표면활성물질은 폐포 대식세포(alveolar macrophage)에 의해 제거된다.

표면장력을 저하시키려는 표면활성물질의 능력은 폐포가 날숨을 하는 동안 작아지면서 향상된다. 이러한 현상은 폐포가 작아지면서

> **임상적용**
>
> 신생아의 폐포가 표면활성물질의 결핍으로 인해 허탈해지는 **호흡곤란증후군**(respiratory dustress syndrome, **RDS**)은 임신 28주 미만에서 태어난 아기의 60%, 임신 28~34주에서 태어난 아기의 30% 그리고 임신 34주 후에 태어난 아기의 5% 미만에서 나타난다. 이 아기들의 대부분은 호흡기와 기관 내관(endotracheal tube)에 의해 아기의 폐로 전달된 표면활성물질에 의해 생명을 구할 수 있다. 아기의 폐가 충분히 성숙하면 자기의 표면활성물질을 만든다.
>
> 패혈성 쇼크를 보인 사람들은 **급성호흡곤란증후군**(acute respiratory distress syndrome, **ARDS**)으로 발전할 수도 있다. 이 상태에서는 염증이 모세혈관과 폐포의 투과성을 상승시켜 폐에 단백질이 풍부한 액체가 축적된다. 이것은 폐늘임성을 감소시키고, 표면활성물질의 감소가 동반되면서 폐늘임성이 더욱 저하된다. 그 결과 폐를 나가는 혈액은 저산소혈증(혈액의 낮은 산소 농도)을 나타낸다. 심각한 저산소혈증은 치명적일 수 있다.

표면활성의 분자들이 더 농축되기 때문이다. 강력한 날숨 후에도 폐포는 열려 있고 공기의 **잔여량**(residual volume)은 폐에 남아 있다. 폐포는 허탈하지 않기 때문에 다음 들숨 때에 폐포를 팽창하기 위해 극복해야 할 표면장력은 더 작다.

13.3 호흡역학

안정적인 정상 들숨은 근육수축에 의해 일어나고, 정상 날숨은 근육이완과 탄력성 반동에 의해 일어난다. 이러한 작용은 호흡 보조근의 수축에 더 강해진다. 들숨과 날숨의 양은 여러가지 폐기능검사를 통해 측정할 수 있다.

흉곽은 생명중추기관을 보호하고, 여러 개의 짧고 강력한 근육을 부착시켜야 하기 때문에 충분히 견고해야 한다. 호흡 또는 **폐 환기**(pulmonary ventilation)는 환기 주기에 풀무처럼 작용할 수 있는 유연한 흉곽을 필요로 한다. 흉곽과 늑연골은 탄력성 장력을 제공한다. 따라서 흉곽은 들숨에는 근육수축에 의해 확장되지만 근육이 이완되면 본래의 안정 상태로 수동적으로 되돌아간다. 이러한 탄력성 반동은 폐의 탄력성에 의해 크게 도움을 받는다.

폐 환기는 **들숨**과 **날숨** 두 단계로 구성된다. 들숨(흡기)과 날숨(호기)은 흉곽과 폐의 부피가 교대로 상승하고, 감소함으로써 이루어진다.

들숨과 날숨

척수의 C3으로부터 C5에 걸쳐 유래하는 축삭으로 구성된 2개의 횡경막신경(가로막신경)에 의해 신경자극을 받는 **횡격막**(diaphragm)은 흉강과 복강(배안)을 분리하고 환기의 주요 근육이다. 횡격막의 기능은 갈비뼈에 삽입된 근육에 의해 도움을 받는다. 늑골의 뼈 사이에는 **외늑간근**(external intercostal muscle)과 **내늑간근**(internal intercostal muscle)이라고 하는 두 층의 늑간근(갈비사이근)이 있다(그림 13.5). 그러나 늑연골(갈비연골) 사이에는 한 층의 근육만 있으며, 그것의 근섬유는 내늑간근의 섬유와 비슷한 방향으로 배열된다. 따라서 이들 근육을 내늑간근의 **늑연골 사이**(갈비연골 사이) 또는 **복장측늑근**(parasternal intercostal, 복장옆 늑간근)이라고 한다.

안정적인 들숨은 일차적으로 돔 모양의 횡격막 수축에 의해 일어난다. 횡격막이 수축하면 아래쪽으로 내려가면서 평평해진다. 이로

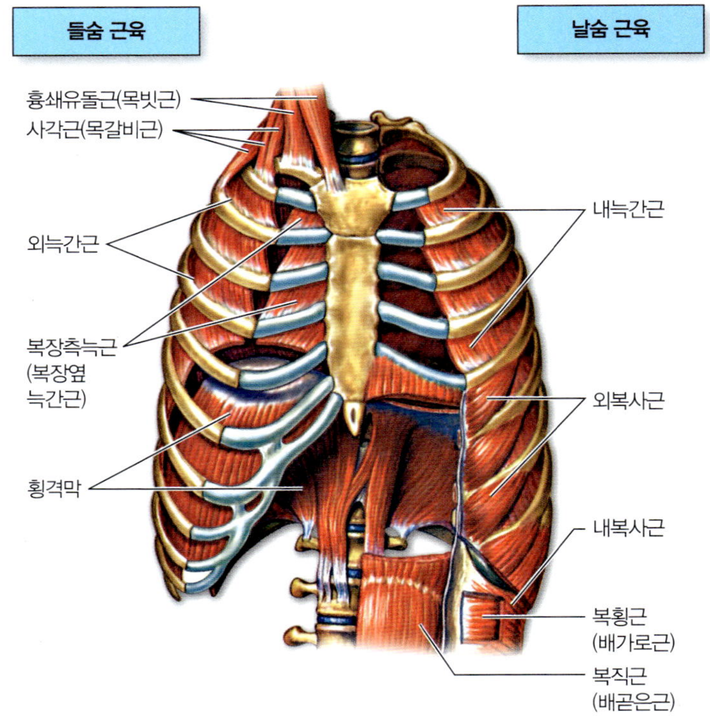

그림 13.5 호흡에 관여하는 근육. 들숨에 관련된 주된 근육은 왼쪽, 날숨에 관여하는 근육은 오른쪽에 나타냈다.

인해 흉강이 수직 방향으로 넓어진다. 들숨은 복장측늑근과 외늑간극 수축의 도움을 받는다. 복장측늑근과 외늑간근이 수축하면 늑골(갈비뼈)이 위로 올라가고, 흉강 부피는 가장자리쪽으로 커진다. 다른 흉부근육은 강제 들숨(심흡기)에 관여한다. 이들 중 가장 중요한 것이 **사각근**(목갈비근)이고, 그다음이 **소흉근**(작은 가슴근)인데, 극한적인 경우 **흉쇄유돌근**(목빗근)도 들숨에 관여한다.

안정 날숨은 수동적 과정이다. 횡격막과 흉부근육 수축에 의해 늘어난 후 호흡근이 이완할 때 탄력성 장력으로 인한 흉곽과 폐가 본래의 위치로 되돌아간다. 폐부피의 감소는 폐포 내의 압력을 대기압 이상으로 높이며 공기를 내보낸다. 강제 날숨 시 내늑간근(연골부간근 제외)이 수축하고 흉곽의 압력을 낮춘다. 그리고 복부근육 또한 날숨을 돕는다. 복부근육이 수축하면 횡격막에 대항하여 복강 내의 기관들에 힘이 가해지고, 이는 흉곽의 부피를 더욱 감소시킨다. 이는 더욱 완성된 그리고 힘찬 날숨을 제공하기 위한 폐내압의 증가를 일으킨다. 들숨과 날숨시에 일어나는 주요 사안을 그림 13.6에 나타냈다.

폐기능검사

폐기능은 임상적으로 **폐활량 측정**(spirometry)으로 알려진 기법에 의해 측정된다. 이 과정에서 피검자는 물 위에 떠있는 가벼운 플라스

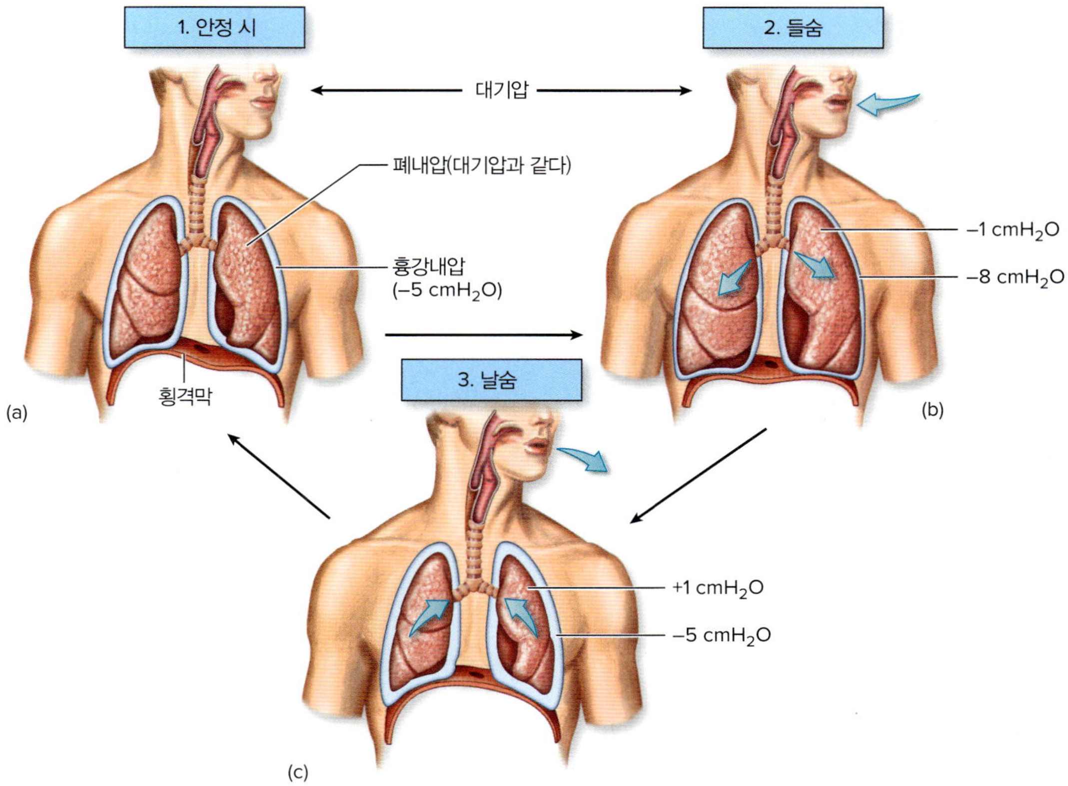

그림 13.6 폐 환기의 기작. (a) 들숨 전, (b) 들숨 중, (c) 날숨 중에 나타난 압력을 보여주고 있다. 폐내압은 들숨 중 대기압보다 더 낮고, 날숨 중 대기압보다 더 높다. 흉강내압은 보통 대기압과 폐내압보다 더 낮기 때문에, 2개의 경폐압 사이의 차이는 폐를 흉벽에 들러붙게 만든다. 폐 생리학에서는 이러한 압력을 보통 cmH_2O ($1\ cmH_2O = 0.74\ mmHg$)로 나타낸다.

틱 종 안에 공기가 갇혀있는 폐쇄된 공간에서 숨을 쉬게 된다. 피검자가 숨을 내쉬면 종이 올라가고 들이쉬면 내려가게 된다. 이러한 종의 움직임으로 인해 펜이 움직이게 되고 이를 통해 **호흡곡선**(spirogram)이 기록된다(그림 13.7). 현재는 전산화된 장치가 폐 기능을 검

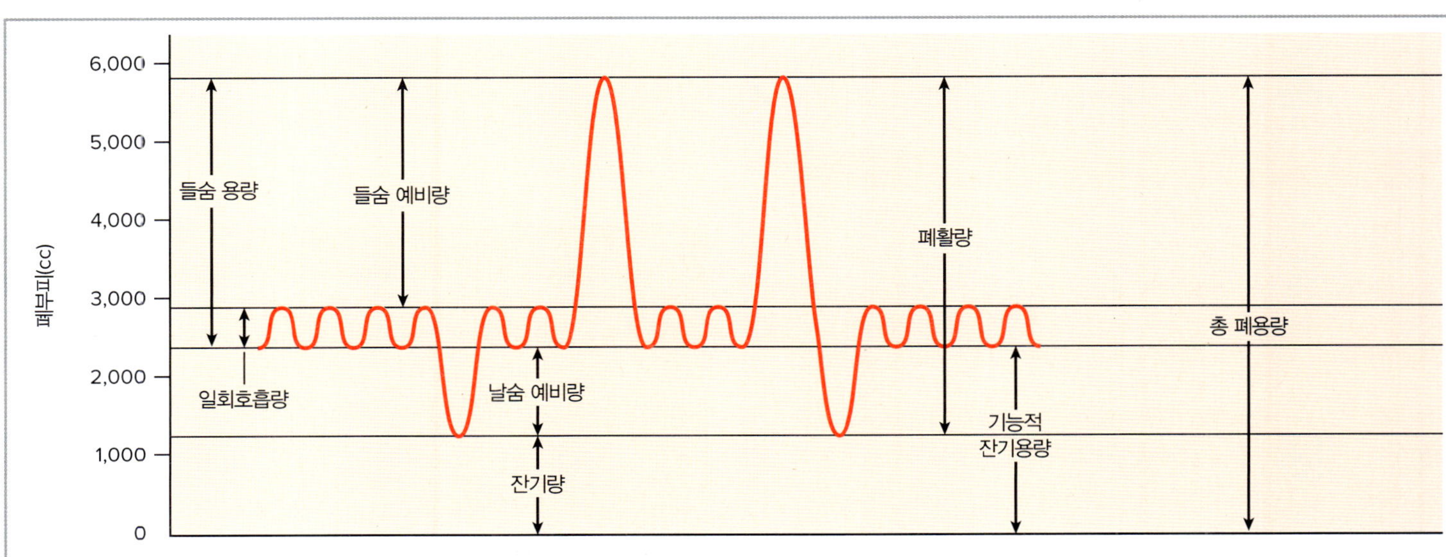

그림 13.7 폐부피와 폐용량을 나타낸 호흡곡선. 폐용량은 둘 또는 그 이상의 폐부피를 합한 것이다. 예를 들어, 폐활량은 일회호흡량, 들숨 예비량 및 날숨 예비량을 합한 것이다. 잔기량은 폐활량계로 측정할 수 없다. 따라서 총 폐용량 또한 폐활량계로 측정할 수 없다.

사할 때 보편적으로 사용되는 방법이다.

폐부피와 폐용량

그림 13.7은 폐부피와 폐용량에 대해 호흡곡선을 나타내고 표 13.1은 여러가지 폐부피와 폐용량을 서술하는 데 사용하는 용어를 정의한 것이다. 폐용량은 2개 또는 그 이상의 폐부피를 합한 것과 동일하다. 예를 들어, 안정 호흡 시 각 호흡에서 들이마시고 내쉰 공기의 양, 즉 환기량이 **일회호흡량**(tidal volume, **TV**)이다. 숨을 최대로 들이마신 다음 강하게 최대로 내쉴 수 있는 공기의 최대량을 **폐활량**(vital capacity, VC)이라고 하며, 이는 **들숨 예비량**(inspiratory reserve volume, IRV), **일회호흡량** 및 **날숨 예비량**(expiratory reserve volume, ERV)의 합과 같다.

폐포와 기관이 허탈하지 않기 때문에(큰 공기통로 또한 허탈하지 않음) **잔기량**(residual volume)은 최대 강제 날숨 후에도 내쉴 수 없는 공기의 양이다. 날숨 예비량은 비강제 날숨 후 폐에 추가적으로 남아있는 공기이다. 잔기량과 날숨 예비량을 합한 것을 **기능적 잔기용량**(functional residual capavity, FRC)이라고 한다. 기능적 잔기용량은 안정 날숨이 끝나는 시점에서의 폐 속 공기양을 측정한다. 이 때 호흡 근육들은 수축하지 않고 반대되는 가슴과 폐의 탄력성 반동은 서로 맞서며 경폐압은 흉벽에 대항하여 폐를 유지시킨다.

안정 시 일회호흡량을 분당 호흡수로 곱하면 약 6 L/min의 **총 분시량**(total minute volume)의 수치를 나타낸다. 운동 중 일회호흡량과 분당 호흡수는 증가하여 총 분시량이 100~200 L/min까지 올라갈 수 있다. 총 분시량은 호흡과 호흡의 깊이를 모두 고려하기 때문에 유용한 호흡 측정법이다.

표 13.1 | 폐부피와 폐용량을 서술하는 데 사용되는 용어

용어	정의
폐부피	총 폐용량에서 네 가지의 중복되지 않은 성분
일회호흡량	비강제 호흡주기에서 들이마신 또는 내쉰 공기량
들숨 예비량	일회호흡량에 더하여 강제 호흡 중 들이마실 수 있는 최대 공기량
날숨 예비량	일회호흡량에 더하여 강제 호흡 중 내쉴 수 있는 최대 공기량
잔기량	최대 날숨 후에 폐에 남아있는 공기량
폐용량	둘 또는 그 이상의 폐부피를 합한 양
총 폐용량	최대 들숨 후에 폐에 존재하는 공기량
폐활량	최대 들숨 후에 내쉴 수 있는 최대 공기량
들숨 용량	정상 일회 호흡 날숨 후에 들이마실 수 있는 최대 공기량
기능적 잔기용량	정상 일회 호흡 날숨 후에 폐에 남아있는 공기량

폐질환

폐질환이 있는 사람은 자주 '숨이 참'에 대한 주관적 느낌인 **호흡곤란**(dyspnea)을 호소한다. 호흡곤란은 환기가 정상이더라도 나타날 수 있고 또한 운동 중처럼 총 분시량이 매우 높더라도 나타나지 않을 수 있다.

천식

호흡곤란, 천식음(wheezing) 및 기타 증상들이 나타나는 **천식**(asthma)은 세기관지를 통과하는 공기흐름이 폐쇄될 때 발생한다. 이러한 폐쇄는 염증, 점액분비 및 기관지협착에 의해 발생한다. 기도의 염증은 천식의 특징이며 또한 세기관지협착을 증진시키는 인자에 대한 기도 반응성의 증가로 인해 발생한다. 기관지협착은 기도저항을 더욱더 상승시키며 호흡을 곤란하게 만든다.

천식의 가장 흔한 형태인 아토피 천식 또는 알레르기 천식은 흡입된 알레르기 항원(allergen)에 대한 기도의 **과민반응성**(hyperresponsiveness)의 특징을 나타내는 기도의 만성 염증 질환이다. 알레르기 항원은 도움 T 세포(특히 T_H2 세포)를 자극하여 림포카인 계열을 분비하도록 자극한다.

사람이 동일한 알레르기 항원에 다시 노출되었을 때 알레르기 항원은 비만세포와 호염기구의 표면에 있는 IgE와 결합하여 이 세포들이 염증을 촉진하는 화학물질을 방출하도록 자극한다. 이 화학물질들에는 천식의 점액분비와 기관지 수축을 자극하는 히스타민, 류코트리엔과 프로스타글란딘 등이 있다.

어린이가 시골 농장에서 자란 경우, 다양한 미생물들과 그 생성물들에 대한 초기 노출은 나중에 발병하는 천식에 대해 어린이를 보호할 수 있다. 천식 발병률의 증가는 많은 인구가 도시로 이주해 어린이들이 상대적으로 무균상태의 도시환경에 노출되었기 때문이라고 보고 있다.

임상적용

천식 투약(asthma medication)은 다른 범주에 든다. 세기관지를 이완하기 위해 폐 민무늬근에서 β_2-아드레날린 수용체를 자극하는 속효성(빨리 듣는) β-작용제(알부테롤 같은)는 천식 발작 중 구조하는 데 쓰인다. 장시간 작용하는 β-작용제도 β_2-아드레날린 수용체를 자극하지만, 그 효과는 12시간 또는 그 이상 지속된다. 이 작용제들은 일반적으로 당류코르티코이드와 연합하여 염증을 억제하고 발작으로부터 구조를 위한 것보다 몇 주간에 걸쳐 천식을 제어하는 데 더 쓰인다. 심각한 천식 발작을 완화하기 위해 흡입 또는 정맥 내 코르티코스테로이드를 이따금 투여한다. 현재 천식의 장기적인 완화를 위해 몬테루카스트(싱귤레어)를 포함하여 류코트리엔 수용체 대항제를 사용한다.

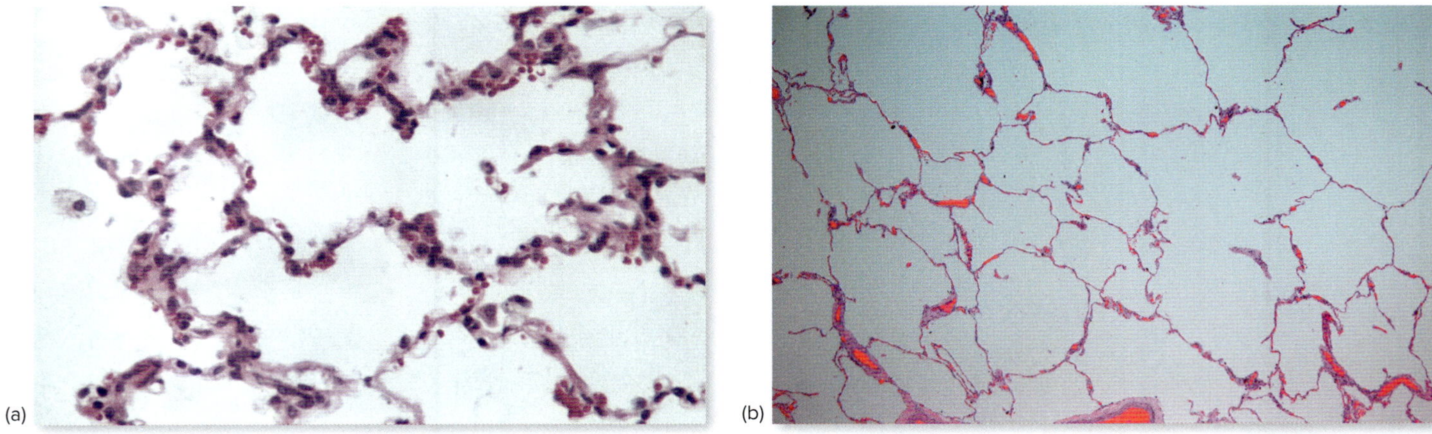

그림 13.8 폐기종은 폐조직을 망가뜨린다. (a) 정상 폐, (b) 폐기종이 있는 사람의 폐조직 현미경 사진. 폐기종에서 폐조직의 파괴는 폐포의 수를 더 적게 하고, 크기를 확장시키는 결과를 초래한다. (a) ©Biophoto Associates/Science Source, (b) ©McGraw-Hill Education

폐기종

폐포조직은 **폐기종**(emphysema)이라고 하는 만성 진행성 상태에서 파괴된다. 폐기종에서는 폐포벽의 극단적인 팽창과 파괴적 변화로 인해 폐포 수가 줄어들고 대신 크기가 증가하는 현상이 나타난다(그림 13.8). 이로 인해 기체교환을 하는 폐포의 표면적이 감소하고, 날숨 동안 개방 상태로 남으려는 세기관지의 능력이 감소한다. 날숨시 폐의 압박으로 인한 세기관지의 허탈은 폐포의 기체교환 효율성을 더욱 감소시키는 **공기 포획**(air trapping)을 일으킨다.

폐기종을 일으키는 가장 흔한 원인은 흡연이다. 흡연은 직/간접적으로 염증 사이토카인의 방출을 일으켜 폐 속의 대식세포, 호중성 백혈구(호중구)와 T 림프구를 활성화함으로써 염증을 촉진한다.

만성 폐쇄성 폐질환(COPD)

만성 폐쇄성 폐질환(chronic obstructive pulmonary disease, COPD)은 기도의 협착과 폐포의 파괴 등으로 인한 만성염증이다. 만성 폐쇄성 폐질환 부류에 속하는 것으로 세기관지의 섬유증과 폐쇄를 갖고 있는 **만성 폐쇄성 세기관지염**(chronic obstructive bronchiolitis)과 **폐기종**이 있다. 비록 천식이 만성염증 질환으로 분류되고 있어도 천식의 폐쇄가 기관지 확장제(bronchodilator, 알부테롤)의 흡입에 의해 열린다는 점에서 만성 폐쇄성 폐질환과는 구별된다. 만성 폐쇄성 폐질환의 특성을 나타내는 염증세포들은 대식세포, 호중성 백혈구와 세포독성 T 림프구인 반면에 천식의 특성을 나타내는 세포들은 도움 T 림프구, 호산구와 비만세포이다.

만성 폐쇄성 폐질환 환자의 약 90%는 흡연자이다. 유전적 감수성도 한 요인이다. 흡연은 폐내 혈관 개조를 촉진하여 만성 폐쇄성 폐질환 환자 사이에 폐고혈압을 촉진한다. 뿐만 아니라 흡연은 전세계적으로 암 사망의 대부분을 차지하는 **폐암**(lung cancer)의 주요 원인이다.

폐섬유증

이유는 잘 알 수 없지만 어떤 상태에서의 폐손상은 폐기종 대신에 **폐섬유증**(pulmonary fibrosis)을 일으킨다. 이 상태에서 폐의 정상적인 구조가 섬유성 결합조직 단백질의 축적에 의해 허탈된다. 예를 들어, 폐섬유증은 폐의 호흡구역에 축적할 수 있는 크기 6 μm 미만의 입자들을 흡입함으로써 발생된다. 석탄 분진에서 나오는 탄소입자를 흡입함으로써 발생되는 **석탄가루증**(탄분침착증) 또는 검은 폐가 여기에 속한다.

13.4 폐의 기체교환

폐포 공기와 폐 모세혈관 혈액 사이의 기체교환으로 인하여 폐를 나가는 혈액에는 산소 농도가 상승하고 이산화탄소 농도가 감소한다. 기체교환이 이루어진 혈액은 체동맥(전신 동맥)으로 들어가고, 그곳에서 혈액가스 측정이 이루어진다.

대기는 그 안에 있는 모든 물체에 압력을 가하는 기체의 대양(ocean of gas)이다. 이 압력은 액체로 채워진 유리 U관으로 측정할 수 있다. U관의 한쪽 끝은 대기에 노출되어 있고 다른 쪽은 폐쇄된 진공관이 연결되어 있다. 대기는 진공관이 연결된 폐쇄 말단 측에는 압력을 가하지 않지만 개방 말단 측에는 압력을 가하기 때문에 U관 속의 액체

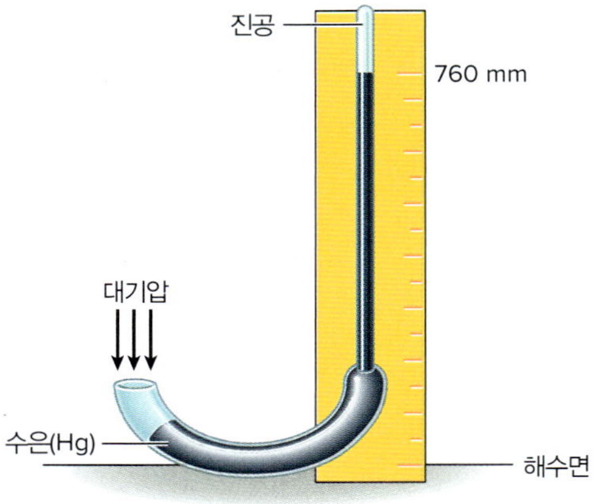

그림 13.9 대기압 측정. 해수면에서의 대기압은 수은주를 760 mm 높이까지 밀어 올릴 수 있다. 이것은 또한 760 torr 또는 1대기압으로 표현된다.

를 진공관 위쪽으로 밀어 올린다. 이는 진공관 속의 액체 상승을 높이는 대기압과 액체의 비중에 의해 결정된다. 예를 들어, 물은 해수면에서 10,332 mm (33.9 ft) 높이로 상승할 것이고, 반면에 비중이 더 높은 수은(Hg)은 760 mm의 높이로 상승할 것이다. 대기압을 측정하는 기압계는 그 편리함 때문에 물보다는 오히려 수은을 사용한다. 이 때문에 해수면에서의 대기압은 760 mmHg(또는 760 torr, 1643년 수은 기압계를 발명한 토리첼리의 이름을 따옴)와 같다고 말한다. 그리고 760 mmHg를 **1대기압**(one atmosphere)이라고 한다(그림 13.9).

달톤 법칙(Dalton's law)에 따르면, 공기와 같은 기체 혼합물의 총 압력은 혼합물 중에 포함된 각 기체의 개별적 압력을 합한 것과 같다. 혼합물 중의 특별한 기체가 개별적으로 발휘하는 압력이 그 기체의 **분압**(partial pressure)이다. 이것은 기체 혼합물의 총 압력에서 그 기체가 차지하는 구성비만큼의 압력과 같다.

따라서 달톤 법칙을 환언하면 다음과 같다. 기체 혼합물의 총 압력은 기체성분들의 분압 합계와 같다. 예를 들어, 대기 중의 산소 구성비는 약 21%이므로 그것의 분압(P_{O_2})은 760의 21% 또는 약 159 mmHg이다. 대기 중에 질소 구성비는 약 78%이므로 그것의 분압은 0.78 × 760 = 593 mmHg이다.

따라서 이들 두 기체가 총 압력 760 mmHg의 약 99%를 차지한다.

$$P_{\text{건조한 대기}} = P_{N_2} + P_{O_2} + P_{CO_2} = 760\ \text{mmHg}$$

P_{O_2} 계산

고도가 상승하면 총 기압과 구성성분 기체의 분압이 감소한다. 예를 들어, 덴버(해발 5,000 ft)에서의 대기압은 619 mmHg로 감소하며 또한 P_{O_2}도 619 × 0.21 = 130 mmHg로 감소한다. 에베레스트 산 정상(8,839 m)에서 P_{O_2}는 42 mmHg에 불과하다. 사람이 바다에서 다이빙하여 해저로 내려가면 10 m마다 1대기압씩 상승한다. 그러므로 해저 10 m에서의 압력은 2 × 760 = 1,520 mmHg이다. 해저 20 m에서의 압력은 3대기압과 같다.

들숨 공기 중에는 다양한 양의 수분을 포함하고 있다. 공기가 폐의 호흡구역으로 통과할 무렵, 공기는 보통 수증기(100%의 상대습도를 가지는)로 포화된다. 수증기를 포함하는 공기의 수용력은 온도에 의존한다. 호흡구역의 온도는 37℃로 일정하기 때문에 그것의 수증기압 또한 47 mmHg로 일정하다.

다른 기체성분처럼 수증기는 분압이 총 기압에 기여한다. 총 기압은 일정하기 때문에 수증기는 총 압력에 대한 다른 기체의 기여를 "희석"한다.

$$P_{\text{습한 대기}} = P_{N_2} + P_{O_2} + P_{CO_2} + P_{H_2O}$$

수증기압의 효과를 고려할 때 들숨 공기 중의 산소 분압은 해수면에서 다음과 같이 감소한다.

$$P_{O_2}(\text{해수면}) = 0.21(760 - 47) = 150\ \text{mmHg}$$

혈중 가스의 분압

방대한 폐포 표면적 및 폐포 공기와 모세혈관 혈액 사이의 짧은 확산 거리(그림 13.10)는 혈액과 공기에서의 O_2와 CO_2의 평형이 일어나도록 돕는다. 이러한 기능은 각 폐포를 둘러싸고 있어 폐포 둘레에 얇은 혈액층을 형성하는 엄청난 수의 모세혈관에 의해 더욱 촉진된다.

혈액과 폐포 공기처럼 가스와 액체가 평형 상태에 있을 때, 액체에 용해된 가스량은 최대치에 도달한다. **헨리 법칙**(Henry's law)에 따르면, 이 값은 (1) 물리적 상수인 액체의 가스 용해도, (2) 가스가 온수보다 냉수에 더 잘 용해되는 액체의 온도, (3) 가스의 분압에 의존한다. 혈액의 온도는 현저하게 변동하지 않으므로 혈장과 같은 액체에 용해된 가스의 농도는 가스 혼합물 중 그 분압에 직접적으로 의존한다. 물 또는 혈장이 100 mmHg의 P_{O_2}에서 공기와 평형을 이룰 때, 액체는 37℃에서 100 mL당 0.3 mL의 O_2를 포함할 것이다. 만일 가스의 P_{O_2}가 반으로 줄어들면, 용해된 산소의 양도 반으로 줄어들 것이다.

혈액가스 측정

용존산소(dissolved oxygen)의 농도에 비례하여 전류를 생산하는 **산소전극**(oxygen electrode)이 개발되어 산소 함량을 측정하는 것이

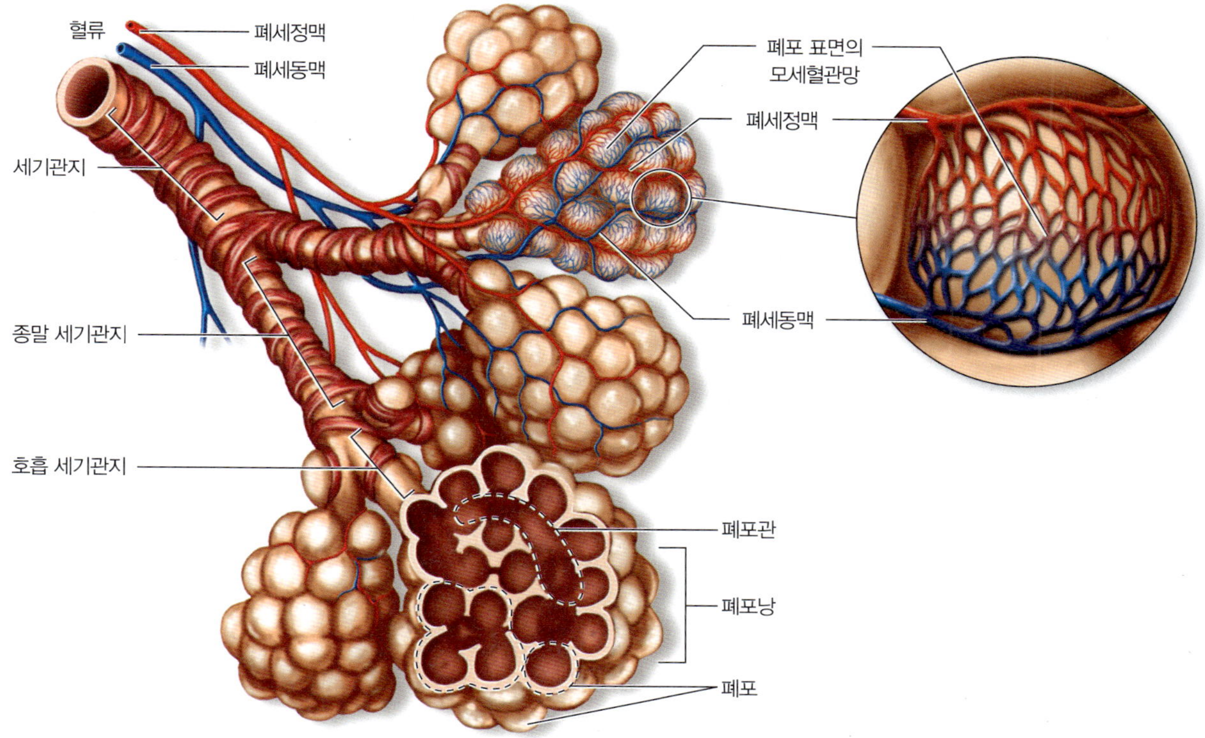

그림 13.10 폐포와 혈관 사이의 관계. 폐모세혈관과 폐포 사이의 방대한 접촉면으로 인해 공기와 혈액 사이의 기체교환이 빠르게 일어난다.

매우 용이해졌다. 인위적으로 액체에 산소기포를 만들고, 여기에 산소전극을 담그면 산소전극에 의해 생산되는 전류가 최대치로 상승할 것이다. 이 최대치에서 액체는 산소로 포화된다. 그 온도와 P_{O_2}에서 용해될 수 있는 모든 산소가 용해된다. 일정한 온도에서 용해량과 그에 의한 전류의 세기는 오직 가스의 P_{O_2}에만 의존한다.

편의상 액체는 가스와 동일한 P_{O_2}를 가지는 것으로 간주될 수 있다. 예를 들어, 가스가 152 mmHg의 P_{O_2}를 갖는다면, 산소전극의 판독치를 152 mmHg로 조정할 수 있다(그림 13.11). 낮은 P_{O_2}는 적은 산소가 용해되어 있음을 가리키고, 높은 P_{O_2}는 많은 산소가 용해되어 있음을 가리킨다. 그다음 산소전극을 모르는 혈액 시료에 담그면, 시료의 P_{O_2}를 미리 조정된 값과 비교하여 측정값을 직접 판독할 수 있다.

혈액 P_{O_2}와 P_{CO_2}의 측정 의의

P_{O_2} 측정은 **폐기능**을 평가하는 데 있어서 유익한 지수를 제공해준다. 만일 들숨 공기가 정상 P_{O_2}를 포함하고 있지만 동맥혈의 P_{O_2}가 정상 이하이면, 폐의 기체교환에 이상이 있음을 알 수 있다. 따라서 정맥혈의 P_{O_2} 측정은 폐질환자의 치료에 유익한 정보를 제공한다. 특히 폐수술을 시행하거나(호흡이 마취에 의해 감소될 수도 있음) 호흡곤란증후군이 있는 미숙아를 간호하는 데 있어서 P_{O_2} 측정은 중요하다.

적혈구에 의해 운반된 산소는 세포로 확산되기 전에 먼저 혈장에 용해되어야 하기 때문에 혈액 P_{O_2}가 2배로 된다는 것은 조직으로의 **산소확산율**(rate of oxygen diffusion)이 이러한 상태에서 2배로 된다는 것을 의미한다. 이러한 이유로 100% 산소통(760 mmHg)에 의한 호흡은 비록 혈액의 산소 함량에 대한 효과는 거의 없지만 조직으로의 산소 전달을 현저히 상승시킨다.

또한 용해된 이산화탄소에 반응하여 전류를 생산하는 P_{CO_2} 전극이 P_{O_2} 전극과 함께 사용된다. 그래서 혈액 P_{CO_2}는 보통 P_{O_2}와 동시에 측정된다. 폐동맥에 의해 폐로 운반된 정맥혈은 40 mmHg의 P_{O_2}와 46 mmHg의 P_{CO_2}를 가진다. 폐포에서 기체교환이 이루어진 후 폐정맥과 체동맥(전신동맥)의 P_{O_2}는 약 100 mmHg이며 P_{CO_2}는 40 mmHg이다(그림 13.12). 동맥혈의 값은 폐기능을 반영하기 때문에 비교적 일정하고 임상적 의의를 가진다. 정맥혈의 혈액가스 측정은 값의 변동이 심하여 유용성이 없다. 예를 들어, 정맥혈의 P_{O_2}는 안정 시보다 운동 후가 훨씬 더 낮고, P_{CO_2}는 훨씬 더 높다. 반면에 동맥혈의 P_{O_2}와 P_{CO_2}는 육체적 활동에 현저하게 영향을 받지 않는다.

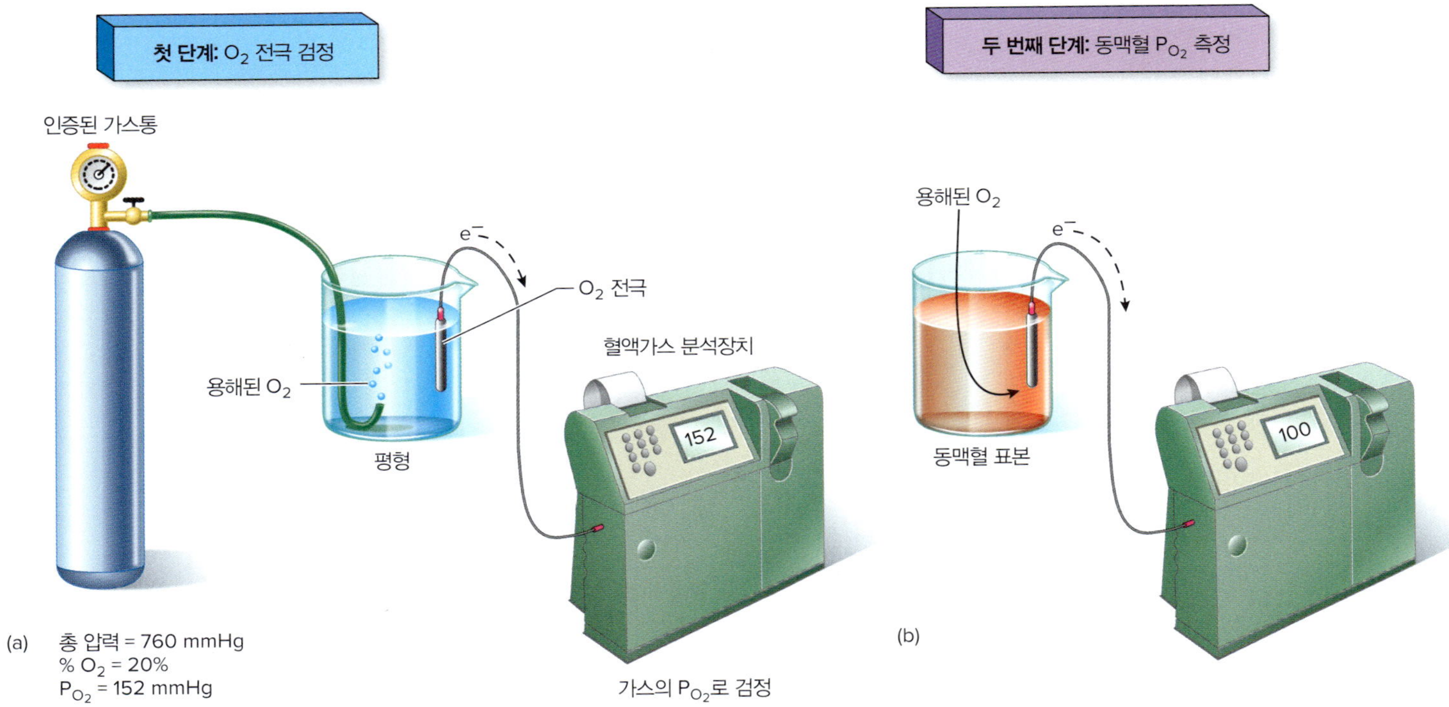

그림 13.11 P_{O_2} 전극을 사용한 혈액가스 측정. (a) 산소전극에 의해 생성된 전류는 혈액가스 분석장치의 값이 액체와 평형을 이루는 가스의 P_{O_2}를 가리키도록 조정된다. (b) 일단 이 방법으로 표준화되면 혈액과 같은 액체 속에 전극을 넣어 용액의 P_{O_2}를 측정한다.

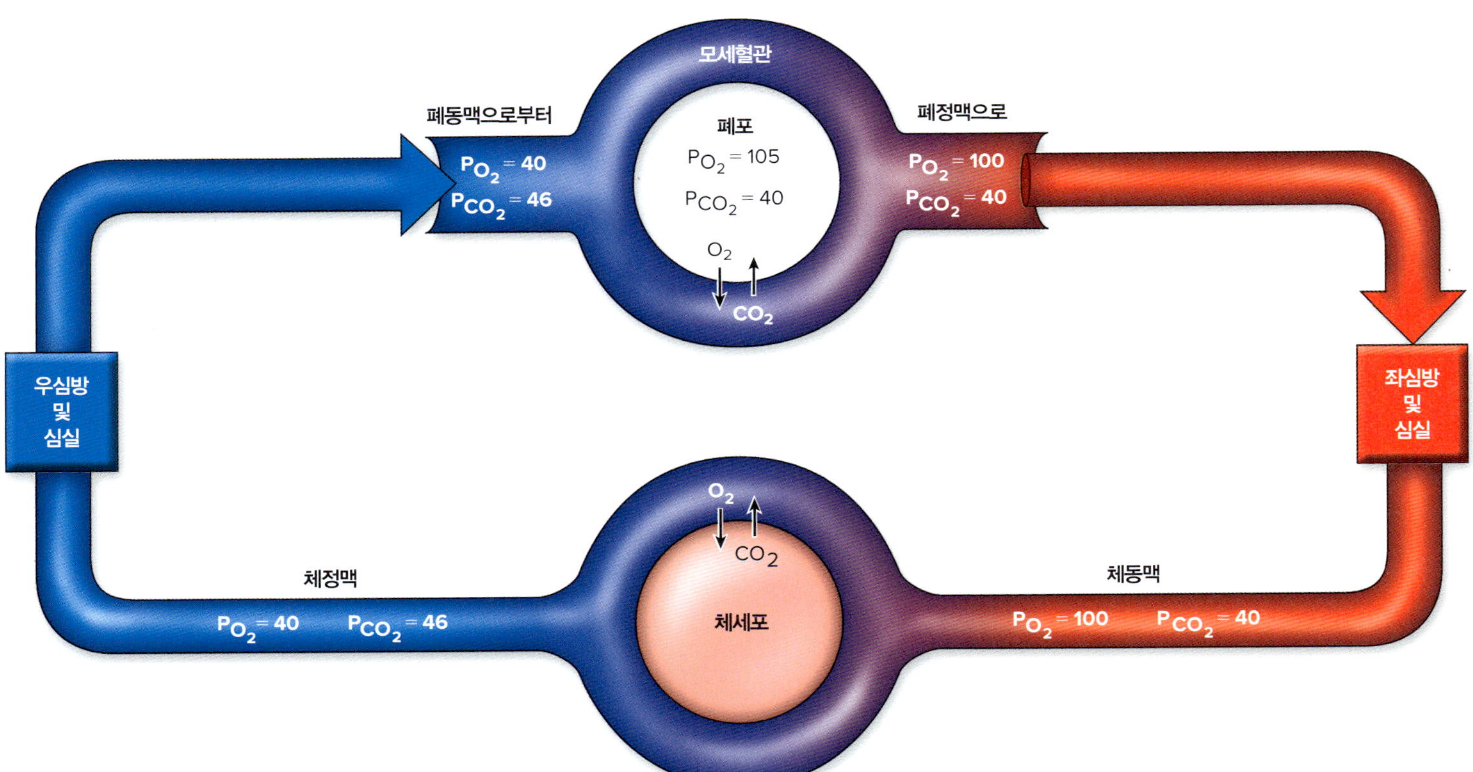

그림 13.12 혈중 가스의 분압. 혈액의 P_{O_2}와 P_{CO_2} 값은 폐포의 체모세혈관과 체세포 사이의 기체교환에 의해 만들어진 결과이다.

가스의 고분압에 의해 생기는 질환

총 대기압은 해수면 아래로 10m씩 내려갈 때마다 1대기압(760 mmHg)씩 상승한다. 따라서 만일 잠수부가 해수면 10 m (33 ft) 아래로 내려가면, 혈장에 용해된 가스의 분압과 양은 해수면 값의 2배가 된다. 따라서 20 m에서는 3배, 30 m에서는 4배가 상승한다. 이러한 상태에서 혈장에 용해된 질소와 산소량의 상승은 인체에 심각한 영향을 미칠 수 있다.

산소 독성

비록 1 또는 2대기압에서 100%의 산소를 호흡할 경우 몇 시간 동안은 안전하게 견딜 수 있지만, 더 높은 산소 분압은 매우 위험할 수 있다. 산소 독성(oxygen toxicity)은 P_{O_2}가 2.5대기압 이상으로 상승할 때 빠르게 발생할 수 있다. 이러한 경우 신경계를 손상시키고, 효소의 산화와 기타 파괴적 변화를 일으켜 혼수와 사망에까지 이르게 할 수 있다. 이 때문에 해저 잠수부는 일반적으로 질소(보통 공기 속에서처럼) 또는 헬륨과 같은 불활성 가스로 산소를 희석한 가스혼합물을 사용한다.

질소 마취

질소는 해수면에서 불활성 가스이지만, 고압하에서 많은 양의 용해 질소는 유해하다. 질소가 용해되는 시간 때문에 이 효과는 보통 잠수부가 1시간 이상 잠수하기 전에는 나타나지 않는다. **질소 마취**(nitrogen narcosis)는 알오콜에 취할 때와 유사한 현상을 나타낸다. 잠수의 깊이에 따라 잠수부는 자크 쿠스토(Jacques Cousteau)가 명명한 '잠수에 의한 황홀 상태'를 경험할지도 모른다. 현기증과 극도의 졸음도 또 다른 질소 마취의 효과이다.

감압병

잠수부가 해저에 있다가 해수면으로 올라오면 혈장에 용해된 질소의 양은 P_{N_2}의 점차적인 저하로 인해 감소한다. 만일 잠수부가 천천히 수면으로 올라오면, 많은 양의 질소가 폐포를 통해 확산되고 날숨을 통해 제거될 수 있다. 그렇지만 감압이 너무 빠르게 일어나면, 질소가스 기포가 조직액에서 형성되어 혈액으로 들어간다. 이 과정은 샴페인 병에서 코르크 마개를 제거할 때 이산화탄소 기포가 형성되는 것과 유사하다. 혈액의 N_2 기포는 작은 혈관을 막아 실신처럼 심각한 손상은 물론 근육과 관절의 통증을 유발한다. 이 효과가 **감압병**(decompression sickness)이며, 공통적으로 "잠수병"라고도 불린다.

13.5 호흡조절

호흡근을 자극하는 운동신경세포는 두 가지의 주요 하행로에 의해 조절된다. 수의적 호흡을 조절하는 경로와 불수의적 호흡을 조절하는 경로이다. 호흡의 무의식적인 율동조절은 동맥혈의 P_{CO_2}, pH 및 P_{O_2}에 민감한 수용체로부터의 감각되먹임에 의해 영향을 받는다.

들숨과 날숨은 척수에 있는 체성운동신경세포의 활동에 반응하는 골격근의 수축과 이완에 의해 발생한다. 이들 운동신경세포의 활동은 연수의 호흡조절중추에 있는 신경세포와 대뇌피질에 있는 신경세포로부터 나오는 하행로에 의해 조절된다.

뇌줄기 호흡중추

호흡근을 자극하는 체성운동신경세포(몸운동신경)는 척수의 회색질 속에 세포체를 갖고 있다.

호흡리듬은 자동호흡의 제어를 위해 **리듬중추**(rhythmicity center)를 형성하는 연수의 복외측 부위(배가쪽 부위)에서 신경세포의 느슨한 응집에 의해 생긴다. 복외측 연수에서 **전-보트징거 복합체**(pre-Bötzinger complex)라 불리는 신경세포의 한 그룹은 들숨 리듬을 일으킨다.

2개의 리듬중추는 척수 사이 신경세포와의 시냅스를 통해 호흡근을 신경지배하며 하부 운동신경세포를 제어하는 연수의 고등운동신경세포로 축삭을 보낸다. 이 고등운동신경세포는 해부학적으로 등쪽 그룹과 복부 호흡그룹으로 나뉜다. 예를 들어, 고등운동신경세포의 일부는 들숨 중 횡격막을 지배하는 횡격막 신경을 자극하는 한편, 다른 것들은 날숨 중 횡격막을 억제한다.

연수 리듬중추의 활성은 **뇌교**(pons)에 있는 중추에 의해 영향을 받는다. 뇌간(뇌줄기)을 서로 다른 수준에서 파괴시킨 동물 연구에서 보면 뇌교에 2개의 호흡중추가 있는 것이 밝혀졌다. **지속흡입중추**(apneustic center) 영역은 연수에서 들숨 신경세포를 자극하여 들숨을 촉진시키는 것으로 나타났다. 다른 하나의 **호흡조절중추**(pneumotaxic center) 영역은 지속흡입중추와 길항적으로 작용하여 들숨을 저해하는 것으로 생각된다(그림 13.13). 이 중추들은 실험동물의 경우 율동적 호흡조절에서 뇌교의 역할을 담당한다. 그러나 사람의 경우 정상적인 호흡조절에서 뇌교의 역할은 현재 불분명하다.

화학수용체

호흡의 자동조절은 뇌간질액(뇌사이질액)과 뇌척수액의 pH 변화 그

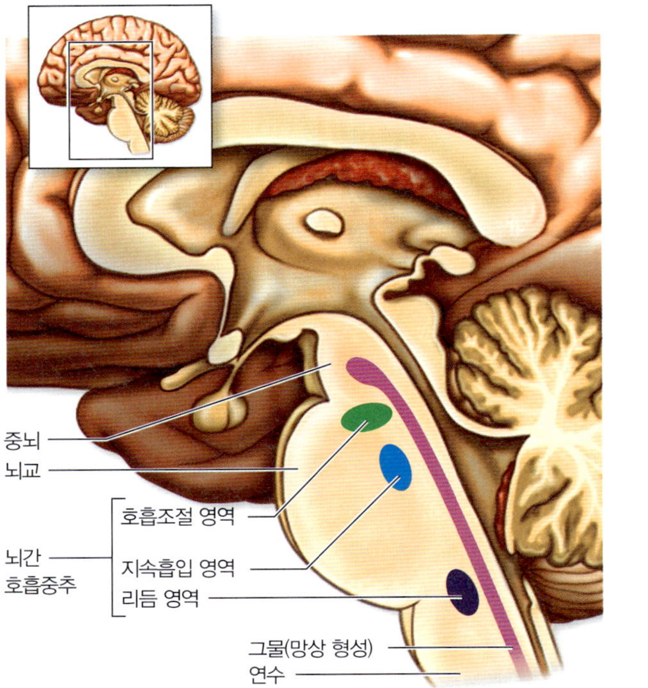

그림 13.13 뇌줄기 호흡중추의 대략적인 위치. 연수에 있는 리듬중추는 직접적으로 호흡을 조절하지만, 뇌교의 조절중추와 화학수용체로부터 들어오는 자극을 받는다.

리고 혈액의 P_{CO_2}, pH와 P_{O_2}의 변화에 집합적으로 민감한 반응을 나타내는 **화학수용체**(chemoreceptor)로부터 오는 정보입력에 영향을 받는다. P_{CO_2}, pH 및 P_{O_2}의 변화에 반응하는 화학수용체에는 2개의 집단이 있다. 이들은 연수의 복부 표면 근처의 **후방사다리꼴 핵**(retrotrapezoid nucleus)과 주변 화학수용기에 존재한다고 믿는 **중추 화학수용체**(central chemoreceptor)와 **말초 화학수용체**(peripheral chemoreceptor)이다. 말초 화학수용체는 대동맥 및 경동맥(목동맥)과 관련된 소결절 내에 포함되어 있고, 이 결절들은 작은 동맥수지를 통해 이들 동맥으로부터 내려오는 혈액을 받는다. 말초 화학수용체는 대동맥궁 주위에 있는 **대동맥 소체**(aortic body)와 속목동맥과 바깥목동맥으로 갈라지는 온목동맥(총경동맥)의 분기점에 있는 **경동맥 소체**(carotid body)를 포함하고 있다(그림 13.14). 대동맥 소체와 경동맥 소체는 이들 동맥 내에 있는 대동맥 및 경목맥동과 혼동하면 안 된다. 이 대동맥동 및 경동맥동에는 혈압을 조절하는 수용체를 포함하고 있다.

말초 화학수용체는 감각신경섬유를 경유해 연수로 자극을 전달함으로써 간접적으로 호흡을 조절한다. 대동맥 소체는 미주신경(X신경)을 통해 연수로 보낸다. 경동맥 소체는 설인신경(IX신경)의 감각섬유를 자극한다. 환기의 신경성 및 감각성 조절이 그림 13.15에 요약되었다.

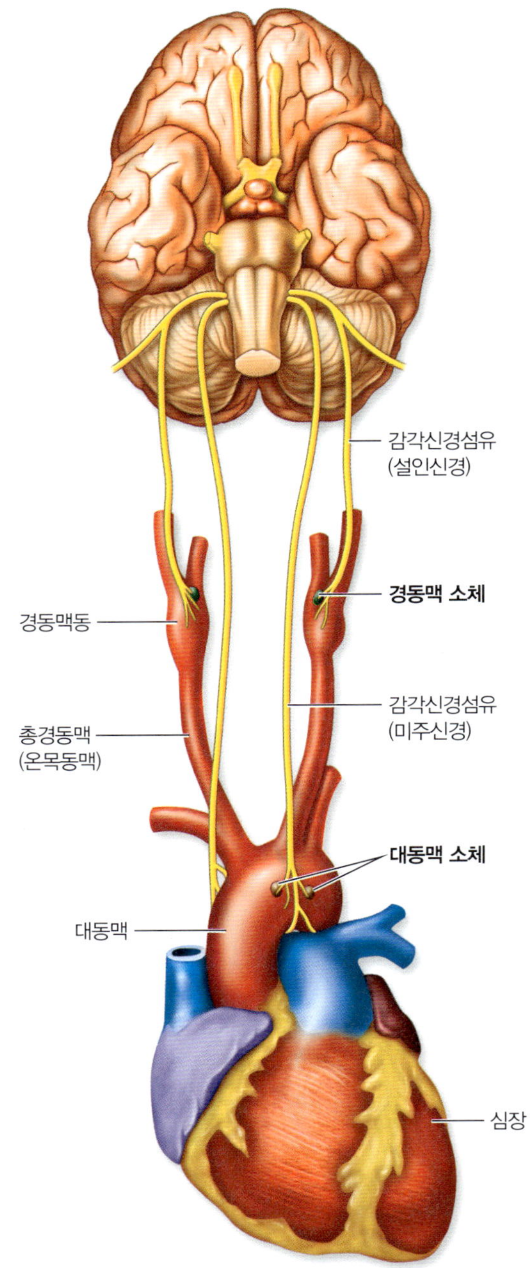

그림 13.14 대동맥 소체 및 경동맥 소체로부터의 감각 유입. 말초 화학수용체(대동맥 및 경동맥 소체)는 감각신경의 자극으로 뇌줄기 호흡중추를 조절한다. 혈압을 모니터링하는 대동맥동 및 경동맥동의 기계수용기와 혼동하지 않아야 한다.

혈액 P_{CO_2}와 pH가 환기에 미치는 효과

화학수용체로부터 뇌줄기로 정보가 들어가면 호흡의 속도와 깊이가 변하는데, 정상 상태에서는 동맥혈의 P_{CO_2}, pH 및 P_{O_2}가 비교적 일정하게 유지된다. 만약 **저환기**(hypoventilation)가 일어나면, P_{CO_2}는 빠르게 상승하고 pH는 저하된다. pH가 저하되는 것은 이산화탄소(CO_2)가 물(H_2O)과 결합하여 탄산(H_2CO_3)을 형성하기 때문이다.

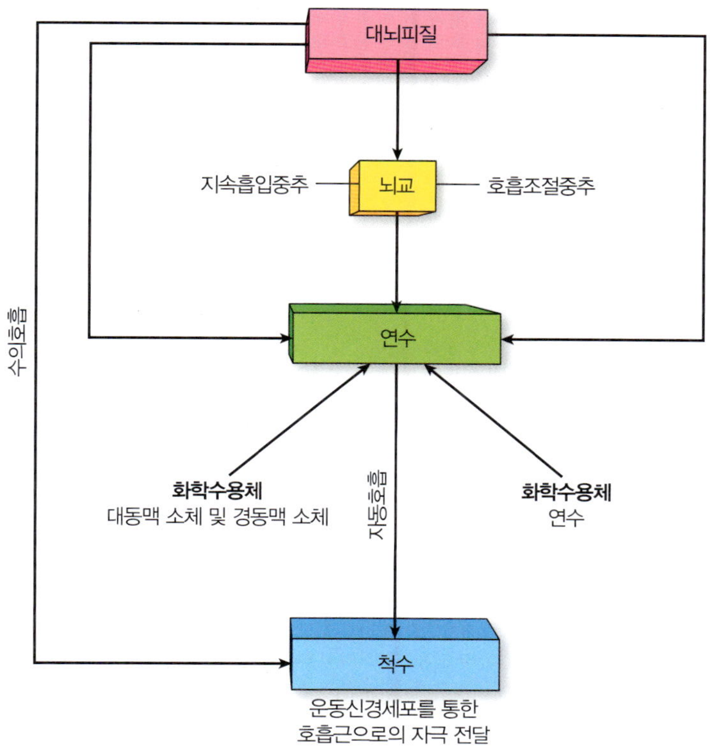

그림 13.15 중추신경계에 의한 환기조절. 호흡조절에 대한 폐 신장수용체와 자극성 수용체의 되먹임 효과는 여기에 나타내지 않았다.

탄산은 약산으로 용액에 H^+를 방출한다. 이를 식으로 나타내면 다음과 같다.

$$CO_2 + H_2O \rightarrow H_2CO_3$$
$$H_2CO_3 \rightarrow H^+ + HCO_3^-$$

혈액의 산소 함량은 헤모글로빈에 결합해 있는 거대한 산소의 "저장소" 때문에 매우 느리게 감소한다. **과호흡증후군**(hyperventilation) 동안에는 반대로 혈액 P_{CO_2}가 빠르게 감소하고, 탄산의 과도한 제거로 인해 pH가 상승한다. 반면, 혈액의 산소 함량은 과호흡증후군에 의해 현저하게 상승되지 않는데, 정상호흡 시 헤모글로빈의 산소포화드는 97%이기 때문이다.

이러한 이유로 혈액 P_{CO_2}와 pH는 산소 함량보다 환기의 변화에 의해 더 빨리 영향을 받는다. 실제로 P_{CO_2}의 변화는 그림 13.16과 같이 민감한 환기지수를 제공한다. 또한 혈장 P_{CO_2}의 변화는 환기의 반사 제어를 위한 가장 강력한 자극으로서 작용하여 정확한 음성되먹임 조절을 제공한다. 다시 말해, 환기는 일정한 P_{CO_2}를 유지하기 위해 조정된다. 혈액의 적절한 산소화(oxygenation)는 이 반사조절의 부산물로 자연적으로 나타난다.

환기 속도와 깊이는 동맥혈의 P_{CO_2}를 40 mmHg로 유지하기 위해

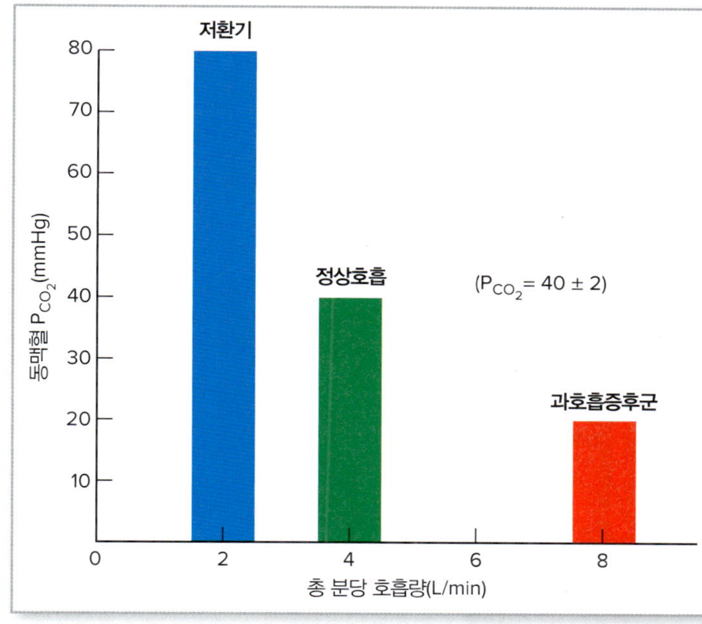

그림 13.16 총 분당 호흡량과 동맥혈 P_{CO_2}의 관계. 동맥혈 P_{CO_2}와 총 분당 호흡량은 반비례한다. 총 분당 호흡량이 2배로 상승할 때 P_{CO_2}는 절반으로 감소한다. 총 분당 호흡량은 호흡을 측정한 것이고, 일회호흡량에 분당 호흡수를 곱한 공기량과 같다. P_{CO_2}는 동맥혈 혈장의 CO_2 농도를 측정한다.

정상적으로 조정된다. 저환기는 P_{CO_2}의 상승을 일으켜 **고탄산혈증**(hypercapnia)을 유발한다. 반대로 과호흡증후군은 **저탄산혈증**(hypocapnia)을 유발한다. P_{CO_2}의 변화에 반응하는 화학수용체에 의한 조절은 그림 13.17에 나타난다.

연수 화학수용체

동맥 P_{CO_2}의 증가는 뇌척수액의 P_{CO_2}를 증가시켜 pH를 낮춘다. 화학수용체는 9번째와 10번째 뇌신경의 출구 근처에 있는 연수의 복외측 표면(배가쪽 표면)에 있는 **후방사다리꼴 핵**을 자극한다. 이러한 중추 화학수용체는 연수의 전-보트징거 복합체에 대한 투영을 통해 호흡을 자극한다.

동맥혈의 P_{CO_2} 상승은 탄산(H_2CO_3) 농도의 상승을 일으키고, 결국 혈액 H^+ 농도의 상승을 일으킨다. 혈액 내 H^+는 말초 화학수용체를 자극할 수 있지만, 혈액-뇌장벽을 통과할 수 없어서 연수의 화학수용체에 영향을 미칠 수 없다. 그러나 동맥혈의 이산화탄소는 혈액-뇌장벽을 통과할 수 있고, 탄산을 형성해 뇌 척수액의 pH를 저하시킬 수 있다(그림 13.18). 뇌척수액의 pH 저하(H^+ 증가)는 직접 연수에 있는 화학수용체를 자극한다.

연수에 있는 화학수용체는 궁극적으로 동맥혈 P_{CO_2}의 지속적인 상승에 반응하여 나타나는 환기 상승의 70~80%를 담당한다. P_{CO_2}가 상승할 때 나타나는 환기의 즉각적인 증가는 말초 화학수용체의 자

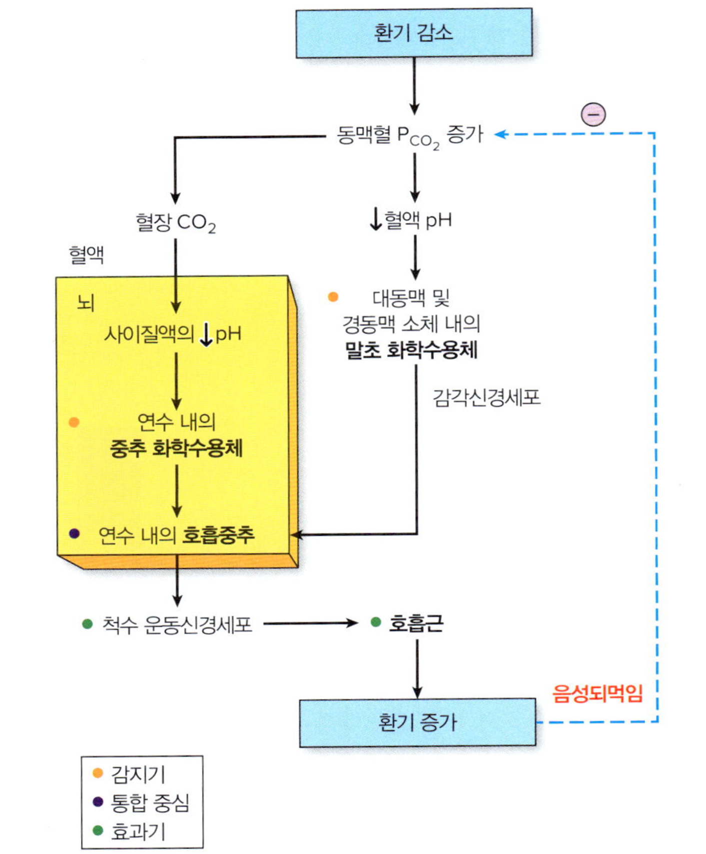

그림 13.17 호흡의 화학수용체 제어. 이 그림은 혈액 P_{CO_2}와 pH의 변화를 통한 음성되먹임 조절을 나타낸 것이다. 금색 상자로 나타낸 혈액-뇌장벽은 CO_2가 뇌척수액과 간질액(pH를 낮추는곳)으로 통과시키지만, H^+가 혈액에서 뇌로 전달되는 것을 방지한다.

극에 의해 발생한다.

말초 화학수용체

대동맥 소체 및 경동맥 소체는 혈액 CO_2에 의해 직접적인 자극을 받지 않는다. 대신에, 동맥혈의 H^+ 농도 상승(pH 저하)에 의해 자극을 받는데, 이는 혈액 CO_2, 즉 탄산이 증가할 때 나타난다. 요약하자면, 저환기증후군 동안 CO_2가 혈중에 축적되면, 혈액 pH의 저하를 통해 말초 화학수용체를 빠르게 자극한다. 이러한 현상은 상승된 동맥 CO_2에 대해 즉각적인 반응을 나타낸다. 그런 다음, 중추 화학수용체는 주변 사이질액의 pH 저하에 반응하여 혈액 CO_2가 계속 상승하게 되면 환기가 안정 상태(일정 상태)로 증가하도록 자극한다.

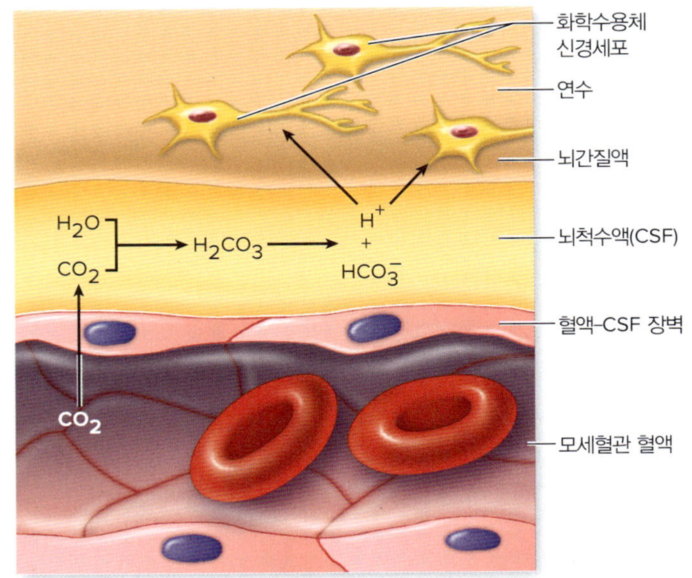

그림 13.18 혈액 CO_2가 연수의 화학수용체에 미치는 영향. 혈액 CO_2의 증가는 혈액과 뇌척수액(CSF)의 pH를 저하시켜 간접적으로 호흡을 자극한다. 이 그림은 혈액 CO_2의 증가가 뇌척수액과 뇌사이질액의 H^+농도를 증가(pH 저하)하여 연수의 화학수용체 신경세포를 자극하는 방법을 설명한 것이다.

혈액 P_{O_2}가 환기에 미치는 효과

정상 상태에서 혈액 P_{O_2}는 P_{CO_2}의 변화에 민감한 화학수용체에 영향을 주어 간접적으로 호흡에 영향을 미친다. P_{CO_2}에 대한 화학수용체의 민감도는 낮은 P_{O_2}(높은 고도에서 환기는 증가한다)에 의해 상승되며, 높은 P_{O_2}에 의해 저하된다.

혈액 P_{CO_2}가 실험 기술에 의해 일정하게 유지될 때 동맥혈의 P_{O_2}는 환기가 현저히 자극받기 전에 100 mmHg로부터 70 mmHg 이하로 떨어져야 한다(그림 13.19). 이 자극, 즉 **저산소구동**(hypoxic drive)은 명백히 경동맥 소체에 대한 P_{O_2}의 직접적인 효과에 기인한다.

P_{O_2}의 감소와 P_{CO_2} 증가에 대해 경동맥 소체의 민감도 사이에는 상호작용이 있다. 저산소혈증(저산소증)은 동맥 P_{CO_2} 증가와 pH 감소에 대해 경동맥 소체의 반응을 촉진한다. 이 효과는 낮은 P_{O_2}를 가진 높은 곳에서 호흡을 조절하는데 중요하다. 실제로 경동맥 소체는 유익한 과호흡증후군이 일어나는 높은 곳에서 적응하기 위한 환기에 필수적이다.

임상적용

과호흡증후군으로 인한 **저탄산혈증**(hypocapnia, 낮은 혈장 P_{CO_2})은 뇌혈관수축을 유발하는데, 이는 부적절한 뇌관류와 현기증을 일으키는 저산소증을 일으킨다. 과호흡증후군의 저탄산혈증은 또한 혈액 pH(호흡성 알칼리증)을 증가시키고 혈장 Ca^{2+}를 낮춘다. 이는 다리, 발, 손에서 신경근육 과민성과 근육경련(강직)을 일으킬 수 있다. 사람들은 종이봉투에 숨을 들이쉬면서 혈장 P_{CO_2}를 올리고 이러한 증상들을 완화시킬 수 있으나 천식 또는 협십증 및 심근경색증 때문에 과호흡을 하는 사람에게는 위험할 수 있다.

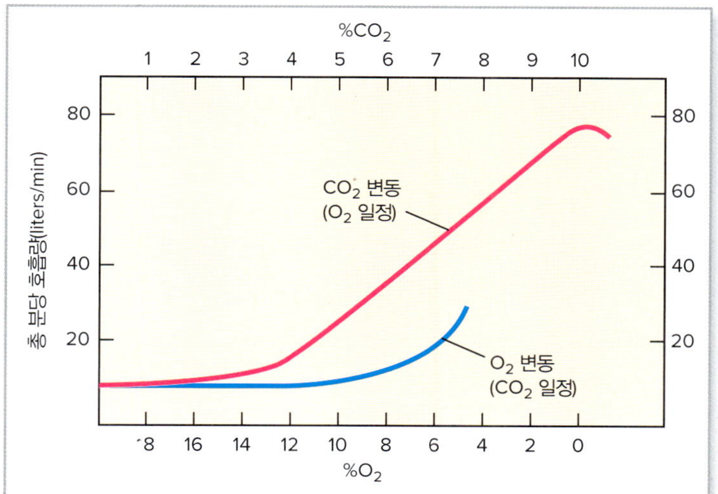

그림 13.19 혈액 CO_2와 O_2가 호흡에 미치는 효과의 비교. 이 그래프는 호흡에 미치는 혈중 CO_2의 농도 상승효과를 총 분당 호흡량으로 나타낸 것이다(그래프 상단 눈금 참고). 호흡게 미치는 혈중 O_2 농도의 감소 효과도 비교하여 나타냈다(그래프 하단 눈금 참고). 호흡(총 분당 부피로 측정)은 CO_2 농도(빨간색)가 증가함에 따라 선형으로 증가하는 반면, O_2 농도(파란색)는 호흡이 자극되기 전에 정상 값의 절반으로 감소되어야 한다.

반대로 지속적으로 증가한 동맥 P_{CO_2}는 P_{O_2} 감소에 대한 경동맥 소체의 민감도를 증가시킨다. 감소된 P_{O_2}에 반응하여 일어나는 호흡은 만성적으로 증가된 CO_2에 대한 화학수용체 반응이 둔화되는 폐기종에서 매우 중요하다. 이 둔화는 맥락막총에 의한 중탄산염의 분비 증가로부터 pH 감소를 완충한다. 폐기종 환자들은 증가된 P_{CO_2}에 의해서라기보다 낮은 P_{O_2}에 의한 저산소 자극에 의해 호흡한다.

임상적용

영아돌연사증후군(Sudden infant death syndrome, SIDS)은 1세 미만의 아기가 갑자기 사망하는 것으로 요람사(영아돌연사)라고도 부른다. SIDS는 대부분 2~4개월의 아기에게 일어난다. SIDS의 원인은 알려져 있지 않지만, CO_2 증가를 탐지하는 중추 또는 말초 화학수용체의 기능상실에 의한 것으로 추정된다. 미국 소아학회가 아기를 엎드려 재우는 것보다 바로 누워 재우도록 권고한 이래 SIDS의 발병률이 크게 감소했다. 그러나 SIDS는 아직도 한 살 아래의 아기들의 사망에서 주요한 원인 중 하나이다.

폐수용체가 환기에 미치는 효과

폐에는 미주신경의 감각섬유를 경유하여 뇌줄기 호흡조절중추에 영향을 미치는 여러가지 수용체를 포함하고 있다. **무수 C 섬유**(unmyelinated C fiber)는 고추에 있는 화학물질인 **캡사이신**에 의해 자극되는 폐의 감각세포이다. 이 수용체는 처음에는 무호흡을 유발하고 고추를 먹거나 후추 스프레이를 들이마시면 빠르고 약한 호흡이 이어진다. 후두벽에 있는 **자극성 수용체**(irritant receptor)와 **빠른 순응 수용체**(rapidly adapting receptor)로 알려진 폐수용체는 연기 및 스모그 성분과 흡입인자에 반응하여 기침을 유발한다.

헤링-브로이어 반사(Hering-Breuer reflex)는 **폐 신장 수용체**(pulmonary stretch receptors)에 의해 자극을 받는다. 폐 신장에 대한 반응으로 이러한 신장 수용체의 활성화는 기도에 신경을 공급하는 미주신경의 감각세포를 자극한다. 헤링-브로이어 반사는 휴식시 약 500 mL에서 약 3,500 mL(평균 성인남성의 경우)로 흡기가 증가할 수 있는 운동 중과 같이 매우 깊은 흡기중에 과도한 팽창으로부터 폐를 보호하는 것으로 생각할 수 있다. 헤링-브로이어 반사는 특히 신생아의 정상환기 유지에 중요하다.

13.6 헤모글로빈과 산소 운반

탈산화헤모글로빈은 산소와 결합하여 산화헤모글로빈을 형성하고, 산화헤모글로빈의 일부는 해리반응의 모세혈관에서 산소를 내보낸다. 헤모글로빈과 산소 사이의 결합 강도와 그에 따른 해리 정도는 다양한 조건에서 변한다.

만약 폐가 제대로 기능하면, 폐정맥을 떠나는 혈액과 체동맥을 순환하는 혈액의 P_{O_2}는 약 100 mmHg이며 이것은 혈액 100 mL당 O_2가 혈장에 약 0.3 mL 존재한다는 것을 나타낸다. 총 산소 함량은 P_{O_2}뿐만 아니라 헤모글로빈 농도에 의존한다. 동맥혈의 P_{O_2} 및 헤모글로빈 농도가 정상이면 이 혈액은 혈액 100 mL당 약 20 mL의 O_2를 운반한다.

헤모글로빈

혈액에 있는 대부분의 산소는 적혈구 내에 포함되어 있고, 적혈구에서 산소는 **헤모글로빈**(hemoglobin)에 화학적으로 결합된다. 각 헤모글로빈 분자는 **글로빈**(globin)이라고 하는 폴리펩타이드 사슬 4개와 **헴**(heme)이라고 하는 질소를 함유하며 층판 모양을 한 유기색소 분자 4개로 구성된다(그림 13.20).

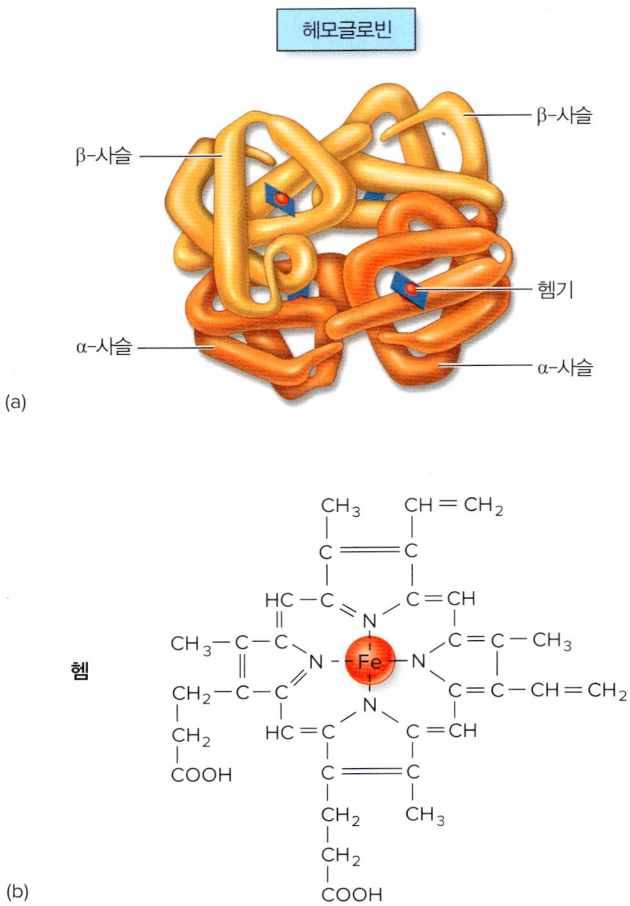

그림 13.20 헤모글로빈의 구조. (a) 2개의 α-폴리펩타이드 사슬과 2개의 β-폴리펩타이드 사슬로 된 헤모글로빈의 3차원적 구조이고, 4개의 헴기는 중심에 철 원자(구형)를 가진 평면 구조로 나타냈다. (b) 헴 구조식이다.

헤모글로빈의 단백질 부분은 각각 141개의 아미노산을 가진 2개의 동일한 **α-사슬**(alpha chain)과 각각 146개의 아미노산을 가진 2개의 **β-사슬**(beta chain)로 구성된다. 4개의 폴리펩타이드 사슬은 각각 1개의 헴기와 결합하고 있다. 각 헴기의 중앙에는 1분자의 철이 있는데, 이것은 산소 1분자와 결합할 수 있다. 따라서 헤모글로빈 1분자는 산소 4분자와 결합할 수 있다. 적혈구 1개는 2억 8,000만 개의 헤모글로빈 분자를 포함하고 있으므로 각 적혈구는 약 10억 분자 이상의 산소를 운반할 수 있다.

정상적인 헴은 환원형 철(ferrous iron, Fe^{2+})을 포함한다. 이 형태에서 철은 전자를 공유하고 산소와 결합하여 **산화헤모글로빈**(oxyhemoglobin)을 형성한다. 산화헤모글로빈이 조직에 산소를 방출하기 위해 해리할 때 헴 속의 철은 여전히 환원형(Fe^{2+})인 채로 남아 있는데, 이 헤모글로빈을 **탈산화헤모글로빈**(deoxyhemoglobin) 또는 **환원 헤모글로빈**(reduced hemoglobin)이라고 한다. 따라서 **산화헤모글로빈**(oxyhemoglobin)이라는 용어는 **산화된 헤모글로빈**(oxidized hemoglobin)과 같은 말이 아니다. 헤모글로빈은 산소와 결합할 때 전자를 잃지 않는다. 산화된 헤모글로빈 또는 **메트헤모글로빈**(methemoglobin)은 산화철(Fe^{3+})을 가지고 있다. 따라서 메트헤모글로빈은 산소와 결합하는데 필요한 전자가 결핍되어 있어 산소 운반에 관여할 수 없다.

신체는 일부 **일산화탄소**를 생성하는데, 이는 헴의 환원된 철에 결합하여 **일산화탄소헤모글로빈**(carboxyhemoglobin)을 형성할 수 있다.

산화헤모글로빈 포화도(percent oxyhemoglobin saturation, 총 헤모글로빈에 대한 산화헤모글로빈의 백분율)는 폐가 혈액에 산소를 얼마나 잘 공급했는지 평가하기 위해 측정된다. 동맥혈의 정상 수치는 약 97%이며 다양한 양의 탈산화헤모글로빈, 일산화탄소헤모글로빈 및 메트헤모글로빈이 나머지를 구성한다. 산화헤모글로빈 포화도와 이러한 측정이 가능한 것은 각 헤모글로빈이 형태에 따라 각각 고유한 색깔을 가지고 있기 때문이다(**흡수 스펙트럼**이 다름). 이것은 산화헤모글로빈이 토마토 주스의 붉은색을 띠게 하는 반면, 일산화탄소헤모글로빈은 크랜베리 주스와 비슷한 색을 낸다.

헤모글로빈 농도

혈액 전체의 **산소수송 용량**(oxygen-carrying capacity)은 헤모글로빈 농도에 의해 결정된다. **빈혈**(anemia)처럼 헤모글로빈 농도가 정상 이하인 상태가 되면, 혈액의 산소 농도가 정상 이하로 떨어진다. 반대로 **적혈구 증가증**(polycythemia)처럼 헤모글로빈 농도가 정상 범위 이상으로 상승하면 그에 따라 혈액의 산소수송 용량이 상승한다.

골수에서 헤모글로빈과 적혈구의 생성은 주로 신장에서 생성되는 **적혈구 생성인자**(erythropoietin)라는 호르몬에 의해 조절된다. 신장으로 전달되는 산소의 양이 정상보다 더 낮을 때 적혈구 생성인자의 분비 촉진과 함께 적혈구 생성이 촉진된다.

산소결합반응과 해리반응

탈산화헤모글로빈과 산소가 결합하여 산화헤모글로빈을 형성하는데, 이 반응을 **산소결합반응**(loading reaction)이라고 한다. 그 다음 산화헤모글로빈은 해리되어 탈산화헤모글로빈과 유리산소 분자를 생성하는데, 이 반응을 **해리반응**(unloading reaction)이라고 한다. 결합반응은 폐에서 일어나고, 해리반응은 체모세혈관에서 일어난다.

따라서 결합반응과 해리반응은 가역반응으로 나타낼 수 있다.

$$\text{탈산화헤모글로빈} + O_2 \underset{\text{(조직)}}{\overset{\text{(폐)}}{\rightleftarrows}} \text{산화헤모글로빈}$$

이 반응이 진행되는 정도는 (1) 환경의 P_{O_2}와 (2) 헤모글로빈과 산소 사이의 친화력 또는 결합력 두 가지 요소에 의해 결정된다. P_{O_2}가 높으면 반응이 우측으로 진행하고(결합반응에 유리함) 폐 모세혈관의 높은 P_{O_2}에서 거의 모든 탈산화헤모글로빈 분자는 산소와 결합한다. 체모세혈관에서 P_{O_2}가 낮으면 반응이 반대 방향으로 진행되어 산소의 해리를 촉진한다. 해리의 정도는 P_{O_2}값이 얼마나 낮은가에 달려 있다.

산화헤모글로빈 해리곡선

P_{O_2}가 100 mmHg에서 체동맥혈의 **산화헤모글로빈 포화율**(percent oxyhemoglobin saturation)은 97%이다(즉, 헤모글로빈의 97%가 산화헤모글로빈임을 뜻한다). 이 혈액은 체모세혈관으로 전달되고 그곳에서 산소는 세포 속으로 들어가 호기성호흡에 의해 소모된다. 이로 인해 체정맥으로 간 혈액의 산소는 감소한다. 휴식 시에 체정맥의 P_{O_2}는 약 40 mmHg이며 산화헤모글로빈의 포화율은 75%이다. 달리 표현하면, 조직으로 들어온 혈액은 100 mL당 20 mL의 산소를 포함하고 있으며, 조직을 떠나가는 혈액은 100 mL당 15.5 mL의 산소를 포함하고 있다(그림 13.21). 따라서 혈액 100 mL당 20 mL의 산소로부터 4.5 mL의 산소 또는 22%가 조직에 방출된다.

P_{O_2}의 변화에 따른 산화헤모글로빈 포화율의 그래프를 **산화헤모글로빈 해리곡선**(oxyhemoglobin dissociation curve)이라고 한다. 그림 13.21은 휴식 시에 동맥과 정맥 P_{O_2} 간의 차이와 산화헤모글로빈 포화율을 나타낸 것이다.

산화헤모글로빈의 해리곡선은 **S자형**(sigmoidal)이다. 높은 P_{O_2} 값에서 비교적 평평하다는 사실은 이 범위 내에서 P_{O_2}의 변화가 해리반응에 거의 영향을 미치지 않는다는 것을 의미한다.

그러나 S자형 곡선의 급경사 부분에서 P_{O_2} 값의 작은 변화는 포화율에서 큰 차이를 만든다.

pH와 온도가 산소 운반에 미치는 효과

P_{O_2}의 변화 외에 결합반응과 해리반응은 산소에 대한 헤모글로빈의 친화력(결합강도) 변화에 영향을 받는다.

pH가 낮아지면 친화력이 감소하고 pH가 높아지면 친화력이 증가한다. 이것을 **보어 효과**(Bohr effect)라고 한다. 산소에 대한 헤모글로빈의 친화력이 증가된 H^+(낮은 pH)에 의해 감소될 때, 폐에서 혈액은 산소를 다소 덜 결합하지만 조직에서 산소의 해리는 더 커진다. 순 효과는 pH가 저하할 때 조직이 더 많은 산소를 받는다는 것이다. pH는 이산화탄소(탄산형성을 통해)에 의해 감소하기 때문에 보어 효과는 운동 중 이산화탄소 배출량이 증가할 때 조직에 더 많은 산소를 공급하도록 돕는다.

산화헤모글로빈 해리곡선을 서로 다른 pH에서 나타내면 해리곡선은 pH의 저하에 의해 오른쪽으로 이동하고, pH의 증가에 의해 좌측으로 이동하는 것을 볼 수 있다(그림 13.22). 만약 해리율을 계산하면(동맥혈과 정맥혈의 산화헤모글로빈 포화율을 뺌), 곡선의 **오른**

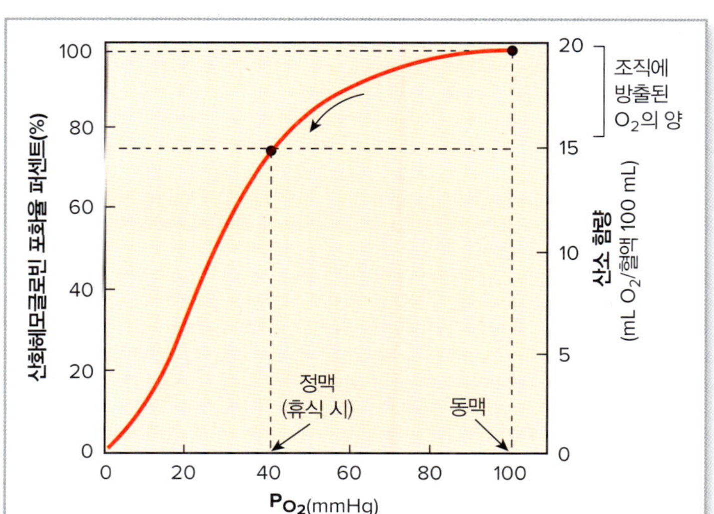

그림 13.21 산화헤모글로빈 해리곡선. 서로 다른 P_{O_2}에서 산화헤모글로빈 포화율과 혈액 산소 함량을 나타냈다. 혈액이 동맥으로부터 조직을 통해 정맥으로 가면서 산화헤모글로빈 포화율이 약 25% 감소한다. 이로 인해 조직에는 혈액 100 mL당 약 5 mL의 O_2가 방출된다.

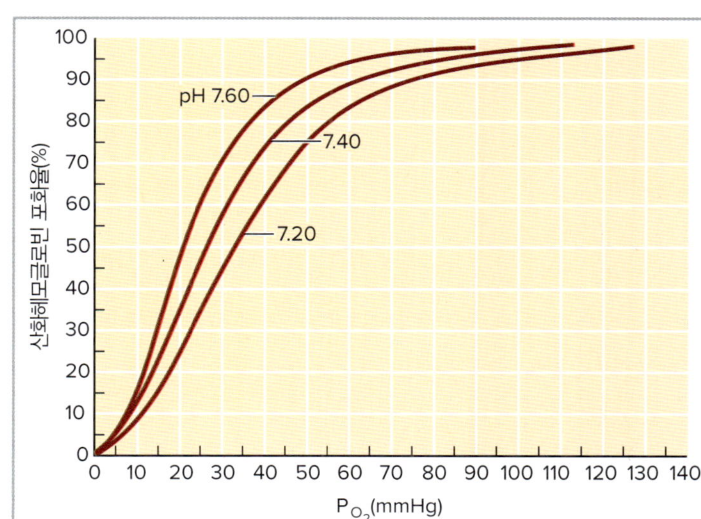

그림 13.22 pH가 산화헤모글로빈 해리곡선에 미치는 효과. 혈액 pH의 감소(H^+ 농도의 증가)는 각 P_{O_2} 값에서 산소에 대한 헤모글로빈의 친화력을 감소시켜 산화헤모글로빈 해리곡선의 "오른쪽으로 이동"을 유발한다. 이것을 보어 효과라고 한다. 오른쪽으로 이동한 곡선은 각 P_{O_2}에서 더 낮은 산화헤모글로빈 포화율을 가지며 조직으로 더 많은 산소를 내보낸다.

쪽으로 이동은 더 큰 산소 해리를 나타내고, 반대로 **왼쪽으로 이동**하면 산소 해리가 더 적어졌고, 폐에서는 산소 결합이 약간 더 많아졌음을 나타낸다.

산화헤모글로빈 해리곡선이 다른 온도에서 형성되면 그 곡선은 온도 상승에 따라 오른쪽으로 이동한다. 곡선의 오른쪽 이동은 산소에 대한 헤모글로빈의 친화력이 온도의 상승에 의해 감소된다는 것을 나타낸다. 온도의 상승은 헤모글로빈과 산소의 결합이 약해지고, pH의 저하와 똑같은 효과를 가진다.

2,3-DPG가 산소 운반에 미치는 효과

성숙한 적혈구에는 핵과 미토콘드리아가 없다. 미토콘드리아가 없기 때문에 적혈구는 호기성호흡을 할 수 없다. 산소를 운반하는 이 세포가 미토콘드리아를 사용하지 않는 체내의 유일한 세포이다. 따라서 적혈구는 포도당의 혐기성 해당경로를 통해 에너지를 얻어야 한다. 해당경로의 특정 지점에서 "부반응(side reaction)"이 일어나 적혈구에만 있는 유일한 산물인 **2,3-다이포스포글리세르산**(2,3-diphosphoglyceric acid, 2,3-DPG)이 생성된다.

산화헤모글로빈 농도가 감소할 때 그에 따라 2,3-DPG의 생성이 증가한다. 2,3-DPG 생성의 증가는 총 헤모글로빈 농도가 낮거나(빈혈) P_{O_2}가 낮을 때(높은 고도에 있을 때, 그림 13.23) 나타날 수 있다. 적혈구 내의 2,3-DPG 농도 증가는 산소 해리를 상승시키며 산화헤모글로빈 해리곡선을 오른쪽으로 이동시킨다.

빈혈

총 혈액 헤모글로빈 농도가 정상 이하로 감소하는 빈혈(anemia)에서 적혈구는 2,3-DPG의 생성을 증가시킨다. 혈액 100 mL당 15 g의 정상 헤모글로빈 농도에서는 휴식 시에 100 mL당 약 4.5 mL의 O_2를 해리한다. 만약 헤모글로빈 농도가 절반으로 감소하면, 조직은 정상 산소량의 반만을 받을 것으로 예상할 수 있다(100 mL당 2.25 mL의 O_2). 그러나 이러한 조건에서는 실제로 100 mL당 3.3 mL O_2 만큼의 많은 양을 해리한다. 이것은 산소에 대한 헤모글로빈의 친화력을 감소시키는 2,3-DPG의 생성이 증가함으로써 나타난다.

태아 헤모글로빈

2,3-DPG의 효과는 산모에서 태아 혈액으로 산소를 전달하는데 있어서 중요하다. 성인의 헤모글로빈 분자는 2개의 α-사슬과 2개의 β-사슬로 구성된다. 반면 태아 헤모글로빈은 β-사슬 대신 2개의 γ-사슬을 가진다(γ-사슬은 37번째의 아미노산에서 β-사슬과 다르다). 엄마에게 있는 정상 **성인 헤모글로빈**(adult hemoglobin)인 **헤모글로빈 A**(hemoglobin A)는 2,3-DPG와 결합할 수 있어 산소 친화력을 낮춘다. **태아 헤모글로빈**(Fetal hemoglobin) 또는 **헤모글로빈 F**(hemoglobin F)는 2,3-DPG와 결합할 수 없다. 따라서 헤모글로빈 F의 산소에 대한 친화력은 헤모글로빈 A보다 더 높다(주어진 P_{O_2}에서 더 높은 퍼센트 산화헤모글로빈 생성). 이로 인해 두 혈액이 태반에 가까워짐에 따라 산모에서 태아 혈액으로 산소가 전달된다.

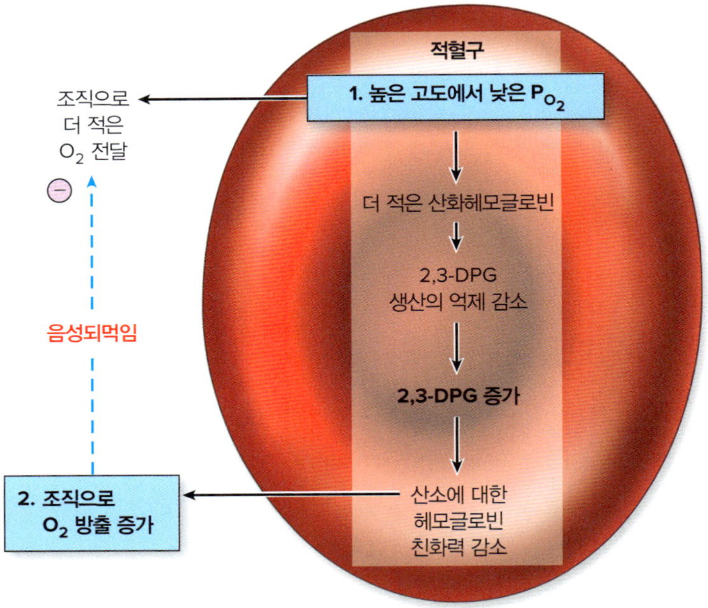

그림 13.23 2,3-DPG는 조직으로 산소의 해리를 촉진한다. 2,3-DPG의 생산은 산화헤모글로빈에 의해 억제되기 때문에 적혈구 내 산화헤모글로빈 함량의 감소(높은 고도의 낮은 P_{O_2}에서 발생)는 2,3-DPG 생산을 증가시킨다. 이는 산소에 대한 헤모글로빈의 친화력을 감소시켜(결합 세기를 약화시킴) 더 많은 산소가 해리된다. 점선 화살표와 (−) 부호는 음성되먹임 고리의 완성을 보여준다.

임상적용

신생아의 생리적 황달(physiological jaundice of the newborn)은 출생 후 2~4일된 신생아에서 나타나고 약 2주간 지속된다. 황변은 파괴된 적혈구의 헤모글로빈에서 파생된 헴에서 생성된 빌리루빈 색소에 의해 발생한다. 빌리루빈의 생산은 신생아에서 증가하는데, 이는 헤모글로빈 F를 포함하는 태아 적혈구가 헤모글로빈 A를 포함하는 성인 적혈구보다 수명이 더 짧고 출생 후 빨리 파괴되기 때문이다. 또한, 태아에서 빌리루빈은 지용성이기 때문에 태반을 통과하지만, 출생 후 쓸개(담)즙으로 배설되려면 수용성 결합빌리루빈으로 전환되어야 한다. 그러나 신생아의 간이 충분한 양의 결합 효소를 생산하려면 시간이 걸린다. 신생아의 황달은 보통 위험하지 않지만, 만약 빌리루빈 농도가 너무 높으면 아기를 특별한 청색 광 아래 둔다. 이 광선요법(phototherapy)은 비결합빌리루빈을 배설할 수 있는 수용성 유도체로 전환한다.

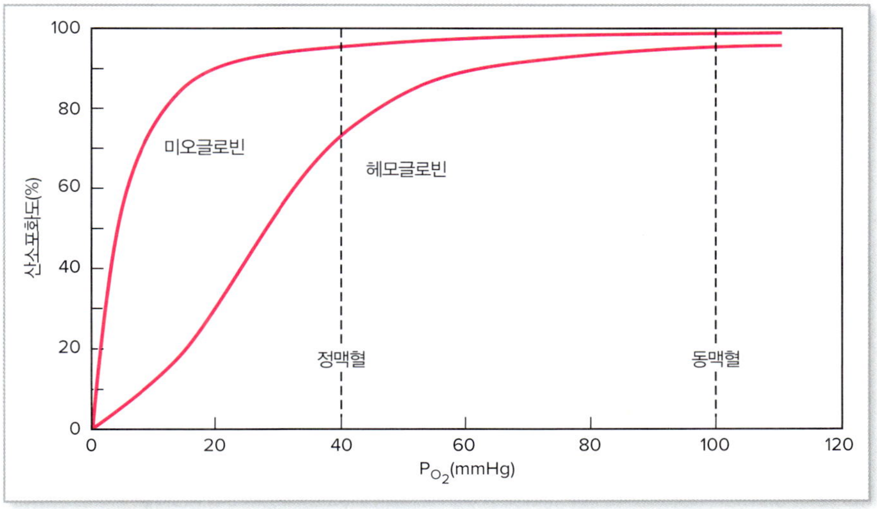

그림 13.24 헤므글로빈과 미오글로빈 해리곡선의 비교. 미오글로빈은 근육에 있는 산소-결합 색소이다. 정맥혈의 P_{O_2}에서 거의 모든 산소를 가지며, 이는 산소에 대한 친화력이 헤모글로빈 보다 더 높음을 나타낸다. 그러나 미오글로빈은 미토콘드리아 내부에서 발견되는 매우 낮은 P_{O_2} 값에서 산소를 방출한다.

근육 미오글로빈

미오글로빈(myoglobin, 마이오글로빈)은 민무늬근세포에서만 발견되는 적색 색소이다. 특히 느린-연축(slow-twitch), 즉 호기성호흡을 하는 골격근섬유와 심근세포에는 미오글로빈이 풍부하다. 실제로 유산소 운동은 골격근 미오글로빈을 증가시킨다. 미오글로빈은 헤모글로빈과 비슷하지만, 헴이 4개가 아니라 1개이기 때문에 산소 한 분자만을 결합할 수 있다.

미오글로빈은 헤모글로빈보다 산소에 대한 친화력이 높기 때문에 해리곡선은 산화헤모글로빈 해리곡선보다 좌측에 있다(그림 13.24). 미오글로빈 곡선의 형태는 산화헤모글로빈 해리곡선과 다르다. 미오글로빈 곡선은 직사각형으로 P_{O_2}가 매우 낮아질 때만 산소가 방출됨을 의미한다. 또한 미오글로빈은 심장에서 특히 중요한 산소-저장 기능을 가지고 있다.

13.7 이산화탄소 수송

이산화탄소(C_{O_2})는 혈액 중에서 주로 탄산이 해리할 때 방출되는 중탄산염(HCO_3^-)의 형태로 운반된다. 탄산은 혈액이 체모세혈관을 통과할 때 주로 적혈구에서 생성된다.

이산화탄소(CO_2)는 혈액에 의해 세 가지 형태로 운반된다. (1) 혈장에 **용해된** CO_2는 물속에서 O_2보다 약 21배 더 잘 용해되고, 총 혈액 CO_2의 약 1/10은 혈장에 용해되어 있다. (2) 총 혈액 CO_2의 약 1/5인 **카르바미노헤모글로빈**(carbaminohemoglobin)은 헤모글로빈의 아미노산에 부착되어 운반된다(카르바미노헤모글로빈을 일산화탄소가 헴 그룹에 결합할 때 형성되는 일산화탄소헤모글로빈과 혼동하면 안 됨). (3) **중탄산염**(bicarbonate)은 혈액에 의해 운반되는 대부분의 CO_2의 대부분은 중탄산염 형태이다(그림 13.25).

적혈구 내에서는 **탄산탈수효소**(carbonic anhydrase)의 촉매작용에 의해 훨씬 더 빠르게 일어난다. 이 효소는 적혈구에만 한정되어 있기 때문에 탄산의 대부분은 혈장보다 오히려 적혈구에서 생성된다.

$$CO_2 + H_2O \xrightarrow[\text{높은 } P_{CO_2}]{\text{탄산탈수효소}} H_2CO_3$$

염소 이온 이동

적혈구 내에 있는 탄산탈수효소의 촉매작용 결과, 많은 양의 탄산이 혈액의 체모세혈관을 통과하면서 생성된다. 적혈구에 탄산 농도가 증가하면 다음의 식과 같이 H^+(용액의 산도에 기여하는 양성자)와 HCO_3^-(중탄산염)로의 해리가 촉진된다.

$$H_2CO_3 \rightarrow H^+ + HCO_3^-$$

탄산의 해리에 의해 방출된 수소 이온(H^+)은 적혈구 내에서 탈산화헤모글로빈과 결합하여 많이 완충된다. 비록 완충되지 않은 수소 이온은 자유롭게 적혈구 밖으로 확산되어 나가지만 H^+보다 더 많은 양의 HCO_3^-가 혈장으로 확산된다. 헤모글로빈에 의한 적혈구 내에

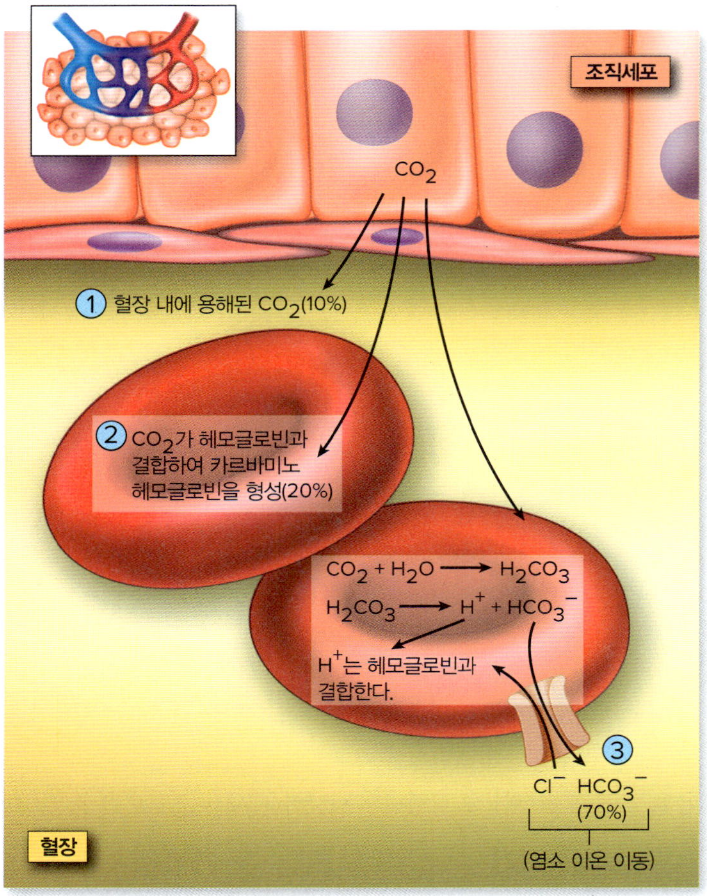

그림 13.25 이산화탄소 운반과 염소 이온 이동. 이산화탄소는 (1) 용해된 CO_2 기체로, (2) 카르바미노헤모글로빈으로 헤모글로빈에 부착되어, (3) 탄산과 중탄산염으로 운반된다. 백분율은 각 형태에 포함된 CO_2 비율을 가르킨다. 중탄산염(HCO_3^-)이 세포 밖으로 확산할 때 Cl^-는 전기적 중성을 유지하기 위해 안으로 들어간다. 이러한 교환이 염소 이온 이동이다.

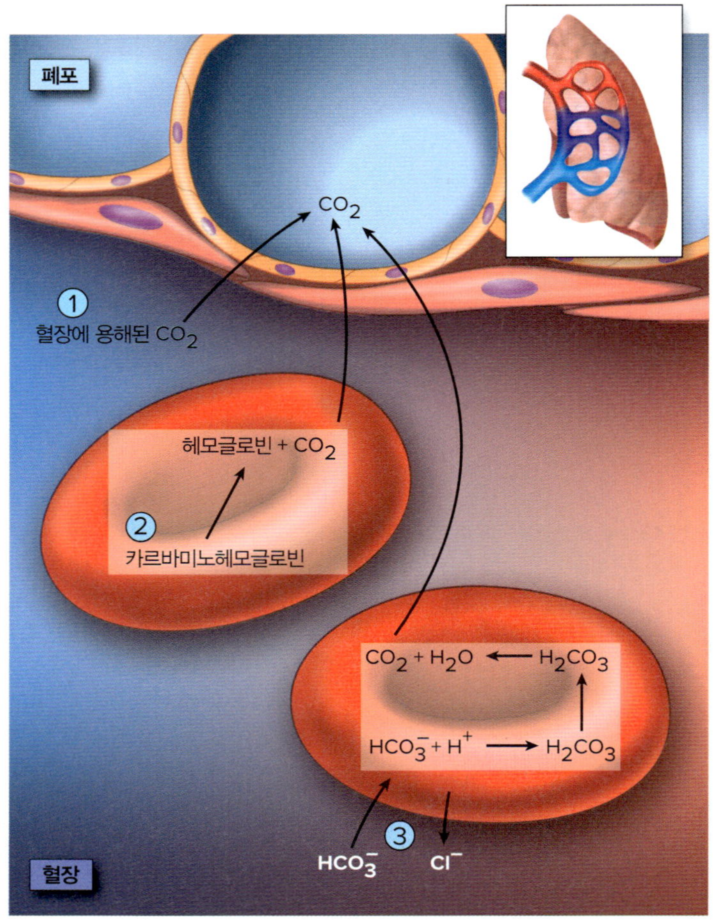

그림 13.26 폐에서의 이산화탄소 운반(수송). (1) 혈장에 의해 운반된 이산화탄소는 폐포로 확산된다. (2) 탈산화헤모글로빈에 산소가 가득차면, 카르바미노헤모글로빈으로 운반된 이산화탄소가 헤모글로빈에서 해리되어 적혈구에서 폐포로 확산된다. (3) 역염소 이온 이동에서 중탄산염은 적혈구로 들어가 H^+와 결합하여 탄산이 되고, 탄산탈수효소에 의해 이산화탄소(또는 물)로 전환되며, 이는 날숨에서 제거된다.

서의 H^+ "포획"과 HCO_3^-의 확산에 의한 방출로 적혈구 내부는 양전하를 띤다. 이러한 변화는 염소 이온(Cl^-)을 적혈구 내로 유인한다. Cl^-는 HCO_3^-가 적혈구 밖으로 나갈 때 반대로 안으로 들어간다. 혈액의 조직 모세혈관 통과 시에 나타나는 이러한 음이온의 교환을 **염소 이온 이동**(chloride shift)이라고 한다(그림 13.25).

역염소 이온 이동

혈액이 폐모세혈관에 도달하면(그림 13.26), 탈산화헤모글로빈은 산화헤모글로빈으로 전환된다. 산화헤모글로빈은 탈산화헤모글로빈보다 H^+에 대한 친화력이 더 약하기 때문에 수소 이온이 적혈구 내에서 방출된다. 이것이 혈장으로부터 HCO_3^-를 끌어들이고, 이는 H^+와 결합하여 탄산을 형성한다.

$$H^+ + HCO_3^- \rightarrow H_2CO_3$$

폐모세혈관에서 나타나는 것처럼 낮은 P_{CO_2}에서 탄산탈수효소는 탄산을 이산화탄소와 물로 전환하는 촉매작용을 한다.

$$H_2CO_3 \xrightarrow[\text{낮은 } P_{CO_2}]{\text{탄산탈수효소}} CO_2 + H_2O$$

검토해보면, 혈액이 체모세혈관을 통해 갈 때 적혈구 내 탄산탈수효소는 CO_2를 탄산으로 전환한다. 탄산의 HCO_3^-와 H^+로의 해리는 Cl^-와의 교환으로 HCO_3^-를 적혈구에서 혈장으로 확산시킨다.

역염소 이온 이동(reverse chloride shift)은 폐모세혈관에서 작동하여 탄산을 H_2O와 날숨에서 제거되는 CO_2 가스로 전환시킨다(그림 13.26). 따라서 체동맥 내의 P_{CO_2}, 탄산, H^+ 및 중탄산염 농도는 정상 환기에 의해 비교적 일정하게 유지된다. 이것은 16.8절에서 논의된 바와 같이 혈액의 산-염기 균형을 유지하기 위해 필요하다(그림 13.27).

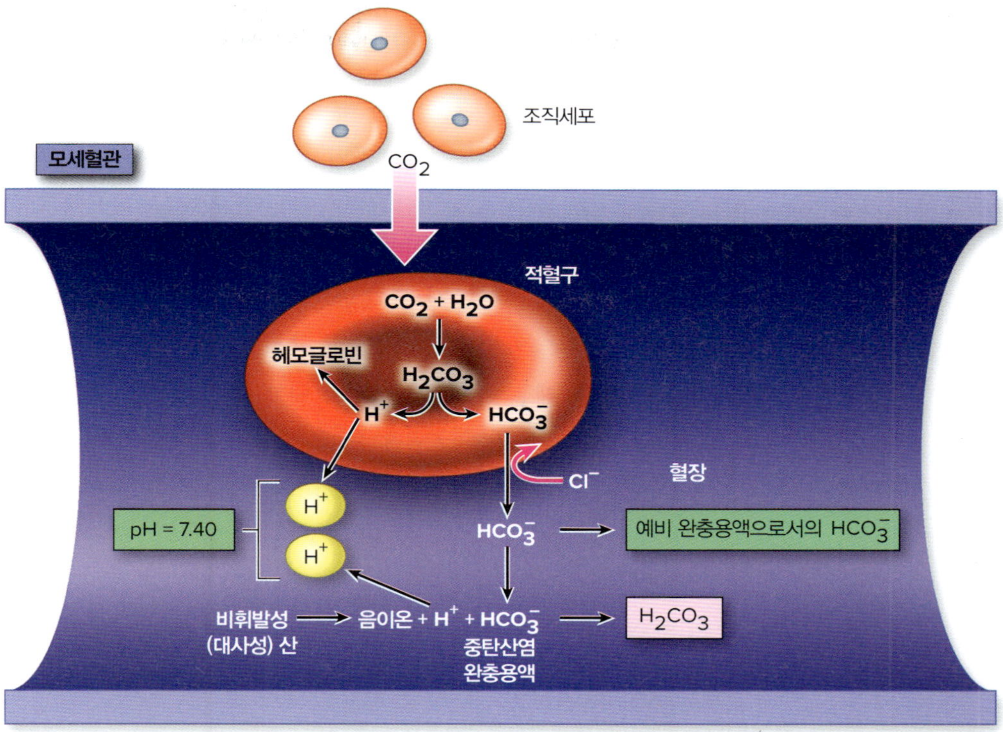

그림 13.27 중탄산염이 혈액 pH에 미치는 효과. 적혈구에서 혈장으로 방출된 중탄산염은 대사성 산(젖산, 지방산, 케톤체 및 기타)의 이온화에 의해 생성된 H^+를 완충한다. 헤모글로빈에 H^+의 결합은 O_2의 해리를 증진시킨다.

13.8 혈액의 산-염기 균형

혈장 pH는 폐와 신장의 기능을 통해 좁은 범위 내에서 유지된다. 폐는 혈액의 CO_2 농도를 조절하고 신장은 중탄산염(HCO_3^-) 농도를 조절한다.

산-염기 균형의 원리

동맥 내의 혈장 pH는 일반적으로 7.35에서 7.45 사이의 pH를 가지며 평균 7.40이다. 수소 이온 중 일부는 혈장에서 CO_2 농도로부터 형성된 탄산(H_2CO_3)으로부터 유래한 것으로 다음 반응식과 같이 이온화 된다.

$$CO_2 + H_2O \rightleftarrows H_2CO_3$$
$$H_2CO_3 \rightleftarrows H^+ + HCO_3^-$$

조직에서 호기성 세포호흡을 통해 생성된 CO_2는 대부분 혈장에서 중탄산염으로 운반된다. 폐모세혈관에서 일어나는 역염소 이온 이동 중에 중탄산염은 탄산으로 전환된 다음 이산화탄소로 전환된다. CO_2는 날숨에서 방출되는 휘발성 가스이기 때문에 탄산을 **휘발성 산**(volatile acid)이라고 한다. 이것은 혈액 농도가 호흡에 의해 독특하게 조절되기 때문에 중요하다. 젖산, 지방산, 케톤체 등을 포함한 혈액의 다른 모든 산은 환기를 통해 제거될 수 없기 때문에 **비휘발성 산**(nonvolatile acid)이다.

정상적인 조건에서 비휘발성 대사 산에 의해 방출된 H^+는 이러한 수소 이온이 **완충용액**(buffer)으로 작용하는 분자들과 결합하기 때문에 혈액 pH에 영향을 주지 않는다. 혈장의 주요한 완충용액은 HCO_3^- 이온이고, H^+를 완충한다. 이 과정을 화학반응식으로 표현하면 다음과 같다.

$$HCO_3^- + H^+ \rightarrow H_2CO_3$$

혈액 pH가 7.35 미만으로 떨어진 상태를 **산증**(acidosis)이라고 하는데, 이는 pH가 7보다 더 작은 산성을 의미하는 것은 아니다. 예를 들어, 7.2의 혈액 pH는 심각한 산증을 나타내기 때문이다. 이와 유사하게, 혈액 pH가 7.45 이상으로 상승한 상태를 **알칼리증**(alkalosis)라고 한다.

환기와 산–염기 균형

산–염기 조절에서 혈액의 산–염기 균형은 **호흡 성분**과 **대사 성분**으로 나뉜다. 호흡 성분은 P_{CO_2}로 측정한 혈액의 CO_2 농도를 나타낸다. 그 이름이 의미하듯이 호흡 성분은 호흡계에 의해 조절된다.

환기는 정상적으로 대사율과 보조를 맞추도록 조정된다. 따라서 동맥혈 P_{CO_2}는 정상범위 내로 유지된다. 그러나 **저환기**(hypoventilation)에서 환기는 CO_2를 배출하고, 정상적인 P_{CO_2}를 유지하는데 실제로 충분하지 않다. 실제로 작동적 측면에서 비정상적으로 높은 동맥혈 P_{CO_2}로 정의할 수 있다. 이 상태에서 H_2CO_3 생산은 과도하게 높아 **호흡 산증**이 일어난다.

반대로 **과호흡증후군**(hyperventilation)에서 환기율은 CO_2 생산율보다 더 높다. 그 결과 동맥혈 P_{CO_2}가 감소함으로써 H_2CO_3는 정상시보다 더 생성된다. H_2CO_3의 고갈은 혈액 pH를 증가시켜 결국 **호흡 알칼리증**을 일으킨다. 과호흡증후군은 뇌척수액(CSF)의 pH를 또한 증가시키기 때문에 현기증을 일으킬 수 있다. 그다음 뇌척수액의 알칼리증은 대뇌 혈관수축을 유도하고 감소된 혈류는 현기증을 일으킨다.

산–염기 균형의 호흡 또는 대사 성분의 변화에 의해 생성되는 혈액 pH의 변화는 다른 성분의 변화에 의해 부분적으로 보상될 수 있다. 예를 들어, 대사 산증이 있는 사람은 과호흡을 한다. 그 이유는 대동맥과 경동맥 소체가 증가한 혈액 H^+ 농도(즉, pH 저하)에 의해 자극받기 때문이다.

요약

1. 폐포는 기낭을 이루는 얇은 벽으로써 기체교환을 위한 넓은 표면적을 제공한다.
2. 흉강은 흉벽과 횡격막으로 구분된다.
3. 폐내 압력 변화는 보일의 법칙에 따르는 공기의 부피와 압력의 반비례 관계에 의한 폐부피의 변화에 의해 발생한다.
4. 폐늘임성 혹은 쉬운 확장은 경폐압의 변화에 따른 폐용적 변화를 나타낸다.
5. 폐포 속 액체의 표면장력은 팽창에 대항하는 안쪽으로 향하는 힘을 제공한다.
6. 들숨과 날숨은 줄무늬근의 수축과 이완을 통해 이루어진다.
7. 천식은 기관지 수축을 일으키는 기종에 의해 발생하고 만성 기관지염은 아주 흔한 경우로 만성 폐쇄성 폐질환을 유발시킨다.
8. 달톤 법칙에 따르면 가스 혼합물의 전체 압력은 혼합물 속 각각의 공기가 독립적으로 가할 압력의 합과 동일하다.
9. 헨리 법칙에 따르면, 액체에 용해될 수 있는 공기의 양은 액체와 접촉하는 기체의 부분압에 직접적으로 비례한다.
10. 혈액 내 가스의 비정상적으로 높은 부분압은 산소독성, 질소중독 그리고 감압병을 포함하는 다양한 질병을 유발한다.
11. 숨뇌에 있는 리듬중추는 호흡근을 직접적으로 조절한다.
12. 호흡은 혈액의 P_{CO_2}, pH 그리고 P_{O_2}에 민감한 화학수용체에 의해 영향을 받는다.
13. 헤모글로빈은 2개의 α및 2개의 β–폴리펩타이드 사슬과 각각 철의 중심원자를 포함하는 4개의 헴 그룹으로 구성된다.
14. 탈산화헤모글로빈은 폐의 산소와 결합하고(결합반응) 조직 모세혈관의 산소와의 결합을 끊는다(해리반응). 각 반응의 정도는 P_{O_2}와 산소에 대한 헤모글로빈의 친화력에 의해 결정된다.
15. 혈액의 pH와 온도는 산소에 대한 헤모글로빈의 친화력, 따라서 결합 및 해리 정도에 영향을 미친다.

16. pH가 떨어지면 산소에 대한 헤모글로빈의 친화력이 감소하고 pH가 높아지면 친화력이 증가한다. 이것을 보어 효과라고 한다.

17. 온도가 상승하면 산소에 대한 헤모글로빈의 친화력이 감소한다.

18. 산소에 대한 헤모글로빈의 친화력은 2,3-다이포스포글리세르산(2,3-DPG)이라는 적혈구의 유기분자에 의해 감소된다.

19. 적혈구에는 이산화탄소와 물을 사용하여 탄산을 형성하는 가역 반응을 촉매하는 탄산탈수효소가 들어 있다.

20. 환기 과정은 이산화탄소와 탄산의 혈중 농도를 조절함으로써 혈액의 적절한 산-염기 균형을 유지하는데 도움이 된다.

21. 정상적인 동맥혈 pH는 7.40이다. 7.35 미만의 pH를 산증이라고 한다. 7.45 이상의 pH를 알칼리증이라고 한다.

22. 격한 운동을 하는 동안 최대산소섭취량의 50~70%에서 무산소 역치에 도달할 수 있다. 이 시점에서 젖산은 근육에 의해 혈액으로 방출된다.

23. 높은 고도에 대한 순응은 감소된 동맥 P_{O_2}에도 불구하고 조직에 보다 효과적으로 산소를 전달하는 데 도움이 되는 변화를 포함한다.

24. 적혈구는 더 많은 2,3-DPG를 생성하여 산소에 대한 헤모글로빈의 친화력을 낮추고 해리 반응을 개선한다.

25. 신장은 적혈구 생성을 증가시키기 위해 골수를 자극하는 적혈구 생성인자 호르몬을 생성하여 주어진 P_{O_2} 값에서 혈액이 더 많은 산소를 운반할 수 있도록 한다.

문제

1. 원인과 결과를 보여주는 흐름도를 사용하여 어떻게 횡격막의 수축이 날숨을 제공하는지 설명하시오.

2. 방사선 사진(X-ray)은 기흉이 있는 사람의 흉곽이 확장되고 갈비뼈가 더 멀리 떨어져 있음을 보여준다. 이것이 왜 그래야 하는지 설명하시오.

3. (a) 빈혈, (b) 일산화탄소 중독 그리고 (c) 폐기능 저하를 발견하기 위해 사용되는 혈액 측정에는 무엇이 있는가?

4. 2,3-DPG의 적혈구 함량 증가는 정맥혈의 P_{O_2}에 어떤 영향을 미치는가? 물음에 답하시오.

5. 어떤 사람이 해수면으로부터 높은 고도로 갔을 때 환기의 변화가 어떻게 일어나는지 설명하고 이러한 변화가 어떻게 발생하는지 설명하시오. 이러한 변화가 이롭거나 해로운 영향을 미치는 경우는 무엇인가?

6. 고지대에 순응하는 동안 조직에 산소를 운반하고 전달하는 혈액 능력의 생리학적 변화를 설명하고 이러한 반응에 필요한 시간 경과를 나타내시오.

7. 정상 들숨과 강제 들숨, 정상 날숨과 강제적 날숨에 관련된 기작을 설명하시오. 각 경우는 어떤 근육과 관련되어 있는가?

8. 폐가 어떻게 호흡 성분을 담당하는지와 신장이 어떻게 산-염기 균형 역할을 하는 대사 성분으로서 역할을 하는지 설명하시오.

14 신장의 생리학

임상연구

로렌은 양극성 장애(조울증)로 리튬을 복용하였고, 서 있을 때 어지러움을 느꼈기 때문에 의사를 찾았다. 의사는 그녀가 탈수 상태라며 물 섭취를 늘릴 것을 권했다. 로렌은 또한 통풍에 프로베네시드를, 고혈압에 하이드로클로로티아자이드를 복용했다. 한 달 후 그녀는 근육 약화를 경험했으며 검사결과 eGFR이 정상인 것으로 나타났다. 그러나 혈액검사 결과는 그녀가 중등도의 저칼륨혈증을 앓는 것으로 나타났다. 소변은 포도당에 대해 음성 판정을 받았다. 의사는 그녀에게 하이드로클로로티아자이드 복용을 중단하고 대신 다른 이뇨제를 투여하도록 처방했다.

개 요

14.1 신장의 구조와 기능

신장에는 작은 세뇨관이 많이 있는데 이 안의 액체는 모여서 수뇨관으로 내려간다. 각 세뇨관은 사구체라고 하는 모세혈관층에서 혈액 여과액을 받는다. 여과액은 세뇨관의 여러 영역을 통과하며 변형되어 소변이 된다.

신장의 주요 기능은 신체의 세포외액(혈장과 간질액) 환경의 조절이다. 이는 혈장의 변형된 여과액인 소변의 형성을 통해 이루어진다. 소변 형성 과정에서 신장은 다음을 조절한다.

1. 혈장의 양(혈압 조절에 크게 기여)
2. 혈장 내 폐기물 농도
3. 혈장 내 전해질(Na^+, K^+, HCO_3^- 및 기타 이온)의 농도
4. 혈장의 pH

비뇨기계의 전체 구조

한 쌍의 **신장**(kidneys)은 횡격막과 간 아래, 척추의 양쪽에 있다. 신장에서 만들어진 소변은 **신우**(renal pelvis, 콩팥 깔때기)로 알려진 강으로 배출된 다음 각 신장에서 긴 관으로 된 **수뇨관**(ureter)을 통해 **방광**(urinary bladder)으로 보내진다(그림 14.1).

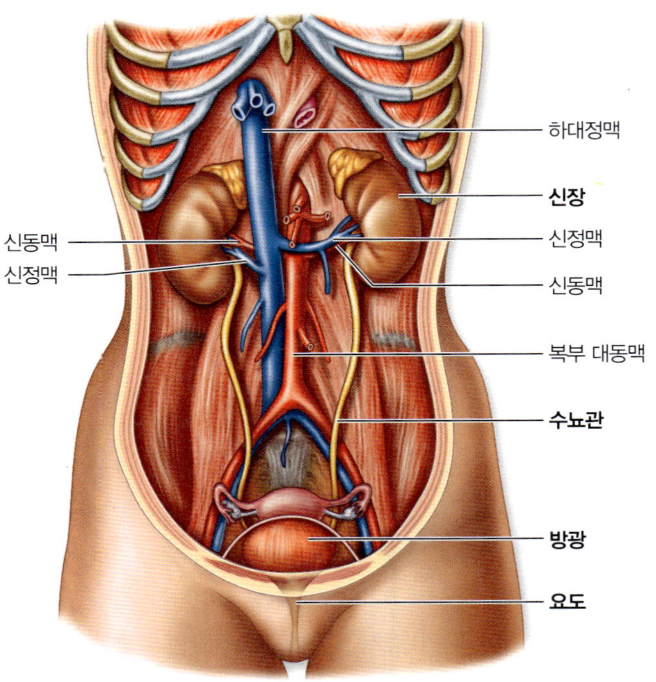

그림 14.1 비뇨기계의 기관. 여성의 비뇨기계를 보여주고 있다. 요도가 음경 통과한다는 점을 저외하고는 남성과 같다.

신장의 단면은 두 개의 별개 영역을 보여준다(그림 14.2). 외부 **신피질**(renal cortex)은 많은 모세관 때문에 적갈색이며 외관이 과립 모양이다. 더 깊은 **신수질**(renal medulla)은 미세한 세뇨관과 혈관의 존재로 인해 외관상 줄무늬가 있다. 수질은 **신주**(renal column)로 분리된 8~15개의 원추형 **신추체**(renal pyramid)로 구성된다.

신장의 강은 여러 부분으로 나뉜다. 각 신추체는 **소신배**(minor calyx)라고 하는 작은 오목한 부분으로 돌출되어 있다. 여러 개의 작은 소신배가 합쳐져 **대신배**(major calyx)를 형성한다. 그런 다음 대신배들이 합류하여 깔때기 모양의 신우를 형성한다. 신우는 대신배에서 소변을 수집하여 수뇨관과 방광으로 운반한다.

수뇨관은 소화관에서 일어나는 것과 유사한 물결 모양의 수축인 **연동운동**(peristalsis)을 한다.

방광(urinary bladder)은 소변을 저장하는 주머니로, 그 안에 들어 있는 소변의 양에 따라 모양이 결정된다. 방광은 **요도**(urethra)를 따라 아래쪽으로 오줌을 내보낸다.

> **임상적용**
>
> **신장결석**(nephrolithiasis 또는 kidney stone)은 결정화된 미네랄 또는 폐기물을 포함하는 신장에 형성된 단단한 물체이다. 약 80%는 인산칼슘 또는 옥살산칼슘으로 구성된 **칼슘 결석**(calcium stone)이다. 스트루바이트 결석(struvite stone)은 특정 요로감염으로 인해 발생할 수 있는 마그네슘 인산암모늄의 결정체이다. 부적절한 배설을 유발하는 유전적 결함으로 인해 요산(퓨린의 최종 대사산물)이 너무 많으면 요산이 관절에 침전되어 **통풍**(gout)을 일으키고 세뇨관에 침전되어 **요산 결석**(uric acid stone)을 생성할 수 있다. 성분의 농도가 용해도를 초과할 때 결석이 형성되기 때문에 탈수된 사람이 결석을 형성하는 경향이 증가한다. 그러나 청량음료로 수분을 공급하는 것은 여러 가지 이유로 피해야 하는데 그중 하나는 신장결석 위험의 증가이다. 신배나 신우에 있는 큰 결석은 소변 흐름을 방해할 수 있고 수뇨관으로 들어가는 작은 결석(보통 5mm 미만)은 심한 통증을 유발할 수 있다. 신장결석을 통과시키는 데 도움이 되는 약물을 사용할 수 있지만, 결석이 통과하지 않으면 **쇄석술**(lithotripsy)이 필요할 수 있다. 쇄석기에서 생성된 에너지는 신체조직을 통해 이동하는 충격파를 생성하여 밀도가 높은 신장결석에 집중되고 이를 산산조각낸다. 이 비침습적 절차가 성공적이지 않으면 수술이 필요할 수 있다.

배뇨 조절

방광에는 **배뇨근**(detrusor muscle)이라는 근육으로 이루어진 벽이 있다. 배뇨근은 부교감신경세포에 의해 조밀하게 신경지배되며, 방광을 비우려면 신경자극이 필요하다. 방광 비움의 주요 자극은 부교감신경 축삭에서 방출되는 아세틸콜린(ACh)이며 배뇨근의 무스카

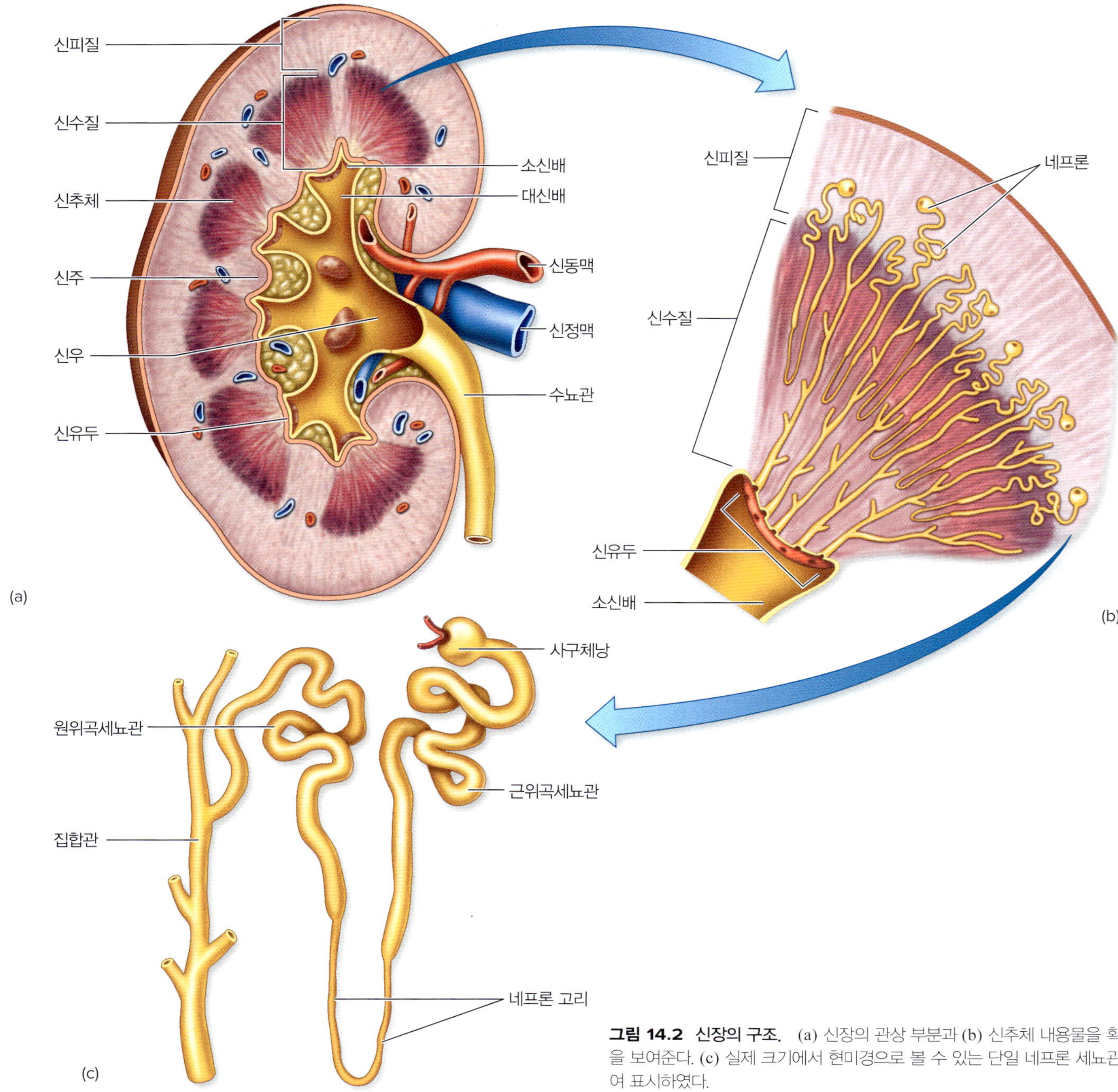

그림 14.2 신장의 구조. (a) 신장의 관상 부분과 (b) 신추체 내용물을 확대한 그림을 보여준다. (c) 실제 크기에서 현미경으로 볼 수 있는 단일 네프론 세뇨관을 분리하여 표시하였다.

린 ACh 수용체를 자극한다.

2개의 괄약근이 요도를 둘러싸고 있다. 평활근으로 구성된 상부 괄약근을 **내요도괄약근**(internal urethral sphincter)이라 하고, 수의근인 골격근으로 구성된 하부 괄약근은 **외요도괄약근**(external urethral sphincter)이라 한다. 이 괄약근은 **배뇨**(micturition) 과정에서 조절된다.

방광이 가득 차면 팽창으로 활성화된 방광의 감각신경세포가 척수의 S2~S4 분절에 있는 연합신경세포를 자극한다. 그런 다음 척수가 **보호반사**(guarding reflex)를 제어하여 배뇨근에 대한 부교감신경이 억제되는 반면, 외요도괄약근의 골격근은 체성운동신경세포에 의해 자극된다. 이는 방광이 의도하지 않게 비워지는 것을 방지한다. 방광이 충분히 늘어나면 감각신경세포 자극이 **배뇨반사**(voiding reflex)를 유발할 수 있다. 배뇨반사 동안 감각 정보는 척수를 통해 교뇌로 전달되며, 여기서 신경세포 집단이 **배뇨중추**(micturition center) 역할을 한다. 배뇨중추는 배뇨근에 대한 부교감신경을 활성화해 배뇨근을 율동적으로 수축시킨다.

임상적용

방광 조절 능력 상실로 배뇨가 조절되지 않는 **요실금**(urinary incontinence)에는 여러 가지 원인이 있다. **복압성 요실금**(stress urinary incontinence)은 재채기, 기침, 웃을 때와 같이 복압이 높아져 소변이 샐 때 나타난다. 이것은 여성에게서 출산이나 노화로 인해 골반저가 요도를 더 이상 적절하게 지지하지 못할 때 발생한다. 이는 요도를 지지하도록 물질을 삽입하는 **슬링 수술**(sling surgery)로 종종 치료한다. 남성의 경우 전립샘암 치료로 인해 요실금이 자주 발생한다. **절박성 요실금**(urgency incontinence)은 배뇨근의 수축이 통제되지 않아 큰 배뇨 충동과 다량의 소변 누출을 유발한다. 이 절박함은 **과민성 방광**(overactive bladder)을 가진 사람의 특징이며 일반적으로 잦은 배뇨 및 다른 증상도 경험한다. 요실금은 **요역동학검사**(urodynamic testing)로 진단할 수 있다. 검사에는 방광을 따뜻한 물로 채워 방광 압력과 순응도(배출 가능성)를 측정하는 방광내압측정(cystometric test)이 포함되며 피험자는 소변을 보고 싶은 충동이 나타날 때 말해야 한다.

신장의 현미경적 구조

네프론(nephron)은 소변 형성을 담당하는 신장의 기능적 단위이다. 각 신장에는 백만 개 이상의 네프론이 있다. 네프론은 **세뇨관**(tubule)과 이와 연관된 작은 혈관으로 구성된다. 모세관 여과로 형성된 유체는 세뇨관으로 들어가고 이후 수송 과정에 의해 변형되며, 세뇨관을 떠나는 최종 액체는 소변이다.

신장혈관

동맥혈은 **신동맥**(renal artery)을 통해 신장으로 들어가며, 신동맥은 신주를 통해 신추체 사이를 통과하는 **엽간동맥**(interlobar artery, 그림 14.3)으로 나뉜다. **궁상동맥**(arcuate artery)은 피질과 수질의 경계에 있는 엽간동맥에서 분기한다. 다수의 **소엽간동맥**(interlobular artery)이 궁상동맥에서 피질로 방사되고 미세한 **구심성 소동맥**(afferent arteriol)으로 세분된다(그림 14.4). 구심성 소동맥은 혈액을 **사구체**(glomeruli)로 전달하는데, 사구체는 네프론 세뇨관으로 들어가는 혈액 여과액을 생성하는 모세혈관 네트워크이다. 사구체에 남아 있는 혈액은 **원심성 소동맥**(efferent arteriole)을 통해 나가며, 이 소동맥은 혈액을 또 다른 모세혈관 네트워크, 즉 세뇨관을 둘러싸고 있는 **세뇨관측모세혈관**(peritubular capillary)으로 전달한다.

우리 신체에서 유일하게 모세혈관층(사구체)의 혈액이 세정맥이 아닌 소동맥으로 빠져나가서 뒤쪽에 있는 두 번째 모세혈관층(세뇨관측모세혈관)으로 전달되는 구조를 가진다. 세뇨관측모세혈관의 혈액은 신장 동맥과 평행한 정맥으로 배출된다. 이 정맥을 **소엽간정맥**(interlobular vein), **궁상정맥**(arcuate vein) 및 **엽간정맥**(interlobar vein)이라 한다. 엽간정맥은 신추체 사이로 내려와서 모이고, **단일 신정맥**(renal vein)으로 신장을 떠나서 하대정맥으로 비워진다.

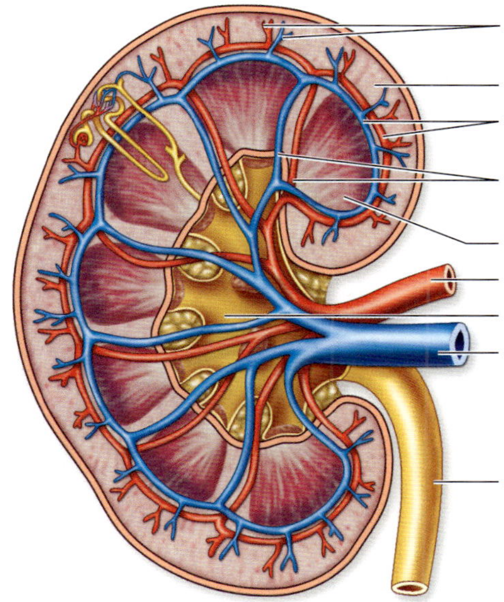

그림 14.3 신장의 주요 혈관. 신수질과 피질로 혈액을 운반하는 혈관과 신장으로부터 혈액을 운반하는 혈관이 예시되어 있다.

네프론 세뇨관

네프론의 관 모양 부위는 **사구체낭**(glomerular capsule) 또는 **보우만낭**(Bowman's capsule), **근위곡세뇨관**(proximal convoluted tubule), **헨레의 네프론 고리 하행지**(descending limb of the nephron loop of Henle), **네프론 고리 상행지**(ascending limb of the nephron loop), **원위곡세뇨관**(distal convoluted tubule)으로 구성된다.

사구체낭(glomerular capsule) 또는 **보우만낭**(Bowman's capsule)은 사구체를 둘러싸고 있다. 사구체낭과 사구체는 신장의 피질에 위치하며 함께 **신소체**(renal corpuscle)를 구성한다.

사구체낭에 들어가는 여과액은 **근위곡세뇨관**(proximal convoluted tubule)의 내강으로 이동한다. 근위곡세뇨관의 벽은 수백만 개의 미세융모를 가진 입방상피세포 단일층으로 구성되는데, 이는 재흡수를 위한 표면적을 증가시킨다.

사구체, 사구체낭 및 세뇨관들은 신피질에 있다. 유체는 근위곡세뇨관에서 **네프론 고리**(nephron loop, **헨레 고리**)로 이동한다. 이 유체는 고리의 **하행지**(descending limb)에서 신수질로 운반되고 고리의 **상행지**(ascending limb)에서 피질로 돌아간다. 피질로 돌아가면

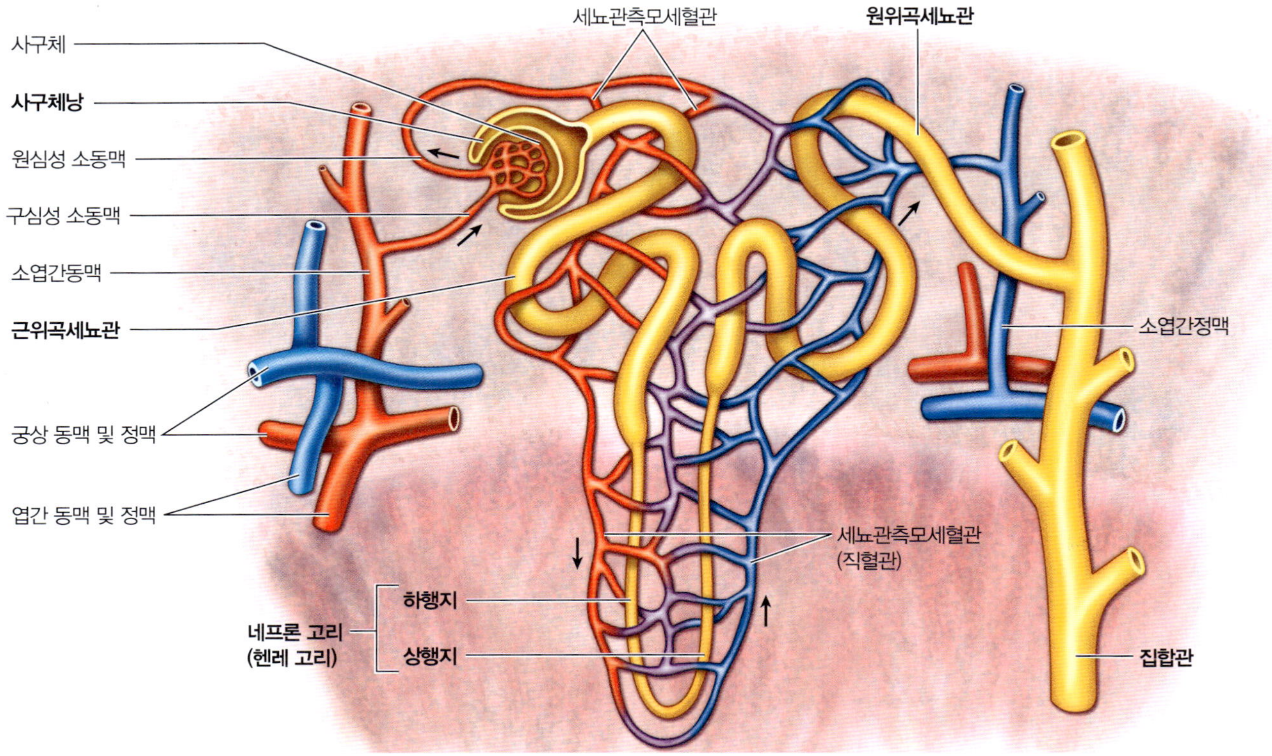

그림 14.4 네프론 세뇨관 및 관련 혈관. 이 단순화된 그림에서 사구체에서 원심성 소동맥, 세뇨관측모세혈관, 신정맥으로의 혈류가 화살표로 표시되어 있다. 네프론 세뇨관의 여러 영역에 대한 이름은 굵은 글씨로 표시하였다.

세뇨관이 다시 굽어져 **원위곡세뇨관**(distal convoluted tubule)이라고 한다.

네프론은 신장에서의 위치와 네프론 고리의 길이에 따라 두 가지 주요 유형으로 분류한다. 피질의 안쪽(1/3 위치)에서 시작되는 네프론을 수질 옆에 있어서 **수질옆네프론**(juxtamedullary nephron)이라고 하는데, 피질의 바깥쪽(2/3 위치)에서 시작되는 수가 더 많은 **피질네프론**(cortical nephron)보다 긴 네프론 루프를 가지고 있다(그림 14.5). 수질옆네프론은 신장이 농축된 소변을 생성하는 데 중요한 역할을 한다.

집합관(collecting duct)은 여러 네프론의 원위곡세뇨관에서 유체를 받는다. 집합관이 신추체를 통과할 때 유체는 집합관을 통해 피질에서 신수질로 배출된다.

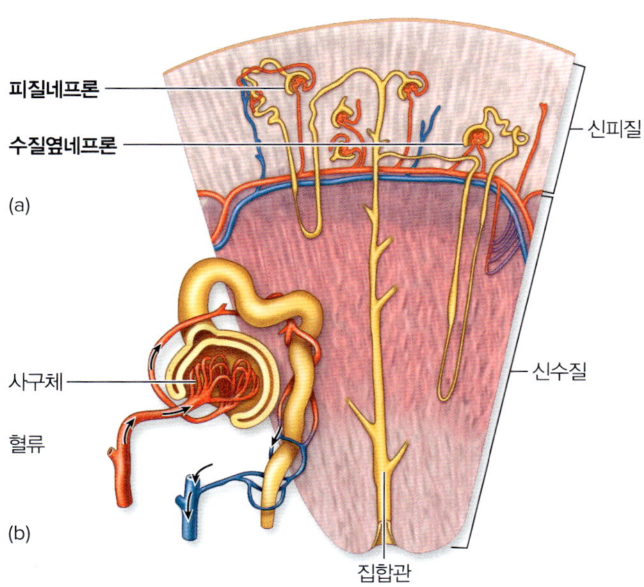

그림 14.5 신추체의 내용물. (a) 피질 및 수질옆네프론의 위치가 신추체 내에 표시되었다. (b) 네프론 혈관에서 혈류의 방향은 화살표로 표시되었다.

14.2 사구체여과

사구체 모세혈관은 벽에 큰 구멍이 있고 사구체와 접촉하는 사구체낭 층에는 여과 틈새가 있다. 따라서 물과 물에 용해된 용질은 혈장으로부터 사구체낭 내부와 네프론 세뇨관으로 이동할 수 있다.

사구체 모세혈관의 내피세포에는 "창(fenestrae)"이라고 하는 큰 구멍(직경 200~500 Å)이 있다. 따라서 사구체 내피세포를 "창이 있는(fenestrated)" 세포라 한다. 이런 큰 구멍이 있어서 사구체 모세혈관은 골격근 모세혈관보다 혈장의 물과 용질에 대해 100~400배 더 투과성이 크다.

혈장의 액체가 사구체낭 내부로 들어가기 전에 선택 필터 역할을 하는 세 개의 층을 통과해야 한다. 따라서 사구체낭에 들어가는 유체를 **여과액**(filtrate)이라 한다. 이것은 소변이 되기 위해 네프론 세뇨관의 다른 부위를 통과할 때 변형될 유체이다.

첫 번째 잠재적 여과 장벽은 **모세혈관 창**(capillary fenestrae)이며, 이는 단백질이 통과할 수 있을 만큼 충분히 크지만 혈장 단백질에 대해 일부 장벽을 제공할 수 있도록 전하로 둘러싸여 있다. 두 번째 잠재적 장벽은 모세혈관 내피 바로 밖에 있는 콜라겐 IV와 프로테오글리칸의 층인 **사구체기저막**(glomerular basement membrane)이다. 이것은 혈장 단백질에 일부 장벽을 제공할 수 있으며 실제로 콜라겐 IV의 유전적 결함은 유전성 사구체신염(**알포트증후군**)을 유발할 수 있다. 사구체기저막은 다른 혈관의 기저막보다 5배 이상 두꺼우며, 사구체낭 내강으로 흐르는 체액의 속도를 가장 많이 제한하는 구조이다.

그런 다음 여과액은 세 번째 잠재적 여과 장벽이 있는 사구체낭의 내부 층을 통과해야 한다. 이 층은 **족세포**(podocyt)로 구성되는데, 족세포는 구상 **세포체**를 가진 독특한 상피세포로 세포체에서 연장되는 **일차돌기**, 일차돌기에서 분기된 수천 개의 **발돌기**(foot process)로 구성된다. 족세포 돌기는 사구체기저막에 부착된 반면, 세포체는 사구체낭 내의 유체에 떠 있다. 인접한 족세포의 발돌기는 서로 맞물려 사구체 모세혈관의 기저막을 둘러싸고 있다. 인접한 발돌기 사이의 좁은 틈새(폭 30~50 nm)는 사구체 여과액의 분자가 사구체낭 내부로 들어가는 통로를 제공한다(그림 14.6).

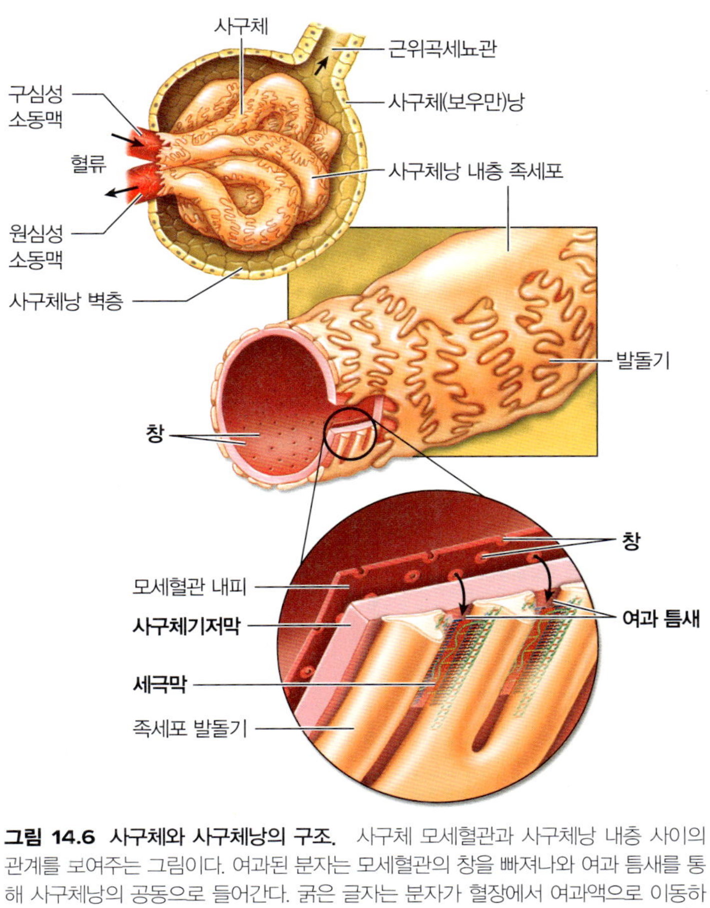

그림 14.6 사구체와 사구체낭의 구조. 사구체 모세혈관과 사구체낭 내층 사이의 관계를 보여주는 그림이다. 여과된 분자는 모세혈관의 창을 빠져나와 여과 틈새를 통해 사구체낭의 공동으로 들어간다. 굵은 글자는 분자가 혈장에서 여과액으로 이동하는 것을 잠재적으로 제한하는 구조를 나타낸다. 혈장 단백질은 주로 세극막에 의해 여과액에서 제외된다.

사구체 한외여과액

사구체낭으로 들어가는 유체는 압력(혈액의 정수압)에 의해서 형성되기 때문에 **여과액**(filtrate) 또는 **한외여과액**(ultrafiltrate)이라 한다(그림 14.7). 이 과정은 스탈링(Starling) 힘에 반응하여 신체의 다른 모세혈관층에 의해 간질액이 형성되는 것과 유사하다.

사구체 모세혈관은 투과성이 매우 높고 표면적이 넓어서 적당한(높지 않은) 순수여과압으로도 엄청나게 많은 양의 여과액을 생성한다. **사구체여과율**(glomerular filtration rate, GFR)은 분당 두 신장에서 생성되는 여과액의 양이다. GFR은 여성의 경우 분당 평균 115 mL, 남성의 경우 분당 125 mL이다. 이는 시간당 7.5 L 또는 하

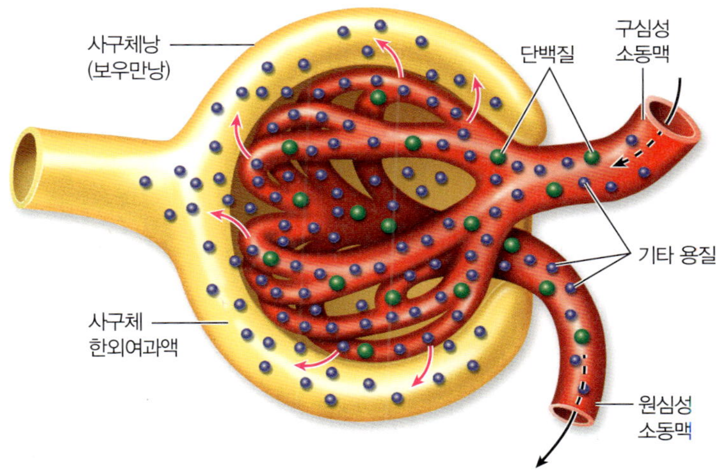

그림 14.7 사구체 한외여과액의 형성. 혈장 단백질(녹색 구체)은 일반적으로 여과되지 않지만, 더 작은 분자인 혈장 용질(보라색 구체)은 쉽게 사구체 한외여과액로 들어간다. 빨간색 화살표는 여과를 나타낸다. 구심성 소동맥 혈장에 있는 대부분 용질 분자는 여과되지 않고 원심성 소동맥에 남는다.

루에 180 L에 해당한다. 총 혈액량은 평균 약 5.5 L이며, 이는 총 혈액량이 40분마다 세뇨관으로 여과됨을 의미한다. 여과된 물의 대부분을 즉시 혈관계로 되돌려 보내야 함은 명백하다.

사구체여과율 조절

구심성 소동맥의 혈관 수축 또는 확장은 사구체로의 혈류 속도에 영향을 미치므로 사구체여과율에 영향을 준다. 구심성 소동맥의 직경 변화는 외인성 조절기작(교감신경지배로 생성됨)과 내인성 조절기작(신장 내 조절 또는 **신장 자동조절**이라고도 함) 모두에 의해 발생한다. 이런 체계는 신장이 노폐물을 제거하고 혈압을 조절할 수 있을 만큼 GFR이 충분하게 높지만, 과도한 수분 손실을 유발할 만큼 높지는 않도록 유지하는 데 필요하다.

교감신경 효과

투쟁-도피 반응 또는 운동 중에 발생하는 교감신경활동의 증가는 구심성 소동맥의 수축을 자극한다. 이것은 혈액량을 보존하고 혈액을 근육과 심장으로 돌리는 데 도움이 된다. 심혈관 쇼크 중에 교감신경활동이 혈관 수축을 자극할 때도 비슷한 효과가 발생한다. 감소한 GFR과 그에 따라 감소하는 소변 생성률은 이런 상황에서 급격한 혈압 강하를 보상하는 데 도움이 된다(그림 14.8).

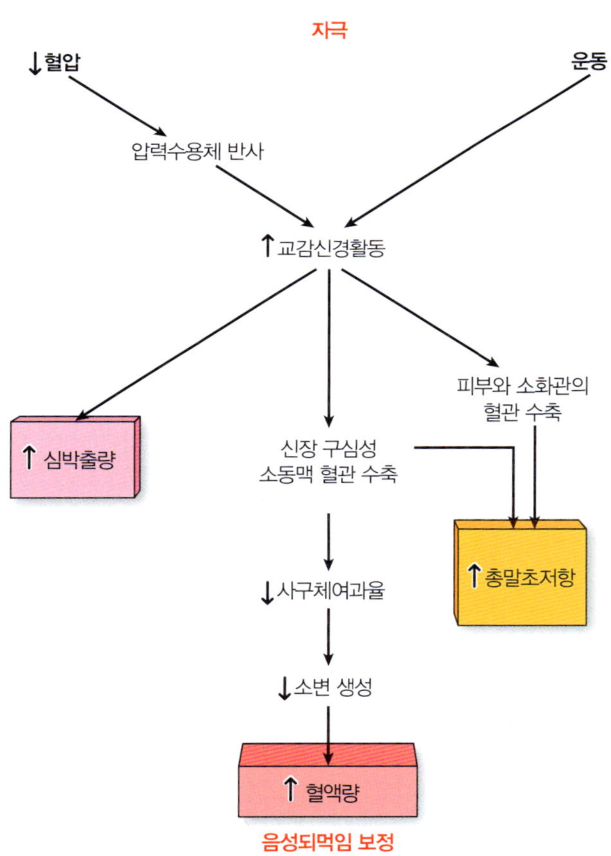

그림 14.8 교감신경 효과. 증가한 교감신경활동이 심혈관계와 신장 기능에 미치는 일반적인 효과가 설명되어 있다.

신장 자동조절

교감신경 조절을 실험적으로 제거하면 전신 혈압과 GFR 사이의 관계를 관찰할 수 있다. 놀랍게도 평균 동맥혈압이 70~180 mmHg(정상은 100 mmHg) 범위 안에서 GFR은 비교적 일정하게 유지된다. 변동하는 혈압에 반응하여 상대적으로 일정한 GFR을 유지하는 신장의 능력을 **신장 자동조절**(renal autoregulation)이라 한다. 신장 자동조절에서 구심성 소동맥은 평균 동맥압이 70 mmHg로 떨어지면 확장되고 평균 동맥압이 정상 이상으로 상승하면 수축한다. 원심성 소동맥에서 발생할 수 있는 변화는 덜 중요한 것으로 여겨진다.

두 가지 일반적인 기전이 신장 자동조절을 담당한다. (1) 근육 기전, (2) 국소적으로 생성되는 혈관수축 또는 혈관이완 화학물질의 효과이다. 구심성 소동맥의 **근원성 혈관수축**(myogenic vasoconstriction)은 구심성 소동맥 혈관 평활근세포의 신장(늘어남)에 대한 반응으로 발생한다. 이 세포의 기계수용체는 혈관 수축을 자극하는 세포 내 Ca^{2+}을 증가시켜 반응한다. 이는 사구체의 섬세한 모세혈관을 압력 상승으로부터 보호하고 일정한 GFR을 유지하는 데 도움이 된다.

국지적으로 생성된 화학물질이 구심성 소동맥에 미치는 영향은 **세뇨관사구체되먹임**(tubuloglomerular feedback)이라는 과정의 일부이다. 세뇨관사구체되먹임의 감지기는 **치밀반**(macula densa)이라 불리는 전문화된 세포 집단으로, 상행지의 두꺼운 부위가 굽어지는 부분에 위치하며 피질의 구심성 및 원심성 소동맥과 접촉한다.

14.3 염분과 물의 재흡수

사구체 여과액에서 물의 재흡수는 삼투에 의해 발생하며, 이는 세뇨관 벽을 가로질러 Na^+ 및 Cl^-의 수송으로 인해 발생한다. 근위세뇨관은 여과된 염분과 물의 대부분을 재흡수하고 나머지 대부분은 ADH 자극하에 집합관 벽을 가로질러 재흡수된다.

매일 약 180 L의 사구체 한외여과액이 생성되지만, 신장은 일반적으로 24시간 동안 1~2 L의 소변만 배출한다. 따라서 여과액의 약 99%는 혈관계로 되돌아가고 1%는 소변으로 배설된다. 소변의 양은 신체

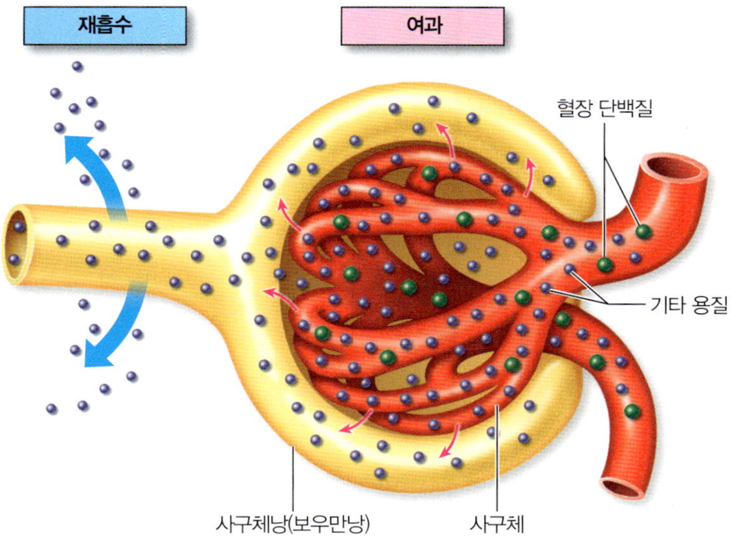

그림 14.9 여과 및 재흡수. 혈장 내 물과 용해된 용질(보라색 구체)은 여과에 의해 사구체 한외여과액에 들어가지만 여과된 분자의 대부분은 재흡수된다. 재흡수라는 용어는 세뇨관 여과액에서 혈액으로 분자가 다시 이동하는 것을 의미한다.

의 필요에 따라 다르다.

신체의 수분 상태와 관계없이 대부분의 여과된 물은 혈액량과 혈압을 유지하기 위해 혈관계로 되돌아가야 한다. 여과된 분자가 세뇨관에서 혈액으로 되돌아오는 것을 **재흡수**(reabsorption)라 한다(그림 14.9). 하루에 생성되는 180 L의 사구체 여과액의 약 85%가 근위세뇨관과 네프론 고리의 하행각에 의해 일정하고 조절없는 방식으로 재흡수된다. 이 재흡수와 나머지 여과액의 조절된 재흡수는 모두 삼투에 의해 발생한다. 따라서 관 속의 여과액과 주변 모세혈관의 혈장 사이에 농도 기울기가 생성되어 물의 삼투를 촉진하여야 한다.

근위세뇨관에서의 재흡수

단백질을 제외한 모든 혈장 용질은 사구체 한외여과액에 자유롭게 들어갈 수 있으므로 여과액의 총용질농도(삼투몰농도)는 본질적으로 혈장의 농도와 같다. 이 총용질농도는 6장에서 설명한 대로 300 mOsm과 같다. 따라서 여과액은 혈장과 **등삼투**(isosmotic)라 한다. 삼투에 의한 재흡수는 세뇨관측모세혈관과 여과액의 혈장 용질농도가 능동수송으로 변경되지 않는 한 발생할 수 없다. 이는 여과액에서 세뇨관 주위 혈액으로 Na^+의 능동수송으로 달성된다.

능동수송과 수동수송

근위세뇨관의 벽을 구성하는 상피세포는 정단면(세뇨관의 내강에 가장 가까운 쪽) 쪽에서만 밀착연접으로 함께 연결된다. 각 세포에는 4개의 노출된 표면이 있다. 미세융모를 포함하는 내강을 향한 정단면(정점), 세뇨관측모세혈관을 향한 기저면, 인접한 상피세포 사이의 좁은 틈을 향하는 측면이다.

근위세뇨관으로 들어가는 유체인 사구체 한외여과액의 Na^+ 농도는 혈장과 같다. 그러나 세뇨관 상피세포의 세포질은 Na^+ 농도가 훨씬 낮다. 이 낮은 Na^+ 농도는 부분적으로는 Na^+에 대한 세포막의 낮은 투과성 때문이고 부분적으로는 Na^+/K^+ 펌프에 의해 세포 밖으로 Na^+가 능동수송되기 때문이다. 근위세뇨관 세포에서 Na^+/K^+ 펌프는 세포막의 기저면과 측면 부위에는 있으나 정단면 부위에는 없다. 능동수송 펌프는 세뇨관 액에서 정단면 세포막을 가로질러 근위세뇨관의 상피세포로 Na^+의 확산을 촉진하는 농도 기울기를 생성한다. 그런 다음 Na^+는 Na^+/K^+ 펌프에 의해 주변 간질액으로 배출된다.

세뇨관 액에서 근위세뇨관을 둘러싸고 있는 간질액으로의 Na^+ 수송은 내강을 음극으로 하여 세뇨관 벽을 가로질러 전위차를 만든다. 이 전기적 기울기는 더 높은 Na^+ 농도의 간질액을 향한 Cl^-의 수동수송을 일으킨다. 근위세뇨관 초입에서 Cl^-의 재흡수는 주로 상피세포를 통과하는 세포관통수송 방식으로 이루어진다. 이런 Cl^-의 세포관통 재흡수는 Na^+의 재흡수와 일치하기에는 충분하지 않지만, 뒤쪽의 근위세뇨관을 구성하는 상피세포 사이의 밀착연접은 Cl^-에 투과적이다. 결과적으로 Cl^-는 세포측수송 방식으로 수동적 재흡수될 수 있다. 네프론 상피세포 사이의 밀착연접은 근위세뇨관에서 가장 많이 새고 여기에서의 세포측수송은 염분과 물의 수동적 재흡수에 크게 이바지한다.

이런 과정의 결과로 근위세뇨관을 둘러싼 간질액, 특히 상피세포 사이의 좁은 공간에 NaCl이 축적된다. 이것은 간질액의 삼투몰농도와 삼투압을 세뇨관 액보다 높게 하여 상피세포 세포막에 있는 아쿠아포린 통로를 통해 물의 재흡수를 유도하는 삼투압 기울기를 생성한다. 근위세뇨관에서 재흡수된 염분과 물은 수동적으로 세뇨관측모세혈관으로 이동할 수 있으며 이러한 방식으로 혈액으로 되돌아간다(그림 14.10).

근위세뇨관 재흡수의 중요성

원래 사구체 한외여과액의 약 65%에 해당하는 염분과 물이 근위세뇨관을 통해 재흡수되어 혈관계로 되돌아간다. 이에 따라 남아 있는 관내 액체의 부피는 감소하지만, 이 액체는 여전히 300 mOsm의 농도를 갖는 혈액과 등삼투 상태이다. 근위세뇨관의 세포막은 물이 자유롭게 투과하여 물과 염분이 비례적으로 제거되기 때문이다.

추가로 소량의 염분과 물(약 20%)은 네프론 고리의 하행지를 통

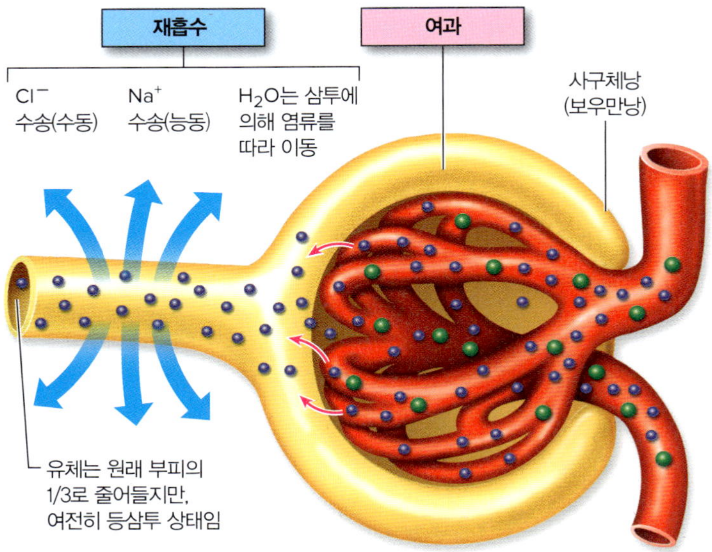

그림 14.10 근위세뇨관에서의 염분과 물 재흡수. Na^+는 여과액 밖으로 능동적으로 이동하고(그림 17.24 참조) Cl^-는 전기적 인력에 의해 수동적으로 따라온다. 물은 염분을 따라 삼투압에 의해 세뇨관 여과액에서 세뇨관측모세혈관으로 들어간다. 이 그림에서 보라색 구체는 재흡수된 모든 이온과 분자를 나타낸다.

해 재흡수되어 혈관계로 되돌아간다. 근위세뇨관에서 일어나는 재흡수는 사람의 수분 상태와 관계없이 지속해서 일어난다. 네프론 후반부(원위세뇨관 및 집합관)에서의 재흡수와는 달리 호르몬 조절 대상이 아니다. 따라서 여과된 염분 및 물의 약 85%는 네프론의 초기 영역(근위세뇨관 및 네프론 고리)에서 일정한 방식으로 재흡수된다. 이런 재흡수는 에너지 소비 측면에서 비용이 매우 많이 들며 휴식 시 신체가 소비하는 칼로리의 6%를 차지한다.

원래 사구체 한외여과액의 85%가 네프론의 초기 영역에서 재흡수되기 때문에 초기 여과액의 15%만이 남아서 원위세뇨관과 집합관으로 이동한다. 이것은 여전히 많은 양의 체액(15% × GFR(180 l/일) = 27 l/일)이며 신체의 수분 상태에 따라 다양한 정도로 재흡수되어야 한다. 재흡수 비율과 소변량의 "미세조정"은 네프론의 후반 부위에 대한 호르몬의 작용으로 이루어진다.

역류증폭계

물은 세뇨관 벽을 가로질러 능동수송될 수 없으며, 세뇨관 액과 주변 간질액이 서로 등장성이면 물의 삼투가 발생할 수 없다. 삼투압에 의해 물이 재흡수되기 위해서는 주변 간질액을 고장성으로 만들어야 한다. 신수질의 간질액 삼투압은 수질옆네프론에 의해 혈장보다 4배 이상 높아진다. 이는 부분적으로 네프론 고리의 기하학적 구조 때문인데, 네프론 고리는 급격히 구부러져 하행지와 상행지가 상호작용할 수 있을 만큼 매우 가깝다. 상행지가 상호작용에서 능동적 부위이기 때문에 그 속성을 하행지보다 먼저 설명한다.

네프론 고리 상행지

상행지는 고리의 끝부분에 가까운 **얇은 부위**(thin segment)와 신피질의 원위세뇨관으로 여과액을 운반하는 **두꺼운 부위**(thick segment)의 두 영역으로 나뉜다. **상행지 두꺼운 부위**(thick segment of the ascending limb)는 내강에서 주변 간질액으로 여과된 염(NaCl)의 20~25%를 능동적으로 밀어낸다(그림 14.11). 이 과정은 근위세뇨관에서 NaCl이 재흡수되는 방식과는 다른 **소듐-칼륨-염소 공동수송체**(Na^+-K^+-$2Cl^-$ cotransporter)에 의해 수행된다. 상행지 두꺼운 부위의 세포에서 Na^+는 여과액에서 세포 안으로 전기화학적 기울기를 따라 낮은 쪽으로 수동적 이동을 하는데, 이는 같은 방향으로 K^+와 Cl^-의 이차능동수송에 동력을 공급한다. 이동은 $Na^+:K^+:Cl^- = 1:1:2$의 비율로 발생한다. 그런 다음 Na^+는 Na^+/K^+ 펌프에 의해 기저측막을 가로질러 간질액으로 활발히 수송된다. Cl^-는 전기적 인력 때문에 수동적으로 Na^+를 따라 이동하고, K^+는 수동적으로 여과액으로 다시 확산한다(그림 14.12).

물은 상행지 내강의 여과액에서 세뇨관을 둘러싸고 있는 간질액으로 NaCl을 따라갈 수 없다. 따라서 상행지의 여과액은 피질로 올라갈수록 점점 묽어지는 반면, 신수질의 네프론 고리를 둘러싸고 있는 간질액은 점점 더 농축된다. 따라서 피질의 원위세뇨관으로 들어가는 세뇨관 유체는 저장성(약 100 mOsm 농도)으로 만들어지는 반면, 수질의 간질액은 고장성으로 만들어진다.

네프론 고리 하행지

수질옆네프론 고리의 끝 주변 위치의 신수질 깊은 영역은 1,200 mOsm 농도에 도달한다. 이렇게 높은 농도에 도달하려면 상행지에서 배출된 염분이 수질의 간질액에 축적되어야 한다.

하행지는 능동적으로 염분을 운반하지 않으며 염분의 수동적 확산에 불투과성이다. 그러나 물은 투과할 수 있다. 주변의 간질액은 하행지의 여과액에 대해 고장성이므로 삼투에 의해 하행지에서 물이 빠져나와 모세혈관으로 들어간다. 따라서 고리의 끝으로 이동함에 따라 세뇨관 내 유체의 농도는 증가하고 부피는 감소한다.

하행지에서의 이런 수동수송의 결과로 고리의 끝에서 "굽이를 도는" 유체는 주변 간질액과 같은 삼투몰농도(1,200 mOsm)를 갖는다. 따라서 하행지는 일반적인 등장액보다 염분 농도가 높은 유체를 상행지에 전달하게 된다. 상행지에 의한 염분 수송은 그에 따라 증가하여 간질액의 "염도"(NaCl 농도)가 증가한다(그림 14.11 참조).

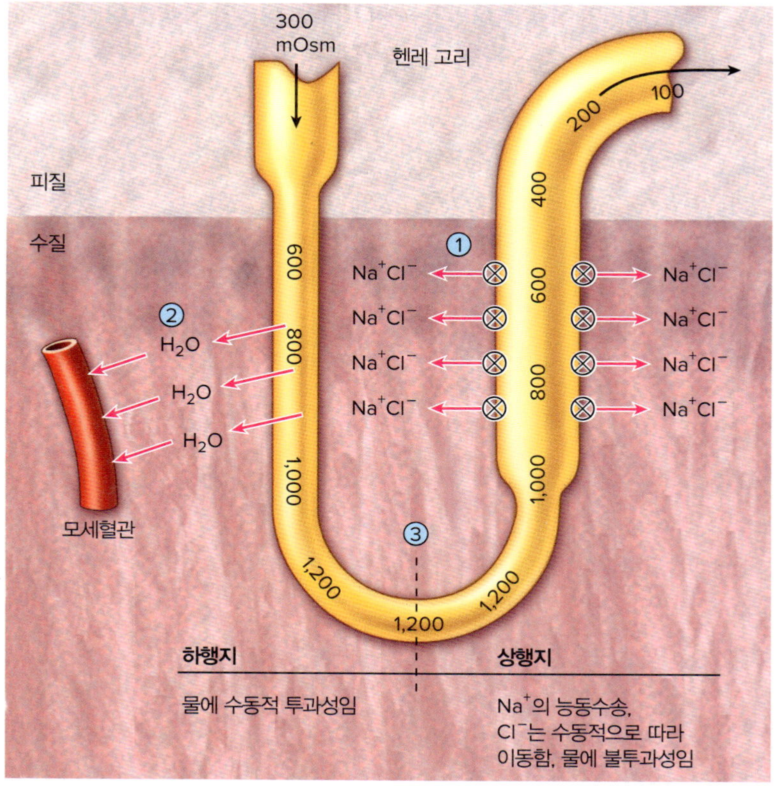

그림 14.11 역류증폭계. (1) 상행지의 두꺼운 부위에서 염화소듐이 배출되어 주변 간질액이 더 농축된다. 농도의 증폭은 (2) 하행지가 물에 대해 수동적 투과성을 갖는다는 사실에 기인하며, 이로 인해 주변 간질액 농도가 증가함에 따라 관 안의 유체 농도가 증가한다. (3) 수질의 가장 깊은 영역은 1,200 mOsm 농도에 도달한다.

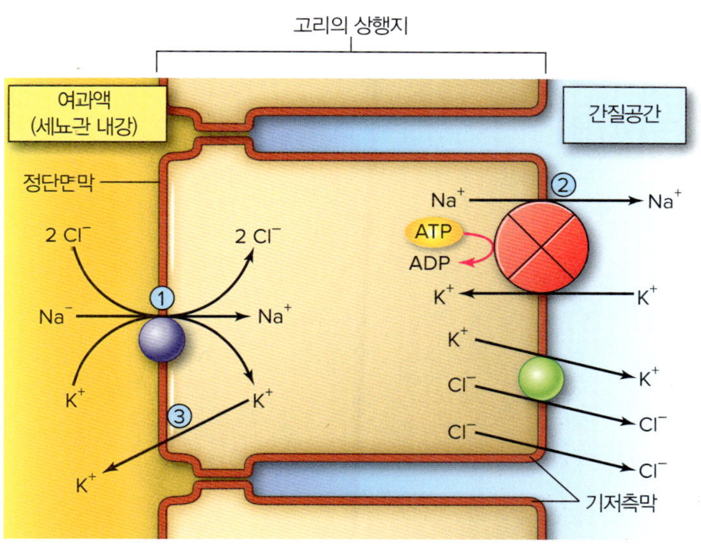

그림 14.12 상행지에서의 이온 수송. (1) 고리의 상행지 두꺼운 부위에서, Na^+와 K^+는 2개의 Cl^-와 함께 이차 능동공동수송을 통해 세뇨관 세포로 들어간다. (2) 그런 다음 Na^+는 간질액으로 능동수송되고 Cl^-는 수동적으로 따라간다. (3) K^+는 여과액으로 다시 확산되고 일부는 또한 간질액으로 들어간다. 순 효과는 상행지의 두꺼운 부위가 여과액에서 신수질의 간질액으로 NaCl을 배출한다는 것이다(그림 17.14 참조).

역류증폭

상행지와 하행지의 역류(반대 방향으로의 흐름)와 서로의 근접성은 상호작용을 가능하게 한다. 하행지 안의 유체 농도는 주변 간질액 농도를 반영하고 상행지에서 염분의 능동적 배출에 의해 상승하기 때문에 **양성되먹임기작**(positive feedback mechanism)이 생성된다. 상행지에서 더 많은 염분을 내보낼수록 하행지에서 전달되는 액체의 농도가 더 높아진다. 간질액과 하행지 안의 유체 농도를 증폭하는 이 양성되먹임기작을 **역류증폭계**(countercurrent multiplier system)라 한다.

유체가 네프론 고리를 연속적인 단계로 통과한다고 상상해 보자. 흐름은 실제로 연속적이지만 이런 가상 단계를 통해 역류증폭기작을 상상할 수 있다. 하행지를 떠나 상행지에 도달하는 유체가 처음에는 등삼투농도(300 mOsm)라 가정해 보자. 상행지의 두꺼운 부위에서 능동수송을 통해 일부 NaCl을 배출한다. 이 NaCl은 **직혈관**(vasa recta)이라는 혈관에 의해 간질액에 갇히게 된다. 그리고 다음 단계가 진행된다.

1. 상행지의 두꺼운 부위에서 배출된 NaCl로 인해 간질액은 약간

고장액이 된다.

2. 약간 고장성인 간질액으로 인해 여과액이 신수질로 더 깊숙이 들어갈 때 일부 물이 삼투에 의해 하행지를 떠나 혈액으로 들어간다. 이것은 여과액이 상행지에 도달할 때 여과액을 다소 고장액으로 만든다.
3. 상행지로 들어가는 여과액의 NaCl 농도가 높아짐에 따라 이전보다 더 많은 NaCl을 배출할 수 있다. 왜냐하면, 더 많은 NaCl이 운반체에 의해 이동될 수 있기 때문이다. 간질액은 농도가 더욱 높아진다.
4. 앞의 단계 2보다 간질액이 더 농축되어 있기에 삼투로 하행지에서 더 많은 물이 빠져나와 상행지에 도달할 때 여과액이 훨씬 더 고장액이 된다.
5. 단계 3이 반복되지만 상행지에 전달되는 더 높은 NaCl 농도 때문에 더 크게 반복된다.
6. 이 단계는 내수질의 간질액이 최대 농도에 도달할 때까지 계속된다. 최댓값은 상행지 두꺼운 부위의 길이를 따라 작동하는 능동수송 펌프의 용량에 의해 결정된다.

역류증폭계는 무엇을 달성하는가? 가장 중요한 것은 신장 간질액의 농도를 피질의 300 mOsm에서 내수질의 1,200 mOsm으로 증가시킨다는 것이다. 신수질의 높은 고장성은 신수질을 통해 이동하여 소변 내용물을 신우로 비우는 집합관의 벽을 가로질러 수분 재흡수가 일어나는 원동력으로 작용하기 때문에 중요하다.

직혈관

역류증폭계가 효과적으로 작동하려면 상행지에서 배출되는 염류 대부분이 신수질의 간질액에 남아 있어야 하고 하행지를 떠나는 물 대부분은 혈액에 의해 제거되어야 한다. 이것은 네프론 고리와 평행하고(그림 14.14 참조) 신수질 안팎으로 혈액을 운반하는 주요 혈관인 **직혈관**(vasa recta)에 의해 수행된다. 이 혈관은 세포막에 **요소 수송체**(urea transporter, 촉진확산용)와 **아쿠아포린 단백질**(aquaporin protein, 물 통로)이 있다. 이 때문에 직혈관은 물, 요소 및 염화소듐을 자유롭게 투과할 수 있다. 그 결과, 하행 혈관은 물을 잃으면서 염분과 요소를 얻고, 상행 혈관은 물을 얻는 동안 염분과 요소를 잃는다.

직혈관은 **역류교환**(countercurrent exchange)으로 알려진 기작을 통해 신수질의 고장성을 유지한다. 간질액에 고농도로 존재하는 염류 및 기타 용해된 용질(주로 요소)은 하행 직혈관으로 확산한다. 그러나 이 용질들은 상행 직혈관 밖으로 수동적으로 확산하여 나와 역류교환을 완료하기 위해 간질액으로 다시 확산한다. 이렇게 되는 이유는, 수질의 각 부위에서 용질의 농도가 간질액보다 상행 혈관에서 더 높고 하행 혈관보다 간질액에서 더 높기 때문이다. 따라서 용질은 재순환되어 수질 내에 갇힌다.

요소의 효과

헨레 고리 상행지의 두꺼운 부위에서 물을 동반하지 않는 NaCl의 적극적 배출로 생성되는 역류증폭은 신수질의 삼투몰농도에 가장 크게 기여한다. 이것은 상행지의 두꺼운 부위가 있는 바깥쪽 수질에서 특히 그렇다. 그러나 수질의 가장 깊은 부위는 주로 NaCl을 적극적으로 배출하지 않는 상행지의 얇은 부위를 포함한다. 여기에서 **요소**(아미노산 대사의 폐기물)는 관련된 작동 원리가 아직 완전히 이해되지는 않았지만, 간질액의 농도에 크게 기여하는 것으로 생각된다.

내수질에 있는 집합관 말단 부위는 특정 요소 통로를 가지고 있어 요소가 투과될 수 있다. 집합관의 이 부위에서 확산된 요소는 직혈관 및 네프론 고리 상행지 얇은 부위와의 역류교환으로 인해 간질액에 갇히게 된다(그림 14.13). 이런 구조는 요소를 재활용하여 내수질에 있는 간질액의 삼투몰농도를 증가시킬 수 있다.

NaCl의 농도는 주변 간질액보다 내수질의 상행지 얇은 부위 내에서 더 높을 수 있다. 이 상황은 NaCl이 얇은 부위에서 수동적으로 확산하여 Na^+와 Cl^-가 얇은 상행지를 둘러싸고 있는 간질액의 삼투몰농도를 증가시키도록 한다. 내수질의 농도 기울기에 대한 NaCl 및

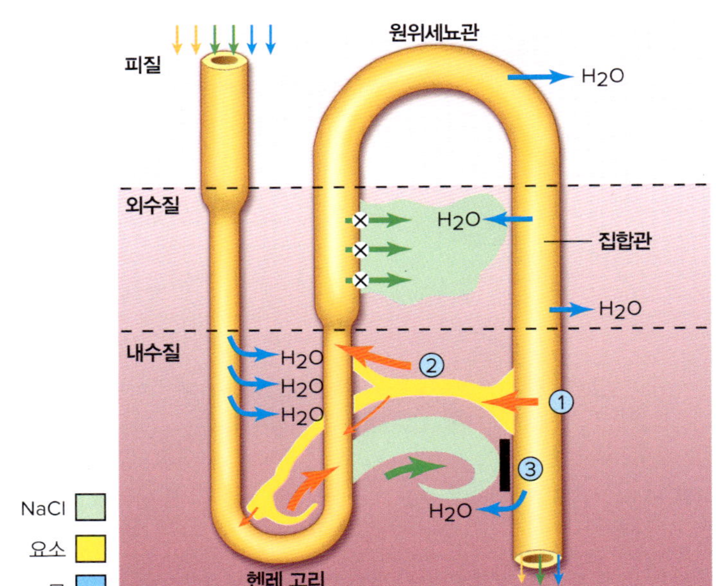

그림 14.13 소변 농도에서 요소의 역할. (1) 요소는 내부 집합관(신수질에서) 밖의 간질액으로 확산된다. (2) 그런 다음 네프론 고리의 상행지로 통과할 수 있으므로 신수질의 간질액에서 재순환된다. 신수질의 간질액에 있는 요소와 NaCl은 간질액을 매우 고장성으로 만들기 때문에 (3) 물은 삼투에 의해 집합관을 떠난다.

요소의 정확한 기여에 대해서는 아직 완전히 정립되지는 않았지만, 수질 전체에서 역류증폭은 신피질에서 내수질로 농도를 4배 증가(300 mOsm에서 1200 mOsm으로)하도록 한다.

집합관: 항이뇨호르몬(ADH)의 효과

상행지와 하행지 사이의 활발한 NaCl 수송과 역류증폭 그리고 집합관과 네프론 고리 사이의 요소 재활용의 결과, 간질액은 매우 고장성으로 만들어진다. 집합관은 소변의 내용물을 신배로 비우기 위해 이 고장성 환경을 통해 유액을 보내야 한다. 신수질의 집합관을 둘러싸고 있는 유액은 고장성인 반면, 피질의 집합관으로 전달되는 유액은 고리의 상행지에 의한 염분의 배출 때문에 저장성(50 mOsm~100 mOsm)이다.

신수질의 집합관은 주변을 둘러싸고 있는 높은 농도의 NaCl에 대해 불투과성이다. 그러나 집합관 벽은 물을 투과할 수 있다. 신수질 주변 간질액은 매우 고장성이기 때문에 삼투에 의해 집합관에서 물이 빠져나온다. 이 물은 모세혈관으로 들어가 일반 순환으로 운반되기 때문에 주변 간질액을 희석하지 않는다. 이런 방식으로 여과액에

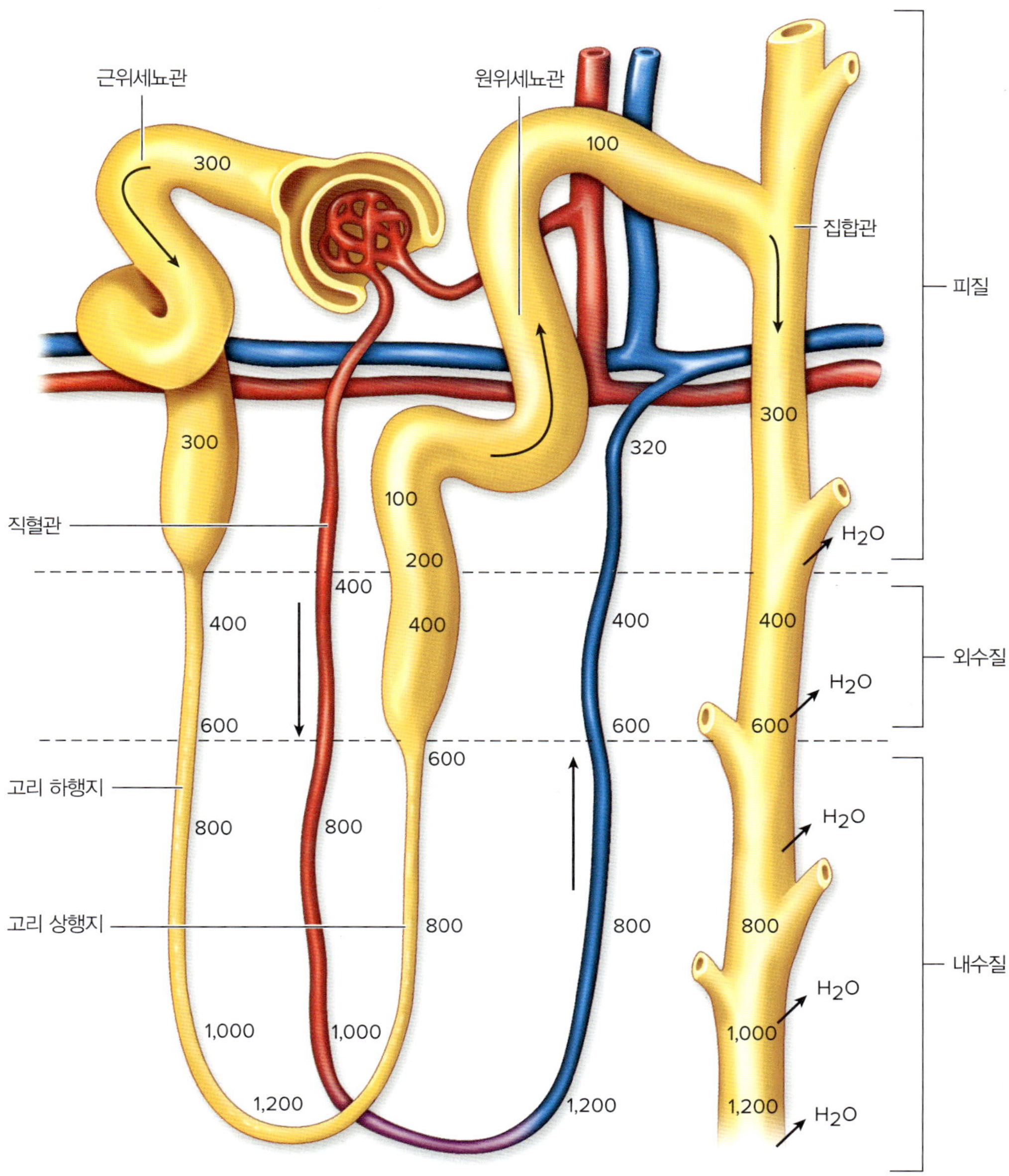

그림 14.14 신장 각 부위의 삼투몰농도. 네프론 고리의 역류증폭계와 직혈관의 역류교환은 고장성 신수질을 만드는 데 도움이 된다. 항이뇨호르몬(ADH)의 영향으로 집합관은 물을 더 잘 투과하고, 따라서 더 많은 물이 삼투에 의해 고장성 신수질과 세뇨관측모세혈관으로 빠져나간다(숫자는 삼투몰농도를 나타냄). 이는 신체가 수분을 보존하고 고장성 소변을 배출하도록 한다.

남아 있는 대부분의 물은 혈관계로 되돌아간다(그림 14.14).

집합관으로의 물 재흡수를 위한 힘을 제공하는 것은 역류증폭계에 의해 생성된 삼투 기울기이다. 이 삼투 기울기는 일반적으로 일정하지만, 집합관 벽을 가로지르는 삼투율은 물에 대한 투과성 조정에 따라 달라질 수 있다. 이 조정은 집합관 상피세포의 세포막에 있는 **아쿠아포린**(aquaporin, 물 통로)의 수를 조절하여 이루어진다.

뇌하수체후엽은 혈장 삼투몰농도가 1%만 증가해도 **항이뇨호르몬**(antidiuretic hormone, ADH)으로 작용하는 펩타이드 분자인 **아르기닌 바소프레신**(arginine vasopressin)을 분비한다. 아르기닌 바소프레신은 집합관의 수분 투과성을 증가시켜 물이 삼투에 의해 재흡수되도록 자극하여 염분과 수분 균형을 조절하는 데 도움이 된다. 이것이 항이뇨호르몬(ADH)의 주요 효과이다.

ADH 분비는 일반적으로 혈장 Na^+ 농도가 증가함에 따라 증가하여 집합관이 물을 더 잘 투과하여 더 많이 재흡수하도록 한다. 반대로 ADH가 줄어들면 더 많은 양의 묽은 소변을 배설하게 된다(그림 14.15).

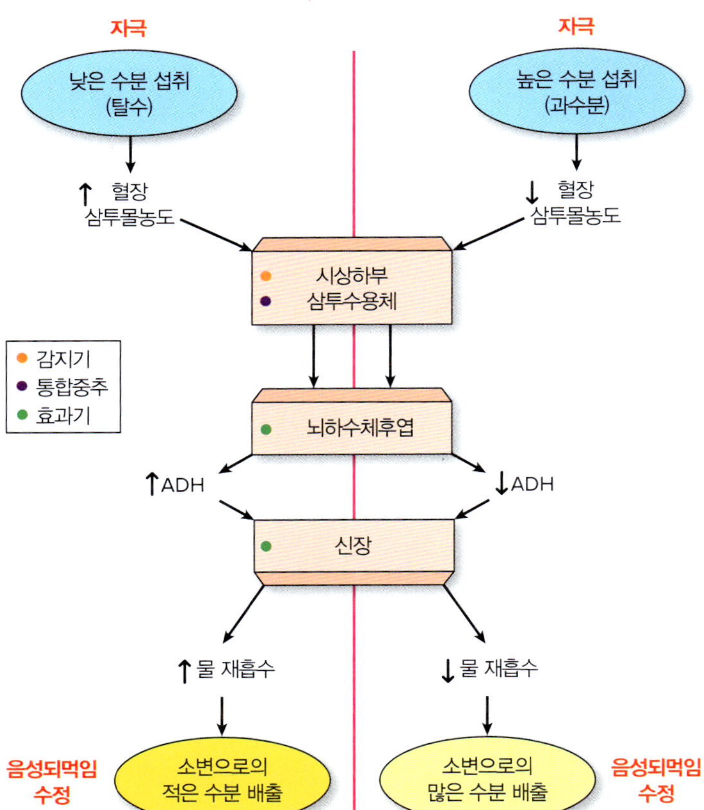

그림 14.15 혈장 농도의 항상성은 ADH에 의해 유지된다. 탈수 상태(그림 왼쪽)에서 ADH 분비가 증가하면 소변에서 수분 배출이 감소한다. 과수분 상태(그림 오른쪽)에서는 ADH 분비 감소를 통해 과잉 수분이 제거된다. 이런 변화는 음성되먹임 수정을 통해 혈장 삼투몰농도와 간접적으로 혈액량의 항상성을 유지한다.

ADH(아르기닌 바소프레신)는 시상하부의 시삭상핵과 뇌실측핵에서 생성되고 뇌하수체후엽에서 방출된다. ADH의 생성과 분비는 3뇌실 벽에 있는 삼투수용체 신경세포에 의해 자극되며, 이는 혈장 삼투몰농도가 정상 범위(280~ 295 mOsm)보다 높게 증가함에 따라 자극된다.

탈수 중에 혈장이 농축되면 ADH 분비가 증가하여 집합관의 물 투과성이 증가한다. 심한 탈수에서는 신체의 노폐물을 제거하는 데 필요한 최소한의 물만 배설된다. 이 최소량(하루 약 400 mL)을 **필연수분손실**(obligatory water loss)이라 하는데, 소변이 집합관을 둘러싸고 있는 수질 간질액보다 더 농축될 수 없다는 사실 때문에 더 줄어들 수는 없다. 이런 조건에서 초기 사구체 한외여과액의 약 99.8%가 재흡수된다.

수분 상태가 정상인 사람은 하루에 약 1.5 L를 배출하는데, 사구체 한외여과액의 99.2%가 재흡수됨을 의미한다. 재흡수율의 작은 변화는 소변량의 큰 변화로 나타난다. 더 많은 물을 마시면 ADH 분비가 감소하고, 그에 따라 더 많은 양의 소변이 배출된다. 그러나 ADH가 전혀 없더라도 일부 물은 집합관을 통해 여전히 재흡수된다는 점에 유의해야 한다.

14.4 신장 혈장 청소

혈액이 신장을 통과할 때 혈장의 일부 성분이 제거되어 소변으로 배설된다. 따라서 혈액은 소변 형성 과정에서 특정 용질을 "청소"한다. 이런 용질은 사구체 모세혈관을 통한 여과 또는 세뇨관 세포에서 여과액으로의 분비로 혈액에서 제거될 수 있다.

신장의 주요 기능 중 하나는 혈액에서 과잉 이온과 노폐물을 제거하는 것이다. 이런 물질의 혈액 내 **청소**는 소변으로의 배설을 통해 이루어진다. 신장 청소 때문에, 신장을 떠나는 혈액(신정맥) 내 이런 물질 농도는 신장으로 들어가는 혈액(신동맥)의 농도보다 낮다.

신장 청소에 영향을 미치는 수송 과정

신장 청소(renal clearance)는 소변으로 배설하여 혈장에서 분자를 제거하는 신장의 능력을 나타낸다. 혈장에 용해된 분자와 이온은 사

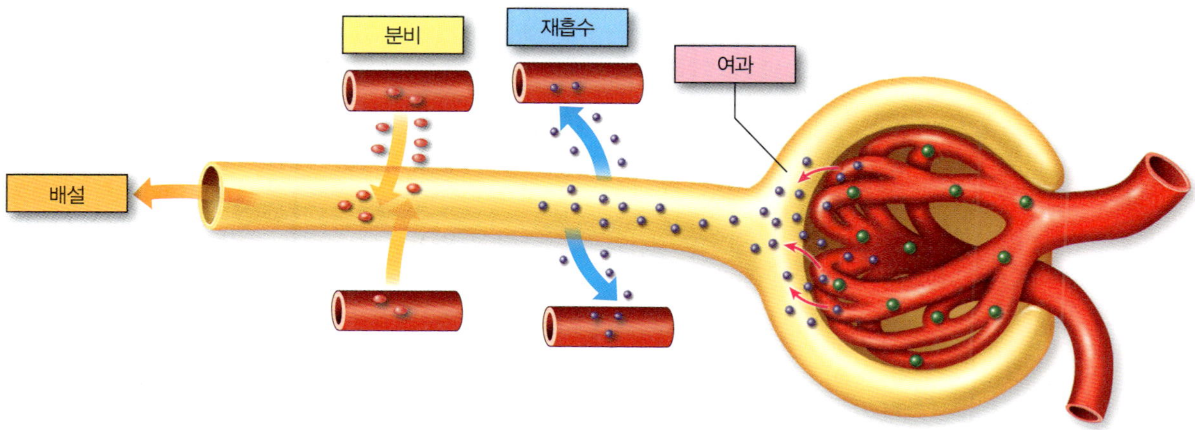

그림 14.16 분비는 재흡수의 역순이다. 분비라는 용어는 세뇨관측모세혈관에서 세뇨관 액으로 물질이 능동적으로 이동하는 것을 말한다. 이 이동은 재흡수에서 발생하는 방향과 반대이다. 실제 네프론에서는 대부분 재흡수와 분비가 근위세뇨관의 벽을 가로질러 발생하지만, 일부 중요한 수송 과정은 네프론 세뇨관의 후위에서 발생한다.

구체 모세혈관을 통해 여과되어 사구체낭으로 들어갈 수 있다. 그런 다음 재흡수되지 않은 것들은 소변으로 제거된다. 즉, 혈액에서 "청소"될 것이다.

모세혈관을 통한 대량 수송의 일종인 여과 과정은 신장 청소를 촉진한다. 운반단백질에 의한 막 수송을 포함하는 재흡수 과정은 특정 분자와 이온을 여과액에서 혈액으로 이동시켜 혈액에서 이러한 분자의 신장 청소를 감소시킨다.

신장 청소에 영향을 미치는 또 다른 과정인 **분비**(secretion)라고 하는 막 수송 과정이 있다(그림 14.16). 수송 방향의 관점에서 분비는 재흡수의 반대이다. 분비된 분자와 이온은 세뇨관측모세혈관에서 간질액으로 이동하고, 세뇨관 상피세포의 기저외측막을 가로질러 세포질로 수송된 다음, 정단면막을 가로질러 네프론 세뇨관의 내강으로 수송된다. 따라서 여과되고 분비되는 분자는 분비되지 않는 분자보다 소변으로 더 빨리 제거된다(혈액에서 더 빨리 제거됨). 요약하면, 재흡수 과정은 신장 청소를 감소시키는 반면, 분비 과정은 신장 청소를 증가시킨다.

혈장에 있는 물질이 여과되지만(사구체낭의 여과액으로 유입) 재흡수되지도 않고 분비되지도 않으면 배설률은 여과율과 같아야 한다. 이 사실은 **사구체여과율**(glomerular filtration rate, GFR)이라고 하는 신장에서 분당 여과되는 혈장의 양을 측정하는 데 사용된다. GFR의 측정은 신장의 건강을 평가하는 데 매우 중요하다.

약물의 세뇨관 분비

일반적으로 **제노바이오틱스**(생체이물질)로 알려진 독소와 약물을 포함하여 신체에 이질적인 많은 분자가 사구체여과만으로 제거되는 것보다 더 빨리 소변에서 제거된다. 이는 어떤 방식으로든 이런 물질들을 신체에 이물질로 인식하는 막 운반체에 의해 분비된다는 것을 뜻한다.

과학자들은 제노바이오틱스뿐만 아니라 다양한 내인성 대사산물 및 조절분자를 제거하는 다수의 **다중특이적 수송체**(multispecific transporter, 하나의 수송체가 여러 다른 분자를 수송할 수 있음)를 발견했다. 이 제거에 관여하는 수송단백질의 주요 부류는 **유기 음이온 수송체**(organic anion transporter, OAT) 계열이다. PAH, 페니실린 및 기타 항생제, 항바이러스제, 비스테로이드성 항염증제(NSAID), 여러 독소 등을 포함한 비교적 작은 제노바이오틱스는 신장에서 발견되는 OAT 유형에 의해 제거된다. 이 수송체는 근위세뇨관의 기저외측막에 위치하며, 전달된 분자를 근위세뇨관의 여과액으로 분비한다.

2형 당뇨병 치료에 사용되는 약물인 **메트포르민**(metformin)과 같은 특정 제노바이오틱스를 분비하는 **유기 양이온 수송체**(organic cation transporter, OCT)도 있다.

이런 수송체는 각각 광범위한 분자에 대해 특이적인데, 이들을 **다중특이성**(polyspecific)으로 표현한다. 이를 통해 신장은 잠재적인 독성 분자를 혈액에서 신속하게 제거할 수 있다.

이눌린의 신장 청소: GFR 측정

물질이 세뇨관에 의해 재흡수되거나 분비되지 않는 경우, 분당 소변으로 배설되는 양은 분당 사구체에서 여과되는 양과 같다. 그러나 우리 몸에서 만들어지는 물질 중 어느 정도 재흡수되거나 분비되지 않는 물질은 없다. 다행히도 아티초크, 달리아, 양파, 마늘과 같은 식물은 그런 화합물을 생산한다. 단당류 과당 중합체인 이 화합물은 **이눌**

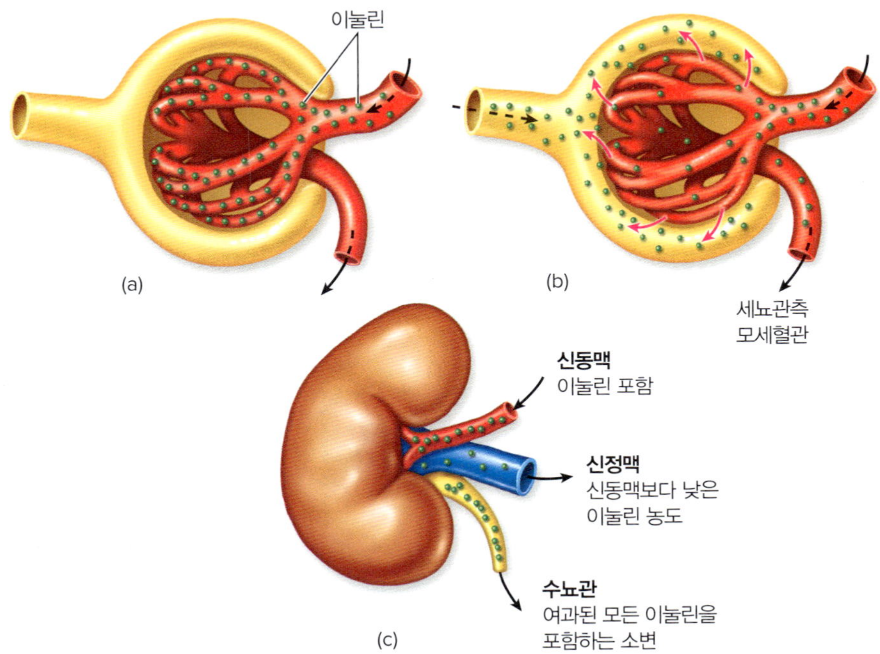

그림 14.17 이눌린의 신장 청소. (a) 이눌린은 사구체로 들어가는 혈액에 존재하며, (b) 이 혈액의 일부는 용해된 이눌린과 함께 여과된다. 여과된 이눌린은 모두 소변으로 들어가는 반면 여과된 물의 대부분은 혈관계로 되돌아간다(재흡수됨). (c) 따라서 여과된 이눌린이 배설을 위해 수뇨관으로 들어가므로, 신정맥에서 신장을 떠나는 혈액에는 신동맥에서 신장으로 들어간 혈액보다 더 적은 양의 이눌린이 포함된다. 이눌린은 여과되지만 재흡수되거나 분비되지 않기 때문에 이눌린 청소율은 사구체여과율(GFR)과 같다.

린(inulin)이다. 이눌린은 위에서 흡수되거나 네프론 세관에서 재흡수되지 않는다. 일단 혈액에 주입되면 이눌린은 사구체에서 여과되며 분당 이눌린 배설량은 분당 여과량과 정확히 일치한다(그림 14.17).

소변 내 이눌린 농도를 측정하고 소변 형성 속도를 결정하면 이눌린 배설 속도를 쉽게 계산할 수 있다.

$$\underset{\left(\frac{\text{mg}}{\text{min}}\right)}{\text{분당 배설량}} = \underset{\left(\frac{\text{mL}}{\text{min}}\right)}{V} \times \underset{\left(\frac{\text{mg}}{\text{mL}}\right)}{U}$$

V = 소변 형성 속도

U = 소변 내 이눌린 농도

어떤 물질이 사구체에 의해 여과되는 양(mg/min)은 다음 방정식에 표시된 대로 분당 여과되는 혈장의 밀리리터(**사구체여과율**, GFR)에 혈장 내 해당 물질의 농도를 곱하여 계산할 수 있다.

$$\underset{\left(\frac{\text{mg}}{\text{mL}}\right)}{\text{분당 여과량}} = \underset{\left(\frac{\text{mL}}{\text{min}}\right)}{GFR} \times \underset{\left(\frac{\text{mg}}{\text{mL}}\right)}{P}$$

P = 혈장 내 이눌린 농도

이눌린은 재흡수되거나 분비되지 않기 때문에 여과량은 배설량과 같다.

$$\underset{\text{(여과량)}}{GFR \times P} = \underset{\text{(배설량)}}{V \times U}$$

앞의 방정식을 사구체여과율에 대해 풀 수 있다.

$$GFR_{(\text{mL/min})} = \frac{V_{(\text{mL/min})} \times U_{(\text{mg/mL})}}{P_{(\text{mg/mL})}}$$

예를 들어, 이눌린이 정맥에 주입되고 이눌린의 소변과 혈장 농도가 각각 30 mg/mL 및 0.5 mg/mL인 것으로 밝혀졌다고 가정한다. 소변 생성 속도가 분당 2 ml인 경우 GFR은 다음과 같이 계산할 수 있다.

$$\text{GFR} = \frac{2\ \text{mL/min} \times 30\ \text{mg/mL}}{0.5\ \text{mg/mL}} = 120\ \text{mL/min}$$

이 방정식은 소변에서 측정된 양의 이눌린을 배설하기 위해 1분마다 120 mL의 혈장을 여과해야 함을 나타낸다. 따라서 이 예에서 사구체여과율은 분당 120 mL이다.

신장 청소 측정

신장 혈장 청소(renal plasma clearance)는 어떤 물질이 소변으로 배설되어 1분 이내에 완전히 제거되는 혈장의 양이다. 신장 혈장 청소의 단위는 mL/min이다. 가장 간단한 예는 여과되지만 재흡수되거나 분비되지 않는 이눌린의 신장 혈장 청소이다. 이 경우 소변으로 들어가는 이눌린 양은 사구체여과액으로 들어가는 양과 같다. 이 때문에 이눌린의 신장 혈장 청소는 사구체여과율과 같다(이전의 예에서 GFR은 120 mL/min 제공). 그러나 이 부피의 여과된 혈장에는 각기 다른 정도로 재흡수될 수 있는 여러 용질도 포함되어 있다. 여과된 용질 일부가 재흡수되면 소변으로 배설되는 양은 여과된 혈장 120 mL에 포함된 양보다 적다. 따라서 **재흡수되는 물질의 신장 혈장 청소는 GFR보다 낮아야 한다.**

어떤 물질이 재흡수되지 않는다면 여과된 양이 모두 청소될 것이다. 또한 이 물질이 세뇨관 주위 혈액에서 세뇨관으로 능동수송에 의해 분비되는 경우 추가의 혈장량에서 해당 물질을 제거할 수 있다. 따라서 **여과되고 분비되는 물질의 신장 혈장 청소는 GFR보다 높다.** 재흡수 또는 분비 측면에서 다양한 물질에 대한 신장의 "취급"을 비교하기 위해 GFR을 결정하는 데 사용된 같은 공식을 사용하여 신장 혈장 청소를 계산한다.

$$\text{신장 혈장 청소} = \frac{V \times U}{P}$$

V = 분당 소변량

U = 소변 내 물질 농도

P = 혈장 내 물질 농도

요소의 청소

요소는 청소 계산으로 신장이 분자를 처리하는 방식을 어떻게 나타낼 수 있는지에 대한 예로 사용될 수 있다. 요소는 간에서 혈액으로 방출되고 사구체낭으로 여과되는 아미노산 대사의 폐기물이다. 앞에서 설명한 신장 청소 공식과 이 보기값을 사용하여 요소 청소를 얻을 수 있다.

$$V = 2\ \text{mL/min}$$

$$U = 7.5\ \text{mg/mL의 요소}$$

$$P = 0.2\ \text{mg/mL의 요소}$$

$$\text{요소 청소} = \frac{(2\ \text{mL/min})(7.5\ \text{mg/mL})}{0.2\ \text{mg/mL}} = 75\ \text{mL/min}$$

이 예에서 요소 청소(75 mL/min)는 이눌린 청소(120 mL/min)보다 작다. 분당 120 mL의 혈장 여과액이 네프론으로 들어가지만 75 mL의 여과액에 포함된 요소량만 배설된다. 여기서 신장이 여과된 요소의 일부를 재흡수했음이 틀림없다는 결론을 내릴 수 있다. 요소는 아미노산 대사의 폐기물이지만 여과된 요소의 상당 부분(40%~60%)은 요소 통로를 통한 촉진확산에 의해 항상 재흡수된다. 요소는 집합관에서 상행지로 확산되어 신수질 간질액에서 재순환되어 고장성 형성에 기여한다.

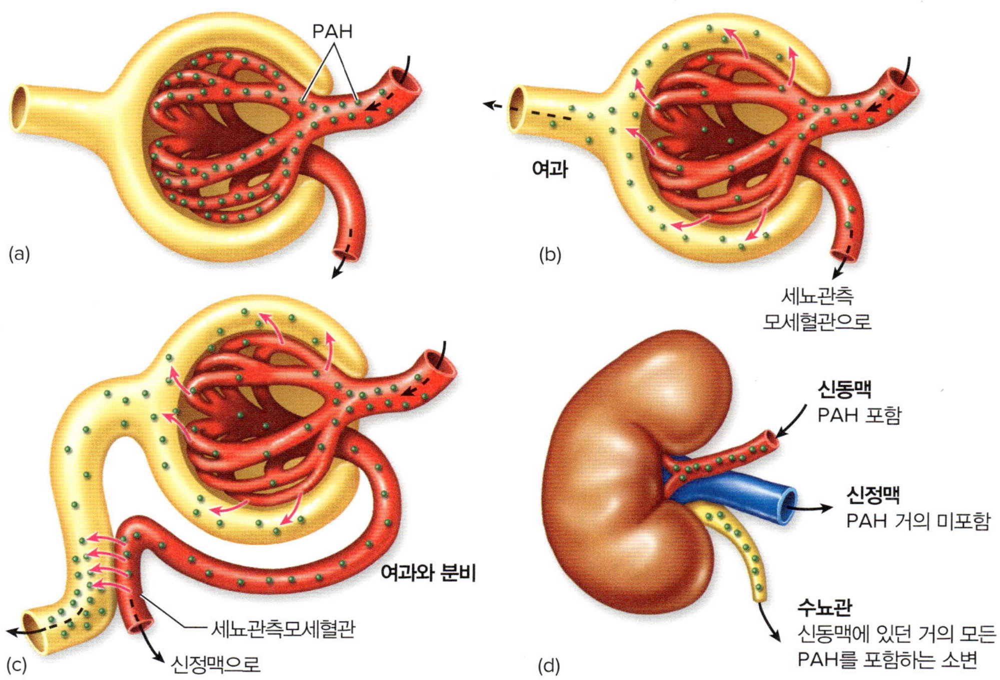

그림 14.18 PAH의 신장 청소. (a) 사구체 혈액 속의 일부 파라-아미노히푸르산(PAH)은, (b) 사구체낭으로 여과된다. (c) 여과되지 않은 혈액에 존재하는 PAH는 세뇨관측모세혈관에서 네프론으로 분비되어, (d) 신장을 떠나는 모든 혈액에는 PAH가 없다. 신정맥에는 PAH가 거의 포함되어 있지 않다. 따라서 PAH 청소는 총신혈류량과 같다.

PAH 청소: 신장 혈류 측정

사구체로 전달되는 모든 혈액이 사구체낭으로 여과되는 것은 아니다. 대부분의 사구체 혈액은 원심성 소동맥과 세뇨관측모세혈관을 통해 이동한다. 이 여과되지 않은 혈액 속의 이눌린과 요소는 배설되지 않고 대신 일반 순환으로 돌아간다.

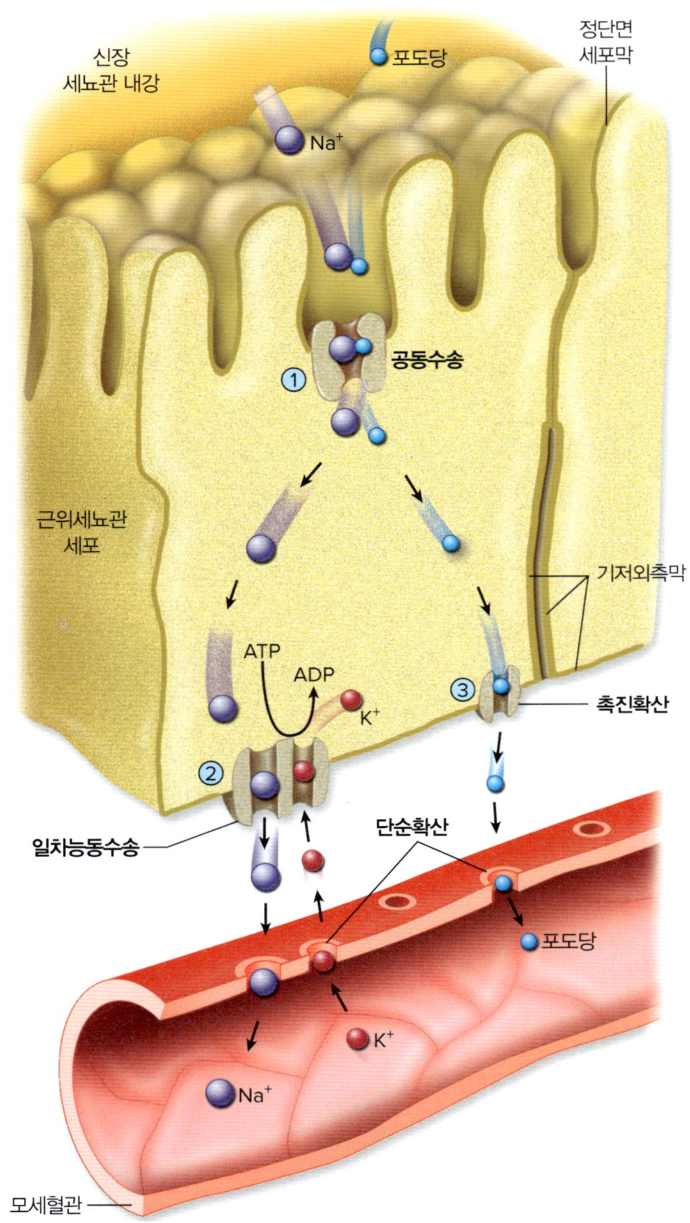

그림 14.19 근위세뇨관에서 포도당 재흡수 기전. 근위세뇨관 세포에서 포도당과 Na^+ 재흡수 기전을 보여준다. 이들은 세뇨관 세포의 정단면(여과액을 향함)에서 기저외측막(혈액을 향함)으로 이동한다. (1) 포도당과 Na^+가 세포질로 공동수송(이차능동수송)되고, (2) 기저외측막을 가로질러 Na^+/K^+ 펌프에 의한 Na^+의 일차능동수송이 있다. (3) 포도당은 촉진확산으로 세포 밖으로 운반되어 Na^+와 함께 혈액으로 재흡수된다.

여과되지 않은 신장 혈액 속의 물질들이 제거되려면 세뇨관측모세혈관에서 능동수송에 의해 세뇨관으로 분비되어야 한다. 이런 식으로 신장으로 가는 모든 혈액은 잠재적으로 한 번의 통과로 분비된 물질을 제거할 수 있다. 혈액으로 주입될 수 있는 외인성 분자인 **파라-아미노히푸르산**(para-aminohippuric acid, PAH)이 이런 경우이다. 세뇨관측모세혈관으로 들어가는 모든 PAH는 유기 음이온 수송체(OAT) 계열의 수송체에 의해 근위세뇨관의 여과액으로 분비된다(그림 14.18). 이 때문에 PAH 청소(mL/min)를 사용하여 **총신혈류량**(total renal blood flow)를 측정할 수 있다. 정상적인 PAH 청소는 평균 625 mL/min인 것으로 밝혀졌다. 사구체여과율은 평균 약 120 mL/min이기 때문에 이는 신장 혈장 흐름의 약 120/625 또는 대략 20%만이 여과된다는 것을 나타낸다. 나머지 80%는 원심성 소동맥으로 전달된다.

포도당의 재흡수

혈액의 포도당과 아미노산은 사구체에서 세뇨관으로 쉽게 여과된다. 그러나 이런 분자는 정상 소변에 거의 존재하지 않으므로 완전히 재흡수됨을 의미한다. 재흡수는 근위세뇨관에서 이차능동수송에 의해 일어나며, 포도당과 Na^+(그림 14.19) 또는 아미노산과 Na^+를 공동수송하는 막 운반체에 의해 매개된다.

운반체매개수송은 **포화**(saturation) 속성을 보인다. 이는 운반되는 분자(예, 포도당)가 매우 높은 농도로 존재할 때 모든 운반체가 점유되고 운반 속도가 최댓값에 도달함을 의미한다. 이것은 **최대 이동치**(transport maximum, T_m)으로 알려져 있다. 혈장 포도당 농도가 정상 범위에 있으면 포도당 운반체가 포화되지 않고 여과된 포도당이 완전히 재흡수될 수 있다. 그러나 혈장 포도당 농도가 매우 높으면 여과된 포도당이 운반체를 포화시킬 수 있다. 포도당 여과 속도가 운반체의 최대 수송량보다 크면 운반체는 포화 상태가 되고 과도한 포도당은 신장 세뇨관을 통해 이동하여 소변으로 "넘어간다".

14.5 전해질과 산-염기 균형의 신장 조절

신장은 Na^+, K^+, HCO_3^- 및 H^+의 혈중 농도를 조절하여 혈장 전해질의 항상성과 산-염기 균형을 유지하는 역할을 한다. Na^+의 신장 재흡수와 K^+ 및 H^+의 분비는 알도스테론에 의해 자극된다.

신장은 소듐(나트륨), 칼륨, 염화물, 중탄산염, 황산염 및 인산염과 같은 혈장 전해질 농도를 섭취량과 소변 배설을 일치시켜 조절한다. 예를 들어, 근위세뇨관의 벽을 가로지르는 황산염 및 인산염 이온의 재흡수는 혈장 농도의 주요 결정 요인이다. 부갑상샘호르몬(PTH)은 혈장 Ca^{2+}의 감소로 인해 분비가 자극되고 신장에 작용하여 인산염의 재흡수를 감소시킨다. 혈장 Na^+의 조절은 혈액량과 혈압 조절에 중요하다. 심장과 골격근의 정상적인 기능을 위해서는 혈장 K^+의 조절이 필요하다.

Na^+/K^+ 균형에서 알도스테론의 역할

여과된 Na^+와 K^+의 약 90%는 여과액이 원위세뇨관에 도달하기 전에 네프론의 앞쪽 부위에서 재흡수된다. 이 재흡수는 일정한 속도로 일어나며 호르몬 조절의 영향을 받지 않는다. 소변 내 Na^+와 K^+의 최종 농도는 원위세뇨관 후위와 집합관의 피질 영역(신수질의 집합관 부분은 이 조절에 참여하지 않음)에서 일어나는 조절과정에 의해 몸의 필요에 따라 달라진다. Na^+의 신장 재흡수와 K^+ 분비는 부신피질에서 분비되는 주요 무기질 코르티코이드인 **알도스테론**(aldosterone)에 의해 조절된다. 알도스테론은 안지오텐신 II에 반응하여 분비되는데, 혈중 Na^+가 낮고 혈액 부피가 작을 때 그리고 혈중 K^+ 증가에 반응하여 분비된다.

소듐 재흡수

여과된 소듐의 약 90%가 네프론의 앞쪽 영역에서 재흡수되지만, 원위세뇨관으로 전달되는 여과액에 남아 있는 양은 여전히 상당하다. 알도스테론이 없으면 남은 양의 80%가 세뇨관 벽을 통해 세뇨관 주변 혈액으로 재흡수된다. 이것은 여과된 양의 8% 정도이다. 따라서 알도스테론 없이 배설되는 소듐의 양은 여과된 양의 2%이다. 대조적으로 알도스테론이 최대로 분비되면 원위세뇨관으로 전달된 모든 Na^+가 재흡수된다. 이 경우 소변에는 Na^+가 전혀 포함되지 않는다.

알도스테론은 **원위세뇨관 후위**(late distal convoluted tubule)에서 Na^+ 재흡수를 어느 정도 자극하지만, 알도스테론 작용의 주요 부위는 **피질집합관**(cortical collecting duct)에 있다. 신피질에 위치하는 집합관 초기 부위로, 신수질에 있는 집합관 말단 부위와는 다른 투과성을 가진다. 알도스테론은 피질집합관 세포의 기저외측막에서 Na^+/K^+(ATPase) 펌프의 활성을 자극한다. 이것은 전기화학적 기울기를 증가시켜, 여과액과 마주하는 내강의 정단면막에 있는 **Na^+-Cl^- 공동수송체**(Na^+-Cl^- cotransporter)를 통해 여과액으로부터 Na^+가 수동수송될 수 있도록 한다.

칼륨 분비

여과된 칼륨의 약 90%는 네프론의 초기 영역(주로 근위세뇨관에서)에서 재흡수된다. 칼륨이 소변에 있으려면 네프론 세뇨관의 뒷부분으로 분비되어야 한다. 칼륨 분비는 알도스테론에 민감한 네프론 부위, 즉 원위세뇨관 후위와 피질집합관에서 발생한다(그림 14.20).

K^+의 분비는 Na^+/K^+ ATPase 펌프에 의해 기저외측막을 가로지른 K^+의 수송을 수반하며, 그다음에는 정단면막의 K^+ 통로를 통해 여과액으로 K^+가 확산된다. 정단면막을 가로지르는 이런 K^+의 확산은 Na^+의 재흡수에 의해 촉진되는데, 이는 K^+가 여과액으로 확산하도록 하는 전위차를 생성한다. Na^+ 재흡수가 증가하면 K^+ 분비가 증가하기 때문에 원위세뇨관에 도달하는 여과액의 Na^+ 함량이 증가하면 K^+ 분비가 증가한다. 동시에, 여과액에서 증가한 Na^+와 물은 사구체옆장치를 자극하여 레닌을 분비하고 레닌-안지오텐신-알도스테론계를 활성화할 수 있다. 증가한 알도스테론 분비는 또한 더 많은 Na^+ 재흡수와 K^+ 분비를 자극한다.

알도스테론 분비 조절

알도스테론은 Na^+ 재흡수와 K^+ 분비를 촉진하기 때문에 음성되먹

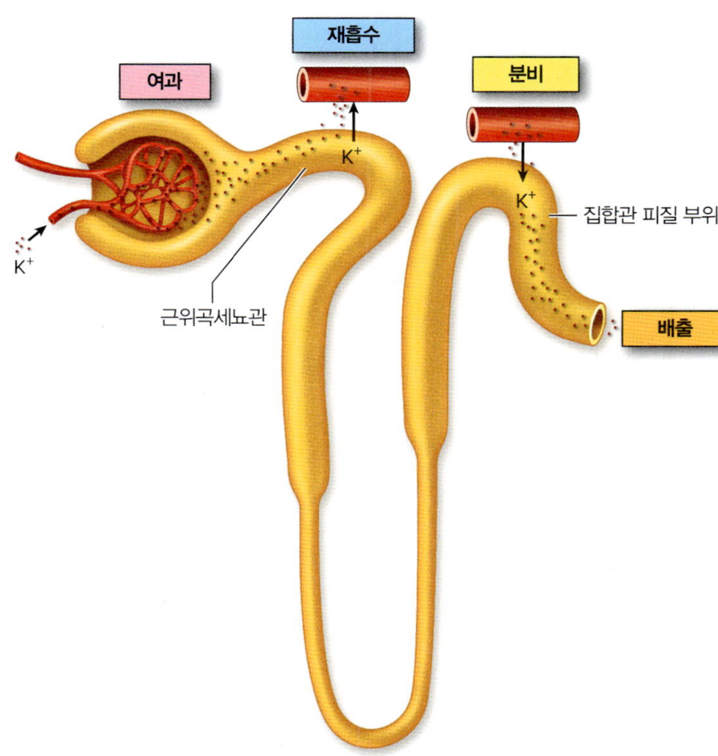

그림 14.20 칼륨은 재흡수되고 분비된다. 칼륨(K^+)은 근위세뇨관에서 거의 완전히 재흡수되지만, 알도스테론 자극을 받으면 집합관의 피질 부위로 분비된다. 소변의 모든 K^+는 여과보다는 분비에서 파생된다.

임에 기초하여 혈액에 Na^+가 낮거나 K^+ 농도가 높을 때 알도스테론 분비가 증가할 것으로 예측할 수 있다. 혈장 K^+ 농도의 증가는 부신피질의 알도스테론 분비세포를 탈분극시켜 알도스테론 분비를 직접 자극한다. 혈장 Na^+의 감소도 알도스테론 분비를 촉진하지만, 간접적으로 작용한다. 이는 감소한 혈장 Na^+가 혈액량의 감소를 동반하여 레닌-안지오텐신-알도스테론계를 활성화하기 때문이다.

사구체옆장치

사구체옆장치(juxtaglomerular apparatus)는 각 네프론에서 구심성 소동맥이 네프론 고리의 두꺼운 상행지 마지막 부분과 접촉하는 부위이다(그림 14.21). 현미경으로 보면 이 작은 부위의 구심성 소동맥과 세뇨관이 다른 부위와 모양이 다르다. 구심성 소동맥 내의 **과립세포**(granular cell)는 효소 **레닌**(renin)을 혈액으로 분비한다. 사구체옆장치는 또한 곧 설명할 **치밀반**(macula densa)을 포함한다.

레닌은 **안지오텐시노겐**(angiotensinogen, 혈장 내 단백질)을 **안지오텐신 I**(angiotensin I, 10개 아미노산 폴리펩타이드)로 전환하는 것을 촉매한다. 안지오텐신 I은 안지오텐신 전환효소(angiotensin converting enzyme, ACE)에 의해 **안지오텐신 II**(angiotensin II, 8개 아미노산 폴리펩타이드)로 전환된다. 이 전환은 대부분의 ACE가 존재하는 폐 모세혈관을 혈액이 통과할 때 주로 일어난다. 사구체옆장치의 과립세포에서 혈장으로의 레닌 분비는 결과적으로 안지오텐신 II의 생성을 증가시킨다.

안지오텐신 II는 다른 효과 외에도 부신피질을 자극하여 알도스테론 분비를 촉진한다. 따라서 사구체옆장치의 과립세포에서 레닌이 분비되면 **레닌-안지오텐신-알도스테론계**(renin-angiotensin-aldosterone system)가 시작된다. 레닌 분비 증가는 알도스테론 분비 증가를 유발하고, 이에 의해 피질집합관에서 혈액으로 Na^+의 재흡수를 촉진한다.

몸을 순환하는 안지오텐신 II는 혈관을 수축시켜 전신 혈압을 높이고 알도스테론 분비를 자극하는 것으로 오랫동안 알려져 왔다. 추가로, 안지오텐신 II는 신장 내에서 생성되어 (1) 신장 세뇨관에서 소듐 수송체의 활성을 촉진하여 소듐 재흡수를 자극하고, (2) 구심성 및 원심성 소동맥의 혈관 수축을 자극하여 GFR 및 소듐 배설을 감소시킨다.

레닌 분비 조절

불충분한 염분(NaCl) 섭취는 항상 혈액량 감소를 동반한다. 이는 감소한 혈장 농도(삼투몰농도)가 ADH 분비를 억제하기 때문이다. ADH 분비가 적으면 집합관을 통해 재흡수되는 물이 줄어들고 소변으로 더 많이 배출된다. 혈액량 감소 및 신장 혈류 감소로 인해 레닌

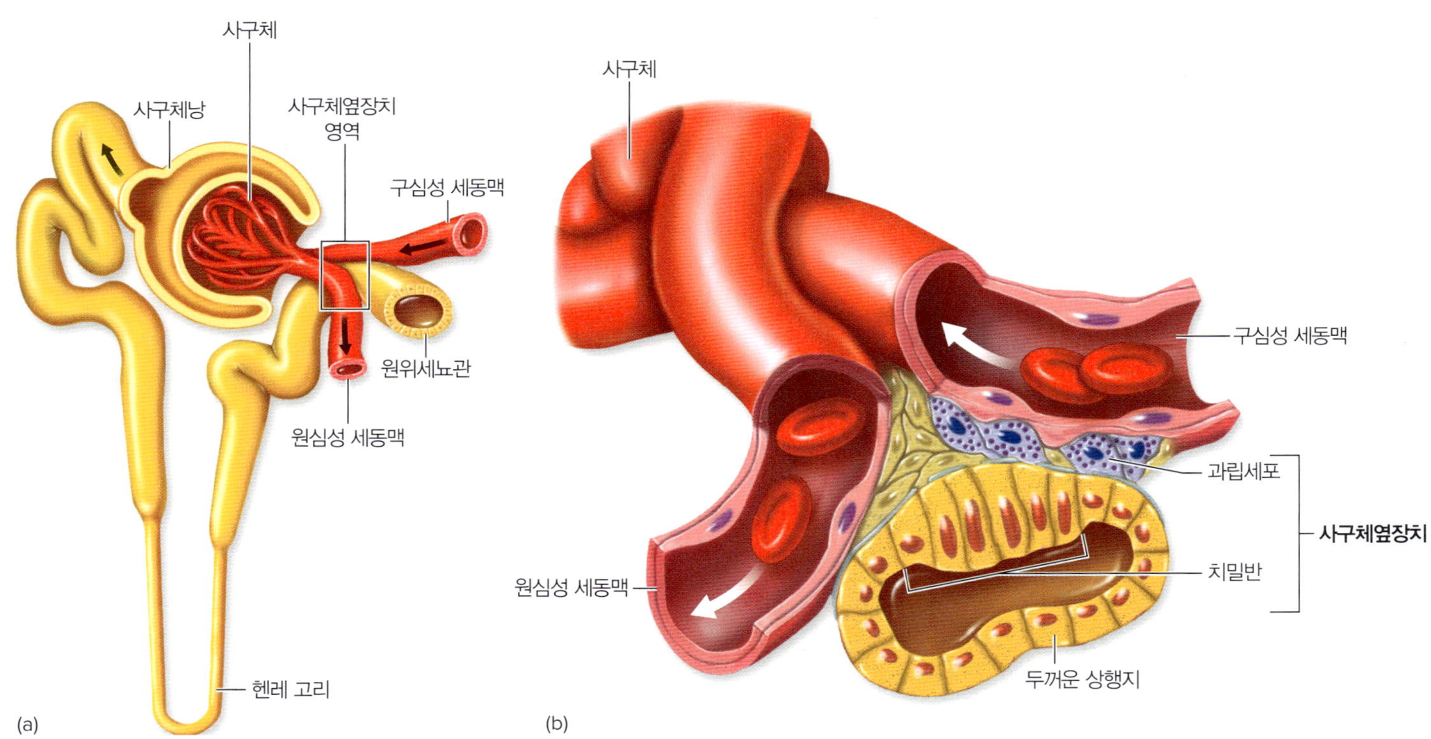

그림 14.21 사구체옆장치. (a) 사구체옆장치의 위치를 나타낸다. 이 구조는 구심성 소동맥이 고리의 두꺼운 상행지 마지막 부분과 접촉하는 부위를 포함한다. 이 영역의 구심성 소동맥은 레닌을 분비하는 과립세포를 포함하고, 과립세포와 접촉하는 세뇨관 세포는 (b)에서 볼 수 있는 치밀반이라고 하는 영역을 형성한다.

분비가 증가한다. 레닌 분비 증가는 구심성 소동맥에서 압력수용기로 기능하는 과립세포에 대한 혈압의 직접적인 영향에 부분적으로 기인한다. 레닌 분비는 또한 사구체옆장치의 과립세포에 있는 β_1-아드레날린 수용체에 대한 교감신경활성화에 의해 자극된다. 이것은 혈액량과 혈압이 떨어질 때 교감신경활동을 증가시키는 압력수용기 반사 동안 발생한다.

레닌 분비 증가는 안지오텐신 II 생성 증가를 통해 알도스테론 분비를 자극하는 작용을 한다. 결과적으로, 소변으로 배출되는 소듐이 적어지고 혈액에 더 많이 남게 된다.

나트륨이뇨펩타이드

혈액량이 증가하면 소변에서 염분과 수분 배설이 증가한다. 이전에 설명한 것처럼 이것은 부분적으로 알도스테론 분비 억제 때문이다. 그러나 또한 염분 배설을 자극하는 호르몬인 나트륨이뇨호르몬(natriuretic hormone)의 분비 증가로 인해서도 발생한다. 이는 알도스테론과 반대되는 작용이다. 확인된 첫 번째 나트륨이뇨호르몬은 **심방성 나트륨이뇨인자**(atrial natriuretic factor)라고도 하는 **심방성 나트륨이뇨펩타이드**(atrial natriuretic peptide, ANP)라는 폴리펩타이드이다. 심방성 나트륨이뇨펩타이드는 심장의 심방에서 만들어지고, 혈액량 증가에 의한 심방 벽의 신장(팽창)에 대한 반응으로 분비된다. ANP에 대한 반응으로 신장은 사구체에 의해 혈액에서 여과된 염분과 물을 더 많이 배설하여 혈액량을 낮춘다. 따라서 심방성 나트륨이뇨펩타이드는 내인성 이뇨제로 기능한다.

Na^+, K^+, H^+의 관계

혈장 K^+ 농도는 혈장 H^+ 농도(pH)에 간접적으로 영향을 미친다. 혈장 pH의 변화도 혈액의 K^+ 농도에 영향을 미친다. 예를 들어, 세포 외 H^+ 농도가 증가하면 H^+의 일부가 세포로 이동하고 세포 내 K^+가 세포외액으로 확산한다. 따라서 H^+의 혈장 농도는 감소하는 반면 K^+는 증가하여 세포외액에서 이런 이온들의 적절한 비율을 재설정하는 데 도움이 된다. 네프론의 원위부위세포에서도 유사한 효과가 발생한다.

원위세뇨관 후위와 피질집합관의 세포에서 Na^+ 재흡수에 의해 생성된 음극 성질에 반응하여 양전하를 띤 이온(K^+ 및 H^+)이 분비된다(그림 14.22). 여과액에서 세포로 수송되는 K^+와 교환하여 여과액으로 H^+를 수송하는 정단면막 **H^+/K^+ 펌프**도 있다. 이 펌프는 산증(혈장 pH 7.35 미만)에 의해 활성화되어 여과액으로 H^+가 분비되고

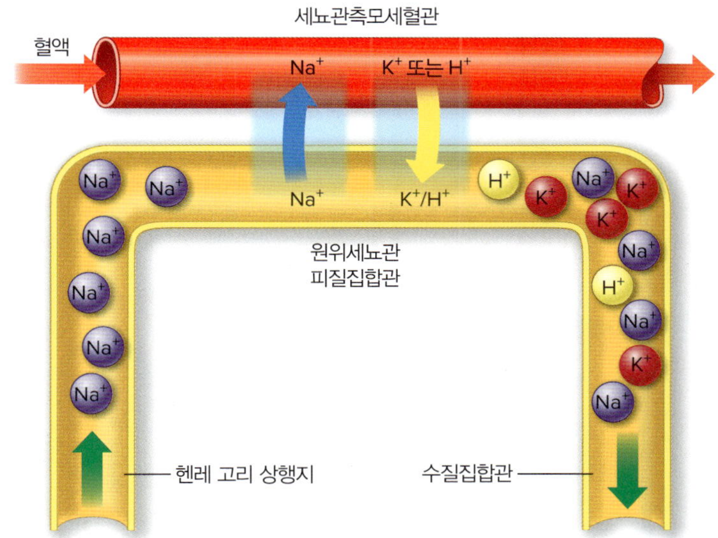

그림 14.22 Na^+의 재흡수와 K^+와 H^+의 분비. 후기 원위세뇨관과 피질집합관에서는 Na^+의 재흡수에 의해 생성된 전위차에 반응하여 K^+와 H^+가 분비된다. 따라서 높은 농도의 H^+는 K^+ 분비를 감소시킬 수 있으며 그 반대의 경우도 마찬가지이다.

K^+가 재흡수된다. 따라서 산증은 혈액 K^+의 상승을 동반할 수 있다.

신장 산–염기 조절

신장은 소변으로 H^+를 배출하고(대부분 완충된 형태로) 중탄산염을 재흡수하여 혈액 pH를 조절하는 데 도움을 준다. 신장은 일반적으로 여과된 중탄산염을 거의 모두 재흡수하고 H^+를 배출하기 때문에 정상적인 소변은 중탄산염을 거의 포함하지 않고 pH 5~7 사이의 약간 산성이다. 소변의 산성화와 중탄산염의 재흡수와 관련된 기전은 그림 14.23에 요약되어 있다.

중탄산염의 재흡수와 H^+의 분비

근위세뇨관 세포는 Na^+/H^+ 펌프를 사용하여 Na^+와 교환하여 H^+를 여과액으로 운반한다(그림 14.23). 이 교환은 Na^+와 H^+가 세포막의 정단면부분(세뇨관 내강을 향함)을 가로질러 반대방향으로 이동하기 때문에 "역수송" 공동수송이다. 역수송 공동수송은 이차능동수송의 한 형태인데, 그 이유는 Na^+가 세포의 기저외측 부분에서 일차능동수송 Na^+/K^+ 펌프에 의해 유지되는 농도 기울기로 아래로 확산하기 때문이다. 근위세뇨관에 의해 여과액으로 분비된 H^+의 대부분은 중탄산염의 재흡수에 사용된다.

세뇨관 세포의 정단면 표면(내강을 향함)은 중탄산염에 대해 불투과성이다. 따라서 중탄산염의 재흡수는 간접적으로 발생해야 한다. 소변이 산성일 때 HCO_3^-는 H^+와 결합하여 탄산(H_2CO_3)을 형성한

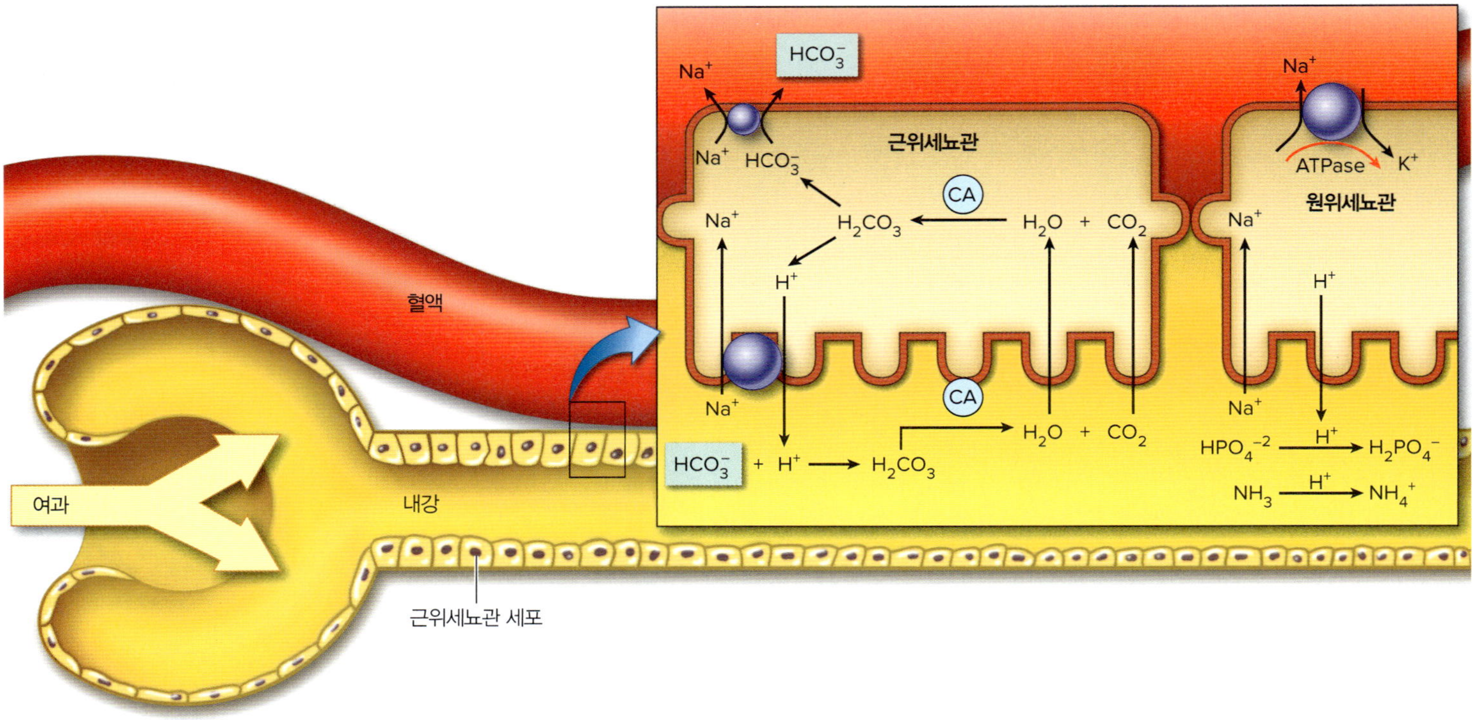

그림 14.23 소변의 산성화. 이 그림은 소변이 어떻게 산성화되고 중탄산염(HCO_3^- 상자에 있음)이 여과액에서 어떻게 재흡수되는지 요약하여 보여준다. 또한, 인산염 및 암모늄 완충액(CA = 탄산탈수효소)에 의한 소변 완충을 묘사한다. 삽입된 그림은 근위 및 원위세뇨관 세포를 확대하여 보여준다. 참고로, 근위세뇨관의 세포는 글루타민 대사에서 여분의 중탄산염과 암모늄 이온을 생성할 수도 있다(본문에는 설명되어 있지만, 이 그림에는 표시되지 않음).

다. 여과액의 탄산은 **탄산탈수효소**(carbonic anhydrase)가 촉매하는 반응에서 CO_2와 H_2O로 전환된다. 이 효소는 여과액과 접촉하는 근위세뇨관에서 미세융모의 정단면 세포막에 위치한다. 여과액에서 일어나는 반응은 폐 모세혈관의 적혈구 내에서 일어나는 반응과 같다.

세뇨관 세포의 세포질 또한 탄산탈수효소를 가지고 있다. 여과액에서 CO_2 농도가 증가함에 따라 CO_2는 세뇨관 세포로 확산된다. 세뇨관 세포의 세포질 내에서 탄산탈수효소는 CO_2와 H_2O가 탄산을 형성하는 반응을 촉매한다. 그런 다음 탄산은 세뇨관 세포 내에서 HCO_3^- 및 H^+로 해리된다. 이것은 조직 모세혈관의 적혈구에서 일어나는 것과 같은 현상이다. 소듐 이온과 함께, 세뇨관 세포 내의 중탄산염 이온은 중탄산-소듐 공동수송체에 의해 기저외측막을 가로질러 이동하여 혈액으로 들어간다.

알칼리증이 있는 사람은 여과액에 더 적은 H^+가 존재하므로 더 적은 HCO_3^-가 재흡수된다. 그 결과 소변으로 배출되는 HCO_3^-는 알칼리증을 보상하는 데 도움이 된다. 어떤 사람에게 산증이 있는 경우 여분의 산은 근위세뇨관 세포에서 생성되어 혈액으로 들어가는 새로운 중탄산염 이온에 의해 완충될 수 있다. 이 과정을 **중탄산염 생성**(bicarbonate generation)이라고 한다. 하나의 글루타민이 대사되면 두 개의 중탄산염 이온이 생성되는데, 이 이온은 새롭게 만들어지는 것이고 여과액에서 재흡수된 중탄산염보다 많다. 또한, 두 분자의 **암모니아**(ammonia, NH_3)가 생성되며, 이는 여과액에서 두 개의 **암모늄 이온**(ammonium ion, NH_4^+)으로 전환된다. 새로운 중탄산염은 혈액에 들어가 비휘발성 산을 완충하는 데 도움이 된다. 암모니아는 요로 완충액으로 사용하기 위해 여과액에 들어간다.

이런 기전들에 의해, 환기의 변화로 인한 산-염기 균형 방해는 혈장 중탄산염 농도의 이차 변화에 의해 부분적으로 보상될 수 있다.

소변 완충액

사람의 혈액 pH가 7.35 미만(산증)인 경우, 소변 pH는 거의 항상 5.5 미만으로 떨어진다. 그러나 네프론은 4.5보다 현저히 낮은 pH의 소변을 생성할 수 없다. 더 많은 H^+가 배설되기 위해서는 산이 완충되어야 한다. 사실 정상적인 소변에서도 배설되는 H^+의 대부분은 완충된 형태이다. 중탄산염은 일반적으로 완전히 재흡수되기 때문에 이러한 완충 기능을 수행할 수 없다.

대신 인산염(주로 HPO_4^{2-})과 암모니아(NH_3)의 완충 반응은 H^+ 대부분을 소변으로 배출할 수단을 제공한다. 인산염은 여과를 통해 소변으로 들어간다. 소변에서 냄새가 나는 암모니아는 아미노산 글루타민의 탈아미노화에 의해 세뇨관 세포에서 생성된다.

소변의 H^+에 대한 인산염 및 암모니아 완충액은 다음 식과 같다.

$$NH_3 + H^+ \rightarrow NH_4^+ \text{ (암모늄 이온)}$$
$$HPO_4^{2-} + H^+ \rightarrow H_2PO_4^-$$

14.6 이뇨제 및 신장 기능 검사

다양한 이뇨제는 각각 네프론 세뇨관의 특정 부위에 작용하여 간접적으로 물의 재흡수를 억제하여 혈액량을 낮추는 작용을 한다. 이뇨제가 어떻게 효과를 발휘하는지에 대한 지식은 네프론의 생리에 대한 이해를 높인다.

항상성을 유지하는 데 있어 신장 기능의 중요성과 소변을 쉽게 수집하여 혈장의 화학 성분을 반영하는 거울로 사용할 수 있다는 점은 신장 기능 및 소변 성분에 관한 임상연구를 특히 유용하게 만든다. 또한, 혈액량을 조절하는 신장의 능력과 혈압의 장기간 조절에서의 중요성은 고혈압의 임상관리에 활용된다.

이뇨제의 사용

고혈압, 울혈성심부전 또는 부종으로 인해 혈액량을 줄여야 하는 사람들은 배설되는 소변의 양을 증가시키는 **이뇨제**(diuretic)라는 약물을 복용한다. 이뇨제는 소변으로 배설되는 사구체여과액의 비율을 증가시켜 혈액량(따라서 혈압)을 직접 낮춘다. 이런 약물은 또한 간접 경로를 통해 조직액의 양을 감소시키고 따라서 부종을 완화한다. 이뇨제는 혈장 용적을 낮춤으로써 모세혈관 내 혈장의 농도를 높여서 교질삼투압을 증가시킨다. 이것은 조직액이 모세혈관으로 들어가는 것을 촉진하여 부종을 줄이는 데 도움이 된다.

다양한 이뇨제가 다른 방식으로 신장 네프론에 작용한다(그림 14.24). 일반적으로 사용되는 이뇨제는 화학적 구조 또는 작용 측면

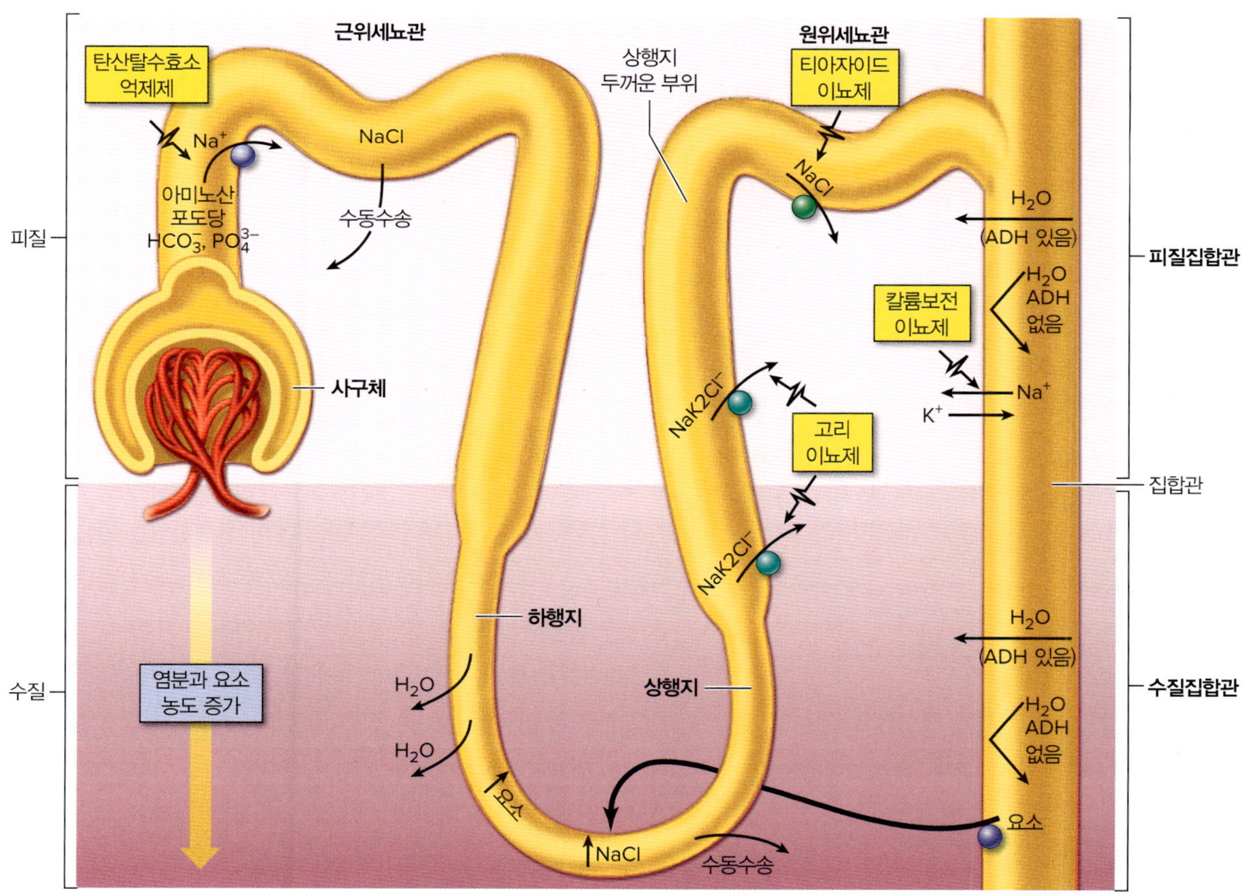

그림 14.24 임상 이뇨제의 작용 부위. 다양한 이뇨제가 다양한 부위의 네프론 세뇨관에 작용하여 물의 재흡수를 억제한다. 이런 작용의 결과, 물이 혈액으로 적게 재흡수되고 소변으로 더 많이 배출된다. 이것은 혈액량과 혈압을 낮춘다.

에 따라 **고리 이뇨제**(loop diuretics), **티아자이드**(thiazide), **탄산탈수효소 억제제**(carbonic anhydrase inhibitor), **삼투성 이뇨제**(osmotic diuretic) 또는 **칼륨보전 이뇨제**(potassium-sparing diuretic)로 분류된다.

푸로세미드와 같은 **고리 이뇨제**(loop diuretic)는 상행지의 두꺼운 부위에서 Na^+-K^+-$2Cl^-$ 공동수송체를 억제하여 염분과 물의 재흡수를 25%만큼 감소시키는 가장 강력한 이뇨제이다. **티아자이드 이뇨제**(thiazide diuretic, 예: **하이드로클로로티아자이드**)는 원위세뇨관의 첫 번째 부위에 의한 염분 수송 억제를 통해 염분 및 수분 재흡수를 8%만큼 억제한다. **탄산탈수효소 억제제**(carbonic anhydrase inhibitor, 예: **아세타졸라마이드**)는 훨씬 약한 이뇨제이다. 이들은 중탄산염이 재흡수될 때 발생하는 물 재흡수를 방지하기 위해 주로 근위세뇨관에서 작용한다.

여과액에 여분의 용질이 있으면 여과액의 삼투압이 증가하여 삼투에 의한 물의 재흡수가 감소한다. 따라서 여분의 용질은 **삼투성 이뇨제**(osmotic diuretic)로 작용한다. **마니톨**은 이런 목적을 위해 때때로 임상에 사용한다.

모든 이뇨제는 피질집합관으로의 Na^+ 전달을 증가시키며, 이는 앞에서 설명한 바와 같이 K^+ 분비 증가를 직간접적으로 자극한다. 이로 인해 소변에서 K^+가 과도하게 제거되어 혈장 K^+ 농도를 위험한 수준인 **저칼륨혈증**(hypokalemia)이라고 하는 상태로 낮출 수 있다. 저칼륨혈증은 신경근 장애와 ECG 이상을 유발할 수 있다. 이뇨제를 복용하는 사람들은 일반적으로 저염식이(적은 양의 Na^+ 섭취)를 하며 K^+ 손실을 상쇄하기 위해 종종 식사에 염화칼륨(KCl)을 보충해야만 한다.

이런 이유로 **칼륨보전 이뇨제**(potassium-sparing diuretics)가 때때로 사용된다. **스피로놀락톤**은 피질집합관 세포에서 세포질 수용체 단백질에 대해 알도스테론과 경쟁하는 알도스테론 길항제이다. 따라서 이런 약물은 Na^+ 재흡수와 K^+ 분비에 대한 알도스테론 자극을 차단한다.

신장 기능 검사 및 신장 질환

신장 기능은 신장으로 가는 총혈류량을 측정하는 PAH 신장 혈장 청소 측정과 이눌린 청소에 의한 GFR 측정 등으로 검사할 수 있다. 혈장 크레아티닌 농도도 신장 기능의 지표를 제공한다. 이 검사는 사구체신염 및 신부전과 같은 신장 질환의 진단을 돕는다. **뇨 알부민 배설률**(urinary albumin excretion rate)도 일반적으로 수행되는 검사인데, 정상보다 약간 높은 혈액 알부민 배설률을 감지할 수 있다. **미세알부민뇨**(microalbuminuria, 하루 30~300 mg 단백질)라고 하는 이 상태는 종종 당뇨병이나 고혈압으로 인해 발생할 수 있는 신장 손상의 첫 번째 징후이다. **단백뇨**(proteinuria)는 사람이 하루에 300 mg 이상의 단백질을 배뇨할 때를 말하고, **신장증후군**(nephrotic syndrome)에서는 하루에 3.5 g 이상의 배설이 발생한다. 단백뇨와 신장 기능의 점진적 악화를 초래하는 **당뇨병성 신장 질환**(diabetic kidney disease)은 말기 신장 질환의 주요 원인이다.

급성신부전

급성신부전(acute renal failure)에서는 노폐물을 배설하고 혈액량, pH 및 전해질의 항상성을 조절하는 신장의 능력이 비교적 짧은 기간(수 시간에서 수일)에 걸쳐 저하된다. 혈액 크레아티닌 농도가 증가하고 크레아티닌의 신장 혈장 청소가 감소한다. 이것은 아마도 죽상동맥경화증이나 세뇨관의 염증으로 인해 신장을 통한 혈류 감소 때문일 수 있다. 손상된 신장 기능은 허혈(혈류 감소)의 결과일 수 있지만, 페나세틴과 같은 비스테로이드성 항염증제(NSAID)를 포함한 특정 약물의 과도한 사용으로 인해 발생할 수도 있다.

사구체신염

사구체의 염증 또는 **사구체신염**(glomerulonephritis)은 **자가면역질환**(autoimmune disease)으로 여겨진다. 이 항체는 사구체 모세혈관의 기저막에 대해 생성되었을 수 있다. 그러나 더 일반적으로 연쇄상구균 감염에 반응하여 생성되는 것으로 보인다. 이 상태에서 일부 사구체는 파괴되고, 나머지 사구체는 혈장 단백질을 더 잘 투과한다. 단백질이 소변으로 누출되면 혈장 교질삼투압이 감소하여 부종이 발생할 수 있다.

신부전

네프론이 파괴되면 **신부전**(renal insufficiency)이 발생한다. 이것은 사구체신염, 신우 및 신장의 감염(**신우신염**), 신장 상실 또는 당뇨병이나 신장결석으로 인한 손상일 수 있다. 신부전은 고혈압(염분과 수분 배출 저하로 인하여 발생)과 **요독증**(uremia, 높은 혈장 요소 농도)을 유발할 수 있다. 요소를 배설하지 못하면 혈장 H^+ 농도 상승(산증)과 K^+ 농도 상승을 동반하는데, 이는 높은 농도의 요소보다 더 즉각적으로 사람에게 위험하다.

요독증이 있거나 요독증이 발생할 가능성이 있는 환자에게는 종종 투석기를 사용한다. **투석**(dialysis)이라는 용어는 선택적 투과성을 가진 인공막을 통해 확산하는 능력을 기반으로 한 분자 분리를 의미한다. 이 원리는 **혈액투석**(hemodialysis)을 위한 "인공 신장 기계"

에 사용된다. 환자의 혈액에 있는 요소 및 기타 폐기물은 막의 구멍을 쉽게 통과할 수 있지만, 사구체 모세혈관에서처럼 혈장 단백질은 뒤에 남는다. 따라서 혈장은 혈액에서 투석액을 통과하여 이동하면서 이런 폐기물을 제거할 수 있다. 그러나 세뇨관과는 달리 투석막은 Na^+, K^+, 포도당 및 기타 필요한 분자를 재흡수할 수 없다. 혈액투석은 일반적으로 한번 수행에 몇 시간 정도 걸리며 일주일에 세 번 수행한다.

더 최신의 기술은 투석을 위해 환자 자신의 복막(복강을 둘러싸고 있는 막)을 사용하는 것이다. 투석액을 복강 내로 주입하고 일정 시간이 지나 노폐물이 쌓이면 버린다. **지속적 외래 복막투석**(continuous ambulatory peritoneal dialysis, CAPD)이라 하는 이 절차는 외래 환자를 대상으로 환자 스스로 하루에 여러 번 시행할 수 있다. CAPD는 혈액투석보다 환자에게 더 편리하고 비용이 적게 들지만, 노폐물 제거에 덜 효율적이고 감염 위험성이 더 높다.

요약

1. 신장은 외부 피질과 내부 수질로 구분된다.
2. 각 신장에는 네프론이라고 하는 백만 개 이상의 미세한 기능 단위가 있다. 네프론은 혈관 및 세뇨관으로 구성된다.
3. 여과는 구심성 소동맥에서 혈액을 받는 사구체에서 일어난다.
4. 사구체낭(보우만낭)과 근위 및 원위세뇨관은 피질에 있다.
5. 헨레 고리는 신수질에 있다.
6. 원위세뇨관에서 나온 여과액은 집합관으로 배출되며, 이 집합관은 신수질을 통과해 소변을 신배로 배출한다.
7. 사구체여과율(GFR)은 매분 양쪽 신장에서 생성되는 여과액의 양이다. 115~125 mL/min 범위이다.
8. GFR은 구심성 소동맥의 수축 또는 확장에 의해 조절될 수 있다.
9. 여과된 염분과 물의 약 65%가 근위세뇨관을 통해 재흡수된다.
10. 근위세뇨관의 염분 수송은 호르몬 조절을 받지 않는다.
11. 남아 있는 대부분의 물의 재흡수는 역류증폭계의 작용 결과로 발생한다.
12. 집합관은 물은 투과하지만, 염분은 투과하지 않는다.
13. 집합관의 물 투과성은 항이뇨호르몬(ADH)에 의해 자극된다.
14. 이눌린은 여과되지만 재흡수되거나 분비되지 않는다. 따라서 청소율은 사구체여과율과 같으며 GFR을 정확하게 측정하는 데 사용된다.
15. 알도스테론은 원위세뇨관 후위와 피질집합관에서 소듐 재흡수와 칼륨 분비를 자극한다.
16. 알도스테론 분비는 혈액 칼륨의 증가에 의해 직접 자극되고 혈액량의 감소에 의해 간접 자극된다.
17. 안지오텐신 II는 부신피질을 자극하여 알도스테론을 분비한다.
18. 네프론은 중탄산염을 걸러내고 산-염기 균형을 유지하는 데 필요한 양을 재흡수한다. 그러나 중탄산염의 재흡수는 간접적이다.
19. 이산화탄소는 재흡수되어 세뇨관 세포나 적혈구에서 탄산으로 전환되고, 탄산은 중탄산염과 H^+로 해리된다.
20. 사구체신염에서는 혈장 단백질이 소변으로 누출될 수 있다.

문제

1. 사구체 한외여과액이 어떻게 생성되고, 왜 단백질 농도가 낮은지 설명하시오.

2. 네프론 고리의 수송 특성을 설명하고, 역류증폭계에서 상행지와 하행지 사이의 상호 작용을 설명한다. 이 시스템의 기능적 의미는 무엇인가?

3. 직혈관에서 역류교환이 어떻게 일어나는지 설명하고, 이 기작의 기능적 중요성에 대해 논의하시오.

4. ADH 분비 증가가 어떻게 수분 재흡수 증가를 촉진하고, ADH 분비가 감소할 때 수분 재흡수가 어떻게 감소하는지 설명하시오.

5. 근위세뇨관의 상피벽 구조와 상피세포막의 Na^+/K^+ 펌프 분포가 근위세뇨관이 염분과 물을 재흡수하는 능력에 어떻게 기여하는지 설명하시오.

6. 티아자이드 이뇨제, 고리 이뇨제 및 삼투성 이뇨제가 어떻게 작용하는지 설명하시오.

7. 네프론에서 K^+ 분비가 일어나는 곳을 확인하고, 이 분비가 혈액 K^+ 수치의 항상성을 유지하기 위해 어떻게 조절되는지 설명하시오. 또한, 고리 이뇨제와 티아자이드 이뇨제가 어떻게 과도한 K^+ 분비와 저칼륨혈증을 유발할 수 있는지 설명하시오.

8. 어떤 이뇨제가 저칼륨혈증을 일으키지 않는가? 이런 약물은 어떻게 이뇨제로서 기능하면서도 혈액 K^+를 보존하는가?

9. 여과, 분비 및 재흡수가 물질의 신장 혈장 청소에 어떻게 영향을 미치는지 설명하시오. 이 정보를 사용하여 GFR을 측정하는 데 크레아티닌을 사용할 수 있는 방법을 설명하시오.

10. 사람이 과호흡하면 소변 중탄산염 배설은 어떻게 되는가? 이 반응이 어떻게 도움이 되는가?

11. 치밀반의 위치를 설명하고, 레닌 분비 조절과 세뇨관-사구체 되먹임에서의 역할을 설명하시오.

12. 신장에 대한 알도스테론의 작용이 혈압과 심장박동의 항상성을 유지하는 데 어떻게 중요한지 설명하시오.

15 소화계

임상연구

조지는 비만이었고 속쓰림이 자주 발생하여 오메프라졸을 처방받았다. 체중을 줄이고 건강을 개선하기 위해 수직소매 위절제술을 받기 전에 실시한 내시경검사에서 바렛의 식도가 드러났다. 성공적인 비만 수술 후 1년, 그는 설사와 변비가 번갈아 나타나는 복통을 겪었지만 대장내시경검사에서 증상에 대한 구조적 이유를 찾지 못했다. 통증은 사라졌지만 몇 달 후 다른 복통이 시작되었고 눈이 노랗게 보였다. 초음파 검사에서 담석이 있는 것으로 나타났고 실험실 검사에서는 빌리루빈, 아밀라아제 및 리파아제의 혈장 수치가 상승한 것으로 나타났다. 조지는 이자염으로 입원해 치료를 받았고 이후 쓸개절제술을 받아 통증이 사라졌다.

개요

15.1 소화계 소개

소화관의 내강 내에서 큰 식품분자는 그들의 단량체(소단위체)로 가수분해된다. 이러한 단량체는 소장의 내층 또는 점막을 통과하여 흡수라고 하는 과정에서 혈액이나 림프로 들어간다. 소화 및 흡수는 소화관(위장관)의 전문화에 의해 도움을 받는다.

인간과 다른 동물은 음식에서 기본 유기분자를 얻어야 한다. 섭취한 음식분자 중 일부는 에너지(칼로리) 값(세포호흡 반응에 의해 얻어지고 ATP 생성에 사용됨)에 필요하고 나머지는 추가 조직을 만드는 데 사용된다.

섭취되는 대부분의 유기분자는 인간의 조직을 형성하는 분자와 유사하다. 이들은 일반적으로 소단위(단량체)로 구성된 큰 분자(고분자)이다. **소화관** 또는 **위장관**(GI)이라고도 하는 소화관 내에서 이러한 큰 분자가 단량체로 분해되는 것은 가수분해 반응을 통해 발생한다(그림 15.1). 이렇게 형성된 단량체는 흡수 과정에서 소장벽을 가로질러 혈액과 림프로 수송된다. **소화**(digestion) 및 **흡수**(absorption)는 소화계의 주요 기능이다.

소화관의 내강은 양쪽 끝(입과 항문)이 열려 있으므로 환경과 연속적이다.

소화계의 기능은 다음과 같다.

1. **운동성**(motility): 여러 과정의 작용을 통해 소화관을 통한 음식의 이동을 나타낸다.
   a. **섭취**: 음식을 입으로 가져간다.
   b. **저작**: 음식을 씹고 타액과 섞는다.
   c. **연하**: 음식을 삼킨다.
   d. **연동** 및 **분할**: 리드미컬하고 물결 모양의 수축(연동) 및 다른 세그먼트의 혼합 수축(분할)은 음식물을 소화관을 통해 이동한다.
2. **분비**(secretion): 여기에는 외분비 및 내분비 분비가 모두 포함된다.
   a. **외분비 분비물**: 물, 염산, 중탄산염 및 많은 소화효소가 소

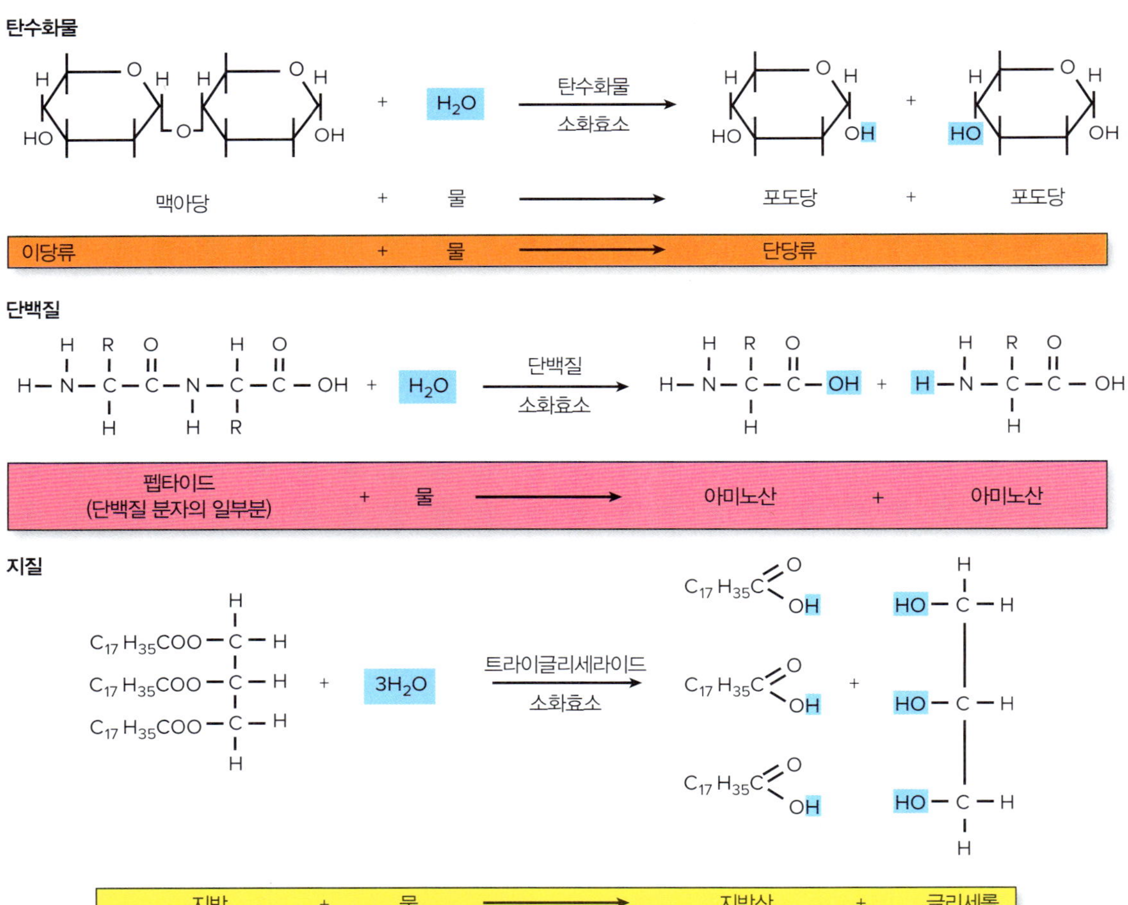

그림 15.1 가수분해 반응을 통한 식품분자의 소화. 이러한 반응은 궁극적으로 각 식품 범주의 소단위 분자를 방출한다.

화관의 내강으로 분비된다.

b. **내분비 분비물**: 위와 소장은 소화를 조절하는 데 도움이 되는 여러 호르몬을 분비한다.

3. **소화**(digestion): 이것은 음식 분자가 흡수될 수 있는 더 작은 하위 단위로 분해되는 것을 말한다.
4. **흡수**(absorption): 이것은 소화된 최종 생성물이 혈액이나 림프로 들어가는 것을 의미한다.
5. **저장**(storage) **및 배설**(elimination): 이것은 소화되지 않는 식품 분자의 임시 저장 및 후속 제거를 나타낸다.
6. **면역 장벽**(immune barrier): 장을 둘러싸고 있는 단순한 원주상피는 세포 사이의 긴밀한 접합으로 병리학적 유기체와 독소의 침투에 대한 물리적 장벽을 제공한다.

해부학적 및 기능적으로 소화계는 **관상 소화관**(alimentary tract) 또는 **위장관**(gastrointestinal tract, GI) 및 **부속 소화기관**(occessory

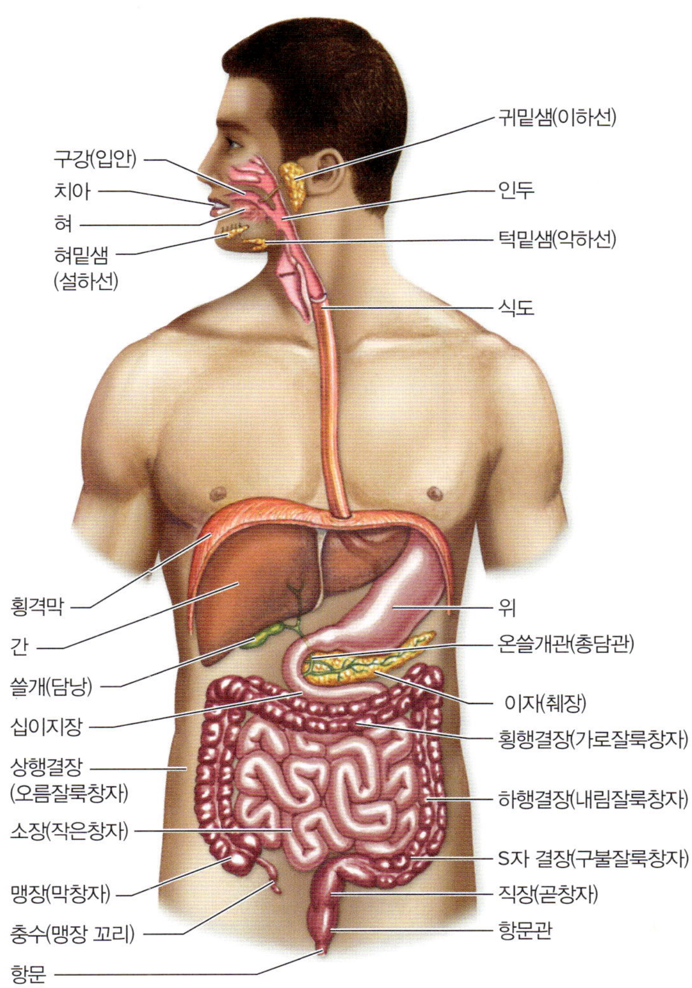

그림 15.2 소화계의 기관. 소화계는 소화관과 부속 소화기관을 포함한다.

digestive organs)으로 나눌 수 있다. 항문은 골반강의 아래쪽에 위치한다. 소화관의 기관은 **구강**, **인두**, **식도**, **위**, **소장** 및 **대장**을 포함한다(그림 15.2). 부속 소화기관에는 **치아**, **혀**, **침샘**, **간**, **쓸개** 및 **이자**가 포함된다.

소화관의 세포층

식도에서 항문에 이르는 소화관(위장관)은 4개의 층 또는 **막**으로 구성된다. 각 층은 소화과정에서 특이한 기능을 하는 주요 조직을 가지며, 안에서부터 **점막층**, **점막하층**, **근육층**, 가장 바깥의 **장막**으로 구성된다(그림 15.3a).

점막층

소화관의 내강을 따라 늘어선 **점막층**(mucosa)은 흡수성 및 주요 분비층이다. 상피는 질병으로부터 보호하는 데 중요한 림프절을 포함하는 결합조직의 얇은 층인 **고유판**에 의해 지지된다. 고유판의 바깥쪽에는 **점막근층**이라고 하는 평활근의 얇은 층이 있다(그림 15.3b).

점막하층

비교적 두꺼운 **점막하층**(submucosa)은 점막으로 작용하며 혈관을 포함하는 결합조직층이다. 점막하층에는 혈관 이외에 샘과 신경얼기(신경총)를 포함하며, 특히 **점막하층 신경얼기**(submucosal plexus)인 **마이너스 신경얼기**(Meissner's plexus)는 근점막층에 자율신경을 공급한다.

근육층

소화관을 통해 일어나는 분절 수축과 꿈틀운동은 근육층에 의해 일어난다. **근육층**(muscularis)은 안쪽이 환형이고 바깥쪽이 종축의 층으로 된 민무늬근이다. 이 층의 수축으로 음식물을 움직이고 소화효소와 혼합시킨다. 두 근육층 사이에 위치한 **근육층 신경얼기**(myenteric plexus)는 소화관에 주요 신경을 공급하는데, 여기에 자율신경계의 교감신경 및 부교감신경으로부터 오는 신경섬유와 신경절이 포함된다.

장막

외부의 **장막**(serosa)은 소화관의 벽을 완성한다. 그것은 **내장 복막**으로 알려진 단순한 편평 상피층으로 덮인 유륜 조직으로 구성된다.

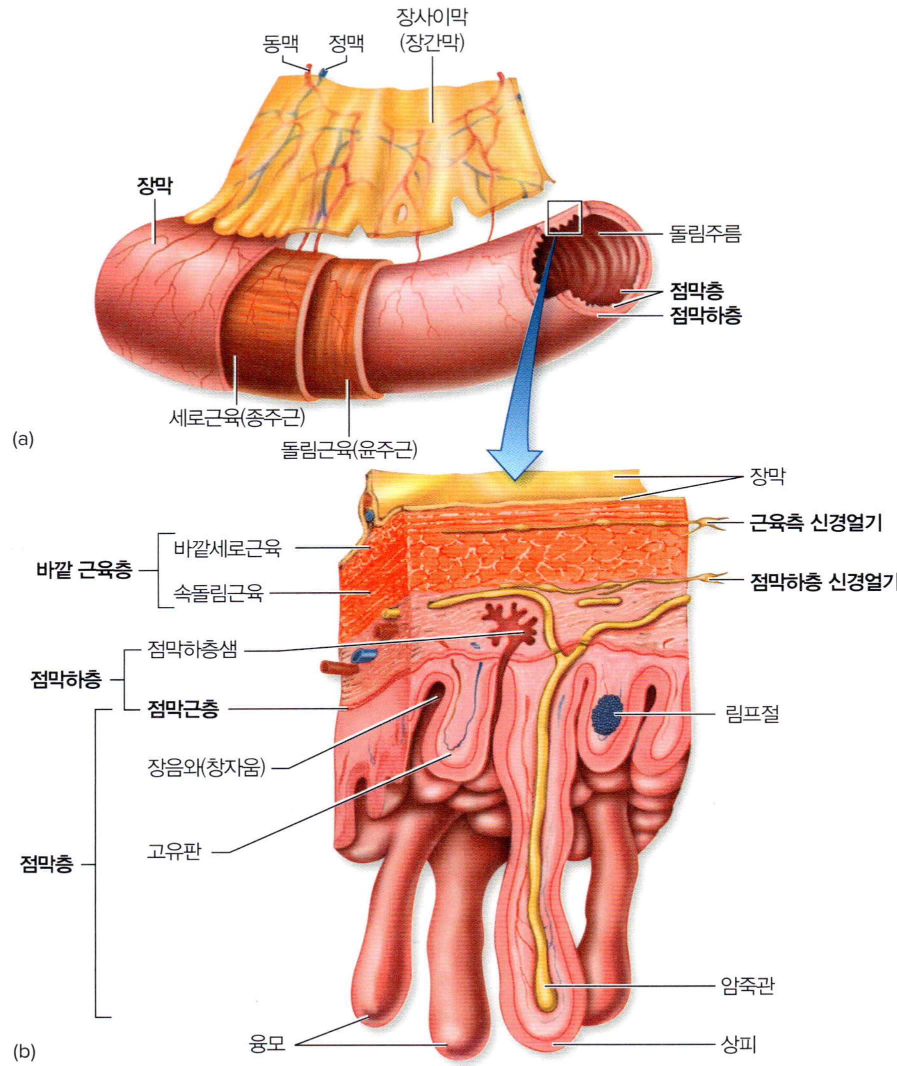

그림 15.3 소화관의 층. (a) 소장의 주요 층, 즉 여러 막의 그림이다. 삽입된 그림은 점막의 주름이 소장에서 융모라고 하는 돌기를 형성하는 방법을 보여준다. (b) 층과 땀샘을 보여주는 소장 단면의 그림이다.

15.2 입에서 위까지

식도의 연동(꿈틀) 수축은 음식물을 위로 보내는데, 이때 위는 수축에 의해 음식물과 섞이는 매우 산성의 위액을 분비한다. 미즙(암죽)이라고 부르는 혼합물에서 단백질은 펩신에 의해 부분적으로 소화된다.

저작(mastication)은 침샘에 의해 분비되는 침으로 음식을 섞는다. 점액과 여러 항균제뿐만 아니라 침은 녹말을 부분적으로 소화하는 침 아밀라아제(또는 프티알린)를 갖고 있다. **연하**(deglutition)는 수의적 활동으로 시작하는데, 후두가 열리면서 후두개는 호흡기 입구를 덮어 섭취한 음식물이 기도로 들어가는 것을 막는다. 삼키는 데 필요한 수축 양상은 **연하중추**(swallowing center)로 작용하는 연수 내 신경세포들의 상호작용에 의해 이루어진다.

섭취한 음식이 일단 위로 들어오면 염산(HCl)과 단백질분해효소인 펩신(pepsin)에 의해 섞이고 휘저어진다. 따라서 혼합물은 위와 작은장의 십이지장 사이 이음부(접합부)를 보호하는 위날문 조임근(유문괄약근)을 지나 위의 근수축에 의해 밀려 내려간다.

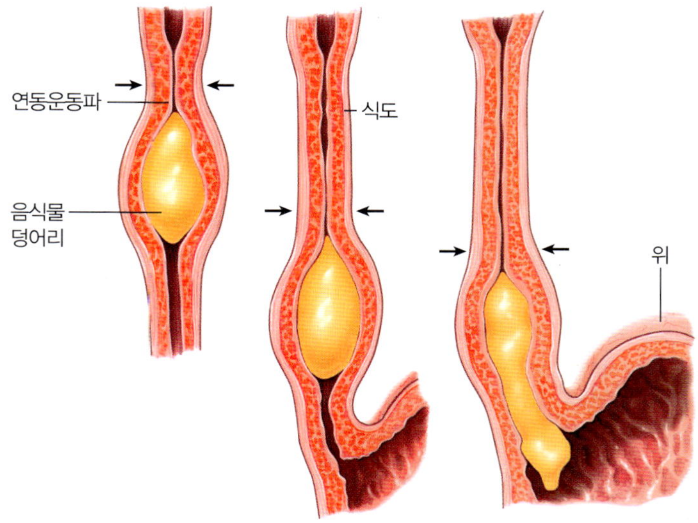

그림 15.4 식도의 연동. 음식덩어리의 연동 수축 및 이동이다.

식도

식도(esophagus)는 인두와 위를 연결하는 위장관으로 길이 약 25 cm의 근육관이며 흉곽(가슴)의 종격(가슴세로칸) 내 기관(기도) 뒤쪽에 위치한다. 위에서 끝나기 전에 식도는 **식도구멍**(esophageal hiatus)에 의해 횡격막을 통과한다. 식도는 비각질화 중층편평상피로 덮여 있고 그 벽은 위치에 따라 골격근이나 민무늬근을 갖고 있다. 식도의 상부 1/3은 골격근, 중앙 1/3은 골격근과 민무늬근의 혼합, 하부 1/3은 민무늬근만을 갖고 있다.

삼킨 음식은 **연동운동**(peristalsis, 꿈틀운동)이라고 부르는 파상의 근수축에 의해 구강으로부터 항문으로 보내진다(그림 15.4). 소화관을 따라 음식물덩어리가 이동하는 것은 돌림근육이 음식물덩어리 뒤에서는 수축하고 앞에서는 이완하기 때문에 일어난다. 그다음은 세로근육 수축에 의한 소화관의 단축(shortening)이 일어난다.

식도의 말단부 관내강(lumen)은 식도벽의 돌림근육섬유가 두꺼워짐에 따라 약간 좁혀진다. 이 부분을 **하부식도 조임근**(lower esophageal sphincter)이라고 한다. 음식물이 위 안으로 들어간 후 이 부위의 근섬유 협착은 위의 내용물이 식도로 역류하는 것을 막는다.

위

J자 모양의 **위**(stomach)는 위장관 중에서 가장 잘 확장되는 소화기로 위쪽은 식도, 아래쪽은 십이지장과 연결된다. 위의 기능은 음식물을 저장하고, 단백질 소화를 시작하고, 위산으로 세균을 죽이고, 음식물을 **미즙**(chyme)으로 만들어 소장에 보내는 것이다. 그러나 생명에 필수적인 유일한 위의 기능은 비타민 B_{12}의 장흡수와 악성빈혈의 예방에 필요한 단백질인 내인성인자(내인인자, intrinsicfactor)를 생산하는 것이다.

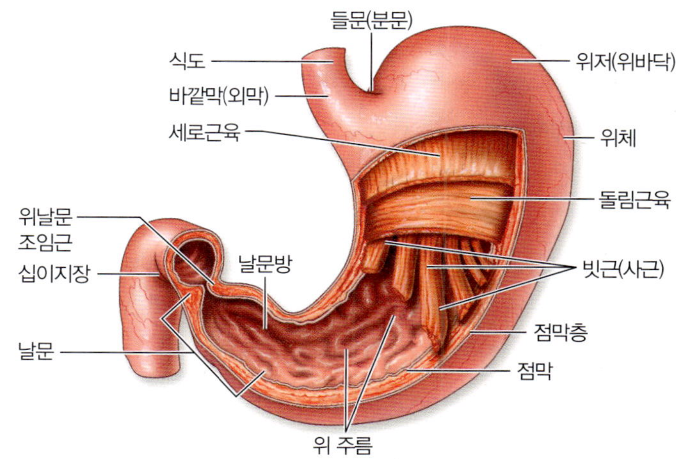

그림 15.5 위의 기본 영역과 구조. 위의 날문부에는 위날문 조임근뿐만 아니라 날문방(유문의 더 넓은 부분)이 포함된다.

삼킨 음식물은 식도에서 위의 **들문부**(cardiac region)에 전달된다(그림 15.5). 들문부를 통해 수평선을 그어보면, 위는 위쪽으로 **위저**(위바닥), 아래쪽으로 **위체**로 나뉘는데 이들은 함께 위의 약 2/3를 구성한다. 위의 말단(distal) 부분을 **날문부**(유문부)라고 한다. 날문부는 **날문방**(유문동)에서 시작하고 **위날문 조임근**에서 끝난다.

위의 내부 표면은 긴 **주름**으로 접혀 있다. 위 점막을 현미경으로 관찰해보면 마치 주름이 접힌 것처럼 보이며, 이 주름이 위 내강 쪽으로 열린 통로를 **위오목**(gastric pit)이라고 한다. 점막 속 깊이 주름을 덮는 세포들이 여러 생성물들을 위 속으로 분비한다. 이 세포들이 외분비(exocrine)의 **위샘**(gastric gland)을 형성한다(그림 15.6). 위

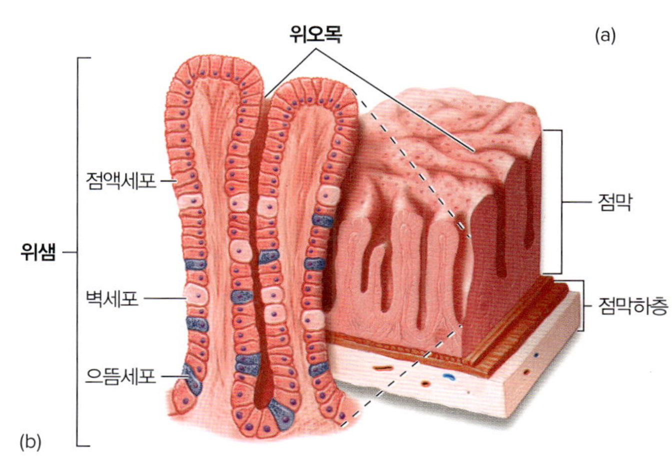

그림 15.6 점막의 위오목과 위샘. (a) 위오목은 위샘의 구멍이다. (b) 위샘은 여러 유형의 세포(점액세포, 으뜸세포 및 벽세포 포함)로 구성되며, 각각은 특정 분비물을 생성한다.

샘은 상이한 생산물을 분비하는 여러 종류의 세포를 갖고 있다.

1. **점액 목세포**(mucous neck cell): 점액 분비
2. **벽세포**(parietal cell): HCl 분비
3. **으뜸세포**(chief cell) 또는 **효소원세포**(zymogenic cell): 단백질분해효소 펩신의 불활성화형인 펩시노겐 분비
4. **장크롬친화성세포**(enterochromaffin-like, ECL cell): 위장관의 주변분비 조절물질로서 히스타민과 5-하이드록시트립타민으로서 세로토닌 분비
5. **G 세포**(G cell): 호르몬 가스트린을 혈액으로 분비
6. **D 세포**(D cell): 호르몬 소마토스타틴 분비
7. **P/D1 세포**(P/D1 cell): 호르몬 그렐린 분비

상기한 생성물들 이외에, 위 점막은 비타민 B_{12} 흡수에 필요한 **내인성인자**(intrinsic factor)를 분비한다. 비타민 B_{12}는 골수에서 적혈구 생산에 필요하다. 위는 최근 **그렐린**(ghrelin)이라는 호르몬을 분비하는 것으로 알려졌다.

펩신과 HCl 분비

벽세포는 일차 능동수송에 의해 H^+ 또는 양성자(pH가 0.8 정도로 낮은)를 위내강으로 분비한다(ATPase가 운반체로 작용). **H^+/K^+ ATPase 펌프**(H^+/K^+ ATPase pump)로 알려진 이 운반체는 K^+를 반대 방향으로 수송하는 동안 1/100만 농도 기울기에 거슬러 H^+를 위내강으로 수송한다. K^+ **재순환 과정**에서 벽세포 내 K^+는 K^+ 통로를 통해 스며나와 위내강에서 K^+의 고갈을 방지한다(그림 15.7). 각 벽세포의 정단표면은 높은 표면적을 가진 수많은 미세융모를 가지고 있어 수많은 H^+/K^+ 펌프의 삽입을 허용한다.

벽세포의 기저외측막(기저측막)은 염소 이온 수송을 HCO_3^- 이동에 결합시킴으로써 전기화학 기울기에 역행하여 염소 이온을 받아들인다. HCO_3^-는 탄산의 해리(탄산탈수효소 촉매 작용에 의해)에 의해 벽세포 내에서 생산된다. 따라서 벽세포는 HCO_3^-를 혈액으로 분비하는 동안 Cl^-(촉진 확산에 의해)와 H^+를 위액으로 분비한다. 혈액으로 들어가는 대부분의 중탄산염은 십이지장으로 들어가는 알카리성 이자액에서 위장관으로 결국 되돌아가고 일부는 소변으로 여과된다.

벽세포에 의한 HCl 분비는 호르몬 가스트린, 주변분비 조절물질 히스타민과 신경전달물질 아세틸콜린을 포함하여 다양한 인자들에 의해 자극받는다. G 세포에 의해 분비되는 가스트린은 온몸 순환에 들어가고 벽세포 기저외측막상의 수용체에 결합함으로써 벽세포를 직접 자극할 수 있다.

벽세포로부터 분비되는 고농도의 HCl은 위액의 pH를 2 이하로 만든다. 이러한 강한 산성은 세 가지 기능을 한다.

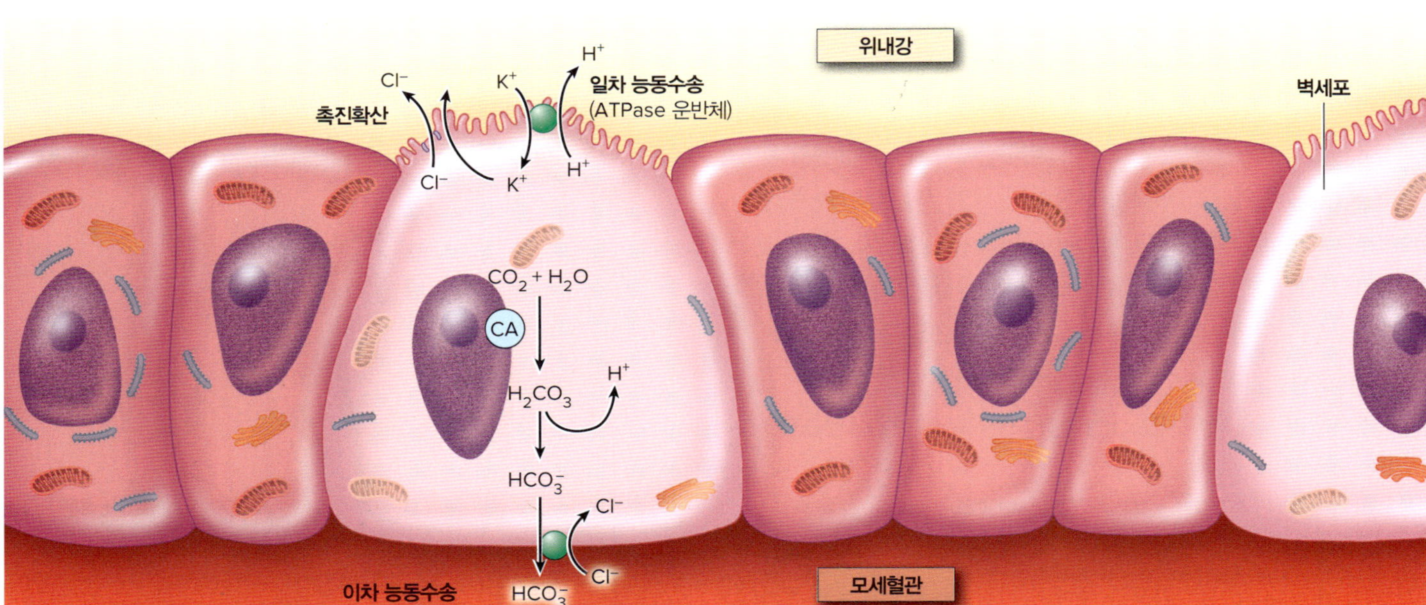

그림 15.7 벽세포에 의한 위산 분비. (내강을 향하는) 정단막은 ATP의 가수분해에 의해 구동되는 일차 능동수송 운반체를 사용하여 K^+와 교환하여 H^+를 분비한다. 혈액을 마주보는 기저외측막은 Cl^-와 교환하여 중탄산염(HCO_3^-)을 분비한다. Cl^-는 HCO_3^-의 세포 밖으로의 내리막 이동에 의해 구동되는 전기화학적 기울기에 대해 세포로 이동한다. 이 HCO_3^-는 탄산탈수효소(약칭 CA)의 작용에 의해 CO_2와 H_2O로부터 형성된 탄산(H_2CO_3)의 해리에 의해 생성된다. 그런 다음 막 통로를 통한 확산에 의해 막의 정점 부분을 떠난다. 따라서 벽세포는 HCO_3^-를 혈액으로 분비할 때 위내강으로 HCl을 분비한다.

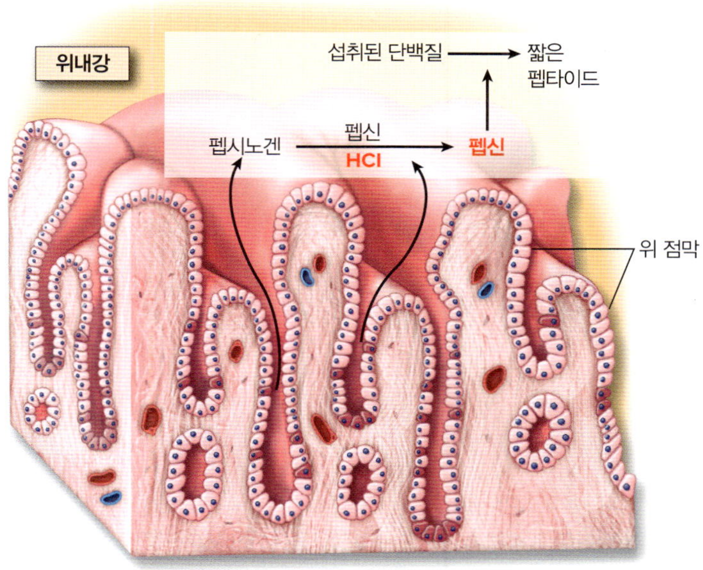

그림 15.8 펩신의 활성화. 위 점막은 비활성효소인 펩시노겐과 염산(HCl)을 분비한다. HCl이 있으면 활성효소인 펩신이 생성된다. 펩신은 단백질을 더 짧은 폴리펩타이드로 분해한다.

1. 섭취한 단백질은 낮은 pH에서 변성된다. 3차 구조가 변경되어 더 소화가 잘 된다.
2. 산성 조건에서 약한 펩시노겐 효소는 부분적으로 서로를 소화한다. 이것은 작은 억제 단편이 제거됨에 따라 완전히 활성인 펩신 효소를 자유롭게 한다(그림 15.8).

임상적용

비만 수술(bariatric surgeries)은 인슐린 저항성, 고혈압 및 고지혈증이 발생하기 쉬운 비만 환자에서 상당한 체중 감소를 촉진하기 위해 수행되는 수술이다. 이러한 수술은 일반적으로 생활방식 중재가 소진된 후에만 수행된다. **루와이 위우회술**(Roux-en-Y gastric bypass)은 중간 공장이 부착되는 위저부에 작은 주머니를 만든다. 이것은 유미액이 대부분의 위, 십이지장 및 공장의 첫 번째 부분을 우회한 다음 이자액과 쓸개즙이 분비된 십이지장 및 근위 공장의 내용물과 다시 연결되도록 루프를 만든다. 또 다른 일반적인 비만 수술은 위(위저부와 몸)의 약 85%가 제거되지만 장 경로는 변경되지 않는 **수직소매 위절제술**(vertical sleeve gastrectomy)이다. 이러한 수술 절차는 예상할 수 있듯이 장기적인 체중 감소를 가져오지만, 추가로 이러한 두 가지 유형의 비만 수술에는 몇 가지 놀라운 효과가 있다. 수술 후 며칠 이내에(많은 체중이 감소하기 전) 인슐린 저항성 감소, 혈당 수치 개선, 인슐린 분비 개선을 유발한다. 증거에 따르면 인슐린 분비를 자극하는 장호르몬 GLP-1(포도당 의존성 인슐린 친화성 폴리펩타이드)의 활성 증가가 비만 수술의 중요한 이점에 기여할 수 있다. 비만 수술이 체중 감소를 촉진하고 인슐린 저항성을 감소시키는 방식으로 장내 미생물상 유전체(결장의 공생 박테리아)를 변경한다는 증거도 있다.

임상적용

산성 위액의 역류가 속쓰림, 기침 및 인후통과 같은 증상을 유발하는 **위식도 역류 질환**(gastroesophageal reflux disease, GERD)은 흔한 질환이다. 이것은 식도 협착(식도 내강의 협착, 음식 삼키는 데 어려움을 유발), 바렛 식도(정상 중층편평상피를 이전에 설명한 것처럼 기둥형 세포로 대체) 및 식도 샘암을 유발할 수 있다. GERD의 위험요인으로는 비만, 임신, 열공 탈장(횡격막을 통한 위의 위쪽 돌출)이 있다. 카페인과 알코올 섭취도 위험요인이다. 두 물질 모두 하부식도 조임근을 이완시키기 때문이다. GERD는 일반적으로 벽세포에서 **H_2 히스타민 수용체**(H_2 receptor blockers)를 차단하는 약물인 H_2 수용체 차단제(그림 15.25에서와 같이 ECL 세포의 히스타민이 벽세포를 자극하여 HCl을 분비하도록 자극하기 때문) 및 양성자 펌프 억제제(proton pump inhibitors, PPI)로 치료된다. 벽세포에서 H^+/K^+ 펌프를 억제한다(그림 15.7). H_2 수용체 차단의 예로는 타가메트, 펩시드, 잔탁 등이 있으며, PPI의 예로는 오메프라졸, 란소프라졸, 라베프라졸, 에소프라졸 등이 있다.

3. 펩신은 산성 조건에서 더 활동적이다. 약 2.0의 최적 pH를 갖는다.

산성 조건에서 펩신이 활성화되면 완전히 활성화된 펩신은 섭취한 단백질에서 펩티드 결합의 가수분해를 촉매할 수 있다. 따라서 펩신과 HCl의 협력 활동은 위에서 음식단백질의 부분소화를 허용한다.

펩신의 강한 산과 단백질 소화작용은 위벽을 손상시킬 수 있다. 이러한 손상에 대한 첫 번째 방어선은 위 상피 표면에 부착(고착)된 안정적인 점액젤이다. **부착 점액층**(adherent layer of mucus)에는 알칼리성 중탄산염(HCO_3^-)이 들어 있다. 상피세포의 정점 원형질막에서 분비된다. 위가 내강으로 더 많은 산을 분비하고 점액으로 분비하기 위해 상피세포에서 사용할 수 있는 중탄산염도 더 많이 있다. 결과적으로 상피 표면의 pH는 일반적으로 중성에 가깝다.

위의 소화와 흡수

단백질은 펩신에 의해 위에서 부분적인 소화가 일어나지만, 탄수화물과 지방은 소화되지 않는다. 녹말의 소화는 입속의 침 아밀라아제에 의해 시작되고, 아밀라아제는 위에서 강산에 의해 불활성화된다. 음식분자의 완전한 소화는 미즙이 소장에 들어갈 때 나중에 일어난다. 따라서 부분적 위절제(위절제술) 또는 완전한 위절제를 한 사람도 음식물을 소화할 수 있고 흡수할 수 있다.

거의 대부분의 소화산물들은 소장벽을 통해 흡수되며, 위벽을 통해 흡수되는 물질로는 알코올과 아스피린이 있다. 상기한 두 물질의 흡수는 지질 용해성 때문이다. 아스피린과 비스테로이드 소염제(nonsteroidal anti-inflammatory drug, NSAID)를 과다복용하면 위벽의 출혈을 일으켜서 위궤양을 가진 사람은 복용을 피해야 한다.

위염과 소화 궤양

소화 궤양(peptic ulcer)이란 HCl에 의해 위나 십이지장 점막의 침식이 일어나는 것을 말한다. **졸린거-엘리슨증후군**(Zollinger-Ellison syndrome)의 경우, 십이지장궤양은 고농도의 가스트린에 반응하여 위산이 과다분비되기 때문에 일어난다. 보통 가스트린은 위에서 만들어지나 이 경우에는 십이지장이나 이자에 위치한 가스트린 분비 종양에 의해 분비된다. 이러한 현상은 흔하지 않은 경우이지만, 위산의 과다분비가 십이지장궤양을 일으킬 수 있다. 그러나 위궤양은 위산의 과다분비에 의한 것이 아니라 자가소화(self-digestion)에 의한 위 점막의 장벽을 감소시키는 기작 때문에 일어난다.

소화 궤양을 갖고 있는 사람은 **헬리코박터 파일로리**(Helicobacter pylori) 세균에 의해 감염되어 있고 이 세균은 전세계 성인의 약 50%정도의 위 속에 서식하고 있다.

헬리코박터 파일로리(*H. pylori*) 감염을 근절하는 것은 아스피린과 이부프로펜(ibuprofen) 같은 비스테로이드 소염제(NSAID)에 의해 일어나지 않는 80% 이상의 궤양환자에서 십이지장궤양을 치료할 수 있다. NSAID는 프로스타글란딘 합성을 억제하기 때문에 위 점막에 손상을 입힐 수 있다.

자가소화에 대한 위장벽이 파괴되면 산이 점막을 통해 점막하층으로 새어나 조직 손상을 직접 일으키고 염증을 일으킨다. 염증 중 비만세포로부터 방출되는 히스타민은 더 많은 산 분비를 자극하여 점막을 더욱 손상시킬 수 있다. 이러한 과정을 통해 발생한 염증을 **급성위염**(acute gastritis)이라고 한다.

위염과 소화 궤양환자들은 커피와 알코올을 포함한 산 분비 자극 음식을 피하고 가끔 항산성제(예: Tums), H_2-히스타민수용체 차단제 또는 양성자 펌프 억제제(예: Prilosec) 등을 복용해야 한다. 만약 그 원인이 **헬리코박터 파일로리**의 과다활성에 의한 것이면 항생제를 사용해야 한다.

15.3 소장

소장(작은창자)의 점막은 주름을 이루며 관내강으로 돌출해 있는데, 이를 융모라고 한다. 뿐만 아니라 이 융모에 배열된 세포는 미세융모를 갖고 있는데, 이는 흡수 표면적을 증가시킨다. 또한 소장의 소화효소들이 미세융모 세포막 속에 파묻혀 있기 때문에 미세융모는 소화를 증진시킨다.

소장(small intestine, 작은창자)는 위의 위날문 조임근(유문괄약근)과 회맹판(돌막창자 판막) 사이에 있는 위장관의 한 부분이다(그림 15.9). 소장은 위장관 중에서 가장 길고, 살아 있는 사람에서 그 길이는 약 3 m이지만, 사체에서는 근육의 이완으로 인해 이 길이의 약 2배가 된다. 위날문 조임근에서 처음 20~30 cm 부분을 **십이지장**(duodenum, 샘창자)이라고 한다. 그 다음 소장의 2/5가 **공장**(jejunum, 빈창자)이고 마지막 3/5이 **회장**(ileum, 돌창자)이다. 회장은 **회맹판**을 통해 대장으로 이어진다.

소화산물은 장(창자)점막의 상피를 통해 흡수된다. 탄수화물, 지

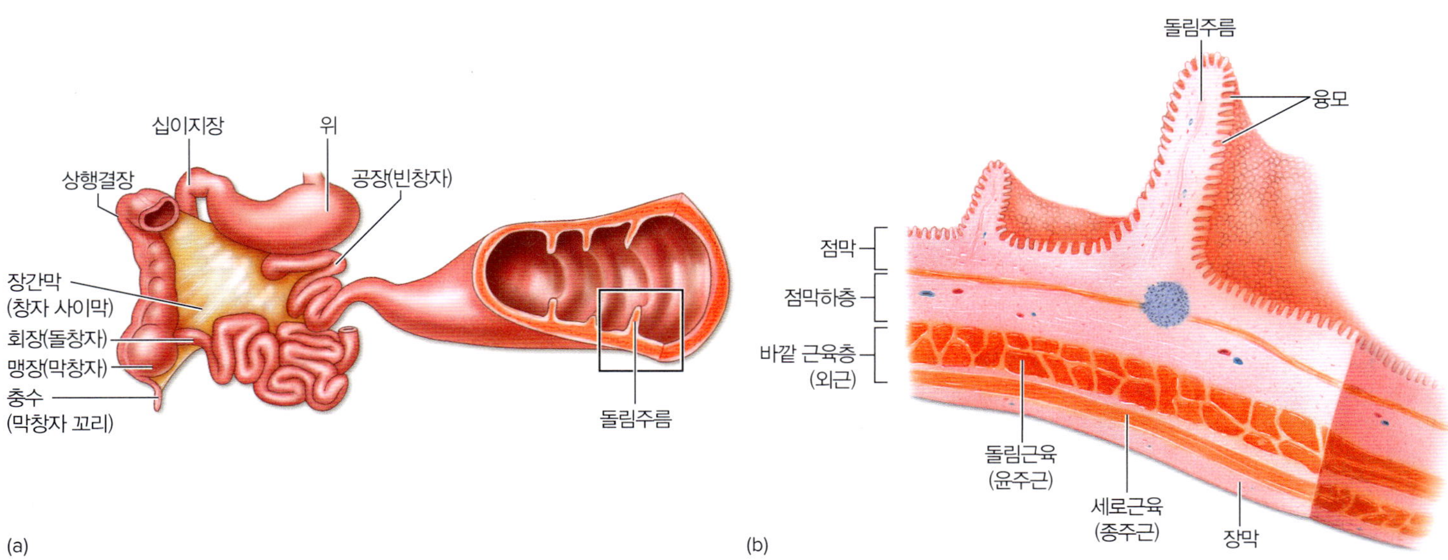

그림 15.9 소장. (a) 소장의 영역이고, (b) 조직층, 원형조직, 융모를 보여주는 장벽의 단면이다.

질, 아미노산, Ca와 Fe는 십이지장과 공장에서 주로 흡수된다. 쓸개즙염, 비타민 B_{12}, 수분과 전해질은 돌장에서 주로 흡수된다. 흡수는 소장 점막의 광범위한 주름으로 흡수 표면적을 증가시켜 빠른 속도로 일어난다. 점막과 점막하층은 맨눈으로 확인할 수 있는 **돌림주름**(plicae circulares)을 형성한다. 표면적은 융모라고 하는 점막의 미세한 주름과 **미세융모**(microvilli)라고 하는 상피세포(전자현미경으로 관찰 가능)의 꼭대기쪽 원형질막의 주름에 의해 더 증가된다.

융모와 미세융모

각 **융모**(villus)는 장내강(창자내강)으로 뻗어 있는 손가락 모양의 점막 주름이다(그림 15.10). 융모는 원주상피세포 또는 **장 상피세포**(enterocytes)로 덮여 있고 점액을 분비하는 **배상세포**(술잔세포)가 있다. 각 융모의 결합조직 핵심을 형성하는 고유관(고유층)은 수많은 림프구, 모세혈관과 **중심 암죽관**(중앙 유미관)이라고 불리는 림프관을 갖고 있다. 흡수된 단당류와 아미노산은 모세혈관으로 들어가고 지방은 중심 암죽관으로 들어간다.

융모의 바닥에 있는 상피는 여러 부위에서 밑으로 함입되어 장(창자)내강 쪽으로 열린 좁은 주머니를 형성한다. 이 구조를 **장움**(intestinal crypt) 또는 **리버쿤 음와**(Lieberkühn crypt)라고 한다.

소장(대장은 아님)에서 장움의 바닥에 항균 **리소자임**(lysozyme)과 살균 펩타이드인 **디펜신**(defensin: 막 손상을 일으켜 세균을 죽임)을 분비하는 **파네트 세포**(Paneth cell)가 있다. 파네트 세포에 의해 분비된 **항균 펩타이드**(antimicrobial peptide)는 장 미생물상(미생물무리, micro-biota)의 조성에 영향을 주어 병원균으로부터 장을 보호하는 데 도움을 준다. 또한 장움의 바닥은 유사분열에 의해 자신을 증식하고 장 점막의 전문화된 세포들을 생산하는 **장줄기세포**(intestinal stem cell)를 갖고 있다.

미세융모(microvilli)는 각 상피세포막의 꼭대기쪽 표면(정점표면)에서 일어나는 접힘(folding)에 의해 형성된다. 이 미세한 돌기들은 전자현미경을 통해서만 보인다. 광학현미경에서 미세융모는 원주상피세

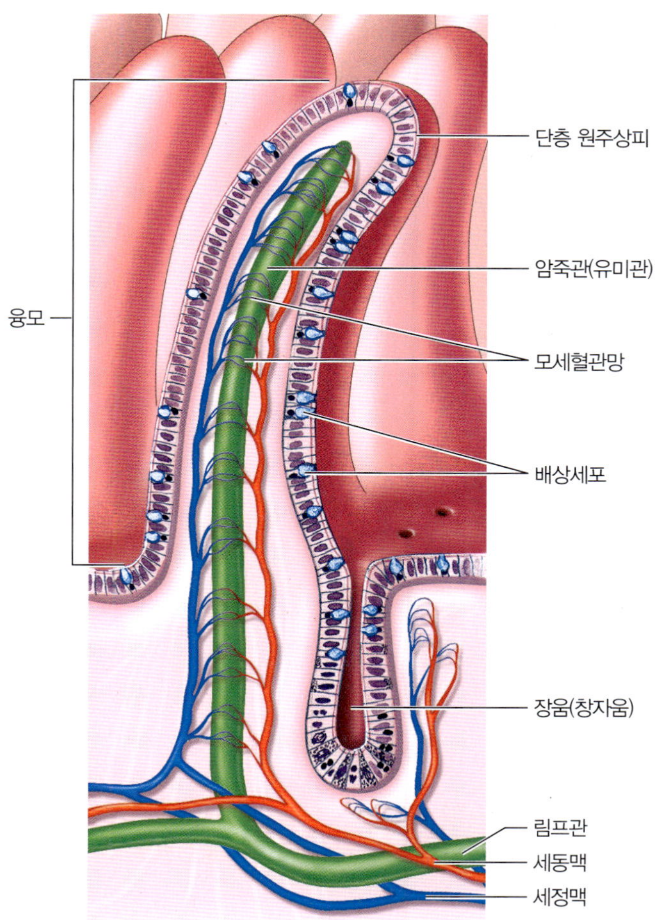

그림 15.10 장융모의 구조. 새로운 상피세포를 유사분열에 의해 생산하는 리버쿤 음와이다.

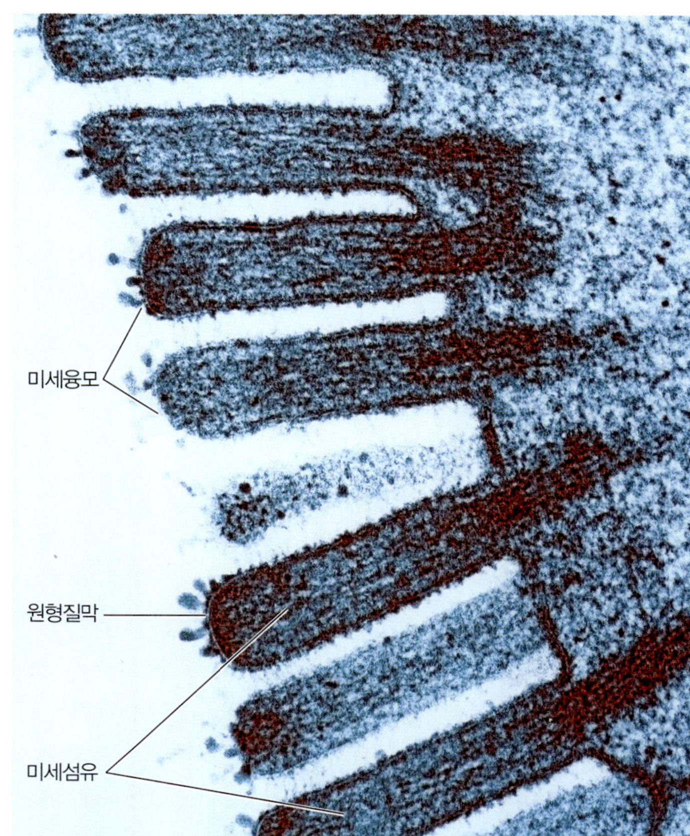

그림 15.11 미세융모의 전자현미경 사진. 미세융모는 소장에서 원주상피세포의 꼭대기쪽 표면에 위치한다. 미세융모는 흡수를 위해 표면적을 증가시키고 원형질막에 묻힌 솔가장자리효소를 갖고 있다. ©Dr. R. Dourmashkin/Science Source

임상적용

유당 불내증(lactose intolerance)은 이당류 유당을 포도당과 갈락토스로 분해하여 소장에서 흡수하지 못하는 것을 말한다. 유당을 소화하기 위해서는 솔가장자리 이당류 중 하나인 락타아제 효소가 필요하다. 유당 불내증이 있는 대부분의 사람들은 영유아일 때 유당 분해효소를 생성할 수 있지만 나이가 들면서 점차적으로 이 능력이 감소한다. 대장에서 소화되지 않은 유당은 삼투 효과를 일으켜 내강으로 물을 끌어들이고 설사를 유발하고, 결장에 있는 박테리아는 유당을 소화하여 가스와 팽만감을 생성할 수 있다.

유당 불내증은 **셀리악병**(celiac disease)이 있는 사람들에게 흔하게 나타난다. 이 자가면역 상태는 밀, 보리, 호밀에서 흔히 발견되는 단백질인 글루텐을 섭취한 후 장 융모를 파괴한다. 셀리악병의 정확한 원인은 알려져 있지 않다. 그러나 연구원들은 최근 흔하고 비교적 무해한 바이러스인 레오바이러스 감염이 글루텐 및 기타 식품 항원에 대한 면역 반응을 유발하는 데 참여할 수 있음을 발견했다. 치료하지 않으면 다양한 비타민, 미네랄 및 영양소 결핍이 발생할 수 있다. 다행히도 글루텐 프리 식단은 일반적으로 염증과 증상을 조절한다.

포의 가장자리에 **솔가장자리**(brush border)를 만든다(그림 15.11).

장효소

미세융모의 세포막은 흡수를 위해 넓은 표면적을 제공할 뿐만 아니라 이당류, 다당류 및 기타 기질들을 분해하는 소화효소를 갖고 있다. 이 **솔가장자리효소**(brush border enzyme)는 내강으로 분비되지 않는 대신, 미즙에 활성부위를 노출시킴으로써 세포막에 붙어 있다(그림 15.12). 솔가장자리효소 중 하나인 **엔테로키나아제**(enterokinase)는 단백질분해효소인 **트립신**의 활성에 필요하다. 활성화된 트립신은 다른 이자액효소들을 활성화한다.

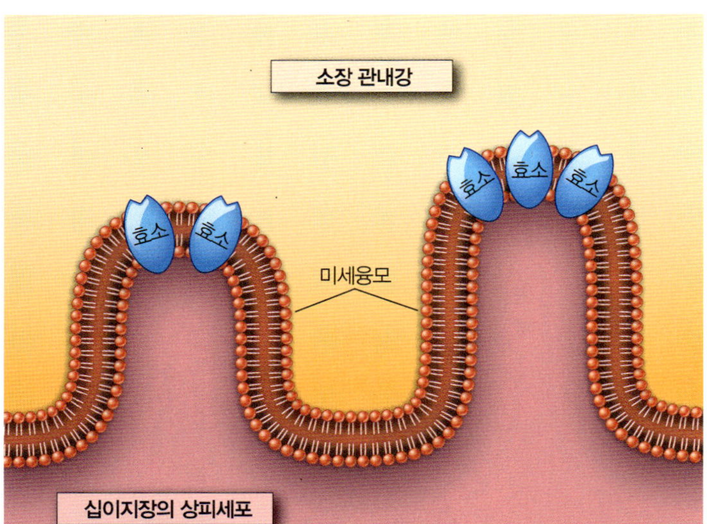

그림 15.12 솔가장자리효소의 위치. 솔가장자리효소(Enz)는 소장에서 미세융모의 원형질막에 묻혀 있다. 이 효소의 활성부위는 소장의 관내강 속 미즙을 마주하고 음식물의 분해를 돕는다.

장 수축과 운동

주요 수축 운동의 두 가지 형태인 **연동운동**(peristalsis)과 **분절운동**이 소장에서 일어난다. 꿈틀운동은 식도와 위보다 소장에서 더 약하다.

소장의 주요 수축활동은 **분절운동**(segmentation movement)이다. 이 분절이라는 용어는 장내강의 근수축을 의미하는 것으로 다른 장 분절이 동시에 일어나는 것을 의미한다(그림 15.13). 분절운동은 미즙을 더 잘 섞이게 한다. 분절 수축은 소장의 먼쪽 끝부위보다 가까운 끝부위에서 더 자주 일어나서 압력 차이를 나타내고 소장을 통해 미즙이 앞쪽 방향으로 이동하도록 돕는다.

장 민무늬근의 수축은 심장박동과 약간 유사하게 내인성 심박조율기 활동에 반응하여 자동적으로 일어난다. 그러나 장 민무늬근에서 수축의 리듬은 **느린 파동**(slow wave)이라고 부르는 차등 탈분극에 의해 일어난다. 느린 파동은 자율신경 말단과 연관된 흔히 독특한 세포들에 의해 일어난다. 그러나 이 심박조율기세포들은 신경세포도 민무늬근도 아닌 조직학적으로 **카잘의 사이질세포**(interstitial cells of Cajal, ICC)로 밝혀졌다. 이 세포들은 근육층에서 세포의 약 5%를 구성하고 카잘의 다른 사이질세포들을 서로 결합하고 간극연접에 의해 민무늬근세포에 연결하는 긴 돌기들을 갖고 있다. 간극연접은 탈분극을 한 세포로부터 다른 세포로 전도함으로써 전체 근육이 단일단위(single unit) 또는 기능적 융합체(합포체)로 작용한다.

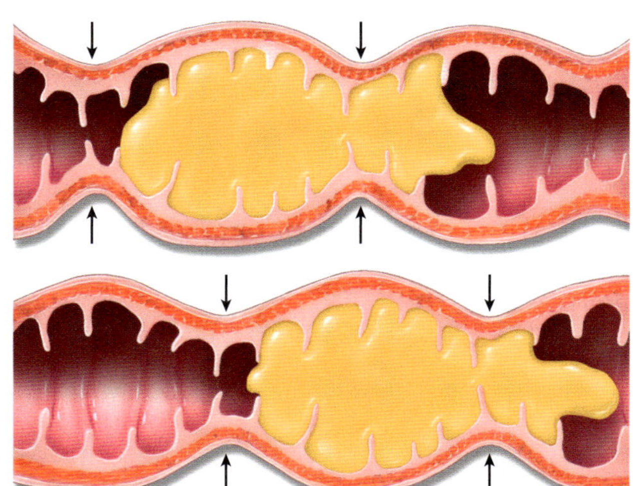

그림 15.13 소장의 분절운동. 소장의 수많은 분절이 동시에 수축함으로써 미즙은 소화효소 및 점액과 잘 혼합된다.

15.4 대장

대장은 소장의 미즙에서 수분, 전해질, 비타민 등을 흡수한다. 대장은 직장과 항문관을 통해 노폐물을 내보낸다.

대장(large intestine, 큰창자) 또는 **결장**(colon, 잘룩창자)이라고 하는 돌막창자 판막(회맹판)에서 항문에 이르는 부분이다. 회장(돌창자)에서 온 미즙은 **맹장**(cecum)으로 전달된다. 노폐물은 **상행결장**(ascending colon), **횡행결장**(transverse colon), **하행결장**(descendingcolon), **S자결장**(sigmoid colon), **직장**(rectum), **항문관**(anal canal)을 차례로 통과한다(그림 15.14). 노폐물(대변)은 항문관의 바깥쪽 열린 구멍인 **항문**을 통해 배설된다.

소장처럼 대장의 점막은 많은 분산된 림프구와 림프절을 갖고 있고 원주상피서포와 술잔세포로 덮여 있다. 비록 이 상피가 움(crypt)를 형성할지라도 대장 속에는 융모가 없다. 대장의 외부 표면은 바깥쪽으로 부풀어나와 **결장 팽대**(haustra)를 형성한다. 대장은 거의 소화기능을 갖고 있지 않지만, 여러 비타민 B 복합체와 비타민 K 뿐 아니라 남아 있는 미즙으로부터 수분과 전해질을 흡수한다.

임상적용

맹장염(appendicitis)은 맹장에서 나오는 가늘고 끝이 막힌 맹장인 *vermiform*(벌레 모양의 라틴어) 충수의 염증이다. 맹장은 소화 기능을 하지 않지만 수많은 림프 결절을 포함하고 필요할 때 정상적인 장내 미생물을 보충하는 데 도움이 되는 공생 박테리아의 개체군을 수용할 수 있다. 맹장염은 일부 사람들에게 오른쪽 아래 복부 사분면의 통증, 메스꺼움 및 진단을 혼동시키는 기타 증상을 일으키는 의학적 응급 상황이다. 맹장 파열은 염증을 주변 복막으로 퍼뜨리며 순환성 쇼크 및 사망을 유발할 수 있는 복막염(peritonitis)이라고 하는 상태이다. 이것은 맹장을 외과적으로 제거하는 충수 절제술로 예방할 수 있다.

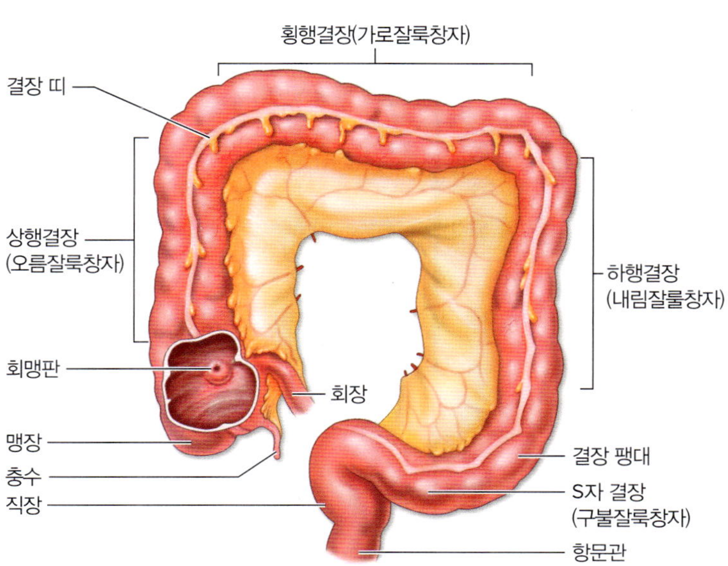

그림 15.14 대장. 대장의 다양한 부위를 보여준다.

장 미생물상

주로 세균인 미생물들의 수는 위와 소장의 가까운 부위에서 비교적 적다. 이 수는 멀리 있는 회장(돌창자)에서 증가하고 결장에서 가장 증가하는데 그 수는 10^{14}이다. 이 미생물들을 집합적으로 **장 미생물상**(intestinal microbiota 또는 microflora)이라고 부른다. 결장에 서식하는 장 미생물상의 대부분은 혐기성세균(무산소성 세균)들이다.

미생물상은 보통 **공생균**(commensal bacteria)으로 구성되는데, **공생**(편리공생)이란 한 종은 이득을 보고 다른 종은 이득 또는 손해도 보지 않는 관계를 말한다. 그러나 **공존**(상리공생)이란 양쪽이 서로 이득을 보는 관계를 말한다. 사람의 대장은 세균에게 풍부한 영양소와 호기성 조건을 제공하는 한편, 세균은 사람에게 다양한 이익을 제공한다.

우리는 음식물과 비타민 K와 결장에서 흡수된 B 비타민(예: 리보플라빈, 티아민, 비오틴, 판토테산과 엽산)을 제공하는 장 미생물상으로부터 비타민을 얻는다. 뿐만 아니라 결장의 공생균은 **식이성 섬유**(dietary fiber, 사람의 소화효소에 의해 단당류로 분해할 수 없는 다당류)를 소화하는 효소들을 갖고 있다. 식이성 섬유가 풍부한 전통적인 음식은 섬유가 낮고 고지방과 당도가 높은 전형적인 서양 음식보다 훨씬 더 다양한 장 미생물상 종(species)을 조성한다. 세균은 섬유로부터 얻은 당(sugar)을 **짧은 사슬 지방산**(short-chain fatty acid), 즉 **초산**(acetate), **프로피온산**(propionate)과 **부티르산**(butyrate) 등으로 발효시킨다.

이 짧은 사슬 지방산들은 결장 상피세포에 의해 에너지로 쓰이고 더 긴 사슬 지방산과 달리 문정맥 혈액으로 흡수된다. 장 미생물상에 의해 생산된 짧은 사슬 지방산들은 장 운동과 분비를 촉진하는 데 도움이 된다.

미생물상은 또한 소장에 **점액**(점액에 고점도를 부여하기 위해 서로 결합하는 당단백질 분자) 및 항균 펩타이드의 망을 포함하는 배상세포에 의한 점액 생산을 자극함으로써 병원성 박테리아에 대한 건강을 유지하는 데 도움이 된다. 점액은 박테리아가 상피에 도달하는 능력을 감소시킨다. 장 미생물상은 또한 파이에르판, 음 패치, 격리된 림프 여포와 같은 **장 관련 림프조직**(GALT)의 적절한 발달을 자극하는 데 필요하다. 무균으로 사육되고 공생 세균이 결핍된 생쥐로부터의 증거는 유아기의 정상적인 장 미생물상이 건강한 면역계의 발달에 필요하다는 것을 시사한다. 이것은 장의 염증을 방지하고 음식으로부터 항원에 대한 내성을 향상시키는 데 도움이 될 수 있다. 장의 다른 면역 기작은 장움에 집중하여 이 영역의 줄기세포를 보호하는 파네트 세포로부터의 항균 펩타이드의 분비 및 고유층의 혈장세포에 의한 IgA 항체의 분비를 포함한다. IgA 항체는 장의 상피세포를 통해 내강으로 운반되며, 여기서 독소(콜레라 독소 등)를 중화시켜 병원균(**살모넬라균** 및 **이질균** 등)이 점막 장벽에 침입하는 능력을 저하시킨다.

장의 체액과 전해질 흡수

위장관은 음식과 음료로부터 하루에 약 1.5 L의 물을 공급받으며, 하루에 8~10 L의 수분을 내강으로 분비한다. 여기에 침샘, 위, 장, 이자, 간 및 쓸개으로부터의 역할도 포함된다. 소장은 서로 다른 수송 과정을 수반하는 물을 분비하고 흡수하지만 균형이 맞지 않는다. 소장은 하루에 약 1 L를 분비하지만, 대부분의 체액을 흡수한다. 그 결과, 하루에 약 2 L의 액체만이 대장으로 들어간다. 대장은 남은 부피의 약 90%를 흡수해 대변으로 배설될 액체가 200 mL 미만으로 남는다.

장에서 물의 흡수는 이온의 능동수송에 의해 생긴 삼투 기울기의 결과로 발생한다. 장점막의 상피세포는 신장세관(kidney tubule)의 상피세포와 매우 유사하며, 신장세관과 마찬가지로 기저막에 Na^+/K^+ 펌프를 포함한다. 신장세관과 유사한 점은 염분과 물의 재흡수를 자극하는 알도스테론이 회장 및 결장에서도 염분과 물의 재흡수를 자극하는 것으로 보인다.

대장에서의 염분과 물의 운반은 대장이 물을 흡수하고 분비하는 능력으로 더 복잡해진다. 여기서 체액의 분비는 주로 세포 내 Cl^-를 형성하는 운반체의 작용에 의해 발생한다. Cl^-는 CFTR(낭성섬유증 막관통 전도 조절자)의 염화통로를 통해 장내강으로 확산되며, Na^+와 물로 이어진다.

임상적용

설사(diarrhea)는 대변에 과도한 수분이 배설되는 것이다. 가장 흔한 원인은 **바이러스성 위장염**(viral gastroenteritis)으로 장 염증과 내강으로의 과도한 체액 분비를 유발한다. *E. coli*, *V. cholerae* 및 *C. difficile* 균주와 같은 특정 박테리아는 장독소를 방출하여 **분비성 설사**(secretory diarrhea)를 일으킨다. 이것은 간접적으로 근단막에서 Cl^- 분비를 촉진하는 동시에 Na^+ 흡수를 억제하여 내강으로의 과도한 체액 분비를 유도한다. *Salmonella*, *Campylobacter* 및 *Shi-gella*를 포함한 다른 박테리아는 점막을 침범하여 **염증성 설사**(inflammatory diarrhea)를 일으킨다. 이것은 손상과 염증을 일으켜 단백질과 호중구가 풍부한 체액 및 일부 혈액의 손실을 유발하고 물 흡수 능력이 감소한다. 설사는 또한 일부 영양소를 소화할 수 없기 때문에 장 내용물의 삼투압 증가로 인해 발생할 수 있다. 이것은 유당(유당)을 섭취하는 **유당 불내증**(lactose intolerance)이 있는 사람과 글루텐을 섭취하는 체강 질환이 있는 사람(이전에 논의됨)에서 발생한다. IBD, 특히 궤양성 대장염이 있는 많은 사람들은 결장 점막 출혈의 결과로 염증성 설사로 고통받게 된다. 더 심한 경우에는 배변이 하루에도 여러 번, 심지어 밤에도 일어날 수 있다.

15.5 간, 쓸개, 이자

간은 혈액의 화학적 조성을 여러 방법으로 조절한다. 뿐만 아니라 간은 쓸개즙(담즙)을 생산하고 분비한다. 쓸개즙은 십이지장으로 방출되기 전에 쓸개(담낭) 속에 저장되고 농축된다. 이자(췌장)는 중탄산염(HCO_3^-)과 주요 소화효소를 포함하는 이자액(췌장액)을 외분비하여 이자관(췌관)을 통해 십이지장으로 보낸다.

간은 복강(배안)의 가로막 바로 아래에 위치한다. 가장 큰 내부 기관이고, 성인의 경우 약 1.3 kg이나 되다. 배 모양의 **쓸개**는 간우엽과 간네모엽(간방형엽) 사이의 간 아래 표면에 붙어 있다. 쓸개의 길이는 약 7~10 cm이다. 약 12~15 cm가 되는 **이자**는 후복벽을 따라 위 바로 뒤에 위치한다.

간 구조

간은 **간세포**(hepatocyte)로 구성되고, 간세포는 **간세포판**(hepatic plate)을 형성한다. 이 간세포판들은 **동양혈관**(sinusoid)이라고 부르는 큰 모세혈관 공간에 의해 서로 떨어져 있다(그림 15.15).

간 동양혈관은 납작한 돌기와 **창**을 가진 내피세포들로 덮여 있다. 동양혈관은 그물내피계(세망내피계 또는 단핵포식세포계로도 불림)의 일부인 **쿠퍼세포**(Kupffer cell)를 갖고 있다.

간은 재생하는 놀라운 능력을 갖고 있다. 이 재생능력은 줄기세포와 같은 '전구세포'로 변하는 간세포의 유사분열(mitotic division)에 의한 것이다. 간은 원래 크기로 재생하면 더 이상 유사분열은 일어나지 않는다.

간문맥계

장 내 모세혈관에 흡수된 소화산물은 체순환계로 직접 들어가는 대

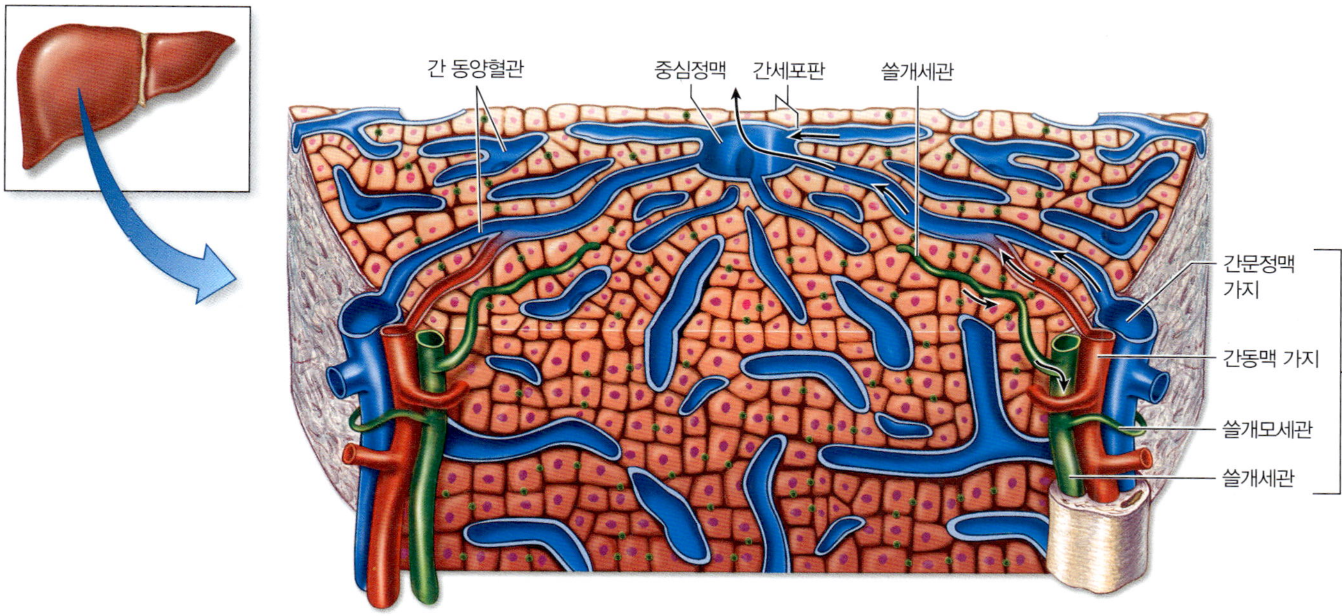

그림 15.15 간의 현미경적 구조. 혈액은 문맥 삼합에서 문맥과 간동맥 가지를 통해 문맥 소엽으로 들어가고, 동양혈관을 통과하고, 중심정맥을 통해 소엽을 떠난다. 중심정맥이 모여 간에서 정맥혈을 운반하는 간 정맥을 형성한다.

신에 간으로 전달된다. 위장관 내 모세혈관은 이 혈액을 간 속의 모세혈관으로 운반하는 **간문정맥**(hepatic portal vein)으로 내보낸다. **문맥계**(portal system)라는 용어는 이처럼 독특한 형태의 순환을 나타내는 것으로 '모세혈관 - 정맥 - 모세혈관 - 정맥'으로 순환한다. 장에서 정맥혈액을 받을 뿐만 아니라 간은 **간동맥**을 통해 동맥혈액을 받는다.

간문정맥은 장, 이자, 쓸개, 그물막(omentum)과 지라 등의 모세혈관을 비우고 약 75~80% 혈류를 간으로 보낸다. 간문정맥은 장으로부터오는 혈액을 포함하고 있기 때문에 영양소와 흡수한 다른 분자들을 간으로 보낸다. 간동맥은 간 혈류의 나머지 20~25%를 공급하지만, 이 동맥혈류는 간문정맥을 통해 혈류의 변화를 조정한다.

간소엽

간세포판은 **간소엽**(hepatic lobule) 또는 **문맥소엽**(portal lobule)이라고 하는 기능적 단위로 배열된다(그림 15.16). 각 간소엽의 중앙에는 **중심정맥**(central vein)이 있고 각 간소엽의 주위에는 간세포판 사이의 동양혈관으로 통하는 간문정맥과 간동맥의 가지들이 있다. 동맥혈액과 문정맥혈액은 간소엽 주위에서 중심정맥까지 동양혈관을 통해 흐르면서 섞이게 된다. 서로 다른 간소엽의 중심정맥들은 모여 간정맥을 형성하고, 이는 혈액을 간으로부터 하대정맥으로 운반한다.

쓸개즙은 간세포에 의해 생산되고 각 간세포판 사이에 위치한 **쓸개모세관**(bile canaliculi)으로 분비된다(그림 15.16 참조). 이 쓸개모세관은 **쓸개관**(담관)에 의해 각 간소엽의 주위에서 흘러나와 **간관**으로 흘러나간다. 혈액은 동양혈관으로 움직이고 쓸개즙은 간세포판 속에서 반대 방향으로 움직이기 때문에 혈액과 쓸개즙은 간소엽에서 섞이지 않는다.

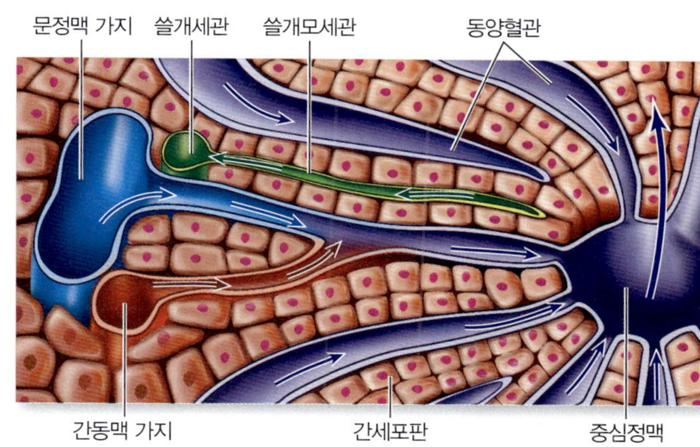

그림 15.16 간소엽에서 혈액과 쓸개즙의 흐름. 혈액은 동양혈관 속에서 문정맥으로부터 중심 정맥으로 흐른다. 쓸개즙은 간세포판 중앙에서 간소엽 주위의 쓸개세관으로 흐른다.

장간 순환

쓸개즙 성분 외에도 간은 다양한 외인성 물질(약물)을 쓸개관으로 분비한다. 간은 특정 물질을 혈액에서 제거하여 장으로 배출한다. 쓸개

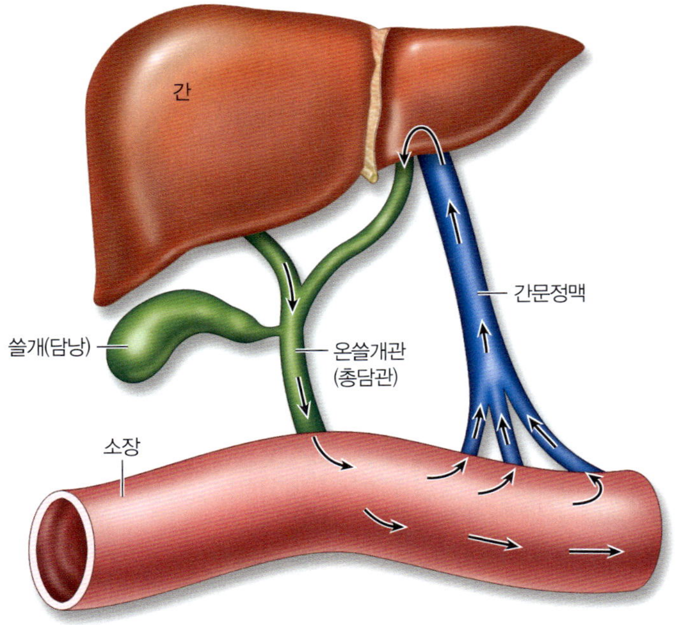

그림 15.17 장간 순환. 쓸개즙 속에 분비된 물질은 장 상피에 의해 흡수되고 간문정맥을 통해 간으로 재순환한다.

임상적용

간경변(cirrhosis)은 간문맥 소엽이 파괴되고 섬유성 반흔 조직과 정상적인 판상 구조가 없는 간세포의 "재생 결절"로 대체될 때 발생한다. 이 조직은 혈액에서 빌리루빈과 독성 분자를 적절히 제거하지 못하고 담즙소관으로 배출하여 황달과 뇌를 포함한 많은 기관에 악영향을 미친다(간성뇌병증). 소관에서 담즙의 흐름이 방해를 받는 것처럼 동양혈관을 통한 혈액의 흐름도 방해를 받아 문맥 고혈압(문맥의 고압)을 유발한다. 이것은 다리의 부종, 복수(복부의 체액 축적), 확장된 정맥인 식도 정맥류 출혈을 포함하여 많은 결과를 초래한다. 간경변의 가장 흔한 원인은 B형 및 C형 간염 바이러스, 알코올 중독 및 비알코올성 지방간염이다.

만성 알코올 남용은 알코올성 간염과 알코올성 지방간 질환이라는 두 가지 다른 상태로 이어질 수 있다. **알코올성 간염**(alcoholic hepatitis)은 알코올 사용으로 인한 간의 만성 염증이다. **알코올성 지방간 질환**(alcoholic fatty liver disease)은 간에 트리글리세리드가 축적되는 것이다. 이것은 부분적으로 대부분의 알코올 산화가 간에서 일어나기 때문에 발생하며, 간에서 알코올 탈수소효소에 의해 아세트알데히드로 대사된다. 아세트알데히드는 아세테이트로 전환된 다음 지방산을 합성하는 데 사용되는 아세틸 CoA로 전환된다. 간 대사의 다른 측면도 영향을 받는다. 또한 알코올은 간문맥을 통해 장에서 나오는 세균성 독소에 간을 노출시키는 방식으로 장을 손상시킨다. 간 질환, 암 및 사고로 인한 사망위험 증가를 통해 만성 알코올 남용은 현재 미국에서 예방 가능한 사망원인 4위이다. 또한 알코올로 인한 간 손상은 미국에서 간 이식을 시행하는 두 번째 주요 원인(C형 간염 바이러스 다음)이다.

비알코올성 지방간 질환(nonalcoholic fatty liver disease)은 당뇨병 전단계 및 제2형 당뇨병의 비만 및 인슐린 저항성과 관련이 있으며 포화지방 및 과당이 많이 함유된 식단에 의해 촉진되는 것으로 보인다. 비알코올성 지방간염(NASH)으로 발전하지 않는 한 양성이며, 간경변, 암 및 심혈관 질환을 촉진할 수 있는 염증 상태이다.

즙으로 분비되어 혈액에서 제거된 물질은 대변으로 배설되는데 이는 소변의 배설을 통한 혈액의 신장 청소와 유사하다.

그러나 쓸개즙과 함께 장으로 배출된 많은 물질들은 대변과 함께 제거되지 않는다. 일부는 소장을 통해 흡수되어 간문맥혈액으로 들어간다. 이 물질들은 간으로 다시 운반되고 그곳에서 간세포에 의해 쓸개관으로 분비된다. 이처럼 물질이 간과 장 사이에서 재순환하는 것을 **장간 순환**(enterohepatic circulation)이라고 한다(그림 15.17). 예를 들어, 장으로 방출된 쓸개즙염의 몇 그램(g)은 매일 6~7번 재순환하여, 대변으로 매일 배설되는 쓸개즙염은 약 0.5 g 밖에 안 된다.

간 기능

간은 다양한 효소 및 독특한 구조를 보유하고 또한 장으로부터 정맥혈액을 받기 때문에 다른 어떤 기관보다 다양한 기능을 한다. 간의 주요한 기능은 표 15.1에 요약되어 있다.

쓸개즙의 생성과 분비

간은 하루에 약 250~1,500 mL의 쓸개즙을 생성하고 분비한다. 쓸개즙의 주요 성분으로는 **쓸개즙 색소**(빌리루빈), **쓸개즙염**(bile salt), **인지질**(주로 레시틴), **콜레스테롤**, **무기 이온** 등이 있다.

쓸개즙 색소(bile pigment) 또는 **빌리루빈**(bilirubin)은 헤모글로빈의 헴 유도체로 지라(비장), 간 및 골수에서 생성된다. **유리 빌리루빈**(free bilirubin)은 물에 잘 녹지 않고, 대부분은 알부민 단백질에 결합된 형태로 혈액에서 운반된다.

표 15.1 | 간 기능의 주요 작용

기능	작용
혈액의 해독	쿠퍼세포에 의한 포식 작용 호르몬과 약물의 화학적 변화 요소, 요산과 어버이화합물보다 독성이 덜한 다른 분자의 생성 쓸개즙에서 분자의 배설
탄수화물 대사	포도당을 글리코겐과 지방으로 전환 간 글리코겐으로부터 포도당 생성과 포도당신생합성에 의한 포도당 생성(아미노산, 젖산)
지질 대사	트라이글리세라이드와 콜레스테롤 합성 쓸개즙으로 콜레스테롤 배설 지방산으로부터 케톤체 생성
단백질 합성	알부민 생성 혈장 운반단백질 생성 응고인자 생성
쓸개즙 분비	쓸개즙염 생성 쓸개즙 색소(빌리루빈)의 결합과 배설
분자의 저장	글리코겐 저장 미네랄(철, 아연, 마그네슘, 구리, 망간) 및 비타민 A와 D의 저장

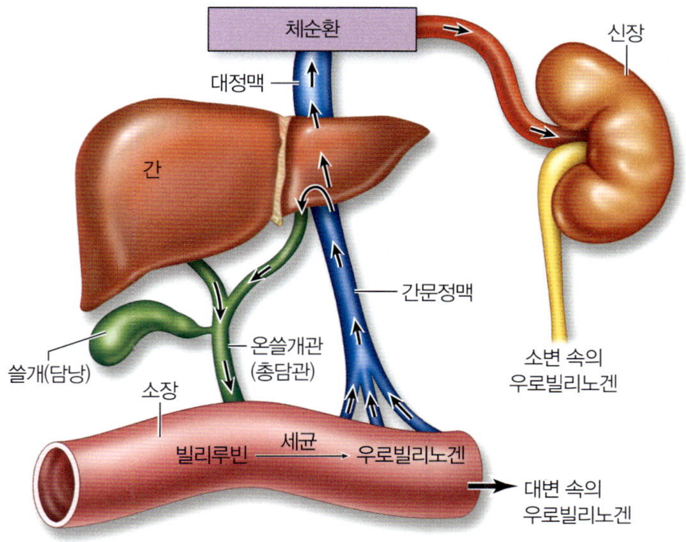

그림 15.18 우로빌리노겐의 장간 순환. 장내 세균이 쓸개즙 색소를 우로빌리노겐으로 전환한다. 이 색소의 일부는 대변으로 배설되거나 장에 의해 흡수되어 간을 통해 재순환된다. 그리고 체순환에 들어간 색소는 신장에 의해 소변으로 여과된다.

간은 혈액에서 약간의 유리 빌리루빈을 취하여 글루쿠론산과 결합시킬 수 있다. 이 **결합 빌리루빈**(conjugated bilirubin)은 물에 잘 녹고 쓸개즙으로 분비될 수 있다. 일단 쓸개즙 속의 결합 빌리루빈은 장으로 들어가 세균에 의해 **우로빌리노겐**(urobilinogen)으로 전환된다. 간 동양혈관에 들어온 우로빌리노겐 중에서 약간은 쓸개즙으로 분비되어 장간 순환을 통해 장으로 돌아오며, 나머지는 체순환으로 들어간다(그림 15.18). 따라서 우로빌리노겐은 신장에 의해 소변으로 쉽게 여과되며, 그곳에서 그 유도체들은 황갈색을 나타낸다.

쓸개즙산(bile acid)은 2~4개의 극성기를 갖고 있는 콜레스테롤 유도체이다. 사람의 **일차 쓸개즙산**은 콜산(그림 15.19)과 케노디옥시콜산(chenodeoxycholic acid)으로 글라이신이나 타우린과 결합하여 **쓸개즙염**(bile salt)을 형성한다. 장 미생물상은 일차 쓸개즙산을 **이차 쓸개즙산**인 디옥시콜산(deoxycholic acid)과 리소콜산(lithocholic acid)으로 전환시킨다. 이 콜산들은 멀리 있는 돌창자에서 흡수되고 장간 순환을 한다. 체순환에 들어간 이차 쓸개즙산의 일부는 다른 기관들의 특이수용체들과 결합하여 다양한 조절 작용을 한다.

장 상피세포의 혈장막은 쓸개즙염에 침투할 수 없으며 장 내강에 축적된다. 내강 내에서 쓸개즙염이 모여 **미셀**(micelle)이라고 하는 응집체를 이룬다(그림 15.19 참조). 비극성기는 미셀의 중앙부에 위치하는 한편, 극성기는 미셀 주위의 물과 접촉한다. 소장 속의 레시틴, 콜레스테롤 및 기타 지질들은 이 미셀에 들어가고 쓸개즙염의 극성 및 비극성 성질로 인하여 지방은 미즙 속에서 유화된다. **유화**는 쓸개즙산에 의해 큰 지방방울이 더 작은 지방방울의 미세한 부유액

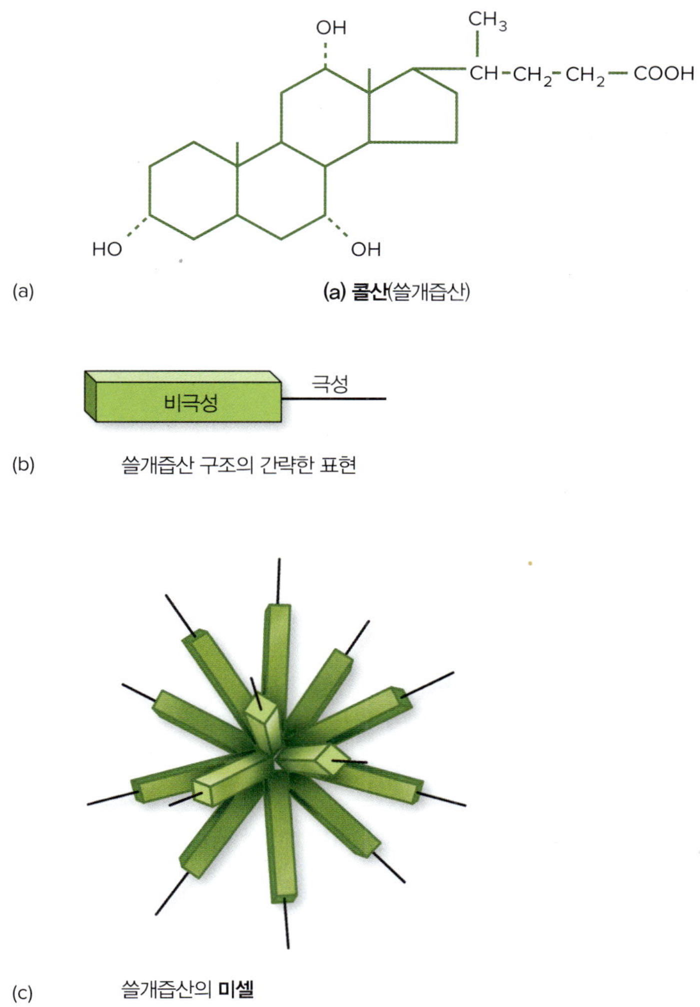

그림 15.19 쓸개즙산의 미셀 형성. (a) 쓸개즙산인 콜산의 구조, (b) 쓸개즙산의 구조를 간략하게 표현한 것으로 구조의 대부분은 비극성이고 일부분만 극성이다. (c) 물속의 쓸개즙산은 서로 응집하여 미셀을 형성한다. 비극성인 콜레스테롤과 레시틴은 미셀로 들어갈 수 있다. 미셀의 쓸개즙산은 미즙에서 트라이글리세라이드를 유화한다.

임상적용

황달(jaundice)은 혈중 빌리루빈(고빌리루빈혈증)의 수치 상승으로 인해 눈, 점막, 피부의 공막에 노란색으로 물드는 현상이다. 이 질환은 간 전, 간 또는 후유증으로 인해 발생할 수 있다. 전간질성 황달은 적혈구의 용혈 증가로 유리 빌리루빈이 증가하여 빌리루빈으로의 전환에 더 많은 헴기를 제공하는 것을 말한다. 이는 앞서 설명한 바와 같이 태아 적혈구의 빠른 회전으로 인해 신생아의 신생아 황달과 생리적 황달을 발생시킬 수 있다. 성인의 경우 말라리아와 겸상적혈구 빈혈 등의 질환으로 인한 용혈로 인해 발생할 수 있다. 간염과 간경변으로 인한 간성 황달은 유리 빌리루빈 또는 결합 빌리루빈을 증가시킬 수 있다. 간질환 후 황달 또는 폐색성 황달은 담즙의 배수가 막혀서 발생한다. 공액 빌리루빈은 배설될 수 없기 때문에 혈액에서 상승한다. 담석, 이자 질환 또는 담관의 협착으로 인해 폐색이 발생할 수 있다.

으로 전환되는 반응으로서 지방에 더 큰 표면적을 제공하여 리파아제에 의해 분해된다.

혈액의 해독

간의 내피세포(동양혈관을 덮고 있는), 쿠퍼세포와 수지상세포 등은 병원체 관련 분자 유형(pathogen-associated molecular pattern, PAMPS)을 인식하는 병원체 인식 수용체를 갖고 있어 혈액-매개 세균을 제거할 수 있도록 한다. 간은 또한 혈액에서 호르몬, 약물 및 기타 활성분자들을 (1) 쓸개즙으로 이물질들의 배설, (2) 동양혈관을 덮는 쿠퍼세포에 의한 포식세포작용, (3) 간세포 내에서 이 분자들의 화학적 변형 등을 통해 제거할 수 있다.

간은 암모니아를 독성이 덜한 **요소**(urea) 분자로 전환시키는 데 필요한 효소를 갖고 있으며, 요소는 간에 의해 혈액으로 분비되고 신장에 의해 소변으로 배설된다. 이와 유사하게 간은 독성 포르피린(porphyrin)을 **빌리루빈**(bilirubin)으로, 독성 퓨린(purine)을 **요산**(uric acid)으로 전환시킨다. 여러 원인들로 인해 증가한 빌리루빈은 황달을 일으킬 수 있다. 신장과 장의 불충분한 배설로 인해 생긴 고농도의 혈액 요산은 통풍과 요산결석을 만들 수 있다.

포도당, 트라이글리세라이드, 케톤제 분비

간은 몸의 요구에 따라 포도당을 혈액에서 제거하거나 첨가함으로써 혈당 농도를 조절한다. 고농도의 탄수화물 음식을 섭취한 후 간은 간문맥혈액으로부터 약간의 포도당을 제거하여 **글리코겐 합성**(glycogenesis)과 **지질 합성**(lipogenesis)의 과정을 통해 글리코겐과 트라이글리세라이드를 각각 만든다. 단식하는 동안 간은 포도당을 혈액으로 분비한다. 이 포도당은 **글리코겐 분해**(glycogenolysis)라 하는 과정을 통해 저장된 글리코겐의 분해로부터 유도되며, **포도당신생**(gluconeogenesis)이라는 과정을 통해 비탄수화물(아미노산)로부터 포도당으로의 전환에 의해 생성된다. 또한 간은 **케톤체 생성**(ketogenesis)이라고 부르는 유리지방산을 케톤체로 전환시키는 효소를 갖고 있는데, 이 케톤체는 공복 시 혈액으로 다량 분비된다.

혈장 단백질 생성

혈장 알부민과 면역글로불린을 제외한 대부분의 혈장 글로불린은 간에 의해 생성되며, 알부민은 전체 혈장 단백질 중 약 70%를 차지하고 혈액 콜로이드 삼투압에 기여한다. 글로불린은 콜레스테롤과 트라이글리세라이드의 운반, 스테로이드와 갑상샘호르몬의 운반, 트립신 활성의 억제 및 혈액응고 등 매우 다양한 기능을 수행한다. 응고인자 I(피브리노겐), II(프로트롬빈) , III, V, VII, IX, XI, 안지오텐시노겐 등은 간에 의해 생성된다.

쓸개

쓸개(gallbladder)는 간의 아래쪽 표면에 부착된 주머니 모양의 기관

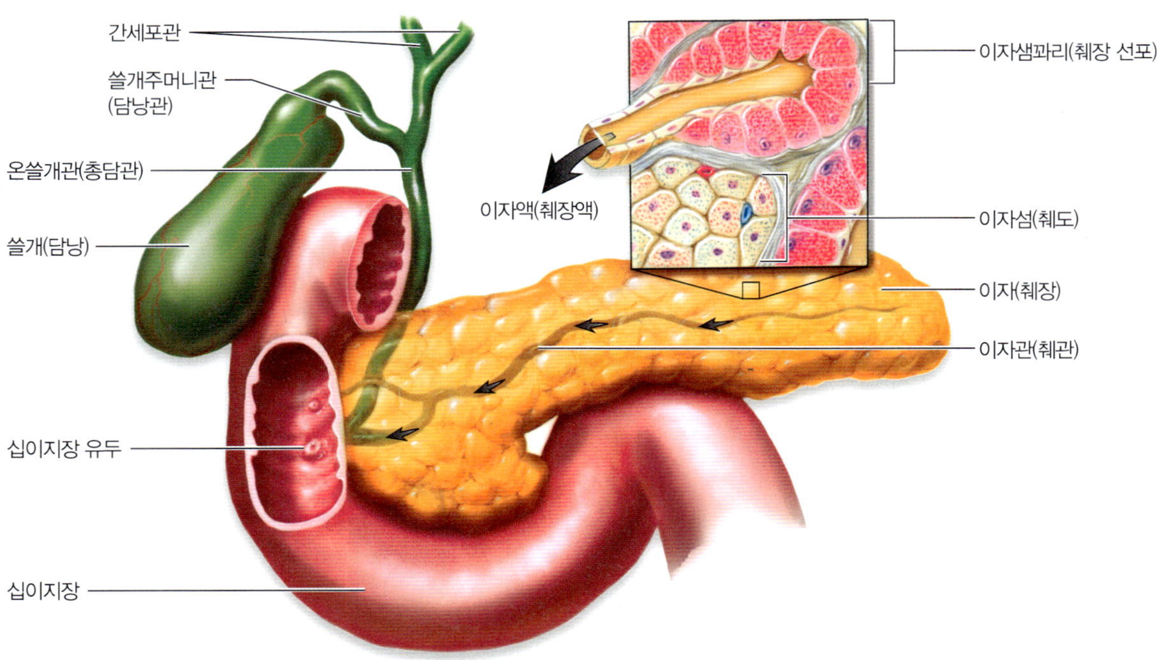

그림 15.20 이자액과 쓸개즙은 십이지장으로 분비. 이자관은 온쓸개관과 결합하여 분비물을 십이지장 유두를 통해 십이지장으로 보낸다. 십이지장의 쓸개즙과 이자액의 방출은 팽대부의 괄약근(오디의 괄약근)에 의해 제어된다.

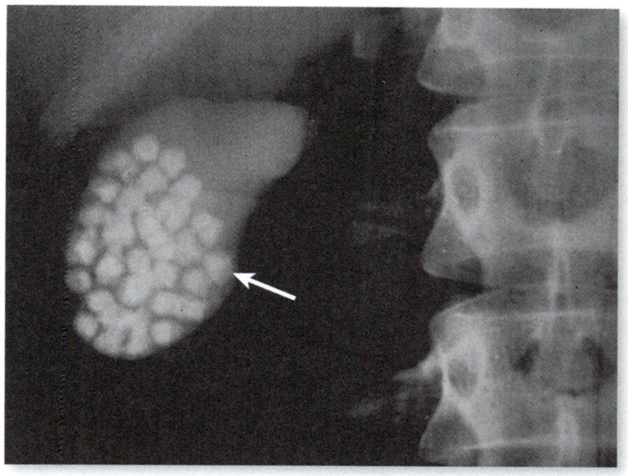

(a)

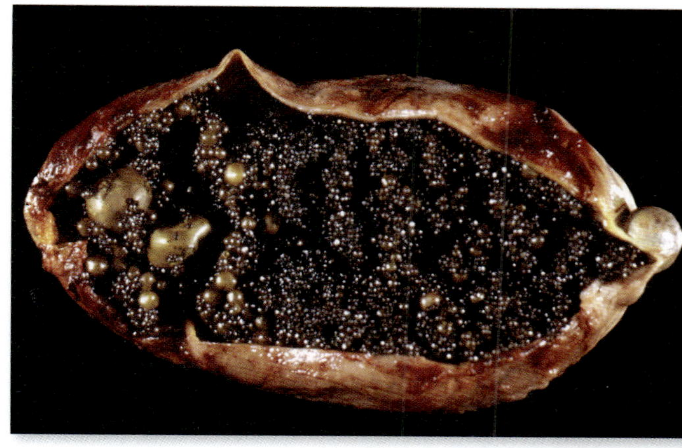

(b)

그림 15.21 담석. (a) 담석을 포함하고 있는 쓸개의 방사선 사진. (b) 쓸개 절제술(쓸개 절제술)로 절제된 쓸개와 담석 덩어리이다. (a) ©Dr. Sheril Burton (b) ©CNRI/Science Source

이다. 이 기관은 쓸개관, 간세포관 및 **쓸개주머니관**(cystic duct)을 경유하여 간으로부터 배출된 쓸개즙을 저장하고 농축한다. 쓸개즙은 쓸개즙염, 빌리루빈, 콜레스테롤 및 기타 화합물을 포함하고 있는 황록색의 액체이다. 쓸개의 근육층이 수축하면 쓸개즙은 쓸개주머니관을 통해 **온쓸개관**(com- mon bile duct, 총담관)으로 분출되며 이 온쓸개관은 쓸개즙을 십이지장으로 보낸다(그림 15.20).

쓸개즙은 간에서 계속 생산되고 간세포관과 온쓸개관을 통해 십이지장으로 흘려보낸다. 소장 속에 음식물이 없으면 온쓸개관 끝의 **팽대부의 괄약근**(**오디의 괄약근**)이 닫히고 쓸개즙은 쓸개주머니관으로 보내진 다음, 쓸개에 저장된다.

임상적용

담석(gallstones)은 담낭에 형성된 단단한 광물 퇴적물로, 일반적으로 콜레스테롤을 주요 성분으로 한다(실제로 콜레스테롤은 담석과 분리되어 1789년에 발견되었다). 콜레스테롤 분자는 담즙의 소수성 중심에서 담즙염과 레시틴으로 뭉치기 때문에 담즙에 수용성의 2백만 배에서 콜레스테롤이 존재한다. 담석은 간이 과포화 용액을 만들기에 충분한 콜레스테롤을 분비할 때 생성되며, 콜레스테롤 결정은 담낭에서 분비되는 점액과 함께 초음파에서 볼 수 있는 슬러지를 형성할 수 있다. 간, 낭포성 또는 일반적인 담관을 차단하고 담도산증의 통증과 메스꺼움을 불러일으킬 수 있는 더 큰 크기의 담석이 생산되기도 한다(그림 15.21). 임신 중이거나 경구 피임약을 복용하는 것과 같은 높은 수준의 에스트로겐은 담즙에서 더 많은 콜레스테롤을 이용할 수 있게 함으로써 담석의 위험을 증가시킨다. 비슷하게, 콜레스테롤을 낮추는 약과 빠른 체중 감소는 담즙 분비를 위해 간으로 전달되는 콜레스테롤의 양을 증가시킨다. 담석은 보통 복부 초음파를 통해 발견되며, 담낭이 생기는 증상은 복강경 담낭절제술을 통해 수술적으로 담낭을 제거하는 것으로 끝나는데, 이는 로봇에 의한 것일 수도 있고 아닐 수도 있다.

이자

이자(pancreas)는 외분비와 내분비 기능을 모두 갖고 있는 샘기관(glandular organ)이다(그림 15.22). 내분비 기능은 인슐린과 글루카곤을 분비하는 **랑게르한스섬**(Langerhans's island) 또는 **이자섬**(pancreatic islet)에 의해 수행된다. 외분비샘으로서의 이자는 이자액을 이자관을 통해 십이지장으로 분비한다. 이자소엽에는 **샘꽈리**(pancreatic acini, 선포)라는 외분비 단위가 있다. 각 샘꽈리는 관내강을 둘러싼 상피세포의 단층으로 구성되고 이자액은 관내강 속으로 분비된다.

이자액

이자액(pancreatic juice)은 물 HCO_3^-와 약 20개의 다양한 소화효소를 포함한다. 소화효소에는 (1) 녹말을 소화하는 **아밀라아제**(amylase), (2) 단백질을 소화하는 **트립신**(trypsin), (3) 트라이글리세라이드를 소화하는 **리파아제**(lipase) 등이 포함되어 있다. 소장 속 음식물의 완전한 소화를 위해 이자효소와 솔가장자리효소(솔변연효소)의 작용이 필요하다.

이자샘꽈리(췌장선포)는 불활성의 효소들을 분비하는 한편, 세관(ductule)들을 덮는 세포들은 Cl^-를 흡수하고 HCO_3^-를 분비한다(그림 18.27b 참조). 그 결과 이자액은 140 mM HCO_3^-와 비교하여 약 20 mM Cl^-를 포함한다. 물은 HCO_3^-를 따라가고 세관은 하루에 1~2 L의 이자액 대부분을 분비한다. 세관세포에 의해 분비된 HCO_3^-의 대부분은 Na^+/HCO_3^- 공동수송 운반체를 사용하여 혈장으로부터 얻는다(그림 15.23). HCO_3^-는 또한 탄산탈수효소의 촉매작용에 의해 CO_2와 H_2O로부터 합성되는 탄산(H_2CO_3)의 해리로부

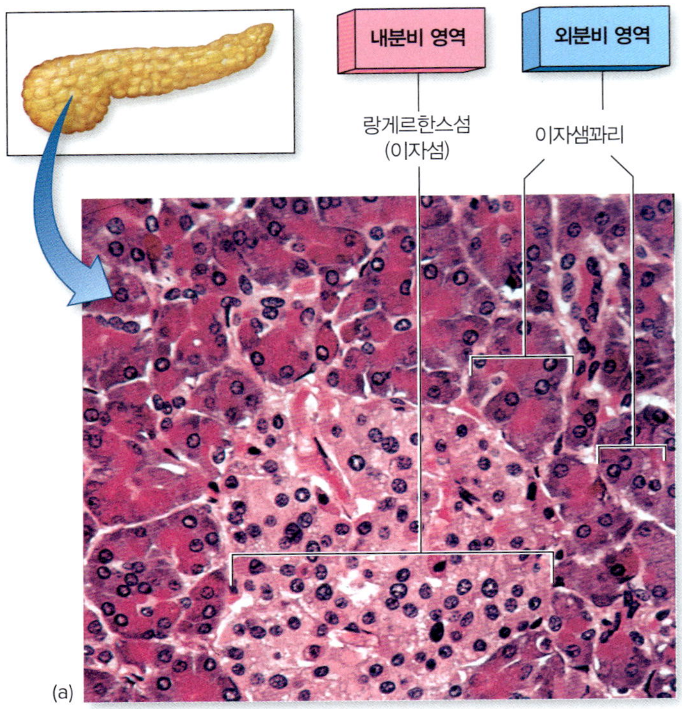

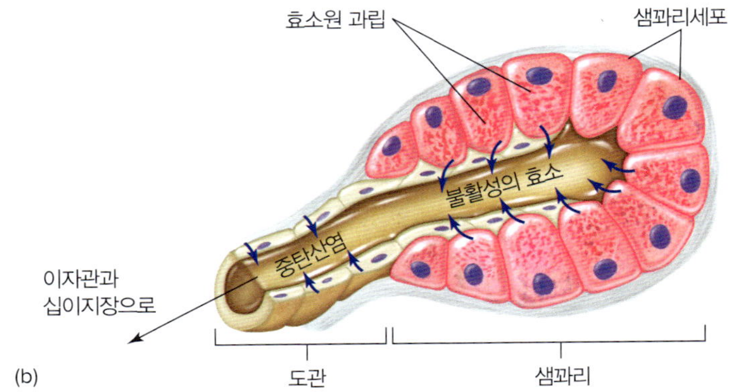

그림 15.22 이자는 외분비샘과 내분비샘이다. (a) 이자의 내분비 및 외분비 부분의 사진. (b) 외분비 이자 소핵을 묘사한 그림. 이 그림에서는 소핵 세포가 비활성 효소를 생산하여 자이모겐 과립에 저장하고 이자액으로 분비되며, 이 이자액에는 소관의 세포에서 분비되는 중탄산염도 포함되어 있다. (a) ©Ed Reschke

터 형성된다. 탄산의 해리로부터 형성된 HCO_3^-와 H^+는 각각 이자액과 혈액으로 분비된다.

세관세포로부터 이자 관내강으로의 HCO_3^- 분비는 반대 방향의 Cl^- 이동에 의해 이루어진다. 흥미롭게도 Cl^-의 촉진 확산을 위한 통로인 낭성섬유층 막횡단조절자(cystic fibrosis transmembrane conductance regulator, CFTR)는 이자 관내강을 마주보는 막 위의 세관세포에 위치한다. 여기서 CFIR은 Cl^-를 세관세포로부터 관내강으로 다시 확산시킨다. 이는 의학적으로 매우 중요한데, 그 이유는 낭성섬유증(CFTR 기능의 결함을 갖고 있는) 환자는 HCO_3^-를 이자액으로 분비하는 능력이 매우 취약하기 때문이다. 이는 이자 내 소화효소들의 축적을 증가시키고 활성화시켜 결국 이자의 파괴를 촉진한다.

대부분의 이자 효소는 불활성 분자 형태인 **효소원**(zymogen)으로 생산되어 이자 내에서 자가소화가 될 위험이 거의 없다. 트립신의 효소원인 트립시노겐은 소장 내에서 **엔테로키나아제**(enterokinase, EK)에 의해 활성화된다. 그 다음 트립신은 이자액의 다른 효소원을 활성화시킨다(그림 15.24).

따라서 트립신 활성은 다른 이자 효소들의 활성을 유발시킨다. 실제로 이자는 소량의 활성화된 트립신을 생산하지만, 이자액이 십이지장에 들어갈 때까지 다른 효소들은 활성화되지 않는다. 이는 이자액이 트립신과 결합하여 그 활성을 억제하는 **이자 트립신 억제제**(pancreatic trypsin inhibitor)라는 작은 단백질을 갖고 있기 때문이다.

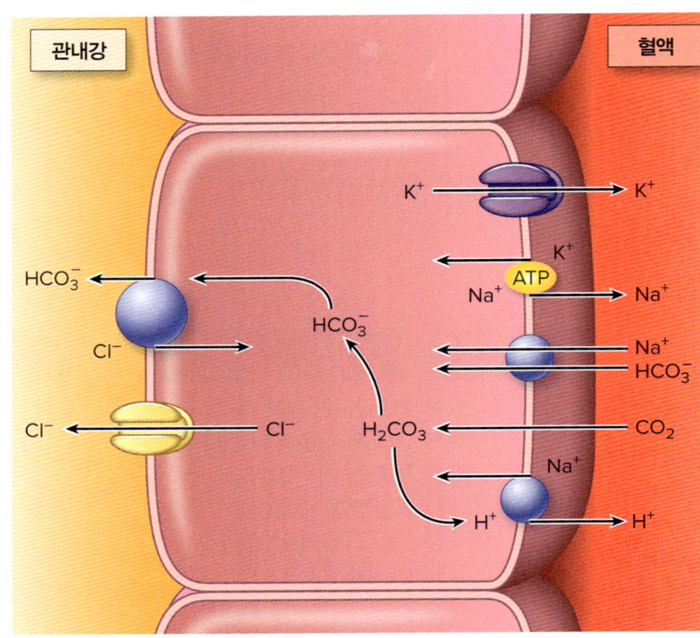

그림 15.23 이자액으로의 중탄산염 분비. 이자액으로의 중탄산염 분비. 이자관의 세포는 혈액에서 이산화탄소를 흡수하여 탄산(H_2CO_3)을 생성하는데 사용한다. 이것은 중탄산염(HCO_3^-)과 H^+로 해리된다. HCO_3^-는 Cl^-와 교환하는 운반체에 의해 덕트의 내강으로 분비된다. 그런 다음 Cl^-가 다른 CFTR 염화물 통로를 통해 내강으로 수동적으로 다시 누출된다(자세한 내용은 본문 참조).

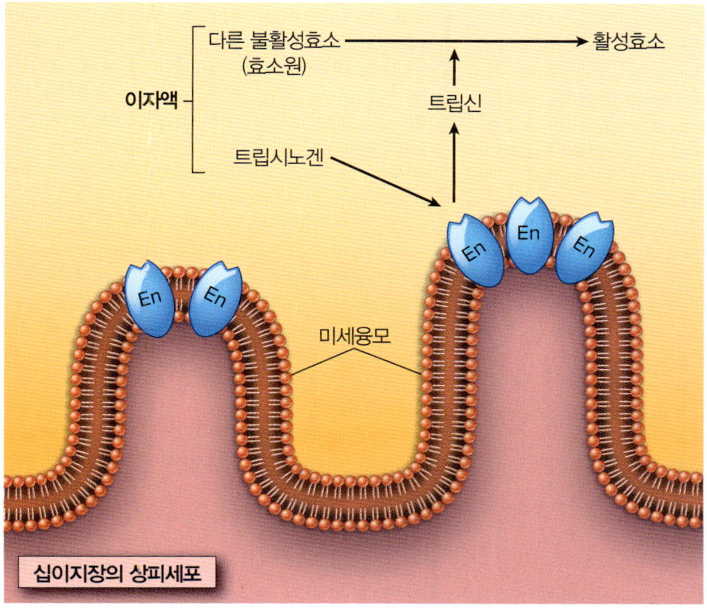

그림 15.24 이자액 효소의 활성화. 이자 단백질소화효소 트립신은 트립시노겐으로 알려진 비활성 형태로 분비된다. 이 비활성 효소(자이모겐)는 마이크로빌리의 혈장막에 위치한 솔가장자리효소인 엔테로키네이스(EN)에 의해 활성화된다. 활성 트립신은 차례로 이자의 즙에 있는 다른 자이모겐을 활성화시킨다.

15.6 소화계의 조절

위는 음식물을 예상하여 위액의 분비를 시작하고 음식물이 도착하면 활성을 더 증가시킨다. 십이지장으로 미즙의 진입은 쓸개의 수축, 이자액의 분비와 위 활동의 억제를 촉진하는 호르몬의 분비를 자극한다.

신경과 내분비 통제 기작은 소화계의 활성을 변화시킨다.

위장관은 여러 호르몬 작용을 위한 내분비샘이자 표적기관이다. 그리고 1960년대 세크레틴, 가스트린, **콜레시스토키닌**(cholecystokinin, CCK) 구조가 밝혀졌다. 최근에는 소장에서 분비되는 **위억제펩타이드**(gastric inhibitory peptide, GIP) 호르몬이 밝혀졌다.

위 기능 조절

위 운동과 분비는 어느 정도 자동화되어 있다. 예를 들어, 위날문 조임근을 통해 미즙을 밀어내는 수축 파동은 위의 만곡부(curvature) 내위 수축 조율세포에 의해 동시에 일어난다. 이와 유사하게 벽세포로부터의 HCl과 으뜸세포로부터의 펩시노겐 분비는 신경과 호르몬의 영향을 받지 않고 부분적으로 소화된 단백질에 의해 자극을 받는다. 이러한 작용은 위 점막에 있는 다른 세포들을 포함하는데, 즉 가스트린을 분비하는 G세포, 히스타민을 분비하는 장크롬친화성(enterochromaffin-like, ECL) 세포 및 소마토스타틴을 분비하는 D 세포 등이다.

자율신경과 호르몬이 이 자동활동에 배가된다. 이러한 위 기능의 외인성 통제는 (1) **뇌상**, (2) **위상**, (3) **장상**으로 나뉜다.

뇌상

위 조절의 **뇌상**(cephalic phase)은 미주신경을 통한 뇌의 제어를 말한다. 여러 조건의 자극이 위액 분비를 자극한다.

미주신경의 활성화는 으뜸세포를 자극하여 펩시노겐을 분비하도록 한다. 미주신경에 의해 방출된 신경전달물질들은 또한 벽세포에 의한 HCl의 분비를 자극한다. 미주신경은 G 세포를 자극하여 혈액순환으로 들어가는 가스트린을 분비하는데, 이 가스트린은 ECL 세포를 자극하여 히스타민을 분비하는 호르몬으로 작용한다. 히스타민은 벽세포를 자극하여 HCl을 분비하도록 하는 측분비조절자로 작용한다(그림 15.25).

위상

음식물이 위에 도착하면 **위상**(gastric phase)이 자극을 받는다. 위액 분비는 (1) 위의 확장(미즙의 양에 의해 결정됨), (2) 미즙의 화학적

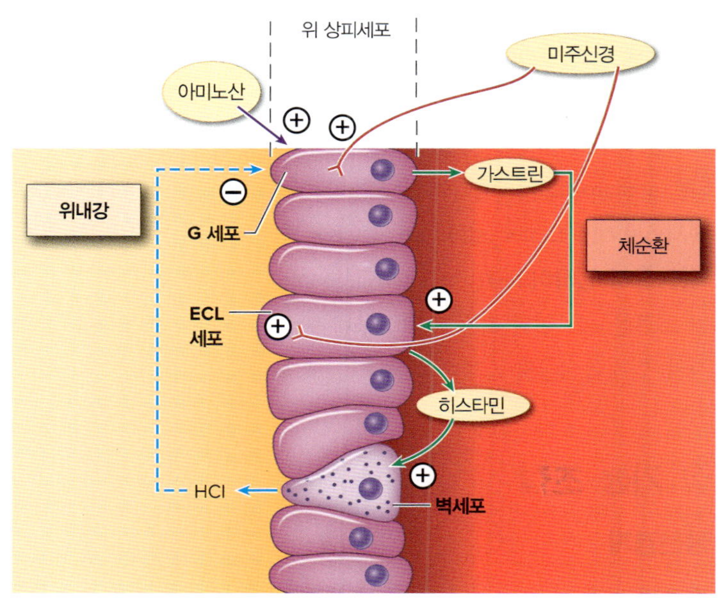

그림 15.25 위산 분비의 조절. 부분적으로 소화된 단백질의 위강 내 아미노산의 존재는 가스트린 분비를 자극한다. G 세포로부터의 가스트린 분비는 또한 미주신경 활동에 의해 자극된다. 분비된 가스트린은 ECL 세포에서 히스타민 방출을 자극하는 호르몬으로 작용한다. 히스타민은 다시 두정세포를 자극하여 HCl을 분비하는 파라크린 조절제 역할을 한다. HCl로 인한 pH의 감소는 가스트린 분비에 제동을 건다.

성질 등에 의해 자극을 받는다.

위 속의 단백질과 폴리펩타이드는 산을 중화시켜 위액 pH의 급속한 저하를 방지한다. 따라서 단백질이 없을 때보다 단백질이 있을 때 더 많은 산이 분비된다. 위 속으로 단백질이 도착하면 양성되먹임 기작과 산 분비의 음성되먹임 통제 억제에 의해 산 분비가 일어난다. 이러한 기작을 통해 분비된 산의 양이 흡수한 단백질 양과 거의 같아진다. 위가 배워지고 단백질 완충액이 빠져나가면서 pH는 감소하며, 가스트린과 HCl 분비도 따라서 억제된다.

장상

위 조절의 **장상**(intestinal phase)이란 미즙이 소장에 진입할 때 위 활동이 억제되는 것을 말한다.

미즙이 십이지장에 도달하면 그 삼투몰랄 농도가 증가한다. 이 자극은 십이지장의 뻗음(신장)과 함께 미주신경의 감각신경세포를 활성화하고 위 운동과 분비를 억제시키는 신경반사를 일으킨다. 또한 미즙의 지방도 십이지장을 자극하여 위 기능을 억제하는 호르몬을 분비하도록 한다. 이러한 억제호르몬을 **엔테로가스트론**(enterogastrone)이라고 한다.

이들 호르몬 중 하나인 **위억제 펩타이드**(gastric inhibitory peptide, GIP)는 십이지장에 의해 분비된다. 그러나 연구결과, GIP의 주요 작용은 실제 음식물 속의 포도당에 반응하여 이자액의 β 세포로부터 인슐린 분비를 자극하는 것으로 밝혀졌다. 이러한 작용 때문에 이 호르몬의 이름을 **포도당의존성 인슐린 분비자극펩타이드**(glucose-dependent insulinotropic peptide, GIP)로 바꿨다.

소장에 의해 분비되는 다른 폴리펩타이드호르몬 중에서 엔테로가스트론 효과를 내는 것으로 위, 장 및 뇌에 의해 생산되는 **소마토스타틴**(somatostatin), 미즙에 반응하여 십이지장에 의해 분비되는 **콜레시스토키닌**(cholecystokinin, CCK), 회장에 의해 분비되는 **글루카곤-유사 펩타이드-1**(glucagonlikepeptide-1, GLP-1) 등이 있다. 이 호르몬들은 일단 소장이 위로부터 미즙을 받으면 위 활동을 감소시켜 장이 음식물을 소화하고 흡수할 시간을 갖도록 한다.

장 기능 조절

장신경계

장신경계(enteric nervous system, ENS)의 신경세포와 신경교세포는 2개의 신경얼기(신경총)와 장 교세포에 의해 연결된 신경절로 구성된다. 근육층 신경얼기는 소화관의 전체 길이에 걸쳐 발견되고, 안쪽의 점막하층 신경얼기는 소장과 대장에서만 위치한다.

장 신경얼기(intestinal plexus) 내의 일부 감각신경세포는 미주신경을 따라 이동하면서 감각정보를 중추신경계에 전달한다. 이러한 감각신경세포를 **외인성 구심**(extrinic afferent)이라 하고 자율신경계에 의한 조절에 관여한다. **내인성 구심**(intrinsic afferent)이라 하는 다른 감각신경세포는 점막하층 또는 근육층 신경얼기 내에 세포체를 가지며 장신경계의 연합신경세포와 시냅스를 이룬다.

예를 들어, 연동운동은 장신경계에 의해 조절된다. 미즙 음식물덩어리는 장 연합신경세포를 활성화하는 내인성 구심을 자극하고 이는 운동신경세포를 자극하게 된다. 이 운동신경세포는 흥분성과 억제성 신경전달물질을 방출하는 평활근세포와 카잘(Cajal)의 사이질세포(간질세포)를 모두 신경지배하는데, 카잘의 사이질세포는 흥분성 신경전달물질과 억제성 신경전달물질을 방출한다. 평활근 수축은 음식물덩어리 위의 신경전달물질인 아세틸콜린(ACh)과 물질 P(substance P)에 의해 자극받고 평활근 이완은 음식물덩어리 아래의 산화질소(NO), 혈관활성 장펩타이드(vasoactive intestinal peptide, VIP) 및 ATP에 의해 자극받는다(그림 15.26).

장반사

여러 장반사(intestinal reflex)는 장신경계와 측분비조절물질에 의해 국소적으로 조절되고 신경과 호르몬 같은 외인성 작용(extrinsic action)에 의해 조절된다. 이 반사들의 종류는 다음과 같다.

1. **위-회장반사**(gastroileal reflex): 위 활성이 증가하면 회장의 운동성이 증가하고 회맹 괄약근을 통한 미즙의 이동이 증가한다.
2. **회장-위반사**(ileogastric reflex): 회장의 확장에 의한 위 운동 억제한다.
3. **장-장반사**(intestino-intestinal reflex): 장의 일부가 지나치게 확장되어 장의 다른 부분에 이완을 일으키는 것이다.

이자액과 쓸개즙 분비 조절

미즙이 십이지장에 도달하면 장상을 자극하고 동시에 이자액과 쓸개즙의 반사분비를 자극한다. 이자액과 쓸개즙의 분비는 십이지장 내에서 시작된 신경반사와 십이지장호르몬인 콜레시스토키닌(CCK)과 세크레틴 분비에 의해 촉진된다.

이자액 분비

샘꽈리세포(acinar cell, 선포세포)로부터 트립신, 리파아제와 아밀라아제 등을 포함한 이자효소들의 분비는 미주신경에 의해 방출된 아세틸콜린(ACh)과 십이지장에 의해 분비되는 호르몬 CCK에 의해

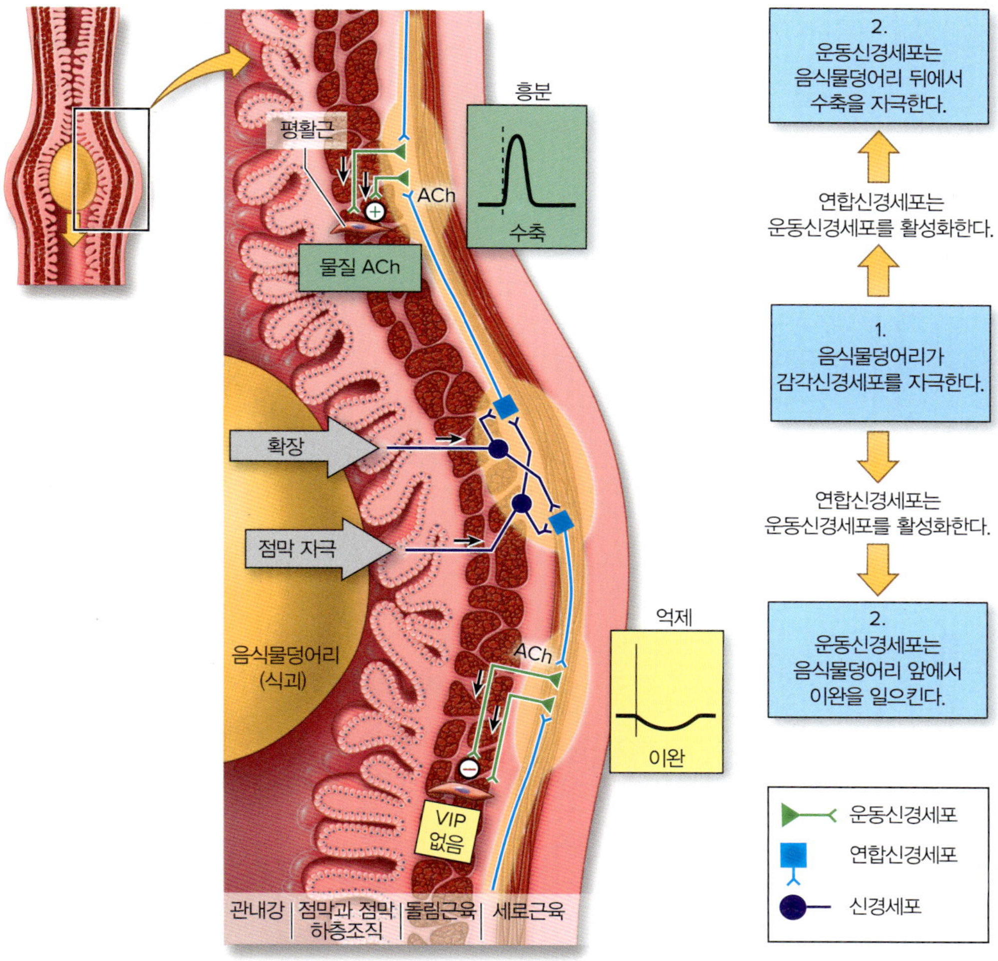

그림 15.26 장신경계가 연동운동을 통합조정한다. 연동운동은 장내 신경계를 포함하는 국소적 반사작용에 의해 생성된다. 장내 신경계는 운동신경세포, 연합신경세포, 감각신경세포로 구성되어 있다. 평활근 수축을 자극하는 신경전달물질은 ⊕로 표시되며, 평활근 이완을 생성하는 신경전달물질은 ⊖로 표시된다(NO = 일산화질소, VIP = 혈관활성 장펩타이드).

촉진된다.

CCK의 분비는 미즙의 단백질과 지방의 함량에 의해 자극을 받고, CCK는 이 분자들을 분해하는 이자액효소들의 분비를 자극한다. 부분적으로 소화된 단백질과 지방은 CCK 분비의 가장 강력한 자극물질이고, CCK 분비는 미즙이 십이지장으로부터 공장(빈창자)로 들어가면서 감소한다.

대조적으로 십이지장에 의한 세크레틴의 분비는 4.5 이하의 십이지장 pH 저하에 의해 자극을 받는데, 이는 위로부터 오는 산성 미즙에 의해 일어난다. 세크레틴은 이 과정에서 cAMP를 이차 전달물질로 사용하고 cAMP는 Ca^{2+}를 이차 전달물질로 사용하는 ACh(신경절후 미주신경섬유에 의해 방출되는)에 의해 강화된다.

쓸개즙 분비

식사 바로 전에 쓸개는 미주신경의 콜린작동성 섬유에 의한 자극으로 인해 수축을 시작하여 비운다. 간은 자극을 받아 간문정맥을 통해 장으로부터 간으로 되돌아오는 이차 쓸개즙산에 의해 더 많은 쓸개즙산을 분비한다(장간 순환). 세크레틴은 간의 쓸개관세포들을 자극하여 HCO_3^-과 물을 쓸개즙(쓸개즙 부피를 증가시키는)으로 분비하고 콜레시스토키닌(CCK)은 이 효과를 강화한다. 식사 후 미즙이 십이지장으로 들어올 때 미즙 속의 지방은 CCK 분비를 자극한다. 그 다음 CCK는 쓸개의 수축을 자극하여 더 많은 쓸개즙이 십이지장으로 들어가도록 하는데, 이는 지방을 유화하여 소화를 도와서 음성되먹임 고리를 완성한다.

15.7 음식의 소화와 흡수

다당류와 폴리펩타이드는 소단위로 가수분해되고 이 소단위는 장융모의 상피세포에 들어가 모세혈관으로 분비된다. 지방은 쓸개즙염에 의해 유화되어 지방산과 모노글리세라이드로 가수분해된 장 상피세포로 흡수된다. 일단 세포 안으로 들어가면 트라이글리세라이드는 재합성되고 단백질과 결합하여 림프액으로 분비되는 입자를 만든다.

음식물의 칼로리(에너지)는 주로 탄수화물, 지질 및 단백질의 함량으로부터 온다. 보통 미국인의 식사를 보면 탄수화물은 전체 칼로리의 약 50%, 단백질은 16%를 차지하고, 나머지는 지방이다. 이 음식분자들은 긴 소단위 또는 단량체로 구성된 중합체이고 효소에 의한 가수분해 반응을 통해 유리단량체로 분해되어 흡수된다.

탄수화물 소화와 흡수

대부분의 탄수화물은 긴 사슬의 포도당으로 구성된 다당류인 녹말로 섭취한다. 가장 흔히 섭취하는 탄수화물로는 자당(설탕, 포도당과 과당의 이당류)과 젖당(우유당, 포도당과 갈락토스의 이당류)이 있다. 녹말의 소화는 입 안의 **침 아밀라아제**(salivary amylase)의 작용에서 시작한다.

녹말의 소화는 **이자 아밀라아제**(pancreatic amylase) 작용에 의해 주로 십이지장에서 일어난다. 이 효소는 직선 사슬의 녹말을 **맥아당**과 **말트리오스**로 분해한다. 그러나 이자 아밀라아제는 녹말의 분기점에 있는 포도당 분자 사이의 결합을 가수분해할 수 없다. 그 결과 **올리고당**이라는 짧은 가지 사슬의 포도당 분자들이 이당류인 맥아당 및 삼당류인 말트리오스와 함께 방출된다.

맥아당, 말트리오스와 올리고당은 소장 내 상피세포의 미세융모 상에 위치한 솔가장자리효소에 의해 단당류로 분해된다. 포도당은 기저외측막을 거쳐 융모의 사이질액과 모세혈관으로 GLUT 운반체를 통해 촉진 확산에 의해 이동한다. 이와 같이 흡수된 단당류는 간문정맥으로 들어가 간으로 간다.

단백질 소화와 흡수

단백질의 소화는 펩신 작용에 의해 위에서 시작한다. 약간의 아미노산들은 위에서 방출되지만, 펩신 소화의 주요 생성물은 짧은 사슬의 폴리펩타이드이다.

대부분의 단백질 소화는 십이지장과 공장(빈창자)에서 일어난다. 이자액효소인 **트립신**(trypsin), **키모트립신**(chymotrypsin) 및 **엘라스타아제**(elastase)는 폴리펩타이드 사슬 내부의 펩타이드 결합을 절단하기 때문에 이를 펩타이드 **엔도펩티다아제**(endopeptidase)라고 한다. 대조적으로 폴리펩타이드 사슬의 말단으로부터 아미노산을 제거하는 효소를 펩타이드 **엑소펩티다이제**(exopeptidase)라고 한다. 그 예로 이자액효소인 **카르복시펩타이드분해효소**(carboxypeptidase)는 폴리펩타이드 사슬의 $-COOH$ 말단으로부터 아미노산을 제거하고 솔가장자리효소인 **아미노펩타이드분해효소**(arninopeptidase)는 $-NH_2$ 말단으로부터 아미노산을 제거한다.

이러한 효소 작용의 결과 폴리펩타이드 사슬은 유리아미노산, 다이펩타이드(dipeptide), 트라이펩타이드(tripeptide)로 소화된다. 유

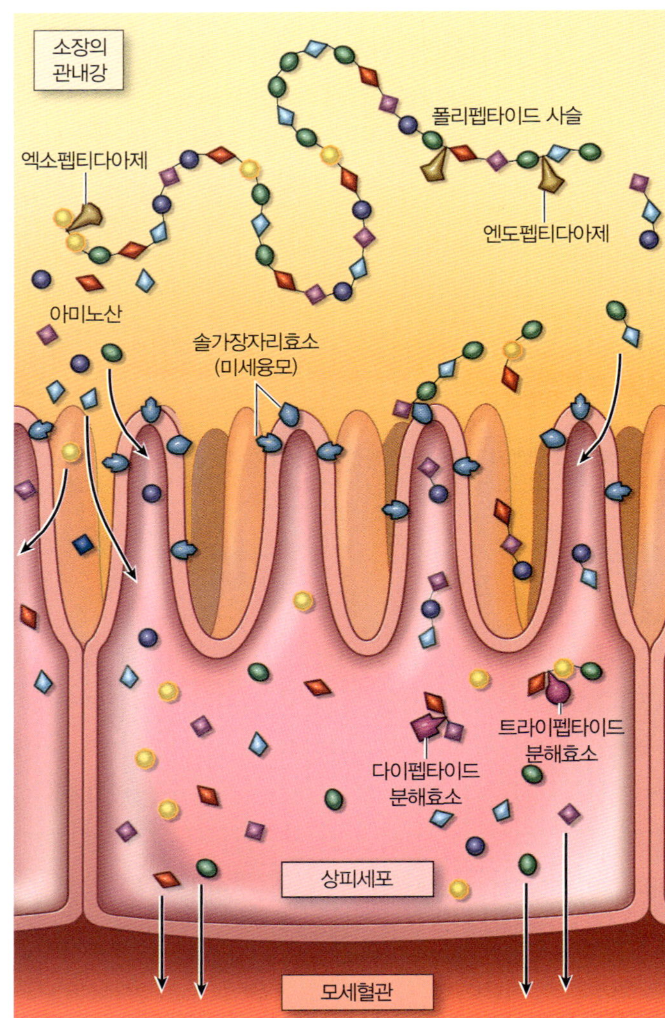

그림 15.27 단백질 소화와 흡수. 단백질의 폴리펩타이드 사슬은 이자액효소와 솔가장자리효소의 작용에 의해 유리아미노산, 다이펩타이드와 트라이펩타이드로 소화되고 이 생성물들은 십이지장 상피세포에 들어간다. 다이펩타이드와 트라이펩타이드는 상피세포에서 유리아미노산으로 가수분해되고, 생성물들은 간질액으로 분비된 다음, 모세혈관으로 들어간다. 결국 생성물들은 간문정맥으로 흘러들어간다.

리아미노산은 다른 이차 능동수송체에 의해 솔가장자리막을 거쳐 흡수되고 이 운반체의 대부분은 아미노산들을 Na^+와 함께 공동 운반한다. 다이펩타이드와 트라이펩타이드는 단일 막수송체의 작용에 의해 상피세포로 들어간다. 이 수송체는 다이펩타이드와 트라이펩타이드를 세포질로 운반하기 위해 H^+ 기울기를 이용한다. 세포질 안에서 다이펩타이드와 트라이펩타이드는 유리아미노산으로 가수분해되어 혈액으로 분비된다(그림 15.27). 이와 같은 방식으로 흡수된 아미노산들은 간문맥에 의해 혈액을 거쳐 간으로 운반된다.

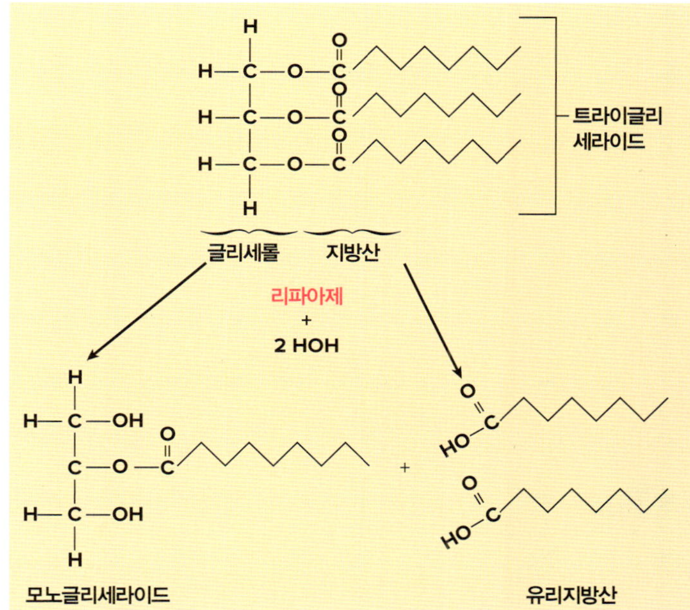

그림 15.28 트라이글리세라이드의 소화. 이자 리파아제는 지방을 유리지방산과 모노글리세라이드로 분해한다. 톱니 모양의 선은 지방산의 탄화수소 사슬이다.

지질 소화와 흡수

모든 연령대에서 대부분의 지방은 이자 리파아제에 의해 소장에서 소화된다. 십이지장으로 지질(주로 트라이글리세라이드나 지방)이 도착하면 쓸개즙 분비가 촉진된다. **유화**(emulsification) 과정에서 쓸개즙염 미셀은 십이지장으로 분비되고, 지방방울을 트라이글리세라이드의 **작은 유화방울**(emulsification droplet)로 분해한다.

지질 소화

지질의 유화는 유화되지 않은 지방방울보다 더 작고 더 많은 유화방울이 더 큰 표면적을 나타내기 때문에 소화를 돕는다. 지질 소화는 **이자 리파아제**(pancreatic lipase)의 효소 작용을 통해 물방울 표면에서 발생하며, 유화방울을 코팅하고 리파아제 효소를 "고정"하는 콜리파아제(이자에서도 분비됨)라는 단백질의 작용을 돕는다. 가수분해를 통해 리파아제는 각 트리글리세리드 분자에서 3가지 지방산 중 2가지를 제거하여 유리지방산과 모노글리세리드를 유리시킨다(그림 15.28). 포스포리파제 A는 마찬가지로 레시틴과 같은 인지질을 지방산과 리소레시틴(2개의 지방산을 제거한 후 레시틴 분자의 나머지 부분)으로 분해한다.

소화된 지질에서 파생된 유리지방산, 모노글리세리드 및 리소레시틴은 소화되지 않은 지질보다 극성이고, 쓸개즙에서 나온 쓸개즙염, 레시틴, 콜레스테롤 미셀로 빠르게 들어가 십이지장에서 혼합 미셀을 형성한다(그림 15.29). 그런 다음 혼합된 미셀은 흡수가 일어나는 장 상피의 솔가장자리로 이동한다.

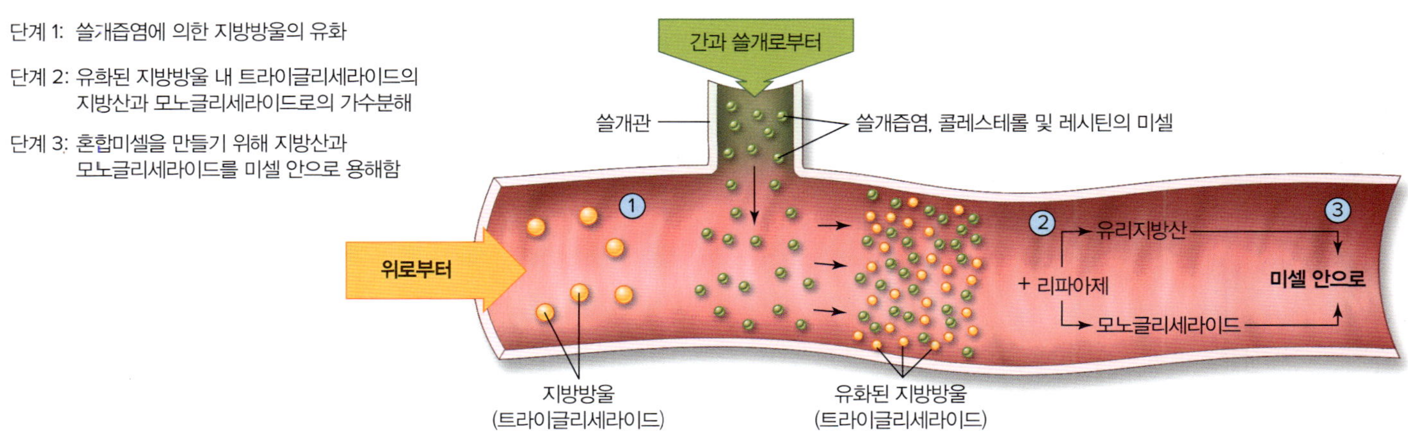

그림 15.29 지방소화와 유화. 소장 내 지방의 대사 운명은 3단계로 구성된다. 지방의 소화는 간에 의해 분비되는 쓸개즙염의 미셀과 관련되어 있고 유리지방산 모노글리세라이드를 방출한다.

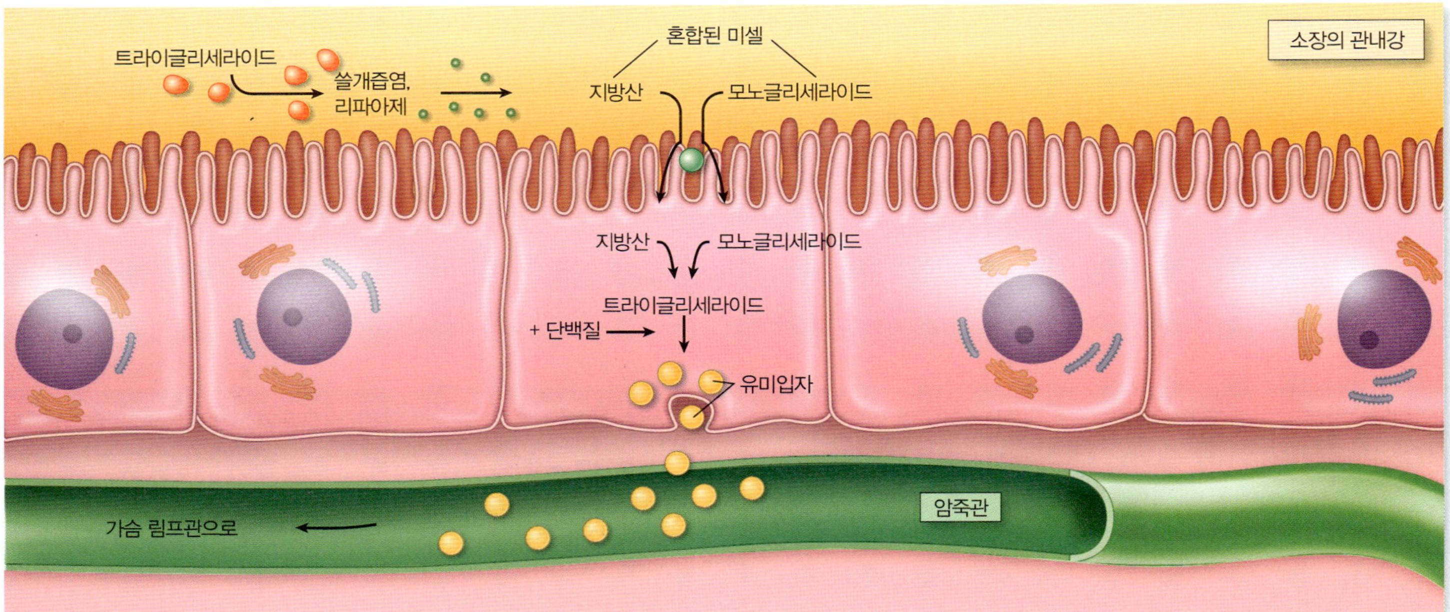

그림 15.30 소장에서 지방의 흡수. 소장 내 미셀에서 유래한 지방산과 모노글리세라이드는 상피세포에 의해 흡수되고 트라이글리세라이드로 전환된다. 이들은 단백질과 결합하여 유미입자를 형성하고 융모의 암죽관으로 들어간다. 이 림프관은 유미입자를 가슴 림프관(흉관)으로 운반하고 가슴 림프관은 유미입자를 왼쪽 빗장밑 정맥의 정맥피로 방출한다.

지질 흡수

유리지방산, 모노글리세라이드와 리소레시틴은 미셀을 떠나 미세융모막을 통과해 장 상피세포로 들어간다. 장 상피세포 내에서 사용되고 트리글리세리드를 재합성된다. 그리고 인지질 및 콜레스테롤과 함께 이러한 트리글리세리드가 상피세포 내부의 단백질과 결합하여 **유미입자**(chylomicrons)라고 하는 작은 입자를 형성한다. 이 작은 입자는 세포 외 유출 작용에 의해 분비되어 젖막 벽을 형성하는 내피세포 사이의 특수 접합부를 통해 젖막(융모 중앙에 있는 림프 모세관, 그림 15.30)으로 들어간다. 따라서 흡수된 지질은 림프계를 통과하여 결국 흉관을 통해 정맥혈로 들어간다. 결과적으로 기름진 식사 후 혈액의 유미입자는 맑은 혈장을 혼탁하게 만든다.

혈액에서의 지질 수송

간에 의해 생산된 콜레스테롤과 트라이글리세라이드는 다른 아포지질단백질과 결합하여 **극저밀도 지질단백질**(very low-density lipoprotein, VLDL) 형태로 혈액으로 분비되고, VLDL은 트라이글리세라이드를 다른 기관으로 운반한다. 일단 트라이글리세라이드가 제거되면 VLDL 입자는 **저밀도 지질단백질**(low-density lipoprotein, LDL)로 전환되고 LDL은 콜레스테롤을 혈관과 다른 기관에 수송한다. 이는 죽상동맥경화증을 일으키는 데 기여한다. 과다한 양의 콜레스테롤은 이 기관들로부터 **고밀도 지질단백질**(high-density lipoprotein, HDL)에 부착된 간으로 되돌아간다.

HDL 입자는 혈관벽의 수용체와 결합하고 인지질과 유리콜레스테롤을 흡수한다. 효소는 유리콜레스테롤을 인지질에 결합시켜 콜레스테롤 에스테르(cholesterol ester)를 생산한다. 콜레스테롤 에스테르는 매우 소수성이기 때문에 HDL 입자의 중앙으로 이동하여 HDL 입자가 혈관의 세포들로부터 유리콜레스테롤을 계속해서 흡수하도록 한다. HDL 입자가 콜레스테롤로 완전히 채워진 다음, 혈관벽으로부터 떨어져 간으로 이동하여 콜레스테롤을 방출한다. HDL의 이러한 작용으로 인해 총 콜레스테롤(total cholesterol)에 대한 HDL-콜레스테롤의 높은 비율은 죽상동맥경화증에 대한 보호 기능을 발휘할 수 있다.

요약

1. 식품분자의 소화는 이들 분자의 소단위로의 가수분해를 포함한다.
2. 소화 생성물은 장 점막에서 흡수되어 혈액과 림프액으로 들어간다.
3. 위장관의 층(튜닉)은 안쪽에서 바깥쪽으로 점막층, 점막하층, 근육층 및 장막이다.
4. 연동 수축의 물결은 음식을 하부식도 조임근에서 위로 밀어 넣는다.
5. 위의 내벽은 주름 또는 주름에 접혀진 점막 표면은 위샘으로 이어지는 위 소포를 형성한다.
6. 위샘의 벽세포는 HCl을 분비한다. 으뜸세포는 펩시노겐을 분비한다.
7. 소장은 십이지장, 공장, 회장으로 나뉜다. 온쓸개관과 이자관은 십이지장으로 배출된다.
8. 융모라고 불리는 점막의 손가락과 같은 연장부가 루멘에 돌출되어 있고, 융모의 기부에서 점막이 리버쿤 음와라고 불리는 가는 주머니를 형성하고 있다.
9. 대장은 맹장, 결장, 직장, 항문관으로 나뉜다.
10. 쓸개즙은 세관의 간세포판을 쓸개관으로 흘린다.
11. 쓸개는 쓸개즙을 저장하고 농축한다. 쓸개와 온쓸개관을 통해 십이지장으로 쓸개즙을 방출한다.
12. 이자는 외분비샘과 내분비샘 모두이다.
13. 위상에서 HCl과 펩신의 분비는 위 내용물과 위 점막에서 분비되는 호르몬 가스트린에 의해 제어된다. 장상에서 위 활동은 신경반사와 십이지장에서 호르몬 분비에 의해 억제된다.
14. 장 기능은 적어도 부분적으로 장신경계에 의해 조절되는 짧은 국소반사에 의해 조절된다.
15. 호르몬의 세크레틴과 콜레시스토키닌(CCK)의 분비는 이자액과 쓸개즙의 분비를 조절한다.
16. 이자액에는 단백질 소화효소인 트립신이나 키모트립신 등이 포함되어 있다.
17. 솔가장자리에는 단백질의 아미노산으로 소화를 완료하는 데 도움이 되는 소화효소가 포함되어 있다.
18. 지질은 쓸개즙염으로 유화된 후 소장에서 소화된다.

문제

1. HCl과 펩신의 위액 분비가 머리, 위, 장의 각 단계에서 어떻게 조절되는지 설명하시오.
2. 이자 효소가 장 내강에서 어떻게 활성화되는지 설명하시오. 왜 이러한 기작이 필요한가?
3. 이자액 중에 중탄산염의 기능을 설명하시오. 십이지장의 소화성 궤양은 어떻게 발생하는가?
4. 위 점막을 자기소화로부터 보호하는 기작을 설명하시오. 위의 소화성 궤양 발병을 일으킬 수 있는 요인은 무엇인가?
5. 지방 소화 및 흡수와 관련된 단계를 설명하시오.
6. 유미입자, 극저밀도 지질단백질, 저밀도 지질단백질 및 고밀도 지질단백질을 구별하시오.
7. 십이지장에 미즙액의 도착으로 인한 위, 간, 쓸개, 이자를 제어하는 반사에 대해 설명하시오.
8. 장 미생물상, 그 장소 그리고 그들이 줄 수 있는 이익에 대해 설명하시오.

16 물질대사 조절

임상연구

65세인 마티는 의사에게 그의 건선(psoriasis) 치료 크림에 무슨 성분이 들어 있는지 물었는데, 의사는 비타민 D 유도체라고 대답하였다. 또한 마티는 보충제로 비타민 D 캡슐도 복용한다고 말하니까 의사는 "좋다"라고 응답하였다. 의사는 비타민 D 복용이 건선 치료와 뼈의 손실을 예방하는데 도움을 준 것이라고 말했다. 그리고 의사는 심각한 어조로 다음과 같이 말했다. "전에 말한 것처럼 체중을 줄여야 합니다. 체질량지수(BMI)가 34이고 공복 혈당 수준이 120 mg/dL이면 당뇨병, 심혈관 질환과 다른 질병들을 일으킬 위험이 있습니다. 만약 그런 병에 걸리면 평생 다른 약물들을 먹어야 합니다."

개요

16.1 영양 필요량

몸의 에너지 필요량은 몸의 지방, 탄수화물 및 단백질의 분해를 막기 위해 섭취하는 음식의 칼로리 값으로 충족되어야 한다. 비타민과 무기물은 직접적으로 에너지를 제공하지는 않지만 다양한 효소 반응에 필요하다.

음식의 에너지 값(energy value)은 보통 **킬로칼로리**(kilocalorie, 또는 대문자 "C"로 표시)로 측정된다. 1 kcal는 1,000 cal이고 1 cal는 1 mL의 물을 14.5℃에서 15.5℃로 올리는 데 필요한 열량으로 정의된다. 탄수화물이나 단백질은 1 g 당 4 kcal, 지방은 1 g 당 9 kcal의 에너지를 방출한다. 이 에너지가 세포호흡에 의해 방출될 때 일부는 ATP의 고에너지 결합으로 전달되고 일부는 열로 손실된다.

물질대사율과 칼로리 필요량

물질대사율(metabolic rate)은 몸 전체에서 발생한 열량이나 1분 동안 소모되는 산소의 양으로 측정할 수 있다. 이 대사율은 다양한 요인에 의해 영향을 받는다. 예를 들어, 신체활동과 음식물 섭취에 의해 증가된다.

체온은 물질대사율을 결정하는 중요한 요인이 되는데, 그 이유는 두 가지이다. (1) 온도 자체가 화학 반응속도에 영향을 미친다. (2) 시상하부(hypothalamus)는 체온 변화의 감지기(sensor)로 작용하는 온도-민감세포(temperature-sensitive cell)와 **온도 제어 중추**(temperature control center)가 있다.

기초대사율(basal metabolic rate, BMR)은 적정 온도와 음식 섭취 후 12~14시간 안정상태에서 산소 소모율로 측정한 사람의 물질대사율을 말한다. 이 기초대사율은 주로 사람의 나이, 성과 체표면적에 의해 결정되지만 갑상샘호르몬의 분비 수준에 의해 크게 영향을 받는다.

임상적용

저체온증(hypothermia)은 체온이 35℃ 아래로 떨어질 때 일어난다. 이는 처음에 보상성 떨림(compensatory shivering)과 맥박과 혈압을 상승시키는 교감신경반응을 유도하지만, 저체온증이 더 심각해지면 떨림이 멈춘다. 그런 다음 그 사람은 졸리고 쇠약해지며, 만약 대책을 취하지 않으면 결국 의식을 잃고 사망한다. 그러나 **저체온 순환정지**(hypothermic circulatory arrest) 기술에서는 체온을 의도적으로 15~20℃로 떨어뜨린다. 저체온 순환정지 기술은 심장과 대동맥 수술을 위해 의학적으로 유도하는데, 그 이유는 중추신경계의 물질대사율을 크게 감소시켜 수술하는 동안 순환을 멈추게 하기 위함이다.

힘든 육체노동에는 종사하지 않지만 여가시간에 활동적인 사람들의 평균 하루에너지 필요량은 남자의 경우 2,500 kcal이고, 여자의 경우 1,800 kcal이다.

동화 필요량

음식은 몸에 에너지를 제공할 뿐만 아니라 몸의 세포 내에서 지속적으로 생합성반응을 위한 원료물질들을 공급해주는데, 이를 **동화 작용**(anabolism)이라고 한다. 동화 반응에는 DNA, RNA, 단백질, 글리코겐, 트라이글리세라이드 및 기타 중합체를 합성하는 반응이 포함된다. 이러한 동화 반응은 가수분해되어 구성요소인 단량체 분자들을 대체하기 위해 지속적으로 일어나야 한다. 이러한 가수분해 반응은 궁극적으로 단량체(monomer)를 CO_2와 H_2O로 분해시키는 세포호흡과 함께 일괄적으로 **이화 작용**(catabolism)이라고 한다.

체내에서 합성되지 않고 음식을 통해 섭취해야 하는 이러한 분자를 **필수**(essential)라고 한다. 9가지의 **필수 아미노산**(essential amino acid)은 리신(라이신), 트립토판, 페닐알라닌, 트레오닌, 발린, 메티오닌, 류신, 아이소류신(이소류신)과 히스티딘이다. **필수 지방산**(essential fatty acid)은 리놀레산과 알파-리놀렌산이다.

탄소 사이에 이중결합을 하는 불포화 지방산(unsaturated fatty acid)은 첫 번째 이중결합의 위치가 특징이다. 옥수수 기름에서 발견되는 리놀레산은 18개의 탄소와 2개의 이중결합을 갖는데, 첫 번째 이중결합이 $-CH_3$기 말단에서 6번째 탄소에 있기 때문에 n-6 또는 오메가-6 지방산으로 명명된다.

생활양식 적용

오메가-3 지방산(omega-3 fatty acid)은 심혈관 건강을 증진하는 것으로 알려져 있다. 18개의 탄소를 가진 알파-리놀렌산은 콩기름, 유채씨유, 호두 및 많은 엽채류와 같은 식품에서 얻을 수 있다. **EPA**(eicosapentaenoic acid, 20개의 탄소를 가짐)와 DHA(docosahexaenoic acid, 22개의 탄소를 가짐)는 연어, 고등어, 송어 및 청어와 같은 냉수어에서 발견된다. 오메가-3 지방산은 혈전(thrombus) 형성, 죽상동맥경화증과 심실 부정맥(ventricular arrhythmia)을 억제할 수 있다. 이 때문에 미국심장학회(American Heart Association)는 일주일에 적어도 두 번의 생선 식사를 권장하고 있다.

비타민과 무기물

비타민은 물질대사 반응에서 조효소(coenzyme) 역할을 하거나 다른 특정한 기능을 갖는 작은 유기분자이다. 비타민은 체내에서 합성되지 않거나 충분하지 않은 미량으로 생산되기 때문에 반드시 음식을 통해 섭취해야 한다. 비타민 D는 피부에서 제한된 양으로 합성되고, 비타민 B와 K는 장내 세균(intestinal bacteria)에 의해 합성된다. 비타민에는 **지용성 비타민**(fat-soluble vitamin)과 **수용성 비타민**(water-soluble vitamin) 두 가지 부류가 있다. 지용성 비타민에는 비타민 A, D, E, K가 있고, 수용성 비타민에는 티아민(B_1), 리보플라빈(B_2), 니아신(B_3), 피리독신(B_6), 판토텐산, 비오틴, 엽산, 비타민 B_{12}, 비타민 C(아스코르브산)가 있다.

수용성 비타민

수용성 비타민의 유도체들은 탄수화물, 지질 및 단백질의 대사에서 조효소로 작용한다. 예를 들어, **티아민**(thiamine)은 피루브산을 아세틸 조효소 A(acetyl CoA)로 전환시키는 효소의 활성에 필요하다. **리보플라빈**(riboflavin)과 **니아신**(niacin)은 조효소 FAD와 NAD^+ 생성에 각각 필요하다. FAD와 NAD^+는 세포호흡 과정에서 수소를 전달하는 조효소의 역할을 한다. **피리독신**(pyridoxine)은 아미노산 대사에 관여하는 효소의 조인자(cofactor)이다.

자유라디칼(free radical)은 짝을 이루지 않은 전자를 운반하는 매우 반응성이 높은 분자이다. 자유라디칼은 다른 분자에서 전자를 제거하여 다른 분자를 산화시켜 조직을 손상시킬 수 있다. **비타민 C**(수용성 비타민)와 비타민 E(지용성 비타민)는 자유라디칼을 불활성화시키는 **항산화제**(antioxidant)로 작용한다. 이 비타민들은 자유라디칼에 의해 일어나는 질병에 대해 보호작용을 한다.

지용성 비타민

비타민 E(vitamin E)는 중요한 항산화제 기능뿐만 아니라 면역계에 작용하여 염증유발 사이토카인(pro-inflammatory cytokine)의 방출을 차단하여 염증으로 인한 손상을 감소시킨다. 일부 지용성 비타민은 고도로 전문화된 기능을 갖는다. 예를 들어, **비타민 K**(vitamin K)는 프로트롬빈(prothrombin) 생성과 응고인자 VII, IX, X의 작용에 필요하다. 또한 비타민 A와 D도 고유한 기능을 갖는데 이 두 비타민은 작용기전이 중복된다.

비타민 A(vitamin A)는 **레티놀**(retinol, 비타민 A의 수송형), **레티날**(retinal) 및 **레티노산**(retinoic acid)을 포함하는 여러 분자를 총칭하는 용어이다. 이 분자들은 궁극적으로 당근, 잎이 많은 채소 및 달걀 노란자와 같은 음식 속에 존재하는 β-카로틴(β-carotene)에서 유래한다. β-카로틴은 장 내 효소에 의해 두 분자의 레티날로 전환된다. 대부분의 레티날은 레티놀로 환원되지만 일부는 레티노산으로 산화된다. 레티노산은 핵수용체단백질과 결합하여 비타민 A의 효과를 직접 나타내고 배아 발달(embryonic development)을 조절한다.

비타민 D(vitamin D)는 자외선에 의해 피부에서 생성되지만 일반적으로 몸에 필요한 만큼 충분한 양으로 생생되지 않는다. 피부에서 분비되거나 음식으로 섭취되는 비타민 D는 원래 불활성화형이기 때문에 간과 신장 내 효소에 의해 활성화형(active form: 1,25-**다이하이드록시비타민** D_3)으로 전환되어야 한다. 활성화형 비타민 D만이 Ca^{2+}의 장 흡수를 촉진함으로써 Ca^{2+}의 균형을 조절한다.

1,25-다이하이드록시비타민 D_3의 핵수용체단백질은 활성화 형태의 레티노산(9-*cis* retinoic acid)에 결합하는 RXR수용체(retinoic acid X receptor)와 이량체를 형성하지 않으면 유전자를 활성화할 수 없다.

무기물(원소)

무기물(원소)은 특정 효소의 조인자와 다른 중요한 여러 기능에 필요하다. 비교적 많은 양의 흡수가 매일 필요한 무기물로 소듐(Na), 칼륨(K), 마그네슘(Mg), 칼슘(Ca), 인(P) 및 염소(Cl)가 있다. 그 밖에 **미량원소**(trace element, 희귀원소)로는 철(Fe), 아연(Zn), 망간(Mn), 불소(Fl), 구리(Cu), 몰리브덴(Mo), 크롬(Cr), 셀레늄(Se)이 있다. 이 미량원소들은 무기물보다 훨씬 작은 양으로 매일 섭취해야 한다.

자유라디칼과 항산화제

원자의 전자들은 **궤도**상에 위치하고 각 궤도에는 최다 2개의 전자를 가질 수 있다. 궤도상에 짝을 이루지 않는 전자(unpaired electron)를 갖고 있는 분자를 **자유라디칼**(free radical)이라고 한다. 자유라디칼은 체내에서 반응성이 매우 높아 다른 원자들을 산화(전자를 제거)시키거나 환원(전자를 주기)시킨다. 주요한 자유라디칼은 만약 짝을 이루지 않은 전자가 있는 산소를 갖고 있으면 이를 **활성산소종**(reactive oxygen species, ROS)이라고 하며, 또는 짝을 이루지 않은 전자가 있는 질소를 갖고 있으면 이를 **활성질소종**(reactive nitrogen species)이라고 한다. 미토콘드리아는 호기성 세포호흡의 부산물로서 전자전달 사슬에 의해 생산된 활성산소종의 주요 공급원이다. 약 1~3%의 전자들은 O_2와 조기에 반응하여 초과산화물 라디칼(superoxide radical)을 형성한다.

활성산소종에는 **초과산화물 라디칼**(superoxide radical, $O^{\bullet}_2$)과 **하이드록실 라디칼**(hydroxyl radical, $HO^{\bullet}$)이 있으며, 활성질소종에는 **산화질소 라디칼**(nitric oxide radical, $NO^{\bullet}$)이 있다. 이 자유라디칼들은 체내 많은 세포들에서 생산되어 중요한 생리적 기능을 수행한

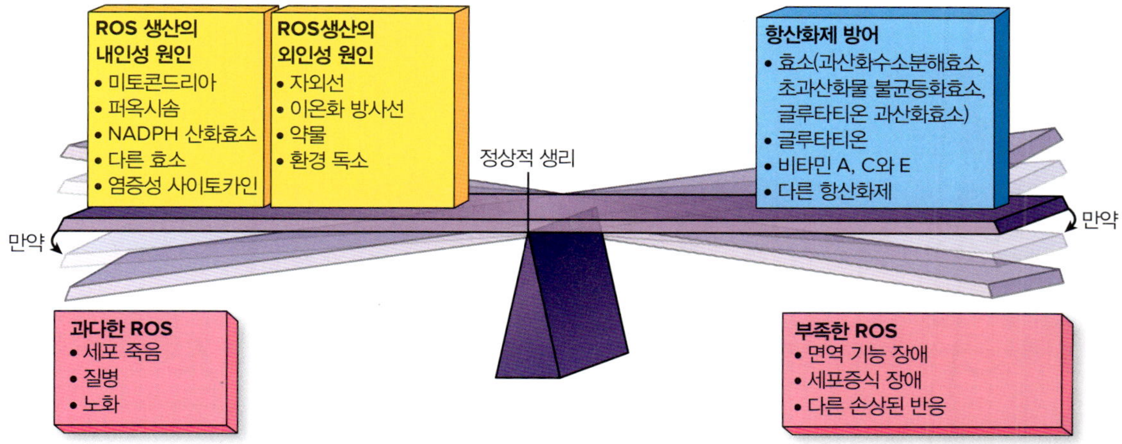

그림 16.1 활성산소종(ROS) 생성과 방어. 정상적 생리 상태는 활성산소종(짝을 이루지 않은 전자가 있는 산소를 포함하는 종)이 균형상태로 유지되도록 한다.

다. 예를 들어, 호중성 백혈구(neutrophil)와 대식세포(macrophage)와 같은 포식세포(또는 식세포)에서 생산되는 초과산화물 라디칼과 산화질소 라디칼은 이 세포들이 세균을 죽이는 것을 돕는다. 포식세포의 초과산화물 라디칼은 비선택적 항생제(nonselective antibiotic)로 호중성 백혈구뿐 아니라 감염 세균을 죽이고 주변 조직세포들도 손상시킬 수 있는데, 이는 초과산화물 라디칼들이 염증 반응을 일으키기 때문이다. 더욱이 초과산화물 라디칼은 섬유아세포(fibroblast)의 세포증식(유사분열)을 촉진하기 때문에 흉터조직(scar tissue)이 형성될 수 있다. 이와 유사하게 초과산화물 라디칼은 클론생산(clone production) 과정에서 림프구 증식을 자극하는 것으로 나타났다. 또한 산화질소 라디칼은 생리적 작용으로 혈관 민무늬근(vascular smooth muscle)의 이완을 촉진하여 혈관확장을 일으키기 때문에 더 많은 혈액이 염증 부위로 흘러갈 수 있다. 따라서 자유라디칼은 체내에서 유용한 생리적 역할을 한다(그림 16.1).

그러나 자유라디칼의 과도한 생성은 지질, 단백질과 DNA를 손상하여 **산화 스트레스**(oxidative stress)를 일으킬 수 있다. 세포자살 촉진, 노화, 노화와 관련된 퇴행성 질환(degenerative disease), 악성 종양의 성장 촉진과 모든 염증 질환(예: 사구체 신염, 관절염, 홍반성 루푸스)에 기여한다. 산화 스트레스와 연관된 광범위한 질환들은 호기성 세포호흡을 겪는 모든 세포의 미토콘드리아에서 초과산화물 라디칼이 광범위하게 생성되기 때문에 일어난다.

산화제(oxidant)의 과다 축적을 방지하는 세포 내 효소에는 **초과산화물 불균등화효소**(superoxide dismutase, SOD), **과산화수소분해효소**(catalase)와 **글루타티온 과산화효소**(glutathione peroxidase)가 있다.

또한 우리의 몸은 비효소적 방법을 통해 산화 스트레스로부터 자신을 보호한다. 비효소적 방법에 의한 가장 중요한 보호 기작 중 하나는 **글루타티온**(glutathione)이라는 트라이펩타이드(tripeptide)의 작용이다. 환원된 상태(reduced state)일 때 글루타티온은 특정 자유라디칼과 반응하여 피해가 없도록 만든다. 따라서 글루타티온은 주요한 세포 **항산화제**(antioxidant)라고 한다. 세포의 액체상(aqueous phase)에서 **아스코르브산**(ascorbic acid, 비타민 C)과 지질상(lipid phase)에서 **α-토코페롤**(α-tocopherol, 비타민 E의 주요 형태)은 자유라디칼로부터 짝을 이루지 않은 전자들과 반응하여 항산화 기능을 돕는다.

16.2 에너지 대사의 조절

혈장에는 순환하는 포도당, 지방산, 아미노산 및 신체 조직에서 사용할 수 있는 기타 분자들이 포함되어 있다. 식사 후 글리코겐과 지방 같은 에너지 저장물질의 합성과 식사 사이에 이 저장물질의 이용은 호르몬 작용에 의해 조절된다.

세포호흡에 의해 에너지로 산화될 수 있는 분자는 글리코겐, 지방 또는 단백질 같은 **에너지 저장물질**(energy reserve)에서 유래한다. 글리코겐과 지방은 1차적으로 에너지 저장물질로 작용하지만, 단백질은 2차적으로 긴급상황에서 작용한다. 체단백질(body protein)은 에너지 생산을 위해 아미노산을 제공할 수 있지만, 근육 수축, 구조적 강도, 효소 활성 등에 필요한 단백질들의 분해를 통해서만 오직 아미노산을 제공할 수 있다. 또는 세포호흡에 사용되는 분자는 소장을 통

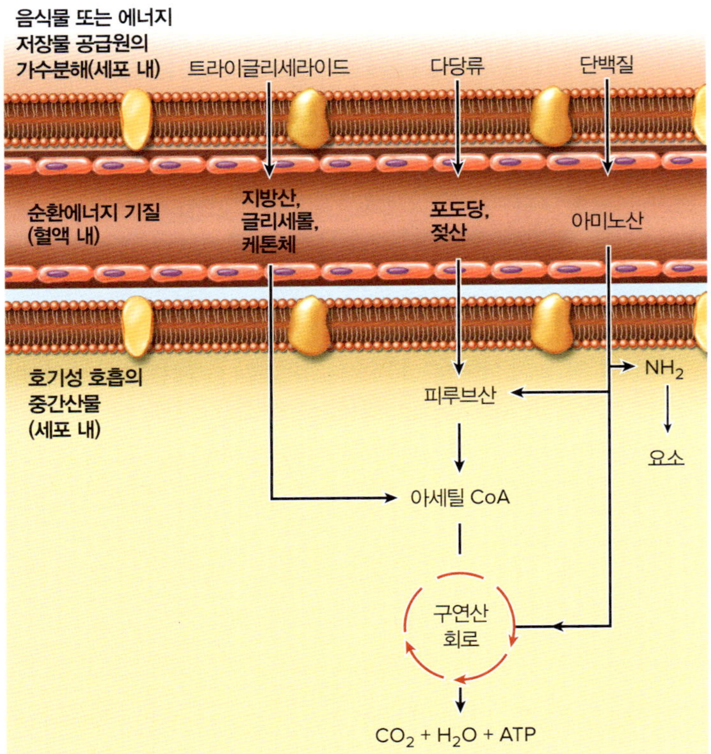

그림 16.2 체내 에너지 회로의 흐름. 위와 아래에 표시된 분자들은 세포 내에서 발견되는 분자이고, 그림 중앙에 있는 분자들은 혈액을 순환하는 분자들이다.

해 흡수되는 소화산물(digestion product)에서 유래될 수 있다. 포도당, 지방산, 아미노산과 다른 분자들은 세포호흡에 사용하기 위해서 혈액을 통해 세포로 운반되기 때문에 **순환에너지 기질**(circulating energy substrate)이라고 한다(그림 16.2).

지방조직의 조절 기능

몸은 특정 체중과 지방조직의 양을 '방어(defend)'하는 음성되먹임회로(negative feedback loop)를 갖고 있기 때문에 체중 감량 또는 증가가 용이하지 않다. 이러한 조절시스템(regulatory system)을 **지방조절장치**(adipostat)라 한다.

백색지방조직(white adipose tissue 또는 *white fat*)은 몸에서 에너지 저장의 주요 장소이다. **백색지방세포**(white adipocyte)에서 트라이글리세라이드는 각 세포 내 하나의 큰 방울로 저장된다. 트라이글리세라이드는 풍부할 때 형성되고 단식(fasting) 중에는 지질분해효소(lipase)에 의해 유리 지방산과 글리세롤로 가수분해(지질분해과정)되어 방출된다. 최근 연구에 따르면, 지방세포 자체는 공복감과 물질대사 조절에 중추적인 역할을 하는 호르몬을 분비한다.

지방조직의 발생

지방세포의 분화는 갑상샘호르몬, 비타민 A와 비타민 D의 수용체들과 같은 그룹의 핵수용체단백질인 **PPARγ**작용이 필요하다. PPARγ은 퍼옥시솜 증식물질 활성수용체(**p**eroxisome **p**roliferator **a**ctivated **r**eceptor)의 약어이며, γ(gamma)는 PPARγ의 아형(subtype)이다. 갑상샘수용체(thyroid receptor)가 자신의 특정 리간드(ligand)에 결합했을 때 활성화되는 것처럼, PPARγ는 프로스타글란딘의 일종인 자신의 리간드에 결합할 때 활성화된다. 이 리간드가 PPARγ 수용체에 결합하면 지방전구세포(preadipocyte)를 성숙한 지방세포(adipocyte)로 발달하는 것을 자극하여 지방세포분화(adipogenesis)을 촉진한다. PPARγ 핵수용체단백질(PPARγ nuclear receptor protein)은 지방세포의 형성에서 "주요한 스위치" 역할을 하는 전사인자(transcription factor)이다. 지방세포의 수는 아동기에 증가하지만, 성인기에는 새로운 지방세포의 형성이 제한되고 대부분 정상적인 교체로 손실된 세포를 대체하는 역할을 한다.

그러나 성인에서도 PPARγ의 활성화는 새로운 지방세포의 형성을 자극하는데, 이는 주로 **피하지방조직**(subcutaneous adipose tissue)에서 주로 발생하며, 이 새로운 지방세포는 인슐린에 대한 몸의 민감도를 증가시켜 대사질환을 예방한다. 그러나 성인에게 새로운 지방세포들을 형성하는 능력은 제한되어, 존재하던 지방세포에 계속 축적되는 지방은 장간막(mesenteries)과 대망(greater omentum)의 **내장지방**(visceral fat)에서 대부분의 지방세포를 비대(hypertrophy)하게 만들고, 심장, 간, 골격근과 다른 기관에서는 **이소성 지방**(ectopic fat)을 증가시킨다. 내장 지방과 이소성 지방의 축적과 관련된 지방세포 비대는 염증과 당뇨와 대사질환들에 기여하는 전염증사이토카인(pro-inflammatory cytokines)과 유리 지방산의 방출을 촉진한다.

지방조직의 내분비 기능

지방조직은 공복(hunger), 물질대사(metabolism)와 인슐린 민감도(insulin sensitivity)를 조절하는 **아디포카인**(adipokine)이라는 조절분자들을 분비한다.

비만의 경우 비대해진 지방세포는 대식세포로 전환될 수 있는 단핵구(monocyte)를 끌어당기는 아디포카인을 분비한다. 그 결과 비만한 사람의 지방조직 내 대식세포의 함량은 50%로 증가된다. 대식세포에서 분비되는 **종양괴사인자**(tumor necrosis factor-alpha, TNFα)는 인슐린에 반응하여 혈액으로부터 포도당을 제거하는 골격근의 능력을 감소시켜 **인슐린 저항성**(insulin resistance)을 유발한다. 지방조직(또한 골격근에도 작용하여 인슐린 저항성을 촉진하는)으로부터 유리 지방산의 방출뿐만 아니라 TNFα의 분비는 비만과 제2형 당뇨병에서 증가한다.

비만 시 증가하는 것으로 알려진 아디포카인에는 **렙틴**(leptin), **레시스틴**(resistin)과 **레티놀-결합단백질 4**(retinol-binding protein 4)가 있다. 또한 이 호르몬들은 비만과 제2형 당뇨병에서 골격근과 다른 조직들의 인슐린 민감도를 감소시킨다. 대조적으로 비만과 제2형 당뇨병에서 감소하는 또 다른 지방세포 호르몬인 **아디포넥틴**(adiponectin)도 존재한다. 이 아디포넥틴은 근육세포에서 포도당 이용과 지방산 산화를 촉진하여 인슐린에 민감하게 반응하는 항당뇨 효과(antidiabetic effect)를 나타낸다. 또한 아디포넥틴은 염증을 유발하는 렙틴, 레시스틴과 레티놀-결합단백질 4와는 대조적으로 염증을 억제한다. 그 결과 아디포넥틴은 인슐린 저항성과 대사증후군에 대해 보호작용을 한다.

낮은 지방증: 기아

기아 상태에서는 지방조직에 저장된 트라이글리세라이드의 지방 분해가 일어난다. 이는 지방조직의 성장호르몬 분비의 증가, 교감신경 자극의 증가와 함께 인슐린 분비의 감소에 의해 일어난다. 기아 상태인 사람의 지방증(adiposity) 감소는 렙틴 분비의 감소를 동반한다. 이는 면역 반응을 촉진하는 보조 T 림프구(helper T lymphocyte)의 능력을 감소시켜 적어도 부분적으로 굶고 있는 사람의 면역력을 떨어뜨릴 수 있다.

식욕을 조절하는 렙틴 작용의 표적(target)인 시상하부는 또한 생식계의 조절에도 관여한다. 렙틴은 사춘기의 시작과 월경주기(menstrual cycle)를 조절하는 것으로 알려졌다. 너무 마른 사춘기 소녀들은 보통 나이보다 더 늦게 사춘기에 들어가고 너무 마른 여자들은 무월경(amenorrhea)을 경험할 수도 있다. 따라서 적당한 양의 지방조직은 면역계와 생식계의 적절한 기능을 위해 필요하다.

비만

지방의 분포가 **허리-엉덩이 비율**(waist-to-hip ratio)이 높거나 '배 모양(pear shape)'이 아니라 '사과 모양(apple shape)'일 때, 심혈관 질환이 발생할 위험이 매우 크다. 사과 모양인 내장지방의 큰 지방세포는 피하지방의 작은 지방세포보다 인슐린에 대해 덜 민감하므로 당뇨병의 위험이 높다.

지방세포의 수는 아동기와 청소년기를 거쳐 증가하지만, 최근 연구에 의하면 지방세포의 수는 일반적으로 성인기를 거쳐 일정하게 유지된다.

비만은 종종 **체질량 지수**(body mass index, BMI)를 사용해 진단할 수 있다. 측정 방법은 다음과 같다.

$$\text{BMI} = \frac{w}{h^2}$$

여기서

$$w = \text{무게(kg)}$$
$$h = \text{키(m)}$$

비만은 BMI 측정을 사용하여 다른 방식으로 보건기관에 의해 정의되었다. 세계보건기구(World Health Organization, WHO)는 BMI가 30 이상인 사람들을 비만질환에 대한 고위험군으로 분류한다. 미국 국립보건원(National Institute of Health, NIH)이 정한 표준에 따르면, 건강한 사람의 체중은 19~25 사이의 BMI로 표시된다. BMI가 25.0~29.9이면 '과체중'이고, 30 이상이면 '비만'이다.

임상적용

대사증후군(metabolic syndrome)은 흔히 비만과 연관된 여러 증상들을 나타낸다. 특히 내장지방을 포함하는 비만은 인슐린 저항성, 포도당 내성 장애와 제2형 당뇨병을 촉진한다. 이 증상들은 종종 고혈압과 이상지질혈증(dyslipidemia)과 관련되어 있다. 이상지질혈증은 증가된 혈액 트라이글리세라이드, 낮은 수준의 HDL 콜레스테롤과 높은 수준의 LDL 입자로 구성된 '동맥경화성 지질 3요소(atherogenic lipid triad)'를 말한다. 이러한 상태들은 죽상동맥경화증을 촉진함으로써 심혈관 질환의 위험을 증가시킨다. 또한 신장병(만성콩팥병)이 생길 위험도 높다. 대사증후군은 위에 언급한 상태들 중 2개가 복부비만과 결합할 때 일어난다. 대사증후군은 심장병과 뇌졸중에 걸릴 위험을 3배 증가시키고 대사증후군의 발병률은 비만과 제2형 당뇨병의 유병율 증가와 함께 증가한다.

공복과 물질대사율 조절

공복은 소장에서 분비된 **모틸린**(motilin) 호르몬에 의해 주로 일어나는 위의 강한 수축으로 나타날 수 있으나, 공복과 섭식 조절은 보통 더 복잡하고 시상하부 영역에 따라 조정된다. 시상하부 복내측 영역(ventromedial hypothalamus area)의 손상(또는 파괴)은 실험동물에서 **이상식욕항진**(hyperphagia, 과식증) 또는 비만을 일으킨다. 이와 대조적으로 시상하부 외측 영역(lateral hypothalamic area)의 손상은 **이상식욕부진**(hypophagia, 저식증)과 체중 감소를 일으킨다.

섭식 조절에 관여하는 뇌의 신경전달물질들이 조사중이며 많은 것이 알려졌다. 대표적인 신경전달물질로 엔도르핀(endorphin, 예: 날록손은 오피오이드수용체를 차단하여 쥐의 과식을 억제), 노르에피네프린(norepinephrine, 쥐 뇌에 노르에피네프린을 주사하면 과식을 일으킴), 세로토닌(serotonin, 쥐 뇌 속에 세로토닌을 주사하면 과식을 억제함) 등이 있다.

시상하부의 궁상핵

정중융기의 투과성 혈관 근처의 시상하부에 위치한 **궁상핵**(arcuate nucleus)은 인슐린, 렙틴과 그렐린 같은 공복감에 관여하는 혈액-매개 조절물질에 반응하는 수용체를 지닌 신경세포가 있다.

궁상핵은 공복감을 조절하는 신경전달물질을 기반으로 2개 그룹의 신경세포들을 가지고 있다. 이 그룹 중 하나는 **프로오피오멜라노코르틴**(pro-opiomelanocortin, POMC) 신경세포이고 다른 하나는 **신경펩타이드 Y/아구티유전자관련단백질**(neuropeptide Y/agouti generelated peptide, NPY/AgRP) 신경세포이다. POMC 신경세포는 식욕억제 신경세포로서 공복감을 억제하고 **멜라닌세포-자극호르몬**(melanocyte-stimulating hormone, MSH)으로 전환되는 큰 폴리펩타이드를 분비한다. MSH는 시상하부에서 **멜라노코르틴수용체**(melanocortin receptor)에 결합함으로써 식욕을 감소시키는 작용을 한다.

NPY/AgRP 신경세포는 NPY와 AgRP 신경전달물질을 방출한다. NPY와 AgRP는 식욕을 유발하여 공복감을 촉진한다. NPY는 공복감을 직접적으로 자극한다. AgRP는 멜라노코르틴수용체의 활성화를 억제하여 간접적으로 공복감을 자극하여 MSH의 식욕억제 작용을 방지한다.

식사 후 혈액에 순환 에너지원들이 높은 수준이 되면, POMC 신경세포가 활성화되어 뇌실측핵에서 MSH를 방출하여 식욕을 억제하고 물질대사에너지 소모를 증가시킨다. 동시에 식욕을 증가시키는 NPY/AgRP 신경세포는 억제된다. 반대로 식사 시간 사이에 순환 에너지원들의 수준이 감소하면 POMC 신경세포들은 억제되고 NPY/AgRP 신경세포들은 활성화되어 식욕이 증가된다(그림 16.3).

이러한 시상하부 신경세포의 활성화와 신경전달물질의 방출은 다른 뇌 영역에서 오는 신호(심리적 요인, 음식의 냄새와 맛이 공복감에 영향을 미치기 때문)와 몸으로부터 오는 신호에 의해 조절되어야 한다. 특히, 공복감과 식욕은 소화관과 지방조직으로부터 오는 신호에 반응한다. 그림 16.4에서 볼 수 있듯이, 공복감은 그렐린(ghrelin) 호르몬에 의해 촉진되고 PYY, CCK, 인슐린과 렙틴 호르몬에 의해 억제된다.

위장관의 호르몬 신호

폴리펩타이드인 **그렐린**, **콜레시스토키닌**, **폴리펩타이드 YY**(PYY) 및 GLP-1들이 있다.

그렐린(ghrelin)은 위에서 분비되는 중요한 공복감 신호이다. 위가 비어 있을 때 식사 사이에 그렐린 분비가 증가하고 궁상핵에서 작용하여 NPY/AgRP 신경세포의 활성을 촉진하여 공복감을 자극한다. 식사 중에 위가 차면 그렐린의 분비는 급격히 감소하여 공복감은 감소된다. 그러나 한 연구에서는 체중을 감량한 식이요법자(dieter)에서는 그렐린 수치가 증가하는 것으로 나타났다.

섭식을 조절하는 또 다른 호르몬은 소장 호르몬(intestinal hormone)인 **콜레시스토키닌**(cholecystokinin, CCK)이다. CCK 분비는 식사 중과 식사 직후에 증가하여 공복감을 억제한다(포만감 촉진). 따라서 CCK는 그렐린에 대해 길항작용을 하여 식사 직후 식욕을 감소시키는 것을 돕는다.

소장 말단의 **장내분비세포**(enteroendocrine cell, 호르몬을 분비하는 장내에 존재하는 세포)는 **폴리펩타이드 YY**(polypeptide YY, PYY)와 **글루카곤-유사펩타이드-1**(glucagon-like peptide-1, GLP-1)를 분비한다. 이 호르몬들은 식사 후에 분비되며, 시상하부에 작용해 공복감을 억제한다.

렙틴과 인슐린

렙틴(leptin)은 백색지방조직에서 분비되는 167개 아미노산으로 된 폴리펩타이드 호르몬인 포만인자(satiety factor)로 공복감을 조절하는 시상하부의 궁상핵에 있는 공복감을 조절하는 신경세포에 작용한다. 렙틴은 식욕억제(포만감 촉진) 외에도 뇌에서 작용하여 교감신경계의 백색지방조직 신경분포 활동을 증가시켜 지방 분해를 자극한다. 또한 교감신경계의 중추 활성화를 통해 작용하는 렙틴은 신체의 물질대사율과 칼로리 소모를 증가시킨다.

렙틴 분비는 저장된 지방의 양에 비례하여 증가하고 시상하부의 궁상핵에 작용하여 식욕을 억제한다. 렙틴은 NPY와 AgRP를 방출하는 식욕유발 신경세포를 간접적으로 억제하는 동시에 MSH를 방출하는 식욕억제 POMC 신경세포를 간접적으로 자극함으로써 식욕을 억제한다. 이는 포만호르몬(CCK, GLP-1과 PYY)에 대한 뇌의 반응을 향상시켜 더 적은 양의 음식을 먹도록 한다.

인슐린(insulin)은 이자섬의 β세포에 의해 분비되고 오랫동안 포만인자로 의심되었다. β세포는 마른 사람보다 비만인에서 더 많은 인슐린을 분비하는데, 저장된 지방이 증가하면서 혈당의 항상성을 유지하기 위해 더 많은 인슐린이 필요하기 때문이다. 렙틴 분비처럼 인슐린 수치는 지방증(adiposity)의 증가에 따라 증가하기 때문에 인슐린은 렙틴처럼 식욕을 억제할 수 있다. 렙틴과 마찬가지로 인슐린은 농도 기울기에 비례하여 혈액-뇌장벽을 통과하여 시상하부로 들어갈 수 있다. 또한 렙틴처럼 인슐린은 NPY의 방출을 억제하여 식

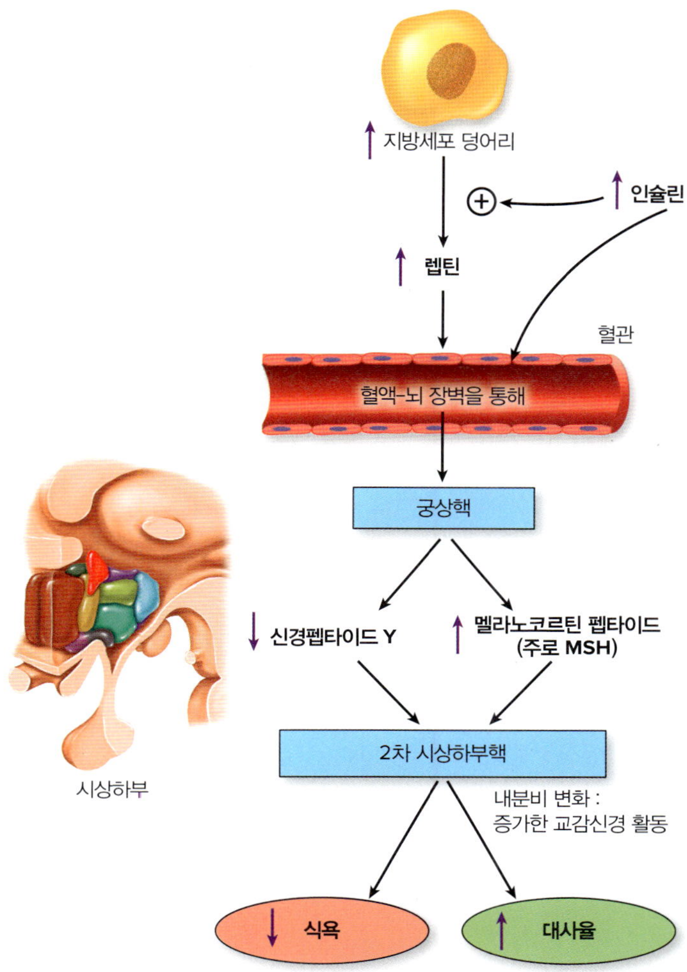

그림 16.3 렙틴의 작용. 렙틴은 혈액-뇌 장벽을 거쳐 시상하부 궁상핵의 신경세포에 의해 방출된 신경전달물질에 영향을 준다. 결과적으로 이는 식욕을 감소시키고 물질대사율을 증가시키는 다른 시상하부핵에 영향을 준다. 또한 그림은 인슐린이 지방세포를 자극하여 렙틴을 분비시키고 렙틴과 유사하게 혈액-뇌 장벽을 거쳐 작용하는 것을 보여준다.

욕을 감소시킨다(그림 16.3 참조). 비록 렙틴과 인슐린은 체지방의 음성되먹임 조절에서 함께 작용하지만 렙틴이 더 중요한 효과를 발휘하는 것으로 알려져 있다(그림 16.4).

칼로리 소모

우리 몸의 칼로리 소모는 세 가지 구성 성분으로 되어 있다.

1. **기초대사율**(basal metabolic rate, BMR): 기초대사율은 약 28°C에서 12시간 식사하지 않고 안정된 상태로 쉬고 있는 사람의 에너지 소모이다. 기초대사율은 성인의 평균 총 칼로리 소모의 약 60%에 해당한다.
2. **적응 열발생**(adaptive thermogenesis): 적응 열발생은 (a) 주변 온도의 변화와 (b) 음식의 소화 및 흡수에 반응하여 소모되는 열에너지(heat energy)이다. 적응 열발생은 총 칼로리 소모의 약 10%를 차지하며 추위와 식이요법에 따라 변할 수 있다.
3. **신체활동**(physical activity): 신체활동은 골격근의 물질대사율과 에너지 소모를 증가시킨다. 신체활동의 유형과 강도에 따라 신체활동의 총칼로리 소모에 대한 기여도는 매우 다양하다.

떨림이 없는 상태에서 열이 발생하는 것을 **비떨림 열발생**(nonshivering thermogenesis)이라고 부른다. 비록 골격근과 다른 조직들도 일부 역할을 하지만 비떨림 열발생은 **갈색지방조직**(brown adipose tissue, brown fat)의 주요 기능이다. 갈색지방세포는 많은 작은 지방방울(백색지방세포에서 있는 하나의 큰 지방방울과 달리)과 갈색을 나타내는 수많은 미토콘드리아를 갖고 있다. 갈색지방조직은 몸부피에 비해 표면적의 비율이 높아 열을 빨리 잃을 수 있고 떨림으로 인한 열발생을 위한 골격근이 부족한 영유아에서 풍부하다.

최근 임상연구에 따르면 갈색지방조직은 빠른 물질대사를 위해 혈액으로부터 다량의 포도당을 받아 공급하는데, 이는 제2형 당뇨병에 대해 보호하는 작용을 한다. 갈색지방조직은 남자보다 여자에서 더 많이 존재하고 갈색지방조직의 활성은 BMI가 높거나 과체중 또는 비만인보다 마른 사람에서 더 높다. 이러한 연구결과는 갈색지방조직의 양이 적으면 비만이 되기 쉽고, 반면에 갈색지방조직이 활성화되면 체중 감소가 촉진될 수 있다.

베이지색지방세포(beige adipocyte)는 저온 노출이 백색지방조직 내의 베이지세포 전구세포(beige cell precursor cell)의 교감신경자극을 증가시킬 때 발생한다. 사람이 추위에 노출되면 베이지색지방세포의 β_3-아드레날린수용체가 교감신경으로부터 온 노르에피네프린에 의해 자극을 받아 UCP1의 생산을 증가시킨다. 그 결과 갈색지방세포와 베이지색지방세포는 세포호흡을 ATP 합성으로부터 분리시키는 UCP1의 작용에 의해 열생산과 칼로리 소모를 증가시킨다.

시상하부의 **시각교차압구역**(preoptic area)은 감각정보를 통합하고 중심 체온의 항상성을 유지하기 위해 체온조절 반응을 지시하는 뇌영역으로 주로 교감신경부신계(sympathoadrenal system)의 활성화를 통해 이루어진다. 골격근과 갈색 및 베이지색지방세포의 교감신경분포는 순환하는 에피네프린와 함께 이들 조직들의 물질대사를 증가시킨다. 갑상샘자극호르몬-방출호르몬(thyrotropin-releasing hormone, TRH; 뇌하수체전엽으로부터 TSH 분비를 자극)을 통해 뇌에 의해 조절되는 티록신 분비도 적응 열발생에 필요하다. 비록 적응 열발생을 위해 티록신 분비가 필요하지만 추위나 음식에 반응하여 티록신 수치가 증가하지 않아 갑상샘호르몬의 역할이 주로 허용적

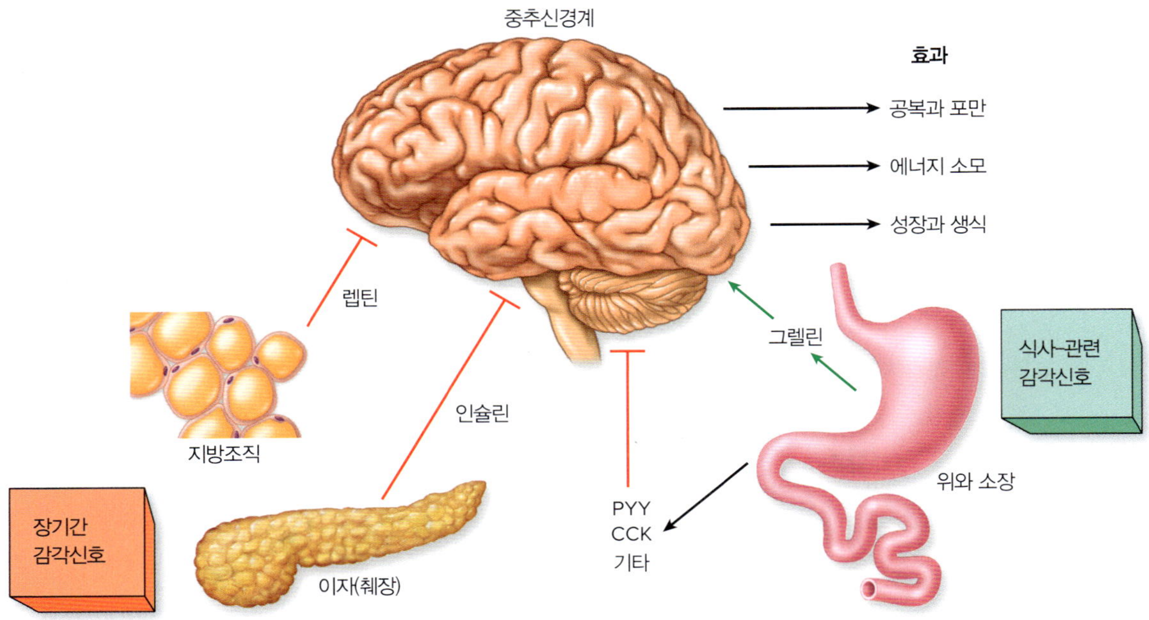

그림 16.4 섭식과 에너지 소모를 조절하는 호르몬 신호. 그렐린(녹색 화살표)은 공복을 자극하는 유일한 호르몬이다. 다른 호르몬들(빨간색 선들)은 식욕을 억제한다. 중추신경계(CNS)는 이 감각정보를 다른 정보(냄새, 맛, 심리적 요인)와 통합하여 에너지 소모, 성장과 생식뿐만 아니라 공복감과 포만감을 조절한다.

(permissive)임을 시사한다. 그러나 기아 상태에서는 티록신 수치가 감소하므로 이는 기아 상태에 물질대사율을 늦출 수 있음을 암시한다.

기아 상태에서 지방조직은 렙틴 분비를 감소시키고, 이 감소는 기아 상태 동안 발생하는 TRH 분비 감소에 필요하다. 따라서 렙틴의 감소는 티록신 분비 감소의 원인이 된다. 또한 기아 상태에서 렙틴을 감소시키면 갈색지방조직과 베이지색지방세포의 교감신경자극을 감소시킨다.

물질대사의 호르몬 조절

각 식사 후 4시간 동안 높은 수준으로 증가하는 것을 **흡수상태**(absorptive state)라고 하고, 각 흡수상태가 끝난 후 식사 사이에는 거의 흡수가 일어나지 않는 **흡수 후 상태**(postabsorptive state) 또는 **단식상태**(fasting state)라고 한다. 이러한 변동에도 불구하고 포도당과 다른 에너지 기질의 혈장 농도는 흡수 기간 후에도 높게 유지되지도 않고, 또한 단식 시 특정 농도 이하로 떨어지지 않는다. 장에서 소화 생성물의 흡수 중 에너지 기질은 혈액에서 제거되어 단식 시에 이용할 수 있는 에너지원으로 저장된다(그림 16.5). 이는 항상 조직의 물질대사를 유지하기 위해 에너지 기질의 적절한 혈장 농도를 보장한다.

에너지 기질의 축적이나 이용 그리고 한 에너지 기질로부터 다른 에너지 기질로의 전환율은 호르몬에 의해 조절된다. 동화 작용과 이화 작용 사이의 균형은 인슐린, 글루카곤, 성장호르몬, 티록신 및 기타 호르몬의 길항적 효과에 의해 결정된다(그림 16.5).

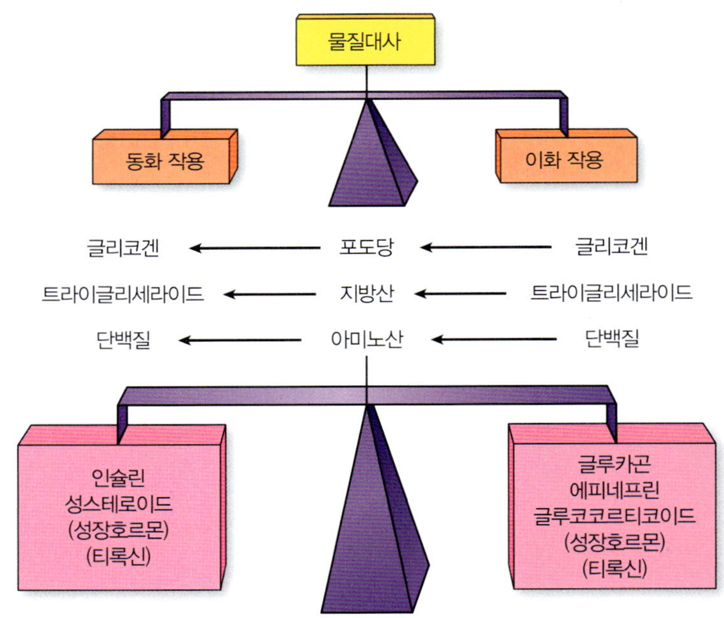

그림 16.5 물질대사 균형의 조절. 물질대사 균형은 다양한 호르몬의 공동 작용에 의해 동화 작용(에너지 저장물질의 합성)이나 이화 작용(에너지 저장물질의 이용) 쪽으로 기울어질 수 있다. 성장호르몬과 티록신은 동화 작용과 이화 작용의 효과를 모두 가지고 있으므로 이 호르몬들은 균형의 양쪽에 괄호 안에 표시된다.

이 호르몬들의 특이적인 대사 효과는 표 16.1에 요약되어 있으며, 그 작용중 일부는 그림 16.6에 설명되어 있다.

표 16.1 | 물질대사의 내분비 조절

호르몬	혈액 포도당	탄수화물 대사	단백질 대사	지질 대사
인슐린	감소	↑ 글리코겐 합성 증가 ↓ 글리코겐 분해 감소 ↓ 포도당신생합성 감소	↑ 단백질합성 증가	↑ 지방합성 증가 ↓ 지방 분해 감소 ↓ 케톤체 생성 감소
글루카곤	증가	↓ 글리코겐 합성 증가 ↑ 글리코겐 분해 증가 ↑ 포도당신생합성 증가	직접적인 효과 없음	↑ 지방 분해 증가 ↑ 케톤체 생성 증가
성장호르몬	증가	↑ 글리코겐 분해 증가 ↑ 포도당신생합성 증가 ↓ 포도당 이용 감소	↑ 단백질합성 증가	↓ 지방합성 감소 ↑ 지방 분해 증가 ↑ 케톤체 생성 증가
글루코코르티코이드 (하이드로코르티손)	증가	↑ 글리코겐 합성 증가 ↑ 포도당신생합성 증가	↓ 단백질합성 감소	↓ 지방합성 감소 ↑ 지방 분해 증가 ↑ 케톤체 생성 증가
에피네프린	증가	↓ 글리코겐 합성 감소 ↑ 글리코겐 분해 증가 ↑ 포도당신생합성 증가	직접적인 효과 없음	↑ 지방 분해 증가 ↑ 케톤체 생성 증가
갑상샘호르몬	효과 없음	↑ 포도당 이용 증가	↑ 단백질합성 증가	직접적인 효과 없음

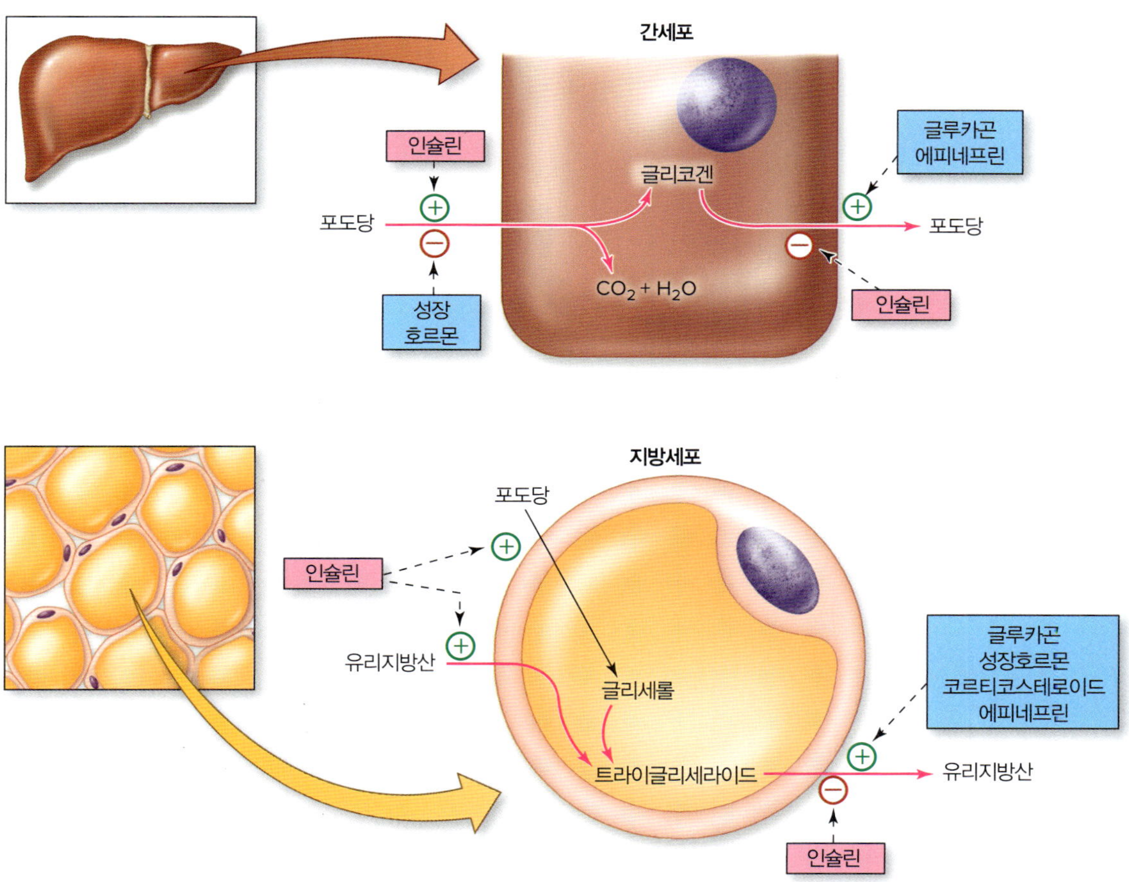

그림 16.6 물질대사 조절에서 호르몬의 상호작용. 서로 다른 호르몬들이 공동으로 작용하거나 길항적인 효과를 나타낸다(⊕ = 촉진효과, ⊖ = 억제효과).

16.3 이자섬에 의한 에너지 조절

인슐린 분비는 혈장 포도당 농도의 증가에 의해 자극되고 인슐린은 글리코겐과 지방의 합성을 촉진하면서 혈액 포도당 수치를 감소시킨다. 혈장 포도당 농도의 감소에 의해 글루카곤 분비가 자극되고, 글루카곤은 간에서 글리코겐 분해를 촉진하여 혈액 포도당 수치를 증가시킨다.

이자섬(pancratic islet) 또는 **랑게르한스섬**(islet of Langerhans)에는 서로 다른 호르몬들을 분비하는 3개의 독특한 세포 유형이 있다. 가장 많은 세포는 **인슐린**(insulin) 호르몬을 분비하는 **β 세포**(beta cell)로 각 섬(islet)의 약 60% 정도를 차지한다. **α 세포**(alpha cell)는 각 섬의 약 25% 정도를 차지하고 **글루카곤**(glucagon) 호르몬을 분비한다. 가장 수가 적은 **δ 세포**(delta cell)는 **소마토스타틴**(somatostatin)을 생산하며, 그 구성성분은 시상하부와 장에 의해 생성되는 소마토스타틴과 동일하다.

인슐린은 혈장 포도당 농도의 항상성을 유지하는 주요 호르몬이며, 글루카곤은 중요한 지원 역할을 한다.

인슐린과 글루카곤 분비의 조절

인슐린과 글루카곤의 분비는 포도당의 혈장 농도에 의해 주로 조절되고 아미노산의 혈장 농도에 의해서는 약간 조절된다. 이 농도들은 음식물이 흡수되는 동안(흡수상태) 증가하고 단식 시(흡수 후 상태) 감소한다. 그 결과 인슐린과 글루카곤의 분비는 이러한 상태들에서 변화하고 혈장 포도당 농도의 항상성을 유지하는 데 도움이 된다.

인슐린 작용의 표적은 주로 골격근, 심장근, 지방조직과 간의 세포들이다. 이들 세포에서 포도당의 GLUT4 운반체단백질을 포함하는 세포 내 소포는 인슐린에 의해 자극을 받아 원형질막과 융합되어 GLUT4 운반체는 세포 표면에 존재하게 된다. 이는 포도당을 촉진 확산을 통해 표적세포 안으로 들어가도록 한다. 그 결과 인슐린은 글리코겐과 지방의 에너지 저장 분자의 생산을 촉진한다. 이 두 가지 작용으로 인해 혈장 포도당 농도는 감소한다. 또한 인슐린은 지방 분해를 억제하고, 지방합성효소들의 생산을 유도하며 근육 단백질들의 분해를 억제한다. 따라서 인슐린은 혈액 포도당 농도를 조절하여 동화 작용을 촉진한다.

인슐린과 글루카곤 분비를 조절하는 기작과 이 호르몬들의 작용은 일반적으로 식사 후 혈장 포도당 농도가 100 mL당 170 mg 이상으로 증가하거나 식사 사이에는 100 mL당 50 mg 이하로 감소하는 것을 방지한다. 이 조절은 비정상적으로 높은 혈액 포도당 농도가 특정 조직을 손상시킬 수 있고(당뇨병에서 발생하는 것처럼), 비정상적으로 낮은 혈액 포도당 농도가 뇌 손상을 유발할 수 있기 때문에 중요하다. 이는 포도당이 혈장에서 더 높은 포도당 농도에 의해 유도되는 촉진 확산을 통해 신경세포로 들어가기 때문에 발생할 수 있다. 낮은 혈장 포도당 농도가 이 확산 기울기를 낮추기 때문에 뇌는 물질대사에 요구되는 충분한 포도당을 얻을 수 없다. 이는 쇠약, 현기증, 성격 변화 그리고 궁극적으로 혼수상태와 사망을 초래할 수 있다.

인슐린과 글루카곤: 흡수 상태

인슐린은 혈장 포도당의 세포 흡수를 촉진하고 간과 근육의 글리코겐과 지방세포의 트라이글리세라이드의 에너지 저장분자로의 합성을 촉진한다. 골격근은 인슐린 작용의 주요 표적이며 인슐린 자극에 의한 혈장 포도당의 흡수를 대부분 담당한다.

혈액 포도당 수치가 상승하는 흡수상태 중 발생하는 고농도의 인슐린 분비는 간에서 더 많은 포도당을 혈액으로 분비하는 것을 억제한다. 인슐린은 일부 간접적인 영향을 미친다. 예를 들어, 인슐린은 지방조직의 지방 분해를 억제하여 간에서 사용할 수 있는 글리세롤과 아세틸CoA의 양을 낮춘다. 또한, 인슐린은 뇌에 작용하여 간의 미주신경자극으로 포도당을 분비하는 것을 억제한다. 흡수 후 상태에서는 대조적으로 낮아진 인슐린 분비는 지방조직의 지방 분해를 증가시키고 미주신경활성을 높여 간이 더 많은 포도당을 생성하고 혈액으로 분비하게 한다.

인슐린과 글루카곤: 흡수 후 상태

혈장 포도당 농도는 간에서 포도당이 분비 때문에 공복 또는 흡수 후 상태 동안 놀랍게도 일정하게 유지된다. 이 포도당은 글루카곤의 높은 분비와 인슐린의 낮은 분비에 의해 촉진되는 글리코겐 분해와 포도당신생합성 과정에서 유래된다.

글루카곤은 간의 **글리코겐 분해**(glycogenolysis)를 촉진하고 인슐린은 반대로 억제한다. 따라서 공복시 글루카곤 분비가 높고 인슐린 분비가 낮을 때 간의 글리코겐을 추가적인 혈액 포도당의 공급원으로 사용한다.

간 속에 저장된 100 g의 글리코겐이 혈액의 유일한 포도당 공급원이라면 장기간의 단식이나 운동 중에 오랫동안 혈액 포도당 수준을 일정하게 유지할 수 없다. 그러나 단식 중 낮은 수준의 인슐린 분비는 글루카곤 분비 증가와 함께 비탄수화물 분자로부터 포도당을 형성하는 **포도당신생**(gluconeogenesis)을 촉진한다. 낮은 인슐린은 골

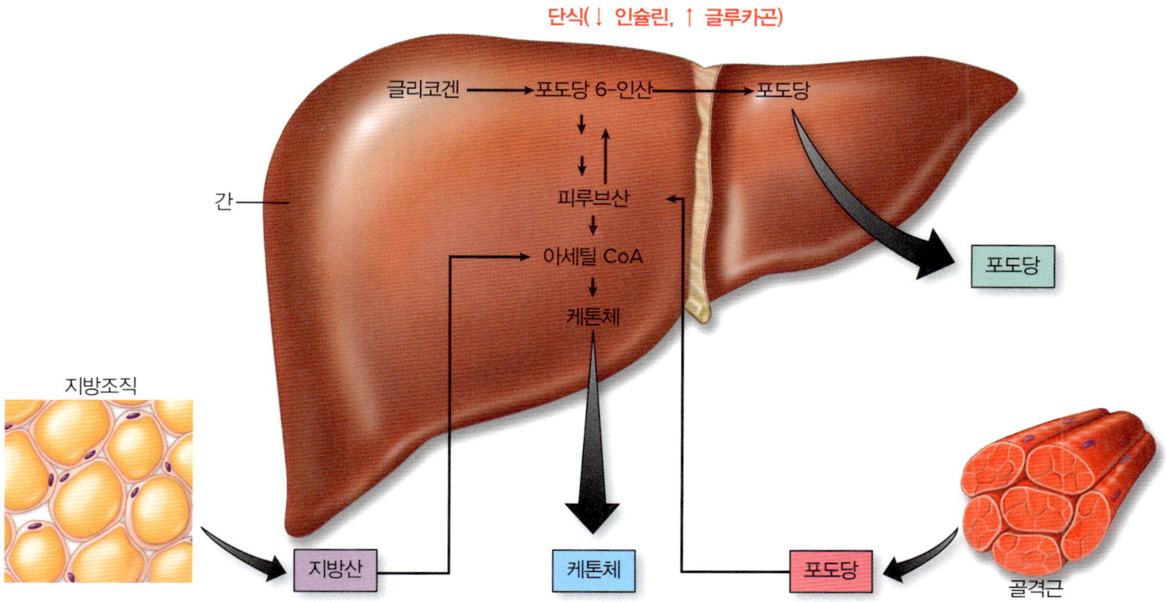

그림 16.7 단식 중 이화 작용. 단식 중 글루카곤 분비의 증가와 인슐린 분비의 감소는 이화 작용을 일으킨다. 이 호르몬들의 변화는 혈액 속으로 포도당, 지방산, 케톤체 및 아미노산의 방출을 촉진한다. 간은 간의 글리코겐 분해와 포도당신생합성을 통해 아미노산에서 유래한 포도당을 분비한다.

격근에서 아미노산의 방출을 일으키는 반면, 글루카곤과 코르티솔(cortisol)은 간에서 아미노산을 피루브산으로, 피루브산을 포도당으로 전환시키는 효소의 생산을 자극한다. 장기간 단식과 운동을 하는 동안 근육의 아미노산을 사용하는 간의 포도당신생은 혈액 포도당의 유일한 공급원이 될 수 있다.

유리지방산(free fatty acid)은 글루카곤의 작용에 의해 이용이 가능하게 된다. 낮은 인슐린 농도에서 글루카곤은 지방세포에서 **호르몬민감성 지질 분해효소**(hormone-sensitive lipase)를 활성화한다. 이 효소는 저장된 트라이글리세라이드의 가수분해와 유리지방산과 글리세롤의 혈액 내 방출을 촉매한다. 또한 글루카곤은 이 지방산의 일부를 혈액으로 분비되는 케톤체로 전환시키는 간 효소를 활성화한다(그림 16.7). 몸의 여러 기관은 케톤체와 지방산을 호기성 호흡에서 아세틸 CoA의 공급원으로 사용할 수 있다.

지질 분해(lipolysis)와 **케톤체 생성**(ketogenesis)의 촉진을 통해 단식 중 높은 글루카곤 수치와 낮은 인슐린 수치는 근육, 간과 다른 기관에 필요한 순환에너지 기질을 제공한다. 간의 글리코겐 분해와 포도당신생합성을 통한 이 호르몬의 변화는 뇌의 물질대사를 유지하기 위해 적당한 수준의 혈당을 제공하는데 도움이 된다. 유리지방산과 케톤체는 근육과 다른 기관들을 위한 에너지 기질로 역할을 함으로써 뇌에서 사용될 혈액 포도당을 절약한다. 유리지방산은 또한 근육에서 해당 효소(glycolytic enzyme)의 활성을 감소시켜 근육이 혈액 포도당을 에너지로 활용하는 능력을 방해하여 뇌에서 더 많은 포도당을 사용할 수 있게 한다(그림 16.8).

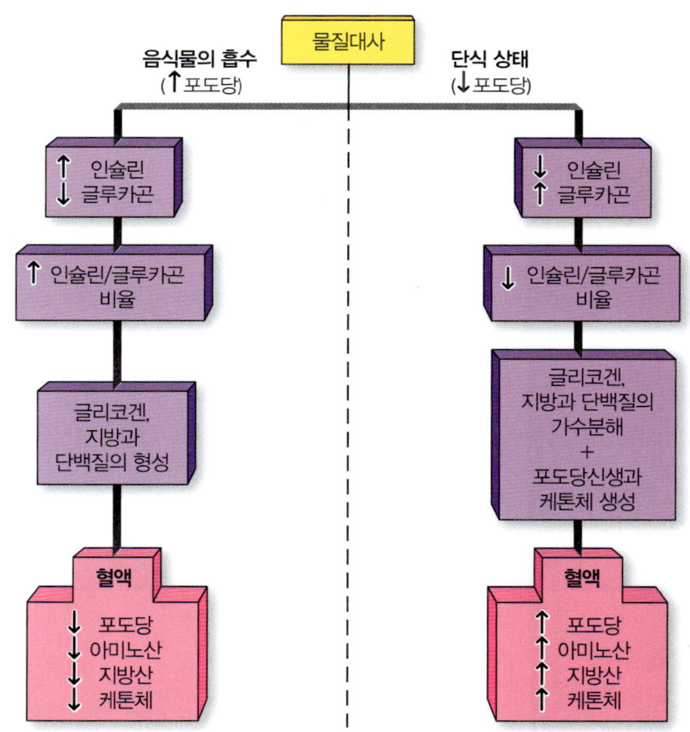

그림 16.8 섭식과 단식이 물질대사에 미치는 효과. 물질대사 균형은 섭식(식사 흡수)에 의한 동화 작용 쪽으로, 단식에 의한 이화 작용 쪽으로 기울어진다. 이는 인슐린과 글루카곤 분비 사이의 역비례관계 때문에 일어나는데, 음식을 흡수하는 동안 인슐린 분비가 증가하고 글루카곤 분비가 감소하는 반면, 단식 중에는 반대 현상이 발생한다.

16.4 당뇨병과 저혈당증

인슐린의 부적절한 분비 또는 작용은 당뇨병의 특징적인 대사 장애를 일으킨다. 제1형 당뇨병 환자는 인슐린 주사가 필요하고, 제2형 당뇨병 환자는 보통 다른 방법으로 이 상태를 조절할 수 있다. 반응성 저혈당증 환자는 과량의 인슐린을 분비한다.

당뇨병(diabetes mellitus)은 인슐린의 불충분한 분비 또는 작용에 인해 발생한다. 또한 글루카곤의 분비가 증가하는데, 이는 높은 혈장 포도당 농도가 글루카곤의 분비를 억제하게 하는 인슐린의 능력이 떨어졌기 때문이다. 연구에 의하면 간에서 글리코겐 분해의 촉진을 통해 글루카곤은 당뇨병 환자의 고혈당증에 크게 기여한다.

당뇨병에는 2가지 유형인 제1형과 제2형이 있다. **제1형 당뇨병**(type 1 diabetes)은 **인슐린-의존성 당뇨병**(insulin-dependent diabetes mellitus, IDDM)으로 β 세포가 점진적으로 파괴되어 인슐린을 거의 또는 전혀 분비하지 못한다. 이 제1형 당뇨병은 당뇨병 인구의 5~10%를 차지하고 이에 해당하는 환자들은 혈액 포도당 수치를 모니터링하고 정확한 양의 인슐린을 스스로 피하주사해야 한다.

제2형 당뇨병(type 2 diabetes)은 **비인슐린 의존성 당뇨병**(non-insulin-depenedent diabetes mellitus, NIDDM)으로 당뇨병 환자의 대부분을 차지한다. 제1형 당뇨병은 한때 **소아형 당뇨병**(juvenile-onset diabetes)으로 알려졌는데, 그 이유는 보통 20세 이하에서 진단되었기 때문이다. 또한 제2형 당뇨병은 **성인형 당뇨병**(maturity-onset diabetes)이라고도 불렸는데 보통 40세 이상에서 진단되었기 때문이다. 두 가지 당뇨병 유형은 표 16.2에 비교되어 있다(제1형과 제2형 당뇨병의 초기 단계만 비교하였고, 중증 제2형 당뇨병 환자 일부는 고혈당증을 조절하기 위해 인슐린 주사가 필요할 수도 있다).

표 16.2 | 제1형과 제2형 당뇨병의 비교

특성	제1형	제2형
발병 나이	20세 이하	40세 이상
증상의 발생	빠름	느림
당뇨환자의 비율	약 5%	약 95%
케톤산증의 발생	흔함	드묾
비만과의 연관성	드묾	흔함
이자섬의 β 세포(발병 시)	파괴됨	파괴되지 않음
인슐린 분비	감소	정상 또는 증가
섬세포에 대한 자가항체	있음	없음
MHC 항원과의 연관성	있음	불분명
치료	인슐린 주사	식이요법과 운동, 인슐린 민감도의 구강 자극기

당뇨병은 신부전(kidney failure)과 사지절단(limb amputation)의 주요 원인이고 실명을 유발하는 원인 중 두 번째이다. 더욱이 제2형 당뇨병은 높은 농도의 혈액 트라이글리세라이드와 낮은 농도의 HDL 콜레스테롤이 있는 **대사증후군**(metabolic syndrome)과 연관되기 때문에 동맥경화증에 걸릴 위험이 높다. 따라서 당뇨병은 심장병과 뇌졸중의 중요한 원인이 된다.

제1형 당뇨병

제1형 당뇨병은 자가면역질환이며, 다른 자가면역질환과 마찬가지로 이 병의 감수성은 6번 염색체상의 주요 조직적합성 복합체(major histocompatability complex, MHC) 유전자와 관련되어 있다.

인슐린-분비 β 세포가 제거되면 고혈당증이 발생하고 소변에 포도당이 나타난다. 인슐린이 없으면 포도당은 지방세포에 들어갈 수 없기 때문에 지방 합성률은 지방 분해율보다 느려지고 다량의 유리지방산이 지방세포에서 방출된다.

조절되지 않는 제1형 당뇨병 환자의 경우, 지방세포에서 방출된 다량의 지방산은 간에서 케톤체로 전환된다. 이는 혈액에서 케톤체 농도의 상승(**케톤증**)을 유발할 수 있으며, 만약 중탄산염(bicarbonate)이 중화되면 **케톤산증**을 유발한다. 이 시간 동안 소변으로 배설되는 포도당과 과량의 케톤체는 삼투성 이뇨제(osmotic diuretic, 19.6절 참조)로 작용하여 소변으로 다량의 수분 배설을 유발한다. 이는 심각한 탈수를 유발하고, 케톤산증과 전해질 균형 장애와 함께 혼수상태 및 사망으로 이어질 수 있다(그림 16.9).

인슐린 결핍 이외에도 제1형 당뇨병 환자는 이자섬의 α 세포에서 다량의 글루카곤이 비정상적으로 분비된다. 글루카곤은 간의 글리코겐 분해를 촉진하여 혈액 포도당 농도를 높인다. 또한 글루카곤은 간에서 지방산을 케톤체로 전환시키는 효소의 생성을 촉진한다. 당뇨병의 모든 증상은 높은 글루카곤 분비뿐만 아니라 인슐린 결핍으로 발생할 수 있다. 인슐린 결핍은 고혈당증과 다량의 지방산이 혈액으로 방출되는 주요 원인일 수 있다. 높은 글루카곤 분비는 고혈당증을 유발하고 케톤산증의 발병에 크게 기여한다.

제2형 당뇨병

인슐린 또는 모든 호르몬에 의해 생성되는 효과는 혈액 내 해당 호르몬의 농도와 주어진 양의 호르몬에 대한 표적조직(target tissue)의 민감도에 따라 달라진다.

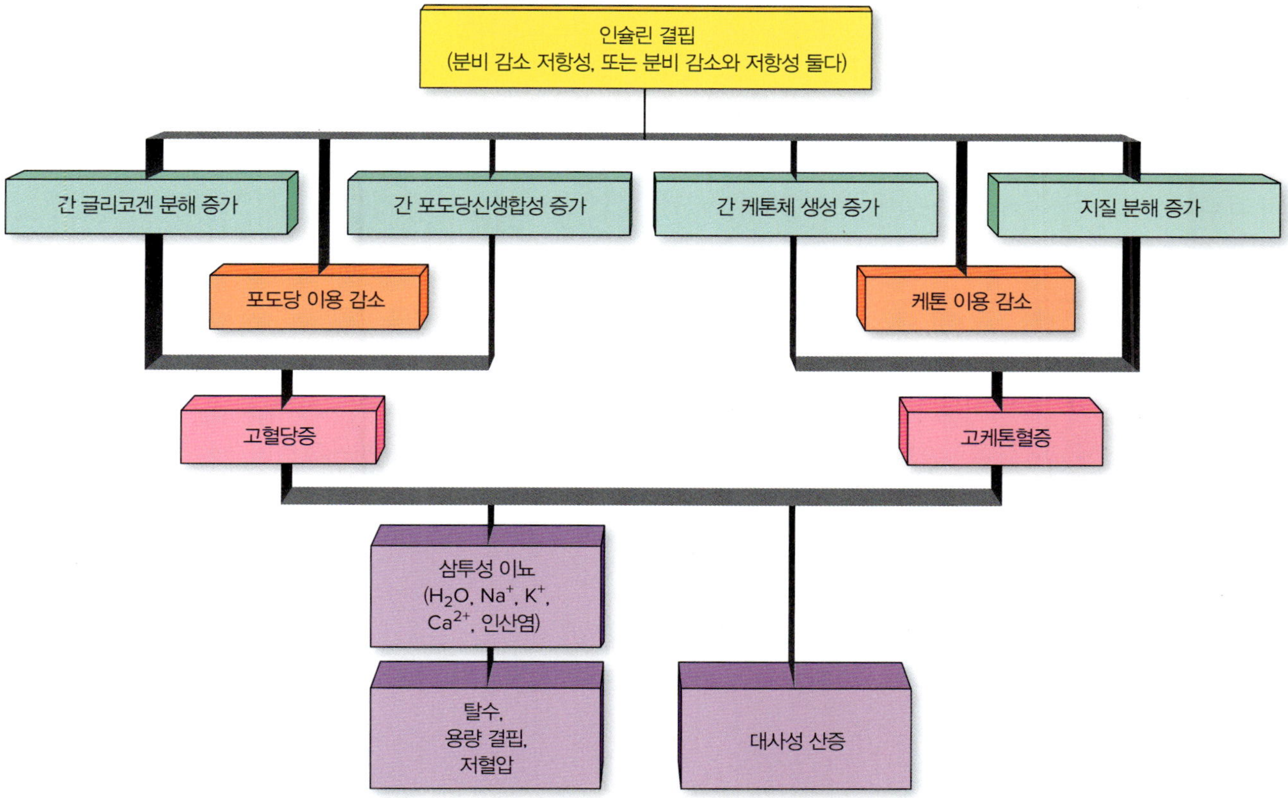

그림 16.9 제1형 당뇨병의 인슐린 결핍에 따른 결과. 인슐린 결핍은 혼수와 사망을 일으킨다.

인슐린 저항성(insulin resistance)은 인슐린에 대한 표적조직의 민감도가 감소하는 것을 의미한다. 그러나 이자섬이 충분한 인슐린을 분비하는 한 감소된 인슐린 민감도를 극복하고 정상적인 혈장 포도당 수준을 유지할 수 있다. **제2형 당뇨병** 환자의 경우 β 세포의 수와 인슐린 분비 능력이 감소하여 인슐린 저항성을 극복하지 못한다. 이는 제2형 당뇨병이 β 세포 기능의 결함과 표적조직의 인슐린 저항성을 포함하는 것을 의미한다.

제2형 당뇨병에서 인슐린 저항성은 간의 글리코겐 분해와 포도당신생합성을 억제하는 인슐린의 능력을 감소시켜 이러한 과정들이 간에서 혈액으로 분비되는 포도당을 생성할 수 있게 한다. 또한, 이자섬에서 α 세포의 인슐린 저항성은 높은 혈액 포도당이 간의 글리코겐 분해와 포도당신생합성을 촉진하는 호르몬인 글루카곤의 분비를 억제하는 것을 방지한다. 따라서 제2형 당뇨병의 고혈당증은 (1) 간에서 혈액으로 분비할 포도당을 생성하는 간의 글리코겐 분해 및 포도당신생합성의 증가, (2) 인슐린 저항성으로 인해 인슐린의 표적 기관(골격근, 간과 지방조직)으로의 혈장 포도당 흡수의 감소에 의한 결과이다.

저혈당증

제1형 당뇨병 환자는 고혈당증과 케톤산증을 예방하기 위해 인슐린 주사를 맞는다. 만약 부적절한 인슐린이 주입되면 케톤산증과 전해질 불균형 및 탈수가 발생하여 혼수상태에 빠질수 있다. 그러나 인슐린의 과다투여(**인슐린 쇼크**)는 비정상적으로 낮은 혈액 포도당 수치인 저혈당증(hypoglycemia)을 만들고 혼수상태를 유발할 수 있다. 당뇨병 혼수상태와 저혈당 혼수상태의 신체적 징후와 증상은 충분히 달라서 이 두 가지 유형을 구별할 수 있다.

저혈당증의 덜 심각한 증상은 보통 탄수화물 섭취 후 랑게르한스섬에서 인슐린이 과다 분비되어 일어난다. 혈액 포도당 상승에 대한 β 세포의 과잉 반응으로 발생하는 **반응성 저혈당증**(reactive hypoglycemia)은 유전적으로 제2형 당뇨병에 걸리기 쉬운 성인에게서 가장 흔히 볼 수 있다. 따라서 반응성 저혈당증 환자는 탄수화물 섭취를 제한하고 하루 세 끼 식사보다는 소량의 식사를 자주 먹어야 한다.

16.5 부신호르몬, 티록신, 성장호르몬에 의한 물질대사 조절

에피네프린, 코르티솔, 티록신 및 성장호르몬은 탄수화물과 지질의 이화 작용을 자극한다. 티록신과 성장호르몬은 단백질합성과 신체 성장 및 중추신경계의 적절한 발달을 촉진한다.

인슐린의 동화 작용 효과는 글루카곤과 다양한 다른 호르몬들의 길항 작용에 의해 영향을 받는다. 부신, 갑상샘 및 뇌하수체전엽의 호르몬들은 탄수화물과 지질 대사에 대한 인슐린의 작용에 길항 작용을 한다. 그러나 인슐린, 티록신 및 성장호르몬의 작용은 단백질합성을 자극하는 데 있어 협동적으로 작용한다.

부신호르몬

부신(adrenal gland)은 서로 다른 호르몬을 분비하고 서로 다른 제어 시스템에 의해 조절되는 별도의 샘으로 기능하는 두 부분으로 구성되어 있다. **부신수질**(adrenal medulla)은 교감신경자극에 대한 반응으로 카테콜아민 호르몬인 에피네프린과 노르에피네프린을 분비한다. **부신피질**(adrenal cortex)은 코르티코스테로이드 호르몬인 **미네랄로코르티코이드**(mineralocorticoid, 무기질대사부신피질호르몬)와 **글루코코르티코이드**(glucocorticoid, 당류코르티코이드)를 분비한다. 알도스테론과 같은 미네랄코르티코이드는 신장에 작용하여 Na^+과 K^+ 균형을 조절하고, 하이드로코르티손(hydrocortisone) 코르티솔(cortisol)과 같은 글루코코르티코이드는 물질대사 조절에 참여한다.

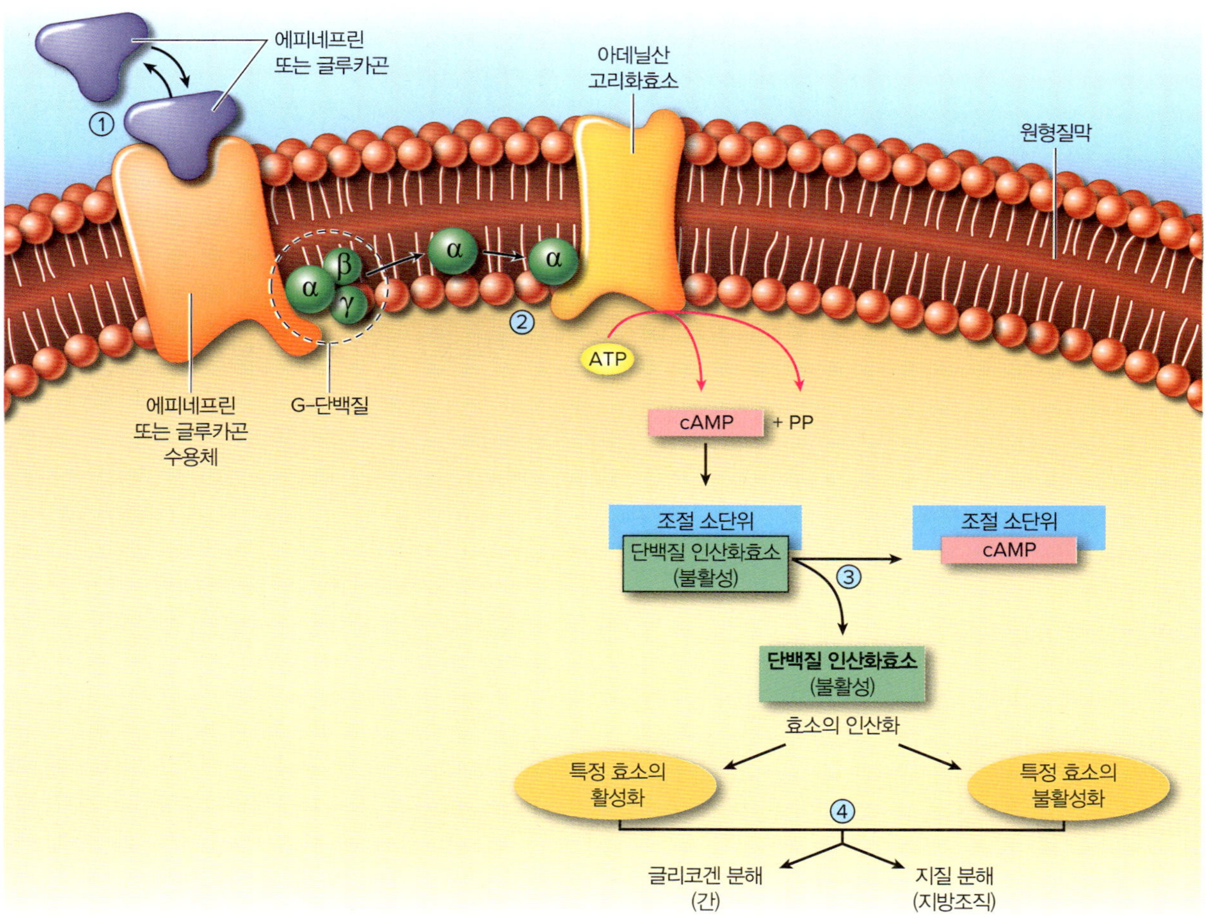

그림 16.10 에피네프린과 글루카곤이 물질대사에 미치는 효과. ① 호르몬은 수용체에 결합하여 G-단백질 복합체를 분리시킨다. ② 알파(α) 소단위는 막을 통해 확산하여 아데닐산 고리화효소를 활성화하며, 이 아데닐산 고리화효소는 ATP로부터 이차 신호전달자인 cAMP의 합성을 촉매한다. ③ cAMP는 단백질 인산화효소의 조절 소단위에 결합하여 조절 소단위를 제거함으로써 이 효소를 활성화시킨다. ④ 단백질 인산화효소에 의한 다른 단백질의 활성화와 불활성화는 간에서 글리코겐 분해와 지방조직에서 지질 분해를 촉진한다.

카테콜아민의 물질대사 효과

에피네프린과 노르에피네프린과 같은 카테콜아민(catecholamine)의 물질대사 효과는 글루카곤과 유사하다. 이들은 지방조직에서 지질 분해와 지방산 방출뿐만 아니라 간에서 글리코겐 분해와 포도당 방출을 촉진한다. 단식상태에서 저혈당으로 인해 이자섬의 α 세포에서 분비된 글루카곤에 의해 이러한 효과가 나타난다. 싸움-회피 반응(fight-or-fight reaction) 동안 교감부신계에서 분비된 카테콜아민은 이러한 효과를 생성하여 격렬한 신체활동에 대한 보상으로 순환에너지 기질을 제공한다. 글루카곤과 에피네프린은 둘다 cAMP에 의해 매개되는 유사한 작용 기작을 갖는다(그림 16.10).

글루코코르티코이드의 물질대사 효과

하이드로코르티손(코르티솔)과 다른 글루코코르티코이드는 ACTH 자극에 반응하여 부신피질에서 분비된다. 뇌하수체전엽에서 ACTH 분비는 스트레스에 대한 전신적응증후군의 일부로 발생한다. 장기간의 단식이나 장기간의 운동은 확실히 스트레스 요인이 되기 때문에 ACTH는 자극되어 글루코코르티코이드를 분비한다. 증가된 글루코코르티코이드 분비는 이자섬에서 글루카곤의 분비 증가와 인슐린의 분비 감소를 일으킨다.

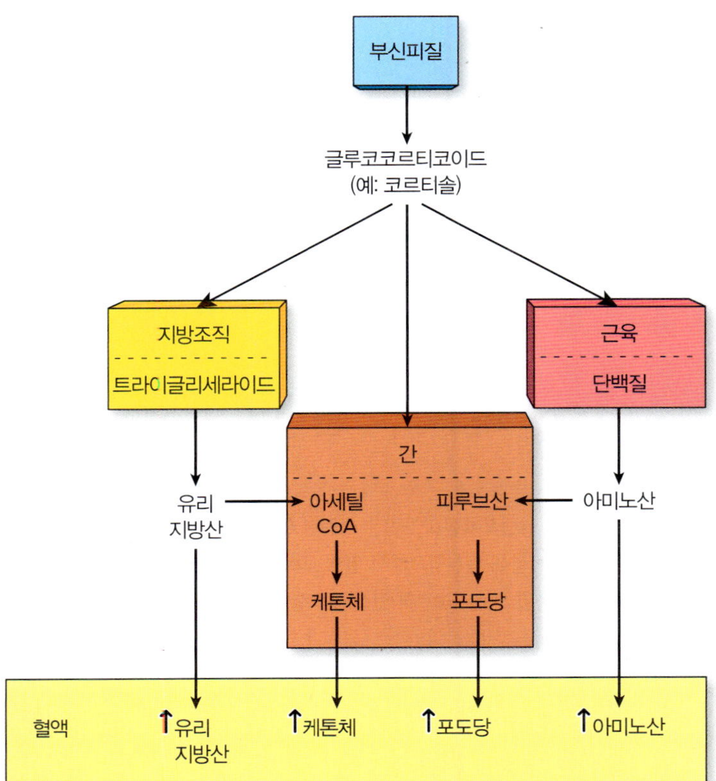

그림 16.11 글루코코르티코이드의 물질대사 효과. 글루코코르티코이드의 이화 작용은 포도당과 다른 에너지-운반체 분자의 혈액 농도를 증가시킨다.

글루카곤처럼 하이드로코르티손은 지질 분해와 케톤체 합성을 촉진하고 또한 이는 포도당신생합성을 촉진하는 간 효소 합성을 자극한다. 비록 하이드로코르티손은 간에서 효소(단백질) 합성을 자극하지만 근육에서는 단백질 분해를 촉진한다. 근육 단백질의 분해는 아미노산의 혈중 농도를 증가시켜 간에 의한 포도당신생합성에 필요한 기질을 제공한다(그림 16.11).

티록신

갑상샘 여포(thyroid follicle)는 뇌하수체전엽에서 분비되는 갑상샘자극호르몬(TSH)의 자극에 반응하여 **사요오드티로닌**(tetraiodothyronine, T_4)이라고도 하는 **티록신**(thyroxine)을 분비한다. 또한 갑상샘은 갑상샘자극호르몬의 자극에 반응하여 소량의 **삼요오드티로닌**(triiodothyronine, T_3)을 분비한다. 몸의 거의 모든 기관은 티록신 작용의 표적이 된다.

티록신은 삼요오드티로닌(T_3)으로 전환을 거쳐 몸의 거의 모든 세포의 호흡률을 촉진하는데, 이 효과는 세포 ATP 농도의 감소로 인한 것으로 믿는다.

최근 연구에 따르면, 티록신은 교감신경자극에 반응해 열을 생산하는 갈색지방조직의 능력에 허용 효과를 보인다는 것이다. 이 허용 효과를 통해 티록신은 기초대사율뿐만 아니라 적응 열발생에 기여한다.

갑상샘기능저하(hypothyroid)인 사람은 정상보다 기초 산소 소모량이 약 30% 더 낮은 반면에, 갑상샘기능항진(hyperthyroid)인 사람은 정상보다 최대 50% 더 높은 기초 산소 소모량을 가질 수 있다.

정상적인 수준의 티록신 분비는 소아의 중추신경계의 성장과 적절한 발달에 필요하다. 이는 소아에서 갑상샘저하증이 크레이틴병(cretinism)을 유발하는 이유이다.

성장호르몬

뇌하수체전엽은 다른 어떤 호르몬들보다 **소마토트로핀**(somatotropin)이라고 하는 **성장호르몬**(growth hormone)을 다량 분비한다. 이 호르몬은 이름이 뜻하는 것처럼 소아와 청소년의 성장을 촉진한다.

성장호르몬 분비의 조절

성장호르몬의 분비는 시상하부에서 생성되고 시상하부-뇌하수체 문맥계(hypothalamo-hypophyseal portal system)로 분비되는 소마토스타틴에 의해 억제된다. 또한, 성장호르몬-방출호르몬(GHRH)은 성장호르몬 분비를 촉진한다. 따라서 성장호르몬은 그 분비가 시상하부의 방출 및 억제 호르몬에 의해 통제된다는 점에서 뇌하수체전엽 호르몬 중에서 가장 독특하다. 성장호르몬 분비는 수면 중에는 증가하고 깨어있는 주간의 활동 중에는 감소하는 '일주기 리듬(circadian rhythm)' 현상을 보인다.

성장호르몬 분비는 혈장 아미노산 농도의 증가와 혈장 포도당 농도의 감소에 의해 촉진된다.

인슐린-유사 성장인자

많은 조직에서 생산되는 **인슐린-유사 성장인자**(insulin-like growth factor, IGF)는 프로인슐린(proinsulin)과 그 구조가 유사한 폴리펩타이드이다. 이 인자는 인슐린과 유사한 작용을 하고 성장호르몬 작용의 일부를 매개하는 역할도 한다. **소마토메딘**(somatomedin)이라는 용어는 성장호르몬인 소마토트로핀의 작용을 매개하기 때문에 종종 IGF-1과 IGF-2를 나타내는 데 사용된다. IGF-1의 주요 표적은 연골로 세포분열과 성장을 촉진한다. 호르몬과 자기분비 조절물질로 작용하는 IGF-1의 성장-촉진 작용은 연골에 성장호르몬의 효과를 직접 매개한다. 이러한 작용은 더욱 인슐린-유사 작용을 갖는 IGF-2에 의해 지지를 받는다. 지방조직에서 지방 분해를 촉진하고 포도당 이용을 감소시키는 성장호르몬의 작용은 소마토메딘에 의해 매개되지 않는다(그림 16.12).

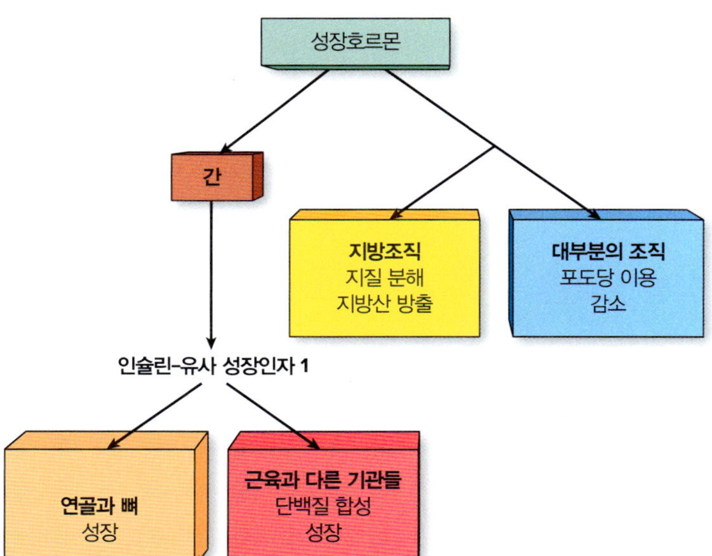

그림 16.12 성장호르몬의 물질대사 효과. 성장호르몬의 성장 또는 동화 효과는 인슐린-유사 성장인자1(IGF-1)의 자극을 통해 간접적으로 중재된다.

물질대사에 미치는 성장호르몬의 효과

성장호르몬은 동화 작용과 이화 작용 효과를 모두 나타내며 단백질 합성(동화 작용)을 촉진하는 점이 인슐린 작용과 유사하다. 성장호르몬에 의해 유도된 혈장 지방산 농도의 증가는 많은 기관에서 해당과정(glycolysis)의 비율을 감소시킨다.

성장호르몬은 포도당과 지방산의 혈장 농도 증가를 촉진하여 대체 에너지원을 제공한다. 성장호르몬의 동화 작용 효과는 뼈 길이와 많은 연조직의 질량 증가가 일어나는 성장기에 특히 중요하다. IGF-1의 감소와 함께 20세 이후에는 성장호르몬 분비의 감소가 일어난다.

신체 성장에 미치는 성장호르몬의 효과

골격 성장에 미치는 성장호르몬의 촉진 효과는 소아와 청소년의 긴 뼈(장골)에 존재하는 연골의 뼈끝판(골단판)의 유사분열 촉진에 의한 것이다.

소아기에 성장호르몬의 과다 분비는 **거인증**(gigantism)을 일으킨다. 이 아이들은 키가 약 2.44 m(8피트)까지 자랄 수 있으며 동시에 정상적인 신체 비율을 유지한다. 성인의 경우 성장호르몬의 과다 분비는 턱이 길어지고 얼굴, 손, 발가락의 뼈를 변형시킨다. 소위 **말단비대증**(acromegaly)은 연조직의 성장과 거친 피부를 만든다.

왜소증(dwarfism)은 성인의 키가 1.47 m(4피트 10인치) 이하인 경우이며 이는 성장기 동안에 성장호르몬의 분비가 충분하지 않아 나타난다.

16.6 Ca^{2+}과 PO_4^{3-} 균형의 조절

정상적인 혈액 Ca^{2+} 농도는 근육 수축과 적절한 막 투과성을 유지하는 데 매우 중요하다. 부갑상샘호르몬(PTH)은 뼈에서 인산칼슘 결정의 흡수와 인산염(PO_4^{3-})의 신장 배설을 촉진함으로써 혈액 Ca^{2+} 농도를 증가시킨다. 1,25-다이하이드록시비타민 D_3는 Ca^{2+}과 인산염의 장 흡수를 촉진한다.

혈장의 Ca^{2+}과 인산염(PO_4^{3-}) 농도는 뼈 형성과 흡수, Ca^{2+}과 PO_4^{3-}의 장 흡수, 이 이온들의 소변 배출에 의해 영향을 받는다. 이 과정은 부갑상샘호르몬, 1,25-다이하이드록시비타민 D_3 및 칼시토닌(calcitonin) 등에 의해 조절된다.

뼈 침착과 뼈 흡수

골격은 몸을 지지하는 것뿐만 아니라 **수산화인회석**(hydroxyapatite)은 $Ca_{10}(PO_4)_6(OH)_2$ 결정형태로 Ca^{2+}과 PO_4^{3-}를 대량으로 저장하는 역할을 한다. 이 수산화인회석 결정의 인산칼슘은 뼈형성세포인 조골세포 또는 **골모세포**(osteoblast)의 작용에 의해 혈액으로부터 얻어진다. 골모세포는 주로 콜라겐 단백질로 구성된 유기기질(organic matrix)을 분비하는데, 이는 수산화인회석의 침착으로 단단해진다. 이 과정을 **뼈 침착**(bone deposition)이라고 한다. **파골세포**(osteoclast)의 작용에 의해 생성되는 수산화인회석의 용해인 **뼈 흡수**(bone resorption)는 뼈의 Ca^{2+}과 PO_4^{3-}를 혈액으로 방출한다(그림 16.13a).

뼈 흡수는 파골세포가 뼈 기질에 결합하여 '주름진 막(ruffled membrane, 그림 16.13b)'을 형성할 때 시작한다. 뼈 기질은 무기성분(인산칼슘 결정)과 유기성분(콜라겐과 다른 단백질)을 모두 포함하고 있기 때문에 파골세포는 인산칼슘을 용해하고 뼈 기질의 단백질을 소화시키는 생성물을 분비해야 한다. 인산칼슘의 용해는 주름진 막 속의 H^+-ATPase 펌프에 의한 H^+ 수송에 의해 이루어지는데, 그 결과 파골세포에 인접한 뼈 기질을 약 pH 4.5로 산성화시킨다. Cl^-는 Cl^- 통로를 통해 H^+를 따라 뼈 기질 안으로 들어가 전기적 중성(electrical neutrality)을 유지한다. H^+는 탄산에서 유래하고 Cl^-는 파골세포의 반대쪽에 위치한 능동수송 Cl^-/HCO_3^- 펌프에 의해 얻어진다.

정상적인 혈장 Ca^{2+} 농도의 유지는 Ca^{2+}이 몸에 미치는 다양한 효과 때문에 매우 중요하다. 예를 들어, Ca^{2+}은 혈액 응고와 다양한 세포 신호전달 기능에 필요하다. 이 세포 신호전달 기능의 Ca^{2+} 역할에는 호르몬 작용의 이차 신호전달자, 활동전위에 대해 축삭으로부터 신경전달물질 방출을 위한 신호, 전기적 흥분으로 인한 근육 수축을 위한 자극 등이 포함된다.

생활양식 적용

미세중력(microgravity)은 골격계를 포함한 대부분의 신체의 시스템에 영향을 준다. 지구상에서 건강한 사람의 경우 골모세포에 의한 뼈의 침착은 파골세포에 의한 뼈 흡수의 균형을 유지하지만, 우주에서 우주비행사의 경우 이 균형은 파골세포에 의한 뼈의 흡수에 유리하게 바뀐다. 이것은 골격에 체중 스트레스가 없기 때문에 일어나며 골다공증과 유사한 뼈 질량 손실이 유발된다. 인산칼슘이 용해되면서 뼈가 약해지고 골절되기 쉬어진다. 즉, 뼈의 손실은 불과 며칠 후 시작되고 우주비행사가 우주에 몇 달 체류할 때 최대 20%까지 일어날 수 있다. 뼈에서 혈액으로의 칼슘의 이동은 신장결석의 위험을 증가시킨다. 운동과 좋은 영양 섭취는 도움이 되지만, 우주에서 장기간 체류 시 뼈와 근육 질량의 손실 문제가 발생할 수 있다.

뼈의 호르몬 조절

부갑상샘호르몬과 칼시토닌

혈장 Ca^{2+}농도가 떨어지기 시작할 때마다 부갑상샘(parathyroid gland)은 자극받아 혈액 Ca^{2+}를 정상 수준으로 증가시키는 **부갑상샘호르몬**(parathyroid hormone, PTH)의 분비를 증가시킨다. 갑상샘을 수술로 제거하는 동안 우연히 발생될 수 있는 부갑상샘의 제거는

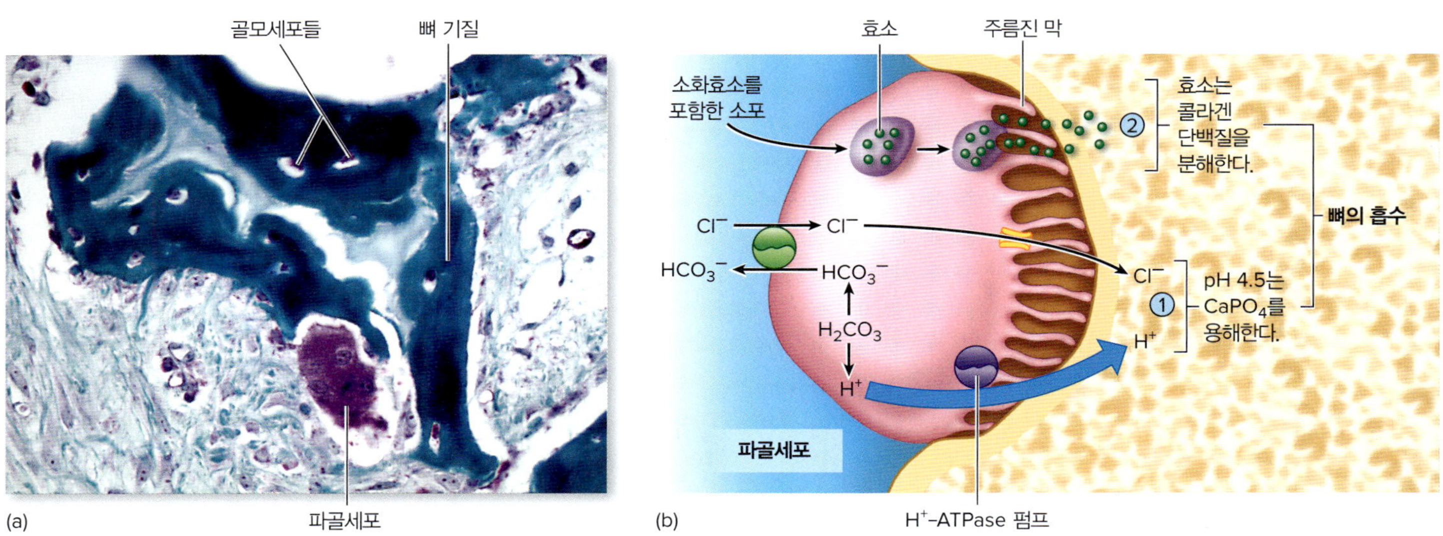

그림 16.13 파골세포에 의한 뼈의 흡수. (a) 골모세포, 파골세포 및 뼈 기질을 보여주는 현미경 사진이고, (b) 뼈의 흡수 기작을 나타내는 그림이다. ① 뼈가 파골세포에 의한 산 분비(acid secretion)로 뼈 기질에서 인산칼슘($CaPO_4$)이 용해되어 먼저 광물이 제거된다. ② 그 다음 기질의 유기성분(주로 콜라겐)은 파골세포에서 분비된 카텝신 K(cathepsin K: 뼈의 재형성과 흡수에 관여하는 시스테인 단백질분해효소) 효소에 의해 분해된다. (a) ©McGraw-Hill Education/Al Telser, photographer

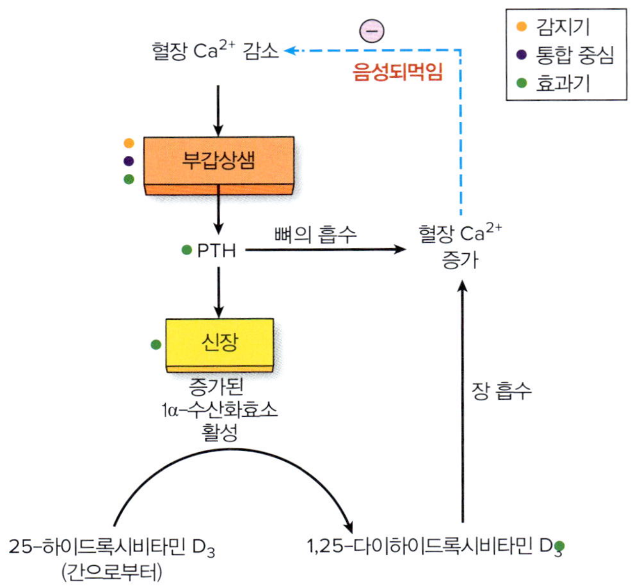

그림 16.14 부갑상샘호르몬(PTH) 분비의 음성되먹임 조절. 혈장 Ca^{2+}의 감소는 직접적으로 부갑상샘호르몬의 분비 자극한다. 1,25-다이하이드록시비타민 D_3의 생산도 Ca^{2+} 수치가 낮을 때 증가한다. 왜냐하면 부갑상샘호르몬이 신장에서 1,25-다이하이드록시비타민 D_3의 형성과 최종 수산화(hydroxylation) 반응 단계를 자극하기 때문이다.

저칼슘혈증(hypocalcemia)을 일으킬 수 있다. 저칼슘혈증(낮은 혈장 Ca^{2+} 농도)은 불충분한 부갑상샘호르몬 분비 또는 호르몬수용체의 활성화, 불충분한 비타민 D와 불충분한 Mg^{2+}(PTH 분비 및 작용에 필요) 등을 포함한 많은 잠재적 원인들이 있는 일반적인 임상상태이다. 저칼슘혈증은 근육 단일수축(muscle twitching), 경련(spasm), 심각한 강직(tetany), 심장 이상과 다른 증상 등을 일으킨다.

부갑상샘호르몬은 다음과 같은 세 가지 기작을 통해 혈액 Ca^{2+} 농도를 증가시킨다(그림 16.14).

1. PTH는 골모세포를 자극하여 RANKL을 분비하고, 이는 차례로, 파골세포 전구세포의 RNAK 수용체에 결합하여 파골세포가 되도록 촉진한다. 그런 다음 파골세포는 뼈를 재흡수하여 Ca^{2+}과 PO_4^{3-}를 혈액으로 첨가한다. 이는 PTH가 혈액 Ca^{2+}을 수치를 높이는 PTH의 주요 기작이다.
2. PTH는 신장을 자극하여 Ca^{2+}을 재흡수하지만, PO_4^{3-}의 신장 재흡수를 감소시킨다. 이는 뼛속에 인산칼슘 결정(calcium phosphate crystal)의 침착을 촉진하지 않고 혈액 Ca^{2+} 수준을 증가시킨다.
3. PTH는 신장을 자극하여 25-하이드록시비타민 D_3(25-hydroxyvitamin D_3)를 활성 호르몬인 1,25-다이하이드록시비타민 D_3(1,25-dihydroxyvitamin D_3, 그림 16.15 참조)로 전환하는 1α-수산화효소(lα-hydroxylase)를 생산한다. 이 활성형태의 비타민 D는 Ca^{2+}과 PO_4^{3-}의 흡수를 촉진한다.

1960년대 실험에 따르면, 개에서 혈액의 고농도 Ca^{2+}은 갑상샘에서 분비되는 **칼시토닌**(calcitonin) 호르몬에 의해 감소될 수 있다. 이 칼시토닌은 갑상샘의 소포곁세포(parafollicular cell, 갑상샘여포곁세포)에서 분비되어 파골세포의 활성을 억제하여 혈장 Ca^{2+} 농도를 낮추는 작용을 한다.

에스트로겐과 테스토스테론

골격계의 조절에 필요한 또 다른 호르몬은 **에스트로겐**(estrogen)이다. 남자와 여자 모두 에스트로겐은 골단판(연골성장판)이 봉합(뼈가 됨)하는 데 필요하다. 이 에스트로겐은 여자의 경우 순환을 통해 난소에서 유래하지만 남자의 경우는 순환하는 **테스토스테론**(testosterone)으로부터 골단판 내에서 형성된다. 테스토스테론은 직접적으로 그리고 에스트로겐으로의 전환을 통해 뼈질량을 촉진한다. 남자는 뼛속에서 순환하는 안드로겐(androgen)으로부터 유래한 에스트로겐을 형성할 수 있는 반면, 여성의 경우 폐경기에 난소에서 에스트로겐 분비가 감소하기 때문에 남성은 폐경 후 여성(postmenopausal woman)보다 골다공증에 덜 걸린다.

에스트로겐과 안드로겐은 주로 파골세포의 세포자살을 자극하여 뼈의 재흡수를 감소시켜 뼈의 무기질화를 촉진한다. 또한 골모세포에 의해 분비되는 오스테오프로테게린(파골세포 형성 억제인자)가 촉진되어, 파골세포의 형성이 감소된다(오스테오프로테게린이 RNAK의 파골세포 형성 촉진능력을 차단함). 두 종류의 성 스테로이드는 골모세포에 대해 세포자살을 감소시켜 뼈 침착을 촉진하는 반대 효과를 가진다.

다른 호르몬들의 효과

갑상샘과다증을 갖고 있는 사람은 골다공증에 걸릴 확률이 더 높다.

글루코코르티코이드 호르몬(사람의 경우 주로 **코르티솔**)은 뼈의 흡수를 증가시키고 침착을 감소시킨다. 그 결과 쿠싱증후군(Cushing's syndrome: 부신종양이 과다한 양의 글루코코르티코이드를 분비)이 있는 사람과 장기간 코르티손과 그 유사체를 포함하여 외인성 글루코코르티코이드의 치료를 받은 사람들은 골다공증이 발생할 수 있다. **성장호르몬**(growth hormone)은 간과 연골세포에 의해 **소마토메딘 IGF-1**(somatomedin IGF-1)의 생산을 촉진함으로써 뼈 성장을 간접적으로 조절한다. 이를 통해 성장호르몬은 뼈 성장을 촉진하고 골밀도를 증가시킨다.

인슐린은 골모세포의 오스테오프로테게린(osteoprotegerin)을 생산하는 것을 억제한다. 오스테오프로테게린은 RANKL(receptor activator of nuclear factor kappa-β ligand)와 결합하여 RANKL에 의한 RANK 활성화와 파골세포 발생의 자극을 차단한다. 인슐린은 오스테오프로테게린을 억제함으로써 파골세포의 수를 증가시킨다.

임상적용

가장 흔한 뼈 질환인 **골다공증**(osteoporosis)은 뼈의 질량과 밀도를 감소시키고 골절의 위험성을 증가시키는 무기기질과 유기기질의 손실을 일으킨다. 골다공증은 같은 나이에 남성보다 폐경기 여성에게 약 10배 더 많이 나타나는데, 이는 폐경기 에스트로겐 분비의 감소가 유발되기 때문이다. 에스트로겐의 감소는 파골세포의 활성을 증가시키고 뼈 침착보다 뼈의 흡수를 촉진하다. 이 점에서 **에스트로겐 대체요법**(estrogen replacement therapy)은 폐경 후 여성에서 효과적이다. 55세 이상의 남성에서 테스토스테론의 방향화로 인해 뼈에 형성된 에스트로겐의 감소는 또한 남성에서 일어날 수 있는 골다공증에 기여하고 다른 약들과 함께 테스토스테론의 대체는 때때로 뼈 손실을 완화하는 데 사용된다.

비스포스포네이트(bisphosphonate, 상품명 *Fosamax*와 *Boniva*)는 골다공증 치료에 흔히 사용하는 약으로서 수산화인회석 무기물에 결합하여 파골세포의 주름진 막 가장자리가 뼈에 결합하는 능력을 방해한다. 또한 비스포스포네이트는 파골세포의 세포자살을 촉진하고 위에서 언급한 두 가지 작용을 통해 뼈의 흡수를 감소시킨다. **데노수맙**(denosumab)은 RANKL 억제제로 작용하여 RANKL이 RNAK에 결합하는 것을 방지하고 파골세포 발달을 자극하는 사람의 단클론 항체이다. 선택적 에스트로겐 수용체 조절제(SERM)인 **로록시펜**(roloxiftene, *Evista*)은 에스트로겐이 다른 기관들에 미치는 효과들을 최소화하면서 뼈의 에스트로겐 지지를 제공하는 데 사용한다. **테리파라타이드**(teriparatide, *Forteo*)는 뼈의 질량을 증가시키기 위해 사용하는 부갑상샘호르몬 유도체이다. 또 다른 호르몬 요법은 주사 또는 비강 분무로 연어에서 추출한 **칼시토닌**(calcitonin)을 사용하는 것이다.

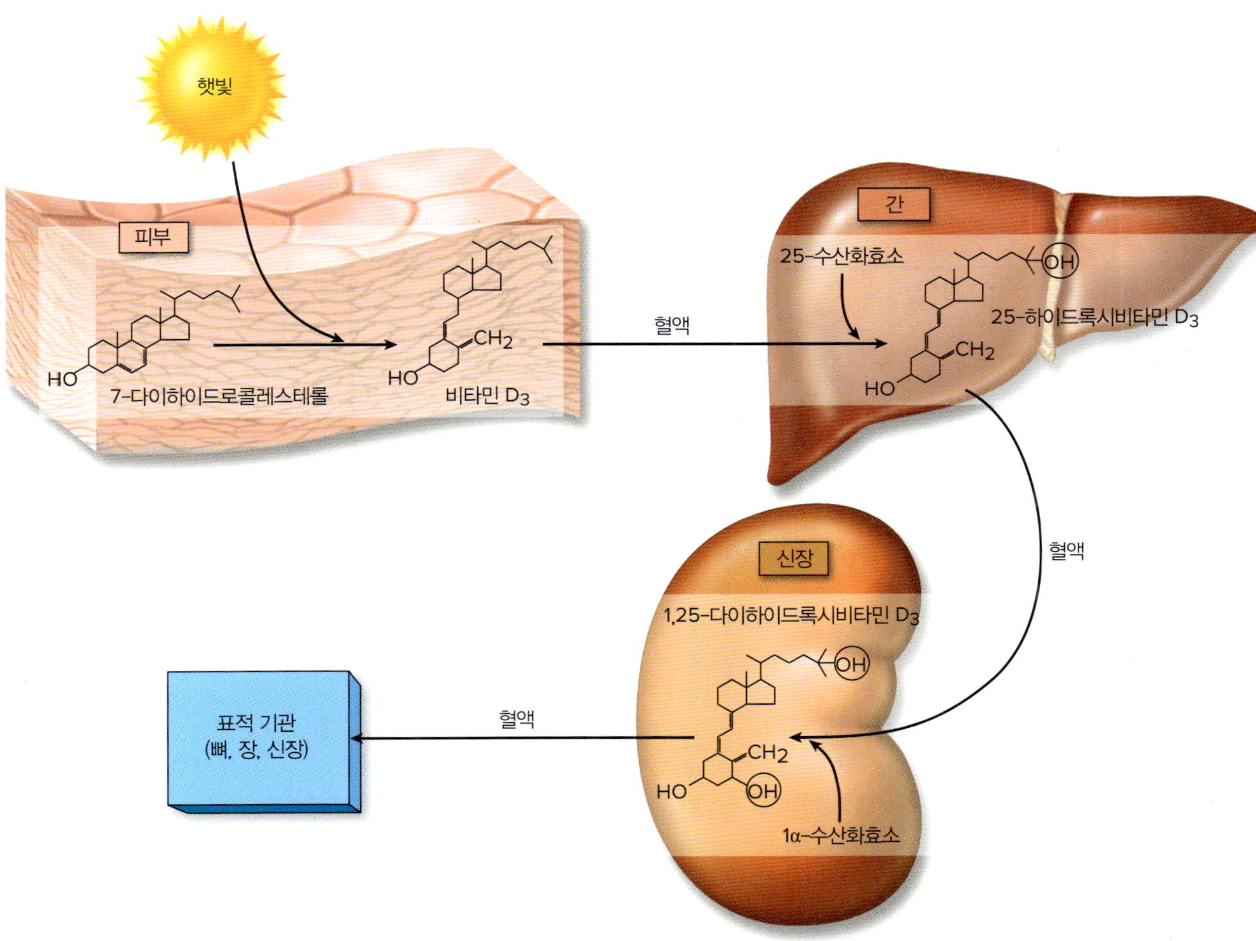

그림 16.15 1,25-다이하이드록시비타민 D_3의 생산. 이 호르몬은 간에서 형성된 비활성 전구체 25-하이드록시비타민 D_3로부터 신장에서 생산된다. 25-하이드록시비타민 D_3는 피부에 의해 생성되는 비타민 D_3에서 유래된다.

1,25-다이하이드록시비타민 D_3

소장의 십이지장(duodenum)과 공장(jejunum)은 음식 속의 Ca^{2+}를 장 상피세포를 거쳐 능동수송에 의해 흡수할 수 있다. 능동수송은 식이성 Ca^{2+}이 낮고 농도 기울기가 수동 수송을 방지할 때 필요하다. 이 세포 횡단 능동수송은 **1,25-다이하이드록시비타민 D_3**(1,25-dihydroxyvitamin D_3)로 알려진 비타민 D에 의해 자극받는다.

1,25-다이하이드록시비타민 D_3의 생성은 피부에서 시작하고, 그곳에서 비타민 D_3는 햇빛의 자외선 B에 의해 7-다이하이드로콜레스테롤(7-dehydrocholesterol)에서 생성된다. 영양가를 강화한 우유, 달걀과 생선을 포함하여 음식물로부터 흡수하는 비타민 D는 비타민 D 보충제 없이 전체요구량의 10~20% 만을 제공한다. 비타민 D_3가 피부로부터 혈액으로 분비되든 또는 장에서 흡수된 후 혈액으로 들어가든 비타민 D_3는 **프리호르몬**(prehormone)으로 작용한다. 생물학적으로 활성화되려면 화학적인 변화가 있어야 한다.

간에 있는 효소는 25번 탄소에 −OH기를 첨가하여 비타민 D_3를 25-하이드록시비타민 D_3으로 전환시킨다. 그러나 활성화되기 위해서는 1번 탄소에 또 다른 −OH기가 첨가되어야 한다. 1번 탄소의 수산화 반응은 신장의 효소에 의해 일어나는데, 이는 분자를 1,25-다이하이드록시비타민 D_3로 전환시킨다(그림 16.15). 신장에서 이 효소의 활성은 부갑상샘호르몬에 의해 촉진된다(그림 16.14 참조). 따라서 저농도의 혈액 Ca^{2+}에 의해 자극된 부갑상샘호르몬의 분비 증가는 1,25-다이하이드록시비타민 D_3의 생성 증가를 동반한다.

호르몬 1,25-다이하이드록시비타민 D_3는 두 가지 기작을 통해 혈장의 Ca^{2+}와 인산염 농도를 증가시키는 데 도움을 준다.

임상적용

골연화증(osteomalacia)은 뼈 기질에 인산칼슘의 침착이 충분하지 않아 뼈가 부드러워지는 것이다. 어린아이들에서 골연화증은 **구루병**(ricket)이라 부른다. 구루병은 보통 비타민 D 결핍에 의한 것으로 장에서 Ca^{2+}과 인산염의 불충분한 흡수를 일으킨다. 이는 음식으로부터 비타민 D의 부족한 섭취와 함께 피부에서 비타민 D의 생산이 부족하여 생긴다. 크론병(Crohn's disease)과 만성 소화장애증(celiac disease)은 장에서 비타민 D의 불충분한 섭취를 일으키고 암과 간 질환을 포함한 다른 질환들은 다른 기작에 의해 골연화증을 일으킬 수 있다. 부갑상샘종에 의해 과다한 부갑상샘호르몬들을 생산하는 **부갑상샘항진증**(hyperparathyroidism)은 **낭종섬유성 골염**(osteitis fibrosa cystica)이라 부르는 골연화를 일으킨다. 이 질환은 뼈에서 Ca^{2+}를 과도하게 동원하여 고칼슘혈증(hypercalcemia)과 신장결석(콩팥돌)을 형성하는 특징이 있다.

요약

1. 대사율은 신체활동, 온도와 식사에 의해 영향을 받는다. 기초대사율은 그러한 영향이 표준화되고 최소화될 때의 산소 소비율로 측정한다.
2. 칼로리 흡수가 에너지 소모보다 더 클 때 과도한 양의 칼로리는 주로 지방으로 저장된다.
3. 비타민과 무기질은 주로 조인자와 조효소로 작용한다.
4. 비타민은 지용성(A, D, E, K)과 수용성으로 나뉜다.
5. 조직은 포도당, 지방산, 케톤체, 젖산, 아미노산과 다른 분자들을 세포호흡의 에너지원으로 사용한다.
6. 섭식 행동의 일부는 시상하부에 의해 조절된다. 신경전달물질인 엔도르핀, 노르에피네프린, 세로토닌, 콜레시스토키닌과 NPY 등도 섭식 행동에 관여한다.
7. 지방세포는 호르몬 작용의 표적이고 그 자체가 내분비 작용을 한다.
8. 혈장 포도당 농도의 증가는 인슐린을 촉진하고 글루카곤 분비를 억제한다.
9. 단식 상태에서 인슐린 분비는 감소하고 글루카곤 분비는 증가한다.
10. 당뇨병과 반응성 저혈당은 랑게르한스섬의 장애를 나타낸다.
11. 에너지 대사 조절에 관련된 부신호르몬은 부신수질의 에피네프린과 부신피질의 글루코코르티코이드(주로 하이드로코르티손)이다.

12. 티록신은 몸의 거의 모든 세포에서 세포호흡 속도를 촉진시킨다.

13. 성장호르몬의 분비는 시상하부에서 방출과 억제호르몬에 의해 조절된다.

14. 뼈는 수산화인회석(hdyroxyapaptite) 결정체 형태로 Ca^{2+}과 PO_4^{3+}를 갖는데, 이는 혈액을 위한 Ca^{2+}과 PO_4^{3+}의 공급원으로 작용한다.

15. 부갑상샘호르몬(PTH)은 뼈 흡수와 신장에서 Ca^{2+} 재흡수를 촉진한다.

16. 1,25-다이하이드록시비타민 D_3는 Ca^{2+}과 PO_4^{3+}의 장 흡수, 뼈의 재흡수, 신장의 PO_4^{3+} 재흡수를 촉진한다.

17. 칼시토닌은 뼈 흡수 억제와 Ca^{2+}과 PO_4^{3+}의 소변 배설을 촉진하여 혈액 Ca^{2+}농도를 낮춘다.

문제

1. 단식의 대사효과와 조절되지 않는 제1형 당뇨병의 상태를 비교하고 이들 조건에서 호르몬 유사성을 설명하시오.

2. 티록신과 성장호르몬의 대사 효과를 비교하여 설명하시오.

3. 소마토메틴의 화학적 성질과 기원 그리고 이 성장인자의 생리학적 중요성을 설명하시오.

4. 인슐린 분비와 글루카곤 분비가 (a) 단식, (b) 고탄수화물-저단백질 식사, (c) 고단백질-고탄수화물 식사에 의해 어떤 영향을 받는지 설명하시오. 또한, 이러한 조건에서 인슐린과 글루카곤 분비의 변화가 어떻게 항상성을 유지하는지 설명하시오.

5. 식이 칼슘 또는 비타민 D의 부적절한 섭취가 어떻게 뼈 흡수를 유발할 수 있는 것과 칼슘과 비타민 D의 적절한 섭취가 골 침착을 촉진할 수 있는 인과관계를 설명하시오.

6. 위장관에서 분비되는 호르몬이 배고픔과 포만감을 조절하는데 어떻게 도움이 되는지 설명하시오. 또한 배고픔과 신진대사를 조절하는 지방조직의 역할을 설명하시오.

7. PPARγ 수용체에 결합하는 약물이 제2형 당뇨병 치료에 어떻게 도움이 되는지 설명하시오.

17 생식

임상연구

린다는 자궁내막증을 진단받았고, 일련의 주사제와 피임약을 처방받았다. 그녀의 증상은 몇 달 동안 계속 악화된 상태를 유지하여, 그 치료를 중단하고 임신을 결심했다. 하지만 그녀는 임신이 잘 안 되었고 지속적으로 고통스러운 월경을 경험했다. 그녀는 몸의 털이 자라고 있음에도 불구하고 머리털이 얇아지고 있다는 것을 알아차렸다. 자궁섬유증이 의심되어 그녀는 산부인과에 가서 초음파 검사를 받았다. 의사는 섬유증이 있을 수 있지만, 그녀의 증상은 다낭성 난소증후군에 의한 것일 가능성이 높다고 말했다. 의사는 영양사와 상담하고 운동 프로그램을 시작하라고 충고했다. 1년 후, 린다는 임신검사결과가 양성으로 나왔을 때 매우 기뻐했다.

개 요

17.1 유성생식

와이(Y) 염색체 상의 특정 유전자가 배아 생식소를 정소로 발생하도록 유도한다. 배아 정소는 테스토스테론을 분비하고 분비되는 이 호르몬은 남성 부생식기관의 발생과 외부생식기의 발생을 유도한다. 암컷 배아에서는 정소가 없음으로 암컷의 부생식기가 발생할 수 있게 된다.

암탉은 다른 알을 만들기 위한 알의 전략이다. 근대적인 용어로 표현하면, 유전자는 이기적이다. 이러한 관점에 따르면 유전자는 좋은 기능을 갖는 암탉(또는 다른 생물체)을 만들기 위해 존재하는 것이 아니다. 오히려 생명체의 존재와 기능으로 유전자가 한 종의 개개의 유한성을 넘어 존재할 수 있다. 이러한 보다 냉소적인 관점을 받아들이건 받아들이지 않건 간에, 생식이 생명체의 핵심적 기능인 것은 확실하다.

생명체 내의 믿기 힘들 정도의 복잡한 구조와 기능은 우연에 의해 다음 세대에서 생성되는 것이 아니다. 한 세대에서 다음 세대로 청사진(유전 암호)을 전달하는 기작이 있어야만 한다. 유성생식은 두 개체에서 유래한 유전자가 무작위로 결합하고 새로운 세대를 만듦으로 개체군 내의 다양성을 더 키우는 장점을 가진다. 유전적 구조의 다양성은 개체군 내 일부 구성원이 진화의 시간 속에서 환경변화에 생존율을 더 높게 가질 수 있게 한다.

유성생식에서, **생식세포**(germ cell) 또는 **배우자**(gametes, 정자와 난자)는 **생식소**(정소와 난소)에서 **감수분열**을 통하여 형성된다. 이 유형의 세포분열 동안, 사람 세포 내 정상적인 염색체수(46개)는 반이 되고, 각 배우자는 23개의 염색체를 받는다. **수정**(fertilization)을 통한 정자세포와 난자의 융합으로 **접합자**(zygote) 또는 수정난은 46개라는 원래의 염색체 수를 회복한다. 접합자의 다음 세대 성체 구성원으로의 성장은 체세포분열을 통하여 일어난다. 접합자 각각이 사춘기에 다다르면, 성숙한 정자 또는 난자가 생식소 내에서 감수분열로 형성됨으로 생애주기가 계속될 수 있게 된다.

성 결정

상염색체와 성염색체

각 접합자는 모체로부터 23개의 염색체와 부체로부터 23개의 염색체를 물려 받는다. 이는 서로 다른 46개의 염색체를 생성하는 것이 아니라 23쌍의 **상동염색체**를 생성한다.

23번의 염색체 쌍은 **성염색체**(sex chromosomes)이다(그림 17.1).

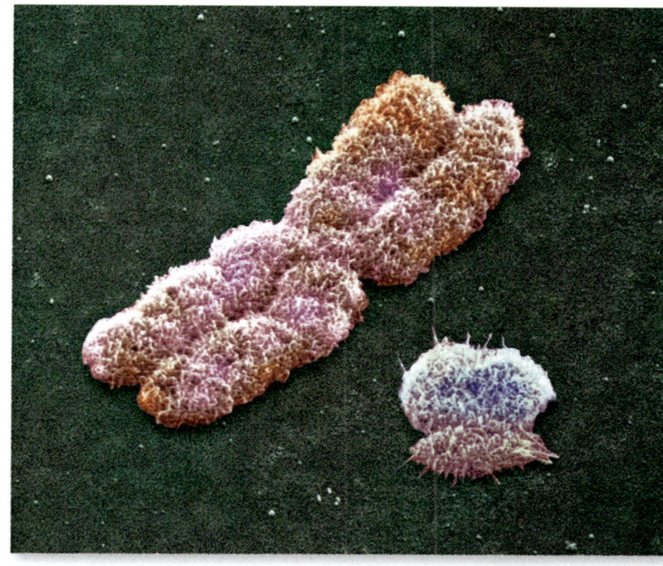

그림 17.1 사람의 X와 Y염색체. 일만배로 확대한 것인데, 이 이미지는 X와 Y염색체가 그 크기와 모양에서 엄청나게 다름을 잘 보여주고 있다. 비록 Y염색체의 모습이 단순하고 작은 크기일지라도, 최근의 연구는 놀랄 정도로 복잡하고 정밀함을 밝혀내고 있다. Andrew Syred/Science Source

여성에서는 두 개의 X염색체가 있는 반면, 남성에서는 한 개의 X염색체와 한 개의 Y염색체를 가진다. X와 Y는 서로 다르게 생겼고 서로 다른 유전자를 가진다. 이것은 앞서 설명한 상동염색체 쌍의 예외다.

최근 X염색체 서열 분석이 완성되었고 1,090개의 유전자가 있음을 밝혔다. 반면, Y염색체는 80개의 유전자를 가지고 있다.

여성의 체세포는 두 개의 X 염색체를 가지고 있기 때문에 모든 난자는 정상적으로 한 개의 X 염색체를 함유한다. 모든 난자가 한 개의 X염색체를 함유하고 있느냐에 따라 어떤 정자가 X를 함유하고 있고 어떤 정자가 Y를 함유하고 있느냐에 따라 수정하는 정자에 의존적으로 배우자의 염색체 성이 결정된다. 만약 Y를 가진 정자가 난자에 수정하면 그 접합자는 XY이고 남성이 될 것이고, 만약 X를 가진 정자가 난자에 수정하면 그 접합자는 XX이고 여성이 된다.

정소와 난소의 형성

남자와 여자의 생식소는 임신 후 최초 40여일 동안에는 모양이 유사하다. 이 시기에, **원시생식세포**(정자나 난자로 후에 될 것)가 난황낭에서 발달 중인 배아의 생식소로 이동한다. 이 단계에서, 배아의 생식소원기 구조는 **정소**(testes) 또는 **난소**(ovaries) 무엇으로도 될 수 있는 가능성을 가지고 있다. 정소로 전환되도록 촉진하는 가설적 물질은(그림 17.2) **정소-결정인자**(testis-determining factor, TDF)로 불린다.

정소에서 정자를 생성하는 구조는 **세정관**(seminiferous tubules)

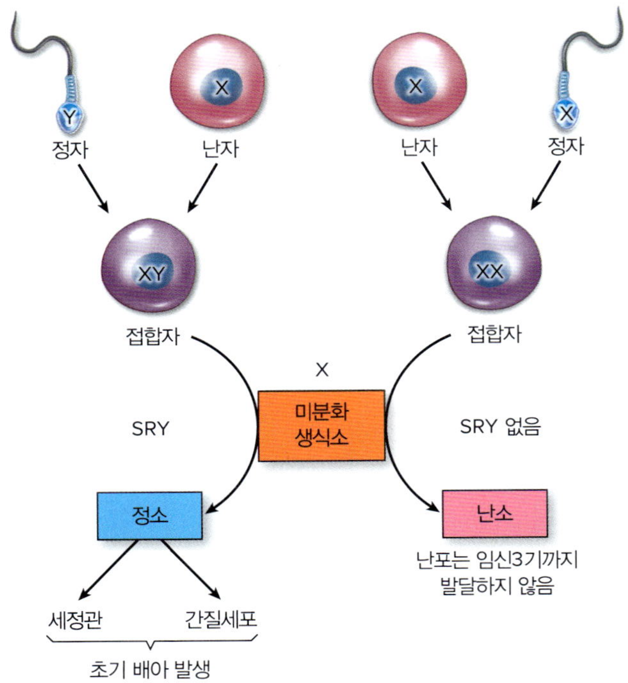

그림 17.2 염색체의 성과 배아의 생식소 발생. 초기의 배아는 정소 또는 난소로 분화할 수 있는 미분화 상태의 생식소를 가지고 있다. SRY(Y의 성 결정부위 약어)는 Y 염색체 상에 있는 유전자로 정소의 발달에 필요하다. SRY가 없으면 난소가 발생한다.

으로 배아발생 초기인 임신 43일에서 50일 사이에 형성된다. **생식세포**(germinal cell)는 감수분열과 특수화과정을 거쳐 최종적으로 정자가 된다. 비생식세포는 **세르톨리세포**(Sertoli cell) 또는 **영양세포**(nurse cell) 또는 **지지세포**(sustentacular cell)로 불리기도 한다. 세르톨리세포는 약 42일에 관찰된다. 약 65일째에, **라이디히세포**(Leydig cells)는 배아 정소에서 관찰된다. 라이디히세포는 세정관을 둘러싼 **간질조직**에 모여 있다. 라이디히세포는 정소의 내분비조직을 구성하고 있어 **간질내분비세포**(interstitial endocrine cell)로도 불린다. 정소의 빠른 발생과는 대조적으로, 난소의 기능단위인 **난포**(ovarian follicle)는 임신 2분기까지 관찰되지 않는다(약 105일).

배아 정소에서 초기에 관찰되는 간질내분비세포(라이디히세포)는 많은 양의 **남성호르몬**(androgen)을 분비한다. 이들 세포에서 분비되는 주된 남성호르몬은 **테스토스테론**(testosterone)이다. 남성화됨에 있어서 매우 중요하다. 테스토스테론 수치는 신생아에서 생후 3개월까지 다시 증가하고 이후 감소하여 7달에서 12달에 이르러서는 거의 검출되지 않는다. 12달에서 청소년기까지 성호르몬의 수준은 남녀 모두 동일하다.

정소는 발달하면서, 복강 내에서 이동하며 점차 **음낭**으로 내려간다.

17.2 생식의 내분비 조절

정소와 난소의 기능은 뇌하수체전엽에서 분비되는 생식소자극호르몬에 의해 조절된다. 생식소자극호르몬은 생식소에서 각 성에 부합한 성스테로이드호르몬 분비를 자극하고, 이후 차례로 스테로이드호르몬은 생식소자극호르몬의 분비를 억제한다.

사춘기 이전에는 **성스테로이드호르몬**인 남성호르몬과 에스트로겐의 혈중 농도가 남성과 여성 모두 공히 낮다. 이는 생식소의 호르몬 합성 능력의 결함에 의한 것이 아니고 충분한 자극이 없음에 기인한다. **사춘기** 동안에, 생식소는 뇌하수체전엽의 **생식소자극호르몬**(gonadotropic hormones)에 의한 자극 증가의 결과로 증가한 양의 성스테로이드호르몬을 분비한다.

시상하부, 뇌하수체, 생식소 간의 상호작용

뇌하수체전엽은 2개의 생식소자극호르몬, 즉 **난포자극호르몬**(follicle-stimulating hormone, FSH)과 **황체형성호르몬**(luteinizing hormone, LH)을 분비한다. 비록 이들 두 호르몬이 여성에서의 작용에 따라 이름이 부여되었으나, 남성의 전립샘에서도 동일 호르몬이 분비된다. 남성에서 LH는 종종 **간질세포자극호르몬**(interstitial cell-stimulating hormone, ICSH)이라 불리기도 한다. 그러나 ICSH가 여성의 LH와 동일하기 때문에, 남성과 여성에서 공히 LH라 한다. 양 성에서의 생식소자극호르몬은 생식소에서 다음과 같은 3가지의 일차적 효과를 낸다. (1) **정자형성** 또는 **난자형성**의 자극, (2) 생식소 호르몬의 분비 자극, (3) 생식소의 구조 유지(뇌하수체가 제거되면 생식소가 위축됨)이다.

뇌하수체전엽에서 LH와 FSH의 분비는 시상하부에서 생성되고 시상하부-뇌하수체 문맥인 정맥으로 분비되는 호르몬에 의해 자극된다. 이 방출호르몬은 종종 **황체형성호르몬-방출호르몬**(luteinizing hormone-releasing hormone, LHRH)이라 불린다. 이유는 독립된 FSH 방출호르몬을 찾을 수 없었고, LHRH가 FSH와 LH 분비를 모두 자극하기 때문이다. LHRH는 보통 **생식소자극호르몬-방출호르몬**(gonadotropin-releasing hormone, GnRH)을 언급한다.

스테로이드호르몬의 음성되먹임 효과는 두가지 기작에 의해 일어난다. (1) 시상하부에서 GnRH의 분비 억제, (2) 뇌하수체에 주어진 GnRH 양에 대한 적절한 반응 억제이다. 스테로이드호르몬에 더하여, 정소와 난소는 **인히빈**(inhibin)이라 불리는 폴리펩타이드 호르몬을 분비한다. 인히빈은 남성에서는 세정관의 세르톨리세포에서 분비

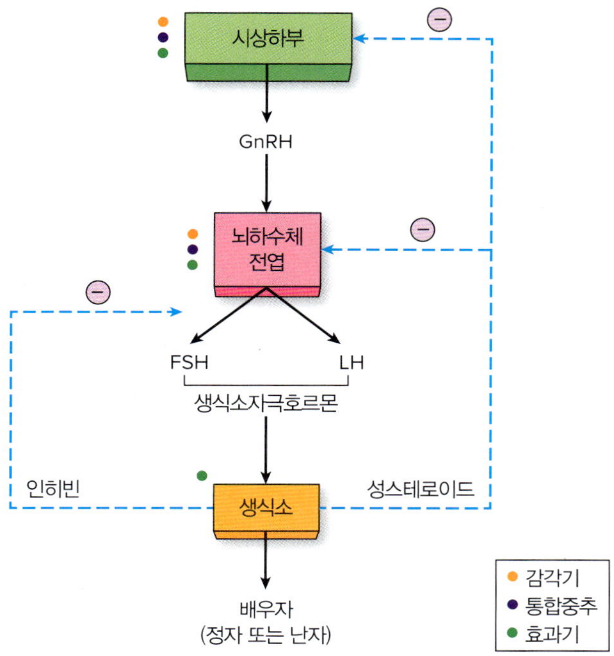

그림 17.3 시상하부, 뇌하수체전엽, 생식소 간의 상호작용. 생식소에서 분비되는 성스테로이드는 GnRH의 분비와 생식소자극호르몬 분비에 음성되먹임 효과를 가진다. 또한 생식소는 FSH 분비를 음성되먹임 조절하는 기능이 있는 인히빈이라 불리는 폴리펩타이드호르몬을 분비한다.

되고 여성에게서는 난포의 과립세포에서 분비된다. 이 호르몬은 뇌하수체전엽에서 LH의 분비를 억제하는 등의 영향은 없고 FSH의 분비를 억제한다.

그림 17.3은 생식소 조절과정을 도해한 것이다. 비록 시상하부–뇌하수체–생식소의 상호작용이 남성과 여성에서 유사하지만, 이들 사이에는 중요한 차이가 있다. 성인 남성에서 생식소자극호르몬과 성스테로이드의 분비는 어느 정도 일정하다. 이와는 달리, 성인 여성에서의 생식소자극호르몬과 성스테로이드의 분비는 주기적인 변화를 보인다(월경주기 동안). 또한 여성주기의 한 단계, 즉 배란 바로 전에 에스트로겐은 LH 분비에 양성되먹임 효과를 가진다.

송과샘

인간의 생리학에서 **송과샘**(pineal gland)의 역할은 잘 밝혀져 있지 않다. 송과체는 뇌의 심부에 위치한 샘으로 아미노산 트립토판의 유도체로 호르몬인 **멜라토닌**(melatonin)을 분비한다.

멜라토닌의 분비는 밤에는 증가하고 낮에는 감소한다. 포유동물에서 빛이 멜라토닌 분비를 억제하는 효과는 간접적인 것이다. 송과샘 분비는 상경부신경절에 기인하는 신경절후 교감신경세포에 의해 자극받는다. 결국 이들 신경세포의 활성은 망막을 때리는 빛에 의해 활성화되는 신경로에 의해 억제된다.

멜라토닌이 계절번식을 하는 포유류에서 뇌하수체–생식소 축에 영향을 준다는 실험적 증거는 풍부하다. 그러나 사람의 생리에서 멜라토닌의 조절 역할은 명확히 정립되어 있지 않다.

17.3 남성 생식계

정소의 간질내분비세포(라이디히세포)는 테스토스테론을 분비하는데 이 테스토스테론은 남성 부생식기관을 자극하여 남성 이차성징의 발달을 촉진하고 정자형성에 필요하다. LH는 라이디히세포를 자극하는 반면에 FSH는 세정관의 세르톨리세포를 자극한다.

정소는 정자형성이 진행되는 세정관과 테스토스테론을 분비하는 **간질내분비세포**(interstitial endocrine) 또는 **라이디히세포**(Leydig cells)를 포함하는 간질조직의 두 부분으로 구성되어 있다(그림 17.4).

남아에서는, 뇌하수체–생식소 축이 앞서 설명하였듯이 배아 시기에 일시적으로 활동하나 약 11살이 되기 전까지는 억제된다. 11살될 즈음에 FSH 분비가 증가하고 세정관을 자극함으로 정소의 부피가 증가한다. FSH의 세포수용체 단백질이 세정관에 독점적으로 위치하는데 **세르톨리세포**(Sertoli cells)에 제한되어 있다. LH 수용체 단백질은 간질의 라이디히세포에 독점적으로 위치한다. 라이디히세포에서 테스토스테론의 분비는 LH에 의해 자극되며 FSH에 의해서는 자극되지 않는다. 세정관 내 정자형성은 FSH에 의해 자극된다.

생식소자극호르몬의 분비 조절

수컷동물에서의 거세는 즉각적인 FSH와 LH 분비의 증가를 가져온다. 이러한 현상은 정소에 의한 호르몬 분비가 생식소자극호르몬의 음성되먹임 조절이 있음을 잘 설명한다. 만약 테스토스테론을 거세한 동물에 주사하면, LH의 분비가 거세 전의 수준으로 되돌아온다. 이는 LH가 라이디히세포에서 테스토스테론의 분비를 자극하고 테스토스테론은 뇌하수체전엽에서 LH의 분비를 억제하는 음성되먹임의 고전적 예이다(그림 17.5).

그러나 LH 분비를 억제할 정도로 충분한 테스토스테론의 양은 거세 후 증가하는 FSH의 분비를 억제하는 데는 충분하지 않다. 세정관에서 생성되는 수용성(따라서 스테로이드라기보다는 펩타이드)산물이 FSH 분비를 특이적으로 억제한다. 세정관의 세르톨리세포에서 일차적으로 생성되는 이 호르몬은 **인히빈**(inhibin)이라 불린다(또한

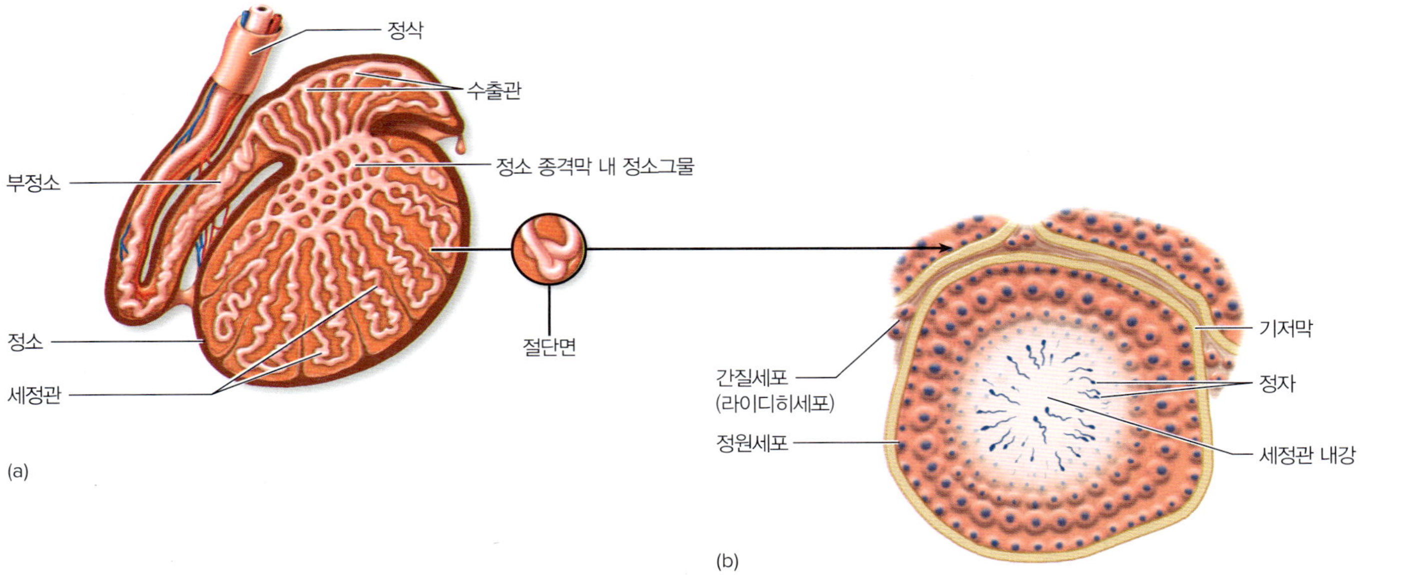

그림 17.4 세정관. (a) 정소의 시상단면, (b) 세정관의 횡단면, 기저막에 이웃한 정원세포가 있는 생식상피를 보여준다.

인히빈은 난소의 과립세포에서 생성되어 호르몬으로 작용하고 난소의 측분비 조절자로 기능을 한다).

테스토스테론 유도체

테스토스테론은 앞에서 설명하였듯이 표적기관세포에서 5α-환원효소에 의해 다이하이드로테스토스테론(DHT)으로 전환될 수 있다. 즉, DHT은 다른 효소에 의해 다른 5α-환원 남성호르몬인 3α-디올(3α-diol)과 3β-디올(3β-diol)로 변할 수 있다(그림 17.6).

다른 한편, 테스토스테론은 뇌에서 에스트라디올-17β로 전환된다. 비록 에스트라디올이 여성스테로이드로 조절 기능을 가지나, 에스트라디올은 정상적인 남성 생리에서 작용하는 화합물이다. 에스타리디올은 정소에서 **아로마타아제**(aromatase)라 불리는 효소에 의해 형성된다.

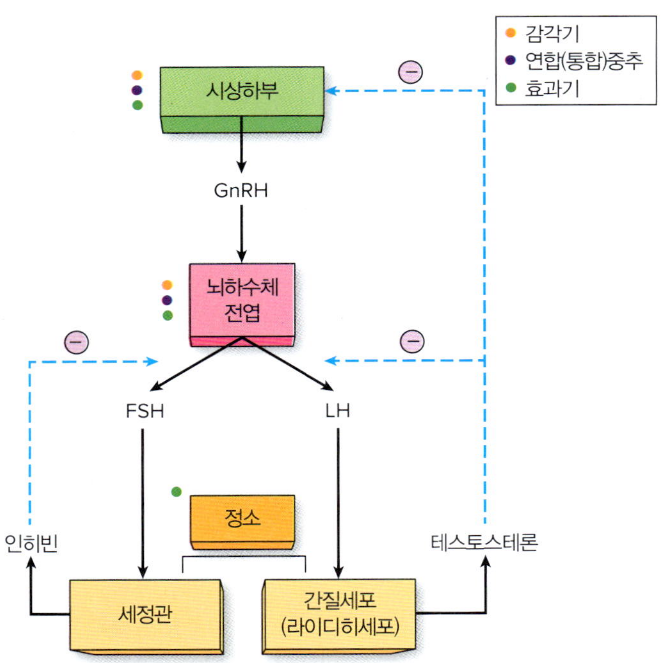

그림 17.5 뇌하수체전엽과 정소. 세정관은 FSH 작용 표적이다. 간질내분비(라이디히)세포는 LH 작용 표적이다. 라이디히세포에서 분비된 테스토스테론은 LH 분비를 억제한다. 세정관에서 분비된 인히빈은 FSH 분비를 억제한다.

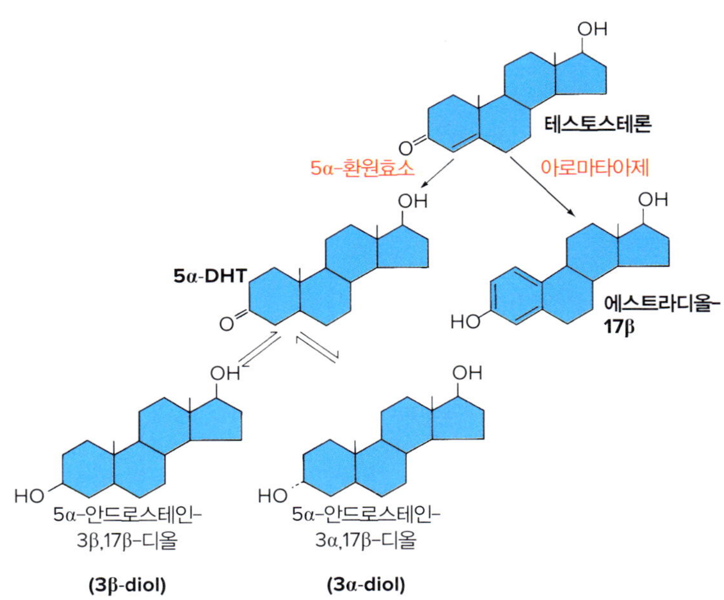

그림 17.6 테스토스테론 파생물. 정소의 간질내분비(라이디히)세포에서 분비된 테스토스테론은 뇌와 다른 다른 표적기관에서 활성 대사체로 전환될 수 있다. 이들 활성 대사체에는 DHT와 다른 5α-환원 남성호르몬과 에스트로겐 등이 있다.

포유류에서 수컷과 암컷 뇌 사이에 일정 차이가 있는 이러한 차이는 태아 정소에서 분비되는 테스토스테론에 의해 태아 발생시기에 형성된다. 모체의 난소에서 분비되는 에스트로겐은 숫태아 또는 암태아에서 생성되는 스테로이드결합단백질인 **α-페토프로테인**(alpha fetoprotein)에 결합하고 이로 모체 유래 에스트로겐이 뇌로 들어가는 것을 방지한다. 그러나 숫태아 정소에서 분비되는 테스토스테론은 뇌로 들어갈 수 있고 아로마타아제에 의해 에스트라디올로 전환된다. 이 전환은 테스토스테론이 뇌를 남성화하는데 필요하다. 에스트라디올은 보통 여성호르몬으로 인식되지만, 테스토스테론에서 유래한 에스타디올은 적어도 수컷 설치류에서 보이는 성행위, 영토권, 공격성을 생성하는 뇌의 남성화를 일으킨다.

테스토스테론 분비와 나이

테스토스테론과 인히빈의 음성되먹임 효과는 남성에서 생식소자극호르몬의 일정하게 상대적인 양을 유지(즉 비주기성)할 수 있도록 돕고, 결과적으로 정소에서 일정한 수준의 남성호르몬이 분비된다. 이는 여성에서 생식소자극호르몬과 난소 스테로이드가 주기적으로 분비하는 것과는 상대적인 것이다. 여성은 폐경기 동안에 성스테로이드의 분비가 급격히 중단되는 것을 경험한다. 이와는 반대로, 남성에서의 남성호르몬 분비는 점진적으로 감소하며 그 폭은 개인에 따라 매우 다양하다.

테스토스테론 수준의 감소는 20세 이후에 남성에게서 서서히 감소하여, 일반적으로 생식소기능저하 상태(혈중 테스토스테론 수준이 320 ng/dL 미만으로 정의)는 약 70세에 이르러 나타난다. 나이 이외의 혈중 테스토스테론 양 감소의 원인으로는 신체활동 부족, 비만, 약물 남용을 들 수 있다.

정자형성

초기 배아 발생 시기에 난황낭으로부터 이동하여 정소로 이동하는 생식세포는 **정원세포**(spermatogonia)라 불리는 정자형성 줄기세포가 된다. 줄기세포인 정원세포는 세정관의 외부테두리 기적막 바로 다음 부분에 위치하여 간질조직 내 혈관에 가장 근접할 수 있는 위치에 있게 된다. 정원세포는 이배체세포(46개의 염색체를 가짐)로 **감수분열** 과정을 통하여 성숙한 반수체 배우자가 된다.

감수분열은 2회에 걸친 핵분열을 진행한다. 이 과정의 첫 번째 부분에서, 복재된 DNA 상동염색체는 두 딸세포로 나뉘어 간다. 따라서 각 딸세포는 각 상동염색체 쌍 중 하나만을 함유하게 됨으로, 처음 감수분열의 결과 23개의 염색체를 함유하게 되고 반수체이다. 그러나 이 단계에서 23개의 염색체 각각은 두 가닥의 동일한 DNA(**염색분체**)를 함유하고 있다. 두 번째 감수분열 동안, 이들 염색분체는 딸세포로 나뉘어 가게 된다. 한 이배체 정모세포는 4개의 반수체 세포를 생성한다(그림 17.7).

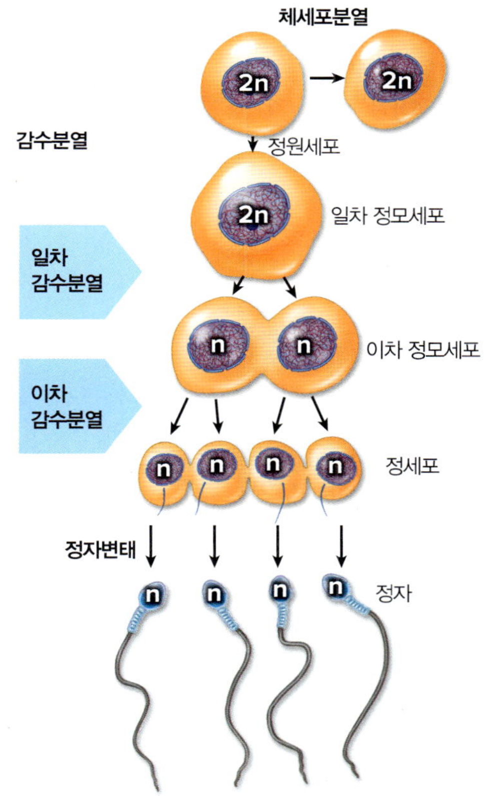

그림 17.7 정자형성. 정원세포는 체세포분열로 재생하고 감수분열을 약속한 딸세포를 생성한다. 감수분열을 약속한 세포는 일차 정모세포라 한다. 일차 감수분열로 형성된 딸세포는 이차 정모세포라 불린다. 이차 정모세포가 이차 감수분열을 완수하여 정세포를 형성한다. 1개의 일차 정모세포의 감수분열로 형성된 4개의 정세포는 서로 연결되어 있다는 것에 주의를 기울여야 한다. 각 정세포는 성숙한 정자를 형성한다(2n = 이배체, 1n = 반수체).

실제로, 약 1,000에서 2,000개의 줄기세포가 난황낭에서 배아 정소로 이동한다. 성체시기 전체를 통하여 수백만 개의 정자를 생성하기 위해서, 이들 정원세포는 체세포분열을 통하여 각각 증식해야 하고 그 딸세포가 **일차 정모세포**(primary spermatocyte)로 되어 감수분열을 수행한다. 이렇게 하여, 정자형성은 정원세포 수의 감소없이 지속적으로 일어날 수 있게 된다. 남성의 세정관은 정상적으로 매일 적어도 3억 개의 정자를 생산한다.

이배체 일차 정모세포가 일차 감수분열을 완성하면(말기 I), 두 개의 반수체 딸세포가 생성되고 이는 **이차 정모세포**(secondary spermatocytes)라 불린다. 이차 감수분열 말에, 두 이차 정모세포 각각은 2개의 반수체 **정세포**(spermatid)를 생성한다. 따라서 한 개의 일차 정모세포는 4개의 정세포를 생성한다.

정원세포와 일차 정모세포는 세정관의 바깥쪽에 위치하는 반면, 정세포와 성숙한 정자는 세정관 내강쪽에 위치한다.

이차 감수분열이 끝날 즈음에, 한 개의 일차 정모세포의 감수분열로 생성된 4개의 정세포는 각 분열이 끝났어도 세포질이 서로 완전히 떨어지지 않아 서로 연결되어 있다. 서로 연결된 정세포의 **정자변태**(spermiogenesis)라 불리는 과정을 통하여 성숙한 **정자**(spermatozoa, 단수는 spermatozoon)가 되면서 세르톨리세포가 관여하여 떨어진다(그림 17.8).

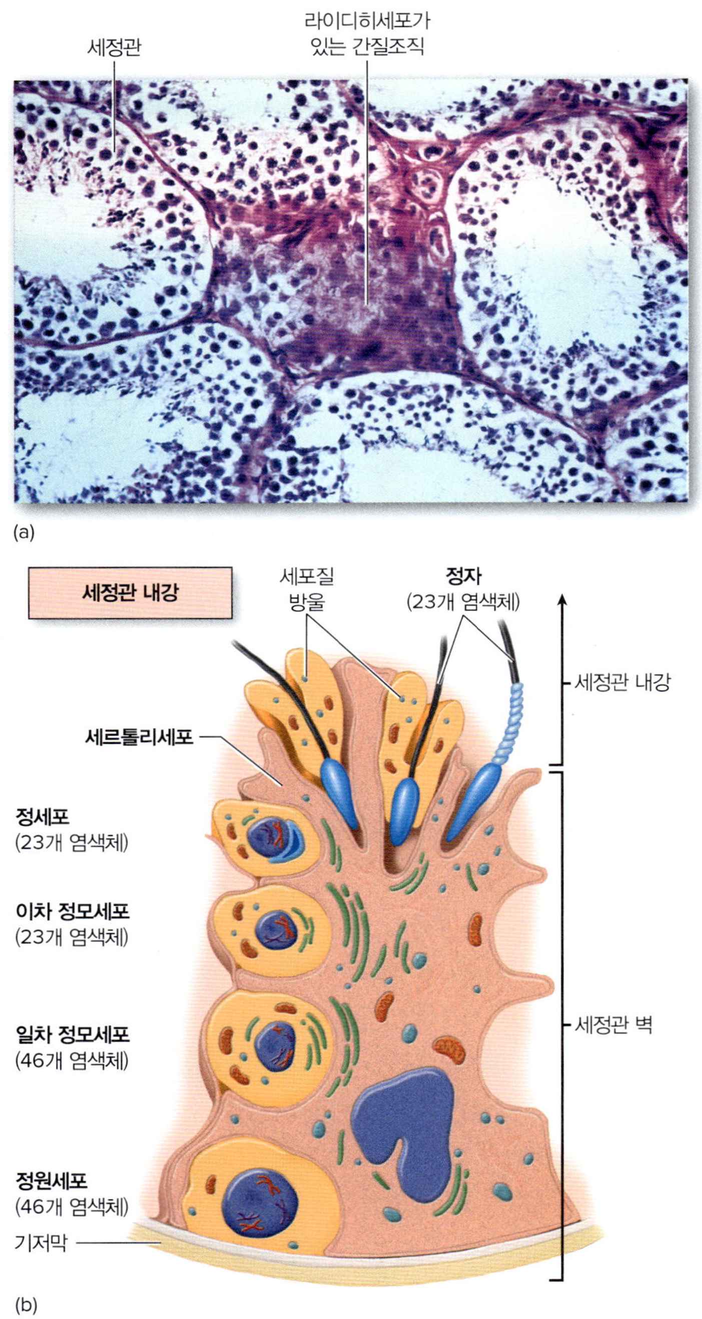

그림 17.8 세정관의 현미경사진과 모식도. (a) 세정관의 횡단면이고 간질조직으로 둘러싸인 것을 잘 보여준다. (b) 정자형성 단계가 세정관의 생식상피 상에 표시되어 있다. 세르톨리세포와 발달 중인 정자 사이의 관계를 볼 수 있다. (a) ©Biophoto Associates/Science Source

정자변태 동안에 DNA 상의 히스톤단백질이 **프로타민**이라 불리는 단백질로 치환된다. 프로타민은 정자에 특이적으로 염색질의 엄청난 응축을 유도한다. 이러한 염색질의 정자 특유 구조는 정자변태 동안 정자 핵 모양의 변화를 이끈다. 염색질의 응축과 핵 모양의 변화에 이어 편모의 발생, 세르톨리세포에 의한 생식세포 세포질의 제거, **첨체**(소화효소가 축적된 모자와 같은 구조)의 출현이 일어난다. 정자변태 끝자락에, 정자는 세정관의 강으로 풀려난다.

세르톨리세포

비생식세포인 세르톨리세포는 기저막 상에 있고 각 세정관의 표면 주변에 밀착연접으로 세르톨리세포 간에 서로 연결되어 있다. 세르톨리세포의 세포질은 기저막쪽에서 세정관의 내강쪽으로 넓게 분포한다.

이와 함께 세르톨리세포는 또 다른 지작으로 세정관을 하나의 면역적 특별격리장소로 만드는데 도움을 준다. 세르톨리세포는 **FAS 리간드**(FAS ligand)를 생성하는데 이 FAS 리간드는 T 림프구의 표면상에 있는 FAS 수용체에 결합한다. 이는 T 림프구의 세포예정사(세포자살)를 추친하고 면역공격으로부터 발생하는 정자에 대한 공격을 방어하는 것을 돕는다.

정자변태 과정에서(정세포가 정자로 전환), 대부분의 정세포 세포질은 제거된다. 이는 정세포 세포질의 잔여체를 세르톨리세포에 의한 식세포 작용으로 일어난다(그림 17.9).

세르톨리세포는 **남성호르몬-결합단백질**(androgen-binding protein, ABP)이라 불리는 단백질을 세정관의 내강으로 분비한다. 이 단백질은 테스토스테론과 결합하여 세정관 내에 농축하여 농도를 높인다. ABP의 생성은 FSH에 의해 자극받고, FSH 수용체는 세르톨

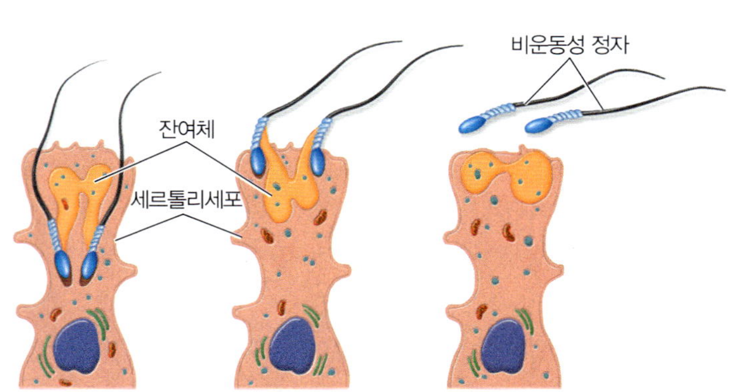

그림 17.9 정세포가 정자로의 변태 과정. 정세포가 정자로 발달할 때, 대부분의 세포질이 잔여체로 떨어져 나가고 둘러싸고 있는 세르톨리세포 세포질로 섭취된다.

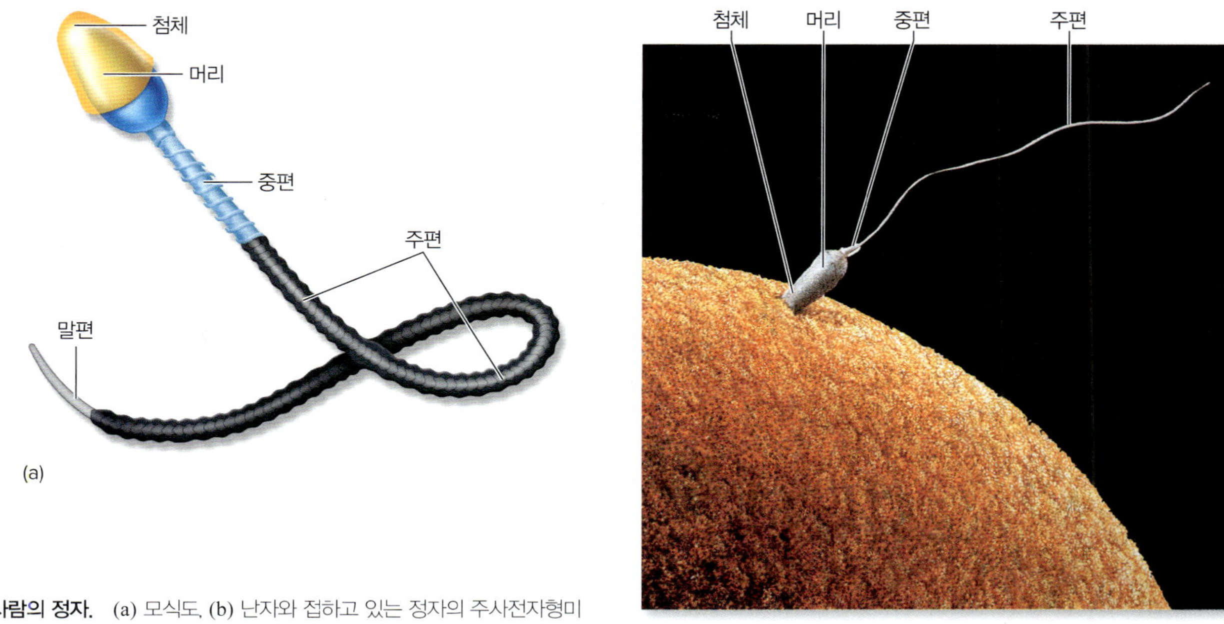

그림 17.10 사람의 정자. (a) 모식도, (b) 난자와 접하고 있는 정자의 주사전자형미경 사진을 볼수 있다. (b) ©F. Leroy/SPL/Science Source

리세포에만 위치한다. 따라서 FSH의 모든 효과는 세르톨리세포를 매개해야만 한다.

정자변태가 마무리될 때, 정자는 세정관의 내강으로 들어간다. 정자(그림 17.10)는 DNA를 함유한 핵과 이 위를 덮고 있는 **첨체**로 알려지 모자로 구성된 **머리**와 편모 꼬리를 포함한다. 편모는 **축삭**(axoneme)이라 부르는 특이한 9+2 미세소관 구조를 가진다. 축삭은 편모 전체

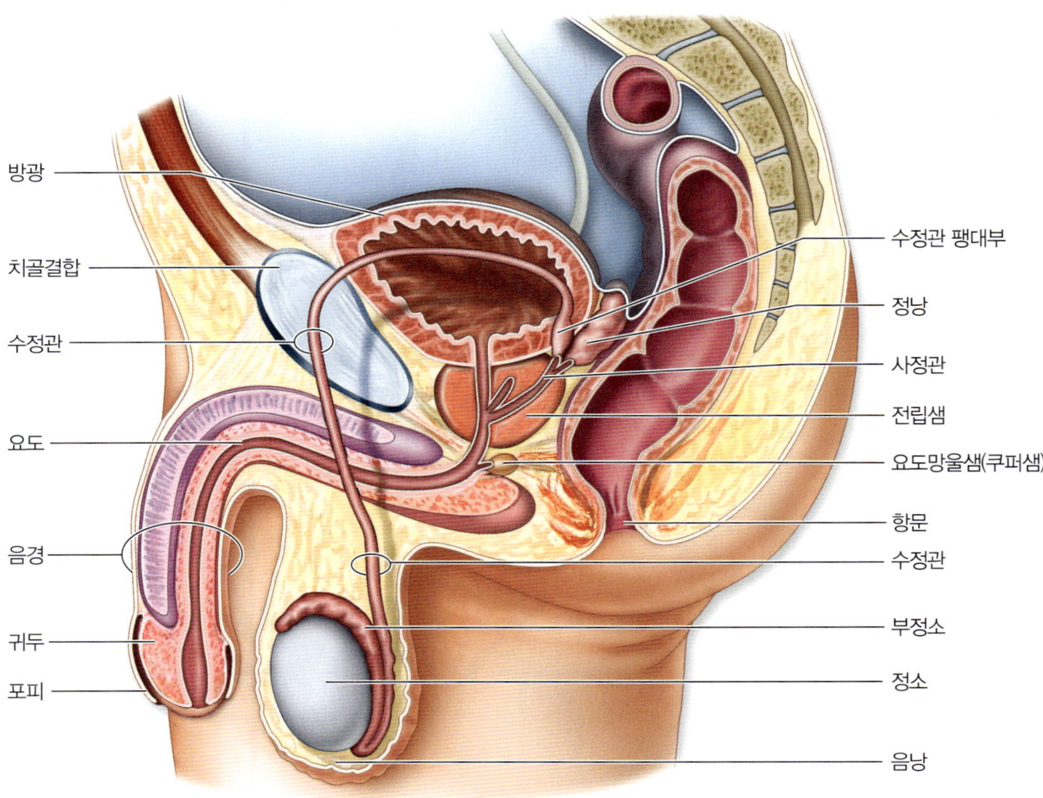

그림 17.11 남성 생식계 기관. 보여주고 있는 남성기관은 시상면상이다.

에 걸쳐 있고 이는 축삭을 감싸는 미토콘드리아와 섬유성 수초로 둘러싸인 **중편**(midpiece)과, 축삭이 섬유성 수초로만 둘러싸인 **주편**(principal piece), 축삭만 있는 **말편**(end piece)으로 구분할 수 있다. 세정관 내 정자는 운동능력이 없다. 운동능력은 정소에서 나간 후 부정소에서 얻어 편모운동을 할 수 있게 된다.

정자형성의 호르몬 조절

테스토스테론은 감수분열을 완료함과 정세포 성숙의 초기 단계에 필요하다. 이 효과는 테스토스테론에 의해 직접적으로 생성되는 것이 아니라 세정관 내에서 테스토스테론에서 유래한 분자(앞에서 언급했듯이 5α-환원 남성호르몬과 에스트로겐)에 의한다. 또한 정소는 매우 다양한 측분비 조절자(형질전환 성장인자, 인슐린-유사 성장인자-1, 인히빈 등)를 생성하여 정자형성 조절을 돕는다. LH 자극에 의한 테스토스테론 분비는 정자형성을 촉진하는 반면 FSH는 그 효과를 증가시킬 뿐이다.

성인 정소에서 정자형성의 유지는 테스토스테론만이 필요하다. 그러나 FSH는 가장 왕성한 정자 생성에 필요시되어 아마도 적합한 생식이 됨에 필요한 것으로 인식되고 있다.

남성 부생식기관

정자와 세정관 분비물은 정소의 이 부분, 즉 정소망으로 이동하고 **수출관**을 통하여 **부정소**(epididymis, 복수형은 epididymides)로 이동한다. 부정소는 매우 빽빽하게 꼬여있는 구조체로 쭉 펴면 약 5미터

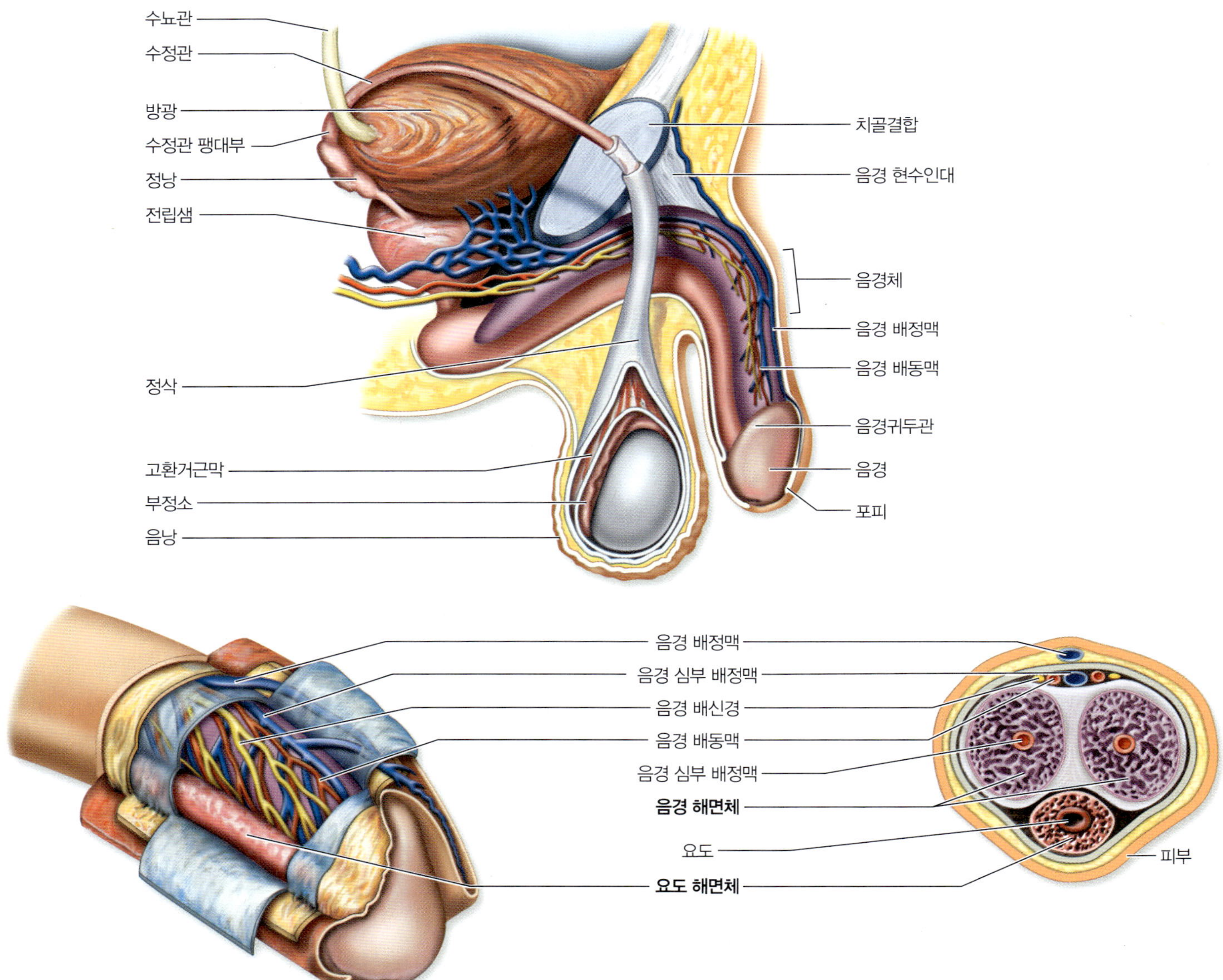

그림 17.12 음경의 구조. 발기조직의 부착, 혈관과 신경 공급, 배열로 종단면상과 횡단면상이다.

(16피트) 길이의 관이 특이 유형으로 꼬여 있다. 정자는 부정소 머리로 들어가고 꼬리로 이동하여 단일 관인 **수정관**(ductus deferens 또는 vas deferens)으로 넘어간다.

부정소 두부로 들어간 정자는 운동능력이 없다. 이는 중탄산염의 재흡수와 ATPase 펌프에 의한 수소이온의 능동적 분비에 의한 부정소관액과 수정관액의 pH가 낮은 것이 한 원인이 된다. 부정소를 통과하는 동안, 정자는 성숙과정을 거치게 되어 pH와 온도의 변화에 보다 튼튼하게 만들어진다. pH는 사정동안에 염기성 전립샘액에 의해 중화됨으로 여성의 생식수관에서 일정시간을 지내면 정자는 온전한 운동을 하고 난자를 수정할 수 있는 능력을 갖게 된다.

수정관은 부정소로부터 정낭이 있는 골반강으로 정자를 수송한다. 이후 **정낭**(seminal vesicles)은 분비물을 분비하여 관에 더한다. 이 지점에서 수정관은 **사정관**(ejaculatory duct)이 된다. 그러나 사정관은 약 2 cm로 짧고 바로 **전립샘**(prostate)으로 들어가 전립샘의 요도(urethra)에 바로 접목된다. 전립샘은 전립샘의 요도에 있는 수많은 벽공을 통하여 분비물을 더함으로 **정액**으로 알려진 액체를 형성한다(그림 17.11).

전립샘에서 분비되는 용액은 구연산(시트르산), 칼슘, **베시큘라아제**(vesculase)로 불리는 효소를 포함한다.

발기, 배출, 사정

음경 크기와 굵기의 증가가 수반되는 **발기**(erection)는 음경의 발기조직 내로 혈액이 흘러들어간 결과로 이루어진다. 이 발기조직은 음경의 등쪽면에 위치한 2쌍의 구조체인 **음경 해면체**와 배쪽면에 위치한 쌍을 이루지 않은 한 개의 **요도 해면체**이다(그림 17.12).

발기는 부교감신경의 축삭말단에서 음경 해면체로 분비하는 산화질소(NO)에 의해 생성된다. 추가적인 NO는 음경 해면체의 내상피

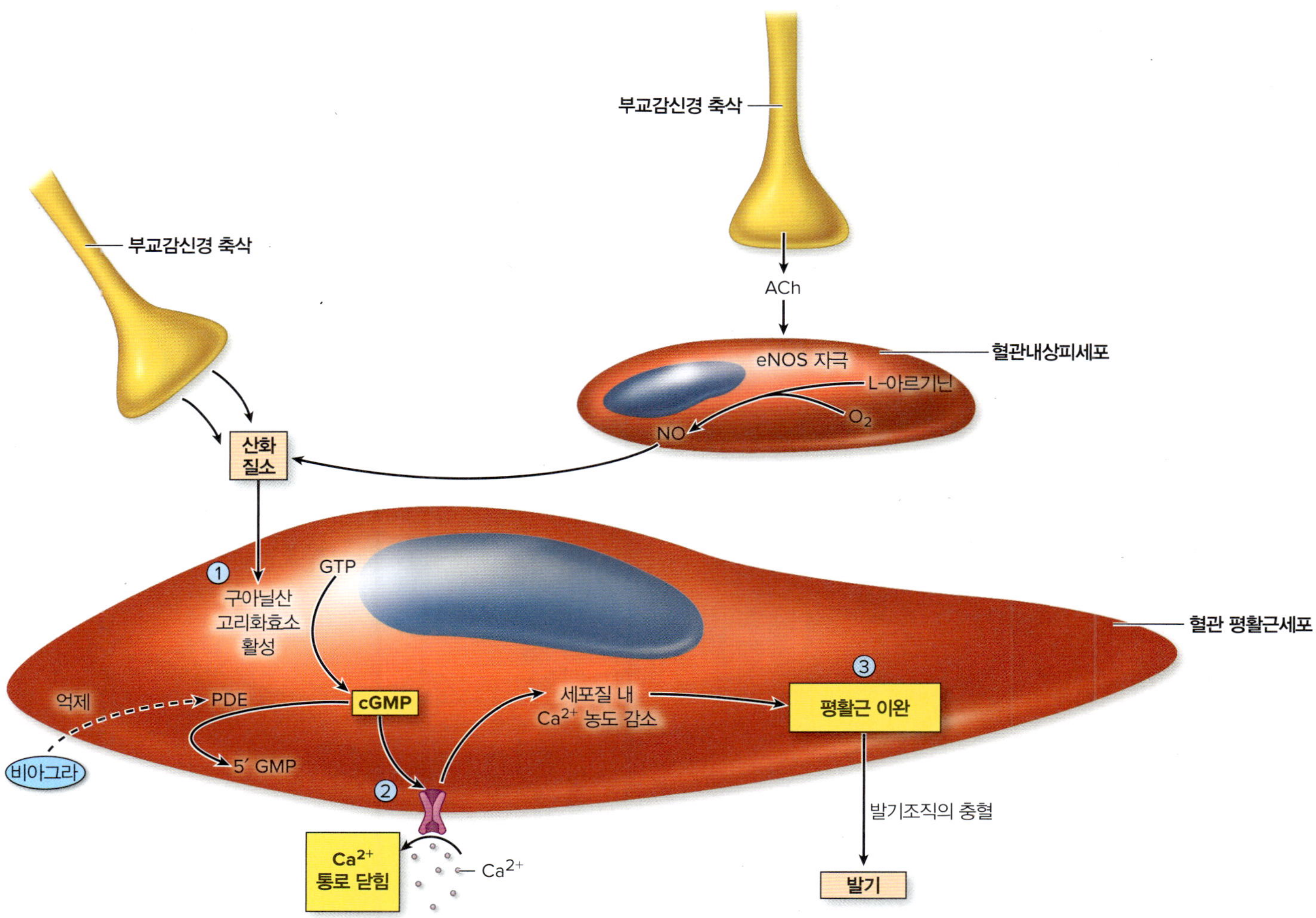

그림 17.13 음경 발기에서 산화질소의 역할. 산화질소는 음경 내 부교감신경 축삭에서 분비되며, 또한 음경 혈관 내상피에서 측분비조절자로 생성된다. (1) 산화질소는 고리형 GMP(cGMP)를 생성하는 구아닐산고리화효소를 활성화한다. (2) cGMP는 혈관 평활근세포 원형질막 Ca^{2+} 통로를 닫히게 한다. (3) 이로 평활근세포이 이완하여 음경 내 혈관 확장과 발기조직이 충혈한다. 비아그라와 유사한 약은 cGMP를 깨는 촉매효소인 포스포디에스테라아제(PDE)의 억제제로 cGMP의 발기 능력 촉진 가능성을 증가시킨다.

세포에서 분비되는 것과 음경의 동맥의 내상피세포에서 분비되는 것이다. NO는 평활근세포로 들어가서 구아닐산고리화효소(guanylate cyclase)의 아단위체 내 헴철(heme Fe^{2+})에 결합한다. 이로 이 효소가 활성화되어 GTP를 고리형 GMP(cGMP)로 전환하고 원형질막 내 Ca^{2+} 통로를 닫는다(그림 17.13). 세포 내 Ca^{2+} 감소는 결과적으로 음경 해면체의 평활근이 이완되고 얇은 혈관이 확장되는 원인에 따라 음경 해면체에 혈액으로 가득차게 된다. 음경 해면체 내 혈압이 증가함에 따라서 음경이 부풀어 오르고 정맥유출이 막히게 되어 발기가 유지됨을 돕는다.

배출(emission)이라는 용어는 정액이 요도로 이동하는 것을 말하고, **사정**(ejaculation)은 정액을 음경의 요도로부터 강제적으로 방출하는 것을 의미한다.

17.4 여성 생식계

몇몇 난포가 난소주기 동안에 성숙하고, 난포 속이 있는 난자는 이차 감수분열의 중기로 진척한다. 배란 때, 보통 한 개의 이차 난모세포가 난소에서 방출된다. 그리고 빈 난포는 황체가 되나 비생식주기 끝의 경우에는 퇴화한다.

크기와 모양이 큰 아몬드와 유사한 두 개의 난소(그림 17.14)가 골반대에서 시작하는 인대에 매달려 있다. **수란관**(uterine tubes 또는 fallopian tubes)의 술 모양으로 확장된 구조물이 난소의 일부를 덮고 있다. **배란**이라 불리는 과정으로 난소에서 방출되는 난자는 수란관의 수란관 상피세포에 발달한 섬모의 운동으로 수란관 내로 끌어당겨진다. 각 수란관의 내강은 인대 골반강 내에 자리잡고 있는 서양배 모양의 근육기관이 **자궁**(uterus)에 연결되어 있다.

자궁은 3개의 층으로 구성된 구조물이다. 즉 가장 바깥쪽의 결합조직인 **자궁외막**(perimetrium), 중간에 위치한 평활근층인 **자궁근층**(myometrium), 가장 안쪽의 **자궁내막**(endometrium)으로 구성되어 있다.

자궁은 좁아져 다층의 비케라틴 상피로 둘러싼 **자궁경부**(crevix)를 형성하는데 관 모양의 **질**(vagina)로 열린다. 자궁과 질 사이의 유일한 물리적 장벽은 **자궁경부 점액** 마개다. 질, 자궁, 수란관 구조는 여성의 부생식기관을 구성한다(그림 17.15).

난소주기

임신 약 5개월에 이르러서는 난원세포의 수가 6백만에서 7백만 개에 이른다. 대부분의 난원세포는 출생전에 세포사멸 과정을 거쳐 없어

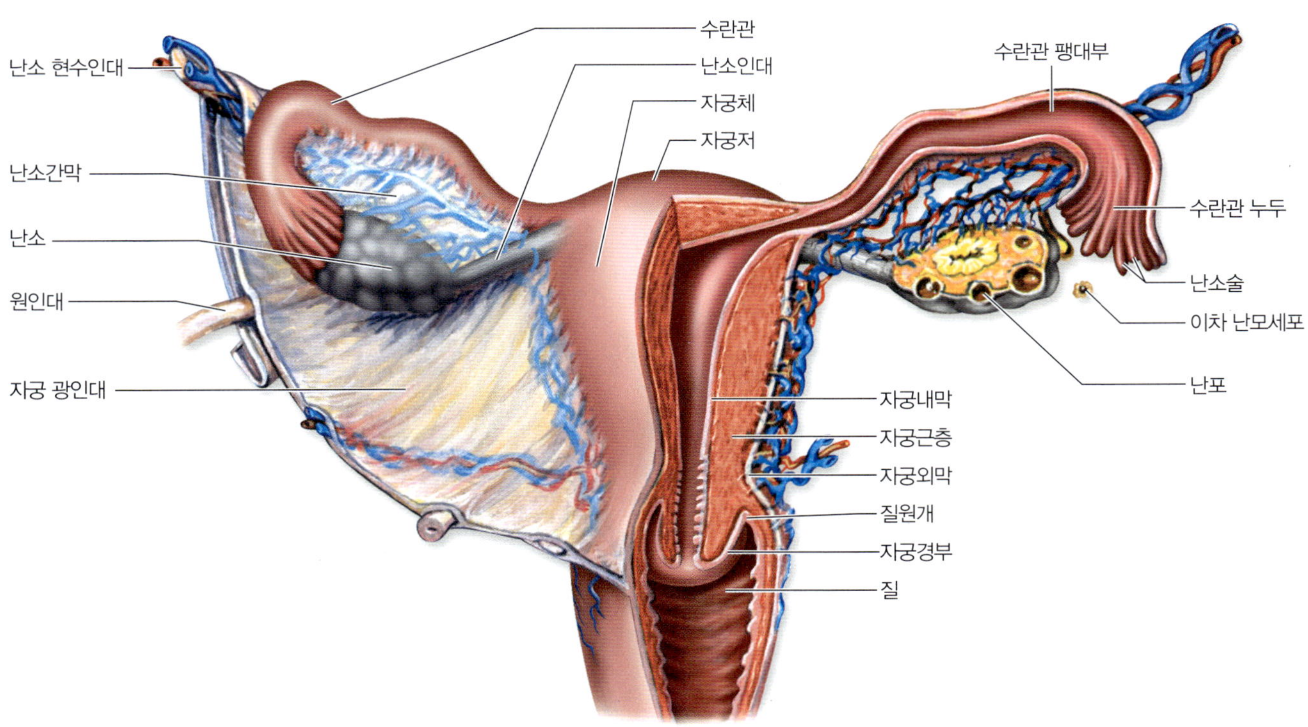

그림 17.14 자궁, 수란관, 난소. 현수인대를 뒤쪽 배경으로 보여주고 있다.

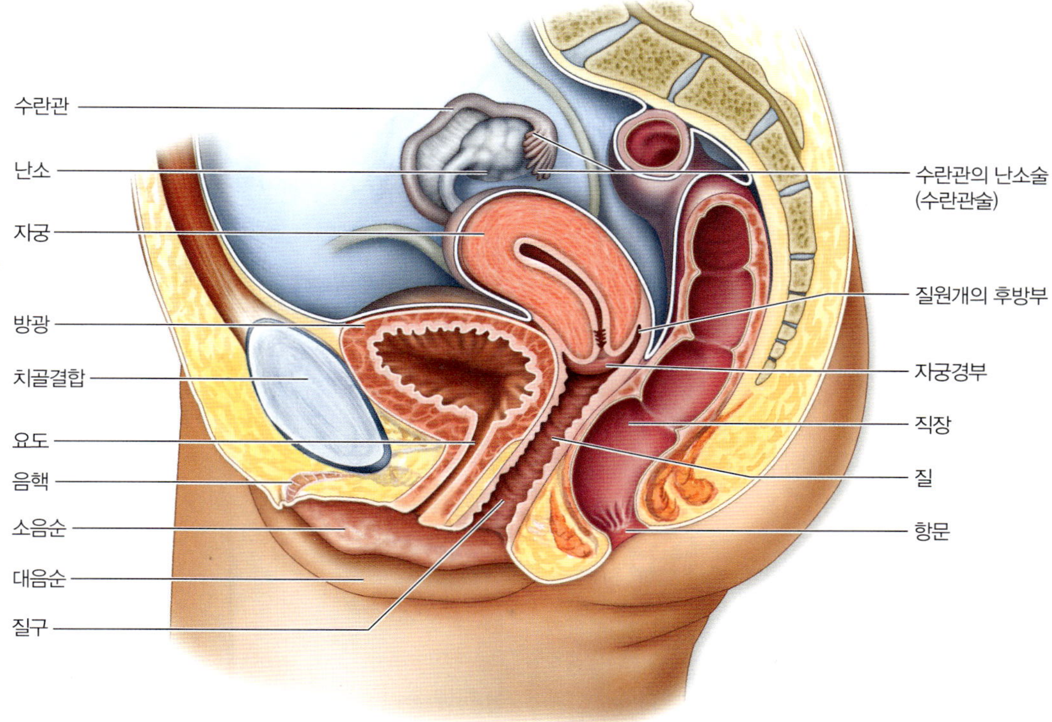

그림 17.15 여성 생식계 기관. 시상단면이다.

진다. 남아있는 난원세포는 임신말기로 가면서 감수분열을 시작하는데 이때 이를 **일차 난모세포**(primary oocyte)라 한다.

갓 태어난 여아의 난소에는 약 2백만 개의 일차 난모세포가 있다. 각각의 일차 난모세포는 그들의 원시난포 내에 위치하고 있다. 여아가 사춘기에 다다랐을 때 일차 난모세포와 난포의 수가 4십만 개로 감소된다. 이들 일차 난모세포 중 약 400개만이 여성의 생식기간에 배란되고 나머지는 자멸사한다. 난자형성은 폐경기(월경이 끝나는 시기)때 완전히 멈춘다.

대부분의 원시난포는 사춘기 이후 약간 커지고, 난포세포는 구형으로 변한다. 이 난포는 **일차난포**(primary ovarian follicle)라 하며, 일차 감수분열 전기 I에 머물고 있는 일차 난모세포를 가지고 있다(그림 17.16a).

미성숙 일차난포는 단지 한 층의 난포상피세포로 구성되어 있다. FSH 자극에 반응하여, 이들 난자와 난포의 일부가 커지고, 난포세포가 분열하여 난자를 둘러싸는 다층의 **과립세포**(granulosa cell)층을 형성한다.

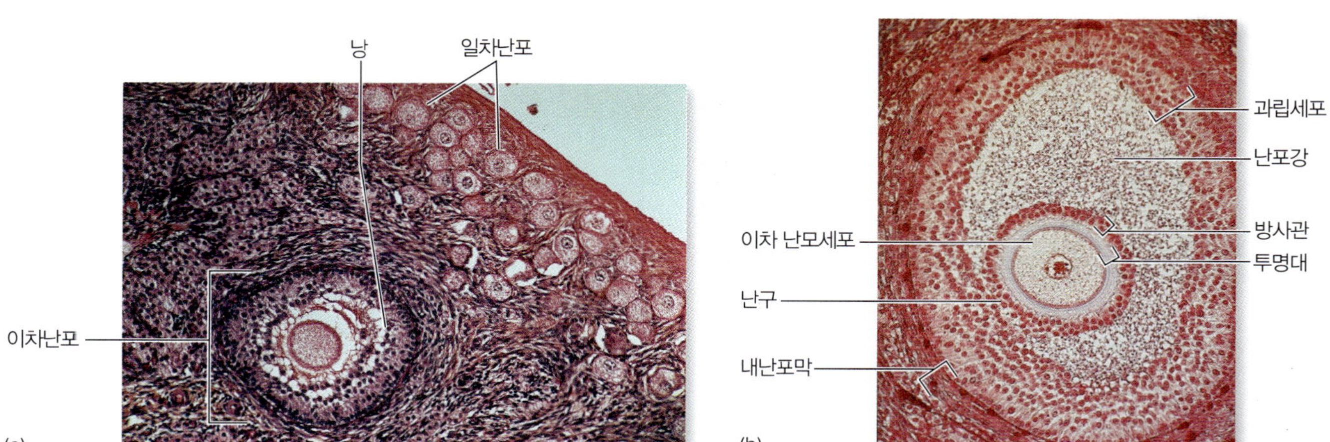

그림 17.16 난소의 현미경 사진. (a) 일차난포와 이차난포(3차난포로도 정의됨) 그리고 (b) 그라피언난포(성숙난포)를 이 단면에서 볼 수 있다. ©Ed Reschke

일부 일차난포는 계속 자라도록 자극되어 액체로 찬 여러개의 공간, 즉 작은 강이 형성되는데 이 단계의 난포는 3차난포(tertiary follicle) 또는 **이차난포**(secondary follicle)로 알려져 있다(그림 17.16a). 이 난포 중의 하나는 계속 자라고 이 과정에서 소포가 하나로 합쳐지게 되는 데 이를 **난포강**(antrum)이라 한다. 이 단계의 난포는 **성숙난포**(mature follicle) 또는 **그라피언난포**(graafian follicle)로 알려져 있다(그림 17.16b).

황체형성호르몬(LH)은 외쪽 과립세포에 있는 LH 수용체를 자극하여 cGMP의 생성을 낮추며, 이후 배란의 원인으로 작용한다. 즉 과립세포와 난자가 서로 간극연접으로 연결되어 있어서, 난소 내 cGMP가 감소하게 된다. 감수분열이 cGMP에 의해 억제되어 있었으나 cGMP가 낮아짐에 의해 난자는 일차 감수분열을 재개하게 된다. 그러나 이것은 온전한 두 개의 세포를 형성하지 못하는데, 그 이유는 단지 한 개의 **이차 난모세포**(secondary oocyte)가 모든 세포질을 가지기 때문이다. 일차 감수분열 재개로 세포가 나뉘어질 때 다른 한 세포는 작은 **극체**(그림 17.17)를 형성하고, 극체는 이후 쪼개져 사라진다. 이차 난모세포는 이차 감수분열로 들어가지만 다시 이차 감수분열 중기 II에 멈추게 된다. 이차 감수분열은 난자가 배란되고 수정되어야만 완성된다.

중기 II에 멈춘 이차 난모세포는 그라피언난포 내에 있다. 이 난포의 일부 과립세포는 난자를 지원하는 **난구**(cumulus oophorus)라 불리는 과립세포더미를 형성한다. 다른 과립세포는 난자 주변에 **방사관**(corona radiata)이라 불리는 고리 구조를 형성한다. 난자와 방사관 사이는 단백질과 다당류로 구성된 얇은 젤과 유사한 층인 **투명대**(zona pellucia)가 있다.

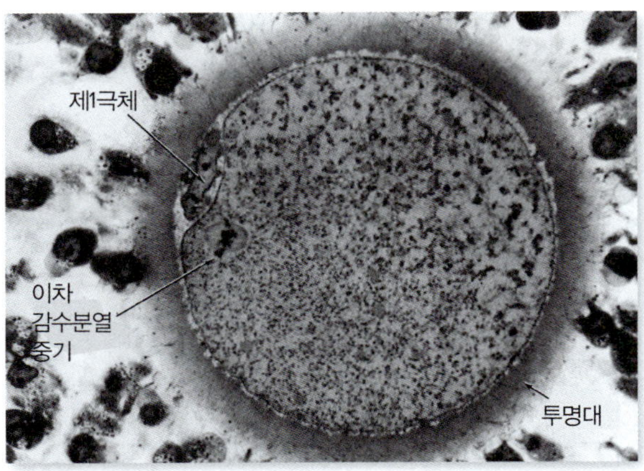

(a)

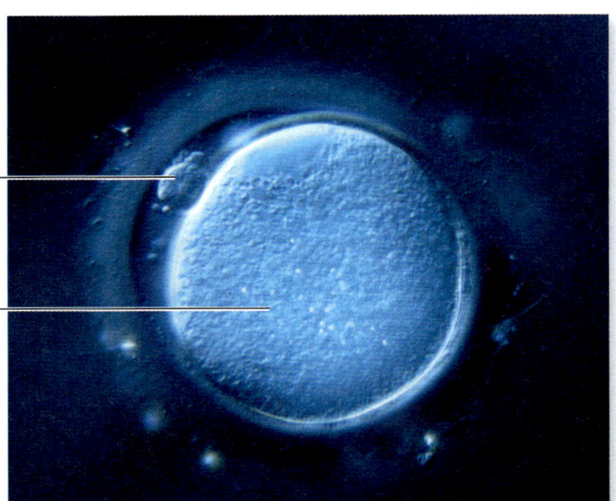

(b)

그림 17.17 제1극체를 가지고 있는 이차 난모세포. 제1극체는 일차 감수분열로 형성되는데 전자형미경으로 관찰한 모습(a)과 위상차현미경으로 관찰한 모습(b)이다. 제1극체는 퇴화되고 만약에 이차 난모세포(a로 표지됨)가 수정하지 않으면 중기 II 다음으로 진행하지 못한다. 수정후 이차 난모세포는 감수분열을 재개하여 제2극체를 형성하는데 제2극체도 역시 퇴화한다. (a) ©Don W. Fawcett/Science Source, (b) ©M. I. Walker/Science Source

배란

보통 월경 시작 첫날 이후 10일에서 14일까지 단지 한 개의 난포가 계속 자라 완전히 성숙한 그라피언난포(그림 17.18)가 된다. 이 주기 동안 다른 이차난포는 퇴행하여 폐쇄(난포 파열 실패라는 '열림없다'는 의미의 용어)된다.

폐쇄로부터 보호받은 난포는 그라피언난포로 발달하여 난소 표면에 불룩 튀어나올 정도로 크게 된다. 적절한 호르몬 자극에 의해, 이

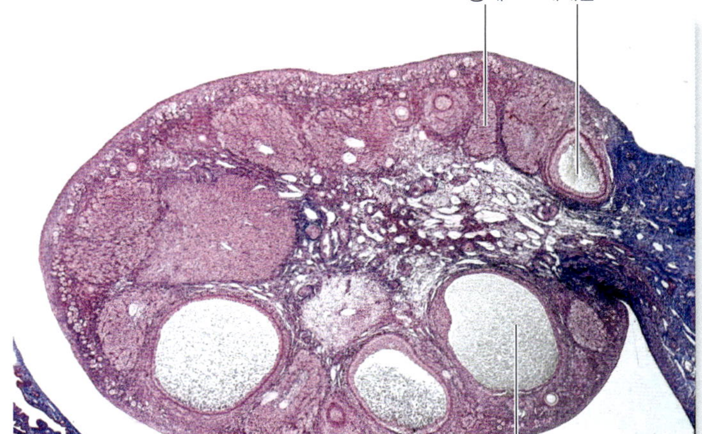

그림 17.18 여러 발달단계의 난포를 포함한 난소. 이 소의 난소는 완전히 성숙한 그라피언난포, 발달을 시작하였으나 멈춘 폐쇄난포, 전 주기에서 형성된 황체에서 유래한 백체를 볼 수 있다. ©Victor P. Eroshenko

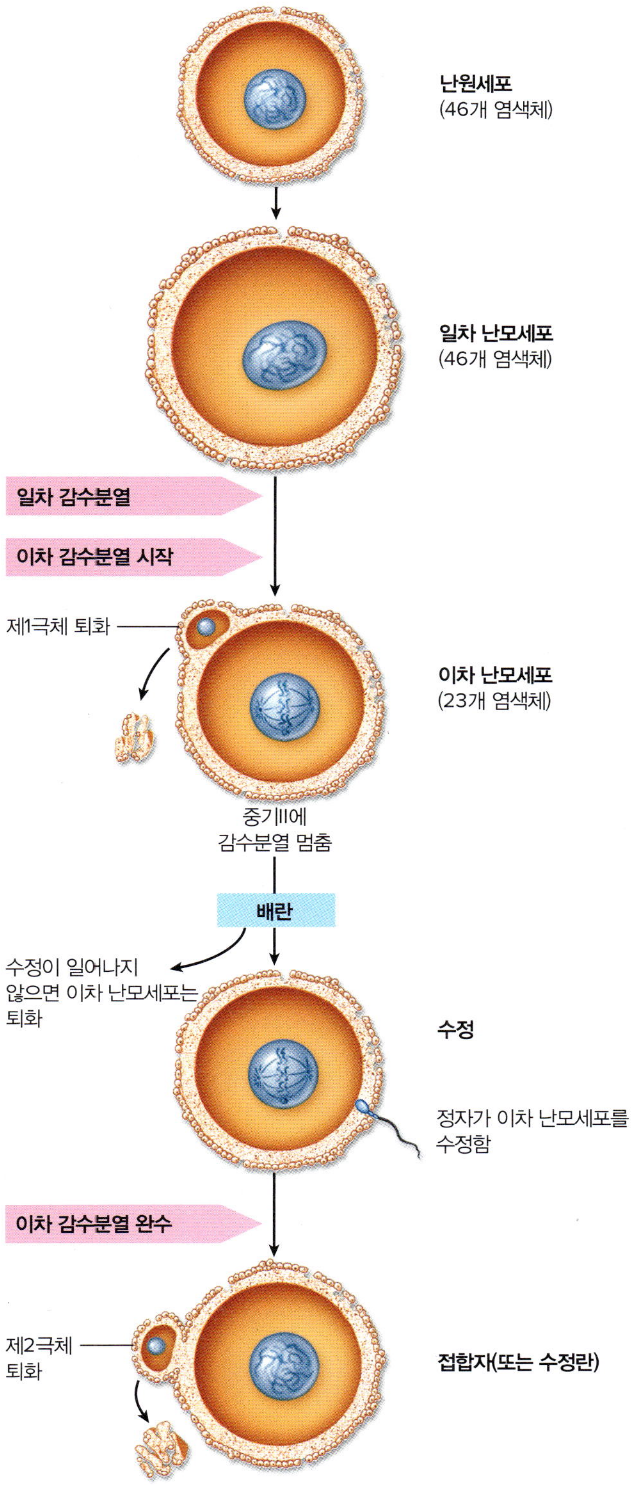

그림 17.19 난자형성. 감수분열 동안 각 일차 난모세포는 한 개의 반수체 이차 난모세포와 하나의 극체를 형성한다. 이 배우자가 수정되면, 제2극체를 형성하고 배우자의 핵은 전자의 핵과 융합하여 접합자가 된다.

난포는 물집이 터지는 것처럼 파열되어 **배란**(ovulation) 과정에서 수란관 내로 난자를 압출시킨다.

방출된 세포는 투명대와 방사관으로 둘러싸인 이차 난모세포다. 만약 수정이 일어나지 않으면 배란된 이차 난모세포는 이틀 정도 안에 퇴화된다. 만약 정자가 방사관과 투명대를 통과하여 이차 난모세포의 세포질 내로 들어가면, 난자는 이차 감수분열을 완성한다. 이 과정에서 세포질은 다시 균등하게 나뉘어지질 않고, 대부분은 접합자(수정난)에 남아 있고 제1극체처럼 퇴화하는 제2극체를 남긴다(그림 17.19).

배란 후 난소에서는 변화가 계속된다. 빈 난포는 뇌하수체전엽에서 유래하는 황체형성호르몬의 영향을 받아서 구조적 생화학적 변화를 거쳐 **황체**(corpus luteum)가 된다. 에스트라디올만을 분비하는 난포와는 달리, 황체는 2개의 성스테로이드호르몬인 에스트라디올과 프로제스테론을 분비한다. 비수정 주기가 끝날 무렵, 황체는 퇴화하여 기능이 없는 백체가 된다. 난소 내 이러한 주기적 변화를 그림 17.20에 요약하였다.

17.5 월경주기

뇌하수체전엽에서의 생식소자극호르몬 분비의 주기적 변화는 달주기 동안 난소 변화의 원인이 된다. 난소주기는 월경주기 동안 자궁내막의 변화 원인이 되는 에스트라디올과 프로제스테론 분비의 주기적 변화에 의한다.

사람, 꼬리없는 원숭이, 구대륙 원숭이(긴꼬리원숭이과 원숭이)는 약 한달 간격을 가지고 반복적으로 진행되는 난소 활동이 있다. 이를 **월경주기**(menstrual cycle)라 부른다. **월경**이라는 용어는 난소 스테로이드호르몬의 자극으로 두꺼워진 자궁내막의 기능층이 주기적으로 떨어짐을 나타내는데 사용된다.

월경주기 동안의 출혈은 에스트로겐과 프로제스테론의 분비 감소에 의한다.

월경주기 단계: 난소 내 주기적 변화

월경주기 기간은 전형적으로 약 28일이다. 난소는 월경 첫날에서부터 배란이 되는 날까지 **난포기**(follicular phase)이다. 배란 이후, 난소는 월경 첫날 이전까지 **황체기**(luteal phase)이다. 자궁내막의 주기별 변화는 월경기, 증식기, 분비기로 구분된다.

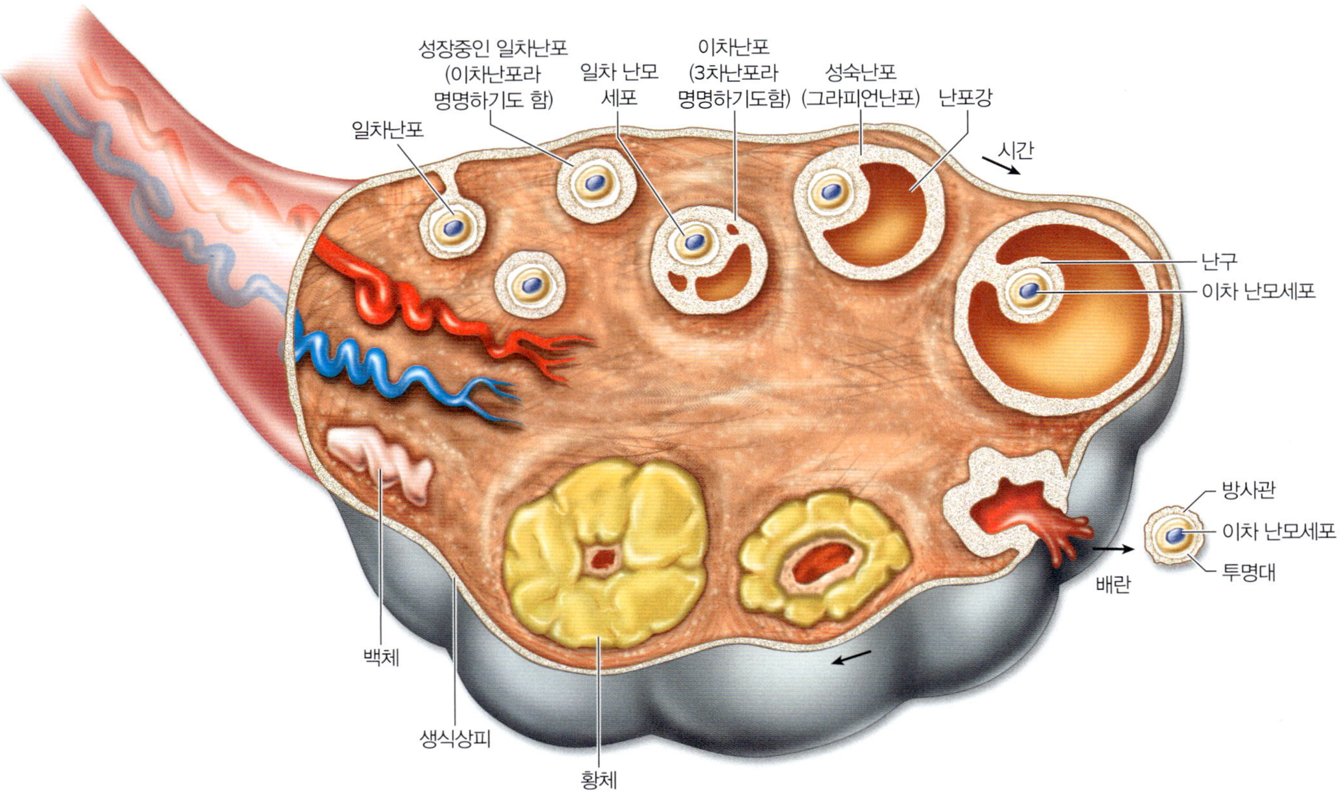

그림 17.20 난자와 난포 발달단계. 이 모식도는 월경주기 동안에 난소에서 일어나는 단계를 설명하고 있다. 화살표는 시간의 변화를 나타낸다.

난포기

월경은 평균 주기의 1~4일 또는 1~5일 지속된다. 이 시간동안, 난소 스테로이드호르몬의 분비는 가장 낮은 상태이고, 난소는 원시난포와 일차난포를 가지고 있다. 난소의 **난포기**(follicular phase)는 주기의 1일에서 13일까지 지속된다. 난포기 동안, 과립세포층이 다층인 일차난포가 성장하고 발달하여 난포강이 있는 난포가 된다. 난포기가 끝나갈 무렵, 한 난소에서 한 개의 난포가 성숙 단계에 이르러 그라피언난포가 된다. 난포가 자라면서, 과립세포는 증가한 양의 **에스트라디올**(estardiol, 일차적인 에스트로겐)을 분비하고, 배란 직전 2일 전인 주기 약 12일째에 혈중 농도가 최고치에 이른다.

배란

FSH의 자극하에서, 그라피언난포는 난소 표면에 얇은 벽을 가지는 수포(blister)가 만들어지도록 성장하여 커진다. 난포의 성장은 에스트라디올 분비의 빠른 증가로 성취된다. 에스트라디올의 빠른 증가는 주기 약 13일에 LH 급증을 시발한다. 결과적으로, LH 분비의 급증은 그라피언난포의 벽이 약 14일에 파열되는 원인이 된다(그림 17.21 꼭대기). 배란과정에서 이차 감수분열 중기 II에 머물고 있던 이차 난모세포는 난소에서 방출되고 섬모에 의해 수란관으로 빨려들어간다. 배란된 난자는 투명대와 방사관으로 계속 둘러싸여 있고 자궁으로의 여행을 시작한다.

따라서 배란은 FSH와 LH가 순차적으로 난포에 영향을 준 결과로 일어난다. 어떤 면에서 에스트라디올의 LH 분비에 대한 양성되먹임 효과를 통하여, 난포는 자신의 배란 시간을 설정한다. 이는 배란이 LH 급증에 의해 시발되고 LH 급증은 난포가 성장하는 동안의 에스트라디올 분비 증가에 의해 시발되기 때문이다.

황체기

배란 이후, 비어 있는 난포는 LH 자극으로 새로운 구조물인 황체가 된다. 구조에서의 이러한 변화는 기능의 변화와 함께 진행된다. 발달하는 난포는 에스트라디올만을 분비하는 반면, 황체는 에스트라디올과 **프로제스테론**(progesterone)을 분비한다. 혈중 프로제스테론 수준은 배란 전에는 무시할 만하나 **황체기**(luteal phase) 에 빠르게 증가하여 배란 후 약 1주일 후에 정점수준에 이른다.

황체는 황체기에 인히빈을 생성한다는 증거가 있는데, 이로 FSH의 분비 억제에 관여할 것으로 예측된다. 이는 새로운 난포의 발달을

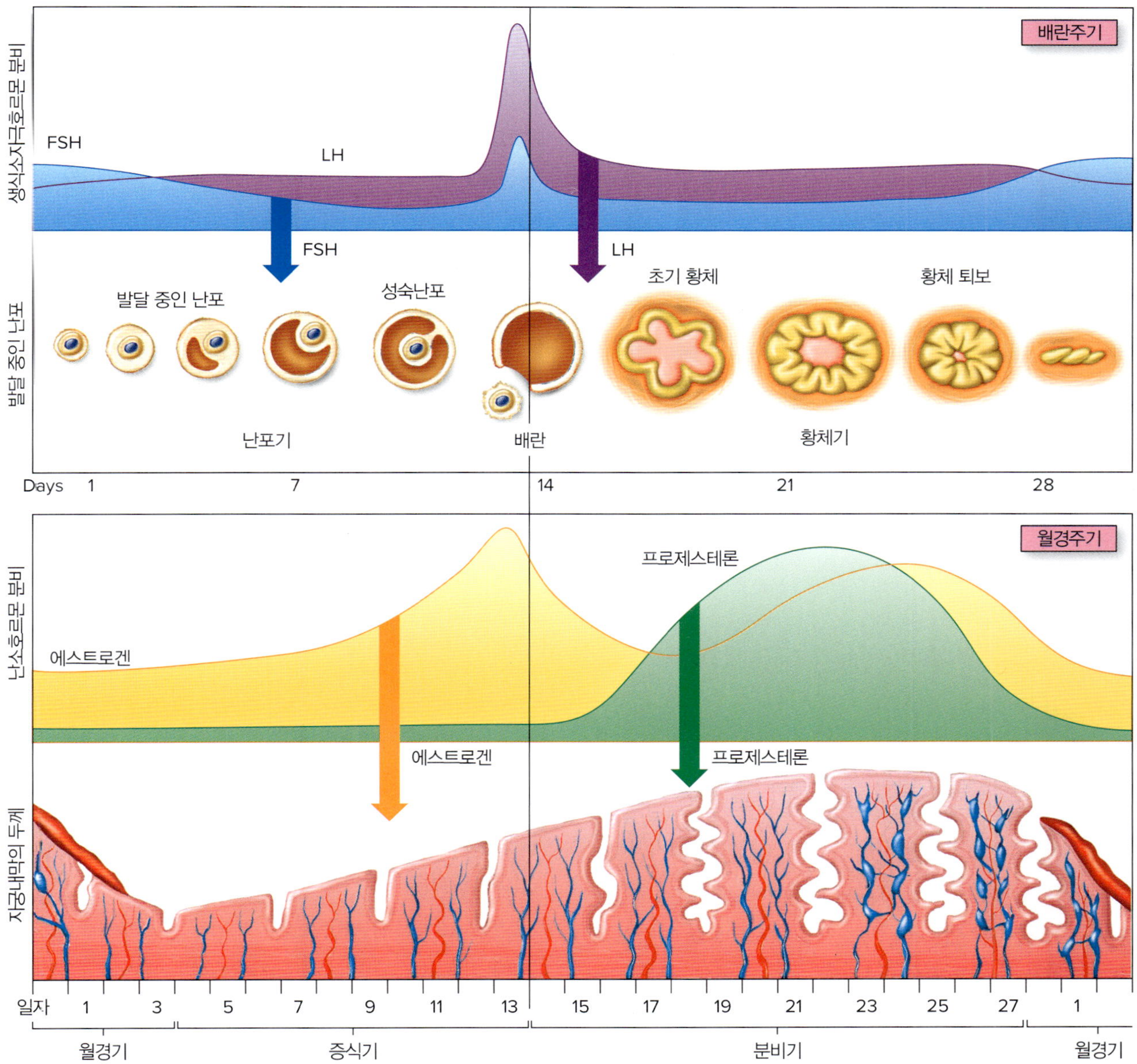

그림 17.21 배란주기와 월경주기. 하향 화살표는 호르몬의 효과를 나타낸 것이다.

지연시키고 이로써 정상적으로 동일 주기에 더 이상의 배란이 없다.

황체의 기능이 감소하면서 주기의 28일에 에스트로겐과 프로제스테론은 매우 낮은 수준으로 떨어진다. **이러한 난소 스테로이드의 철수는 월경의 원인**이 되고 새로운 난포의 발달이 시작되도록 촉진한다.

피임방법

피임약과 피임기구

1960년에 처음 시판된 **경구피임약**(oral contraceptives)은 현재 미국 내에서 천만 명의 여성이 세계적으로는 1억 명의 여성이 사용하고 있다. 이 피임약은 합성 에스트로겐을 합성 프로제스테론과 조합한 알약으로 월경기의 마지막 날부터 3주간 매일 복용한다. 이는 즉각적인 혈중 난소 스테로이드(알약에서 유래한 것) 수치를 증가시키는데 수준은 정상 월경주기 기간에 유지된다. 생식소자극호르몬 분비의 **음성되먹인 억제** 결과로 배란이 일어나지 않는다. 주기 전체는 **가짜 황체기**로, 높은 수준의 프로제스테론과 에스트로겐 그리고 낮은 수준의 생식소자극호르몬 상태를 유지한다.

피임약이 난소 스테로이드호르몬을 함유하고 있기 때문에, 정상적인 주기에 일어나듯이 자궁내막이 증식하고 분비한다. 내막의 비정상적 증식을 방지하기 위하여, 여성은 3주 후에 약 먹는 것을 중단해야 한다(4주차에 가약을 먹음). 이는 에스트로겐과 프로제스테론의 수준을 떨어트려 월경이 일어나게 한다.

새로운 피임약은 매우 효과적이고 자궁내막암이나 난소암 발병 위험을 낮추고 골다공증 감소 등을 포함한 많은 긍정적인 부차적 효과를 가지고 있다. 그러나 난소 스테로이드가 유방조직을 자극할 수 있어 경구피임약을 사용하면 유방암과 자궁경부암 발병율을 높일 수 있다.

피임용 **질 고리**(vaginal ring)와 **패치**는 피임 스테로이드를 점액막 또는 피부를 통하여 각각 전달하기 때문에 매일 복용할 필요가 없다(복용한 모든 약은 다른 기관으로 가기 전에 간문맥을 통하여 간으로 우선 운반된다). 복용을 통하지 않은 방식의 투약은 더 낮은 양의 호르몬을 3주 이상 투약할 수 있다. 추가적으로, **자궁 내 피임기구**(IUD)와 **피하 호르몬 이식**과 같은 **장기간 작용하는 가역적 피임법**(LARC)이 있다.

주기 피임법

배란 6일 전에 성관계를 갖지 않으면 임신 가능성이 거의 0% 가깝게 되고 배란 후 하루 이후에 성관계를 가지면 매우 낮은 비율로 임신이 될 수 있는 것으로 연구결과 밝혀졌다. 배란 전 하루에서 이틀 전에 성관계는 거의 임신이 되는 결과를 가져온다.

난소 호르몬 분비의 주기적 변화는 기초체온의 주기적 변화의 원인이 된다. 가족계획에서 **주기 피임법**(rhythm method)은 여성 자신이 배란이 언제 일어날지를 알아내기 위해서 구강에서의 기초체온을 측정해야 한다. LH 급증이 있는 날, 에스트라디올의 분비가 감소하기 시작하고 기초체온이 약간 떨어진다. LH 급증 후 하루 지나서 프로제스테론 분비 결과로 기초체온이 급격히 올라가고 높은 상태가 해당 주기의 황체기 내내 유지된다. 이 방법을 이용하여 월주기 내 배란하는 날을 정확히 결정할 수 있어 임신을 원하는 경우에도 매우 유용하다.

그러나 배란이 진행되는 날은 많은 여성에서 매우 다양하다. 이러한 이유로 주기 피임법은 다음 월경주기의 배란일을 예측할 수 없을 뿐만 아니라 불확실하다.

폐경

폐경(menopause)이라는 용어는 평균 연령 51세에 일어나는 월경의 끝남을 의미한다. 뇌하수체가 아닌 난소 내 변화에 의해 에스트라디올이 감소한다. 뇌하수체의 FSH와 LH의 분비는 감소한 에스트라디올과 인히빈에 의한 음성되먹임의 부족으로 증가한다.

폐경 후 여성의 혈중 에스트로겐은 지방조직 내 간충직세포에서 생성되는 약한 에스트로겐성의 **에스트론** 뿐이다. 에스트론은 부신피질에서 분비되는 **안드로스테네디온**과 **디하이드로에피안드로스테론**(DHEA)과 같은 약한 남성호르몬에서 형성된다. 지방조직이 유일한 에스트로겐의 소스이기 때문에, 체지방이 많은 폐경 후 여성은 높은 수준의 에스트로겐을 가지고 있고 골다공증으로 가는 경향이 적다.

17.6 수정, 임신, 출산

일단 수정이 일어나면, 이차 난모세포는 감수분열을 완전히 완료한다. 이후 유사(체세포)분열을 통하여 포배라 불리는 초기 배아 구조를 형성한다. 포배의 세포는 항체를 유지하여 월경을 방지하는 사람 융모막성 생식소자극호르몬을 분비한다. 출생은 옥시토신의 자극을 받은 자궁의 강한 수축에 의존한다.

성교 행위 동안, 남성은 평균 3억 개의 정자를 여성의 질로 사정한다. 단지 100여개만의 정자가 생존하여 수란관에 들어간다. 여성의 생식수관을 이동하는 도안 약 10%의 정자가 난자에 수정할 수 있는 능력을 얻는데, 이를 **수정능력획득**(capacitation)이라고 한다.

수정능력획득은 여성 생식수관에서 여러 시간을 필요로 하고, 정자에서 pH, Ca^{2+} 농도, cAMP의 증가 등과 같은 수많은 화학적 변화가 수반된다.

프로제스테론의 작용으로, 편모의 움직임이 난자 근처에 다다랐을 때 최고 속도가 된다. 프로제스테론은 배란된 난자의 난포액에 함유되어 있고 추가적으로 난자를 둘러싼 과립세포에서 공급된다. 프로제스테론은 빠른 비유전적 기작으로 정자 편모의 주요 부분에 위치한 Ca^{2+}통로를 활성화한다. 정자의 양이온통로로 **켓츠퍼**(cationic channel of sperm, CatSper)로 알려진 이 통로의 열림은 프로제스테론과 정자의 알칼리화(pH 증가) 모두를 필요로 한다. 정자 내 Ca^{2+}의 증가는 결과적으로 **과활성**(hyperactivation)을 생성한다. 편모는 비트 운동의 증폭, 비대칭성, 격렬함을 특징으로 한 더 강력한 헤엄침을 생성한다. 수정능력을 획득한 정자는 **화학주성**(특정 화학물질쪽으로 끌림)과 **온도주성**(수란관 상의 온도가 높은 쪽으로 끌림)으로 수란관을 따라 난자가 있는 쪽으로 움직이도록 안내된다.

여성은 매 배란때마다 이차 감수분열의 중기에 머물러 있는 이차 난모세포가 방출된다. 이차 난모세포는 투명대(단백질과 다당류로 구성된 얇은 투명층)와 과립세포 방사관으로 둘러싸인 상태로 수란관으로 들어간다(그림 17.22).

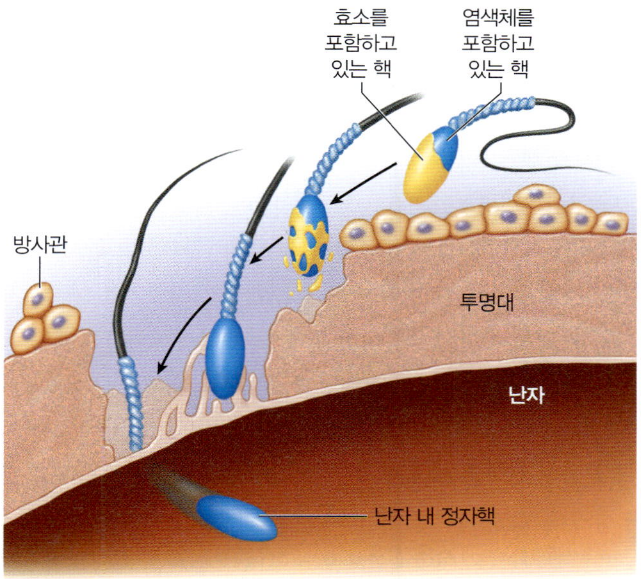

그림 17.22 수정 과정. 정자의 머리가 이차 난모세포(난자)의 젤라틴성 투명대를 만날 때, 첨체낭은 터지고 정자는 첨체에서 방출되는 효소의 작용으로 투명대를 용해하면서 자신을 이동시키는데 필요한 길을 만든다. 정자의 원형질막과 난자의 원형질막이 접촉할 때까지 지속되어 정자의 핵이 난자의 세포질 내로 이동한다.

수정

수정은 정상적으로 수란관에서 일어나고 정자가 투명대의 당단백질 내 특정 탄수화물에 결합할 때 시작한다. 이 과정에서 정자는 난자를 둘러싸고 있는 방사관의 과립세포에서 분비되는 프로제스테론에 노출된다. 프로제스테론은 재빠르게 정자 머리 내 켓츠퍼 통로(앞에서 논함)를 활성화하여 Ca^{2+} 유입을 촉진하여 정자를 과활성시키게 된다.

각 정자는 **첨체**(acrosome)로 알려진 핵 위쪽에 효소로 가득찬 한 개의 큰 낭을 가진다. 투명대와 정자의 결합은 Ca^{2+}의 유입을 시발하여 **첨체반응**(acrosome reaction)을 시작하게 한다. 이는 첨체막과 정자의 원형질막 간의 점진적인 융합이 진행됨으로 구멍이 형성되고 이곳으로 첨체 효소가 세포 외 배출로 방출되는 것이다. 단백질분해 효소와 히알루로니다아제(세포 외 기질을 구성하는 히알루론산을 분해함)를 포함한 효소는 정자가 투명대를 통과하여 난자로 들어가는 통로를 만들 수 있게 한다.

이차 난모세포가 배란 시 난자에서 방출될 때 그 세포주기가 중기 II에 멈추어 있다는 것을 기억하자. 수정된 난자의 Ca^{2+}파는 이 멈춘 단계를 지나 계속 세포주기가 진행될 수 있도록 하는 단백질을 활성화한다. 결과적으로, 이차 난모세포는 이차 감수분열을 완전히 마칠 수 있게 자극받는다(그림 17.23). 일차 감수분열처럼, 분열결과 한 세포가 모든 세포질을 가지고(성숙 난자), 다른 하나는 극체가 된다. 제2극체는 제1극체와 같이 궁극에 가서는 해체되어 없어진다.

수정 후 12시간 내에, 난자의 핵막이 없어지고 난자 내 반수의 염색체(23)가 정자에서 유래한 반수의 염색체(23)와 합쳐진다. 수정난 또는 **접합자**(zygote)는 이배수의 염색체(46)를 함유하게 된다(그림 17.23). **일란성 쌍생아**는 한 접합자가 쪼개져 두 개의 배아가 되고, **이란성 쌍생아**는 두 개의 배란된 난자가 서로 다른 정자들이 수정한 두 개의 접합자에서 형성된다.

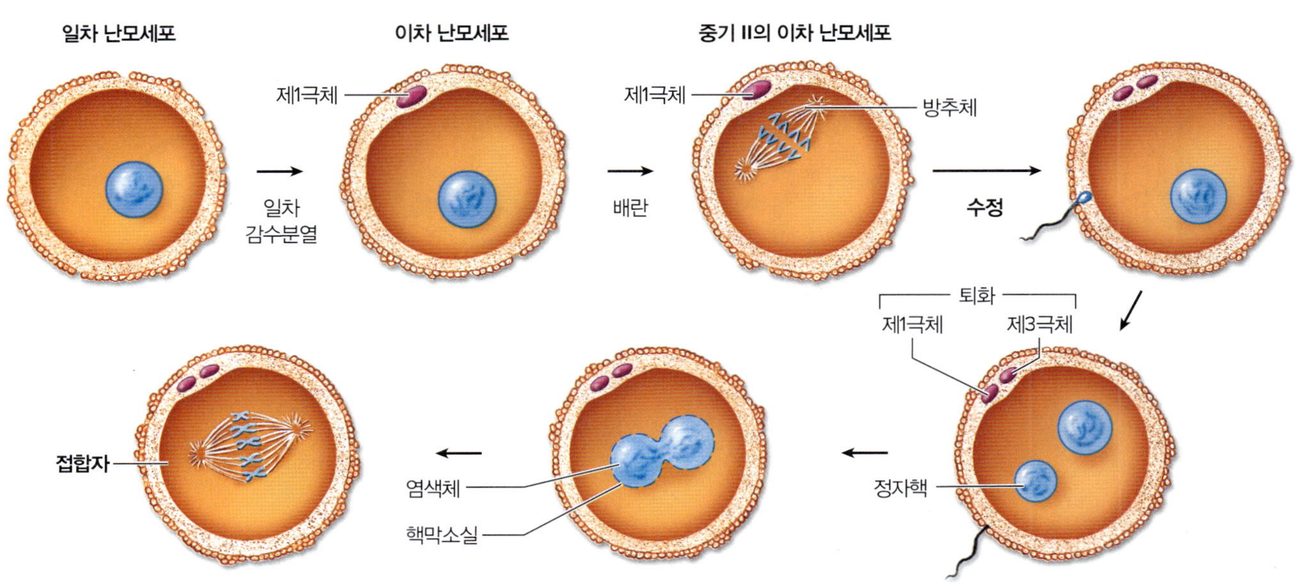

그림 17.23 수정 후 난자 내 변화. 중기 II에 멈추어 있는 이차 난모세포가 배란시 방출된다. 이 상태에서 수정되면, 이차 감수분열을 완수하고(보여주고 있지 않음) 제2극체를 생성한다. 두 생식세포의 염색체는 접합자 내에서 합쳐진다.

> **임상적용**
>
> 2010 생리의학분야 노벨상을 수상한 영국 과학자에 의해 시작된 기술인 **체외수정**(*In vitro* fertilization)은 수백만명의 난임 부부에게 임신을 하도록 도와왔다. 이 기술에서, 여성은 난소 과배란 유도를 거치게 되는데 다수의 난포를 자라게 하기 위하여 자극하는데 일정 날짜 동안 생식소자극호르몬(보통 FSH) 주사를 맞는다. 다른 처리들(GnRH 작용제)은 일어날 수 있는 배란을 억제하여 동일 시간에 일정한 난포가 발달하여 난자를 회수할 수 있도록 하는 것들이다. 질식초음파와 난자회수용 도구를 이용하여 난소에서 난포액과 난자를 흡입해낸다. 수정은 수정능력이 있는 한 개의 정자를 회수한 이차 난모세포의 투명대를 뚫고 지나 세포질에 주사하는 기술인 **세포질정자주입법**(intracytoplasmic sperm injection, ICSI)이 적용될 수 있다. 이러한 방법으로 많은 배아가 생성되고 3일동안 배양하여 발생시키거나(8-세포기까지) 5일 동안 배양하여 발생시켜(포배기까지) 작은 배아 수송관을 이용하여 자궁내로 이식한다. 배아 이식시 보통 3개 이상을 동시에 하고(다태아 형성으로 한꺼번에 여럿이 태어날 수 있음), 남은 배아는 액체질소에 얼려 놓는다.

난할과 포배 형성

수정 후 약 30~36시간에 배우자는 **난할**(cleavage)이라 불리는 체세포분열을 통하여 더 작은 2개의 세포, 즉 할구로 나뉜다. 이후 난할 속도가 가속화된다. 2차 난할은 수정 후 약 40시간 후에 일어나고 이로 4세포가 생성된다. 3차 난할은 수정 후 약 50~60시간에 일어나고 8개의 할구로 구성된 구형의 8-세포기 배아가 되고 이후 **상실배**(morula)가 된다. 이 초기 배아는 배란 후 3일되는 날에 자궁으로 들어간다(그림 17.24).

계속되는 난할로 수정 후 4일에 32개에서 64개의 할구로 구성된 상실배가 생성된다. 이 배아는 다음 2일 동안 자궁벽에 부착하지 않은 상태로 있는데 이때 포배강을 갖는 **포배**(blastocyst)가 된다. 포배는 두 부분으로 구성된다. (1) 태아가 될 **내세포괴**(inner cell mass)와 (2) 태반의 일부가 되는 배아를 둘러싸는 장막인 **융모막**(chorion)이다. 장막을 구성하는 세포는 **영양배엽세포**(tropblast cells)라 불린다.

수정이 일어난지 6일째에, 포배는 내세포괴가 내막에 향하게 하여 자궁벽에 부착한다. 영양배엽세포는 포배가 두꺼운 자궁내막으로 침투할 수 있도록 효소를 생성한다. 이것은 **착상**(implantation 또는 nidation) 과정의 시작이며, 7일에서 10일 내에 포배는 완전히 자궁내막에 묻히게 된다(그림 17.25). 임신 실패의 약 75%가 착상 실패에 의한 것이어서 임신으로 인식되지 않는다.

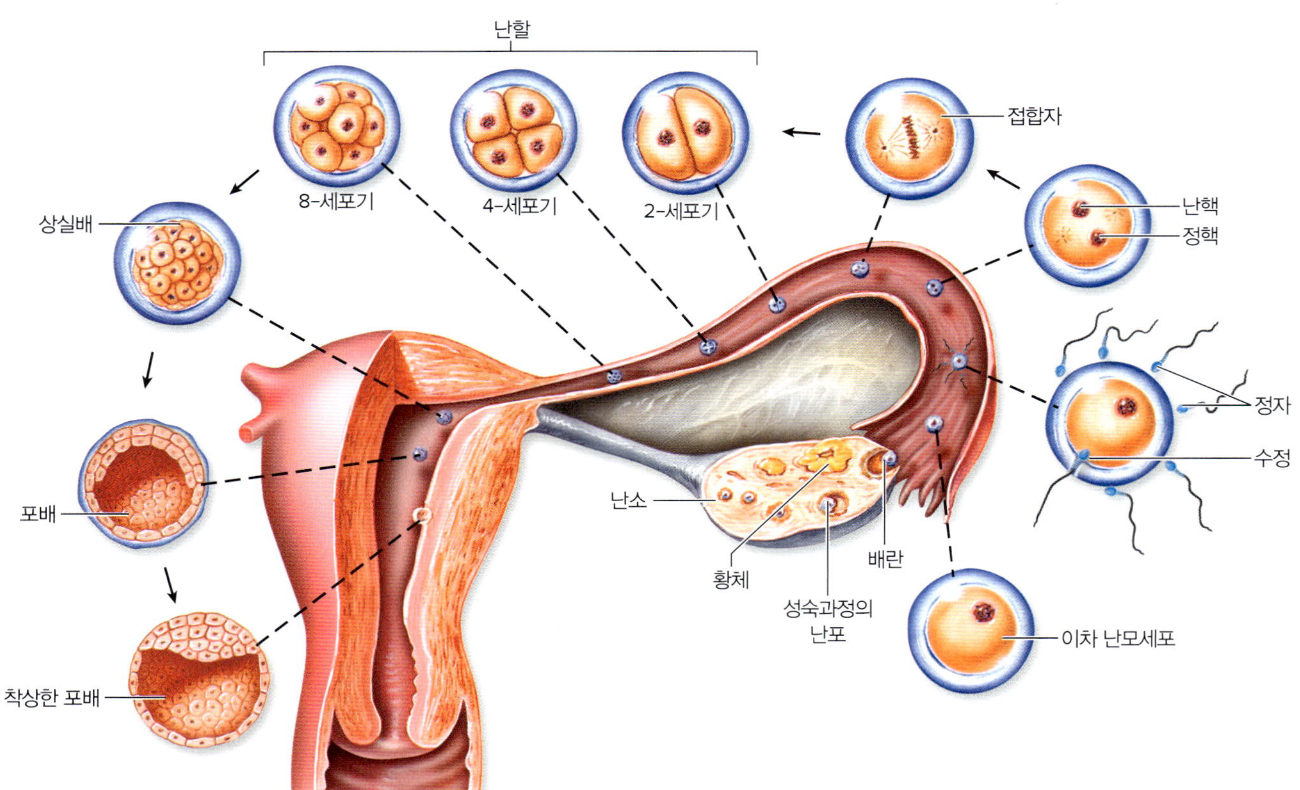

그림 17.24 수정, 난할 그리고 포배의 형성. 난소주기, 수정, 수정 후 1주일 내에 진행되는 사건을 나타낸 모식도이다. 포배의 착상은 5일에서 7일 사이에 시작되고 일반적으로 10일 내에 완성된다.

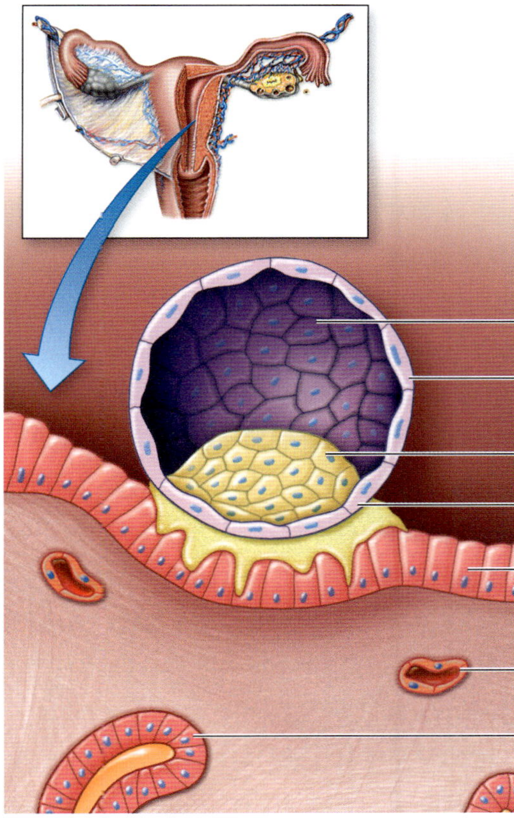

(a)

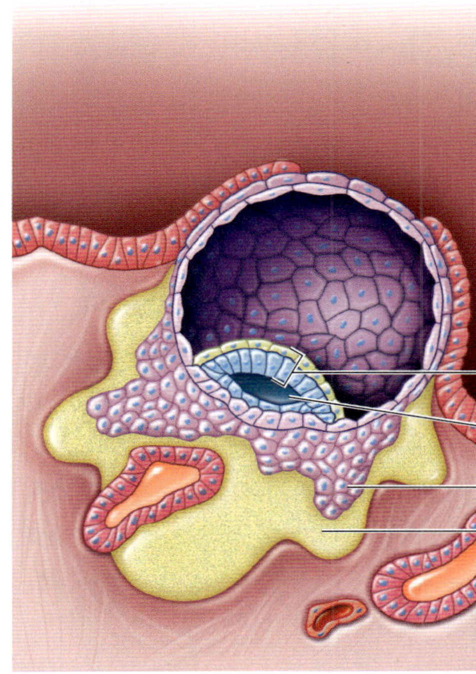

(b)

그림 17.25 포배의 착상. (a) 약 6일째에 자궁내막에 부착한 포배를 보여주는 모식도이다. (b) 9일 또는 10일 때 포배의 착상 모습이다.

포배의 착상과 태반의 형성

만약 수정이 일어나지 않으면, 황체는 배란 후 약 10일에 스테로이드 분비가 감소하기 시작한다. 황체가 죽으면서 난소 스테로이드호르몬이 중단됨은 전형적인 주기의 28일에 내막이 벗겨나가(월경)는 원인이 된다. 수정과 착상이 일어나면, 이러한 사건은 임신을 유지하기 위하여 확실하게 방지되어야 한다.

융모막성 생식소자극호르몬

포배는 간접적으로 월경을 방지하는 호르몬을 분비하여 내막의 탈락으로 제거됨을 막는다. 6일 이전에라도, 착상이 일어나면 융모의 영양배엽세포는 **융모막성 생식소자극호르몬**(chorionic gonadotropin, CG)을 분비한다. 이 호르몬은 그 효과가 LH와 동일하여 hCG(h는 human의 h)가 없으면 퇴화하는 시점에도 계속 그 구조와 기능을 유지할 수 있게 한다. 따라서 에스트라디올과 프로제스테론의 분비는 계속 유지되고 정상적으로 월경은 방지된다.

hCG 분비는 임신 10주에 감소한다(그림 17.26). 실제로, 이 호르

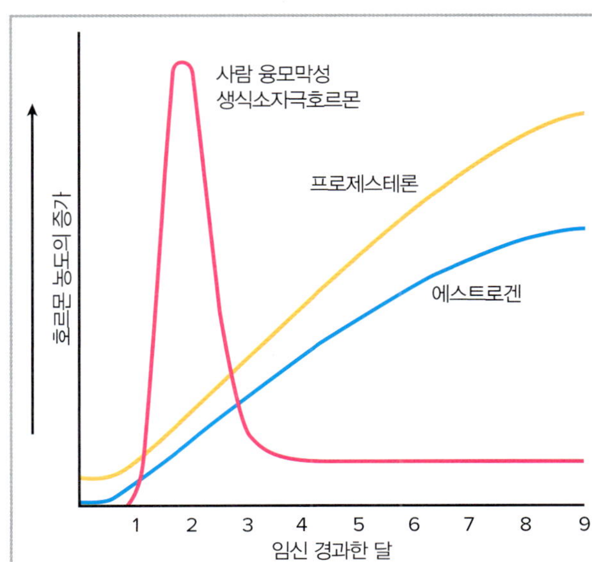

그림 17.26 사람 융모막성 생식소자극호르몬(hCG)의 분비. 이 호르몬은 임신 1기 동안에 영양배엽세포에서 분비되고 모체의 황체를 처음 5½주 동안 유지한다. 이 시간 이후에, 태반이 주된 성호르몬생성샘이 되어 증가한 양의 임신기간 내내 에스트로겐과 프로제스테론을 분비한다.

몬은 처음 5주에서 6주에 사용되는데 그 이유는 태반 자체가 능동적인 스테로이드호르몬 분비샘이 되기 때문이다. 임신 5~6주에 어머니의 황체는 퇴화하기 시작하나(hCG는 계속 됨), 이 시점에 태반은 자궁내막을 유지하고 월경을 방지하기에 충분한 양의 스테로이드를 분비한다.

융모막

7일에서 12일 사이에 포배는 완전히 자궁내막에 묻히게 되고, 융모는 안쪽의 **세포성영양배엽층**과 바깥쪽의 **합포체영양배엽층**으로 된 두 개의 세포층의 구조가 된다(그림 17.25b). 한편, 내세포괴(태아가 될 것) 역시 두 개의 세포층을 형성한다. **외배엽**(ectoderm, 신경계와 피부를 형성함)과 **일차내배엽**(primitive endoderm)을 형성한다. 제3 배엽인 **중배엽**(mesoderm)은 이 시기에는 아직 출현하지 않은 상태이다. 이 단계의 배아는 두 층 두 개의 원반으로 **양막강**에 의해 융모막의 세포성영양배엽과 구분되어 있다.

합포체영양배엽이 내막을 뚫고 들어갈 때, 모체조직 내 혈액이 차 있는 수많은 강을 형성하는 단백질분해효소를 분비한다. 세포성영양배엽은 돌출부 또는 융모를 형성하여(그림 17.27) 정맥혈의 웅덩이로 뻗어 **번생융모막**(chorion frondosum, frond는 잎)이라 불리는 잎 모양의 구조를 생성한다. 이것은 자궁벽을 향하는 융모막 쪽에서만 일어난다. 배아 구조가 자라면서, 다른 쪽 융모막은 융모를 상실하여 밋밋한 모양으로 자궁강 내로 돌출한다.

태반과 양막의 형성

포배가 자궁내막에 착상하고 융모가 발달할 때, 자궁내막세포는 변화를 겪는다. 세포성장과 글루카곤의 축적을 포함하는 이러한 변화는 종합적으로 **탈락막반응**이라 불린다. 이는 번생융모막과 접하는 모체조직이기 때문에 **기저탈락막**(decidua basalis)이라 불린다. 이 두 구조 번생융모막(태아조직)과 기저탈락막(모체조직)은 **태반**(placenta)으로 알려진 기능적 단위를 형성한다. 융모막 융모를 구성하는 세포성영양배엽의 세포는 자궁내막의 나선형동맥을 파고 들어간다.

원반 모양의 사람 태반은 외부 표면이 미끈한 부분으로 연속되며 이 부분은 자궁강으로 돌출한다. 융모막 바로 아래는 양막으로 배아 전체를 감싸도록 자란다. 이러한 이유로 배아는 탯줄과 함께 액체로 가득한 **양막낭**(amniotic sac) 안에 놓이게 된다.

양수는 등장성 분비로 시작하여 형성된다. 후에 부피가 증가하고 태아에서 유래한 오줌으로 그 농도가 높아진다. 또한 양수는 태아, 태반, 양막에서 떨어져 나온 세포를 포함하고 있다. 이 모든 세포가 동일한 수정란에서 유래하기 때문에, 유전적 구성이 동일하다.

양수천자가 시행되면, 보통 임신 약 16주에 시행한다. 이 시기에 양막낭은 175에서 225 mL의 용액을 함유하고 있다. 다운증후군(21번째 염색체가 2개가 아니라 3개인 특징을 가짐)과 같은 유전질환은 양수천자 샘플을 이용하여 염색체 검사를 통하여 진단할 수 있다(그림 17.28). 미엘린수초가 결함이 있는 효소로 인하여 퇴화하는 타이-삭

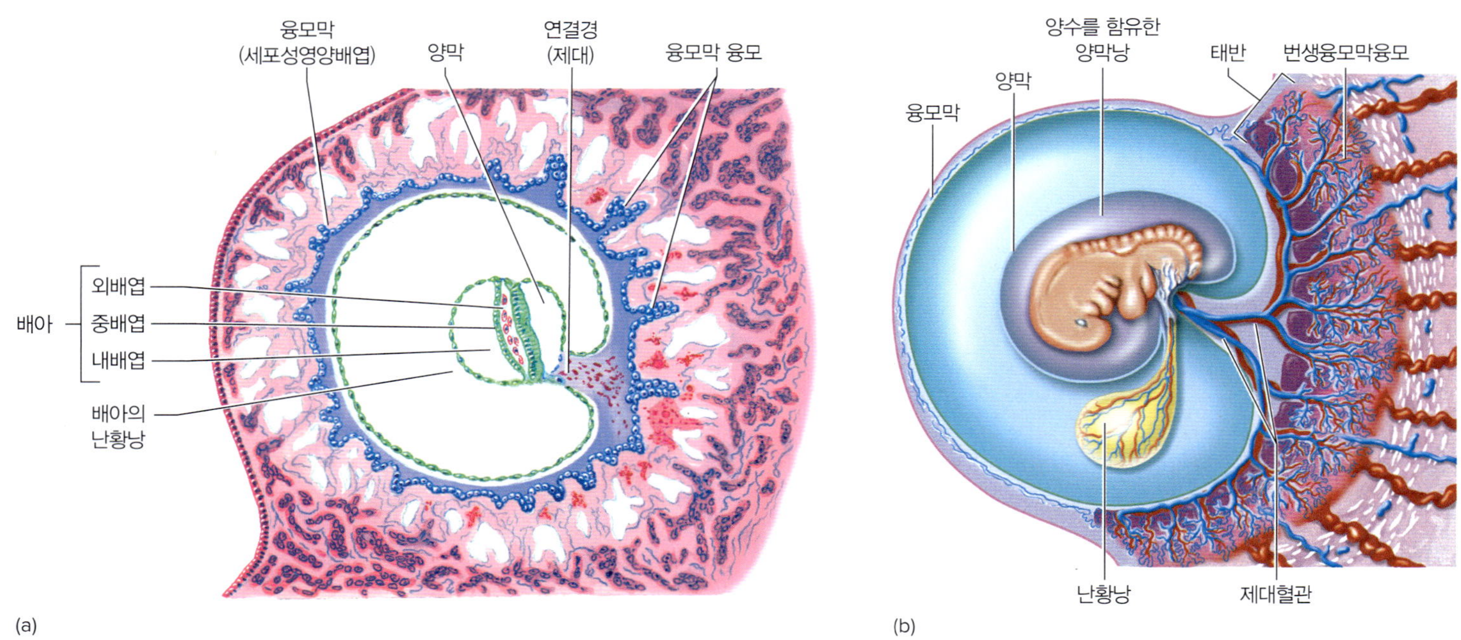

그림 17.27 배아외막. 합포체영양배엽이 형성된 후, 자궁내막 내 혈액이 가득찬 강이 형성된다. (a) 이 강으로 세포성영양배엽이 확장하며 들어온다. (b) 이러한 확장체 또는 융모는 엄청나게 가지치기하여 번생융모를 생성한다. 발생 중인 배아는 양막이라 불리는 막에 둘러싸이게 된다.

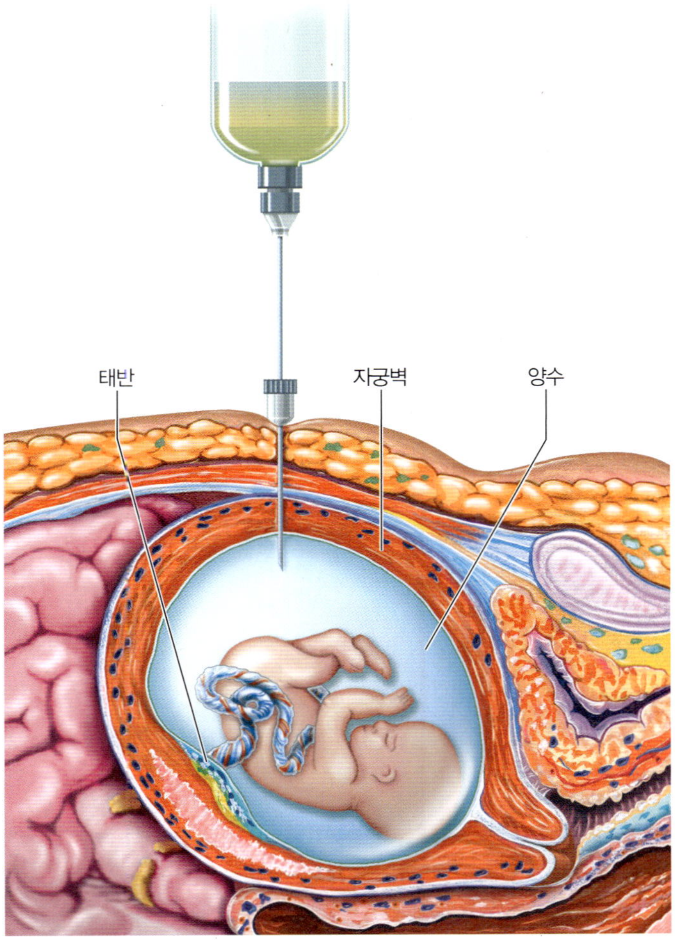

그림 17.28 양수천자. 이 과정에서, 부유하는 세포를 포함한 양수가 분석을 위해 추출된다. 이를 이용하여 다양한 유전병을 진단한다.

임상적용

양수천자(amniocentesis, 그림 17.28)는 양막낭에서 태아의 세포를 포함하고 있는 소량의 양수를 뽑아내는 것이다. 이 진료행위는 보통 임신 14주에서 20주 사이에 태아가 유전적 이유로 유산 위험이 있을 때 수행한다. 양수천자로 확보한 샘플은 염색체를 현미경으로 관찰하여 분석하고(핵형분석이라고 불리는 기술), 염색체 마이크로어레이라 불리는 기술을 이용하여 DNA의 생화학적 분석하는 데 이용된다. 이들 기술을 이용하여 다운증후군(21번째 염색체가 3개)이나 터너증후군(성염색체가 한 개의 X염색체만을 가짐)과 같은 염색체수 이상을 알 수 있다. 또한 겸상적혈구증, 타이-삭스병, 낭포성섬유증, 근육퇴행위축과 같은 특정 유전적 이상을 검출할 수 있다. 양수천자에 비하여 많은 수의 태아 세포를 얻을 수 있는 융모막융모표본채취는 임신 10에서 12주에 진행할 수 있다.

모혈액 혈장은 모의 DNA와 일부 태반 세포가 죽어 그 DNA가 모의 혈액으로 방출된 태아의 DNA를 함유하고 있다. 따라서 태아에 비침습적으로 현재는 모 혈액의 DNA분석으로 태아의 성을 감별할 수 있다(Y 염색체의 SRY을 포함한 DNA를 통하여). 최근에 계속적으로 과학자들은 모 혈장내 DNA를 이용하여 태아의 더 많은 유전체를 찾을 수 있다고 보고하고 있다.

스병(Tay-Sach's disease)은 생화학적 기술로 진단할 수 있다.

태반을 통한 분자의 교환

충분한 혈액을 태반으로 공급하여 충분한 산소와 영양분을 태아에 공급하기 위하여, 어머니의 순환계에서는 중요한 변화가 진행된다. 어머니의 혈액은 태반 기저부에 있는 융모막 융모 사이의 강으로 수송되고 빠져나간다. 두 개의 제대동맥이 태아혈액을 융모막 융모 내 혈관으로 보내고 한 개의 제대동맥이 융모로부터 액을 태아로 보낸다. 그림 17.29에 표시하였듯이, 제대정맥은 태반의 모체혈로부터 산소를 얻기 때문에 산소가 풍부한 혈액임을 나타내기 위해 붉은 색으로 칠하였다. 태반의 구조 때문에 단 두 개의 세포층에 의해 모혈과 태아혈이 섞이지 않고 떨어져 있다. 이렇게 하여 태반에서는 모혈과 태아혈이 매우 근접하게 되나 절대 섞이지 않는다.

태반은 모혈과 태아혈 사이에 가스와 다른 분자의 교환장소로 활용된다. 산소는 모체에서 태아로 확산되고 이산화탄소는 반대 방향으로 확산된다. 영양분자와 노폐물은 산소와 이산화탄소와 같은 방향으로 각각 모혈과 태아혈 사이를 이동한다.

태반의 내분비기능

태반은 스테로이드호르몬과 단백질호르몬을 모두 분비하다. 단백질

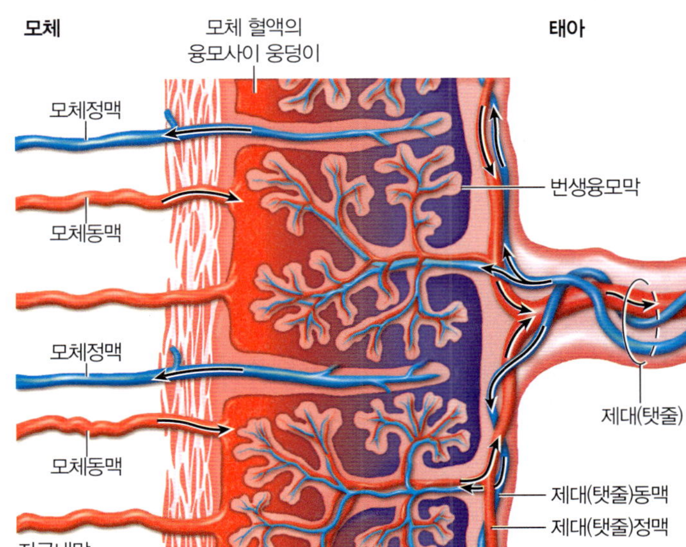

그림 17.29 태반 내 혈액의 순환. 모혈이 융모막 융모 사이의 공간으로 흘러 들어갔다 나간다. 태아의 혈액은 융모내에 뻗어 있는 제대동맥(파란색) 가지로 흘러 들어오고 제대정맥 가지로 흘러 나간다. 제대정맥은 산화된 혈액(붉은 색)을 함유하고 있다.

호르몬에는 **융모막성 생식소자극호르몬**(chorionic gonadotropin, hCG), **태반성장호르몬**(placental growth hormone, PGH)으로도 알려져 있는 **이형성 성장호르몬**(growth hormone-variant, hGH-V), **태반 락토겐**(placental lactogen, hPL)으로도 알려져 있는 **융모막성 소마토마모트로핀**(chorionic somatomammotropin, hCS)이 있다. 이들은 일부 뇌하수체전엽 호르몬과 유사하게 작용한다.

태반의 뇌하수체-유사 호르몬

융모막성 소마토마모트로핀은 모체의 뇌하수체 성장호르몬과 함께 활동하여 임신 여성에서 당뇨-유사 효과가 만들어진다. 이 두 호르몬은 (1) 지질 분해와 혈중 지방산 농도를 높이고, (2) 모체조직이 포도당을 적게 사용하게 하여 혈당을 높이고, (3) 다뇨증(많은 양의 오줌 배설)으로 탈수 정도를 높여 목마르게 함을 촉진한다. 모에서 이러한 당뇨-유사 효과는 뇌처럼 포도당을 일차 에너지원으로 사용하는 태반과 태아에 충분한 양의 포도당을 공급할 수 있게 하는 것을 돕는다.

태반의 스테로이드호르몬

임신 처음 $5^1/_2$주 후, 즉 황체가 퇴화될 때, 태반은 주된 성스테로이드호르몬샘이 된다. 태반 분비의 결과로 혈중 에스트로겐의 농도는 임신시작 시기의 농도에 비하여 100배 이상의 수준으로 증가한다. 또한 태반은 어마마마한 양의 프로제스테론은 분비하여 임신시작시

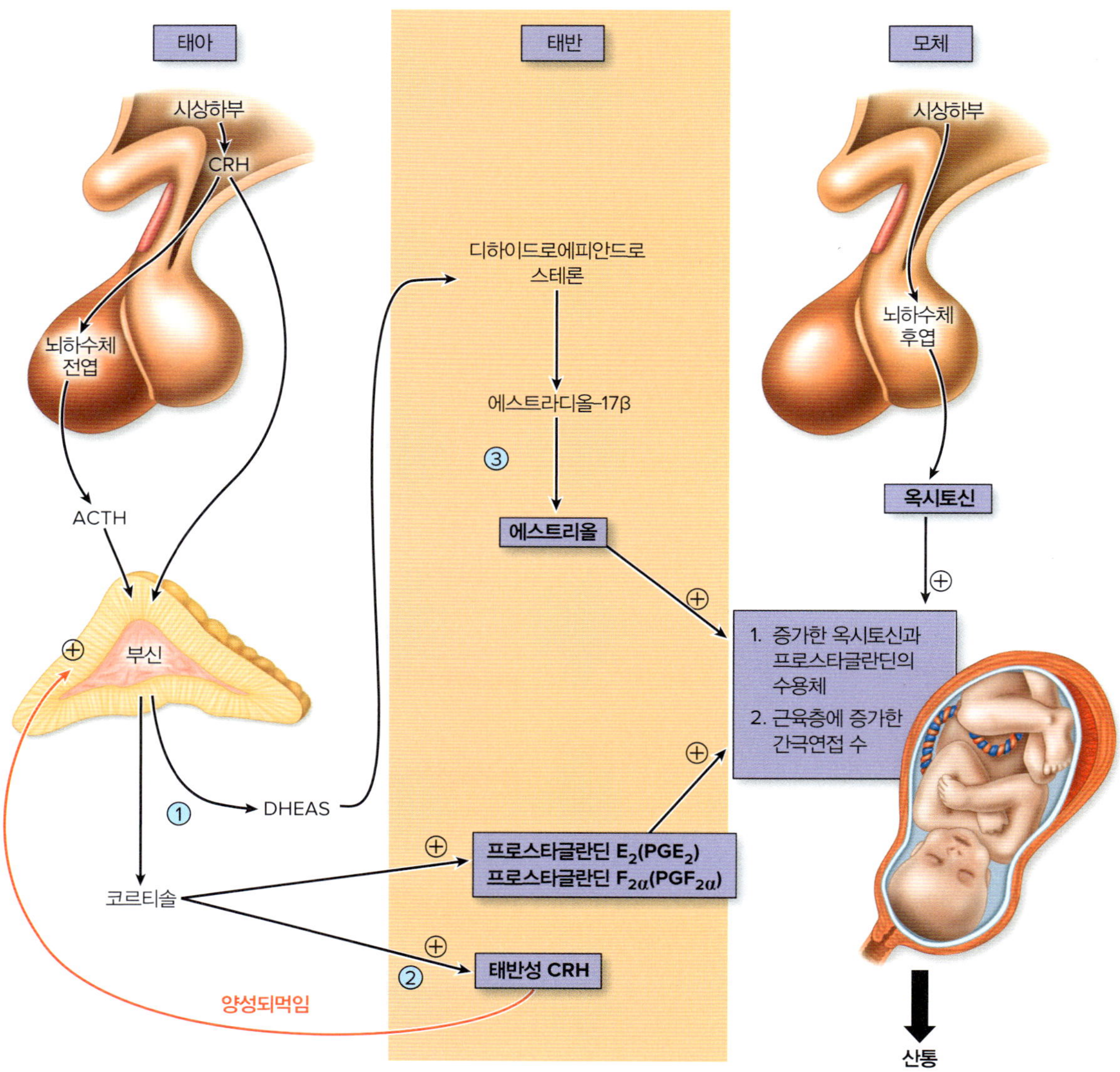

그림 17.30 사람의 산통. (1) 태아의 부신이 부신피질자극호르몬-방출호르몬(CRH)과 부신피질자극호르몬(ACTH)에 의한 자극으로 디하이드로에피안드로스테론 황(DHEAS)와 코르티솔을 분비한다. (2) 반대로, 코르티솔은 태반의 CRH를 자극하여 양성되먹임 회로를 생성한다. (3) DHEAS는 태반에서 에스트리올로 변환되고 프로스타글란딘과 옥시코신과 함께 자궁근육층을 자극하여 산통을 하도록 변화시킨다. +는 이 과정에서 매우 중요한 작용을 강조하기 위한 표시이다.

기의 100:1의 에스트로겐/프로제스테론 비가 만삭 즈음에 1:1에 근접한다.

태반에서는 이를 약한 에스트로겐의 하나인 **에스트리올**(estriol)로 전환된다. 에스트리올의 생성은 임신동안 10배 이상 증가하여 임신3분기 때 모체의 오줌 내 에스트로겐의 약 90%를 차지한다. 대부분의 에스트리올이 태반 유래이기 때문에(모의 조직에서 온 것이 아님), 오줌 내 에스트리올을 측정하여 태반의 건강을 임상적으로 측정하는데 사용될 수 있다.

산통과 출산

자궁의 강력한 수축은 **산통**(labor)으로 불리는 순차적으로 단계를 통해 태아를 몸밖으로 내보내는데 필요하다. 이러한 자궁의 수축은 두 대리물인 (1) 시상하부에서 생성되고 뇌하수체후엽에서 분비되는 **옥시토신**(oxytocin), (2) 자궁에서 생성되어 측분비 기능을 가지는 환형지방산류인 **프로스타글란딘**(prostaglandins)에 의해 자극되는 것으로 알려져 있다.

비록 산통이 옥시토신과 프로스타글린딘에 의해 자극된다고 알려져 있으나 산통의 시작에 직접적 인자가 완전히 밝혀진 것은 아니다. 모든 포유류에 있어서, 산통은 태아 부신피질의 활동에 의해 시작된다.

영장류에서만이, 태반이 **부신피질자극호르몬-방출호르몬**(corticotropin-releasing hormone, CRH)을 생성한다. 게다가 임신동안 CRH 분비량의 증가가 빠르게 증가되는 것은 사람과 유인원이 유일하다. 현재 대부분의 과학자들은 태반에서의 CRH 분비 증가율이 출산이 일어나는 시기를 결정하는데 가장 중요하다고 믿고 있다. CRH는 뇌하수체전엽에서 ACTH 분비를 촉진하고, ACTH는 태아와 모체 모두의 부신피질에서 코르티솔의 분비를 촉진한다. 코르티솔은 양성되먹임 양상으로 태반에서 보다 많은 CRH를 분비하도록 자극한다(그림 17.30).

태아의 부신에는 수질이 없으나 피질 그 자체가 두 부분으로 구성되어 있다. 바깥쪽 부분은 성체의 부신피질이 하는 코르티솔 분비를 한다. 안쪽 부분은 **태아 부신대**라 불리는데 **디하이드로에피안드로스테론 황산염**(dehydroepiandrosterone sulfate, DHEAS)이라 불리는 남성호르몬을 분비한다. 태반의 CRH에 반응하여 ACTH 분비가 증가한 시점에, ACTH는 태아 부신피질에서 코르티솔과 DEHEA의 분비를 자극한다. DHEAS는 태아의 부신피질에서 태반으로 가고,

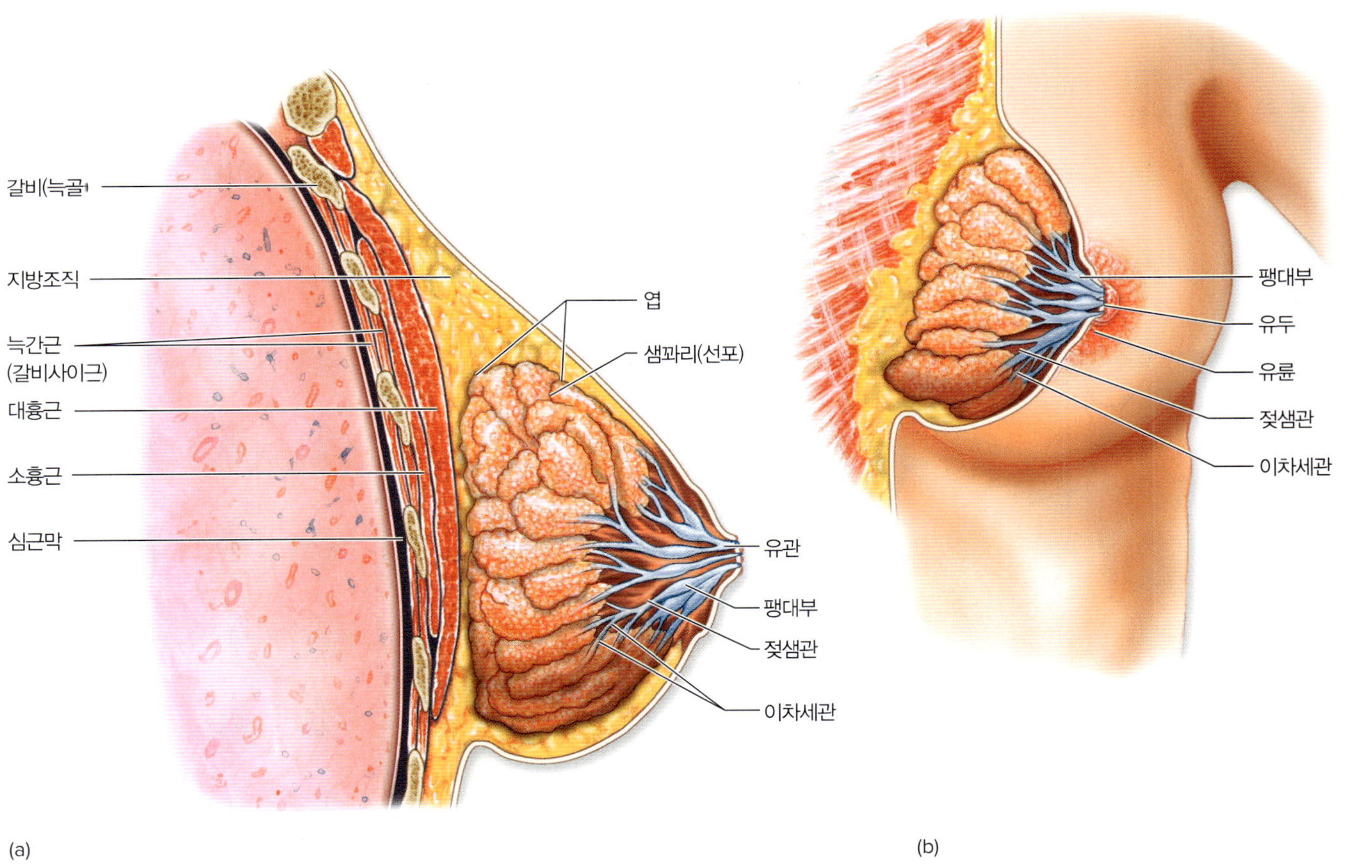

그림 17.31 유방과 젖샘의 구조. (a) 시상단면, (b) 앞쪽에서 본 부분 절단면이다.

그 곳에서 에스트로겐(일차적인 것은 에스트리올)으로 전환된다. 태반에서 유래한 에스트리올은 모체의 자궁으로 향하는 혈관을 따라 이동하여 근육층의 옥시토신과 프로스타글라딘에 대한 민감도를 높인다(그림 17.30).

수유

각 젖샘은 지방조직으로 구획된 일곱 개에서 열 개의 **엽**으로 구성되어 있다. 지방조직의 양은 유방의 크기와 모양에 관여하나 아기를 돌보는 능력과는 무관하다. 각 엽은 수유하는 여성에서 젖 분비를 하는 **선포**로 구성된 **소엽**으로 나뉘어져 있다(그림 17.31).

모여 있는 샘꽈리는 일련의 **이차세관**으로 젖을 분비한다. 이들 세관은 모여져 일련의 **젖샘관**(mammary ducts)을 형성하고 다시 이들이 모여져 **유관**(lactiferous duct)을 형성하여 유두 끝부분으로 젖을 이송한다. 각 유관의 내강은 유두 표면 바로 아래부분에서 팽대해 있는데 이 부분을 **유관동**(lactiferous sinus)이라 하고 수유기에 분비될 젖을 모아둔다. 세관을 겉대는 상피와 포를 형성하는 상피는 아기에게 수유하는 동안 물과 영양분을 분비한다.

젖샘은 에스트로겐, 프로제스테론, 프로락틴과 같은 다양한 호르몬의 상호작용으로 임신 초기에 분비기관이 된다. 출산 후의 젖분비는 이들 생식호르몬이 물질대사를 조절하는 인슐린, 코르티솔, 갑상샘호르몬과 함께 작용해야 한다(그림 17.32). 뇌하수체전엽에서 분비되는 **프로락틴**(prolactin)은 출산 후 젖생성 촉진에서 특히 중요하다. 그러나 일단 수유가 확실히 자리잡히면, 유아의 젖 빨아먹음이 젖생성을 촉진하는데 작용한다.

프로락틴 분비는 도파민으로 밝혀진 **프로락틴분비억제호르몬**(prolactin-inhibiting hormone, PIH)에 의해 조절되는데, 이는 시상하부에서 시상하부-뇌하수체 문맥계의 혈관으로 방출된다. PIH의 분비는 에스트로겐에 의해 억제된다.

출산 후, 감소된 수준의 프로제스테론과 에스트로겐은 프로락틴이 젖생성을 자극하도록 한다. 수유를 원치 않는 경우나 다른 이유로 프로락틴의 분비 억제가 필요한 여성에게 처방하는 약은 **브로모크립틴**(bromocriptine)이다. 이 약은 도파민 수용체에 결합하여 프로락틴분비-억제호르몬으로 도파민의 활동을 촉진한다.

아기를 돌보는 행동은 **신경내분비반사**를 통한 프로락틴 분비 수준을 높게 유지하도록 돕는다(그림 17.33). 젖을 빨아먹음에 의한 자극으로 활상화된 유방 내 감각신경의 말달은 시상하부에 신호를 보내 PIH의 분리를 억제한다. 따라서 젖을 빨아먹음은 결과적으로 샘꽈리에서 유관으로 젖 분비를 촉진하는 높은 수준의 프로락틴의 반사분비를 가져온다. 그러나 아기가 젖을 얻기 위해서는 다른 호르몬의 작용이 필요하다.

젖을 빨아먹음에 의한 자극은 또한 뇌하수체후엽에서 **옥시토신**(oxytocin)의 반사 분비를 가져온다. 이 호르몬은 시상하부에서 생성되어 뇌하수체후엽에 저장된다. 이 호르몬의 방출은 **젖배출반사**(milk-ejection reflex) 또는 젖배출(milk letdown)을 일으킨다. 젖배출반사는 옥시토신이 자궁근육의 수축을 촉진하듯이 유관을 둘러싼 근상피세포의 수축을 촉진하기 때문에 일어난다.

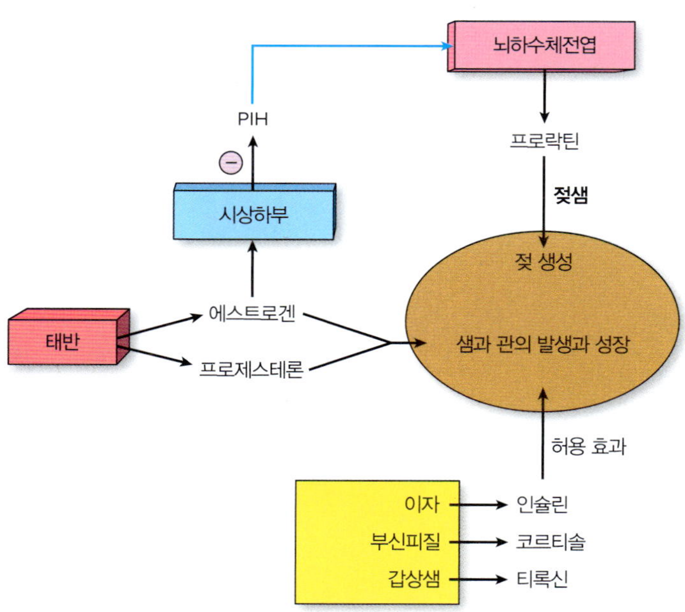

그림 17.32 젖샘 발생과 수유의 호르몬 조절. 프로락틴 분비는 임신동안 증가하는데 이는 에스트로겐이 PIH의 방출을 억제하기 때문이다. 그러나 프로제스테론과 에스트로겐은 그들의 수준이 떨어져 분만할 때까지 젖 생성이 활성화되는 것을 방지한다.

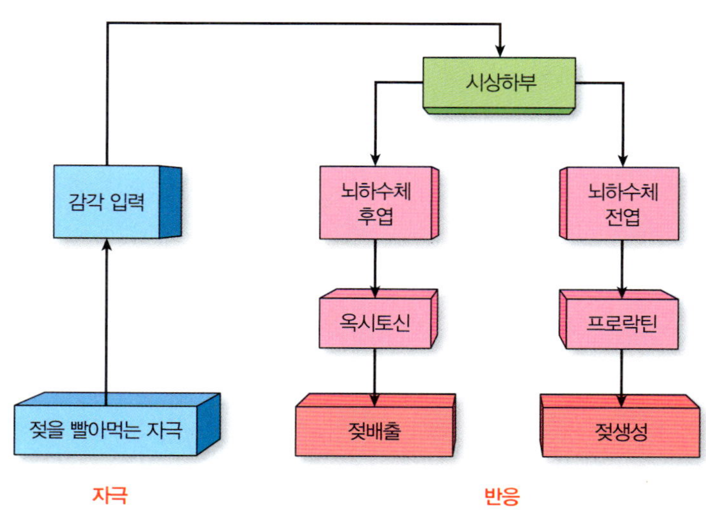

그림 17.33 젖생성과 젖배출반사. 수유는 다음과 같이 두 단계로 일어난다. 젖생성(프로락틴에 의해 자극됨)과 젖배출(옥시토신에 의해 자극됨). 젖을 빨아먹음 자극은 옥시토신과 프로락틴의 분비를 증가시키는 신경내분비반사를 시발시킨다.

요약

1. X염색체를 가지는 정자는 난자와 수정하여 XX 접합자를 생성한다. Y염색체를 가지는 정자는 난자와 수정하여 XY 접합자를 생성한다.

2. 남성 부생식기관은 부정소, 수정관, (저)정낭, 전립샘, 사정관이다.

3. 여성 부생식기관은 자궁, 수란관이다. 테스토스테론과 뮐러관억제인자가 없을 때 발생한다.

4. 생식소는 뇌하수체전엽의 두 호르몬 난포자극호르몬(FSH)와 황체형성호르몬(LH)에 의해 자극받는다.

5. FSH와 LH의 분비는 시상하부에서 분비되는 생식소자극호르몬-방출호르몬(GnRH)에 의해 자극받는다.

6. 송과샘은 멜라토닌을 분비한다. 이 호르몬은 포유류 일부에서는 생식소 기능을 억제하는 효과를 가지나 사람의 경우에 있어서는 현재로는 불확실하다.

7. 남성에서, 뇌하수체에서 분비하는 LH는 정소의 음성되먹임에 의해 조절되는 반면, FSH의 분비는 정소의 인히빈 분비로 조절된다.

8. 테스토스테론은 성장판이 닫히기 전에 연조직과 뼈의 성장을 촉진한다.

9. 세정관 내 이배체 정원세포는 감수분열을 거쳐 반수체 정자를 생산한다.

10. 세정관 내 세르톨리세포는 정자형성에 필요하다.

11. 난소 내 원시난포는 일차감수분열의 전기 I에 머물러 있는 일차난모세포를 포함하고 있다. 그 수는 태어날 때 최고이고 이후 감소한다.

12. 일차 감수분열이 완전히 진행되었을 때 이차 난모세포는 유일하게 온전한 세포로 형성된다. 이 분열로 형성된 나머지는 작은 극체로 해체된다.

13. 난포는 에스트라디올을 분비하나, 황체는 에스트라디올과 프로제스테론을 분비한다.

14. 월경주기에서 난포기에 난포는 뇌하수체전엽에서 분비되는 FSH에 자극받는다.

15. LH 급증은 약 14일에 배란을 자극한다. 배란후, 빈 난포는 LH의 자극에 의해 황체가 된다. 이 지점에서 난포는 황체기에 접어든다.

16. 경구피임약은 보통 에스트로겐과 프로제스테론을 섞어 만드는데, FSH와 LH 분비에 음성되먹임 조절이 있게 된다.

17. 정자는 첨체반응을 하고 이로 방사관과 투명대를 통과할 수 있게 된다.

18. 수정에 의해, 이차 난모세포는 감수분열을 완수하고 제2극체를 생성한다. 제2극체는 퇴화한다.

19. 포배의 영양배엽세포는 사람융모막성 생식소자극호르몬(hCG)을 분비하는데 LH와 같은 기능을 가져 임신 처음 10주 동안 모체의 황체를 유지시킨다.

20. 태반은 융모막성 소마토마모트로핀(hCS), hCG, 스테로이드호르몬을 분비한다.

21. 산통에서 자궁의 수축은 뇌하수체후엽의 옥시토신과 자궁에서 생성된 프로스타글란딘에 의해 촉진된다.

22. 프로락틴(그리고 hCS의 프로락틴 유사 효과)은 젖 단백질의 생성을 자극할 수 있다. 프로락틴 작용은 임신동안 태반에서 분비되는 높은 수준의 프로제스테론과 에스트로겐에 의해 억제된다.

문제

1. 테스토스테론의 전환 생성물을 식별하고 뇌, 전립샘 및 세정관에서 이들의 기능을 설명하시오.

2. 정소의 세르톨리세포의 역할에 대하여 설명하시오.

3. 정자형성 단계를 설명하고 호르몬 조절을 설명하시오.

4. 배란을 조절하고 적합한 시간에 배란이 일어나는 원인으로 호르몬의 상호작용을 설명하시오.

5. 피임약은 뇌가 임신한 것으로 인식하도록 속인다. 생리학적 기작의 개념에서 일반화된 설명을 해석하시오.

6. 월경이 정상적으로 일어나지 않을 때, 어떤 상황에서 월경이 일어나지 않는가를 설명하시오.

7. 어머니가 자식을 보살핌에 있어 수유를 하는 행동에 관하여 제안되는 기작을 설명하시오. 아기의 울음소리에 젖배출 반사가 어떤 기작에 의하여 일어나는지 설명하시오.

8. 어떤 난자 형성 단계에서 수정이 일어나고 어떤 단계에서 수정이 일어나지 않는가를 설명하시오. 왜 극체가 형성되는가?

9. 태반에서 분비되는 호르몬을 설명하시오. 왜 태반이 불완전한 내분비샘으로 여겨지는지도 설명하시오.

10. 양과 사람에서 분만이 시작되는 시간에 대한 기작을 설명하시오.

용어해설

ㄱ

가수분해 화합물과 물 사이의 화학반응으로서 물 분자가 분해된다.

가스트린 염산과 펩신의 분비를 자극하는 위에 의해 분비되는 호르몬이다.

가슴샘 목의 갑상샘 아래에서 흉강으로 뻗어 있다. T 림프구를 처리하고 면역계를 조절하는 호르몬들을 분비한다.

갈색지방조직 성인보다 열 손실률이 크고 근육량이 적은 신생아의 열발생에 중요한 역할을 하는 부위이다.

감각신경세포 자극을 감각수용체로부터 CNS로 전달한다.

감수분열 두 번의 연속된 분열로 이루어지고, 생식소(정소와 난소)에서 배우자(정자와 난자)를 생산할 때 일어난다.

갑상샘자극호르몬 갑상샘이 티록신(사요오드티로닌)과 삼요오드티로닌을 생성하고 분비하도록 자극한다.

거인증 소아기에 성장호르몬의 과다 분비로 비정상적인 몸의 성장이 일어난다.

경폐압 흉막내강의 공기 결핍은 폐내압보다 더 낮은 아대기압 흉강내압을 초래한다. 이로 발생한 폐내압과 흉강내압 사이의 압력 차이이다.

고리형 AMP 세포외액에서 세포로 들어가는 이온이거나, 극성 조절분자가 원형질막의 수용체에 결합하는 반응으로 세포질 내에서 생성되는 중요한 2차 전달물질 중 하나이다.

고막 중이에서 외이를 분리하는 막으로 음파를 중이 이소골의 진동으로 변환시킨다.

고밀도 지질단백질 원심분리 동안 시험관의 아래로 빠르게 이동하는 지질과 단백질의 복합체이다. 동맥벽에서 콜레스테롤을 운반하여 죽상동맥경화증을 예방한다.

고압산소요법 환자가 2~3대기압에서 100% 산소를 호흡하여 헤모글로빈에 의해 운반된 산소 양을 증가시키지 않는다.

고유수용체 근방추, 골지 건기관, 관절 수용체가 포함된다. 이들은 신체 위치 감각을 제공하고, 골격 운동을 미세하게 조절할 수 있다.

고장성 혈장보다 용질 농도가 더 높고 삼투압이 더 큰 용액을 가리킨다.

고칼륨혈증 정상 범위인 3.5~5.0 mEq/L보다 높은 혈장 K^+ 농도로 정의된다.

골격근 펌프 정맥 혈류에 대한 골격근의 마사지 작용 효과를 설명하는데 사용된다.

골다공증 가장 흔한 뼈 질환으로 뼈의 질량과 밀도를 감소시키고 골절의 위험성을 증가시키는 무기기질과 유기기질의 손실을 일으킨다. 같은 나이에 남성보다 폐경기 여성에게 약 10배 더 많이 나타나는데, 이는 폐경기 에스트로겐 분비의 감소가 유발되기 때문이다.

골지체 골지낭이라는 납작한 주머니를 여러 장 쌓아놓은 무더기로 되어 있다.

과립백혈구 세포질에 과립이 있는 백혈구를 말한다.

과민증 알레르기항원에 대한 반응으로 히스타민 및 기타 주세포 분자가 광범위하게 방출되어 전신 및 생명을 위협하는 영향을 일으킬 때 발생한다.

과분극 자극으로 인해 세포 내부가 휴지 막전위보다 더 음성이 된다면, 휴지 막전위보다 아래쪽으로 내려가는 변화이다. 세포를 떠나는 양전하 또는 세포로 들어가는 음전하로 인해 발생할 수 있다.

과호흡 운동할 때 총 분시호흡량이 증가하는 것이다. 혈액의 이산화탄소가 과다환기에서 감소한다는 점에서 과도한 호흡과는 다르다.

관문 많은 이온 통로는 통로를 열거나 닫을 수 있는 구조를 가지고 있다. 특별한 생리학적 자극은 닫힌 통로를 열 수 있다. 신경 및 근육 자극의 생성과정에서, Na^+ 및 K^+에 대한 각각의 이온 통로는 막 전압의 변화에 따라 열리고 닫힌다.

광수용체 빛에 대해 전기적으로 반응하고 눈의 망막에 있는 간상체와 원추체를 말한다.

괴사 병리적으로 혈액공급을 못 받는 세포는 팽창하여 세포막이 찢기고 터지는데 이런 세포사멸을 말한다.

교감자율신경부신계 부신수질은 교감신경계의 대량 활성화의 일부로 자극되기 때문에, 교감신경부와 부신은 종종 함께 작용한다.

교질삼투압 혈장의 콜로이드 삼투압은 간질액의 콜로이드 삼투압보다 훨씬 크다. 이 두 삼투압의 차이를 말한다.

구루병 보통 비타민 D 결핍에 의한 것으로 장에서 Ca^{2+}과 인산염의 불충분한 흡수를 일으킨다. 이는 음식으로부터 비타민 D의 부족한 섭취와 함께 피부에서 비타민 D의 생산이 부족하여 생긴다.

그레이브스병 자가면역질환의 하나로 자가항체가 갑상샘여포세포의 TSH 수용체에 결합한다. 이는 갑상샘이 커지는 원인이 되고 과도한 양의 갑상샘호르몬이 분비되는 원인이 된다. 대부분의 환자는 안와의 해부학적 변화로 눈이 불룩해지는 그레이브스 안병증을 가진다.

그렐린 식사 전에 증가하고 식사 후 감소한다. 이는 위로부터 공복을 조절하는 뇌까지 신호로 작용한다.

근방추 중심이 넓고 끝으로 갈수록 가늘어지기 때문에 길이 감지기의 기능을 한다. 손의 근육처럼 가장 정밀한 제어가 필요한 근육은 밀도가 가장 높다. 사람에서는 고유수용성 감각 정보를 제공한다.

근소포체 변형된 소포체로, 근육세포 내의 각 근원섬유를 둘러싸는 상호연결된 주머니와 관으로 구성된다.

근원섬유 대략 직경이 1 μm이고 근섬유의 한쪽 끝에서 다른 쪽 끝으로 평행하게 늘어서 있다. 너무 조밀하게 채워져 있어 미토콘드리아 및 세포내막과 같은 다른 소기관은 인접한 근원섬유 사이에 남아 있는 좁은 세포질 공간에 위치한다.

근절 Z 선에서 Z 선까지 기본 소단위를 말한다.

근필라멘트 각 근원섬유는 훨씬 더 작은 굵은 필라멘트와 가는 필라멘트를 담고 있다.

글루카곤 이자 랑게르한스섬의 알파세포에서 분비되는 폴리펩타이드 호르몬으로 글리코겐 분해를 촉진하여 혈당치를 상승시킨다.

글루타티온 비효소적 방법에 의한 보호 기작으로 트라이펩타이드의 작용이다.

글리코겐 분해 글리코겐이 포도당 6-인산으로 전환되는 것을 말한다.

글리코겐 합성 포도당으로부터 글리코겐을 형성하는 것을 말한다.

글리코겐 동물성 녹말이라고도 불리고, 녹말과 유사하지만 훨씬 많이 분지되어 있다.

기계수용체 수용체 원형질막의 기계적 변형에 의해 자극되는 수용체이다. 예를 들어, 피부와 내이 속에 있는 유모세포의 촉각수용체 및 압력수용체이다.

기관 근육, 신경, 상피, 결합의 일차 조직을 해부학적 및 기능적 단위로 집단화하는 것을 말한다.

기저핵 대뇌의 백질 안쪽에 위치하며 신경세포의 세포체가 다량 구성된 회백질로 표현되는 영역이다.

기질 반응물 분자는 활성부위에 들어맞는 특정 모양을 가지고 있다. 효소는 특정 모양의 열쇠(기질)만 맞는 자물통으로 생각할 수 있다.

기체교환 공기와 폐 속의 혈액 사이 그리고 혈액과 몸의 다른 조직 사이에서 일어난다.

기초대사율 적정 온도와 음식 섭취 후 12~14시간 안정상태에서 산소 소모율로 측정한 사람의 물질대사율을 말한다.

기흉 공기가 흉막내강에 들어갈 때 일어나는데, 이는 흉강내압을 증가시켜서 흉벽에 대해 폐를 유지하는 압력 차이가 없어진다. 그 다음 폐는 탄성 반동으로 쪼그라들게 된다. 자발적인 기흉은 병 또는 외상없이 일어날 수 있다.

ㄴ

난소 난자를 생산하고 여성호르몬을 분비하는 여성의 생식소이다.

난시 각막 또는 수정체의 비대칭이 심한 경우, 바퀴의 바큇살처럼 중심에서 뻗어 나가는 선들의 원을 보면 선의 이미지가 360도 전체에서 선명하게 보이지 않는다.

난포자극호르몬 여성에서 난포의 성장을 촉진하고 남성의 정소에서 정자의 생성을 촉진한다.

난포 중앙이 빈 구조로 갑상샘과 난소의 기능적 단위이다.

내독소 내인성 발열원을 방출하는 세균의 독소이다.

내림프 유체로 채워진 관 구조이다.

내부수용체 내부 자극에 반응하는 수용체로, 많은 장기에서 발견되며 기계수용체와 화학수용체를 포함한다.

내분비샘 혈액으로 호르몬이라 불리는 생물학적 활성분자를 분비한다.

네른스트 방정식 농도를 아는 특정 이온의 이론적 평형전위를 계산할 수 있는 방정식이다.

노르에피네프린 신경절후 교감신경 종말에서 신경전달물질로, 부신수질에서 호르몬으로 방출되는 카테콜아민이다.

녹아웃생쥐 돌연변이 세포가 주사된 생쥐의 배아에서 발생한 불활성화된 특수 표적 유전자를 가진 생쥐의 종류이다.

뇌량 대뇌반구를 연결시키는 신경섬유의 거대한 횡로이다.

뇌파도 대뇌피질의 세포체 및 수상돌기에서 생성되는 시냅스전위, 더 깊은 축삭에서 생성되는 활동전위, 신경교세포에서 생성되는 전위까지 합산하여 세포 외 매체 전류에 영향을 준다. 이 전류를 기록한 것이며 두피에 배치된 전극을 통해 측정할 수 있다.

뇌하수체 시상하부 바로 아래에 위치한다.

뇌하수체전엽 원위부로 알려져 있는 둥근 부분이고 주로 내분비샘 부위이다.

뇌하수체후엽 간뇌의 하향성장으로부터 배아적으로 유도되며 전체 뇌하수체는 줄기를 통해 간뇌와 계속 연결된다.

뉴클레오타이드 핵산의 소단위체로써, 탈수합성반응을 통해 긴 폴리뉴클레오타이드 사슬을 형성한다.

능동수송 저농도 영역에서 고농도 영역으로 막을 가로지르는 분자 및 이온의 순 이동이다.

니아신 조효소 FAD와 NAD^+ 생성에 각각 필요한 비타민이다.

ㄷ

다뇨증 주어진 기간에 대량의 소변이 배설된다.

다능성 자기자신을 갱신할 수 있고, 성체를 구성하는 모든 유형의 세포를 만들 수 있다.

다당류 수많은 단당류들이 서로 연결된 것이다.

다이하이드로테스토스테론 정소, 요도스펀지, 음낭, 전립샘의 발생과 유지에 필요하다.

단당류 탄수화물의 기본 단위이다.

단백뇨 사람이 하루에 300 mg 이상의 단백질을 배뇨할 때를 말한다.

단백질체 유전체로부터 생산되는 모든 단백질들을 지칭한다.

단백질 큰 폴리펩타이드이다.

단핵구 가장 큰 백혈구이며 일반적으로 말굽 모양의 핵을 가지고 있다.

단핵식세포계 혈액의 단핵구 및 대식세포 및 결합조직의 수지상세포를 포함한다.

달톤 법칙 공기와 같은 기체 혼합물의 총 압력은 혼합물 중에 포함된 각 기체의 개별적 압력을 합한 것과 같다.

달팽이관 두개골의 조밀한 측두골 안에 달팽이 껍데기 모양의 기관이 둘러싸여 있다. 전정기관과 함께 내이를 구성한다.

당뇨병 고혈당으로 인해 당뇨가 발생하는 경우의 질병이다.

대뇌 편측화 한 반구나 다른 반구에서 기능의 전문화를 말한다.

대사 산증 비휘발성 산, 주로 케톤체 또는 젖산의 과도한 생성으로 인해 발생할 수 있다.

대사 알칼리증 과도한 정맥주입이나 부적절한 비휘발성 산(과도한 구토의 결과)으로 인해 발생할 수 있다.

대사증후군 흔히 비만과 연관된 여러 증상들을 나타낸다.

도약 전도 활동전위는 랑비에 결절에서만 발생하며 결절에서 결절로 도약하는 것처럼 보인다.

도움 T 림프구 CD4라는 표면 분자에 의해 실험실에서 식별된다.

도파민성 신경세포 도파민을 신경전달물질로 사용하는 신경세포이다.

도파민 중추신경계의 신경전달물질로 노르에피네프린의 전구물질이다.

동방결절 상대 정맥이 열리는 곳 근처의 우심방에 위치하며 심장의 일차 심박조율기 역할을 한다.

동양혈관 비교적 지름이 큰 모세혈관 공간이다. 간 동양혈관은 납작한 돌기와 창을 가진 내피세포들로 덮여 있다.

동원 신경계가 자극 강도를 반영할 수 있는 또 다른 메커니즘이다.

동정맥문합 모세혈관상을 우회하는 동맥과 정맥 사이의 연결이다.

동화 스테로이드 동화 작용 효과를 나타내는 스테로이드이다.

동화 작용 몸의 세포 내에서 지속적으로 생합성반응을 위한 원료물질들을 공급해주는 것을 말한다.

등장성 수축 근육의 수축 강도가 각 부하에서 일정할 때를 말한다.

ㄹ

라이디히세포 세정관을 둘러싼 간질조직에 모여

있다. 정소의 내분비조직을 구성한다.

라플라스의 법칙 생성된 압력은 표면장력에 직접적으로 비례하며, 폐포의 반지름에 반비례한다.

랑비에 결절 각 슈반세포는 약 1 mm의 축삭만 감싸고 인접한 슈반세포 사이에 노출된 축삭의 틈을 남긴다.

레닌 안지오텐시노겐을 안지오텐신 I으로 전환하는 효소이다.

렙틴 지방조직에서 분비되는 호르몬으로 식욕을 감소시키는 포만인자로 작용한다.

로돕신 색소 분자의 화학적 변화를 일으킬 때 활성화하는 수천 개의 보라색 색소 분자이다.

리간드 더 큰 단백질 분자(수용체)에 결합하여 복합체를 형성하는 더 작은 분자(신경전달물질)를 의미한다.

리듬중추 들숨과 날숨의 패턴을 제어한다.

리보플라빈 조효소 FAD와 NAD^+ 생성에 각각 필요하다.

리소좀 세포의 소화효소가 세포질로부터 분리되어 농축되는 막성 세포소기관이다.

릴랙신 치골결합 부분이 연해지게 하고 자궁경부가 이완되도록 한다.

림포카인 종종 림프구의 사이토카인을 지칭하는데 사용된다.

림프계 혈액 여과액으로 형성된 간질액을 다시 혈액으로 운반하고, 소장에서 혈액으로 흡수된 지방을 운반한다.

림프구 병원체에 대한 면역학적 방어를 제공하는데 도움이 된다.

림프기관 배 중심을 포함하며 림프구 생산 부위이다.

림프 림프 모세혈관에 들어간 액체를 말한다.

ㅁ

막전위 이온이 원형질막을 가로지르는 전위차를 말한다.

말단비대증 연조직의 성장과 거친 피부를 만든다. 성인의 경우 성장호르몬의 과다 분비는 턱이 길어지고 얼굴, 손, 발가락의 뼈를 변형시킨다.

말단소체 염색체 말단부위이다.

말초신경계 뇌신경과 척수신경을 포함한다.

망막 막대세포와 원뿔세포를 포함하는 신경층이다.

망상활성계 감각정보에 대한 대뇌피질의 각성을 향상시킨다. 활성은 각성을 촉진하고, 억제는 수면을 촉진한다.

메이에르병 병이 진행됨에 따라 영구화될 수 있는 이명과 청력 상실은 어지럼을 동반한다.

메트헤모글로빈 산화철을 가지고 있으며, 산소와 결합하는데 필요한 전자가 결핍되어 있어 산소 운반에 관여할 수 없다.

멜라토닌 일일주기의 주요 조절자이다.

면역측정 응집 입자는 다양한 항원을 분석하는 데 사용한다. 예로 혈액형 검사와 현대의 임신검사가 있다.

몰랄농도 1몰랄은 1몰의 용질이 1 kg의 물에 용해된 농도이다.

무과립백혈구 세포질에 과립이 없어 보이는 백혈구이다.

무도병 손을 쥐어짜는 듯한 동작인 경련성 운동이 대표적 증상이다.

무스카린성 ACh 수용체 신경절후 부교감신경에 의해 자극되는 아세틸콜린수용체이다.

문맥계 독특한 형태의 순환을 나타내는 것으로 '모세혈관–정맥–모세혈관–정맥'으로 순환한다.

미세융모 세포막의 작은 손가락 같은 돌기이다. 흡수를 위해 표면적을 증가시키고 원형질막에 묻힌 솔가장자리효소를 갖고 있다.

미셀 분자의 집합에 의해 형성된 콜로이드 입자이다.

미오글로빈 글로빈 단백질과 헴 색소로 구성된 분자로 1개의 소단위로 구성된 단량체이다.

미오신 액틴 단백질과 함께 근수축을 일으킨다.

미주신경 연수의 핵에서 신경절전 섬유로 신체의 주요 부교감신경 분포를 제공한다.

미즙 위로부터 십이지장으로 통과하는 소화된 음식과 소화액의 혼합물이다.

미토콘드리아 호기성 호흡을 통해 대부분의 ATP를 생산하는 세포소기관이다.

ㅂ

바소프레신 항이뇨호르몬의 다른 이름이고 뇌하수체후엽에서 분비된다.

반고리관 서로 거의 직각으로 세 개의 평면에서 돌출되어 있다. 반규관이라고 하는 막미로의 내부 확장을 포괄하고 있으며 각 관의 기저부에는 막팽대부라고 하는 커다란 종창이 있다.

반사궁 중추신경계로부터 운반된 운동 정보와 연합신경을 포함하여 자극에 대해 불수의적 반응을 보이기 위한 신경경로이다.

반월판 폐동맥과 대동맥의 기시점에 있다. 심실 수축 중에 열리고 혈액이 폐순환 및 전신순환으로 들어갈 수 있다.

발생기전위 감각종말에서 자극에 의해 생성되는 활동전위이다.

발열원 열을 유발하기 위해 유발하는 화학물질을 지칭한다.

방실결절 방실판막의 아래쪽 부분에 위치한다.

방실판막 우심방과 우심실 사이에 위치한 방실판막에는 3개의 판막이 있어 삼첨판이라고 한다. 좌심방과 좌심실 사이의 방실판막은 일반적으로 두 개의 판을 가지고 있으며 승모판 또는 이첨판이라고 한다. 혈액이 심방에서 심실로 흐르게 하지만 일반적으로 혈액이 심방으로 역류하는 것을 방지한다.

방추사 각 염색체의 중심절에 있는 동원체라는 단백질 구조물에 부착되어 있다.

방출호르몬 시상하부의 신경세포에서 분비되어 뇌하수체전엽으로 운반된 후 특이 호르몬의 분비를 자극하는 호르몬이다.

배란 이차 난모세포가 난소에서 배출되는 것이다.

배아 배엽층 배아의 낭배형성에 의해 형성되는 3개의 배엽층이다.

배우자 정자와 난자를 지칭한다.

백질 대뇌피질의 안쪽 부위를 이루고 척수에서는 바깥쪽 부위를 이룬다.

백혈구 핵과 미토콘드리아가 포함되어 있으며 아메바 형태로 이동할 수 있다.

벽세포 HCl 분비한다.

변연계 뇌줄기 주위에 고리형태를 나타내는 전뇌 신경세포체와 신경돌기 그룹으로 구성된다.

병원체 인식 수용체 병원체 관련 분자 유형을 인식하는 수용체단백질이다.

보어 효과 pH가 낮아지면 친화력이 감소하고 pH가 높아지면 친화력이 증가한다.

보일 법칙 주어진 기체의 양에 대한 압력은 부피와 반비례한다.

보조인자 특정 효소의 활성에 필요한 이온과 작은 유기분자를 말한다.

보체계 선천성 면역 반응과 적응 면역 반응을 통합하는데 도움이 된다. 항체가 항원이라고 하는 분자 표적에 결합할 때 활성화되는 혈장 및 기타 체액의 단백질로 구성된다.

부갑상샘호르몬 부갑상샘에서 분비되는 유일한 호르몬이다. 뼈, 신장, 장에 작용하여 혈중 칼슘 농도 증가를 촉진한다.

부교감신경부 신경분포가 되어있는 기관 옆 또는 안에 있는 신경절에서 시냅스를 형성한다.

부신수질 교감신경자극에 대한 반응으로 카테콜아민 호르몬인 에피네프린과 노르에피네프린을 분비한다.

부신피질 코르티코스테로이드 호르몬인 미네랄로코르티코이드와 글루코코르티코이드를 분비한다.

부종 간질액이 과도하게 축적되는 것을 말한다.

브래디키닌 혈관 확장을 자극하는 폴리펩타이드이다.

빈혈 비정상적으로 낮은 적혈구 수를 의미한다.

빌리루빈 헤모글로빈의 헴 유도체로 지라(비장), 간 및 골수에서 생성된다.

뼈 침착 골모세포가 콜라겐 단백질로 구성된 유기기질을 분비하여 수산화인회석의 침착으로 단단해지는 과정을 말한다.

ㅅ

사구체신염 자신의 항원을 인지하는 항체 생성과 관련된 질병이다.

사구체여과율 분당 두 신장에서 생성되는 여과액의 양이다.

사요오드티로닌 요오드 원자 4개를 포함하는 호르몬이다.

사이클린 세포주기를 촉진하는 단백질이다.

사이토카인 면역계 내 서로 다른 세포를 조절하는 측분비 조절분자이다.

사이토크롬 P450 효소 스테로이드와 다른 내인성 생물학적 활성 분자의 분해를 촉매하는 헴 함유 효소 그룹이다.

산증 혈액 pH가 7.35 미만으로 떨어진 상태를 말한다.

산화 스트레스 자유라디칼의 과다한 생산에 의해 몸안의 지질, 단백질과 DNA에 손상이 일어나는 것이다.

산화적 인산화 ADP의 인산화와 전자전달계의 짝지음을 통한 ATP의 생성을 말한다.

산화제 전자를 받아들이는 원자/분자를 지칭한다.

산화질소 신경전달물질로 확인된 최초의 기체이다. 많은 기관의 세포에서 아미노산 L-아르기닌으로부터 NO 합성효소에 의해 생성된다.

산화헤모글로빈 포화도 총 헤모글로빈에 대한 산화헤모글로빈의 백분율이다.

산화헤모글로빈 정상적인 헴이 환원형 철을 포함하고, 전자를 공유하여 산소와 결합한다.

삼요오드티로닌 한 개의 MIT와 한 개의 DIT가 결합한다.

삼투 막을 가로지르는 물(용매)의 순확산이다.

삼투몰랄농도 1.0 *m* 포도당과 1.0 *m* 과당을 합친 용액의 총 몰랄농도는 2.0 osmol/L(2.0 Osm)가 된다.

삼투압 삼투를 막는 데 필요한 압력을 말한다.

상동염색체 구조적으로 동일한 다른 염색체와 짝으로 쌍을 이루는 것을 말한다.

샘뇌하수체 뇌하수체전엽으로 호르몬을 분비하는데 시상하부에 의해 분비되는 호르몬에 의해 통제된다.

서술적 기억 말로 표현할 수 있는 기억으로 의미적 기억과 단편적 기억으로 나뉜다.

설사 대변에 과도한 수분이 배설되는 것이다.

성염색체 23번의 염색체 쌍이다. 여성에서는 두 개의 X염색체가 있는 반면, 남성에서는 한 개의 X염색체와 한 개의 Y염색체를 가진다.

성장호르몬 소아와 청소년의 성장을 촉진한다.

세뇨관사구체되먹임 사구체여과율이 감소하게 되는 반사조절 기작이다.

세동 서로 다른 심근세포 그룹의 수축이 서로 다른 시간에 발생하므로 심방의 조화로운 펌핑 작용이 불가능하다.

세로토닌 뇌간의 정중선을 따라 위치하며 봉선핵을 가진 신경세포에 의해 신경전달물질로 사용된다.

세르톨리세포 세정관 내의 지지세포로 정자세포를 감싸 정자세포가 정자로 바뀌게 한다.

세크레틴 십이지장에서 생성하는 화학적 조절물질이다.

세포 내 구획 전체 체수분의 약 67%를 가지는 인체의 부분이다.

세포 내 섭취 커서 세포막을 통과할 수 없는 분자를 흡수하는 것을 말한다.

세포 외 구획 전체 체수분의 나머지 33%를 가지는 인체의 부분이다.

세포 외 기질 현미경 상에서는 무정형으로 보이지만, 실제로는 원형질막의 외부 표면을 덮고 있는 탄수화물뿐만 아니라 콜라겐과 엘라스틴의 세포 외 단백질섬유에 화학적으로 연결된 분자들의 고도로 기능적이고 복잡한 구성체이다.

세포골격 미세섬유와 미세소관의 격자배열 구조이다.

세포소기관 특수한 임무를 수행하는 세포 내의 구조로 미토콘드리아, 골지체, 소포체, 핵 및 리소솜(라이소솜) 등이 있다.

세포자멸사 세포가 팽창하지 않고 쪼그라들면서 세포막은 거품처럼 울퉁불퉁해지고 핵응축이 일어나며 사멸한다.

세포질 핵 내의 물질을 제외한 세포 내 물질을 지칭한다.

소뇌 핵이 있는 외부 회색 피질과 내부 백질로 된 두 개의 반구로 구성된다.

소마토메딘 성장호르몬의 자극에 반응하여 간에서 성성되는 폴리펩타이드 호르몬이다.

소마토스타틴 시상하부에서 분비되고, 성장호르몬 분비를 억제한다.

소수성 분자 물에 녹지 않고 물 분자들로부터 분리되는 분자를 말한다.

소포체 조면소포체와 활면소포체, 두 종류가 있다. 조면소포체는 표면에 리보솜이 붙어 있는 반면 활면소포체에는 없다. 활면소포체는 여러 종류의 세포에서 다양한 기능을 한다.

소화 궤양 HCl에 의해 위나 십이지장 점막의 침식이 일어나는 것을 말한다.

솔가장자리효소 미세융모의 세포막에 존재하며, 이당류, 다당류 및 기타 기질들을 분해하는 소화효소이다.

송과샘 간뇌의 제3뇌실의 천정에 위치하며, 뇌를 감싸는 뇌척수막에 감싸여져 있다.

수정 정자와 난자의 융합하는 과정을 말한다.

수축기 심실의 수축을 말한다.

슈반세포 말초신경계 지지세포의 하나로 말초 신경섬유들의 수초를 구성하며, 말초 신경섬유가 표적세포로 재생하게 한다.

스탈링 힘 모세혈관을 경계로 액체 분포에 영향을 미치는 힘이다.

스테로이드 비극성이며 물에서 녹지 않고, 기본적으로 같은 구조로 되어 있는데 3개의 6탄소 고리가 하나의 5탄소 고리와 연결되어 있다.

시교차상핵 약 24시간 간격으로 진동하여 전기 작용을 하는 “시계 세포” 기능을 하는 약 20,000개의 신경세포를 가지고 있다.

시냅스 가소성 시냅스의 기능적 및 구조적 변화의 결과로 시냅스가 변화하는 능력이다.

시냅스 신경세포와 두 번째 세포 사이의 기능적 연결이다.

시냅스전 억제 시냅스전 신경세포의 신경전달물질

방출을 억제한다.

시냅스후 억제 시냅스후 신경세포의 활성을 억제한다.

시상상부 간뇌의 등쪽 부분으로 뇌척수액이 형성되는 제3뇌실 위쪽의 맥락막총을 가지고 있다. 하루 주기리듬 조절을 돕는 송과샘도 가지고 있다.

시상하부 간뇌의 가장 하부, 즉 시상 아래에 위치하며 제3뇌실 외측 벽의 일부와 바닥을 형성한다.

시상하부-뇌하수체 문맥계 시상하부와 뇌하수체전엽을 연결하는 혈관이다.

시상하부-뇌하수체로 시상하부에서 생성되는 항이뇨호르몬과 옥시토신호르몬은 뇌하수체후엽으로 연결하는 신경섬유로이다.

신경 CNS 외부에 위치하는 축삭의 다발이며, 인체의 특정 영역과 연접되어 있다.

신경뇌하수체 항이뇨호르몬과 옥시토신 등의 호르몬이 분비된다.

신경세포 신경계의 기본적인 구조 및 기능의 단위로서, 물리적 및 화학적 자극에 반응하고 전기화학적 자극을 전도하며 화학조절물질을 방출한다.

신경전달물질 시냅스전 말단에서 방출되며, 시냅스후 세포의 각전위에 영향을 준다.

신경절 PNS 및 CNS의 신경세포 세포체 다발이다.

신경초 슈반세프의 살아있는 연속적인 외피를 말한다.

심방성 나트륨이뇨펩타이드 심장의 심방에서 생성된다. 알도스테론에 길항적이며 혈액량이 증가하면 오줌의 Na^+ 및 수분 배출을 촉진한다.

심인성 쇼크 조직 관류를 유지하기에 심박출량이 부족한 심부전으로 인해 발생한다.

심장주기 심장의 수축과 이완이 반복되는 패턴이다.

심전도 심장에서 생성된 전위차는 신체 표면으로 전도되어 피부에 부착된 표면 전극에 의해 기록된다.

쓸개즙염 사람의 일차 쓸개즙산은 콜산과 케노디옥시콜산으로 글라이신이나 타우린과 결합하여 생성된다.

ㅇ

아데노신3인산 아데노신2인산과 무기인산기를 결합하여 형성한다.

아디포넥틴 비만과 제2형 당뇨병에서 감소하는 또 다른 지방세포 호르몬이다.

아디포카인 지방조직은 공복, 물질대사와 인슐린 민감도를 조절하는 조절분자이다.

아르기닌 바소프레신 혈액량을 조절하는 주요 호르몬 중 하나이다.

아메바운동 세포질의 일부를 뻗어 위족을 만들고, 이를 당겨 세포가 세포 외 기질을 따라 이동하게 된다.

아미노기 전이 아미노기가 한 아미노산으로부터 다른 아미노산으로 이동하여 또 다른 아미노산을 만드는 반응을 말한다.

아밀라아제 녹말을 소화하는 효소이다.

아세틸 CoA 미토콘드리아에 있는 탄소 3개 길이의 피루브산은 효소에 의해 이산화탄소가 제거되어 탄소 2개 길이의 유기산인 아세트산으로 되는 화합물이다.

아쿠아포린 원형질막에 존재하는 단백질이며, 물 통로로 작용한다.

아트로핀 무스카린 ACh 수용체 특이적 길항제이며, 신경절후 부교감신경 축삭의 효과에 대한 길항제이다.

안티코돈 mRNA의 코돈과 상보적인 3개의 뉴클레오타이드이다.

알도스테론 잠재력이 큰 미네랄로코르티코이드이다. 미네랄로코르티코이드는 사구대에서 생성되고 신장에서 Na^+과 물을 보존하게 하고 K^+을 오줌으로 배설하도록 자극한다.

알부민 혈장단백질의 대부분을 차지하며 크기가 가장 작다.

알칼리증 혈액 pH가 7.45 이상으로 상승한 상태를 말한다.

암순응 빛에 대한 민감도가 낮아지고 시력이 떨어지는 현상이 나타나면, 광수용체 민감도의 점진적인 증가가 생기는 현상이다.

암전류 빛 자극이 없을 때 외분절에서 내분절로 발생하는 Na^+의 작은 흐름을 말한다.

압력수용기 지속적으로 활성화되어 감각신경세포에서 활동전위를 주기적으로 생성하는 신장수용체이다.

양성되먹임 효과기를 자극한 변화를 증폭시키는 현상이 발생한다.

양성자 양전하를 띤 입자이다.

양수천자 양막낭에서 태아의 세포를 포함하고 있는 소량의 양수를 뽑아내는 것이다.

양친매성 인지질과 담즙산처럼 부분적으로 극성과 비극성을 함께 띠고 있는 분자이다.

에스트라디올 난소에서 분비되는 주요한 여성 스테로이드 호르몬이다.

에피네프린 교감신경 자극에 반응하여 부신수질에 의해 분비되는 카테콜아민 호르몬이다.

역류교환 염분과 물이 먼저 혈관 안으로 확산한 다음, 혈관 밖으로 확산하여 신수질 간질액의 고장성를 유지하는 데 도움을 준다.

역류증폭계 간질액과 하행지 안의 유체 농도를 증폭하는 양성되먹임 기작을 말한다.

염색분체 DNA와 단백질로 구성된 세포핵 속의 사상체 구조이다.

염색질 핵 DNA가 단백질과 결합한 실모양의 물질이다.

염소 이온 이동 혈액의 조직 모세혈관 통과 시에 나타나는 음이온의 교환이다.

옥시토신 여성의 자궁 민무늬근 수축을 자극하고 유즙 분비를 촉진한다.

옵소닌화 포식작용을 자극하는 항체의 능력을 말한다.

왜소증 성인의 키가 1.47 m 이하인 경우이며 이는 성장기 동안에 성장호르몬의 분비가 충분하지 않아 나타난다.

외분비샘 상피막 세포에서 유래한다. 이 세포의 분비물은 관을 통해 상피막 외부(신체 표면)로 전달된다.

운동단위 각 운동신경세포와 이 신경세포가 지배하는 모든 근섬유를 포함한다.

운동신경세포 자극을 CNS로부터 효과기 기관으로 전달한다.

원형질막 세포 내 모든 소기관의 막과 마찬가지로 주로 인지질과 단백질로 구성된다.

월경주기 약 한달 간격을 가지고 반복적으로 진행되는 난소 활동이다.

위액 위에서 분비되는 강한 산성 용액이다.

위-회장반사 위 활성이 증가하면 회장의 운동성이 증가하고 회맹 괄약근을 통한 미즙의 이동이 증가한다

유전체 특정 개체 또는 특정 종의 모든 유전자들을 지칭한다.

으뜸세포 단백질분해효소 펩신의 불활성화형인 펩시노겐을 분비한다.

음성되먹임 회로 항상성 상태를 유지해주는 반응 기작이다.

응집 항체가 적혈구에 부착되어 다리를 형성하거나 세포가 함께 뭉치는 반응을 말한다.

이자섬 이자의 내분비 부분으로 랑게르한스섬으로

도 불린다.

인슐린 혈당을 낮추는 작용을 하는 유일한 호르몬이다.

일회박출량 수축기에서 심실의 수축은 포함된 혈액의 약 2/3(박출률)을 구출한다.

입체이성질체 동일한 원자들이 동일한 순서로 연결되어 있으나 3차원 공간적으로는 원자들이 서로 다르게 배열되어 있는 분자들이다.

ㅈ

자가분비 조절자 분비하는 세포와 동일한 세포나 동일 유형의 세포에 작용하는 조절자를 말한다.

자가포식현상 세포 내 분자나 세포소기관도 액포에 둘러싸여 리소좀에 의해 분해되는 현상이다.

자연살생세포 세포에 있는 MHC 클래스-1 분자와 상호작용하는 수용체를 가지고 있어 사람의 자기항원에 대한 내성을 부여하고 자가면역 공격을 예방한다.

장-장반사 장의 일부가 지나치게 확장되어 장의 다른 부분에 이완을 일으키는 것이다.

장크롬친화성세포 위장관의 주변분비 조절물질로서 히스타민과 5-하이드록시트립타민으로서 세로토닌 분비한다.

재분극 휴지 막전위로 되돌아가는 변화를 말한다.

재흡수 여과액에서 다시 혈액으로 분자가 이동하는 것을 말한다.

저밀도 지질단백질 간에서 생성되고 콜레스테롤, 트라이글리세라이드, 유리지방산 및 인지질로 구성된 작은 단백질 코팅 방울인 극저밀도 지질단백질에서 파생된다.

저산소구동 경동맥 소체에 대한 혈중 산소의 직접적인 효과에 기인한다.

저체온증 체온이 35°C 아래로 떨어질 때 일어난다.

저칼륨혈증 심장 부정맥과 근육 약화를 유발한다.

적응 열발생 주변 온도의 변화와 음식의 소화 및 흡수에 반응하여 소모되는 열에너지이다.

적혈구 증가증 비정상적으로 높은 적혈구 수를 나타낸다.

적혈구 산소를 운반하는 기능을 가진 편평한 양면 오목한 원반 모양이다.

전압-조절 통로 축삭 막에 존재하는 이온 통로를 말한다.

전위차 전하의 차이를 말한다.

종양유전자 암 발생과 관련된 유전자이다. 세포분열과 세포자멸사를 정상적으로 통제하는 단백질의 유전자가 변형된 것이다.

죽상동맥경화증 가장 흔한 형태의 동맥경화증이며 심장병과 뇌졸중에 기여한다.

중심체 중앙에는 서로 직각으로 배열된 중심소체가 있다.

중추신경계 감각신경세포로부터 정보를 받아들이고 근육과 분비샘에 분포하여 활성화시키는 운동신경세포의 활성을 지시하는 곳이다.

ㅊ

체성감각 피부수용체와 고유수용체를 포함한다.

체성운동신경세포 골격근의 반사 및 수의 통제를 담당한다.

촉매 반응 속도를 증가시키고, 반응의 끝에 자신은 변화하지 않으며, 반응의 성질이나 최종 결과를 변화시키지 않는 화학물질이다.

최종산물 억제 물질대사 경로의 분기점에서 효소의 활성을 조절하는 과정이다.

추체로 뇌에서 시작되는 하강섬유로를 말한다.

축삭 개시절 세포체로부터 유수 축삭의 첫 번째 수초까지 해당하는 무수초 부위를 말한다.

친지질성호르몬 원형질막을 통과할 수 없는 극성 호르몬과는 달리, 친지질성 호르몬은 표적세포 내로 들어갈 수 있다. 스테로이드호르몬과 갑성샘호르몬이 포함된다.

ㅋ

칼모둘린 NMDA 수용체를 통해 진입하는 Ca^{2+}의 간접 메신저 역할에 중요한 조절 단백질이다.

칼슘방출 통로 칼슘이 막 통로를 통한 수동확산에 의해 근소포체에서 방출된다.

칼시토닌 갑상샘의 여포곁세포에서 분비되고 뼈의 인산칼슘 결정의 용해를 촉진하는 파골세포의 활동을 억제한다.

케톤산증 케톤체가 많아서 혈액 pH를 떨어뜨릴 경우를 말한다.

케톤체 생성 유리지방산을 케톤체로 전환시키는 효소이다.

코로트코프의 소리 동맥이 수축기에서 열리면 커프 압력에 의하여 수축된 혈관을 지나는 혈액의 난류가 만드는 소리이다.

코르티코스테로이드 부신피질에서 분비되는 스테로이드호르몬이다.

콜레시스토키닌 쓸개의 수축을 자극하고 이자액의 분비를 촉진하는 호르몬으로 십이지장에서 분비된다.

쿠싱 증후군 부신피질의 종양이나 뇌하수체전엽의 ACTH-분비 결과, 부신 스테로이드 호르몬의 과다분비로 나타나는 증후군이다.

크레아티닌 크레아티닌은 재흡수되지 않고 약간만 분비되기 때문에 크레아티닌의 신장 혈장 청소율은 사구체여과율의 측정으로 흔히 사용된다.

크레아틴 포스포키나아제 세포질에 위치하며 포스포크레아틴으로부터 ATP 생산을 촉매한다.

크레틴병 갑상샘 분비 저하로 일어나는 질환으로 신체적 발육과 정신적 발달이 정상이 아닌 질환이다.

클론선택설 특정 림프구를 자극하여 유전적으로 동일한 세포(클론)의 대규모 집단이 생성될 때까지 많은 세포분열을 야기한다.

ㅌ

탄력성 팽창된 후에 처음의 크기로 되돌아가려는 성질을 의미한다.

탈분극 적절한 자극으로 인해 양전하가 세포로 흐르면, 오실로스코프의 선이 위로 올라간다.

탈산화헤모글로빈 산화헤모글로빈이 조직에 산소를 방출하기 위해 해리할 때 헴 속의 철은 여전히 환원형인 채로 남아 있는 것을 말한다.

테스토스테론 남성의 경우 골격계의 조절에 필요한 호르몬이다.

통각수용체 조직 손상을 동반하는 자극에 반응하여 탈극성화하는 수용체이다.

트라이글리세라이드 지방과 기름을 포함하는 지질의 한 부류이다.

트랜스듀신 1백개 이상의 조절 G-단백질이다.

트로포미오신 G-액틴 단량체로 만들어진 줄 사이의 홈 안에 있는 단백질이다.

티틴 길이가 1 μm에 이르는 인체에서 가장 큰 단백질이다.

ㅍ

파네트 세포 소장에서 장음의 바닥에 항균 리소자임과 살균 펩타이드인 디펜신을 분비한다.

파킨슨병 알츠하이머병 다음으로 흔한 신경퇴행성

질환이다.

편심수축 수축에도 불구하고 길어지는 근육을 말한다.

평균 동맥압 관의 시작(대동맥)과 끝(우심방과 대정맥의 접합부) 사이의 평균 압력을 말한다.

폐경 월경의 끝남을 의미한다.

폐순환 심장(우심실)에서 폐를 거쳐 다시 심장(좌심방)으로 가는 혈액의 경로이다.

포식세포작용 세포의 포식으로 백혈구와 같은 일부 세포들이 세균 등의 큰 입자를 삼켜 식포로 만들고 소화시키는 능력을 말한다.

폴리펩타이드 수많은 아미노산들이 연결되어 아미노산 사슬을 형성하는 것을 말한다.

표면장력 팽창에 저항하기 위해 작용하는 힘으로는 탄력성 저항과 폐포 내 액체에 의해 발휘된다.

표적기관 특정 호르몬에 반응하는 특정 기관을 부른다.

푸아죄유의 법칙 혈관을 통한 혈류의 비율은 혈관 양끝 간의 압력 차이에 비례하고 혈액의 점도, 혈관 지름의 4제곱에 반비례한다.

프로락틴 생식소자극호르몬에 의한 남성생식계의 조절을 보조하는 역할을 하고 신장에 작용하여 물과 전해질 균형조절에 관여한다.

프로스타글란딘 고리형 탄화수소기를 가지는 지방산이다.

프로호르몬 폴리펩타이드 호르몬의 전구물질로 호르몬보다 분자 크기가 더 크고 활성은 적다.

프리호르몬 내분비샘에서 분비된 호르몬의 불활성형으로, 표적세포에서 활성형으로 전환된다.

ㅎ

하위운동신경세포 골격근 수축을 자극하기 위해 뇌간 및 척수에 세포체가 있고 신경 내에서 이동하는 축삭이 있는 체성운동신경세포이다.

합텐 많은 작은 유기분자는 그 자체로는 항원이 아니지만 단백질에 결합하면 항원이 될 수 있다.

항상성 외부환경의 변화에도 불구하고 내부환경이 거의 일정하다는 성질이다.

항원 결정 부위 서로 다른 항체의 생성을 자극하고 다른 항체와 결합하는 분자 영역이다.

항원 특정 항체 또는 기타 특정 면역 반응의 생성을 자극하고 해당 항체와 특이적으로 결합하는 분자이다.

항체 면역된 동물의 혈청에 면역을 담당하는 화학물질이다.

허혈성 부적절한 혈류로 인해 조직에 산소 공급이 부족할 때를 말한다.

헤링-브로이어 반사 폐 신장에 대한 반응으로 신장 수용체의 활성화는 기도에 신경을 공급하는 미주신경의 감각세포를 자극한다.

헤모글로빈 혈액을 붉은색으로 만드는 분자이다.

헤파린 트롬빈과 결합하고 비활성화하는 혈장단백질인 항트롬빈 III를 활성화한다.

헨리 법칙 혈액과 폐포 공기처럼 가스와 액체가 평형 상태에 있을 때, 액체에 용해된 가스량은 물리적 상수인 액체의 가스 용해도, 가스가 온수보다 냉수에 더 잘 용해되는 액체의 온도, 가스의 분압에 의존한다.

혈압계 수은을 포함하거나 수은 기구를 기준으로 측정값이 보정되는 용수철 장착 장치이다.

혈액-뇌 장벽 다른 기관들과 달리 뇌는 비특이적 여과 과정을 통해 혈장으로부터 물질들을 얻을 수 없는 대신, 뇌 모세혈관 내의 물질들은 세포 내 섭취 및 세포 외 배출 뿐만 아니라 확산 및 능동수송에 의해 내피세포를 통해 이동해야 한다.

혈액-정소 장벽 정자형성세포에서 항원을 혈액의 면역계로부터 분리시키는 장벽으로서 정세관 주위의 세르톨리세포에 의해 형성된다.

형질세포 초당 약 2,000개의 항체 단백질을 생산하는 단백질 공장이다.

호기성 세포호흡 산소가 관여하기 때문에 포도당 또는 지방산이 이산화탄소와 물로 전환되는 대사 경로를 말한다.

호흡 산증 저환기로 인해 발생한다.

호흡 알칼리증 과도한 환기로 인해 발생한다.

호흡곤란 환기가 정상이더라도 나타날 수 있고 또한 운동 중처럼 총 분시량이 매우 높더라도 나타나지 않을 수 있다.

환원 헤모글로빈 탈산화헤모글로빈이라고도 한다.

환원제 전자를 다른 원자/분자에 제공하는 원자/분자를 말한다.

황체 2개의 성스테로이드호르몬인 에스트라디올과 프로제스테론을 분비한다.

황체형성호르몬 여성에서 황체형성호르몬은 난소를 자극하여 배란된 난포를 황체라 불리는 내분비 구조물로 전환시킨다. 남성에서는 종종 간질세포자극호르몬이라 불린다.

흥분-수축 짝이룸 세포막의 탈분극에 반응하여 T관을 따라 활동전위가 전도될 때 전압-개폐성 칼슘 통로가 구조적(모양) 변화를 겪는 과정을 말한다.

희돌기교세포 CNS의 축삭 주위에 수초를 형성한다.

히스타민 많은 알레르기 증상을 일으키는 분자이다.

기타

1,25-다이하이드록시비타민 이 호르몬은 간에서 형성된 비활성 전구체 25-하이드록시비타민 D_3으로부터 신장에서 생산된다.

2,3-다이포스포글리세르산 해당경로의 특정 지점에서 "부반응(side reaction)"이 일어나 적혈구에만 있는 유일한 산물이다.

ABO 체계 적혈구 표면에 존재하는 항원의 관점에서, 사람은 A형(A 항원만 있음), B형(B 항원만 있음), AB형(A 및 B 항원 모두 있음) 또는 O형(A 또는 B 항원 없음)이다. 각 사람의 혈액형(A, B, AB 또는 O)은 적혈구 표면에 존재하는 항원을 나타내며, 이는 이러한 항원을 코딩하는 유전자(9번 염색체에 위치)의 산물이다.

B 세포 T 림프구가 아닌 대부분의 림프구를 뜻한다. B 림프구라고도 한다.

CRISPR-Cas9 유전자를 침묵시키는 실험적 기법인 RNA 간섭으로 세균이 바이러스의 공격을 방어하기 위해 바이러스 DNA를 자르는 면역기작으로부터 유래했다.

CRISPR 어떤 표적유전자의 양쪽에 있는 세균의 독특한 DNA 서열이다.

miRNA RNA는 핵에서 세포질로 보내지고 다이서 효소에 의해 잘려 이중가닥이 된다. 두 가닥 중 하나는 22개 뉴클레오타이드 길이이다.

mRNA 특정 단백질합성에 필요한 유전암호를 갖고 있다.

T 세포 세포-매개 면역을 제공하는 림프구의 한 형태로 세포독성 T 세포, 조절 T 세포, 억제 T 세포의 3개의 아집단이 있다.

찾아보기

ㄱ

ㄴ

ㄷ

ㄹ

ㅁ

ㅂ

ㅅ

ㅇ

ㅈ

ㅊ

ㅋ

ㅌ

ㅍ

ㅎ

기타